检验检疫系列丛书

DRIED FRUITS PHYTOCHEMICALS AND HEALTH EFFECTS

干果的植物化学成分及其保健作用

（加）塞萨尔丁·阿拉萨尔瓦　（加）法瑞东·萨和迪　著

尚德军　张　峰　魏　帅　蒋江照　主译

中国质检出版社

中国标准出版社

北　京

图书在版编目(CIP)数据

干果的植物化学成分及其保健作用／(加)塞萨尔丁·阿拉萨尔瓦,(加)法瑞东·萨和迪著;尚德军等主译.—北京:中国质检出版社,2018.2

书名原文:Dried Fruits Phytochemicals and Health Effects

ISBN 978 - 7 - 5026 - 4511 - 3

Ⅰ.①干… Ⅱ.①塞… ②法… ③尚… Ⅲ.①干果—植物生物化学 ②干果—营养价值 Ⅳ.①Q944.59 ②R151.3

中国版本图书馆 CIP 数据核字(2017)第 273186 号

著作权合同登记号:图字 01 - 2017 - 6302

This edition first pulished 2013 ○c 2013 by John Wiley & Sons,Inc. cover imgae:Dried fruit ○c Yeko Photo Studio / Shutterstock.com;Human body ○c Sebastion Kaulitzki / Shutterstock.com

中国质检出版社
中国标准出版社　出版发行
北京市朝阳区和平里西街甲 2 号 (100029)
北京市西城区三里河北街 16 号 (100045)
网址:www.spc.net.cn
总编室:(010) 68533533　发行中心:(010) 51780238
读者服务部:(010) 68523946
中国标准出版社秦皇岛印刷厂印刷
各地新华书店经销

*

开本 787×1092　1/16　印张 34.5　字数 814 千字
2018 年 2 月第一版　　2018 年 2 月第一次印刷

*

定价 120.00 元

前　言

　　干果在世界范围内都是重要的健康食品。干果是由新鲜水果通过不同干燥技术浓缩而成的。干果由于其独特的口味、芳香、营养、纤维和植物化学物质或生物活性成分，成为方便食用的健康食品，并且解决了水果的每日推荐摄入量与实际消费的矛盾。干果虽小，但其营养价值与新鲜水果无异，目前各国推荐的每日摄入量根据品种不同为30～43g。许多科学证据表明，规律地食用一定量的干果能够降低患心血管疾病、肥胖症、各种癌症、Ⅱ型糖尿病及其他临床疾病的概率。因此，每日食用干果不仅能够获取其中含有的足够的营养、益生植物化学成分和抗氧化物质，还能得到令人满意的口味和香气。干果还具有容易保存和配送、全年可得、可随时加入其他食物和食谱，以及可作为含盐或含糖食品的健康替代品等优点。

　　本书介绍了主要的浆果干（黑莓、黑加仑、蓝莓、蔓越莓、枸杞、桑葚、树莓和草莓）、非热带干果（苹果、杏、樱桃、柑橘、无花果、油桃、桃、梨、西梅和葡萄干），以及热带干果（巴西莓、香蕉、枣、番石榴、木瓜、芒果、西番莲和菠萝）。本书分为4篇，第一篇第1章主要介绍干果的组成、植物化学成分和健康效应，第2章主要介绍几种干果（印度醋栗或印度鹅莓、鳄梨、浆果、芒果、山竹、柿子、西梅、猕猴桃和其他干果）的癌症化学预防效应；第二篇包括第3章～第10章，主要介绍干制浆果类；第三篇包括第11章～第20章，主要介绍非热带干果；第四篇包括第21章～第26章，主要介绍热带干果。

　　本书作者都是在全球视角上广泛重视干果植物化学成分和健康效应问题的国际著名研究人员。本书将为对干果作为保健食品和功能食品的潜在应用有兴趣的学者们提供参考，对学院、政府实验室和工厂的生物化学家、化学家、食品科学家、食品技术学家、营养学家和健康专家有所助益。尽管本书原本只作为参考书，但同时总结了关键研究领域的研究现状并包含了今后的研究方向。另外，本书通俗易懂，适合作为高年级本科生和研究生的教材。

　　在此，感激所有的作者，他们将其最新调查而获得的干果营养重要性、植物化学成分组成和潜在的健康效应方面的研究现状和权威性观点提供给我们。

Cesarettin Alasavar 和 Fereidoon Shahidi

目　录

第一篇　概论

第二篇　浆果干

第三篇 非热带干果

第 11 章 干制苹果植物化学成分及其保健作用

H. P. Vasantha Rupasinghe and Ajit P. K. Joshi

第 12 章 杏干的植物化学成分及其保健作用

Neslihan Göncüoglu, Burçe Ataç Mogol, and Vural Gökmen

第 13 章 樱桃干植物化学成分及其保健前景

Letitia McCune

第 14 章　柑橘属干果植物化学成分及其保健作用

第 15 章　无花果干的功能性

第 16 章　油桃干功能性成分及其抗氧化性

第四篇　热带干果

第 21 章　超级水果阿萨伊植物化学成分及其保健作用

Alexander G. Schauss

第 22 章　香蕉及其产品的营养特性、植物化学成分及其保健作用

Arianna Carughi

第 23 章　枣的营养成分、植物化学成分及其保健作用

Cesarettin Alasalvar; Fereidoon Shahidi

第一篇　概论

第1章 干果的组成成分、植物化学成分及其保健作用

Cesarettin Alasalvar and Fereidoon Shahidi

1.1 简介

干果是对新鲜水果以不同方式干制而成的浓缩物。换言之，无论采用自然晒干法还是用专业干燥器法或脱水剂法干制的干果，由于除去了水果中原有的大部分水分，故其水含量都较低。据 2011 年全球主要干果商品产量统计数据（表 1.1），干枣以 659.8×10^4 t 排名第一，其次为葡萄干（117.0999×10^4 t）、西梅干（23.65×10^4 t）、杏干（19.8917×10^4 t）和无花果干（10.5453×10^4 t）[1]。据查，其他干果的产量统计数据无从得知（如阿萨伊果干、苹果干、香蕉干、黑加仑葡萄干、黑莓干、樱桃干、柑橘类果干、蔓越莓干、姜饼、枸杞干、番石榴干、猕猴桃干、芒果干、桑葚干、油桃干、番木瓜干、西番莲干、桃干、梨干、菠萝干、树莓干、金星果干和草莓干等）。

干枣、无花果干、西梅干、葡萄干、杏干、桃干、苹果干和梨干被称为常见干果或传统干果。而蓝莓、蔓越莓、樱桃、草莓和芒果等水果则主要为用糖浆（如蔗糖浆）加工的蜜饯，或为浓缩果汁，而非干果。某些以干果出售的产品（如番木瓜干和菠萝干），实际上是果脯[2]。

流行病学研究发现，食用干果与膳食质量之间存在相关性。葡萄干可能是被研究最多的具有保健作用的干果[3]，其次为干枣、西梅干、无花果干、杏干、桃干、苹果干、梨干，及其他干果，上述干果的产量几乎占到了全球干果年产量的一半[2]。

本章概括了食用干果在营养学、植物化学成分和潜在保健作用等方面的重要意义，并讨论了干果对许多人类疾病所具有的药用价值或食疗作用。

表 1.1 全球干果产量

产品	产量/t				
	2007 年	2008 年	2009 年	2010 年	2011 年
杏干	13100	146950	164350	159100	198917
干枣	6400000	6323000	6599000	6708000	6598000
无花果干	100600	92000	102000	107562	105453
西梅干	199204	229942	253851	245630	236500
葡萄干	1053500	1042450	1061600	1083547	1170999

资料来源：据 INC 的资料编辑。

1.2 干果的组成成分与营养特性

各种新鲜水果几乎都可制成干果。但市售的常见干果主要为葡萄干、无花果干、干枣、西梅干和杏干，某些保健食品店和当地市场还会有更多品种，诸如苹果干、菠萝干、浆果干、芒果干、番木瓜干等，甚至还有进口的火龙果干。它们都是必需营养素和有益健康的生物活性成分的宝库。表1.2概括了部分干果（苹果干、杏干、干枣、无花果干、桃干、梨干、西梅干和葡萄干）的营养成分[4]。干果富含碳水化合物（含量为61.33～79.18g/100g），且脂肪含量极低（含量为0.32～0.93g/100g）。葡萄干的热量最高（299kcal/100g），其次为干枣（282kcal/100g）①。干果是优质糖源，含糖量介于西梅干的38.13g/100g与干枣的63.35g/100之间。干果中的糖以果糖和葡萄糖为主，其次是蔗糖。有些干果还含有痕量的麦芽糖和半乳糖。干果的含糖量因干制方法、地区和品种的不同而异。

值得注意的是，富含膳食纤维的干果（含量为3.7～9.8g/100g）作为膳食纤维的重要来源，有利于满足人类的膳食纤维日推荐摄入量（每日每摄入1kcal热量的食物中应含有14g纤维）。按不同年龄和性别换算，相当于每天要摄入25～38g膳食纤维[5]。若以餐份计（每份40g），则每份干果可提供的膳食纤维可达其日推荐摄入量的9%以上，当然不同的干果会有所不同[4]。据报道，若以纤维含量为标准，则常见的新鲜水果（一杯或一个）不如其干果（40g/份）[4,6]。

就营养价值而言，表1.3列出了几种干果的矿物质含量在其成年男性和女性（19～50岁）推荐膳食标准（RDA）与适宜摄入量（AI）中的占比。总之，干果是铜、铁、镁、锰、磷、钾的良好来源。在表1.3列出的8种干果中，桃干的矿物质含量最高，苹果干最低。40g（即一餐份）干果所提供的矿物质在其成人RDA或AI中的占比分别为：钙（0.6%～6.5%）、铜（8.4%～16.4%）、铁（2.1%～20.3%）、镁（1.6%～8.6%）、锰（1.6%～11.3%）、磷（2.2%～6.8%）、钾（3.8%～9.9%）[4,7-9]。从RDA值和AI值来看，无花果干的钙、镁、锰含量高；桃干的铁、磷含量高；杏干的钾含量相对较高。若以餐份计（40g或1/4杯），则在全球富钾食物中，干果位于前列[6]。且以餐份计（40g）的不同干果（杏干、黑加仑葡萄干、干枣、无花果干、桃干、西梅干和葡萄干），其钾含量均高于一杯或一个10种常见的新鲜水果（苹果、香蕉、葡萄、芒果、橙、桃、梨、菠萝、草莓和西瓜）[4,6]。

干果中既有水溶性维生素（甜菜碱、胆碱、叶酸、烟酸、泛酸、吡哆醇、核黄素、硫胺素和维生素C），又有脂溶性维生素（A、E、K）（见表1.2）。在表中所列的8种干果中，西梅干的维生素K含量最高（59.5μg/100g），杏干的维生素A（180μg/100g）和维生素E（4.33mg/100g）含量最高[4]。干果的维生素C含量普遍较低。40g干果所含的多种维生素在其成人RDA值和AI值中的占比分别为：烟酸（1.6%～12.5%）、泛酸（0.8%～4.7%）、吡哆醇（2.2%～6.5%）、核黄素（2.2%～7.6%）、维生素K（0.9%～26.4%）[4,8,10,11]。西梅干的维生素K含量特别高。西梅干、杏干和桃干的维生素含量在8种干果中相对较高（见表1.2和表1.4）。

---

① kcal为非法定计量单位，它与法定计量单位的换算关系为1kcal=4.19kJ。

表 1.2 部分干果的成分和营养特性（以每100g可食部分计）

营养		单位	苹果干	杏干	干枣ª	无花果干	桃干	梨干	西梅干	葡萄干ᵇ
常规理化成分										
	水	g/100g	31.76	30.89	20.53	30.05	31.80	26.69	30.92	15.43
	热量	kcal/100g	243	241	282	249	239	262	240	299
	蛋白质	g/100g	0.93	3.39	2.45	3.30	3.61	1.87	2.18	3.07
	脂肪	g/100g	0.32	0.51	0.39	0.93	0.76	0.63	0.38	0.46
	灰分	g/100g	1.10	2.57	1.60	1.86	2.50	1.11	2.64	1.85
	碳水化合物	g/100g	65.89	62.64	75.03	63.87	61.33	69.70	63.88	79.18
	膳食纤维	g/100g	8.7	7.3	8.0	9.8	8.2	7.5	7.1	3.7
	糖	g/100g	57.19	53.54	63.35	47.92	41.74	65.20	38.13	59.19
矿物质										
	钙	mg/100g	14	55	39	162	28	34	43	50
	铜	mg/100g	0.19	0.34	0.21	0.29	0.36	0.37	0.28	0.32
	氟化物	μg/100g	未检出	未检出	未检出	未检出	未检出	未检出	4.0	234
	铁	mg/100g	1.40	2.66	1.02	2.03	4.06	2.10	0.93	1.88
	镁	mg/100g	16	32	43	68	42	33	41	32
	锰	mg/100g	0.09	0.24	0.26	0.51	0.31	0.33	0.30	0.30
	磷	mg/100g	38	71	62	67	119	59	69	101
	钾	mg/100g	450	1162	656	680	996	533	732	749
	硒	μg/100g	1.3	2.2	3.0	0.6	0.5	0.2	0.3	0.6
	钠	mg/100g	87	10	2	10	7	6	2	11
	锌	mg/100g	0.20	0.39	0.29	0.55	0.57	0.39	0.44	0.22

表 1.2（续）

营养	单位	苹果干	杏干	干枣[a]	无花果干	桃干	梨干	西梅干	葡萄干[b]
维生素									
甜菜碱	mg/100g	未检出	0.30	0.4	0.7	未检出	未检出	0.4	0.3
胆碱	mg/100g	17.6	13.9	6.3	15.8	12.7	23.0	10.1	11.1
叶酸	μg/100g	未检出	10.0	19.0	9.0	未检出	未检出	4.0	5.0
烟酸	mg/100g	0.93	2.59	1.27	0.62	4.38	1.37	1.88	0.77
泛酸	mg/100g	0.25	0.52	0.59	0.43	0.56	0.15	0.42	0.10
吡哆醇	mg/100g	0.13	0.14	0.17	0.11	0.07	0.07	0.21	0.17
核黄素	mg/100g	0.16	0.07	0.07	0.08	0.21	0.15	0.19	0.13
硫胺素	mg/100g	未检出	0.02	0.05	0.09	痕量	0.01	0.05	0.11
维生素 A (RAE)	μg/100g	未检出	180	痕量	痕量	108	未检出	39	未检出
维生素 C	mg/100g	3.9	1.0	0.4	1.2	4.8	7.0	0.6	2.3
维生素 E (ATE)	mg/100g	0.53	4.33	0.05	0.35	0.19	0.06	0.43	0.12
维生素 K	μg/100g	3.00	3.10	2.70	15.6	15.7	20.4	59.5	3.5
氨基酸									
丙氨酸	g/100g	0.033	0.110	0.083	0.134	0.215	0.062	0.066	0.105
精氨酸	g/100g	0.029	0.066	0.136	0.077	0.092	0.032	0.037	0.413
天冬氨酸	g/100g	0.162	0.937	0.213	0.645	0.602	0.368	0.801	0.110
胱氨酸	g/100g	0.012	0.019	0.067	0.036	0.029	0.018	0.011	0.019
谷氨酸	g/100g	0.097	0.188	0.359	0.295	0.548	0.135	0.114	0.164
甘氨酸	g/100g	0.037	0.070	0.101	0.108	0.126	0.054	0.047	0.080
组氨酸[c]	g/100g	0.015	0.047	0.032	0.037	0.067	0.020	0.027	0.072

表 1.2（续）

营养	单位	苹果干	杏干	干枣ᵃ	无花果干	桃干	梨干	西梅干	葡萄干ᵇ
异亮氨酸ᶜ	g/100g	0.037	0.063	0.048	0.089	0.104	0.054	0.041	0.057
亮氨酸ᶜ	g/100g	0.057	0.105	0.084	0.128	0.204	0.094	0.066	0.096
赖氨酸ᶜ	g/100g	0.058	0.083	0.066	0.088	0.116	0.066	0.050	0.084
蛋氨酸ᶜ	g/100g	0.009	0.015	0.022	0.034	0.087	0.022	0.016	0.021
苯丙氨酸ᶜ	g/100g	0.026	0.062	0.050	0.076	0.114	0.049	0.052	0.065
脯氨酸	g/100g	0.032	0.821	0.130	0.610	0.152	0.051	0.130	0.254
丝氨酸ᶜ	g/100g	0.038	0.087	0.057	0.128	0.167	0.067	0.059	0.070
苏氨酸ᶜ	g/100g	0.033	0.073	0.043	0.085	0.141	0.049	0.049	0.077
色氨酸ᶜ	g/100g	0.009	0.016	0.012	0.020	0.010	未检出	0.025	0.050
酪氨酸ᶜ	g/100g	0.017	0.039	0.015	0.041	0.094	0.016	0.021	0.012
缬氨酸ᶜ	g/100g	0.043	0.078	0.071	0.122	0.197	0.066	0.056	0.083

资料来源：据 USDA 的资料编辑。

注：部分数据修约至小数点后两位。

RAE：视黄醇活性当量；ATE：α-生育酚当量；ᵃ椰枣；ᵇ无核葡萄干；ᶜ人体必需氨基酸。

表 1.3　每餐份干果（40g）所含矿物质在成人（19～50 岁）RDA 值中的占比

矿物质	RAD 或 AIᵃ	单位	苹果干	杏干	干枣ᵃ	无花果干	桃干	梨干	西梅干	葡萄干ᵇ	参考文献
男性											
钙	1000mg/dᵃ	mg	0.6	2.2	1.6	6.5	1.1	1.4	1.7	2.0	[4, 7]
铜	0.9mg/d	mg	8.4	15.1	9.3	12.9	16.0	16.4	12.4	14.2	[4, 8]
氟化物	4000 μg/dᵃ	μg	未检出	未检出	未检出	未检出	未检出	未检出	痕量	2.3	[4, 7]
铁	8mg/d	mg	7.0	13.3	5.1	10.2	20.3	10.5	4.7	9.4	[4, 8]

表 1.3（续）

矿物质	RDA或AI*	单位	苹果干	杏干	干枣[a]	无花果干	桃干	梨干	西梅干	葡萄干[b]	参考文献
镁	400~420mg/d	mg	1.6	3.1	4.2	6.6	4.1	3.2	4.0	3.1	[4，7]
锰	2.3mg/d*	mg	1.6	4.2	4.5	8.9	5.4	5.7	5.2	5.2	[4，8]
磷	700mg/d	mg	2.2	4.1	3.5	3.8	6.8	3.4	3.9	5.8	[4，7]
钾	4700mg/d	mg	3.8	9.9	5.6	5.8	8.5	4.5	6.2	6.4	[4，9]
硒	55 μg/d	μg	0.9	1.6	2.2	0.4	0.4	0.1	0.2	0.4	[4，10]
钠	1500mg/d	mg	2.3	0.3	0.1	0.3	0.2	0.2	0.1	0.3	[4，9]
锌	11mg/d	mg	0.7	1.4	1.1	2.0	2.1	1.4	1.6	0.8	[4，8]
女性											
钙	1000mg/d*	mg	0.6	2.2	1.6	6.5	1.1	1.4	1.7	2.0	[4，7]
铜	0.9mg/d	mg	8.4	15.1	9.3	12.9	16.0	16.4	12.4	14.2	[4，8]
氟化物	3000 μg/d*	μg	未检出	未检出	未检出	未检出	未检出	未检出	痕量	3.1	[4，7]
铁	18mg/d	mg	3.1	5.9	2.3	4.5	9.0	4.7	2.1	4.2	[4，7]
镁	310~320mg/d	mg	2.0	4.1	5.5	8.6	5.3	4.2	5.2	4.1	[4，7]
锰	1.8mg/d*	mg	2.0	5.3	5.8	11.3	6.9	7.3	6.7	6.7	[4，8]
磷	700mg/d	mg	2.2	4.1	3.5	3.8	6.8	3.4	3.9	5.8	[4，7]
钾	4700mg/d	mg	3.8	9.9	5.6	5.8	8.5	4.5	6.2	6.4	[4，9]
硒	55 μg/d	μg	0.9	1.6	2.2	0.4	0.4	0.1	0.2	0.4	[4，10]
钠	1500mg/d	mg	2.3	0.3	0.1	0.3	0.2	0.2	0.1	0.3	[4，9]
锌	8mg/d	mg	1.0	2.0	1.5	2.8	2.9	2.0	2.2	1.1	[4，8]

RDA：推荐膳食标准；AI*：适宜摄入量；a 椰枣；b 无核葡萄干。

表 1.4 每餐份干果（40g）所含维生素在成人（19～50岁）RDA值中的占比

维生素	RAD 或 AI*	单位	苹果干	杏干	干枣ᵃ	无花果干	桃干	梨干	西梅干	葡萄干ᵇ	参考文献
男性											
胆碱	550mg/d*	mg	1.3	1.0	0.5	1.1	0.9	1.7	0.7	0.8	[4, 11]
叶酸	400 μg/d	μg	未检出	1.0	1.9	0.9	未检出	未检出	0.4	0.5	[4, 11]
烟酸	16mg/d*	mg	2.3	6.5	3.2	1.6	11.0	3.4	4.7	1.9	[4, 11]
泛酸	5mg/d	mg	2.0	4.2	4.7	3.4	4.5	1.2	3.4	0.8	[4, 11]
吡哆醇	1.3mg/d	mg	4.0	4.3	5.2	3.4	2.2	2.2	6.5	5.2	[4, 11]
核黄素	1.3mg/d*	mg	4.9	2.2	2.2	2.5	6.5	4.6	5.8	4.0	[4, 11]
硫胺素	1.2mg/d	mg	未检出	0.7	1.7	3.0	痕量	0.3	1.7	3.7	[4, 11]
维生素 A (RAE)	900 μg/d	μg	未检出	8.0	痕量	痕量	4.8	未检出	1.7	未检出	[4, 8]
维生素 C	90mg/d	mg	1.7	0.4	0.2	0.5	2.1	3.1	0.3	1.0	[4, 10]
维生素 E (ATE)	15mg/d	mg	1.4	11.5	0.1	0.9	0.5	0.2	1.1	0.3	[4, 10]
维生素 K	900 μg/d*	μg	1.0	1.0	0.9	5.2	5.2	6.8	19.8	1.2	[4, 8]
女性											
钙	1000mg/d*	mg	1.7	1.3	0.6	1.5	1.2	2.2	1.0	1.0	[4, 11]
铜	0.9mg/d	mg	未检出	1.0	1.9	0.9	未检出	未检出	0.4	0.5	[4, 11]
氟化物	3000 μg/d*	μg	2.7	7.4	3.6	1.8	12.5	3.9	5.4	2.2	[4, 11]
铁	18mg/d	mg	2.0	4.2	4.7	3.4	4.5	1.2	3.4	0.8	[4, 11]
镁	310～320mg/d	mg	4.0	4.3	5.2	3.4	2.2	2.2	6.5	5.2	[4, 11]
锰	1.8mg/d*	mg	5.8	2.5	2.5	2.9	7.6	5.5	6.9	4.7	[4, 11]
磷	700mg/d	mg	未检出	0.7	1.8	3.3	痕量	0.4	1.8	4.0	[4, 11]

表 1.4（续）

维生素	RAD 或 AI*	单位	苹果干	杏干	干枣[a]	无花果干	桃干	梨干	西梅干	葡萄干[b]	参考文献
钾	4700mg/d	mg	未检出	10.3	痕量	痕量	6.2	未检出	2.2	未检出	[4, 8]
硒	55 μg/d	μg	2.1	0.5	0.2	0.6	2.6	3.7	0.3	1.2	[4, 10]
钠	1500mg/d	mg	1.4	11.5	0.1	0.9	0.5	0.2	1.1	0.3	[4, 10]
锌	8mg/d	mg	1.3	1.4	1.2	6.9	7.0	9.1	26.4	1.6	[4, 8]

RDA：推荐膳食标准；AI*：适宜摄入量；RAE：视黄醇活性当量；ATE：α－生育酚活性当量；[a] 椰枣；[b] 无核葡萄干。

　　总体而言，尽管干果中含有全部必需氨基酸（除了梨中不含色氨酸），但由于蛋白质含量很低，故并非氨基酸的良好来源（表 1.2）。

　　下面是对干果营养价值的概括[12]：

　　•干果属于低脂、低钠食品，且不含反式脂肪和胆固醇[4]。

　　•干果是膳食纤维和钾的良好来源，含量位居所有水果的前五位[5]。

　　•干果可提供当今饮食中匮乏的某些必需营养素，如维生素 A（杏干和桃干）、钙（无花果干）、维生素 K（西梅干）、硼（葡萄干和西梅干）、铁和铜[4,13]。

　　•传统的干果不会添加糖。多数传统干果的蔗糖含量很低，其糖含量以果糖和葡萄糖为主[4]。

1.3　干果的植物化学成分

　　植物化学物质被定义为植物界中天然存在、无营养、有生物活性的化学衍生物。植物源食品及其副产品中已鉴定出数千种不同的植物化学物质，其中很多还属于有待鉴定的未知化合物，对这些成分的鉴定工作有助于揭示食物中植物化学物质的保健作用。干果极具营养价值，并含有多种植物化物质，如酚酸类、类黄酮（花青素类、黄烷-3-醇类、黄酮类、黄酮醇类和异黄酮类）、植物雌激素类和类胡萝卜素等[3,4,14-28]。干果中通常都含有痕量的，或含量低到难以检测的原花青素类成分[29]。西梅干和葡萄干中未检出已在李子和葡萄中检出的原花青素，说明此类成分在干制过程中发生了降解[30]。

　　干果是膳食中酚类化合物的优质来源。而酚类物质是膳食中最大的一类植物化学物质，而且似乎（至少有一部分）是以水果蔬菜为主的饮食具有保健作用的原因。酚类物质为果蔬提供了绝大部分的抗氧化活性[36]，并为其提供了大量可能对人类健康有益的功能[6]。

　　表 1.5 列出了部分干果的总酚含量与氧自由基吸收能力（ORAC）。西梅干的总酚含量最高（1195mg GAE/100g），无核金葡萄干的 ORAC 值最高（10450μmol TE/100g）。不同品种的葡萄干间总酚含量与 ORAC 值有显著差异，白葡萄干最低，金无核葡萄干最高[14,17,19,21]。干果的数值远高于其鲜果，原因是经干制或脱水后，抗氧化剂成分被浓缩。虽然某些特定的植物化学物质在干制时也有所损失或发生了改变，但抗氧化活性与总酚含量却保持相对稳定，意味着仍有许多酚类化合物未被发现[37]。其中应包括难以定性的低聚体或聚合物。Pellergrini 等人[38]用三种不同的体外试验方法测定了部分食品（包括 4 种干果，即杏干、无花果干、西梅干和葡萄干）的总抗氧化能力。其中，西梅干的抗氧化能力最强，其次为杏干。其他干果在酚类物质和抗氧化成分方面可供参考的资料很少。

表 1.5　部分干果的总酚与 ORAC 值对照表（以每 100g 可食部分计）

干果	总酚 mg GAE/100g	总 ORAC μmol TE/100g	参考文献
苹果干[a]	324	6681	[14，17]
杏干[a]	248	3234	[14，17]
干枣（椰枣）	661	3895	[14，21]
干枣（海枣）	572	2387	[14，21]
无花果干	960	3383	[14，21]
桃干[a]	283	4222	[14，17]
梨干[a]	679	9496	[14，17]
西梅干	1195	8578	[14，21]
葡萄干（金无核）	—	10450	[14，19]
葡萄干（无核）	1065	3037	[14，21]
葡萄干（白）[a]	372	4188	[14，17]

GAE：没食子酸当量；TE：水溶性维生素 E 当量；[a] 干制为 40％的含水量（购于意大利）。

Ishiwata 等人[39]测定了 22 种干果（苹果干、杏干、香蕉干、蓝莓干、樱桃干、蔓越莓干、无花果干、葡萄干、山楂干、干枣、猕猴桃干、金橘干、芒果干、甜瓜干、麝香葡萄干、番木瓜干、桃干、梨干、菠萝干、西梅干、罗汉果干和草莓干）的 1，1-二苯基-2-苦基苯肼（DPPH）自由基清除能力与多酚含量，并与其鲜果作了对比。其中，山楂干、杏干和蓝莓干的多酚含量与其 DPPH 自由基清除能力高度相关。以鲜重计时，干果的 DPPH 自由基清除能力普遍强于其鲜果；但以干重计时，结果恰恰相反，即干果的 DPPH 自由基清除能力普遍低于其鲜果[39]。Vinson 等人[40]也有类似报道。

Vinson 等人[40]研究了鲜果及其干果（杏、蔓越莓、枣、无花果、葡萄/葡萄干和李/西梅干）的总酚含量 [图 1.1 （a）]。以鲜重计时，鲜枣和干枣的总酚含量（mg CE/100g）均最高，分别为 2546 和 1959。而鲜果与干果的总酚含量平均值分别为 731 和 815[40]。图 1.1 （b）是鲜果及其干果以干重计的总酚含量（mg CE/100g）对照图。鲜果的均值为 3730，干果仅为 910[40]。干果的干制过程明显降低了水果的总酚含量（以干重计）。20 种干果的总酚含量均值（mg/100g）明显高于其鲜果（$P < 0.005$），干果为 815，鲜果为 173[41]。

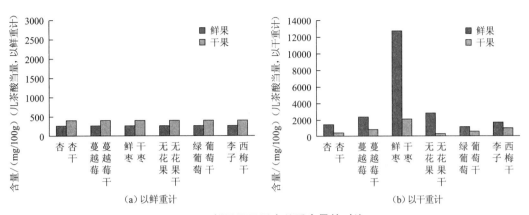

图 1.1　鲜果及干果中总酚含量的对比

（注：经 Vinson 等人同意后编辑。[40]）

类黄酮是另一类酚类化合物，可分为 7 组：黄烷酮类、黄酮类、异黄酮类、花青素类、黄酮醇类、二氢黄酮醇类、黄烷醇类或黄烷-3-醇类[42]。类黄酮是植物体中最常见且分布最广泛的酚类物质，已逐渐被认为是人类膳食的重要组成部分之一。类黄酮的人均日消费量约为 1g[43]。不同干果中，类黄酮的类型（花青素类、黄烷-3-醇类、黄酮类、黄酮醇类）和含量有所不同[15,18,23,24]。葡萄干中含有上述各种类型的类黄酮，表 1.6 中列出了四种干果，其类黄酮总量（mg/100g）介于 0.85（葡萄干）到 7.66（蔓越莓）之间。干果中含有痕量或含量低到难以检测的花青素类成分，它们很可能是在干制时降解成了酚酸。枣中含有一种花青素（即矢车菊素）和一种黄酮醇（即槲皮素）。仅在葡萄干中检出了黄烷-3-醇。

有资料表明，干果中的酚类、多酚类和单宁类化合物具有独特的光谱特征。例如，葡萄干中含量最多的酚类物质是类黄酮（槲皮素）和酚酸（咖啡酸和香豆酸）（见表 1.6）[3]。希腊黑加仑葡萄干中的酚类物质主要是香草酸、咖啡酸、没食子酸、丁香酸、对-香豆酸和原儿茶酸，其类黄酮主要为槲皮素[44]。羟基肉桂酸类（尤其是绿原酸异构体），是西梅干中的主要酚类物质，在其总酚含量 94% 以上[45]。芸香苷是西梅干和西梅汁中主要的黄酮醇[26]。西梅干中还含有奎尼酸（可代谢为马尿酸）。研究表明，马尿酸有助于预防尿路感染[35,46]。据报道，三种阿曼地产的鲜枣和晒干枣中检出了 4 种游离态酚酸（原儿茶酸、香草酸、丁香酸和阿魏酸）与 9 种结合态酚酸（没食子酸、原儿茶酸、对羟基苯甲酸、香草酸、咖啡酸、丁香酸、对-香豆酸、阿魏酸和邻-香豆酸）[47]。枣的营养性、功能性与植物化学特征（类胡萝卜素、植物甾醇、多酚、酚酸、类黄酮、花青素和植物雌激素）已有广泛研究[28,48]。

表 1.6　部分干果的类黄酮含量对照表（以可食部分计）

类黄酮	类黄酮含量/（mg/100g）			
	蔓越莓干[15,23]	a 干枣[15,24]	西梅干[15,23,24]	b 葡萄干[15,18,23,24]
花青素类				
矢车菊素	0.60	1.70	0.71	0.03
花翠素	0.10	—	0.04	0.01
天竺葵素	0.02	—	—	0.01
黄烷-3-醇类				
（-）-表儿茶素	—	—	—	0.10
（+）-儿茶素	—	—	—	0.42
黄酮类				
芹黄素	0.01	—	—	—
木犀草素	0.02	—	0.01	0.01
黄酮醇类				
山萘酚	0.01	—	0.01	0.01
杨梅酮	2.40	—	0.01	0.01
槲皮素	4.50	0.93	1.80	0.25
总量	7.66	2.63	2.58	0.85

a 椰枣；b 无核葡萄干。

植物雌激素主要有 3 类：异黄酮类、木脂素类和香豆素类。据报道，部分干果（如杏干、黑加仑葡萄干、干枣、西梅干和葡萄干）含有植物雌激素，如异黄酮类（芒柄花黄素、大豆素、染料木素和黄豆黄素）；木脂素类（罗汉松树脂酚、落叶松脂醇、松脂酚和开坏异落叶松树脂酚）和香豆素类（拟雌内酯）。表 1.7 列出的 5 种干果中，杏干的植物雌激素总量（μg/100g）最高（444.5），其次为干枣（329.5）、西梅干（183.5）、黑加仑葡萄干（34.1）和葡萄干（30.2）[25]。香豆素类（按拟雌内酯检测）在 5 种干果中的含量普遍很低。干果中的木脂素类含量（20.9～400.5μg/100g）高于异黄酮类（4.2～39.8μg/100g）[25]。

表 1.7　部分干果的植物雌激素含量对照（以可食用部分计）

植物雌激素	雌激素含量/（μg/100g）				
	杏干[a]	黑加仑葡萄干	干枣[b]	西梅干[c]	葡萄干[d]
芒柄花黄素	12.5	0.6	0.4	0.5	0.4
大豆黄素	6.4	2.2	1.2	2.6	1.5
染料木素	19.8	10.0	3.4	0.2	5.2
黄豆黄素	1.1	0.2	0.2	0.9	1.0

表 1.7（续）

植物雌激素	雌激素含量/（μg/100g）				
	杏干[a]	黑加仑葡萄干	干枣[b]	西梅干[c]	葡萄干[d]
异黄酮类总量	39.8	13.1	5.1	4.2	8.1
罗汉松树脂酚	0.6	1.1	0.3	0.2	0.4
落叶松脂醇	62.1	5.8	116.9	2.1	9.2
松脂酚	190.1	3.0	100.2	71.5	0.8
开环异落叶松树脂酚	147.6	10.9	106.1	103.8	11.5
木脂素类总量	400.5	20.9	323.6	177.5	22.0
拟雌内酯	4.2	0.1	0.8	1.8	0.2
香豆素类总量	4.2	0.1	0.8	1.8	0.2
植物雌激素总量	444.5	34.1	329.5	183.5	30.2

资料来源：经 Thompson 等人[25]同意后编辑。

[a] 土耳其产；[b] 去核整枣；[c] 去核整西梅；[d] 加州无核葡萄干。

部分干果中含有 5 种类胡萝卜素（即 α-胡萝卜素、β-胡萝卜素、β-隐黄素、叶黄素和玉米黄素）。其中，β-胡萝卜素（维生素 A 原）含量最高，在杏干、桃干和西梅干中分别达 2163μg/100g、1074μg/100g 和 394μg/100g；其次是叶黄素与玉米黄素之和，在桃干中的含量为 559μg/100g；再次是 β-隐黄素，在桃干中的含量为 444μg/100g[4]。葡萄干中不含类胡萝卜素，苹果干、干枣、无花果干和梨干中仅检出了少量和/或痕量的类胡萝卜素（图 1.2）。

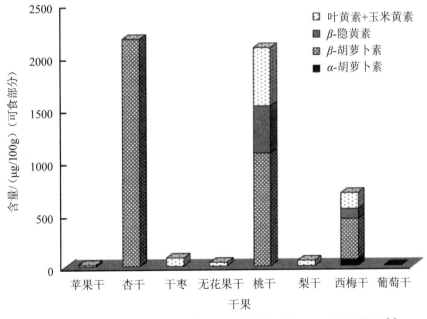

图 1.2 部分干果的类胡萝卜素含量（以鲜重计，据 USDA 的资料编辑[4]）

下面是对干果中保健成分的部分概括[12]：

• 干果是植物化学物质的良好来源[3,4,14-28]。

• 干果因富含植物化学成分而成为膳食中抗氧化剂的重要来源之一[21,28,40]。杏干和桃干是类胡萝卜素的良好来源[4]。

• 西梅干之类的干果中含有的果胶，属于可溶性膳食纤维，有助于降低血胆固醇[49]。

• 葡萄干之类的干果，是膳食中益生元成分的来源之一。其中所含的低聚果糖（如菊粉）对结肠保健有利[50,51]。

• 干果中含有酒石酸（如葡萄干）之类的有机酸，以及山梨醇（如西梅干）之类的糖醇。此类成分似乎可通过与纤维的协同作用，而使消化系统保持健康；它们的存在也有助于提高膳食中矿物质（如钙和铁）的生物利用度[52]。

1.4　干果的保健作用

正如许多流行病学研究所示，食用水果和蔬菜降低了很多慢性病的发病风险，如癌症[53-55]、心脏病[56,57]、中风[58]、肥胖症[59]、Ⅱ型糖尿病[59,60]等[28]。此外，水果和蔬菜的摄入量与血压呈负相关[61]。（美国）国家癌症研究所（NCI）与（美国）全国科学研究委员会（NRC）建议，每天至少应吃 5 餐份的水果和蔬菜。世界卫生组织（WHO）也建议，每天应食用 400g 水果和蔬菜，相当于 5 餐份的量（每份 80g）[62]。

干果的众多保健作用已有不少报道[6,28,40,51,55,63,64]，本书各章节也有介论。干果的保健作用主要来自其必需营养素、植物化学成分（如花青素类、类胡萝卜素、植物雌激素类、黄烷-3-醇类、黄酮类、黄酮醇类，酚酸类等）及其抗氧化活性。类黄酮（主要的植物化学物质）的摄入量与多种疾病的罹患率下降有关，如癌症、中风、心血管病（CVD）和其他慢性病[65-67]。除其他机制和作用外，类黄酮对健康的促进作用很可能与其强抗氧化性有关[68,69]。大量研究均证实了干果的保健作用，尤其是在助消化方面[51,70,71]。干果（特别是西梅干）对骨质健康有益[63,64,72]。干果（如葡萄干）还可促进牙齿与牙龈的健康[73-75]。

干果是钾和膳食纤维的重要来源。增加钾的膳食摄入量可降血压[76]。建议采用高膳食纤维饮食来降低多种疾病的发病风险，包括便秘、Ⅱ型糖尿病、肥胖症、憩室炎、结肠直肠癌和心血管病[6]。干果有利于保持健康的体重。据美国健康与营养状况调查结果（1999—2004），干果摄入量与体重指标（BMI）较低、腰围减小、肚腩赘肉减少及膳食质量改善具有相关性[77]。最新资料显示，干果可通过调节激素水平（如瘦素）来增强饱腹感，并调节食欲[78]。

由于很多干果都是甜的，故被认为属于高升糖指数（GI 至少为 70）和强胰岛素应答食品。近期研究表明，干果的升糖指数介于较低水平（小于等于 55）与中等水平（56~69）之间（表 1.8），血糖与胰岛素应答水平与其鲜果相当[80-83]。原因可能在于干果中的可调节胰岛素响应的纤维、多酚和单宁类成分[84-87]。升糖指数低的食物有助于降低患糖尿病的风险，并可用于控制已有病情[6]。

表 1.8　部分干果的升糖指数（GI）

干果	GIa	参考文献
苹果干	29	[79]
杏干	30	[79]
干枣	39	[80]
无花果干	61	[79]
桃干	35	[79]
西梅干	29	[79]
葡萄干	52	[81]

a 高 GI（大于等于 70）、中 GI（56～69）、低 GI（小于等于 55）。

在一项有 13292 名参与者的膳食调查中，研究人员将干果消费者定义为干果日食用量至少为与 1/8 杯水果相当的人[88]。干果食用量与体重较轻、肥胖指数改善、总膳食质量较高，以及维生素（A、E、K）、磷、镁和钾等营养素摄取量较高具有相关性。这些好处利益于膳食中纤维含量较高，且固态脂肪、乙醇及添加的糖较少。但在该项调查中，食谱中含有足够量干果的参与者仅占 7%，这使目前正在全球推行的鼓励人们多吃水果的公共卫生活动的有效性受到了质疑。

干果具有上述众多益处（即保健作用），那么水果消费量的增加是否与干果有关？而且是否与干果既有营养还能提供许多保健作用有关呢？答案可能会聚焦在那些具有明显抗氧化与抗炎作用的食物上。

1.5　干果产品及其工业化

干果被广泛用作许多特色食品的配料，如预包装零食、糖果产品、烘焙食品、谷类食品、能量棒和营养棒、即食沙拉和甜品等[89]。

干果的产品类型有全果干（如葡萄干、杏干和西梅干）、半果干、果片干和果粒干（如芒果干、木瓜干和猕猴桃干）；也可以把干果（如干枣）粉碎后加工成酱或浓缩汁；还可以干制成类似皮革的果泥，或用喷干法制成干果粉。有些水果还可以冷冻干燥（如草莓干、树莓干、樱桃干、苹果干、芒果干等）。冻干的水果色泽明亮、口感酥脆，并保留了较多水果自身的风味（滋味和气味）和植物化学成分[12]。

1.6　总结

干果是集味道、必需营养素、膳食纤维、植物化学成分（或生物活性成分）于一身，属于一种方便食用的健康食品，并为消费者提供了一种缩短水果推荐食用量与实际食用量差距的方法。应该在全球范围内建议将干果与水果一同纳入推荐标准，因为它们有助于满足水果日食用量膳食指南（推荐的量为每天 5 餐份）的要求，并有助于将浆果纳入水果摄入量的呼吁。干果的餐份规格虽然较小（约 30～43g，与品种有关），但其营养价值被不同国家当前的膳食推荐标准公认为与其鲜果的营养价值相当[6,90,91]。

大量科研成果表明，定期食用适量干果的人，其心血管病、肥胖症、各种癌症、Ⅱ型糖尿病及其他慢性病的发病率都较低。因此，人们每天都应该食用干果，这样既可以最大限度地获取其营养价值，摄入保健性的植物化学成分与抗氧化成分，又能享受到其独特且宜人的味道。

参考文献

［1］INC（2012）World Dried Fruits Production. International Nut and Dried Fruit Council Foundation，Reus，Spain.

［2］Barta，J.（2006）Fruit drying principles. In：Handbook of Fruits and Fruit Processing（ed. Y. H. Hui）. Blackwell Publishing，Oxford，UK，pp. 81 – 94.

［3］Willimason，G. & Carughi，A.（2010）Polyphenol content and health benefits of raisins. Nutrition Research，30，511 – 519.

［4］USDA（2010）National Nutrient Database for Standard Reference，Release 23. Published online at：http：//www. nal. usda. gov/fnic/foodcomp/search/，last accessed March 7，2011.

［5］USDA（2005）Carbohydrates. Dietary Guidelines for Americans. US Department of Agriculture and US Department of Health and Human Services. Government Printing Office，Washington，DC.

［6］INC（2011）Traditional dried fruits：valuable tools to meet dietary recommendations for fruit intake. Paper given at the XXX World Nut and Dried Fruit Congress，Budapest，Hungary，May 20 – 22，2011（Dried Fruit Round Table）.

［7］DRIs（1997）Dietary Reference Intakes for Calcium，Phosphorus，Magnesium，Vitamin D，and Fluoride. The National Academies Press，Washington，DC.

［8］DRIs（2001）Dietary Reference Intakes for Vitamin A，Vitamin K，Arsenic，Boron，Chromium，Copper，Iodine，Iron，Manganese，Molybdenum，Nickel，Silicon，Vanadium，and Zinc. The National Academies Press，Washington，DC.

［9］DRIs（2004）Dietary Reference Intakes for Water，Potassium，Sodium，Chloride，and Sulfate. The National Academies Press，Washington，DC.

［10］DRIs（2000）Dietary Reference Intakes for Vitamin C，Vitamin E，Selenium，and Carotenoids. The National Academies Press，Washington，DC.

［11］DRIs（1998）Dietary Reference Intakes for Thiamin，Riboflavin，Niacin，Vitamin B6，Folate，Vitamin B12，Pantothenic Acid，Biotin，and Choline. The National Academies Press，Washington，DC.

［12］Dried Fruit（2011）Published online at：http：//en. wikipedia. org/wiki/Dried _ fruit，last accessed July 18，2011.

［13］Rainey，C. J.，Nyquist，L. A.，Christensen，R. E.，Strong，P. L.，Culver，B. D. & Coughlin，R.（1999）Daily boron intake from the American diet. Journal of the American Dietetic Associations，99，335 – 340.

［14］USDA（2010）USDA Database for the Oxygen Radical Absorbance Capacity（ORAC）of Selected Foods，Release 2. 0. Published online at：http：//www. ars. usda. gov/nutrientdata，last accessed March 9，2011.

［15］USDA（2011）USDA Database for the Flavonoid Content of Selected Foods，Release 3. Published online at：http：//www. ars. usda. gov/nutrientdata，last accessed November 2，2011.

［16］USDA（2008）USDA Database for the Isoflavone Content of Selected Foods，Release 2. 0. Published online at：http：//www. ars. usda. gov/nutrientdata，last accessed March 9，2011.

［17］Bacchiocca，M. ，Biagiotti，E. & Ninfali，P. （2006）Nutritional and technological reasons for evaluating the antioxidant capacity of vegetable products. Italian Journal of Food Science，18，209 - 217.

［18］Arts，I. C. W. ，van de Putte，B. & Hollman，P. C. H. （2000）Catechin contents of foods commonly consumed in the Netherlands. 1. Fruits，vegetables，staple foods，and processed foods. Journal of Agricultural and Food Chemistry，48，1746 - 1751.

［19］Parker，T. L. ，Wang，X. - H. ，Pazmino，J. & Engeseth，N. J. （2007）Antioxidant capacity and phenolic content of grapes，sun - dried raisins，and golden raisins and their effect on ex vivo serum antioxidant capacity. Journal of Agricultural and Food Chemistry，55，8472 - 8477.

［20］Horn - Ross，P. L. ，Barnes，S. ，Lee，M. ，Coward，L. ，Mandel，J. E. ，Koo，J. ，John，E. M. ，Smith，M. （2000）Assessing phytoestrogen exposure in epidemiologic studies：development of a database（United States）. Cancer Causes and Control，11，289 - 298.

［21］Wu，X. ，Beecher，G. R. ，Holden，J. M. ，Haytowitz，D. B. ，Gebhardt，S. E. & Prior，R. L. （2004）Lipophilic and hydrophilic antioxidant capacities of common foods in the United States. Journal of Agricultural and Food Chemistry，52，4026 - 4037.

［22］Liggins，J. ，Bluck，L. J. C. ，Runswick，S. ，Atkinson，C. ，Coward，W. A. & Bingham，S. A. （2000）Daidzein and genistein content of fruits and nuts. Journal of Nutritional Biochemistry，11，326 - 331.

［23］Franke，A. A. ，Custer，L. J. ，Arakaki，C. & Murphy，S. P. （2004）Vitamin C and flavonoid levels of fruits and vegetables consumed in Hawaii. Journal of Food Composition and Analysis，17，1 - 35.

［24］Harnly，J. M. ，Doherty，R. F. ，Beecher，G. R. ，Holden，J. M. ，Haytowitz，D. B. ，Bhagwat，S. ，Gebhardt，S. （2006）Flavonoid content of U. S. fruits，vegetables，and nuts. Journal of Agricultural and Food Chemistry，54，9966 - 9977.

［25］Thompson，L. U. ，Boucher，B. A. ，Liu，Z. ，Cotterchio，M. & Kreiger，N. （2006）Phytoesterogen content of foods consumed in Canada，including isoflavones，lignans, and coumestan. Nutrition and Cancer, 54, 184 – 201.

[26] Donovan, J. L. , Meyer, A. S. & Waterhouse, A. L. (1998) Phenolic composition and antioxidant activity of prunes and prune juice (Prunus domestica) . Journal of Agricultural and Food Chemistry, 46, 1247 – 1252.

[27] Slatnar, A. , Klancar, U. , Stampar, F. & Veberic, R. (2011) Effect of drying of figs (Ficus carica L.) on the contents of sugars, organic acids, and phenolic compounds. Journal of Agricultural and Food Chemistry, 59, 11696 – 11702.

[28] Vayalil, P. K. (2012) Date fruits (Phoenix dactylifera Linn): an emerging medicinal food. Critical Reviews in Food Science and Nutrition, 52, 249 – 271.

[29] USDA (2004) USDA Database for the Proanthocyanidin Content of Selected Foods. Published online at: http: //www. ars. usda. gov/nutrientdata, last accessed March 9, 2011.

[30] Gu, L. , Kelm, M. A. , Hammerstone, J. F. , Beecher, G. , Holden, J. , Haytowitz, D. & Prior, R. L. (2003) Screening of foods containing proanthocyanidins and their structural characterization using LC – MS/MS and thiolytic degradation. Journal of Agricultural and Food Chemistry, 51, 7513 – 7521.

[31] Wu, X. , Beecher, G. R. , Holden, J. M. , Haytowitz, D. B. , Gebhardt, S. E. & Prior, R. L. (2004) Lipophilic and hydrophilic antioxidant capacities of common foods in the United States. Journal of Agricultural and Food Chemistry, 52, 4026 – 4037.

[32] Vinson, J. A. , Zubik, L. , Bose, P. , Samman, N. & Proch, J. (2005) Dried fruits: Excellent in vitro and in vivo antioxidants. Journal of the American College of Nutrition, 24, 44 – 50.

[33] Vinson, J. A. , Su, X. , Zubik, L. & Bose, P. (2001) Phenol antioxidant quality and quantity in foods: fruits. Journal of Agricultural and Food Chemistry, 49, 5315 – 5321.

[34] Kaliora, A. C. , Kountouri, A. M. & Karathanos, V. T. (2009) Antioxidant properties of raisins (Vitis vinifera L.) . Journal of Medicinal Food, 12, 1302 – 1309.

[35] Kayano, S. – I. , Kikuzaki, H. , Fukutsuka, N. , Mitani, T. & Nakatani, N. (2002) Antioxidant activity of prune (Prunus domestica L.) constituents and a new synergist. Journal of Agricultural and Food Chemistry, 50, 3708 – 3712.

[36] Chun, O. K. , Kim, D. – O. , Smith, N. , Schroeder, D. , Han, J. T. & Lee, C. Y. (2005) Daily consumption of phenolics and total antioxidant capacity from fruits and vegetables in the American diet. Journal of the Science of Food and Agriculture, 85, 1715 – 1724.

[37] Madrau, M. A. , Sanguinetti, A. M. , Del Caro, A. , Fadda, C. & Piga, A. (2010) Contribution of melanoidins to the antioxidant activity of prunes. Journal of Food Quality, 33, 155 – 170.

［38］ Pellegrini，N.，Serafini，M.，Salvatore，S.，Del Rio，D.，Bianchi，M. & Brighenti，F. (2006) Total antioxidant capacity of spices, dried fruits, nuts, pulses, cereals and sweets consumed in Italy assessed by three different in vitro assays. Molecular Nutrition & Food Research，50，1030 – 1038.

［39］ Ishiwata，K.，Yamaguchi，T.，Takamura，H. & Matoba，T. (2004) DPPH radical – scavenging activity and polyphenol content of dried fruits. Food Science and Technology Research，10，152 – 156.

［40］ Vinson，J. A.，Zubik，L.，Bose，P.，Samman，N. & Proch，J. (2005) Dried fruits: Excellent in vitro and in vivo antioxidants. Journal of the American College of Nutrition，24，44 – 50.

［41］ Vinson，J. A.，Su，X.，Zubik，L. & Boase，P. (2001) Phenol antioxidant quantity and quality in foods: Fruits. Journal of Agricultural and Food Chemistry，49，5315 – 5321.

［42］ Shahidi，F. & Ho，C. – T. (2005) Phenolics in food and natural health products: an overview. In: Phenolic Compounds in Foods and Natural Products (eds F. Shahidi & C. – T. Ho). ACS Symposium Series 909，American Chemical Society，Washington，DC，pp. 1 – 8.

［43］ Kuhnau，J. (1976) The flavonoids: a class of semi – essential food components: their role in human nutrition. World Review of Nutrition and Dietetics，24，117 – 191.

［44］ Chiou，A.，Karathanos，V. T.，Mylona，A.，Salta，F. N.，Preventi，F. & Andrikopoulos，N. K. (2007) Currants (Vitis vinifera L.) content of simple phenolics and antioxidant activity. Food Chemistry，102，516 – 522.

［45］ Nakatani，N.，Kayano，S. – I.，Kikuzaki，H.，Sumino，K.，Katagiri，K. & Mitani，T. (2000) Identification, quantitative determination, and antioxidative activities of chlorogenic acid isomers in prune (Prunus domestica L.). Journal of Agricultural and Food Chemistry，48，5512 – 5516.

［46］ Fang，N.，Shanggong，Y. & Prior，R. L. (2002) LC/MS/MS characterization of phenolic constituents in dried plums. Journal of Agricultural and Food Chemistry，50，3579 – 3585.

［47］ Al – Farsi，M.，Alasalvar，C.，Morris，A.，Barron，M. & Shahidi，F. (2005) Comparison of antioxidant activity, anthocyanins, carotenoids, and phenolics of three native fresh and sun – dried date (Phoenix dactylifera L.) varieties grown in Oman. Journal of Agricultural and Food Chemistry，53，7592 – 7599.

［48］ Al – Farsi，M. & Lee，C. Y. (2008) Nutritional and functional properties of dates: a review. Critical Reviews in Food Science and Nutrition，48，877 – 887.

［49］ Tinker，L. F.，Davis，P. A.，Schneeman，B. O.，Gallaher，D. D. & Waggoner，C. R. (1991) Consumption of prunes as a source of dietary fiber in men with mild hypercholesterolemia. American Journal of Clinical Nutrition，53，1259 – 1265.

[50] Camire, M. E. & Dougherty, M. P. (2003) Raisin dietary fiber composition and in vitro bile acid binding. Journal of Agricultural and Food Chemistry, 51, 834 – 837.

[51] Carughi, A. (2009) Raisins as a source of prebiotic compounds in the diet. FASEB Journal, 23, 716.9.

[52] Spiller, G. A., Story, J. A., Furumoto, E. J., Chezem, J. C. & Spiller, M. (2003) Effect of tartaric acids and dietary fiber from sun – dried raisins on colonic function and on bile acid and volatile fatty acid excretion in healthy adults. British Journal of Nutrition, 90, 803 – 807.

[53] Block, G., Patterson, B. & Subar, A. (1992) Fruit, vegetables, and cancer prevention: a review of the epidemiological evidence. Nutrition and Cancer, 18, 1 – 29.

[54] Steinmetz, K. A. & Potter, J. D. (1996) Vegetables, fruits and cancer prevention: a review. Journal of the American Dietetic Association, 10, 1027 – 1039.

[55] Tantamango, Y. M., Knutsen, S. F., Beeson, W. L., Fraser, G. & Sabate, J. (2011) Food and food groups associated with the incidence of colorectal polyps: the Adventist health study. Nutrition and Cancer, 63, 565 – 572.

[56] Rimm, E. B., Ascherio, A., Giovanucci, E., Speigelman, D., Stampfer, M. J. & Willett, W. C. (1996) Vegetable, fruit and cereal fiber intake and risk of coronary heart disease among men. Journal of the American Medical Association, 275, 447 – 451.

[57] Hu, B. (2003) Plant – based foods and prevention of cardiovascular disease: an overview. American Journal of Clinical Nutrition, 78 (Suppl.), 544S – 551S.

[58] Joshipura, K. J., Ascherio, A., Manson, J. E., Stampfer, M. J., Rimm, E. B., Speizer, F. E., Hennekens, C. H., Spiegelman, D., Willett, W. C. (1999) Fruit and vegetable intake in relation to risk of ischemic stroke. Journal of the American Medical Association, 282, 1233 – 1239.

[59] Schröder, H. (2007) Protective mechanisms of the Mediterranean diet in obesity and type 2 diabetes. Journal of Nutritional Biochemistry, 18, 149 – 160.

[60] Ford, E. S. & Mokdad, A. H. (2001) Fruit and vegetable consumption and diabetes mellitus incidence among U. S. adults. Preventive Medicine, 32, 33 – 39.

[61] Ascherio, A., Stamper, M. J., Colditz, G. A., Willett, W. C. & McKinlay, J. (1991) Nutrient intakes and blood pressure in normotensive males. International Journal of Epidemiology, 20, 886 – 891.

[62] WHO/FAO (2003) Diet, Nutrition and the Prevention of Chronic Disease. Report of a Joint FAO/WHO Expert Consultation. WHO, Geneva, Switzerland.

[63] Halloran, B. P., Wronski, T. J., VonHerzen, D. C., Chu, V., Xia, X., Pingel, J. E., Williams, A. A. & Smith, B. (2010) Dietary dried plum increases bone mass in adult and aged male mice. Journal of Nutrition, 140, 1781 – 1787.

[64] Hooshmand, S. & Arjmandi, B. H. (2009) Viewpoint: dried plum, an emerging functional food that may effectively improve bone health. Aging Research Re-

views，8，122 – 127.

[65] Hertog, M. G. L., Feskens, E. J. M., Hollman, P. C. H., Katan, M. B. & Kromhout, D. (1993) Dietary antioxidant flavonoids and risk of coronary heart disease: the Zutphen Elderly Study. Lancet，342，1007 – 1011.

[66] Keli, S. O., Hertog, M. G., Feskens, E. J. & Kromhout, D. (1996) Dietary flavonoids, antioxidant vitamins, and incidence of stroke: the Zutphen study. Archives of Internal Medicine，156，637 – 642.

[67] Neuhouser, M. L. (2004) Flavonoids and cancer prevention: what is the evidence in humans? Pharmaceutical Biology，42，36 – 45.

[68] Wang, H., Cao, G., & Prior, R. L. (1996) Total antioxidant capacity of fruits. Journal of Agricultural and Food Chemistry，44，701 – 705.

[69] Pietta, P. – G. (2000) Flavonoids as antioxidants. Journal of Natural Products，63，1035 – 1042.

[70] Spiller, G. A., Story, J. A., Lodics, T. A., Pollack, M., Monyan, S., Butterfield, G., Spiller, M. (2003) Effect of sun – dried raisins on bile acid excretion, intestinal transit time, and fecal weight: a dose response study. Journal of Medicinal Food，6，87 – 91.

[71] Attaluri, A., Donahoe, R., Valestin, J., Brown, K. & Rao, S. S. C. (2011) Randomised clinical trial: dried plums (prunes) vs. psyllium for constipation. Alimentary Pharmacology & Therapeutics，33，822 – 828.

[72] Nielsen, F. H. (2008) Is boron nutritionally relevant? Nutrition Reviews，66，183 – 191. http: //www. cnpp. usda. gov/dietaryguidelines. htm

[73] Kashket, S., Van Houte, J., Lopez, L. R. & Stocks, S. (1991) Lack of correlation between food retention on the human dentition and consumer perception of food stickiness. Journal of Dental Research，70，1314 – 1319.

[74] Rivero – Cruz, J. F., Zhu, M., Kinghorn, A. D. & Wu, C. D (2008) Antimicrobial constituents of Thomson seedless raisins (Vitis vinifera) against selected oral pathogens. Phytochemistry Letters，1，151 – 154.

[75] Utreja, A., Lingström, P., Evans, C. A., Salzmann, L. B. & Wu, C. D. (2009) The effect of raisins – containing cereals on the PH of dental plaque in young children. Pediatic Dentistry，31，498 – 503.

[76] Appel, L. J. (2003) Lifestyle modifications as a means to prevent and treat high blood pressure. Journal of the American Society of Nephrology，14，S99 – S102.

[77] Keast, D. R. & Jones, J. M. (2009) Dried fruit consumption associated with reduced improved overweight or obesity in adults: NHANES, 1999 – 2004. FASEB Journal，23，LB511.

[78] Puglisi, M. J., Mutungi, G., Brun, P. J., McGrane, M. M., Labonte, C., Volek, J. S. & Fernandez, M. L. (2009) Raisins andwalking alter appetite hormones and plas-

ma lipids by modifications in lipoprotein metabolism and up – regulation of the low – density lipoprotein receptor. Metabolism—Clinical and Experimental, 58, 120 – 128.

[79] Glycemic Index Database (2011) Glycemic Index Databses: Sydney University's Glycemic Index Research Service (SUGIRS) . Published online at: http: // www. glycemicindex. com/, last accessed May 28, 2011.

[80] Miller, C. J. , Dunn, E. V. & Hashim, I. B. (2002) Glycemic Index of 3 varieties of dates. Saudi Medical Journal, 23, 536 – 538.

[81] Kim, Y. , Hertzler, S. R. , Byrne, H. K. & Mattern, C. O. (2008) Raisins are a low to moderate glycemic index food with a correspondingly low insulin index. Nutrition Research, 28, 304 – 308.

[82] Anderson, J. A. , Huth, H. A. , Larson, M. M. , Colby, A. J. , Krieg, E. J. , Golbach, L. P. , Simon, K. A. , Wasmundt, S. L. , Malone, C. J. & Wilson, T. (2011) Glycemic and insulin response to raisins, grapes and bananas in college aged students. FASEB Journal, 25, 587. 4

[83] Anderson, J. A. , Andersen, K. F. , Heimerman, R. A. , Larson, M. M. , Baker, S. E. , Freeman, M. R. , Carughi, A. & Wilson, T. (2011) Glycemic response of type 2 diabetics to raisins. FASEB Journal, 25, 587. 5

[84] Zunino, S. J. (2009) Type 2 diabetes and glycemic response to grapes or grape products. Journal of Nutrition, 139 (Suppl.), 1794S – 8000S.

[85] Johnston, K. L. , Clifford, M. N. & Morgan, L. M. (2003) Coffee acutely modifies gastrointestinal hormone secretion and glucose tolerance in humans: glycemic effects of chlorogenic acid and caffeine. American Journal of Clinical Nutrition, 78, 728 – 733.

[86] Björck, I. & Elmst°ahl, H. L. (2003) The glycemic index: importance of dietary fibre and other food properties. Proceedings of the Nutrition Society, 62, 201 – 206.

[87] Widanagamage, R. D. , Ekanayake, S. & Welihinda, J. (2009) Carbohydrate – rich foods: glycemic indices and the effect of constituent macronutrients. International Journal of Food Science and Nutrition, 60, 215 – 223.

[88] Keast, D. R. , O' Neil, C. E. & Jones, J. M. (2011) Dried fruit consumption is associated with improved diet quality and reduced obesity in US adults: National Health and Nutrition Examination Survey, 1999—2004. Nutrition Research, 31, 460 – 467.

[89] Meduri Farm Inc. (2011) Specialty Dried Fruits. Published online at: http: //www. medurifarms. com, last accessed July 18, 2011.

[90] USDA (2010) Dietary Guidelines for Americans. Published online at: http: //www. cnpp. usda. gov/dietaryguidelines. htm, last accessed June 1, 2011.

[91] FAO (2011) Food Based Dietary Guidelines. Published online at: http: // www. fao. org/ag/humannutrition/nutritioneducation/fbdg/en, last accessed June 1, 2011.

第 2 章　部分干果的化学防癌作用

Joydeb Kumar Kundu and Young - Joon Surh

2.1　化学预防概述

癌症依然是世界各国巨大的卫生与经济负担。全球癌症新增病例数在 2000 年时为 300 万，预计到 2020 年将达 710 万[1,2]。全球癌症死亡数在今后 50 年内预计也将翻倍[3]。如此惊人的统计数据再次激发了人们的抗癌斗志。过去几十年的研究虽然并未找到有效的癌症治疗方法，但也获得了大部分癌症都可预防的经验。多数癌症（90%～95%）均与感染、环境污染、生活方式（如吸烟、饮食习惯、饮酒、运动少、肥胖、日光浴）等因素有关。因此，预防癌症的机会很多[4]。

Lee Wattenberg[5]于 20 世纪 60 年代提出的癌症预防的概念被推到了当前抗癌斗争的前沿。1976 年，Michael B. Sporng 创造了"化学预防"一词，意在采用无毒的天然或人工合成药物来抑制、延缓或逆转癌变[6]。该定义最近被修订为同化癌症病人的临床表现。因而癌症的化学预防现在由一级、二级和三级预防组成。一级预防是针对健康人（低危人群）的预防策略（防癌变）；二级预防旨在干预肿瘤恶变为癌症的进程；三级预防旨在阻止原发性肿瘤的复发[3,7,8]。

2.2　干果的防癌前景

一系列临床前研究与流行病学研究所取得的可靠成果表明，化学预防是减轻全球癌症负担最有效的方法之一[9-11]。世界癌症研究基金会（WCRF）[12]的一份报告指出，只要饮食合理、营养适当、运动适度，并避免肥胖，约 30%～40% 的癌症可以预防。经常食用水果与多种器官特异性癌的发病风险有负相关性[13,14]。例如，一项针对基于 5838 个病例的 14 个前瞻研究的元分析发现，常吃水果可明显减少末端结肠癌的发生[15]。一项对 8 个队列研究的汇集分析表明，吃水果可预防肺癌[16]。欧洲癌症与营养前瞻性调查（EPIC）的研究成果显示，结肠癌[17]与肺癌[18]发病率的下降与适量食用水果有关。大量临床前研究也记述了水果及其成分的化学预防作用[19-23]。

常见的具有化学防癌活性的水果包括但不限于：苹果、鳄梨、浆果类、柑橘属水果、猕猴桃、荔枝、芒果、山竹果、柿子等。其中许多是季节性水果，并非全年都有鲜果。因此，需要用各种技术对鲜果进行加工，以延长其货架期。通过干制来降低水分是自古以来一直采用的一种传统的水果保存方法。干制方法有自然晒干法和机械干燥法（如干燥器和微波设备）。冻干法是另一种用来长期保存水果的技术。在干制前对新鲜水果进行渗透对流脱水可防止干果制品的养分大量流失[24]。应针对水果类型选择适当的干制方法和温度。有关干制工艺及其对干果化学成分影响的详情并非本章的主题。

干制虽然在一定程度上改变了水果的化学成分，但多数干果还是保留了其鲜果的生物学属性[25]。例如，真空微波法干制的蔓越莓干保留了其鲜果的抗氧化性[26]。其他几项研究也报道了干果的抗氧化能力[27-29]。在被测的几种干果中，西梅干的抗氧化能力最强，其次是杏干[27,29,30]。而 Halvorsen 等人[31]的报道却相反，杏干的抗氧化活性最强，其次为西梅干。该差异源于季节变化，以及采摘期和干制工艺的不同。葡萄干的氧自由基清除能力（ORAC）强于鲜葡萄[32]。不同品种的冻干浆果提取物均表现出了抗氧化性与化学防癌活性[23,33]。服用特级藤黄果（一种从干制的马拉巴尔罗望子[滇西藤黄]的果皮中提取的羟基柠檬酸钙盐或钾盐），可降低雄性 Zucker 肥胖大鼠的氧化应激反应与炎症反应[34]。热加工的柑橘果皮提取物减少了小鼠巨噬细胞中脂多糖（LPS）诱导的环氧合酶-2（COX-2）与诱导型一氧化氮合酶（iNOS）的表达，这两种酶是典型的促炎因子酶[35]。由于氧化应激与慢性炎症在癌变中起关键作用[36]，因此，具有抗炎性与抗氧化性的干果有望担当化学防癌的重任。干果的抗氧化、抗炎及化学预防活性主要归功于其多酚类成分[30,37]。Vison 等人[28]报道，杏干、蔓越莓干、无花果干、葡萄干、干枣和西梅干的多酚含量高于其鲜果。由于干果随时可得，且易保存，因而被不同社会阶层普遍消费[38]，并堪称一种优质的天然防癌资源。本章旨在阐明部分干果及其活性成分的化学防癌功能。

2.3 可作为化学预防性植物化学物质潜在来源的干果

水果富含抗氧化剂与抗炎性植物化学物质，这些成分有助于减少包括癌症在内的各种慢性退行性疾病的发生。维生素和多酚是干果中主要的化学预防性植物化学物质。用日晒法或干燥器在高温下干制水果，常会破坏其中的生物活性植物化学物质。例如，鲜葡萄中含有类胡萝卜素，而葡萄干中则不含。有些维生素不耐热，在高温干制时会分解。在干制过程中，鲜果中的许多挥发性成分有可能分解，但同时也会产生一些新的挥发性化合物[39]。冻干法常用于保护鲜果中富含的不耐热成分，如维生素、类胡萝卜素和某些酚类物质。通过阻止微生物生长并延缓脂质氧化，冻干法延长了食品的货架期[40,41]。在比较了自然干燥法与冻干法加工的果肉（菠萝、浆果、番石榴、番木瓜和芒果）后发现，冻干的产品营养价值较高[42]。有人还研究了冷冻干燥对五种热带水果（杨桃、芒果、番木瓜、甜瓜和西瓜）中的总酚和抗氧化活性的影响[43]。据该研究报道，冷冻干燥未使β-胡萝卜素含量发生明显变化（芒果和西瓜除外）；与鲜果相比，冻干的芒果和杨桃的总酚含量和抗氧化活性有明显下降[43]。冷冻可导致多酚氧化酶的隔室封闭受到破坏，从而使冻干水果中更多的多酚类成分被氧化。尽管加工会造成活性成分的此类损失，但干果还是保留了足量的生物活性成分，包括黄酮醇类、花青素类、氧蒽酮类、香豆素类、酚酸类、多聚乙酰类和萜烯类化合物等（图 2.1）。

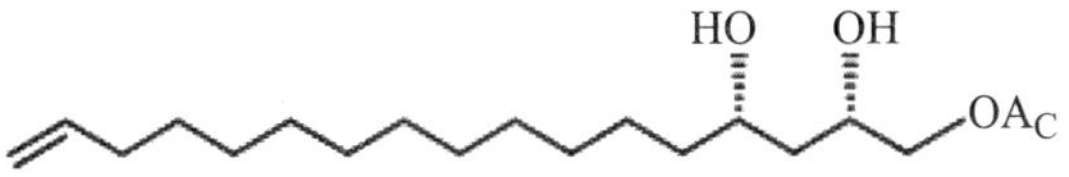

（2S, 4S）-2, 4-二羟基十七碳-16-烯基-乙酸酯

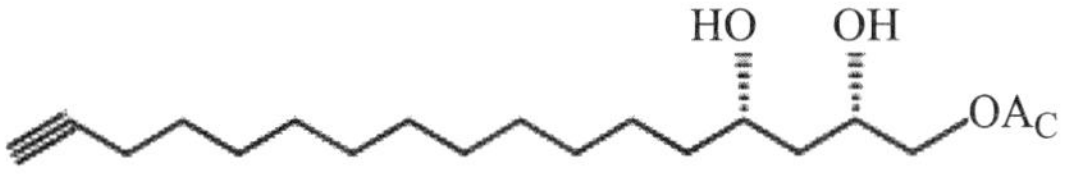

（2S, 4S）-2, 4-二羟基十七碳-16-炔基-乙酸酯

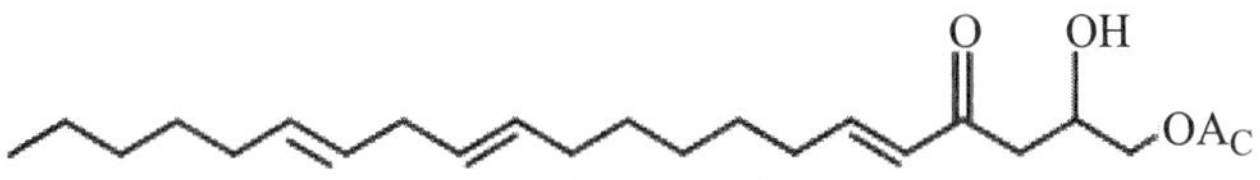

PersenoneA

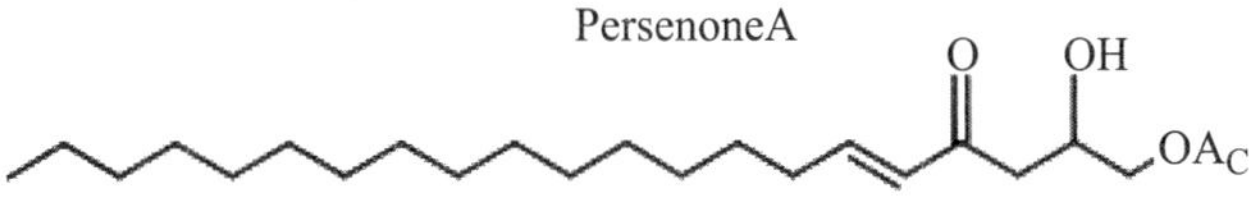

PersenoneB

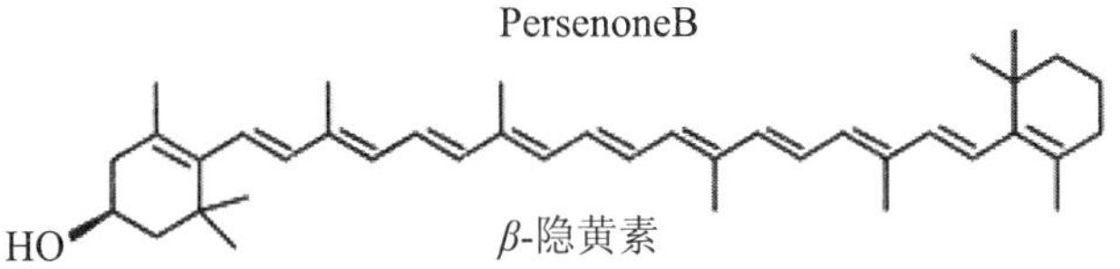

β-隐黄素

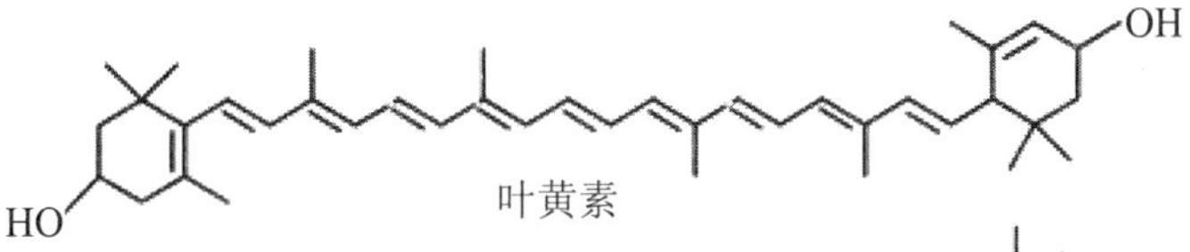

叶黄素

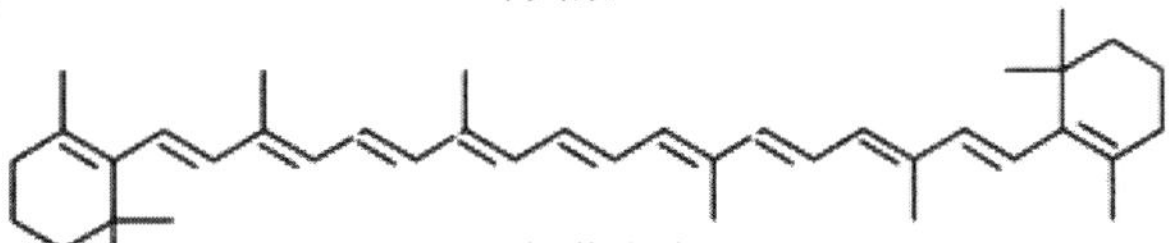

β-胡萝卜素

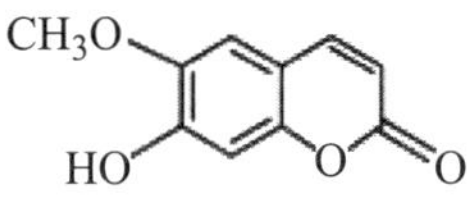

莨菪亭

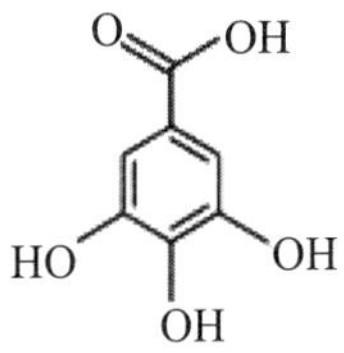

没食子酸 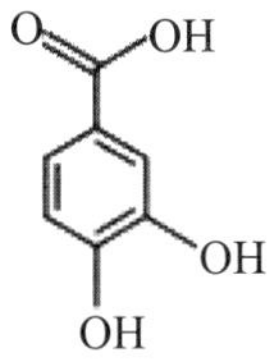　　　原儿茶酸 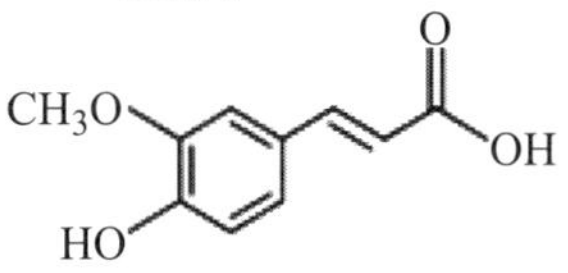　　　阿魏酸 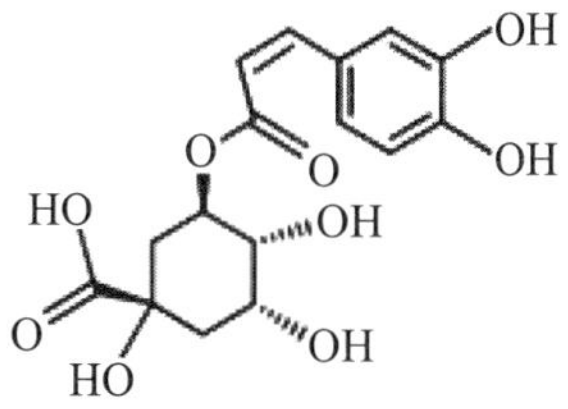　　　绿原酸

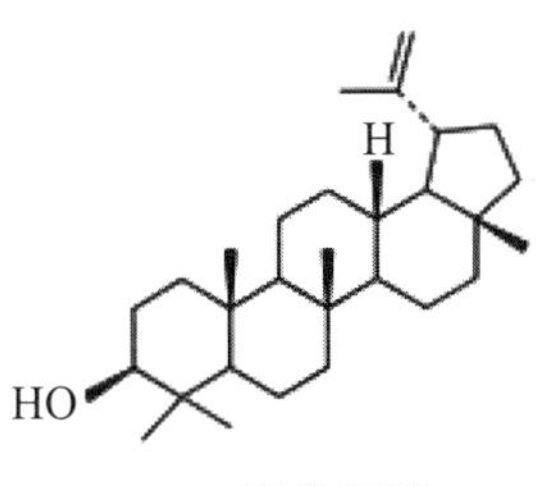

羽扇豆醇 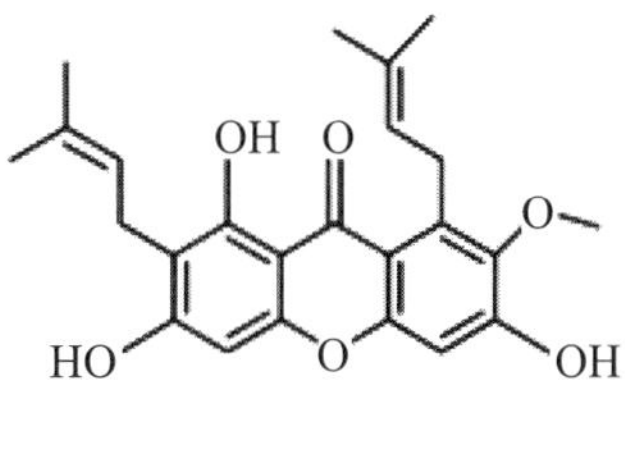　　　α-倒捻子素 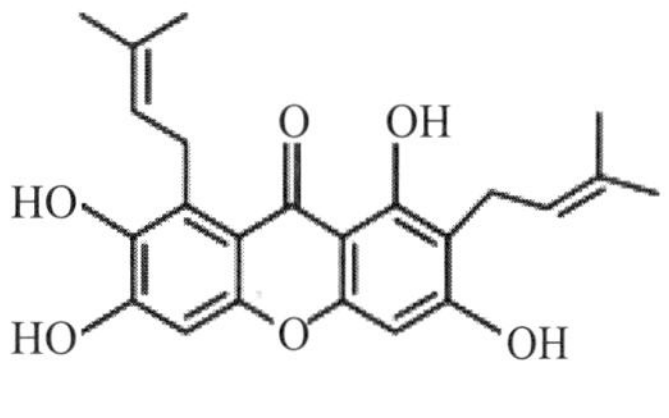　　　γ-倒捻子素

图 2.1　干果中常见的化学预防性植物化学物质

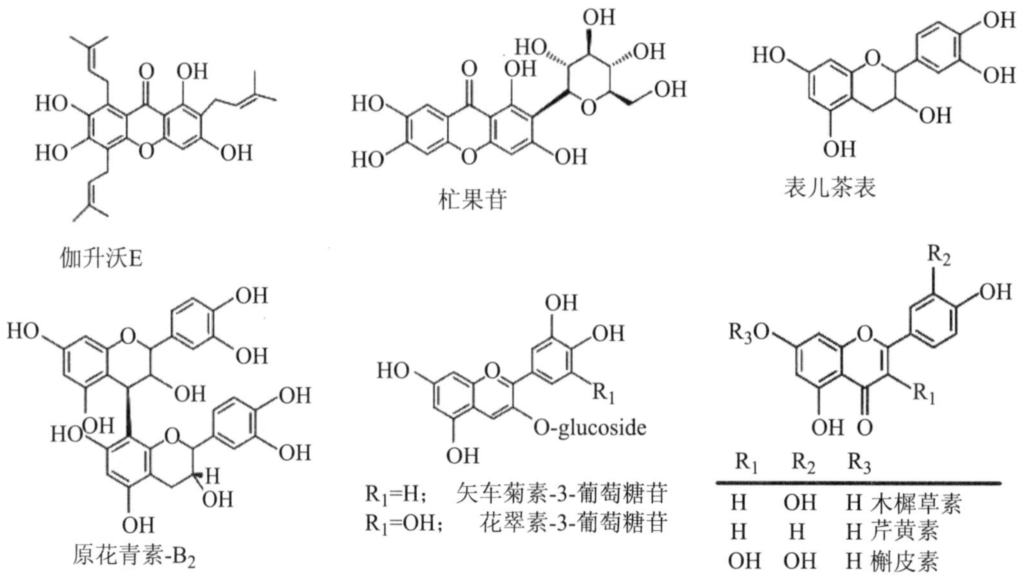

图 2.1（续）

2.4 干果化学预防作用的生物化学理论基础

干果因含有抗氧化剂和抗炎成分而能够防止癌变。因为氧化应激与慢性炎症是细胞致瘤性转化的关键病理变化[36,44]，干果化学防癌的生物化学理论基础可能在于维持了细胞的氧化还原平衡，并削弱了组织的炎性损伤。虽然活性氧自由基（ROS）是细胞代谢的生理性副产物，且常为许多生化反应与细胞信号传导途径所必需，但过多的ROS则会导致诸如蛋白质、脂肪、核酸等细胞大分子的氧化损伤[44,45]。ROS所致的生物分子损伤会扰乱正常的细胞功能，并使细胞倾向于发生癌前病变的表型。且氧化应激可引起组织炎症，经久不愈的炎症可触发ROS的产生[44,45]。因此，兼具抗氧化与抗炎性的水果植物化学物质是化学防癌的一个不错的选项。

致癌作用是一种异质性疾病过程，包括几个各不同但又密不可分的阶段：起始期、促癌期和恶化期。起始期是细胞急速转化阶段，常因DNA损伤而致；促癌期是转化的细胞经无性繁殖形成良性肿瘤的过程，往往持续数年并伴随着生化反应过程的改变，如细胞增殖失控、自主生长、缺乏分化能力、脱离正常的细胞死亡周期等；恶化期是癌前细胞迅速转化为以浸润和转移为特征的完全恶性的癌细胞的阶段[11,46]。对致癌作用的这种阶段划分虽然是对复杂的肿瘤学的极度简化，但有助于理解天然化合物（尤其是水果酚类物质）化学防癌的分子生物学基础。利用这一简化的致癌作用模型，Wattenberg[46]将化学防癌剂分为两类：阻断剂和抑制剂。阻断剂阻止致癌物的代谢活化，刺激细胞解毒途径以便清除致癌物，从而使DNA、RNA和蛋白质等细胞大分子受到保护，使其免受不良的氧化或共价修饰。抑制剂则抑制细胞增殖、诱导细胞凋亡、阻断血管生成，从而阻止癌前细胞向肿瘤的转化。

水果中各类植物化学成分化学防癌的生化理论基础已被广泛研究。图2.2是对水果植物化学成分化学预防机制的一般描述，包括增强细胞的抗氧化能力、防止细胞大分子的氧化损伤、阻断致癌物的活化、刺激致癌物解毒、减少炎症反应、抑制癌细胞增殖、诱导癌细胞凋亡、阻断肿瘤血管生成和癌细胞转移。

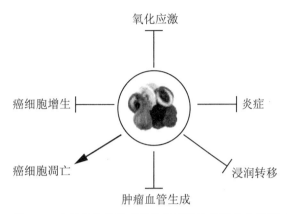

图 2.2　水果植物化学成分化学预防作用的生化机制

2.5　部分干果中提取的生物活性物质的化学预防特性

干制的水果已成为人们日常饮食的重要组成部分。新鲜水果及其各种成分的抗癌活性已被广泛研究。因为很多保健性的植物化学成分在水果干制后得以保存，故定期食用干果有助于防癌。表 2.1 概括了部分干果及其活性成分的化学预防作用。

表 2.1 干果及其活性成分的化学预防作用

处理方式	实验模型	主要发现	参考文献
印度醋栗			
乙醇提取物	DMBA 诱导的基因毒性	减少骨髓细胞核的形成 增加 GPx、GR、GST 活性 降低 DMBA 激发的小鼠肝细胞色素 P450 与细胞色素 b5 的活性	[50]
甲醇提取物	DEN 诱导 2－AAF 促发的大鼠肝细胞癌	抑制肝细胞癌变	[54]
水提物	DMBA 诱导巴豆油促发的家鼠皮肤癌	降低皮肤癌的发病率与多发性	[52]
	6 种人类癌细胞：A549、Hela、MDA－MB－231、SK－OV3、SW620、化学诱导的家鼠皮肤癌	诱导型 DNA 断裂和细胞凋亡 激活半胱天冬酶 3/7 与半胱天冬酶 8 增加 Fas 的表达 抑制皮肤癌平均数	[53]
	患道尔顿淋巴瘤腹水的家鼠	减少腹水量与实体瘤数量 延长带瘤小鼠的寿命 降低 Cdc25 磷酸酶的活性	[51]
多酚组分	道尔顿淋巴瘤腹水 NDEA 诱发的肝癌	致道尔顿淋巴瘤腹水癌细胞凋亡 减少肝脏肿瘤细胞数量 降低 γ－谷氨酰转肽酶、血清碱性磷酸酶和谷－丙转氨酶的活性 抑制脂质过氧化	[57]
鳄梨（牛油果）			
三氯甲烷提取物	癌变前的人口腔上皮细胞与癌变的人类口腔鳞状上皮细胞	诱导产生活性氧 激活胱天蛋白酶 8 诱导细胞凋亡	[59]

表 2.1（续）

处理方式	实验模型	主要发现	参考文献
丙酮提取物（类胡萝卜素为主的组分）	人前列腺癌 LNCaP 与 PC3 细胞	减少细胞增殖；诱导 G2/M 细胞周期阻滞与 p27 的表达	[60]
甲醇提取物 Persenone A 或 Persenone B	LPS＋IFN γ刺激的小鼠巨噬细胞	抑制一氧化氮和过氧化物的产生；减少 HL60 细胞中 TPA 诱导生成的过氧化氢	[61]
Persenone A	LPS＋IFN γ刺激的 raw 264.7 癌细胞，及 TPA 处理的家鼠皮肤	抑制 iNOS 与 COX-2 的表达	[62]
多聚乙酰类	人口腔癌细胞	抑制细胞增殖 降低 EGFR、c-RAF 和 ERK 的磷酸化作用	[21]
莨菪亭	DMBA 诱导、巴豆油促发的小鼠皮肤乳头状瘤	降低小鼠皮肤乳头状瘤的发生率和多发性	[63]
	前列腺癌细胞（PC3）	诱发细胞凋亡	[64]
	耐多种药物的人白血病细胞	减少细胞增殖 诱发细胞凋亡	[65]
	人黑色素瘤细胞 A375	抑制细胞增殖 减少细胞生存素、细胞周期素 D1、PCNA 的表达，并降低 STAT 3 的磷酸化 激活 p53 与胱天蛋白酶-3 的表达从而诱发细胞凋亡	[66]
浆果			
冻干草莓和冻干蓝莓的乙醇提取物	人宫颈癌和乳腺癌细胞	抑制细胞增殖	[71]

31

表 2.1（续）

处理方式	实验模型	主要发现	参考文献
食用蓝莓粉	异种移植到裸鼠的乳腺癌细胞	减小移植瘤的大小 降低 β-连环蛋白的表达 减少 GSK-3β 与 APC 的磷酸化 抑制 Akt 与 NF-κB 的活化 诱发胱天蛋白酶-3 的分裂 降低 MMP-9 的活性 抑制 uPA 的分泌 减少移植瘤细胞 MDA-MB-231 的扩散	[72，73]
蓝莓提取物	移植鼠内皮细胞诱导形成的裸鼠血管内皮瘤	降低血管内皮瘤的发生率并减小瘤的大小 提高生存率 降低 JNK 与 NF-κB 的活化 降低 MCP-1 的表达 抑制血管生成	[75]
10% 冻干欧洲越橘、红豆越橘和黄莓提取物强化饮食	APC^{min+} 小鼠	减缓肠道腺瘤的恶化 降低 β-连环蛋白与周期蛋白 D1 的表达	[76]
蓝莓多酚强化饮食	用蓝莓饲喂的 MMTv-Wnt1 转基因小鼠	MMTv-Wnt1 转基因小鼠的血清阻断了细胞培养液中 MDA-MB-231 囊细胞的形成	[74]
食用冻干白醋栗	APC^{min+} 小鼠	减缓肠道腺瘤的恶化 降低 β-连环蛋白与 NF-κB 的表达	[77]
黑醋栗水提物	HepG2 细胞	抑制细胞增殖	[78]

表 2.1 （续）

处理方式	实验模型	主要发现	参考文献
黑醋栗花青素强化饮食	DEN 诱导的大鼠肝癌	减少肿瘤病灶的形成 减少肝 NF-κB 的活化与 COX-2 的表达	[79]
食用冻干黑树莓提取物	DSS 激发的 C57BL/6 家鼠	减少结肠炎 家鼠结肠中 TNFα 与 IL-1β 的产量下降，COX-2 的表达减少	[86]
食用冻干黑树莓提取物	NMBA 诱导的大鼠食道癌	减少食管肿瘤 减少 COX-2, iNOS 和 VEGF 的表达 降低微血管密度	[87]
芒果			
芒果多酚	人结肠癌细胞	诱发细胞凋亡 增加 p21, BAX 与胱天蛋白酶-8 的表达	[106]
用芒果肉提取物或羽扇豆醇强化的食品	雄性激素处理的家鼠 人前列腺癌细胞 LNCaP	抑制前列腺肿大 诱发细胞凋亡 激活胱天蛋白酶-3 抑制 Bcl-2 和 Bcl-xl	[107-109]
羽扇豆醇	化学诱导使小鼠皮肤致癌	减少皮肤乳头瘤的发生和多发性 降低 ODC 活性 减少 COX-2 与 iNOS 的表达 减弱 Akt 与 NF-κB 的活化	[110]
食用芒果苷	B (α) P-诱导的小鼠肺肿瘤	减少肺肿瘤形成 提高解毒酶的活性	[101]
	AOM 处理的 F344 大鼠	减少结肠肿瘤的发病和多发性	[102]

表 2.1（续）

处理方式	实验模型	主要发现	参考文献
	LPS 和 IFN γ刺激的大鼠巨噬细胞	抑制黄嘌呤氧化酶的活性 降低过氧化物产生 抑制 iNOS 的表达	[103]
山竹果			
山竹果皮乙醇提取物	体外研究	自由基清除作用	[119]
α-倒捻子素	体外研究，DMBA 处理的家鼠乳腺组织培养	抗氧化活性 减少癌前病变的形成	[120]
	前列腺癌细胞	G1 细胞周期阻滞 降低 CDK4 活性 抑制裸小鼠异种移植前列腺癌细胞的生长	[124]
	乳腺癌细胞	G1 期与 S 期细胞周期阻滞 抑制 Akt 磷酸化 激活胱天蛋白酶 减弱带瘤小鼠乳腺癌细胞的转移	[123]
γ-倒捻子素	C6 大鼠胶质瘤细胞	降低大鼠自身的 LPS 诱导的 COX-2 表达、抑制 IKK 活性、抑制 NF-κB 的活化	[126]
伽升沃 E	肝癌、胃癌和肺癌细胞	诱导细胞凋亡	[121]
Magostenone（C-E）	鳞状细胞癌、乳腺癌和肺癌细胞	诱导细胞毒性	[122]

表 2.1（续）

处理方式	实验模型	主要发现	参考文献
柿子			
水提物与类黄酮	人白血病 Molt 4B 细胞	抑制 ODC 活性 诱导细胞凋亡	[19]
乙酸乙酯提取物	人单核细胞 THP-1	减少 LPS 诱导的 TNF α的产生	[143]
西梅干			
乙醇提取物	人结肠癌细胞 Caco-2 与 KATO III 细胞	降低细胞活力	[185]
猕猴桃			
水醇提取物	人鳞状癌细胞 HSC-2	诱导细胞毒性	[196]
冻干猕猴桃与槲皮素的甲醇提取物	过氧化氢处理的大鼠肝上皮细胞	恢复接合素-43 的表达 抑制 ERK 的磷酸化作用 抑制相邻细胞的间隙连接通讯	[199]

2-AAF: 2-乙酰氨基芴；AOM: 氧化偶氮甲烷；APC: 腺瘤性息肉蛋白；B [a] P: 苯并 [a] 芘；CDK4: 周期蛋白依赖性激酶 4；COX-2: 环氧合酶 2；c-RAF: raf 癌基因的蛋白产物；DEN: 二乙基亚硝胺；DMBA: 7, 12-二甲基苯并 [a] 蒽；EGFR: 表皮生长因子受体；ERK: 胞外信号调节激酶；GPx: 谷胱甘肽过氧化物酶；GR: 谷胱甘肽还原酶；GST: 糖原合酶激酶-3；谷胱甘肽-S-转移酶；IFNγ: 干扰素-γ；IKK: NF-κB 激酶抑制剂；IL-1: 白介素-1；iNOS: 诱导型一氧化氮合成酶；JNK: c-Jun 氨基末端激酶；LPS: 脂多糖；MCP-1: 单核细胞趋化蛋白-1；MMP-9: 基质金属蛋白酶-9；NDEA: N-亚硝基二乙胺；NF-κB: 核转录因子-κB；NO: 一氧化氮；ODC: 鸟氨酸脱羧酶；PCNA: 增殖细胞核抗原；ROS: 活性氧类；STAT3: 信号传导与转录激活因子-3；TNFα: 肿瘤坏死因子-α；TPA: 12-O-十四烷酰佛波乙酸酯-13；VEGF: 血管内皮生长因子。

2.5.1 印度醋栗

印度醋栗（Indian gooseberry, amla, amlaki）是大戟科叶下珠属植物余甘子（Phyllanthus emblica Linn, Emblica officinalis）的果实，鲜果和干果均可食用。晒干的印度醋栗是阿育吠陀药物的重要成分。印度醋栗富含维生素C、多种氨基酸和矿物质。除了这些微量营养素外，它还含有多种次生代谢产物，如生物碱、类黄酮、萜类和单宁类[47-49]。其干皮的甲醇提取物有很强的NO清除能力[48]。提供该清除能力的主要成分被认为是没食子酸、没食子酸甲酯、柯里拉京、夫罗星鞣质和格拉宁[48]。Poltanov等人[49]报道，鞣花酸、没食子酸和柯里拉京是四种商品化印度醋栗干果中常见的抗氧化剂[49]。印度醋栗干果的乙醇提取物使瑞士白化小鼠免受二甲基苯并蒽（DMBA）诱导的基因毒性作用[50]；而其水提物则诱发了对L929细胞的细胞毒性作用，并使植入了道尔顿淋巴瘤腹水（DLA）的小鼠的肿瘤体积缩小。其抗肿瘤作用与细胞周期调节酶（Cdc-25磷酸酶）的活性下降有关。此外，印度醋栗提取物延长了DLA小鼠的寿命[51]。

用灌胃法对家鼠喂以印度醋栗干果水提物，明显抑制了用DMBA诱导、巴豆油[52]或佛波酯（TPA）[53]促发的家鼠皮肤癌的发生率与多发性。用印度醋栗干果的脱脂甲醇提取物作预处理，减轻了用二乙基亚硝胺（DEN）诱导、2-乙酰氨基芴（2-AAF）促发的Wister大鼠的肝细胞癌变[54]。用印度醋栗干果水提物培养人宫颈癌细胞（HeLa），诱发了癌细胞的凋亡。根据该项研究，印度醋栗提取物使DNA断裂增加、诱发了胱天蛋白酶-3、蛋白酶-7和蛋白酶-8的活性，并提高了Fas蛋白的表达[53]。此外，该提取物还降低了人乳腺癌细胞（MDA-MB-231）的侵袭力[53]。砷是环境中普遍存在的一种致癌物，可导致皮肤癌、膀胱癌、肝癌、肺癌和肾癌[55]。用醋栗干果水提物治疗瑞士白化小鼠，抑制了砷诱导的脂质过氧化反应，并抑制了肝脏血清转氨酶的活性[56]。另外，醋栗干果提取物恢复了砷诱导的小鼠肝脏超氧化物歧化酶（SOD）与过氧化氢酶的消耗，并恢复了血清碱性磷酸酶的活性[56]。醋栗干果多酚粗提液的一个组分诱发了DLA癌细胞的凋亡，减少了亚硝基二乙胺（NDEA）诱发的大鼠肝肿瘤的形成[57]。印度醋栗中含有大量单宁和类黄酮。用邻苯三酚（印度醋栗中主要的儿茶素）处理人肺癌细胞H441和H520，诱发了G2/M期细胞周期阻滞与细胞凋亡，该结果与Bax的表达增加及Bcl-2、细胞周期素B_1和Cdc25的表达减少有关。此外，印度醋栗干果提取物还使移植到裸小鼠的肺癌细胞发生了退化[58]。

2.5.2 鳄梨

鳄梨（Persea americana Mill, 樟科鳄梨属），英文别名alligator pear，全球各国普遍食用。属于高营养、低热量、低钠、低脂水果。鳄梨中已分离出超过25种具有化学预防作用的植物化学物质[59]。包括烷醇类或称脂肪族内酯类（如persin, persenone A和persenone B）、类黄酮（如儿茶素、表儿茶素［EC］、木樨草素、芹黄素和槲皮素）、类胡萝卜素（如玉米黄质、叶黄素和β-胡萝卜素）、萜类糖苷和香豆素类[59, 60]。鳄梨中分离出的植物化学物质诱导了多种癌细胞的细胞周期阻滞与细胞凋亡。鳄梨中的部分化合物，如儿茶素、槲皮素、芹黄素和木樨草素是知名的化学防癌剂。鳄梨丙酮提取物（富含类胡萝卜素和生育酚类），对雄激素依赖型（LNCaP）和非依赖型（PC3）前列腺癌细胞的生长均有抑制作用。此项研究还证明，鳄梨提取物处理诱导了 p27 的表达，并在 G2/M 期遏制了 PC3 前列腺癌细胞的生长周期[60]。Kim 等人从鳄梨鲜果甲醇提取物中分离出了脂肪族内酯类成分 persenone A 和 persenone B[61]。A、B 两种 Persenone 均抑制了 LPS 与 INFγ 联合刺激的小鼠巨噬细胞 RAW264.7 中过氧化物和 NO 的产生，并削弱了人早幼粒细胞白血病细胞 HL60 中 TPA 诱导的超氧化物的产生[61]。在细胞培养液中加入 Persenone A 明显抑制了 LPS 与 INFγ 联合刺激的小鼠巨噬细胞 RAW264.7 中 iNOS 与 COX-2 的表达，而在小鼠皮肤局部使用 Persenone A 减弱了 TPA 诱导的过氧化氢的产生[62]。鳄梨氯仿提取物抑制了癌变前后人口腔癌细胞的生长，在一定程度上是通过产生 ROS 和 FAS（一种富含半胱氨酸的跨膜蛋白，属于细胞激素类中的肿瘤坏死因子类），从而使胱天蛋白酶-8 激活，进而诱发了细胞凋亡所致[59]。

鳄梨提取物还抑制了表皮生长因子受体（EGFR）、raf 致癌基因蛋白质产物（c-RAF）和胞外信号调节激酶（ERK）的磷酸化。按生物活性对鳄梨氯仿提取物分馏，得到两种活性成分，即（2S，4S）-2，4-二羟基十七碳-16-烯基-乙酸酯和（2S，4S）-2，4-二羟基十七碳-16-炔基-乙酸酯[21]。莨菪亭（7-羟基-6-甲氧基香豆素）是鳄梨中的一种生物活性成分。对小鼠以 50 或 100mg/kg（体重）的日剂量喂食莨菪亭，24 周后，小鼠皮肤乳头瘤（由 DMBA 和巴豆油促发）缩小[63]。此外，莨菪亭诱导了人前列腺癌细胞（PC3）[64] 及耐多种药物的人白血病细胞（CEM/ADR500）[65] 的细胞凋亡。在人黑色素瘤细胞 A375 培养液中添加聚乳酸-羟基乙酸共聚物胶囊化的莨菪亭，抑制了癌细胞的扩散并导致癌细胞凋亡。该结果与生存素、细胞周期蛋白 D_1、增殖细胞核抗原（PCNA）、信号转导与转录激活因子 3（STAT3）的活性下调或失活有关，并与引导了 p53 及胱天蛋白酶-3 的活性有关[66]。

对鳄梨干果的化学和生物学研究还很少。鳄梨鲜果的上述化学预防性植物化学成分是否也存在于其干果还有待证实。但最近的一项研究表明，冻干鳄梨的果皮和果肉中含有类胡萝卜素和原花青素。此外，鳄梨干果的抗氧化活性与其原花青素含量有关，而与类胡萝卜素总量无关[67]。考虑到鳄梨鲜果的抗癌性，其干果的化学预防作用值得深入研究。

2.5.3 浆果类

众所周知，很多浆果都具多种保健作用[68,69]。饮食中加入多种浆果，无论鲜果还是加工品，均可防止不同阶段的细胞癌变。人们常吃的浆果有黑莓（悬钩子属）、黑树莓（喜阴悬钩子）、蓝莓（高丛越橘）、蔓越莓（大果越橘，蔓越橘）、红树莓（覆盆子）和草莓[69]。浆果中含有不同范围的保健性植物化学物质，如抗氧化性、神经保护性、抗炎性和抗癌性。浆果的酚类成分主要有花青素类、黄酮醇类、黄烷醇类、鞣花单宁类、没食子单宁类、原花青素类和酚酸类[70]。6 种大众性浆果（黑莓、黑树莓、蓝莓、蔓越莓、红树莓和草莓）的甲醇提取物（质量浓度为 $25 \sim 200\mu g/mL$），抑制了人口腔癌、乳腺癌、结肠癌和前列腺癌细胞的生长。冻干草莓和蓝莓的乙醇提取物，在培养液中抑制了人宫颈癌细胞（Caski 和 SiHa）与人乳腺癌细胞（MCF－7 和 T47D）的生长[71]。用添加了全蓝莓粉的饲料喂养移植了人乳腺癌细胞 MDA－MB231 的雌性裸小鼠，其肿瘤明显缩小，并减少了癌细胞向肝脏的转移。蓝莓饲喂组小鼠的肿瘤细胞中，β-连环蛋白的表达减少，糖原合酶激酶-3β（GSK-3β）的磷酸化作用下降，且腺瘤性结肠息肉基因（APC）的表达增多[72]。此外，蓝莓饲喂组小鼠的肿瘤细胞中，Akt 与 NF－κB（细胞核转录因子κB）的激活作用下降，并诱发了胱天蛋白酶-3 的分裂[73]。蓝莓的抗转移作用与基质金属蛋白酶（MMP）-9 的活性下降有关，减少了尿激酶纤溶酶原激活剂（uPA）的分泌，并使 MDA－MB231 细胞中组织抑制剂（金属蛋白酶-1 与纤溶酶原激活剂抑制物-1）的分泌增加[73]。最近一项研究证实，含蓝莓多酚的饮食抑制了人乳腺癌细胞微球体的形成，表明蓝莓提取物在预防乳腺癌时对干细胞样癌细胞有靶作用[74]。用蓝莓提取物治疗接种了鼠血管内皮瘤细胞（EOMA）的裸小鼠，明显降低了血管内皮瘤的发病率，并使肿瘤缩小，且延长了患肿瘤小鼠的存活时间。蓝莓提取物阻断了经 c－Jun 氨基末端激酶（JNK）与 NF－κB 途径的信号转导，从而减少了 MCP－1（血管内皮瘤恶化所必需）的表达。EOMA 细胞在人工基底膜侵袭小室的萌发减少，证实了蓝莓提取物的抗血管生成作用[75]。

饲料中加入 10%冻干欧洲越橘、红豆越橘或黄莓，明显抑制了 APC^{min+} 小鼠肠道腺瘤的形成，降低了 β-连环蛋白和细胞周期蛋白 D_1 的表达。对浆果饲喂组小鼠的腺瘤组织所做的 Affimetrix 基因芯片分析结果显示，参与肠道肿瘤发生的蛋白（腺苷脱氨酶、细胞外 5′-核苷酸酶与前列腺素 E_2 受体-4）表达减少[76]。同样，口服冻干白醋栗减少了 APC^{min+} 小鼠肠肿瘤的形成，该结果与 β-连环蛋白的表达减少及 NF－κB 的激活下降有关[77]。黑醋栗表皮的一种水提物（富含矢车菊素-3-芸香糖苷），抑制了肝癌细胞 HepG2 的扩散，其效果比黑醋栗中的两种花青素糖苷配基（花翠素和矢车菊素）更加明显[78]。此外，该提取物还抑制了 DEN 诱发的 γ-谷氨酰转肽酶阳性大鼠的肝脏癌前病变，并减少了大鼠肝脏中 COX－2 的表达与 NF－κB 的激活[79]。

Seeram 等人[70]测定了黑莓、黑树莓、蓝莓、蔓越莓、红树莓和草莓对多种癌细胞生长的影响，发现黑树莓和草莓提取物对人结肠癌细胞 HT－29 的细胞阻滞作用和致细胞凋亡作用效果最强。不同浆果提取物对 HT－29 细胞的致细胞凋亡作用与 p21 和 Bax 的表达增多有关[80]。对雌性 ACI 大鼠饲喂以蓝莓粉、黑树莓粉或其活性成分鞣花酸强化的饲料，明显降低了 17β-雌二醇诱导的乳腺肿瘤的多发性，并使肿瘤缩小[81]。17β-雌二醇代谢物（4-羟雌二醇）的氧化还原反应会造成 DNA 的氧化损伤。对大鼠口服蓝莓提取物或鞣花酸，减少了由 4-羟雌二醇生成的 8-羟基脱氧鸟苷（DNA 氧化损伤指标）[81]。在 F344 大鼠饲料中添加 5%或 10%的冻干草莓，抑制了 NMBA 诱导的食道癌的多发性，机理可能是阻断了 NMBA 的激活代谢途径[82]。草莓饲喂组大鼠的食道 DNA 中 O^6-甲基鸟嘌呤的含量有明显下降，说明草莓中的一种或多种成分影响了 NMBA 生成 DNA 损伤物的代谢机制。但据另一项研究，冻干草莓饲料未能抑制 NNK 和 B［a］P 诱导的家鼠肺肿瘤的发生[83]。

为 F344 大鼠服用冻干黑树莓，抑制了诱变剂加合物 O^6-甲基鸟嘌呤的形成，且明显减少了 NMBA 诱导的食管肿瘤的多发性[84]，并抑制了 AOM 所致的结肠畸变隐窝灶的形成[85]。用冻干黑树莓提取物治疗 C57BL/6 小鼠，减轻了右旋葡聚糖苷钠（DSS）诱导的结肠炎（常恶化为结肠癌）。该研究还证实，黑树莓提取物在小鼠结肠中降低了 DSS 诱导的肿瘤坏死因子（TNFα）与白细胞介素（IL）-1β 的产量，并减少了 COX-2 的表达[86]。黑树莓提取物降低了 NMBA 处理的大鼠食道在癌前病变时 COX-2、iNOS 和 c-Jun 的 mRNA 和蛋白的表达，并降低了前列腺素 E2（PGE2）的含量水平[87]。此外，黑树莓提取物还抑制了 NMBA 诱导的 VEGF-C 的表达，并降低了 NMBA 处理的大鼠食道的微血管密度[87]，表明黑树莓具有抗血管生成能力。冻干黑树莓的乙醇提取物抑制了人口腔上皮癌细胞（而非正常细胞）恶变前后的生长。该乙醇提取物降低了细胞癌变前细胞周期蛋白 A 与细胞分裂周期基因 2（Cdc2）的表达，并降低了癌变后细胞周期蛋白 B₁、D₁ 与 Cdc2 的表达。阿魏酸（从冻干黑树莓乙醇提取物中分离而得）阻滞了口腔上皮细胞癌变前后的 G2/M 期细胞生长，并提高了癌变前后细胞周期蛋白 B₁ 与 Cdc2 的含量水平[88]。在一项后续研究中，为大鼠口服富含花青素的冻干黑树莓提取物组分，抑制了其食道组织恶变为乳头状瘤前后的细胞增殖、炎症和血管生成，并造成了细胞凋亡[89]。这种潜伏期化学预防作用得到了一项临床研究的佐证，即接受了冻干黑树莓提取物治疗的巴雷特食道炎患者，其尿液中 8-异前列腺素 F2α（8-Iso-PGF2）和 8-羟化脱氧鸟苷（8-OHdG）这两项氧化应激指标明显下降[90]。在家鼠表皮细胞 JB6 培养液中添加不同组分的冻干黑树莓甲醇提取物，减弱了二羟环氧苯并芘（BPDE）诱导的 NF-κB 与激活蛋白-1 的激活，其机理是抑制了促分裂素原活化蛋白激酶与 IκB 激酶的磷酸化作用[91]。此外，通过阻断磷脂酰肌醇-3-激酶/Akt 信道途径，不同溶剂的冻干黑树莓提取物均降低了 BPDE 刺激的 JB6 细胞中 VEGF 与 iNOS 的表达[22]。活性最强的组分中鉴定出的主要成分有矢车菊素-3-O-葡萄糖苷、矢车菊素 3-O-木糖基葡萄糖苷和矢车菊素 3-O-芸香糖苷，它们同样减弱了 JB6 细胞中 BPDE 诱导的 NF-κB 的激活[92]。局部施用黑树莓提取物制剂，明显抑制了紫外线-B（UVB）辐射诱导的小鼠皮肤炎症及其向肿瘤的恶化[93]。

2.5.4　芒果

芒果（Mangifera indica L.，漆树科）是热带水果。绿芒果和成熟的芒果均为时令水果，绿芒果还常被晒干后腌制，以备淡季时食用。芒果果丹皮是将芒果泥摊得很薄后晒干而得的一种零食[94]。干芒果皮中含有果胶和多酚[95]。干芒果皮和芒果肉中已分离出多种没食子单宁[96]。芒果中还含有大量黄酮醇-O-糖苷和氧杂蒽酮-C-糖苷[97,98]。此外，类胡萝卜素是芒果的主要成分之一[99,100]。Chen 等[100]研究了不同干制条件对台湾芒果中类胡萝卜素含量的影响。根据该项研究，热风法或冻干法芒果片的类胡萝卜素含量下降。但在冻干或热风干燥前，将芒果片用亚硫酸氢钠或抗坏血酸浸泡 30min，则能保留较多的类胡萝卜素。全反式-β-胡萝卜素及其顺式异构体是芒果中分离出的主要的类胡萝卜素。芒果中的其他类胡萝卜素还有新色素（尼奥克纶）、紫黄质、玉米黄质、黄体黄质、新黄质及顺式-叶黄素。由于全反式-β-胡萝卜素具有强抗氧化性，故在干制前用抗坏血酸或亚硫酸氢钠处理芒果片非常重要，以免全反式-β-胡萝卜素发生热解。

芒果苷（1，3，6，7-四羟基氧杂蒽酮-C2-β-D-葡萄糖苷）是芒果中主要的一种化学预防性植物化学成分，是一种C-葡萄糖基氧杂蒽酮。口服芒果苷抑制了瑞士白化病小鼠由B [a] P诱导的肺癌。芒果苷提高了带瘤小鼠肺脏和肝脏中解毒酶的活性，并恢复了其抗氧化酶的活性[101]。含0.1%芒果苷的饲料降低了AOM处理的F344大鼠的结肠肿瘤的发生率和多发性[102]。通过阻断LPS与IFNγ联合刺激的大鼠巨噬细胞中黄嘌呤氧化酶的活性，芒果苷削弱了iNOS、TNFα和转化生长因子（TGF）-β的mRNA表达，并减少了过氧化物的产生[103]。降阿赛里奥（1，3，6，7-四羟基-9H-占吨-9-酮）是芒果苷的一种糖苷配基，据报道有抗氧化与抗炎性[104]。用降阿赛里奥治疗大鼠，抑制了钙离子载体诱导的中性粒细胞中COX的表达与脂氧合酶的活性[104]。在家鼠皮肤局部使用阿赛里奥，抑制了UVB诱导的乳头状瘤的发生，机制是阻断NF-κB和AP-1的激活[105]。

从几种芒果中提取的多酚组分诱导了p21、Bax和胱天蛋白酶-8的mRNA表达，并阻滞了人结肠癌细胞SW480的生长，但并不影响正常结肠上皮细胞的增殖[106]。在饲料中添加芒果肉提取物或其三萜烯成分羽扇豆醇，抑制了雄激素处理的雄性瑞士白化病小鼠的前列腺增生[107]。此外，在LNCaP细胞的培养液中添加芒果肉提取物或羽扇豆醇，诱发了细胞凋亡，机制是激活了胱天蛋白酶-3，并下调了B细胞淋巴瘤-2基因（Bcl-2）与B细胞淋巴瘤因子XL（Bcl-xl）的表达[108,109]。局部使用羽扇豆醇，抑制了TPA诱导的皮肤炎症和肿瘤癌变，该结果与鸟氨酸脱羧酶（ODC）、COX-2和iNOS的表达减少有关，并与NF-κB和Akt被抑制有关[110]。芒果中的其他多酚（如鞣花单宁和鞣花酸[106,111]）也有化学预防作用[112-114]。

2.5.5　山竹果

山竹果（Garcinia mangostana L.，藤黄科）以"水果皇后"著称，普遍生长于热带国家。其果皮在阿育吠陀医学中入药的历史悠久，常用于治疗感染、止疼、消炎和调理胃肠功能[115]。其果皮（外皮和壳）呈暗紫色或微红色，果肉（假种皮）呈白色，柔软、多汁、可食用。山竹果中含多种氧杂蒽酮衍生物[116]。其果肉和果皮中已分离出50多种氧杂蒽酮类成分。如（α-、β-和γ-）倒捻子素、gartanin（山竹单宁）、garcimangosone A～D（山竹酮）、tovophyllin A～B（托沃菲林）、garcinone A～E（伽升沃）、mangostenone A～B（蔓高斯汀）、caloxanthone-A（凯罗呫酮）、macluraxanthone（桑橙酮）、euxanthone（优中呫酮）、cudraxanthone（库卓呫酮）、8-desoxygarnatin（迪扫克西加内汀）、calabaxanthone（卡拉巴呫酮）、demtheylcalabaxanthone（二甲基卡拉巴呫酮）、9-hydroxycalabaxanthone（9-羟基卡拉巴呫酮）、（1-或3-）异倒捻子素[115]。高温下干制，山竹果皮的氧杂蒽酮含量明显下降。为保持其氧杂蒽酮含量与抗氧化性，建议采用闪蒸法干制[117]。对冻干的山竹皮、壳和假种皮的植物化学分析结果表明，山竹的酚酸类成分含量很高，包括羟基苯甲酸衍生物类（如间-羟基苯甲酸、对-羟基苯甲酸、原儿茶酸、香草酸和藜芦酸）、羟基肉桂酸衍生物类（如对-香豆酸、咖啡酸和阿魏酸），以及其他酚酸类（如苯甲酸、肉桂酸和对-羟苯乙酸）[118]。

山竹壳乙醇提取物具有自由基清除能力[119]。山竹干皮中分离出的氧杂蒽酮包括：8-羟基根皮含柘树咕吨酮-G、伽升沃 D、伽升沃 E、山竹单宁、8-脱氧山竹单宁、山竹酮 B、1-异倒捻子素、史密斯咕酮 A、托沃非林 A、γ-倒捻子素及 α-倒捻子素。这些氧杂蒽酮均有抗氧化性，尤以 α-倒捻子素最强[120]。在一项家鼠乳腺器官培养试验中发现，α-倒捻子素抑制了 DMBA 诱导的癌前病灶的形成，其半抑制浓度（IC$_{50}$）值为 2.44μM[120]。伽升沃 E 对人肝癌、肺癌和胃癌细胞均产生了细胞毒作用[121]。Suk-samrarn 等人[122]分离出了异戊烯化氧杂蒽酮，如蔓高斯汀（C～E），以及包括 α-倒捻子素在内的几种已知的氧杂蒽酮。蔓高斯汀-C 对人口腔鳞状细胞癌（KB）、乳腺癌（BC-1）和肺癌（NCI-187）细胞均产生了有效的细胞毒作用。α-倒捻子素和山竹单宁对 BC-1 和 NCI-187 细胞的细胞毒作用指标值（IC$_{50}$）分别为 0.92 和 2.08μg/mL[122]。用 α-倒捻子素治疗接种了鼠乳腺转移瘤细胞（已稳定转入 Luc2 基因 BJMC3879luc2）的小鼠，抑制了淋巴瘤的转移，并提高了带瘤小鼠的生存率。该研究还证实，在细胞培养时，α-倒捻子素造成了乳腺癌细胞的 G1 期与 S 期周期阻滞，并诱导了细胞凋亡。该结果与胱天蛋白酶-9 和胱天蛋白酶-3 的激活增加有关，并与 Akt 的磷酸化作用被抑制有关[123]。类似报道还有，α-倒捻子素削弱了人前列腺癌细胞的增殖，机理是诱导 G1 期细胞周期阻滞、并抑制周期蛋白依赖性激酶-4（CDK4）的活性；而且，对接种了人前列腺癌细胞 22Rv1 的无胸腺裸鼠灌胃服用 α-倒捻子素，明显减少了癌细胞的生长[124]。在人黑色素瘤细胞 SK-MEL-28 培养液中添加 α-倒捻子素、β-倒捻子素或 8-脱氧山竹单宁，导致了癌细胞凋亡。α-倒捻子素致细胞凋亡作用的调节机制是受胱天蛋白酶-3 活性的诱导，并与线粒体膜的电位下降有关[125]。Nakatani 等人[126]报道，γ-倒捻子素同时削弱了 C6 大鼠胶质瘤细胞中既有的 COX-2 与 LPS 诱导的 COX-2 的表达和活性，机制是阻断 IKK 的活性与 NF-κB 介导的基因转录。

除氧杂蒽酮之外，山竹果中的酚酸类与花青素类成分也有化学防癌作用。例如，为 ICR/Ha 小鼠口服咖啡酸或阿魏酸，均减少了 B［a］P 诱导的前胃肿瘤的形成[127]。咖啡酸通过产生 ROS 造成了人纤维肉瘤细胞 HT1080 的凋亡[128]。用灌胃法服用阿魏酸，明显抑制了 DMBA 诱发的大鼠乳腺肿瘤[129]、仓鼠颊囊癌[130]与家鼠皮肤乳头状瘤[131]的形成。在饲料中添加阿魏酸，减弱了 4-硝基喹啉氧化物（4NQO）诱导的大鼠舌细胞癌变[132]及 AOM 诱导的大鼠结肠 ACF 的形成[133]。阿魏酸还抑制了培养液中癌细胞的增殖并造成了细胞凋亡[134,135]。原儿茶酸是山竹果中另一种具有化学预防作用的酚酸。据林等人[136]报道，原儿茶酸抑制了裸小鼠胃癌细胞的转移，并减弱了异种移植了 B16/F10 黑色素瘤的裸小鼠的癌细胞向肝脏的转移。据该研究，通过阻断 Ras/Akt 介导的信号转导，原儿茶酸抑制了 MMP-2 的表达和活性，并下调了 NF-κB 的活性[136]。在培养人癌细胞时添加原儿茶酸造成了细胞凋亡，原因与胱天蛋白酶-3 与胱天蛋白酶-8 的激活有关[137]。用含有原儿茶酸的饲料喂养大鼠，明显减少了晚期舌鳞状细胞癌的发生[138]。在饲料中添加原儿茶酸，还抑制了 DMBA 诱导的仓鼠颊囊癌变[139]和 N-亚硝基-双（2-丙酰）胺诱导的仓鼠胰腺癌变[140]。

2.5.6 柿

柿（*Diospyros kaki* Thumb.，柿科）普遍生长于东北亚，有干、鲜果两种食用形式。韩国人把各种柿子统称为"kham"，日本人则称为"kaki"。鲜柿仅在秋冬季有售。晒干的柿子（柿饼）在韩国被称为"kot - kham"，是一种很受欢迎的零食。柿饼乙醇提取物几乎完全保留了鲜柿的膳食纤维、微量元素和多酚类物质[141,142]。柿饼甲醇提取物的抗氧化性和自由基清除能力与其鲜柿相当[141]。Kim 等人[143]证实，柿饼乙酸乙酯提取物的酚类成分提取率最高，且抗氧化性最强。富含多酚的柿饼乙酸乙酯提取物减少了 LPS 诱导的人单核细胞 THP - 1 中 TNFα 的产生。儿茶素是柿子中主要的多酚类成分。用柿提取物或其类黄酮成分（如表儿茶素 EC、表儿茶素没食子酸酯 ECG、表没食子儿茶素 EGC、表没食子儿茶素没食子酸酯 EGCG）处理人白血病细胞 Molt 4B，抑制了其 ODC 的表达，并造成了细胞凋亡[19]。在上述儿茶素类多酚物质中，EGCG 的化学防癌活性已被广泛研究[144]。局部施用 EGCG，抑制了 UVB 诱导的家鼠 DNA 损伤与皮肤乳头状瘤变[145]，并造成家鼠皮肤肿瘤的细胞凋亡[146]。对用灌胃法服用 EGCG，减少了家鼠皮肤细胞中 TPA 诱导的 COX - 2 的表达。其机制是阻断 MAP 激酶的活化，并阻断 DNA 与 NF - κB 及环磷酸腺苷反应元件结合蛋白（CREB）的结合[147,148]。同样地，EGCG 削弱了 TPA 诱导的家鼠表皮细胞 JB6 中 NF - κB 的激活[149]。用 EGCG 处理，造成了多种人类癌细胞的凋亡，如软骨肉瘤[150]、纤维肉瘤[151]、卵巢癌[152]、结肠癌[153]、宫颈癌[154]和前列腺癌[155]细胞。

柿中具有化学预防作用的其他植物化学成分主要为三萜类物质，如齐墩果酸和熊果酸[156]。多项研究表明，这些成分具有化学防癌潜力。齐墩果酸和熊果酸对人结肠癌细胞 SW480、白血病癌细胞 HL60 和乳腺癌细胞 MCF - 7 及其耐药株的细胞增值均产生了抑制作用，并通过下调 Bcl - xl、Bcl - 2 和生存蛋白的表达而造成了癌细胞的凋亡[157]。用齐墩果酸或熊果酸处理人肝癌细胞 HuH7，造成了亚 G1 期细胞周期阻滞。根据此项研究，齐墩果酸或熊果酸所致细胞死亡与胱天蛋白酶-9 和胱天蛋白酶-3 激活、聚腺苷二磷酸-核糖聚合酶（PARP）分裂、NF - κB 活性下调，以及 X 染色体连锁凋亡抑制蛋白（XIAP）表达有关[158]。齐墩果酸和熊果酸提高了胱天蛋白酶-3 和胱天蛋白酶-8 的活性，削弱了人肝癌细胞（HepG2、Hep3B、HuH7、HA22T）中 MMP 和 VEGF 的表达[159]。在人乳腺癌细胞 MDA - MB231 培养液中添加熊果酸，使细胞产生了线粒体依赖性，并发生了死亡受体介导的细胞凋亡[160]。用熊果酸处理裸鼠，减弱了异种移植的人前列腺癌细胞的生长，并通过阻断 NF - κB 与 STAT3 的信道激活，抑制了前列腺癌细胞 DU - 145 和 LNCaP 的增值[161]。在一个转基因前列腺癌家鼠模型（TRAMP）中发现，熊果酸抑制了前列腺癌的恶化和转移，并在一定程度上阻断了 C - X - C 趋化因子受体-4（CXCR4）的表达和 NF - κB 的激活[162]。

2.5.7 西梅干

西梅干是欧洲李（*Prunus domestica* L，蔷薇科，别名西洋李、西梅、话梅）的干果。生产方法是用热风（85～90℃）隧道式干燥器对鲜李脱水，使其含水量从 75％降到 21%，从而可在常温下保存 1 年以上。由于西梅干太硬，故在食用前需先复水。西梅干提取物的总抗氧化性在干果中最高[27, 29]。尽管在干制时类胡萝卜素有一定损失，但西梅干中仍能检出相当多的叶黄素、β-胡萝卜素和 α-胡萝卜素[39]。类胡萝卜素（如胡萝卜素和叶黄素）的抗氧化活性[163]与化学预防活性[164-166]已有充分报道。西梅干还含有痕量的 β-咔啉生物碱[167]。β-咔啉可充当细胞周期调控蛋白 CDK4 的抑制剂[168]、诱导癌细胞凋亡[169]、有选择地阻断癌细胞 DNA 的合成[170]，因而具有抗癌作用。

西梅干还含有大量酚类化合物，如绿原酸、新绿原酸和羟基肉桂酸[37]。Kayano 等人[171]鉴定后认为，绿原酸、新绿原酸和隐绿原酸是西梅干中主要的抗氧化剂。在家鼠皮肤局部使用绿原酸，抑制了 TPA 诱导的 ODC 活性，及化学诱导的乳头状瘤变[172]。含绿原酸饲料防止了 N-甲基亚硝基脲（MNU）诱导的大鼠胃腺癌变[173]。绿原酸处理抑制了 TPA 诱导的家鼠表皮细胞 JB6 P+ 的转化，机制是阻断 MAP 激酶的磷酸化，并阻断 AP-1 及 NF-κB 的激活[174]。此外，绿原酸激活了核因子 E 相关因子 2（Nrf2），诱发了 JB6 细胞中抗氧化性的谷胱甘肽 S-转移酶（GST）-A 的表达和活性[174]。在细胞培养液中添加绿原酸，造成了慢性粒细胞白血病细胞的凋亡，机制是抑制 Bcr-Abl 激酶并诱导 p38 MAP 激酶[175]。因此，西梅干因其绿原酸含量而有可能成为一种良好的化学防癌剂。

Kimura 等人从西梅干甲醇提取物中分离出了低聚原花青素，其体外抗氧化作用强于绿原酸[176]。低聚原花青素由表儿茶素和儿茶素单体组成，可能是西梅干抗癌活性的主要来源。增加原花青素的摄入量，降低了胰腺癌[177]、胃癌[178]和结肠直肠癌[179]的发病风险。原花青素通过抑制 PGE2 的产生、阻断 PGE2 受体及亚型 2（EP2）受体信号，抑制了非小细胞肺癌细胞的生长[180]。原花青素的促细胞凋亡及抗血管生成作用，与其脱天蛋白酶激活能力、及其对 NF-κB、MAP 激酶、PI3K/Akt、细胞周期调控蛋白的激活或表达的抑制作用，以及释放细胞因子和生长因子相关[181]。

西梅干富含膳食纤维（已知可降低直肠癌罹患风险）[182]。结直肠癌的风险因素之一是初级胆汁酸在大肠菌群作用下生成了次级胆汁酸[183]。一项有 41 名男性受试者参与的预研究发现，食用西梅干降低了粪便中次级胆汁酸与石胆酸的含量[184]，说明西梅干可能对预防结直肠癌变具有保健作用。浓缩西梅汁乙醇提取物降低了人结肠癌细胞 Caco-2 和 KATO III 的生存能力，但对正常结肠上皮细胞 CCD-18Co 无此作用[185]。与此相反，口服西梅粉并未影响 AOM 诱导的大鼠 ACF 的形成。不过，该项研究表明，西梅膳食降低了粪便中总胆汁酸与次级胆汁酸的含量[186]。

2.5.8　葡萄干

葡萄干主要用 4 种葡萄（包括汤普森无核、麝香、苏丹娜和黑科林斯）干制而成。美国市场上约 90% 的葡萄干都是用汤普森无核制成的黑葡萄干。其他受欢迎的葡萄干品种还有：用麝香葡萄制成的金葡萄干、用黑科林斯葡萄制成的赞提无核小葡萄干，以及用无核黄葡萄制成的欧洲苏丹娜葡萄干。由于在干制过程中失水，鲜葡萄中的总蛋白质、总糖和总纤维含量在葡萄干中均被浓缩[187]，高糖、低含水量的特点使葡萄干不易腐败，因而耐储。除常量营养素外，葡萄干的矿物质含量通常比其鲜葡萄高 3～7 倍。但干制工艺也会损失某些维生素，如维生素 A、维生素 C、维生素 K[188]。

　　葡萄干中的其他非营养性植物化学物质（尤其是多酚）曾被认为与其鲜葡萄相当。但葡萄干与鲜葡萄在酚类含量上的显著差异已受到关注。葡萄干的酚类含量高于其鲜葡萄[29,32]。葡萄干与鲜葡萄中主要的酚类成分是酚酸类和黄酮醇类物质。与鲜葡萄和速冻葡萄相比，日晒葡萄干和金葡萄干的 ORAC 值较高，且反式咖啡酸、反式香豆酸、芸香苷、槲皮素糖苷和山柰酚糖苷的含量较高[32]。葡萄干总酚含量增加的原因，可能是缺乏多酚氧化酶、失水、某些酚类物质在干制过程中发生了改变[29]。Karadeniz 等人[189]的报道则与之相反，鲜葡萄加工成日晒葡萄干后，其酚酸（如反式咖啡酸和反式香豆酸）的损失达 90%。且在干制过程中，葡萄干中的原花青素类和黄酮醇类成分完全降解。出现如此巨大差异的原因，可能在于葡萄品种、干制温度、干制工艺，以及用于获取酚类物质的萃取溶剂均有不同所致。葡萄和葡萄酒中含有芪类物质，尤其是白藜芦醇；但在葡萄干中未能检出白藜芦醇[32,189]。Zhao 和 Hall[190] 报道，葡萄干中检出了儿茶素和酚酸类成分，如没食子酸、阿魏酸和绿原酸。因此，对葡萄干开展更严谨的化学分析可能有助于更好地了解其化学预防作用。

　　尽管葡萄干与鲜葡萄的酚类成分出现了矛盾的分析结果[191]，但葡萄干中存在痕量异黄酮（如大豆黄素和染料木素[192]、绿原酸[190]）则表明，葡萄干具有化学防癌潜力。此外，由于葡萄干的膳食纤维含量高，故可预防结肠癌变。研究表明，日常食用葡萄干减少了 8-异构前列腺素 $F_{2\alpha}$[193] 和 8-羟基脱氧鸟苷[194] 的尿排放，它们分别是炎症和 DNA 氧化损伤的指标物。因此，要评估葡萄干的抗癌效果，还需开展更多研究。

2.5.9　猕猴桃

　　猕猴桃（中华猕猴桃 Actinidia chinensis L. 或美味猕猴桃 Actinidia deliciosa）在传统民间医药中一直被用于治疗多种癌症，如胃癌、肺癌和肝癌。猕猴桃提取物可抑制癌细胞生长。猕猴桃可防止 DNA 氧化损伤，从而抑制肿瘤细胞转化[195]，并抑制小鼠肉瘤 180 细胞的生长[196]。化学分析表明，猕猴桃果皮和果肉富含维生素 E、生育酚、甾醇类、熊果酸、绿原酸和几种类黄酮[197]。冻干猕猴桃果肉的提取物减弱了过氧化氢诱导的淋巴细胞 DNA 损伤[198]。冻干猕猴桃 70%甲醇提取物的亲水组分具有自由基清除能力，并抑制了人鳞状上皮癌细胞 HSC-2 的生长[196]。此外，冻干猕猴桃粉的甲醇提取物及其生物活性成分（类黄酮和槲皮素）表现出了抗氧化活性，并抑制了过氧化氢诱导的大鼠肝上皮细胞 WB-F344 的细胞间隙连接通讯，机制为恢复连接蛋白-43的表达并阻断 ERK 的磷酸化[199]。

2.5.10　其他干果

　　还有一些其他干果在世界各地广为销售和食用。包括杏干、苹果干、无花果干、蛇皮果干、阳桃干、番石榴干及香蕉干等。杏干的矿物质和其他营养素含量都较高，因而具有重要保健价值。硫化的杏干保硒（含量虽低于鲜杏）[200]，而硒有抗癌性[201]。MK615 是一种用日本杏研发的配方，降低了 MDA-MB231 和 MCF-7 细胞的生存能力[202]。食用日本杏干防止了幽门螺杆菌诱导的慢性萎缩性胃炎（常导致胃癌的一种病理状态)[203]。此外，含 15％或 30％日晒杏干粉的饲料减弱了乙醇诱导的大鼠肝损伤，机制是抑制丙二醛的产生，并激活细胞保护酶（如醌还原酶、SOD、GST 和谷胱甘肽过氧化物酶）。上述结果表明，杏干具有防止肝脏癌变的潜力[204]。

鲜无花果乳胶中含有多酚类成分。在人脑胶质瘤细胞和肝癌细胞培养液中添加无花果乳胶，减少了癌细胞的增殖和细胞集落的形成，并造成癌细胞凋亡[205]。晒干和烘干的无花果，其有机酸和酚类化合物（如绿原酸、儿茶素、表儿茶素、山柰酚 - 3 - O - 葡萄糖甙和木犀草素 - 8 - C - 葡糖苷）含量明显高于其鲜果[206]。因此，无花果干可用于预防癌症。上述干果的化学防癌作用值得深入研究。

2.6 总结

水果既有营养还能防病，是大自然对人类的馈赠。虽然迄今为止已取得的研究成果表明，食用干果可降低患癌风险，但为了确定各类干果的化学预防作用，并阐明其分子机制，仍需开展更广泛的研究。干果的主要安全问题之一，是在贮存期的微生物腐败，以及由微生物毒素产生的潜在健康危害[207,208]。干果有可能受到黄曲霉素、赭曲霉素 - A、曲酸、棒曲霉素或玉米赤霉烯酮（偶尔）的污染[209]。因此，干果在食用前须做常规质量评估。此外，在高温下干制鲜果有可能产生美拉德反应产物（具有潜在的遗传毒性）。在饮用西梅汁志愿者的尿液中检出了 5 - 羟甲基 - 2 - 糠醛代谢物（一种美拉德反应产物）[210]。几种干果商品的水提物诱发了致染色体断裂活性，证据是在培养中国仓鼠卵巢细胞 CHO 时，其染色体断裂数或每个中期板的交换数上升；而与肝脏微粒体 S9 混合培养时，干果的这种致染色体断裂作用下降[211]。为避免发生非酶褐变，干果应在相对低温下加工。除热致美拉德反应之外，干果还会发生一种酶促褐变反应。适当的加工工艺可防止干果褐变。例如，用菠萝汁对苹果片做预处理降低了酶促褐变的速率和程度。其他预处理技术还有：在热风干燥或烘干之前用硫酸氢盐和抗坏血酸处理鲜果。如今，随着食品加工技术的不断提高，超市里已可买到各种各样的干果及其制品，说明干果的市场景气度在上升。总有一天，干果会被用于开发预防癌症的功能性食品。

致谢

此项工作得到了韩国科技与教育部国家研究基金拨款的全球核心研究中心（GCRC）的资助。

参考文献

［1］Mackay，J.，Jemal，A.，Lee，N. & Parkin，D.（2006）*The Cancer Atlas*. American Cancer Society，Atlanta，GA.

［2］Park，S.，Bae，J.，Nam，B. H. & Yoo，K. Y.（2008）Aetiology of cancer in Asia. *Asian Pacific Journal of Cancer Prevention*，9，371 - 380.

［3］Mann，J. R.，Backlund，M. G. & DuBois，R. N.（2005）Mechanisms of disease：inflammatory mediators and cancer prevention. *Nature Clinical Practice Oncolo-*

gy，2，202－210.

[4] Anand，P.，Kunnumakara，A. B.，Sundaram，C.，Harikumar，K. B.，Tharakan，S. T.，Lai，O. S.，Sung，B. Y. & Aggarwal，B. B. (2008) Cancer is a preventable disease that requires major lifestyle changes. *Pharmaceutical Research*，25，2097－2116.

[5] Wattenberg，L. W. (1966) Chemoprophylaxis of carcinogenesis: a review. *Cancer Research*，26，1520－1526.

[6] Sporn，M. B. (1976) Approaches to prevention of epithelial cancer during the preneoplastic period. *Cancer Research*，36，2699－2702.

[7] Tsuda，H.，Ohshima，Y.，Nomoto，H.，Fujita，K.，Matsuda，E.，Ligo，M.，Takasuka，N. & Moore，M. A. (2004) Cancer prevention by natural compounds. *Drug Metabolism and Pharmacokinetics*，19，245－263.

[8] De Flora，S. & Ferguson，L. R. (2005) Overview of mechanisms of cancer chemopreventive agents. *Mutatation Research*，591，8－15.

[9] Aggarwal，B. B. & Shishodia，S. (2006) Molecular targets of dietary agents for prevention and therapy of cancer. *Biochemical Pharmacology*，71，1397－1421.

[10] Baer－Dubowska，W. (2006) Cancer chemopreventive agents－drugs for the 21st century? *Acta Poloniae Pharmaceutica*，63，369－373.

[11] Surh，Y.－J. (2003) Cancer chemoprevention with dietary phytochemicals. *Nature Reviews Cancer*，3，768－780.

[12] WCRF. (2007) World Cancer Research Fund/American Institute for Cancer Research: Food，Nutrition，Physical Activity and the Prevention of Cancer: A Global Perspective.

[13] Temple，N. J. & Gladwin，K. K. (2003) Fruit，vegetables，and the prevention of cancer: research challenges. *Nutrition*，19，467－470.

[14] Terry，P.，Terry，J. B. & Wolk，A. (2001) Fruit and vegetable consumption in the prevention of cancer: an update. *Journal of Internal Medicine*，250，280－290.

[15] Koushik，A.，Hunter，D. J.，Spiegelman，D.，Beeson，W. L.，van den Brandt，P. A.，Buring，J. E.，Calle，E. E.，Cho，E.，Fraser，G. E.，Freudenheim，J. L.，Fuchs，C. S.，Giovannucci，E. L.，Goldbohm，R. A.，Harnack，L.，Jacobs，D. R. Jr.，Kato，I.，Krogh，V.，Larsson，S. C.，Leitzmann，M. F.，Marshall，J. R.，McCullough，M. L.，Miller，A. B.，Pietinen，P.，Rohan，T. E.，Schatzkin，A.，Sieri，S.，Virtanen，M. J.，Wolk，A.，ZeleniuchJacquotte，A.，Zhang，S. M. & Smith－Warner，S. A. (2007) Fruits，vegetables，and colon cancer risk in a pooled analysis of 14 cohort studies. *Journal of National Cancer Institute*，99，1471－1483.

[16] Smith－Warner，S. A.，Spiegelman，D.，Yaun，S. S.，Albanes，D.，Beeson，W. L.，van den Brandt，P. A.，Feskanich，D.，Folsom，A. R.，Fraser，

G. E., Freudenheim, J. L., Giovannucci, E., Goldbohm, R. A., Graham, S., Kushi, L. H., Miller, A. B., Pietinen, P., Rohan, T. E., Speizer, F. E., Willett, W. C. & Hunter, D. J. (2003) Fruits, vegetables and lung cancer: a pooled analysis of cohort studies. *International Journal of Cancer*, 107, 1001 - 1011.

[17] van Duijnhoven, F. J., Bueno - De - Mesquita, H. B., Ferrari, P., Jenab, M., Boshuizen, H. C., Ros, M. M., Casagrande, C., Tjonneland, A., Olsen, A., Overvad, K., Thorlacius - Ussing, O., Clavel - Chapelon, F., Boutron - Ruault, M. C., Morois, S., Kaaks, R., Linseisen, J., Boeing, H., Nothlings, U., Trichopoulou, A., Trichopoulos, D., Misirli, G., Palli, D., Sieri, S., Panico, S., Tumino, R., Vineis, P., Peeters, P. H., van Gils, C. H., Ocke, M. C., Lund, E., Engeset, D., Skeie, G., Suarez, L. R., Gonzalez, C. A., Sanchez, M. J., Dorronsoro, M., Navarro, C., Barricarte, A., Berglund, G., Manjer, J., Hallmans, G., Palmqvist, R., Bingham, S. A., Khaw, K. T., Key, T. J., Allen, N. E., Boffetta, P., Slimani, N., Rinaldi, S., Gallo, V., Norat, T. & Riboli, E. (2009) Fruit, vegetables, and colorectal cancer risk: the European Prospective Investigation into Cancer and Nutrition. *Americal Journal of Clinical Nutrition*, 89, 1441 - 1452.

[18] Miller, A. B., Altenburg, H. P., Bueno - de - Mesquita, B., Boshuizen, H. C., Agudo, A., Berrino, F., Gram, I. T., Janson, L., Linseisen, J., Overvad, K., Rasmuson, T., Vineis, P., Lukanova, A., Allen, N., Amiano, P., Barricarte, A., Berglund, G., Boeing, H., Clavel - Chapelon, F., Day, N. E., Hallmans, G., Lund, E., Martinez, C., Navarro, C., Palli, D., Panico, S., Peeters, P. H., Quiros, J. R., Tjonneland, A., Tumino, R., Trichopoulou, A., Trichopoulos, D., Slimani, N. & Riboli, E. (2004) Fruits and vegetables and lung cancer: findings from the European Prospective Investigation into Cancer and Nutrition. *International Journal of Cancer*, 108, 269 - 276.

[19] Achiwa, Y., Hibasami, H., Katsuzaki, H., Imai, K. & Komiya, T. (1997) Inhibitory effects of persimmon (*Diospyros kaki*) extract and related polyphenol compounds on growth of human lymphoid leukemia cells. *Bioscience, Biotechnology and Biochemistry*, 61, 1099 - 1101.

[20] Baliga, M. S. & Dsouza, J. J. (2011) Amla (*Emblica officinalis* Gaertn), a wonder berry in the treatment and prevention of cancer. *European Journal of Cancer Prevention*, 20, 225 - 239.

[21] D' Ambrosio, S. M., Han, C., Pan, L., Kinghorn, A. D. & Ding, H. (2011) Aliphatic acetogenin constituents of avocado fruits inhibit human oral cancer cell proliferation by targeting the EGFR/RAS/RAF/MEK/ERK1/2 pathway. *Biochemical and Biophysical Research Communications*, 409, 465 - 469.

[22] Huang, C., Li, J., Song, L., Zhang, D., Tong, Q., Ding, M., Bowman, L., Aziz, R. & Stoner, G. D. (2006) Black raspberry extracts inhibit benzo (a) pyrene diol -

epoxide – induced activator protein 1 activation and VEGF transcription by targeting the phosphotidylinositol 3 – kinase/Akt pathway. *Cancer Research*, 66, 581 – 587.

[23] Stoner, G. D., Wang, L. S., Zikri, N., Chen, T., Hecht, S. S., Huang, C., Sardo, C. & Lechner, J. F. (2007) Cancer prevention with freeze – dried berries and berry components. *Seminars in Cancer Biology*, 17, 403 – 410.

[24] Konopacka, D., Jesionkowska, K., Klewicki, R. & Bonazzi, C. (2009) The effect of different osmotic agents on the sensory perception of osmo – treated dried fruit. *Journal of Horticultural Science and Biotechnology*, ISAFRUIT Special Issue, 80 – 84.

[25] Jesionkowska, K., Sijtsema, S. J., Konopacka, D. & Symoneaux, R. (2009) Dried fruit and its functional properties from a consumer's point of view. *Journal of Horticultural Science and Biotechnology*, ISAFRUIT Special Issue, 85 – 88.

[26] Leusink, G. J., Kitts, D. D., Yaghmaee, P. & Durance, T. (2010) Retention of antioxidant capacity of vacuum microwave dried cranberry. *Journal of Food Science*, 75, C311 – C316.

[27] Pellegrini, N., Serafini, M., Salvatore, S., Del Rio, D., Bianchi, M. & Brighenti, F. (2006) Total antioxidant capacity of spices, dried fruits, nuts, pulses, cereals and sweets consumed in Italy assessed by three different *in vitro* assays. *Molecular Nutrition & Food Research*, 50, 1030 – 1038.

[28] Vinson, J. A., Zubik, L., Bose, P., Samman, N. & Proch, J. (2005) Dried fruits: excellent *in vitro* and *in vivo* antioxidants. *Journal of American College of Nutrition*, 24, 44 – 50.

[29] Wu, X., Beecher, G. R., Holden, J. M., Haytowitz, D. B., Gebhardt, S. E. & Prior, R. L. (2004) Lipophilic and hydrophilic antioxidant capacities of common foods in the United States. *Journal of Agricultural and Food Chemistry*, 52, 4026 – 4037.

[30] Karakaya, S., El, S. N. & Tas, A. A. (2001) Antioxidant activity of some foods containing phenolic compounds. *International Journal of Food Science and Nutrition*, 52, 501 – 508.

[31] Halvorsen, B. L., Holte, K., Myhrstad, M. C., Barikmo, I., Hvattum, E., Remberg, S. F., Wold, A. B., Haffner, K., Baugerod, H., Andersen, L. F., Moskaug, O., Jacobs, D. R. Jr. & Blomhoff, R. (2002) A systematic screening of total antioxidants in dietary plants. *Journal of Nutrition*, 132, 461 – 471.

[32] Parker, T. L., Wang, X. H., Pazmino, J. & Engeseth, N. J. (2007) Antioxidant capacity and phenolic content of grapes, sun – dried raisins, and golden raisins and their effect on ex vivo serum antioxidant capacity. *Journal of Agricultural and Food Chemistry*, 55, 8472 – 8477.

[33] Schauss, A. G., Wu, X., Prior, R. L., Ou, B., Huang, D., Owens, J.,

Agarwal, A., Jensen, G. S., Hart, A. N. & Shanbrom, E. (2006) Antioxidant capacity and other bioactivities of the freeze - dried Amazonian palm berry, *Euterpe oleraceae* mart. (acai). *Journal of Agricultural and Food Chemistry*, 54, 8604 - 8610.

[34] Asghar, M., Monjok, E., Kouamou, G., Ohia, S. E., Bagchi, D. & Lokhandwala, M. F. (2007) Super CitriMax (HCA - SX) attenuates increases in oxidative stress, inflammation, insulin resistance, and body weight in developing obese Zucker rats. *Molecular and Cellular Biochemistry*, 304, 93 - 99.

[35] Ho, S. C. & Lin, C. C. (2008) Investigation of heat treating conditions for enhancing the antiinflammatory activity of citrus fruit (*Citrus reticulata*) peels. *Journal of Agricultural and Food Chemistry*, 56, 7976 - 7982.

[36] Kundu, J. K. & Surh, Y. J. (2008) Inflammation: gearing the journey to cancer. *Mutation Research Reviews*, 659, 15 - 30.

[37] Donovan, J. L., Meyer, A. S. & Waterhouse, A. L. (1998) Phenolic composition and antioxidant activity of prunes and prune juice (*Prunus domestica*). *Journal of Agricultural and Food Chemistry*, 46, 1247 - 1252.

[38] Jesionkowska, K., Sijtsema, S., Simoneaux, R., Konopacka, D. & Plocharski, W. (2008) Preferences and consumption of dried fruit and dried fruit products among Dutch, French and Polish consumers. *Journal of Fruit and Ornamental Plant Research*, 16, 261 - 274.

[39] Stacewicz - Sapuntzakis, M., Bowen, P. E., Hussain, E. A., Damayanti - Wood, B. I. & Farnsworth, N. R. (2001) Chemical composition and potential health effects of prunes: a functional food? *Critical Reviews in Food Science and Nutrition*, 41, 251 - 286.

[40] Ratti, C. (2001) Hot - air and freeze - drying of high - value foods: a review. *Journal of Food Engineering*, 49, 311 - 319.

[41] Ciurzynska, A. & Lenart, A. (2011) Freeze - drying—application in food processing and ' biotechnology—a review. *Polish Journal of Food and Nutrition Science*, 61, 165 - 171.

[42] Marques, L. G., Silveira, A. M. & Freire, J. T. (2006) Freeze - drying characteristics of tropical fruits. *Drying Technology*, 24, 457 - 463.

[43] Shofian, N. M., Hamid, A. A., Osman, A., Saari, N., Anwar, F., Dek, M. S. & Hairuddin, M. R. (2011) Effect of freeze - drying on the antioxidant compounds and antioxidant activity of selected tropical fruits. *International Journal of Molecular Sciences*, 12, 4678 - 4692.

[44] Reuter, S., Gupta, S. C., Chaturvedi, M. M. & Aggarwal, B. B. (2010) Oxidative stress, inflammation, and cancer: how are they linked? *Free Radical Biology and Medicine*, 49, 1603 - 1616.

[45] Federico, A., Morgillo, F., Tuccillo, C., Ciardiello, F. & Loguercio, C.

(2007) Chronic inflammation and oxidative stress in human carcinogenesis. *International Journal of Cancer*, 121, 2381 – 2386.

[46] Wattenberg, L. W. (1985) Chemoprevention of cancer. *Cancer Research*, 45, 1 – 8.

[47] Krishnaveni, M. & Mirunalini, S. (2010) Therapeutic potential of *Phyllanthus emblica* (amla): the ayurvedic wonder. *Journal of Basic and Clinical Physiology and Pharmacology*, 21, 93 – 105.

[48] Kumaran, A. & Karunakaran, R. J. (2006) Nitric oxide radical scavenging active components from *Phyllanthus emblica* L. *Plant Foods for Human Nutrition*, 61, 1 – 5.

[49] Poltanov, E. A. , Shikov, A. N. , Dorman, H. J. , Pozharitskaya, O. N. , Makarov, V. G. , Tikhonov, V. P. & Hiltunen, R. (2009) Chemical and antioxidant evaluation of Indian gooseberry (*Emblica officinalis* Gaertn. , syn. *Phyllanthus emblica* L.) supplements. *Phytotherapy Research*, 23, 1309 – 1315.

[50] Banu, S. M. , Selvendiran, K. , Singh, J. P. & Sakthisekaran, D. (2004) Protective effect of *Emblica officinalis* ethanolic extract against 7, 12 – dimethylbenz (a) anthracene (DMBA) induced genotoxicity in Swiss albino mice. *Human Experimental Toxicology*, 23, 527 – 531.

[51] Jose, J. K. , Kuttan, G. & Kuttan, R. (2001) Antitumour activity of *Emblica officinalis*. *Journal of Ethnopharmacology*, 75, 65 – 69.

[52] Sancheti, G. , Jindal, A. , Kumari, R. & Goyal, P. K. (2005) Chemopreventive action of *Emblica officinalis* on skin carcinogenesis in mice. *Asian Pacific Journal of Cancer Prevention*, 6, 197 – 201.

[53] Ngamkitidechakul, C. , Jaijoy, K. , Hansakul, P. , Soonthornchareonnon, N. & Sireeratawong, S. (2010) Antitumour effects of *Phyllanthus emblica* L. : induction of cancer cell apoptosis and inhibition of *in vivo* tumour promotion and *in vitro* invasion of human cancer cells. *Phytotherapy Research*, 24, 1405 – 1413.

[54] Sultana, S. , Ahmed, S. & Jahangir, T. (2008) *Emblica officinalis* and hepatocarcinogenesis: a chemopreventive study in Wistar rats. *Journal of Ethnopharmacology*, 118, 1 – 6.

[55] Tokar, E. J. , Benbrahim – Tallaa, L. , Ward, J. M. , Lunn, R. , Sams, R. L. , 2nd. & Waalkes, M. P. (2010) Cancer in experimental animals exposed to arsenic and arsenic compounds. *Critical Reviews in Toxicology*, 40, 912 – 927.

[56] Sharma, A. , Sharma, M. K. & Kumar, M. (2009) Modulatory role of *Emblica officinalis* fruit extract against arsenic induced oxidative stress in Swiss albino mice. *Chemico – Biological Interactions*, 180, 20 – 30.

[57] Rajeshkumar, N. V. , Pillai, M. R. & Kuttan, R. (2003) Induction of apoptosis in mouse and human carcinoma cell lines by *Emblica officinalis* polyphenols and

its effect on chemical carcinogenesis. *Journal of Experimental and Clinical Cancer Research*, 22, 201 – 212.

[58] Yang, C. J., Wang, C. S., Hung, J. Y., Huang, H. W., Chia, Y. C., Wang, P. H., Weng, C. F. & Huang, M. S. (2009) Pyrogallol induces G2 – M arrest in human lung cancer cells and inhibits tumor growth in an animal model. *Lung Cancer*, 66, 162 – 168.

[59] Ding, H., Chin, Y. W., Kinghorn, A. D. & D' Ambrosio, S. M. (2007) Chemopreventive characteristics of avocado fruit. *Seminars in Cancer Biology*, 17, 386 – 394.

[60] Lu, Q. Y., Arteaga, J. R., Zhang, Q., Huerta, S., Go, V. L. & Heber, D. (2005) Inhibition of prostate cancer cell growth by an avocado extract: role of lipid – soluble bioactive substances. *Journal of Nutritional Biochemistry*, 16, 23 – 30.

[61] Kim, O. K., Murakami, A., Nakamura, Y., Takeda, N., Yoshizumi, H. & Ohigashi, H. (2000) Novel nitric oxide and superoxide generation inhibitors, persenone A and B, from avocado fruit. *Journal of Agricultural and Food Chemistry*, 48, 1557 – 1563.

[62] Kim, O. K., Murakami, A., Takahashi, D., Nakamura, Y., Torikai, K., Kim, H. W. & Ohigashi, H. (2000) An avocado constituent, persenone A, suppresses expression of inducible forms of nitric oxide synthase and cyclooxygenase in macrophages, and hydrogen peroxide generation in mouse skin. *Bioscience, Biotechnology, and Biochemistry*, 64, 2504 – 2507.

[63] Bhattacharyya, S. S., Paul, S., Dutta, S., Boujedaini, N. & Khuda – Bukhsh, A. R. (2010) Anti – oncogenic potentials of a plant coumarin (7 – hydroxy – 6 – methoxy coumarin) against 7, 12 – dimethylbenz [a] anthracene – induced skin papilloma in mice: the possible role of several key signal proteins. *Zhong Xi Yi Jie He Xue Bao (Journal of Chinese Integrative Medicine)*, 8, 645 – 654.

[64] Liu, X. L., Zhang, L., Fu, X. L., Chen, K. & Qian, B. C. (2001) Effect of scopoletin on PC3 cell proliferation and apoptosis. *Acta Pharmacologica Sinica*, 22, 929 – 933.

[65] Adams, M., Efferth, T. & Bauer, R. (2006) Activity – guided isolation of scopoletin and isoscopoletin, the inhibitory active principles towards CCRF – CEM leukaemia cells and multi – drug resistant CEM/ADR5000 cells, from *Artemisia argyi*. *Planta Medica*, 72, 862 – 864.

[66] Khuda – Bukhsh, A. R., Bhattacharyya, S. S., Paul, S. & Boujedaini, N. (2010) Polymeric nanoparticle encapsulation of a naturally occurring plant scopoletin and its effects on human melanoma cell A375. *Zhong Xi Yi Jie He Xue Bao (Journal of Chinese Integrative Medicine)*, 8, 853 – 862.

[67] Wang, W., Bostic, T. R. & Gu, L. W. (2010) Antioxidant capacities, procyanidins and pigments in avocados of different strains and cultivars. *Food Chemistry*,

122, 1193 - 1198.

[68] Del Rio, D., Borges, G. & Crozier, A. (2010) Berry flavonoids and phenolics: bioavailability and evidence of protective effects. *British Journal of Nutrition*, 104, S67 - S90.

[69] Seeram, N. P. (2008) Berry fruits: compositional elements, biochemical activities, and the impact of their intake on human health, performance, and disease. *Journal of Agricultural and Food Chemistry*, 56, 627 - 629.

[70] Seeram, N. P., Adams, L. S., Zhang, Y., Lee, R., Sand, D., Scheuller, H. S. & Heber, D. (2006) Blackberry, black raspberry, blueberry, cranberry, red raspberry, and strawberry extracts inhibit growth and stimulate apoptosis of human cancer cells *in vitro*. *Journal of Agricultural and Food Chemistry*, 54, 9329 - 9339.

[71] Wedge, D. E., Meepagala, K. M., Magee, J. B., Smith, S. H., Huang, G. & Larcom, L. L. (2001) Anticarcinogenic activity of strawberry, blueberry, and raspberry extracts to breast and cervical cancer cells. *Journal of Medicinal Food*, 4, 49 - 51.

[72] Adams, L. S., Kanaya, N., Phung, S., Liu, Z. & Chen, S. (2011) Whole blueberry powder modulates the growth and metastasis of MDA - MB - 231 triple negative breast tumors in nude mice. *Journal of Nutrition*, 141, 1805 - 1812.

[73] Adams, L. S., Phung, S., Yee, N., Seeram, N. P., Li, L. & Chen, S. (2010) Blueberry phytochemicals inhibit growth and metastatic potential of MDA - MB - 231 breast cancer cells through modulation of the phosphatidylinositol 3 - kinase pathway. *Cancer Research*, 70, 3594 - 3605.

[74] Montales, M. T., Rahal, O. M., Kang, J., Rogers, T. J., Prior, R. L., Wu, X. & Simmen, R. C. (2012) Repression of mammosphere formation of human breast cancer cells by soy isoflavone genistein and blueberry polyphenolic acids suggests diet - mediated targeting of cancer stem - like/progenitor cells. *Carcinogenesis*, 33, 652 - 660.

[75] Gordillo, G., Fang, H., Khanna, S., Harper, J., Phillips, G. & Sen, C. K. (2009) Oral administration of blueberry inhibits angiogenic tumor growth and enhances survival of mice with endothelial cell neoplasm. *Antioxidants & Redox Signaling*, 11, 47 - 58.

[76] Misikangas, M., Pajari, A. M., Paivarinta, E., Oikarinen, S. I., Rajakangas, J., Marttinen, M., Tanayama, H., Torronen, R. & Mutanen, M. (2007) Three Nordic berries inhibit intestinal tumorigenesis in multiple intestinal neoplasia/+ mice by modulating beta - catenin signaling in the tumor and transcription in the mucosa. *Journal of Nutrition*, 137, 2285 - 2290.

[77] Rajakangas, J., Misikangas, M., Paivarinta, E. & Mutanen, M. (2008) Chemoprevention by white currant is mediated by the reduction of nuclear beta - catenin and NF - κB levels in Min mice adenomas. *European Journal of Nutrition*, 47, 115 - 122.

[78] Bishayee, A., Haznagy - Radnai, E., Mbimba, T., Sipos, P., Morazzoni,

P. , Darvesh, A. S. , Bhatia, D. & Hohmann, J. (2010) Anthocyanin – rich black currant extract suppresses the growth of human hepatocellular carcinoma cells. *Natural Product Communications*, 5, 1613 – 1618.

[79] Bishayee, A. , Mbimba, T. , Thoppil, R. J. , Haznagy – Radnai, E. , Sipos, P. , Darvesh, A. S. , Folkesson, H. G. & Hohmann, J. (2011) Anthocyanin – rich black currant (*Ribes nigrum* L.) extract affords chemoprevention against diethylnitrosamine – induced hepatocellular carcinogenesis in rats. *Journal of Nutritional Biochemistry*, 22, 1035 – 1046.

[80] Wu, Q. K. , Koponen, J. M. , Mykkanen, H. M. & Torronen, A. R. (2007) Berry phenolic extracts modulate the expression of p21 (WAF1) and Bax but not Bcl – 2 in HT – 29 colon cancer cells. *Journal of Agricultural and Food Chemistry*, 55, 1156 – 1163.

[81] Aiyer, H. S. , Srinivasan, C. & Gupta, R. C. (2008) Dietary berries and ellagic acid diminish estrogenmediated mammary tumorigenesis in ACI rats. *Nutrition & Cancer*, 60, 227 – 234.

[82] Stoner, G. D. , Kresty, L. A. , Carlton, P. S. , Siglin, J. C. & Morse, M. A. (1999) Isothiocyanates and freeze – dried strawberries as inhibitors of esophageal cancer. *Toxicological Sciences*, 52, 95 – 100.

[83] Carlton, P. S. , Kresty, L. A. & Stoner, G. D. (2000) Failure of dietary lyophilized strawberries to inhibit 4 – (methylnitrosamino) – 1 – (3 – pyridyl) – 1 – butanone – and benzo [a] pyrene – induced lung tumorigenesis in strain A/J mice. *Cancer Letters*, 159, 113 – 117.

[84] Kresty, L. A. , Morse, M. A. , Morgan, C. , Carlton, P. S. , Lu, J. , Gupta, A. , Blackwood, M. & Stoner, G. D. (2001) Chemoprevention of esophageal tumorigenesis by dietary administration of lyophilized black raspberries. *Cancer Research*, 61, 6112 – 6119.

[85] Harris, G. K. , Gupta, A. , Nines, R. G. , Kresty, L. A. , Habib, S. G. , Frankel, W. L. , LaPerle, K. , Gallaher, D. D. , Schwartz, S. J. & Stoner, G. D. (2001) Effects of lyophilized black raspberries on azoxymethaneinduced colon cancer and 8 – hydroxy – 2 – deoxyguanosine levels in the Fischer 344 rat. *Nutrition & Cancer*, 40, 125 – 133.

[86] Montrose, D. C. , Horelik, N. A. , Madigan, J. P. , Stoner, G. D. , Wang, L. S. , Bruno, R. S. , Park, H J. , Giardina, C. & Rosenberg, D. W. (2011) Anti – inflammatory effects of freeze – dried black raspberry powder in ulcerative colitis. *Carcinogenesis*, 32, 343 – 350.

[87] Chen, T. , Hwang, H. , Rose, M. E. , Nines, R. G. & Stoner, G. D. (2006) Chemopreventive properties of black raspberries in *N* – nitrosomethylbenzylamine – induced rat esophageal tumorigenesis: downregulation of cyclooxygenase – 2, inducible nitric oxide syn-

thase, and c – Jun. *Cancer Research*, 66, 2853 – 2859.

[88] Han, C. , Ding, H. , Casto, B. , Stoner, G. D. & D' Ambrosio, S. M. (2005) Inhibition of the growth of premalignant and malignant human oral cell lines by extracts and components of black raspberries. *Nutrition & Cancer*, 51, 207 – 217.

[89] Wang, L. S. , Hecht, S. S. , Carmella, S. G. , Yu, N. , Larue, B. , Henry, C. , McIntyre, C. , Rocha, C. , Lechner, J. F. & Stoner, G. D. (2009) Anthocyanins in black raspberries prevent esophageal tumors in rats. *Cancer Prevention Research*, 2, 84 – 93.

[90] Kresty, L. A. , Frankel, W. L. , Hammond, C. D. , Baird, M. E. , Mele, J. M. , Stoner, G. D. & Fromkes, J. J. (2006) Transitioning from preclinical to clinical chemopreventive assessments of lyophilized black raspberries: interim results show berries modulate markers of oxidative stress in Barrett's esophagus patients. *Nutrition & Cancer*, 54, 148 – 156.

[91] Huang, C. , Huang, Y. , Li, J. , Hu, W. , Aziz, R. , Tang, M. S. , Sun, N. , Cassady, J. & Stoner, G. D. (2002) Inhibition of benzo (*a*) pyrene diol – epoxide – induced transactivation of activated protein 1 and nuclear factor kappaB by black raspberry extracts. *Cancer Research*, 62, 6857 – 6863.

[92] Hecht, S. S. , Huang, C. , Stoner, G. D. , Li, J. , Kenney, P. M. , Sturla, S. J. & Carmella, S. G. (2006) Identification of cyanidin glycosides as constituents of freeze – dried black raspberries which inhibit anti – benzo [*a*] pyrene – 7, 8 – diol – 9, 10 – epoxide induced NF – κB and AP – 1 activity. *Carcinogenesis*, 27, 1617 – 1626.

[93] Duncan, F. J. , Martin, J. R. , Wulff, B. C. , Stoner, G. D. , Tober, K. L. , Oberyszyn, T. M. , Kusewitt, D. F. & Van Buskirk, A. M. (2009) Topical treatment with black raspberry extract reduces cutaneous UVBinduced carcinogenesis and inflammation. *Cancer Prevention Research*, 2, 665 – 672.

[94] Azeredo, H. M. C. , Brito, E. S. , Moreira, G. E. G. , Farias, V. L. & Bruno, L. M. (2006) Effect of drying and storage time on the physico – chemical properties of mango leathers. *International Journal of Food Science & Technology*, 41, 635 – 638.

[95] Berardini, N. , Knodler, M. , Schieber, A. & Carle, R. (2005) Utilization of mango peels as a source of pectin and polyphenolics. *Innovative Food Science & Emerging Technologies*, 6, 442 – 452.

[96] Berardini, N. , Carle, R. & Schieber, A. (2004) Characterization of gallotannins and benzophenone derivatives from mango (*Mangifera indica* L. cv. 'Tommy Atkins') peels, pulp and kernels by highperformance liquid chromatography electrospray ionization mass spectrometry. *Rapid Communication in Mass Spectrometry*, 18, 2208 – 2216.

[97] Berardini, N. , Fezer, R. , Conrad, J. , Beifuss, U. , Carle, R. & Schieber,

A. (2005) Screening of mango (*Mangifera indica* L.) cultivars for their contents of flavonol O - and xanthone C - glycosides, anthocyanins, and pectin. *Journal of Agricultural and Food Chemistry*, 53, 1563 - 1570.

[98] Berardini, N., Schieber, A., Klaiber, I., Beifuss, U., Carle, R. & Conrad, J. (2005) 7 - O - Methylcyanidin 3 - O - beta - d - galactopyranoside, a novel anthocyanin from mango (*Mangifera indica* L. cv. 'Tommy Atkins') peels. *Zeitschrift fur Naturforschun - B¨*, 60, 801 - 804.

[99] Chen, J. P., Tai, C. Y. & Chen, B. H. (2004) Improved liquid chromatographic method for determination of carotenoids in Taiwanese mango (*Mangifera indica* L.). *Journal of Chromatography A*, 1054, 261 - 268.

[100] Chen, J. P., Tai, C. Y. & Chen, B. H. (2007) Effects of different drying treatments on the stability of carotenoids in Taiwanese mango (*Mangifera indica* L.). *Food Chemistry*, 100, 1005 - 1010.

[101] Rajendran, P., Ekambaram, G. & Sakthisekaran, D. (2008) Effect of mangiferin on benzo (*a*) pyrene induced lung carcinogenesis in experimental Swiss albino mice. *Natural Product Researh*, 22, 672 - 680.

[102] Yoshimi, N., Matsunaga, K., Katayama, M., Yamada, Y., Kuno, T., Qiao, Z., Hara, A., Yamahara, J. & Mori, H. (2001) The inhibitory effects of mangiferin, a naturally occurring glucosylxanthone, in bowel carcinogenesis of male F344 rats. *Cancer Letters*, 163, 163 - 170.

[103] Leiro, J. M., Alvarez, E., Arranz, J. A., Siso, I. G. & Orallo, F. (2003) *In vitro* effects of mangiferin on superoxide concentrations and expression of the inducible nitric oxide synthase, tumour necrosis factor - alpha and transforming growth factor - beta genes. *Biochemical Pharmacology*, 65, 1361 - 1371.

[104] Hsu, M. F., Lin, C. N., Lu, M. C. & Wang, J. P. (2004) Inhibition of the arachidonic acid cascade by norathyriol via blockade of cyclooxygenase and lipoxygenase activity in neutrophils. *Naunyn Schmiedebergs Archives of Pharmacology*, 369, 507 - 515.

[105] Li, J., Malakhova, M., Mottamal, M., Reddy, K., Kurinov, I., Carper, A., Langfald, A., Oi, N., Kim, M. O., Zhu, F., Sosa, C. P., Zhou, K., Bode, A. M. & Dong, Z. (2012) Norathyriol suppresses skin cancers induced by solar ultraviolet radiation by targeting ERK kinases. *Cancer Research*, 72, 260 - 270.

[106] Noratto, G. D., Bertoldi, M. C., Krenek, K., Talcott, S. T., Stringheta, P. C. & Mertens - Talcott, S. U. (2010) Anticarcinogenic effects of polyphenolics from mango (*Mangifera indica*) varieties. *Journal of the Agricultural and Food Chemistry*, 58, 4104 - 4112.

[107] Prasad, S., Kalra, N., Singh, M. & Shukla, Y. (2008) Protective effects of lupeol and mango extract against androgen induced oxidative stress in Swiss albino

mice. *Asian Journal of Andrology*, 10, 313 - 318.

[108] Prasad, S., Kalra, N. & Shukla, Y. (2008) Induction of apoptosis by lupeol and mango extract in mouse prostate and LNCaP cells. *Nutrition & Cancer*, 60, 120 - 130.

[109] Prasad, S., Nigam, N., Kalra, N. & Shukla, Y. (2008) Regulation of signaling pathways involved in lupeol induced inhibition of proliferation and induction of apoptosis in human prostate cancer cells. *Molecular Carcinogenesis*, 47, 916 - 924.

[110] Saleem, M., Afaq, F., Adhami, V. M. & Mukhtar, H. (2004) Lupeol modulates NF - kappaB and PI3K/Akt pathways and inhibits skin cancer in CD - 1 mice. *Oncogene*, 23, 5203 - 5214.

[111] Masibo, M. & He, Q. (2008) Major mango polyphenols and their potential significance to human health. *Comprehensive Reviews in Food Science and Food Safety*, 7, 309 - 319.

[112] Bell, C. & Hawthorne, S. (2008) Ellagic acid, pomegranate and prostate cancer: a mini review. *Journal of Pharmacy and Pharmacology*, 60, 139 - 144.

[113] Edderkaoui, M., Odinokova, I., Ohno, I., Gukovsky, I., Go, V. L., Pandol, S. J. & Gukovskaya, A. S. (2008) Ellagic acid induces apoptosis through inhibition of nuclear factor kappa B in pancreatic cancer cells. *World Journal of Gastroenterology*, 14, 3672 - 3680.

[114] Mukhtar, H., Das, M. & Bickers, D. R. (1986) Inhibition of 3 - methylcholanthrene - induced skin tumorigenicity in BALB/c mice by chronic oral feeding of trace amounts of ellagic acid in drinking water. *Cancer Research*, 46, 2262 - 2265.

[115] Pedraza - Chaverri, J., Cardenas - Rodriguez, N., Orozco - Ibarra, M. & Perez - Rojas, J. M. (2008) Medicinal properties of mangosteen (*Garcinia mangostana*). *Food and Chemical Toxicology*, 46, 3227 - 3239.

[116] Mahabusarakam, W., Kuaha, K., Wilairat, P. & Taylor, W. C. (2006) Prenylated xanthones as potential antiplasmodial substances. *Planta Medica*, 72, 912 - 916.

[117] Suvarnakuta, P., Chaweerungrat, C. & Devahastin, S. (2011) Effects of drying methods on assay and antioxidant activity of xanthones in mangosteen rind. *Food Chemistry*, 125, 240 - 247.

[118] Zadernowski, R., Czaplicki, S. & Naczk, M. (2009) Phenolic acid profiles of mangosteen fruits (*Garcinia mangostana*). *Food Chemistry*, 112, 685 - 689.

[119] Pothitirat, W., Chomnawang, M. T., Supabphol, R. & Gritsanapan, W. (2010) Free radical scavenging and anti - acne activities of mangosteen fruit rind extracts prepared by different extraction methods. *Pharmaceutical Biology*, 48, 182 - 186.

[120] Jung, H. A., Su, B. N., Keller, W. J., Mehta, R. G. & Kinghorn, A. D. (2006) Antioxidant xanthones from the pericarp of *Garcinia mangostana* (mangosteen). *Journal of Agricultural and Food Chemistry*, 54, 2077 - 2082.

[121] Ho, C. K., Huang, Y. L. & Chen, C. C. (2002) Garcinone E, a xanthone derivative, has potent cytotoxic effect against hepatocellular carcinoma cell lines. *Planta Medica*, 68, 975 - 979.

[122] Suksamrarn, S., Komutiban, O., Ratananukul, P., Chimnoi, N., Lartporn-matulee, N. & Suksamrarn, A. (2006) Cytotoxic prenylated xanthones from the young fruit of *Garcinia mangostana*. *Chemical and Pharmaceutical Bulletin*, 54, 301 - 305.

[123] Shibata, M. A., Iinuma, M., Morimoto, J., Kurose, H., Akamatsu, K., Okuno, Y., Akao, Y. & Otsuki, Y. (2011) Alpha - mangostin extracted from the pericarp of the mangosteen (*Garcinia mangostana* Linn) reduces tumor growth and lymph node metastasis in an immunocompetent xenograft model of metastatic mammary cancer carrying a p53 mutation. *BMC Medicine*, 9, 69.

[124] Johnson, J. J., Petiwala, S. M., Syed, D. N., Rasmussen, J. T., Adhami, V. M., Siddiqui, I. A., Kohl, A. M. & Mukhtar, H. (2012) Alpha - mangostin, a xanthone from mangosteen fruit, promotes cell cycle arrest in prostate cancer and decreases xenograft tumor growth. *Carcinogenesis*, 33, 413 - 419.

[125] Wang, J. J., Sanderson, B. J. & Zhang, W. (2011) Cytotoxic effect of xanthones from pericarp of the tropical fruit mangosteen (*Garcinia mangostana* Linn.) on human melanoma cells. *Food and Chemical Toxicology*, 49, 2385 - 2391.

[126] Nakatani, K., Yamakuni, T., Kondo, N., Arakawa, T., Oosawa, K., Shimura, S., Inoue, H. & Ohizumi, Y. (2004) Gamma - mangostin inhibits inhibitor - kappaB kinase activity and decreases lipopolysaccharideinduced cyclooxygenase - 2 gene expression in C6 rat glioma cells. *Molecular Pharmacology*, 66, 667 - 674.

[127] Wattenberg, L. W., Coccia, J. B. & Lam, L. K. (1980) Inhibitory effects of phenolic compounds on benzo (*a*) pyrene - induced neoplasia. *Cancer Research*, 40, 2820 - 2823.

[128] Rajendra - Prasad, N., Karthikeyan, A., Karthikeyan, S. & Reddy, B. V. (2011) Inhibitory effect of caffeic acid on cancer cell proliferation by oxidative mechanism in human HT - 1080 fibrosarcoma cell line. *Molecular and Cellular Biochemistry*, 349, 11 - 19.

[129] Baskaran, N., Manoharan, S., Balakrishnan, S. & Pugalendhi, P. (2010) Chemopreventive potential of ferulic acid in 7, 12 - dimethylbenz [*a*] anthracene - induced mammary carcinogenesis in Sprague - Dawley rats. *European Journal of Pharmacology*, 637, 22 - 29.

[130] Balakrishnan, S., Menon, V. P. & Manoharan, S. (2008) Ferulic acid inhibits 7, 12 - dimethylbenz [*a*] anthracene - induced hamster buccal pouch carcinogenesis. *Journal of Medicinal Food*, 11, 693 - 700.

[131] Alias, L. M., Manoharan, S., Vellaichamy, L., Balakrishnan, S. & Ramachandran, C. R. (2009) Protective effect of ferulic acid on 7, 12 - dimethylbenz [*a*]

anthracene – induced skin carcinogenesis in Swiss albino mice. *Experimental and Toxicologic Pathology*, 61, 205 – 214.

[132] Tanaka, T., Kojima, T., Kawamori, T., Wang, A., Suzui, M., Okamoto, K. & Mori, H. (1993) Inhibition of 4 – nitroquinoline – 1 – oxide – induced rat tongue carcinogenesis by the naturally occurring plant phenolics caffeic, ellagic, chlorogenic and ferulic acids. *Carcinogenesis*, 14, 1321 – 1325.

[133] Kawabata, K., Yamamoto, T., Hara, A., Shimizu, M., Yamada, Y., Matsunaga, K., Tanaka, T. & Mori, H. (2000) Modifying effects of ferulic acid on azoxymethane – induced colon carcinogenesis in F344 rats. *Cancer Letters*, 157, 15 – 21.

[134] Janicke, B., Hegardt, C., Krogh, M., Onning, G., Akesson, B., Cirenajwis, H. M. & Oredsson, S. M. (2011) The antiproliferative effect of dietary fiber phenolic compounds ferulic acid and p – coumaric acid on the cell cycle of Caco – 2 cells. *Nutrition & Cancer*, 63, 611 – 622.

[135] Serafim, T. L., Carvalho, F. S., Marques, M. P., Calheiros, R., Silva, T., Garrido, J., Milhazes, N., Borges, F., Roleira, F., Silva, E. T., Holy, J. & Oliveira, P. J. (2011) Lipophilic caffeic and ferulic acid derivatives presenting cytotoxicity against human breast cancer cells. *Chemical Research in Toxicology*, 24, 763 – 774.

[136] Lin, H. H., Chen, J. H., Chou, F. P. & Wang, C. J. (2011) Protocatechuic acid inhibits cancer cell metastasis involving the down – regulation of Ras/Akt/NF – kappaB pathway and MMP – 2 production by targeting RhoB activation. *British Journal of Pharmacology*, 162, 237 – 254.

[137] Yin, M. C., Lin, C. C., Wu, H. C., Tsao, S. M. & Hsu, C. K. (2009) Apoptotic effects of protocatechuic acid in human breast, lung, liver, cervix, and prostate cancer cells: potential mechanisms of action. *Journal of Agricultural and Food Chemistry*, 57, 6468 – 6473.

[138] Suzuki, R., Kohno, H., Sugie, S. & Tanaka, T. (2003) Dietary protocatechuic acid during the progression phase exerts chemopreventive effects on chemically induced rat tongue carcinogenesis. *Asian Pacific Journal of Cancer Prevention*, 4, 319 – 326.

[139] Ohnishi, M., Yoshimi, N., Kawamori, T., Ino, N., Hirose, Y., Tanaka, T., Yamahara, J., Miyata, H., & Mori, H. (1997) Inhibitory effects of dietary protocatechuic acid and costunolide on 7, 12 – dimethylbenz [*a*] anthracene – induced hamster cheek pouch carcinogenesis. *Japan Journal of Cancer Research*, 88, 111 – 119.

[140] Nakamura, H., Nishikawa, A., Furukawa, F., Kasahara, K., Miyauchi, M., Son, H. Y. & Hirose, M. (2000) Inhibitory effects of protocatechuic acid on the post – initiation phase of hamster pancreatic carcinogenesis induced by *N* – nitrosobis (2 – oxopropyl) amine. *Anticancer Research*, 20, 3423 – 3427.

[141] Jung, S. T., Park, Y. S., Zachwieja, Z., Folta, M., Barton, H., Pi-

otrowicz, J., Katrich, E., Trakhtenberg, S. & Gorinstein, S. (2005) Some essential phytochemicals and the antioxidant potential in fresh and dried persimmon. *International Journal of Food Sciences and Nutrition*, 56, 105 – 113.

[142] Park, Y. S., Jung, S. T., Kang, S. G., Delgado – Licon, E., Ayala, A. L. M., Tapia, M. S., Martin – Belloso, O., Trakhtenbergh, S. & Gorinstein, S. (2006) Drying of persimmons (*Diospyros kaki* L.) and the following changes in the studied bioactive compounds and the total radical scavenging activities. *Lwt – Food Science and Technology*, 39, 748 – 755.

[143] Kim, E. O., Lee, H., Cho, C. H., Kim, Y. J. & Kim, D. O. (2011) Antioxidant capacity and antiinflammatory effect of the ethyl acetate fraction of dried persimmon (*Diospyros kaki* Thumb.) on THP – 1 human acute monocytic leukemia cell line. *Journal of Korean Society of Applied Biological Chemistry*, 54, 606 – 611.

[144] Park, O. J. & Surh, Y. – J. (2004) Chemopreventive potential of epigallocatechin gallate and genistein: evidence from epidemiological and laboratory studies. *Toxicology Letters*, 150, 43 – 56.

[145] Meeran, S. M., Mantena, S. K., Elmets, C. A. & Katiyar, S. K. (2006) (−) – Epigallocatechin – 3 – gallate prevents photocarcinogenesis in mice through interleukin – 12 – dependent DNA repair. *Cancer Research*, 66, 5512 – 5520.

[146] Lu, Y. P., Lou, Y. R., Xie, J. G., Peng, Q. Y., Liao, J., Yang, C. S., Huang, M. T. & Conney, A. H. (2002) Topical applications of caffeine or (−) – epigallocatechin gallate (EGCG) inhibit carcinogenesis and selectively increase apoptosis in UVB – induced skin tumors in mice. *Proceedings of the National Academy of Sciences USA*, 99, 12455 – 12460.

[147] Kundu, J. K., Na, H. K., Chun, K. S., Kim, Y. K., Lee, S. J., Lee, S. S., Lee, O. S., Sim, Y. C. & Surh, Y. – J. (2003) Inhibition of phorbol ester – induced COX – 2 expression by epigallocatechin gallate in mouse skin and cultured human mammary epithelial cells. *Journal of Nutrition*, 133, 3805S – 3810S.

[148] Kundu, J. K. & Surh, Y. – J. (2007) Epigallocatechin gallate inhibits phorbol ester – induced activation of NF – κB and CREB in mouse skin: role of p38 MAPK. *Annals of the New York Academy of Sciences*, 1095, 504 – 512.

[149] Nomura, M., Ma, W., Chen, N., Bode, A. M. & Dong, Z. (2000) Inhibition of 12 – Otetradecanoylphorbol – 13 – acetate – induced NF – κB activation by tea polyphenols, (−) – epigallocatechin gallate and theaflavins. *Carcinogenesis*, 21, 1885 – 1890.

[150] Yang, W. H., Fong, Y. C., Lee, C. Y., Jin, T. R., Tzen, J. T., Li, T. M. & Tang, C. – H. (2011) Epigallocatechin – 3 – gallate induces cell apoptosis of human chondrosarcoma cells through apoptosis signal – regulating kinase 1 pathway. *Journal of Cellular Biochemistry*, 112, 1601 – 1611.

[151] Lee, M. H., Han, D. W., Hyon, S. H. & Park, J. C. (2011) Apoptosis of

human fibrosarcoma HT‐1080 cells by epigallocatechin‐3‐O‐gallate via induction of p53 and caspases as well as suppression of Bcl‐2 and phosphorylated nuclear factor‐kappaB. *Apoptosis*, 16, 75‐85.

[152] Rao, S. D. & Pagidas, K. (2010) Epigallocatechin‐3‐gallate, a natural polyphenol, inhibits cell proliferation and induces apoptosis in human ovarian cancer cells. *Anticancer Research*, 30, 2519‐2523.

[153] Hwang, J. T., Ha, J., Park, I. J., Lee, S. K., Baik, H. W., Kim, Y. M. & Park, O. J. (2007) Apoptotic effect of EGCG in HT‐29 colon cancer cells via AMPK signal pathway. *Cancer Letters*, 247, 115‐121.

[154] Ahn, W. S., Huh, S. W. & Bae, S. M. (2003) A major constituent of green tea, EGCG, inhibits the growth of a human cervical cancer cell line, CaSki cells, through apoptosis, G1 arrest, and regulation of gene expression. *DNA Cell Biology*, 22, 217‐224.

[155] Brusselmans, K., De Schrijver, E., Heyns, W., Verhoeven, G. & Swinnen, J. V. (2003) Epigallocatechin‐3‐gallate is a potent natural inhibitor of fatty acid synthase in intact cells and selectively induces apoptosis in prostate cancer cells. *International Journal of Cancer*, 106, 856‐862.

[156] Zhou, C., Sheng, Y., Zhao, D., Wang, Z. & Tao, J. (2010) Variation of oleanolic and ursolic acid in the flesh of persimmon fruit among different cultivars. *Molecules*, 15, 6580‐6587.

[157] Shan, J. Z., Xuan, Y. Y., Ruan, S. Q. & Sun, M. (2011) Proliferation‐inhibiting and apoptosis‐inducing effects of ursolic acid and oleanolic acid on multi‐drug resistance cancer cells *in vitro*. *Chinese Journal of Integrative Medicine*, 17, 607‐611.

[158] Shyu, M. H., Kao, T. C. & Yen, G. C. (2010) Oleanolic acid and ursolic acid induce apoptosis in HuH7 human hepatocellular carcinoma cells through a mitochondrial‐dependent pathway and downregulation of XIAP. *Journal of Agricultural and Food Chemistry*, 58, 6110‐6118.

[159] Yan, S. L., Huang, C. Y., Wu, S. T. & Yin, M. C. (2010) Oleanolic acid and ursolic acid induce apoptosis in four human liver cancer cell lines. *Toxicology In Vitro*, 24, 842‐848.

[160] Kim, K. H., Seo, H. S., Choi, H. S., Choi, I., Shin, Y. C. & Ko, S. G. (2011) Induction of apoptotic cell death by ursolic acid through mitochondrial death pathway and extrinsic death receptor pathway in MDA‐MB‐231 cells. *Archives of Pharmcal Research*, 34, 1363‐1372.

[161] Shanmugam, M. K., Rajendran, P., Li, F., Nema, T., Vali, S., Abbasi, T., Kapoor, S., Sharma, A., Kumar, A. P., Ho, P. C., Hui, K. M. & Sethi, G. (2011) Ursolic acid inhibits multiple cell survival pathways leading to suppression of growth of prostate cancer xenograft in nude mice. *Journal of Molecular*

Medicine，89，713－727.

［162］Shanmugam，M. K.，Manu，K. A.，Ong，T. H.，Ramachandran，L.，Surana，R.，Bist，P.，Lim，L. H.，Kumar，A. P.，Hui，K. M. & Sethi，G. (2011) Inhibition of CXCR4/CXCL12 signaling axis by ursolic acid leads to suppression of metastasis in transgenic adenocarcinoma of mouse prostate model. *International Journal of Cancer*，129，1552－1563.

［163］Sindhu，E. R.，Preethi，K. C. & Kuttan，R. (2010) Antioxidant activity of carotenoid lutein *in vitro* and *in vivo*. *Indian Journal of Experimental Biology*，48，843－848.

［164］Gunasekera，R. S.，Sewgobind，K.，Desai，S.，Dunn，L.，Black，H. S.，McKeehan，W. L. & Patil，B. (2007) Lycopene and lutein inhibit proliferation in rat prostate carcinoma cells. *Nutrition & Cancer*，58，171－177.

［165］Huang，J. P.，Zhang，M.，Holman，C. D. & Xie，X. (2007) Dietary carotenoids and risk of breast cancer in Chinese women. *Asia Pacific Journal of Clinical Nutrition*，16，437－442.

［166］Larsson，S. C.，Bergkvist，L.，Naslund，I.，Rutegard，J. & Wolk，A. (2007) Vitamin A，retinol，and carotenoids and the risk of gastric cancer：a prospective cohort study. *American Journal of Clinical Nutrition*，85，497－503.

［167］Tsuchiya，H.，Yamada，K.，Kato，H.，Hayashi，H.，Miyazaki，T. & Hayashi，T. (1995) High－performance liquid－chromatographic analysis of tetrahydro—carbolines in food plants. *Phytochemical Analysis*，6，297－301.

［168］Jenkins，P. R.，Wilson，J.，Emmerson，D.，Garcia，M. D.，Smith，M. R.，Gray，S. J.，Britton，R. G.，Mahale，S. & Chaudhuri，B. (2008) Design，synthesis and biological evaluation of new tryptamine and tetrahydro—carboline－based selective inhibitors of CDK4. *Bioorganic Medicinal Chemistry*，16，7728－7739.

［169］Bemis，D. L.，Capodice，J. L.，Gorroochurn，P.，Katz，A. E. & Buttyan，R. (2006) Anti－prostate cancer activity of a beta－carboline alkaloid enriched extract from *Rauwolfia vomitoria*. *International Journal of Oncology*，29，1065－1073.

［170］Beljanski，M. & Beljanski，M. S. (1982) Selective inhibition of *in vitro* synthesis of cancer DNA by alkaloids of－carboline class. *Experimental Cell Biology*，50，79－87.

［171］Kayano，S.，Kikuzaki，H.，Fukutsuka，N.，Mitani，T. & Nakatani，N. (2002) Antioxidant activity of prune (*Prunus domestica* L.) constituents and a new synergist. *Journal of Agricultural and Food Chemistry*，50，3708－3712.

［172］Huang，M. T.，Smart，R. C.，Wong，C. Q. & Conney，A. H. (1988) Inhibitory effect of curcumin，chlorogenic acid，caffeic acid，and ferulic acid on tumor promotion in mouse skin by 12－Otetradecanoylphorbol－13－acetate. *Cancer Research*，48，5941－5946.

[173] Shimizu, M., Yoshimi, N., Yamada, Y., Matsunaga, K., Kawabata, K., Hara, A., Moriwaki, H. & Mori, H. (1999) Suppressive effects of chlorogenic acid on *N* - methyl - *N* - nitrosourea - induced glandular stomach carcinogenesis in male F344 rats. *Journal of Toxicological Sciences*, 24, 433 - 439.

[174] Feng, R., Lu, Y., Bowman, L. L., Qian, Y., Castranova, V. & Ding, M. (2005) Inhibition of activator protein - 1, NF - κB, and MAPKs and induction of phase 2 detoxifying enzyme activity by chlorogenic acid. *Journal of Biological Chemistry*, 280, 27888 - 27895.

[175] Bandyopadhyay, G., Biswas, T., Roy, K. C., Mandal, S., Mandal, C., Pal, B. C., Bhattacharya, S., Rakshit, S., Bhattacharya, D. K., Chaudhuri, U., Konar, A. & Bandyopadhyay, S. (2004) Chlorogenic acid inhibits Bcr - Abl tyrosine kinase and triggers p38 mitogen - activated protein kinase - dependent apoptosis in chronic myelogenous leukemic cells. *Blood*, 104, 2514 - 2522.

[176] Kimura, Y., Ito, H., Kawaji, M., Ikami, T. & Hatano, T. (2008) Characterization and antioxidative properties of oligomeric proanthocyanidin from prunes, dried fruit of *Prunus domestica* L. *Bioscience, Biotechnology and Biochemistry*, 72, 1615 - 1618.

[177] Rossi, M., Lugo, A., Lagiou, P., Zucchetto, A., Polesel, J., Serraino, D., Negri, E., Trichopoulos, D. & La Vecchia, C. (2012) Proanthocyanidins and other flavonoids in relation to pancreatic cancer: a case - control study in Italy. *Annals of Oncology*, 23, 1488 - 1493.

[178] Rossi, M., Rosato, V., Bosetti, C., Lagiou, P., Parpinel, M., Bertuccio, P., Negri, E. & La Vecchia, C. (2010) Flavonoids, proanthocyanidins, and the risk of stomach cancer. *Cancer Causes and Control*, 21, 1597 - 1604.

[179] Rossi, M., Negri, E., Parpinel, M., Lagiou, P., Bosetti, C., Talamini, R., Montella, M., Giacosa, A., Franceschi, S. & La Vecchia, C. (2010) Proanthocyanidins and the risk of colorectal cancer in Italy. *Cancer Causes and Control*, 21, 243 - 250.

[180] Sharma, S. D., Meeran, S. M. & Katiyar, S. K. (2010) Proanthocyanidins inhibit *in vitro* and *in vivo* growth of human non - small cell lung cancer cells by inhibiting the prostaglandin E2 and prostaglandin E2 receptors. *Molecular Cancer Therapeutics*, 9, 569 - 580.

[181] Nandakumar, V., Singh, T. & Katiyar, S. K. (2008) Multi - targeted prevention and therapy of cancer by proanthocyanidins. *Cancer Letters*, 269, 378 - 387.

[182] Howe, G. R., Benito, E., Castelleto, R., Cornee, J., Esteve, J., Gallagher, R. P., Iscovich, J. M., Deng - ao, J., Kaaks, R. & Kune, G. A. (1992) Dietary intake of fiber and decreased risk of cancers of the colon and rectum: evidence from the combined analysis of 13 case - control studies. *Journal of the National Cancer Institute*, 84, 1887 - 1896.

[183] Reddy, B. S. , Engle, A. , Simi, B. , O' Brien, L. T. , Barnard, R. J. , Pritikin, N. & Wynder, E. L. (1988) Effect of low - fat, high - carbohydrate, high - fiber diet on fecal bile acids and neutral sterols. *Preventive Medicine*, 17, 432 - 439.

[184] Tinker, L. F. , Schneeman, B. O. , Davis, P. A. , Gallaher, D. D. & Waggoner, C. R. (1991) Consumption of prunes as a source of dietary fiber in men with mild hypercholesterolemia. *American Journal of Clinical Nutrition*, 53, 1259 - 1265.

[185] Fujii, T. , Ikami, T. , Xu, J. W. & Ikeda, K. (2006) Prune extract (*Prunus domestica* L.) suppresses the proliferation and induces the apoptosis of human colon carcinoma Caco - 2. *Journal of Nutritional Science and Vitaminology*, 52, 389 - 391.

[186] Yang, Y. & Gallaher, D. D. (2005) Effect of dried plums on colon cancer risk factors in rats. *Nutrition & Cancer*, 53, 117 - 125.

[187] Camire, M. E. & Dougherty, M. P. (2003) Raisin dietary fiber composition and *in vitro* bile acid binding. *Journal of Agricultural and Food Chemistry*, 51, 834 - 837.

[188] Morgan, A. F. , Kimmel, L. , Field, A. & Nichols, P. F. (1935) The vitamin content of sultanina (Thompson seedless) grapes and raisins. *Journal of Nutrition*, 9, 369 - 382.

[189] Karadeniz, F. , Durst, R. W. & Wrolstad, R. E. (2000) Polyphenolic composition of raisins. *Journal of Agricultural and Food Chemistry*, 48, 5343 - 5350.

[190] Zhao, B. & Hall, C. A. (2008) Composition and antioxidant activity of raisin extracts obtained from various solvents. *Food Chemistry*, 108, 511 - 518.

[191] Pezzuto, J. M. (2008) Grapes and human health: a perspective. *Journal of Agricultural and Food Chemistry*, 56, 6777 - 6784.

[192] Reinli, K. & Block, G. (1996) Phytoestrogen content of foods: a compendium of literature values. *Nutrition & Cancer*, 26, 123 - 148.

[193] Rankin, J. W. , Andreae, M. C. , Chen, C. Y. O. & O' Keefe, S. F. (2008) Effect of raisin consumption on oxidative stress and inflammation in obesity. *Diabetes*, *Obesity and Metabolism*, 10, 1086 - 1096.

[194] Spiller, G. A. , Story, J. A. , Furumoto, E. J. , Chezem, J. C. & Spiller, M. (2003) Effect of tartaric acid and dietary fibre from sun - dried raisins on colonic function and on bile acid and volatile fatty acid excretion in healthy adults. *British Journal of Nutrition*, 90, 803 - 807.

[195] Collins, A. R. , Harrington, V. , Drew, J. & Melvin, R. (2003) Nutritional modulation of DNA repair in a human intervention study. *Carcinogenesis*, 24, 511 - 515.

[196] Motohashi, N. , Shirataki, Y. , Kawase, M. , Tani, S. , Sakagami, H. , Satoh, K. , Kurihara, T. , Nakashima, H. , Mucsi, I. , Varga, A. & Molnar, J. (2002) Cancer prevention and therapy with kiwifruit in Chinese folklore medicine: a study of kiwifruit extracts. *Journal of Ethnopharmacology*, 81, 357 - 364.

［197］Fiorentino, A., D'Abrosca, B., Pacifico, S., Mastellone, C., Scognamiglio, M. & Monaco, P. (2009) Identification and assessment of antioxidant capacity of phytochemicals from kiwi fruits. *Journal of Agricultural and Food Chemistry*, 57, 4148 – 4155.

［198］Collins, B. H., Horska, A., Hotten, P. M., Riddoch, C. & Collins, A. R. (2001) Kiwifruit protects against oxidative DNA damage in human cells and *in vitro*. *Nutrition & Cancer*, 39, 148 – 153.

［199］Lee, D. E., Shin, B. J., Hur, H. J., Kim, J. H., Kim, J., Kang, N. J., Kim, D. O., Lee, C. Y., Lee, K. W. & Lee, H. J. (2010) Quercetin, the active phenolic component in kiwifruit, prevents hydrogen peroxideinduced inhibition of gap – junction intercellular communication. *British Journal of Nutrition*, 104, 164 – 170.

［200］Munzuroglu, O., Karatas, F. & Geckil, H. (2003) The vitamin and selenium contents of apricot fruit of different varieties cultivated in different geographical regions. *Food Chemistry*, 83, 205 – 212.

［201］Jackson, M. I. & Combs, G. F. Jr. (2008) Selenium and anticarcinogenesis: underlying mechanisms. *Current Opinion in Clinical Nutrition & Metabolic Care*, 11, 718 – 726.

［202］Nakagawa, A., Sawada, T., Okada, T., Ohsawa, T., Adachi, M. & Kubota, K. (2007) New antineoplastic agent, MK615, from UME (a variety of) Japanese apricot inhibits growth of breast cancer cells *in vitro*. *Breast Journal*, 13, 44 – 49.

［203］Enomoto, S., Yanaoka, K., Utsunomiya, H., Niwa, T., Inada, K., Deguchi, H., Ueda, K., Mukoubayashi, C., Inoue, I., Maekita, T., Nakazawa, K., Iguchi, M., Arii, K., Tamai, H., Yoshimura, N., Fujishiro, M., Oka, M. & Ichinose, M. (2010) Inhibitory effects of Japanese apricot (*Prunus mume* Siebold et Zucc.; Ume) on *Helicobacter pylori* – related chronic gastritis. *European Journal of Clinical Nutrition*, 64, 714 – 719.

［204］Yurt, B. & Celik, I. (2011) Hepatoprotective effect and antioxidant role of sun, sulphited – dried apricot (*Prunus armeniaca* L.) and its kernel against ethanol – induced oxidative stress in rats. *Food and Chemical Toxicology*, 49, 508 – 513.

［205］Wang, J., Wang, X., Jiang, S., Lin, P., Zhang, J., Lu, Y., Wang, Q., Xiong, Z., Wu, Y., Ren, J. & Yang, H. (2008) Cytotoxicity of fig fruit latex against human cancer cells. *Food and Chemical Toxicology*, 46, 1025 – 1033.

［206］Slatnar, A., Klancar, U., Stampar, F. & Veberic, R. (2011) Effect of drying of figs (*Ficus carica* L.) on the contents of sugars, organic acids, and phenolic compounds. *Journal of Agricultural and Food Chemistry*, 59, 11696 – 11702.

［207］Iamanaka, B. T., Taniwaki, M. H., Menezes, H. C., Vicente, E. & Fungaro, M. H. (2005) Incidence of toxigenic fungi and ochratoxin A in dried fruits sold in Brazil. *Food Additives and Contaminants*, 22, 1258 – 1263.

［208］Zinedine，A.，Soriano，J. M.，Juan，C.，Mojemmi，B.，Molto，J. C.，Bouklouze，A.，Cherrah，Y.，Idrissi，L.，El‐Aouad，R. & Manes，J. (2007) Incidence of ochratoxin A in rice and dried fruits from Rabat and Sale area, Morocco. *Food Additives and Contaminants*，24，285‐291.

［209］Trucksess，M. W. & Scott，P. M. (2008) Mycotoxins in botanicals and dried fruits: a review. *Food Additives and Contaminants. Part A, Chemistry, Analysis, Control, Exposure and Risk Assessments*，25，181‐192.

［210］Prior，R. L.，Wu，X. & Gu，L. (2006) Identification and urinary excretion of metabolites of 5‐(hydroxymethyl)‐2‐furfural in human subjects following consumption of dried plums or dried plum juice. *Journal of Agricultural and Food Chemistry*，54，3744‐3749.

［211］Stich，H. F.，Rosin，M. P.，Wu，C. H. & Powrie，W. D. (1981) Clastogenic activity of dried fruits. *Cancer Letters*，12，1‐8.

第二篇　浆果干

第3章 黑莓与黑加仑：植物化学成分及其保健作用

Haiming Shi and Liangli (Lucy) Yu

3.1 简介

浆果以多种形式被人们广为食用，除鲜果与冷冻果外，还有多种加工品和衍生品，如果汁、果酱、果酒、果冻和罐头。近来出现了把浆果提取物掺入功能性食品和膳食补充剂的趋势，目的是促进健康、减少疾病[1-3]。

黑莓（蔷薇科悬钩子属）在全球分布广泛，其总消费量在近10年内快速上升[4]。除维生素和膳食纤维外，黑莓还富含酚类成分，包括花青素类、黄酮醇类、单宁类和酚酸类[5]。大量研究表明，这些酚类成分可能具有多种与抗氧化、抗癌、抗神经退行性疾病及抗炎性相关的生物学效应[1,3,5]。而黑加仑（Ribes nigrum L.，黑茶藨子）则是一种原产于中欧、北欧和北亚的茶藨子科茶藨子属浆果。黑加仑是抗氧化剂含量最丰富的浆果之一，其花青素类、羟基肉桂酸类和维生素C含量特别高[6]。有研究表明，黑莓与黑加仑的提取物可抑制某些疾病的恶化，如某些类型的癌症、心血管病和慢性炎性疾病[7,8]。

本章重点介绍黑莓与黑加仑鲜果的成分与营养特性、植物化学成分、保健作用，及其在食品中的应用，并引用了其干果的可供参考的相关资料。

3.2 黑莓与黑加仑的成分与营养特性

美国农业部报告了黑莓和黑加仑鲜果的营养价值[9]（表3.1）。表中数据可能会因产地或年份的不同而异。

表 3.1 黑莓与黑加仑的成分与营养特性（以每 100g 可食部分计）

营养素	单位	黑莓鲜果	黑加仑鲜果
常规理化成分			
水	g	88.15	81.96
热量	kcal/100g	43	63
蛋白质	g	1.39	1.40
脂肪	g	0.49	0.41
灰分	g	无效数据	无效数据
碳水化合物	g	9.61	15.38

表 3.1（续）

营养素	单位	黑莓鲜果	黑加仑鲜果
膳食纤维	g/100g	5.3	无效数据
糖	g/100g	4.88	无效数据
矿物质			
钙	mg/100g	29.0	55
铜	mg/100g	无效数据	无效数据
铁	mg/100g	0.62	1.54
镁	mg/100g	20.0	24.0
锰	mg/100g	无效数据	无效数据
磷	mg/100g	22.0	59.0
钾	mg/100g	162	322
硒	μg/100g	无效数据	无效数据
钠	mg/100g	1.0	2.0
锌	mg/100g	0.53	0.27
维生素			
三甲基甘氨酸	mg/100g	无效数据	无效数据
胆碱	mg/100g	无效数据	无效数据
叶酸（DFE）	μg/100g	25.0	无效数据
烟酸	mg/100g	0.65	0.30
维生素 B_5	μg/100g	未检出	未检出
维生素 B_6	mg/100g	0.03	0.07
维生素 B_2	mg/100g	0.03	0.05
维生素 B_1	mg/100g	0.02	0.05
维生素 A（RAE）	μg/100g	11.0	12.0
维生素 C	mg/100g	21.0	181
维生素 E（ATE）	mg/100g	1.17	1.0
维生素 K	μg/100g	19.8	无效数据

资料来源：据美国农业部数据库改编[9]。

注：部分数据修约到小数点后第二位。DFE：膳食叶酸当量；RAE：视黄醇活性当量；ATE：α-生育酚当量。

3.2.1 膳食纤维

黑莓和黑加仑的膳食纤维含量都很高。冷冻黑莓的总纤维含量（g/100g，以鲜重计）为 7.1，高于其他浆果[10]。有人检测了 42 种比利时产食品（包括蔬菜和水果）的膳食纤维含量，黑莓在水果中以 4.87g/100g 排名第二[11]。还有人分析了成熟的北美沙果、欧洲越橘和黑加仑中的酸性洗涤纤维[12]，黑加仑的含量最高。

3.2.2　维生素 C

维生素 C 在许多果蔬中普遍存在，以抗氧化闻名，在食品和生物体中可充当还原剂而使氧化反应发生逆转。Kafkas 等人[13]用 HPLC 法分析了土耳其产 5 种不同基因型黑莓的提取物中维生素 C 的含量（mg/g），C. Thornless、Bursa 2 和 Loch Ness 中的含量依次为 2.5、4.6 和 14.9，Navaho 和 Jumbo 中则未检出。此外，有人采集了墨西哥和美国不同产区与产季的 11 种黑莓，并测定了维生素 C 含量（mg/g）[14]，结果介于 0.82（Brazos，产自 Zitácuaro，春季采摘）至 0.08（Comanche，产自 Zirahuen，秋季采摘）之间。多项研究报道了黑加仑的维生素 C 含量。有人分析了 17 种英国产黑加仑的维生素 C 含量（mg/g，以鲜重计）[6]，结果介于 1.92～5.41 之间，高于其他常见浆果（通常大于 1mg/g，以鲜重计），说明黑加仑是维生素 C 的良好来源。总之，黑莓和黑加仑是维生素 C 的优质膳食来源，但不同品种的含量可能存在明显差异。

3.2.3　维生素 E

包括黑莓和黑加仑在内的许多水果中都检出了维生素 E。Chun 等人[15]测定了美国产多种果蔬中的生育酚和生育三烯酚含量。黑莓中 α-生育酚、β-生育酚、γ-生育酚、δ-生育酚的含量（mg/100g，以可食部分计）分别为 1.43、0.04、1.42、0.85，但未检出生育三烯酚。目前尚缺乏黑加仑中维生素 E 含量的相关资料。总之，黑莓的维生素 E 含量远高于其他常见浆果。

3.2.4　糖类

Kafkas 等人[13]用 HPLC 法测定了土耳其产 5 种基因型黑莓中主要的可溶性糖的含量。结果发现，果糖是最主要的糖，且在 Navaho 中含量最高。还有人测定了 52 份黑莓样品中的糖[16]。蔗糖、葡萄糖和果糖在黑莓中均有检出。蔗糖含量差别极大，在总糖中的占比介于 0%～12.9%，均值为 4.6%。葡萄糖和果糖为主要的糖，含量几乎相等，葡萄糖与果糖之比介于 0.81～1.17 之间。此外，Bordonaba 和 Terry[6]报道了 17 种英国产黑加仑的糖类成分。所有品种中均检出了蔗糖、葡萄糖和果糖，含量范围（mg/g，以鲜重计）分别为 3.38～36.89、36.86～82.78、43.43～85.73。每种糖的占比因黑加仑的基因型而异。葡萄糖和果糖是所有品种黑加仑中主要的糖，在总糖中的占比分别为 40% 和 49%。而蔗糖在总糖中的占比为 10%，但品种间差异较大。有研究报道了纬度和气候对芬兰黑加仑糖类组成的影响[17]。因此，黑莓与黑加仑的糖含量受基因型和环境的影响，包括品种、成熟度和气候条件。

3.2.5 矿物质

Wu 等人[18]测定了 5 种中国产黑莓（Navaho、Young、Brazos、Boysen、Triple Crown）中钙、铁、钾、镁、钠、硒、锌等矿物质的含量。钙、钾、镁的含量高于其他元素，钾是所有黑莓样品中含量最高的元素（大于 1.0mg/g，以鲜重计），但 Boysen 除外。5 种黑莓的矿物质含量无显著性差异（$P > 0.05$）。此外，Ilkay 等人[19]报道，黑莓的钙、钾、镁、锌含量在成熟时变化很小。Huo 等人[20]报道，黑加仑的钙、铜、铁、钾、镁、锰、钠、锌等元素含量（mg/kg）依次为 0.38、1.1、8.7、3.04、0.07、0.7、0.047、23.6。

3.2.6 氨基酸

Wu 等人[18]还报道了中国产 5 种黑莓的氨基酸含量。所有样品均含有 8 种必需氨基酸，总氨基酸含量不等（mg/g，以鲜重计），介于 7.91～15.21 之间。据 Huo 等人[20]回顾，黑加仑也含有 8 种必需氨基酸，其组氨酸和赖氨酸含量（mg/kg，以鲜重计）分别为 108.2 和 64.6。

3.3 黑莓与黑加仑的植物化学成分

3.3.1 类黄酮

类黄酮属于多酚类化合物，代表着一大类植物次生代谢产物。类黄酮的结构特征为 C6 - C3 - C6 碳构架，糖苷配基或糖苷均有可能。流行病学研究表明，类黄酮的摄入量与慢性病发病风险负相关[21]。众多果蔬中均检出了类黄酮。黑莓和黑加仑是类黄酮的良好膳食来源。

3.3.1.1 花青素类

花青素是 2-苯基苯并吡喃或花色基元盐类的多羟基和多甲氧基衍生物的糖苷。由于具有保健作用，并可用作天然食用色素，故果蔬中的花青素已被广泛研究。黑莓和黑加仑是花青素的丰富来源。越来越多的证据表明，黑莓和黑加仑的多种生物活性与其花青素含量有关。

矢车菊素-3-O-葡萄糖苷（1）和矢车菊素-3-O-芸香糖苷（2）早就被认定为黑莓中的头号和二号花青素[22]（图 3.1）。Sapers 等人[23]报道，与这两种矢车菊素衍生物共存的还有矢车菊素-3-O-木糖苷（3），它曾被含糊地认为已被二元羧酸取代。后来，Fan Chiang[24]利用 HPLC-MS 法与化学反应鉴定出其中一种花青素为被丙二酸酰化的矢车菊素-3-O-葡萄糖苷（4）。黑莓中还分离出一种新型的两性花青素，其结构特点为矢车菊素-3-O-（6″-O-二乙二酰葡萄糖苷）（5）[25]。最近，有人用 HPLC-MS 法在黑莓提取物中又发现了两种含量较少的花青素：一个是矢车菊素-3-O-阿拉伯糖苷（6），另一个暂定为花翠素-3-O-木糖苷（7）[26]。

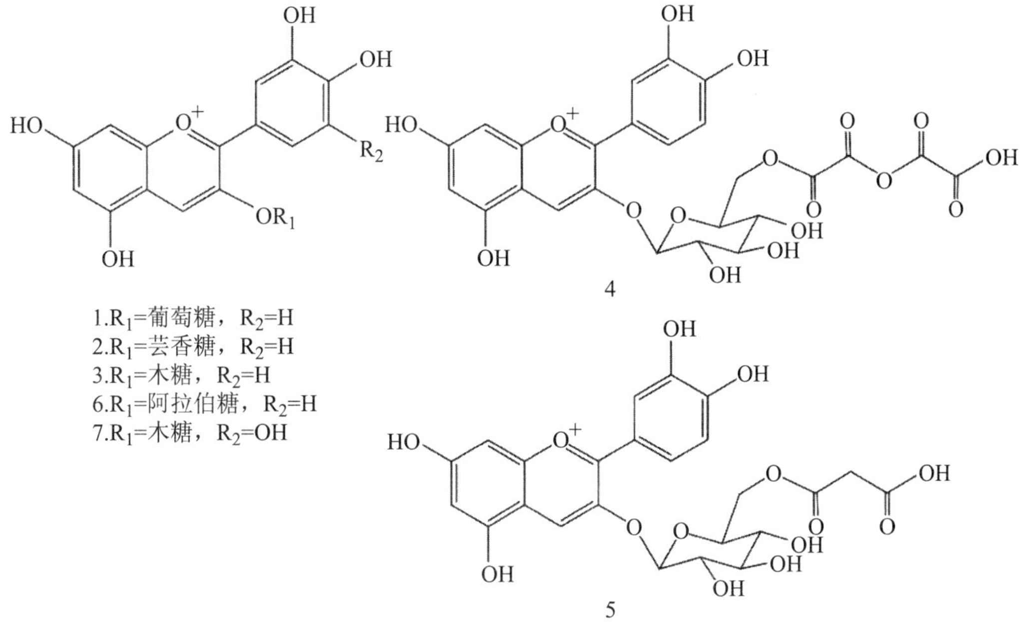

1.R₁=葡萄糖，R₂=H
2.R₁=芸香糖，R₂=H
3.R₁=木糖，R₂=H
6.R₁=阿拉伯糖，R₂=H
7.R₁=木糖，R₂=OH

图 3.1　黑莓中分离出的花青素的结构

黑加仑中的花青素也有报道。天竺葵素-3-O-葡萄糖苷（8）、矢车菊素-3-O-葡萄糖苷（9）、芍药素-3-O-葡萄糖苷（10）、花翠素-3-O-葡萄糖苷（11）、牵牛花色素-3-O-葡萄糖苷（12）、锦葵色素-3-O-葡萄糖苷（13）；天竺葵素-3-O-芸香糖苷（14）、矢车菊素-3-O-芸香糖苷（15）、芍药素-3-O-芸香糖苷（16）、花翠素-3-O-芸香糖苷（17）、牵牛花色素-3-O-芸香糖苷（18）、锦葵色素-3-O-芸香糖苷（19）；矢车菊素-3-O-阿拉伯糖苷（6）、矢车菊素-3-O-（6″-对-香豆酰葡萄糖苷）（20）、花翠素3-O-（6″-对-香豆酰葡萄糖苷）（21）。上述花青素在黑加仑中均有检出（图 3.2）。花翠素与矢车菊素的 3-O-葡萄糖苷和 3-O-芸香糖苷是其中 4 种主要的花青素，占花青素总量的 97%以上[27]。此外，Borges 等人[28]在商品化的黑加仑提取物中发现了 11 种花青素，包括以下 3 种微量花青素：花翠素-3-O-半乳糖苷（22）、芍药素-3-O-半乳糖苷（23）和锦葵色素-3-O-半乳糖苷（24），其定性依据（暂定）为质谱碎片特征。最近，黑加仑中首次检出了牵牛花色素-3-O-（6″-香豆酰）葡萄糖苷（25）和芍药素-3-O-（6″-香豆酰）葡萄糖苷（26）[29]。

黑莓和黑加仑中的花青素含量可能与其基因型、采摘季节、产地、成熟期及其他采前因素有关。Bowen-Forbes 等人[30]报道了一种牙买加生长的野生黑莓（Rubus jamaicensis），其花青素含量（mg/100g，以鲜重计）达 1673。Fan-Chiang 和 Wrolstad[31]报道，51 份黑莓样品的花青素含量（mg C3GE/100g，矢车菊素-3-O-葡萄糖苷当量）介于 70.3～201，均值为 137。这些样品代表着 18 个黑莓品种的 20 种选项组合（3 种采摘季节、5 个不同地理位置）。此外，Siriwoharn 等人[32]发现，Marion 黑莓和 Evergreen 黑莓的花青素含量在成熟过程中大幅上升，这一点与前述研究一致[23]。

73

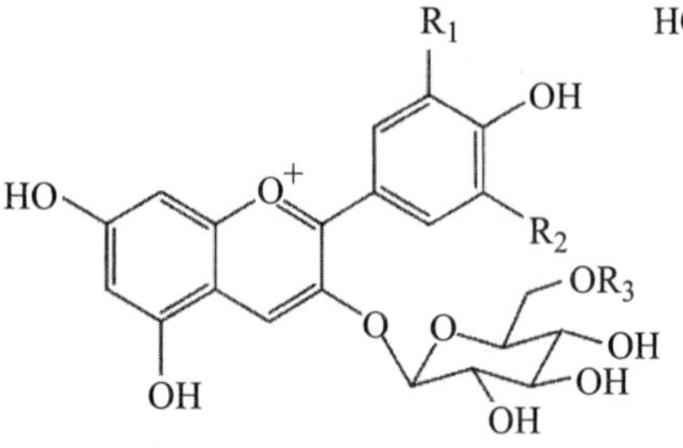

8.R₁=H，R₂=H，R₃=H
9.R₁=OH，R₂=H，R₃=H
10.R₁=OCH₃，R₂=H，R₃=H
11.R₁=OH，R₂=OH，R₃=H
12.R₁=OCH₃，R₂=OH，R₃=H
13.R₁=OCH₃，R₂=OCH₃，R₃=H
14.R₁=H，R₂=H，R₃=鼠李糖
15.R₁=OH，R₂=H，R₃=鼠李糖
16.R₁=OCH₃，R₂=H，R₃=鼠李糖
17.R₁=OH，R₂=OH，R₃=鼠李糖
18.R₁=OCH₃，R₂=OH，R₃=鼠李糖
19.R₁=OCH₃，R₂=OCH₃，R₃=鼠李糖

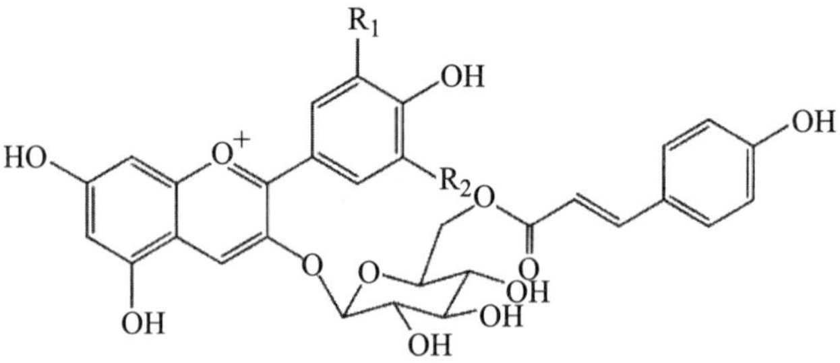

20.R₁=OH，R₂=H
21.R₁=OH，R₂=OH
25.R₁=OCH₃，R₂=OH
26.R₁=OCH₃，R₂=H

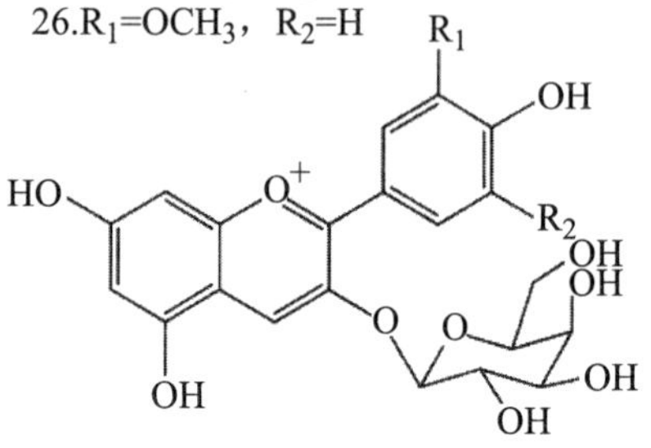

22.R₁=OH，R₂=OH
23.R₁=OCH₃，R₂=H
24.R₁=OCH₃，R₂=OCH₃

图 3.2　黑加仑中分离出的花青素的结构

17 种英国产黑加仑的花青素含量分析结果也有报道[6]。矢车菊素 - 3 - O - 葡萄糖苷、矢车菊素 - 3 - O - 芸香糖苷、花翠素 - 3 - O - 葡萄糖苷、花翠素 - 3 - O - 芸香糖苷的相对含量分别介于 3.1%～7.9%、35.4%～47.0%、7.6%～12.5%、36.9%～50.9% 之间。Anttonen 和 Karjalainen[33] 在其早先的研究中对比了有机黑加仑与传统黑加仑的花青素含量（来自气候相近地区的商业化农场）。不同农场的三种花青素含量（矢车菊素 - 3 - O - 芸香糖苷除外）存在显著差异（$P < 0.05$）。该项研究还表明，栽培技术不是决定黑加仑花青素含量的主要因素。

3.3.1.2　黄酮醇类

黄酮醇类是具有 3 - 羟基黄酮架构的类黄酮。黄酮醇类是浆果中除花青素类之外的另一类在生物体中因能清除自由基而发挥着抗氧化损伤重要作用的一类化合物。Cho 等人[34] 在 Kiowa 黑莓中鉴别出 8 种含槲皮素与槲皮素 - 糖偶联物的黄酮醇，即芸香糖苷（27）、半乳糖苷（28）、甲氧基己糖苷（29）、葡萄糖苷（30）、戊糖苷（31）、[6″ -（3 - 羟基 - 3 - 甲基戊二酰）] - β - 半乳糖苷（32）、葡萄糖基戊糖苷（33）和乙二酰戊糖苷（34）（图 3.3）。他们还测定了 6 种基因型黑莓中各种黄酮醇的含量。槲皮素 3 - O - 半乳糖苷是 Apache、Arapaho、Kiowa 和 Navaho 黑莓中主要的黄酮醇，而槲皮素 3 - O - 葡萄糖苷是 Prime - Jim 和 Chickasaw 黑莓中主要的黄酮醇。用 HPLC - MS 法从黑加仑提取物中鉴别出 8 种黄酮醇：杨梅素 - 3 - O - 芸香糖苷（35）、杨梅素 - 3 - O - 葡糖苷酸（36）、杨梅素 - 3 - O -（6″ - 丙二酰）葡萄糖苷（37）、槲皮素 - 3 - O - 芸香糖苷（27）、槲皮素 - 3 - O - 葡萄糖苷（30）、槲皮素 - 3 - O -（6″ - 丙二酰）葡萄糖苷（38）、山萘酚-3-O-芸香糖苷（39）和山萘酚-3-O-半乳糖苷（40）[28]（图 3.3）。有人采集了来自有机农场的 10 种黑加仑与来自传统农场的 5 种黑加仑，采用改良的提取和水解处理方法，以 HPLC 法定量，测定了槲皮素、杨梅素和山萘酚含量[35]。杨梅素是含量最高的黄酮醇，且不同品种间有明显差异（8.9～24.5mg/100g，以鲜重计）；黑加仑的槲皮素含量也有品种差异（5.2～12.2mg/100g，以鲜重计）；黑加仑的山萘酚含量较低（0.9～2.3mg/100g）。Koponen 等人[36]报道，黑加仑中不仅含有已知的 3 种黄酮醇：杨梅素-3-O-葡萄糖苷（41）、异鼠李素-3-O-芸香糖苷（42）和山萘酚-3-O-葡糖苷（43），还含有 2 种未报道过的黄酮醇：杨梅素-3-O-阿拉伯糖苷（44）和异鼠李素-3-O-葡萄糖苷（45）（图 3.3）。

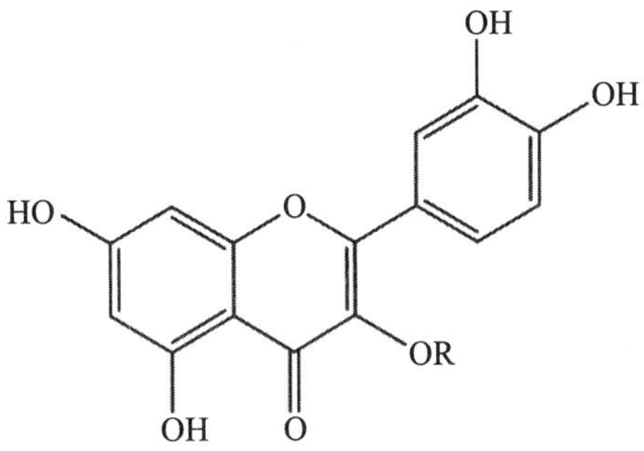

27.R=芸香糖
28.R=半乳糖
29.R=甲氧基己糖
30.R=葡萄糖
31.R=戊糖
32.R=[6"-（3-羟基-3-甲基戊二酰）]-半乳糖
33.R=葡萄糖基戊糖
34.R=乙二酰戊糖
38.R=（6"-丙二酰）-葡萄糖

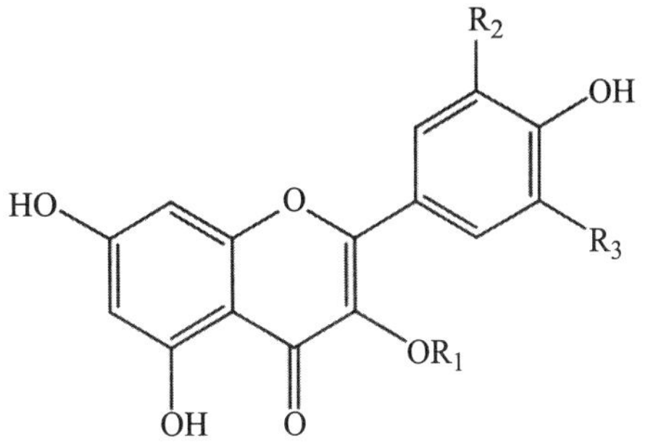

35.R$_1$=芸香糖，R$_2$=OH，R$_3$=OH
36.R$_1$=葡萄糖醛酸，R$_2$=OH，R$_3$=OH
37.R$_1$=（6"-丙二酰）-葡萄糖，R$_2$=OH，R$_3$=OH
39.R$_1$=芸香糖，R$_2$=H，R$_3$=H
40.R$_1$=半乳糖，R$_2$=H，R$_3$=H
41.R$_1$=葡萄糖，R$_2$=OH，R$_3$=OH
42.R$_1$=芸香糖，R$_2$=OCH$_3$，R$_3$=H
43.R$_1$=葡萄糖，R$_2$=H，R$_3$=H
44.R$_1$=阿拉伯糖，R$_2$=OH，R$_3$=OH
45.R$_1$=葡萄糖，R$_2$=OCH$_3$，R$_3$=H

图 3.3 黑莓和黑加仑中分离出的黄酮醇的结构

3.3.1.3 黄烷醇类

与其他类黄酮有所不同，水果中的黄烷醇类常以游离态存在，而非糖基化态或酯态。Mertz 等人[37]对 2 种黑莓（Rubus glaucus 与 Rubus adenotrichus）中的（-）-表儿茶素（46）进行了定性与定量分析（图 3.4）。另有人测定了 2 种黑莓（Choctaw 与 Kiowa）中的儿茶素含量（mg/100g，以鲜重计），分别为 313 和 266[38]。黑加仑的黄烷醇类含量较低，有（+）-儿茶素（47）、（-）-表儿茶素（46）和（-）-表没食子儿茶素（48）[39]，均以 HPLC-MS 法[40]鉴定（图 3.4）。

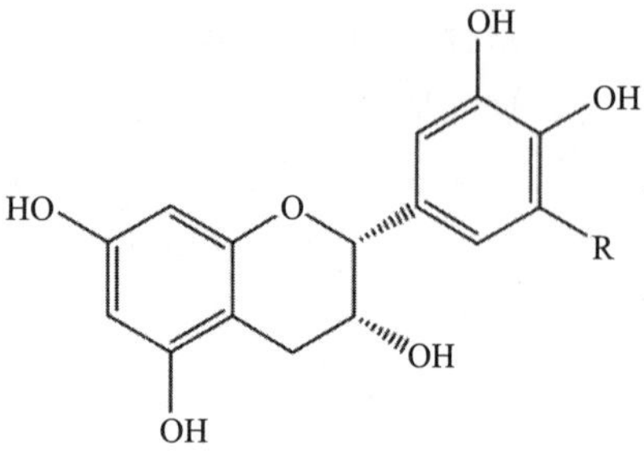

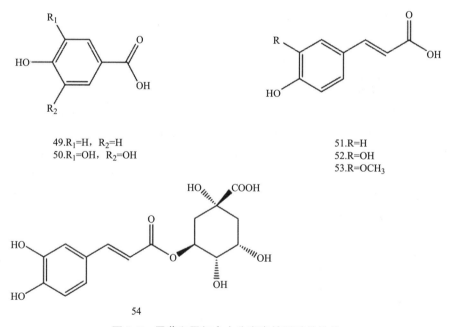

46.R=H
48.R=OH

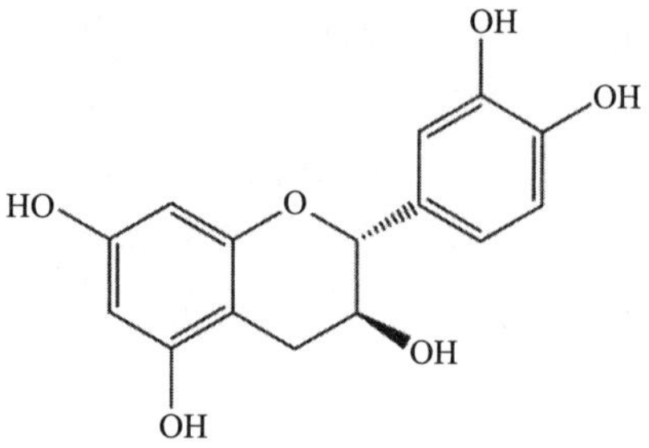

47

图 3.4　黑莓和黑加仑中分离出的黄烷醇的结构

3.3.2　酚酸类

酚酸在膳食酚类中约占 $\frac{1}{3}$，在植物中可以游离态与结合态 2 种形式存在。结合态酚酸可以酯、醚和/或缩醛等方式与多种植物成分键合[41]。酚酸还可细分为主要的 2 个子类：羟基苯甲酸衍生物、羟基肉桂酸衍生物。酚酸类具有多种生物活性，如抗氧化活性和抗诱变活性[42,43]。

有人在 2 种黑莓中检出了 5 种酚酸：对-羟基苯甲酸（49）、没食子酸（50）、对-香豆酸（51）、咖啡酸（52）和阿魏酸（53）[38]（图 3.5）。没食子酸、对-香豆酸、咖啡酸和阿魏酸的含量（mg/100g，以鲜重计）分别为 4.12~6.42、0.4~2.08、1.38~3.64 和 2.99~3.51，对-羟基苯甲酸未检出。随后，又有人在 2 种黑莓中检出了没食子酸、没食子酸酯、咖啡酸酯、对-香豆酸酯和阿魏酸酯[37]。2 种黑莓中，对-香豆酸酯含量最高，其次为咖啡酸酯。

49.R₁=H，R₂=H
50.R₁=OH，R₂=OH

51.R=H
52.R=OH
53.R=OCH₃

54

图 3.5　黑莓和黑加仑中分离出的酚酸的结构

黑加仑中也含有酚酸。Gavrilova 等人[29]报道，一种咖啡酸衍生物是黑加仑中主要的酚酸类成分；绿原酸（54）（图 3.5）、对-香豆酸衍生物和阿魏酸衍生物也有检出，与之前的研究结果一致[40,44]。同时，在负离子监测模式下发现的质荷比 m/z 为 421 和 451 的两个小峰，有可能分别是对-香豆酸己糖衍生物和阿魏酸己糖衍生物。此外，Zadernowski 等人[42]报道了黑莓和黑加仑中游离态、酯态和糖苷态酚酸的具体分布。

3.3.3　单宁类

单宁类属于低聚态与多聚态的酚类，可能是水果和蔬菜的涩味来源。人们按传统将单宁分为缩合单宁与水解单宁。水解单宁含有一个或多个被多元醇分子（最常见的是 β-D-葡萄糖）酯化的鞣花酸基团。黑莓与其他浆果一样富含水解单宁。Mertz 等人[37]用 HPLC-MS 法在 2 种黑莓中初步鉴别出 6 种鞣花酸衍生物和 2 种鞣花单宁，即地榆素 H-6（55）和展座盘菌素 C（56）（图 3.6）。有人采用高效液相色谱-电喷雾离子化-质谱法（HPLC-ESI-MS）与基质辅助激光解析离子化飞行时间质谱法（MALDI-TOF-MS）从黑莓中检出了 2 种展座盘菌素 A/地榆素 H-6 异构体、2 种展座盘菌素 C 异构体、2 种花梗鞣素异构体、2 种栗木鞣花素/栎木鞣花素异构体、1 种没食子酰-六羟基联苯（HHDP）葡萄糖异构体、1 种展座盘菌素 D 异构体、1 种没食子酰-双-HHDP 葡萄糖异构体、鞣花酸（57）和 2 种未知的鞣花单宁[45]。但由于单宁的多样性和复杂性，只有采用精确的核磁共振法（NMR）才能得到明确的鉴定结果。单宁类的结构复杂性也使其难以准确定量。通过测定酸水解单宁来确定黑莓中单宁类含量的定量分析数据在过去 10 年中已有报道[46,47]。

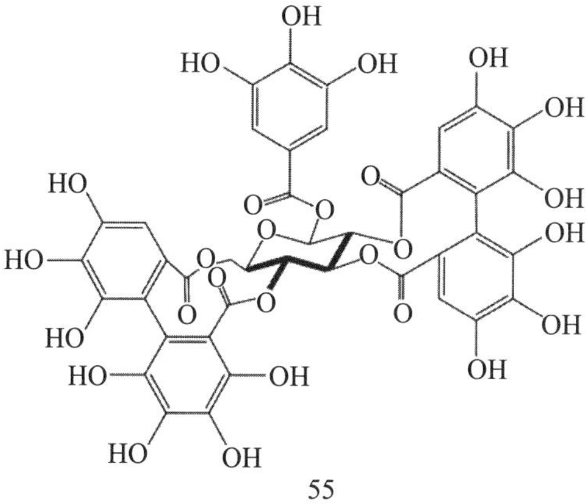

55

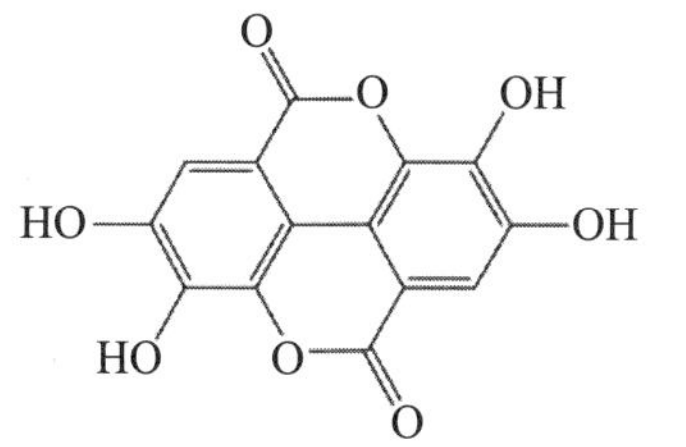

57

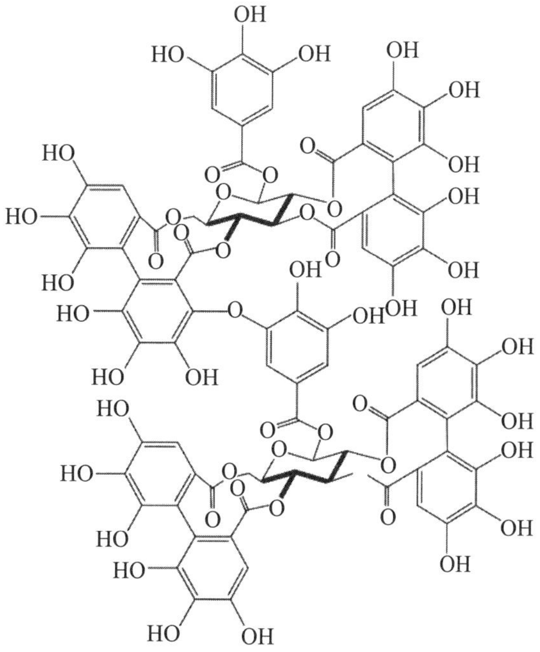

56

图 3.6　黑莓和黑加仑中分离出的代表性单宁的结构

3.3.4 类胡萝卜素

黑莓和黑加仑中均含有叶黄素、玉米黄素、β-隐黄素、β-胡萝卜素和α-胡萝卜素等类胡萝卜素[48,49]。虽然类胡萝卜素是一类有效的天然单线态氧淬灭剂，但有关黑莓和黑加仑中类胡萝卜素的类型和含量的资料均十分有限，原因可能是难以分离出类胡萝卜素个体。Marinova 和 Ribarova[48]测定了保加利亚产黑莓和黑加仑中叶黄素、玉米黄素、β-隐黄素、β-胡萝卜素和α-胡萝卜素的含量。黑莓的叶黄素、玉米黄素、β-隐黄素、β-胡萝卜素和α-胡萝卜素的含量（μg/100g）较高，分别为 270、29、30、9.2 和 100；而黑加仑中只检出了叶黄素、玉米黄素和α-胡萝卜素，含量（μg/100g）分别为 210、5.7 和 62。此外，Heinonen 等人[49]报道，芬兰产黑加仑的叶黄素、β-胡萝卜素和α-胡萝卜素含量（μg/100g）分别为 440、99 和痕量；而 Mertz 等人[50]在法国产黑莓中仅检出了痕量的类胡萝卜素。浆果不能被视为类胡萝卜素的良好膳食来源，但黑莓的类胡萝卜素含量高于常见的浆果，而黑加仑的类胡萝卜素含量则较低。

3.3.5 其他植物化学成分

除上述成分外，有人从冻干黑莓中分离出了 3 种植物固醇，即豆甾醇（58）、β-谷甾醇（59）和 β-谷甾醇-3-β-D-葡萄糖（60）[51]（图 3.7）。黑莓中还含有开环异落叶松树脂酚（61），它是由 2 个肉桂酸分子结合而成的木质素分子[52]。

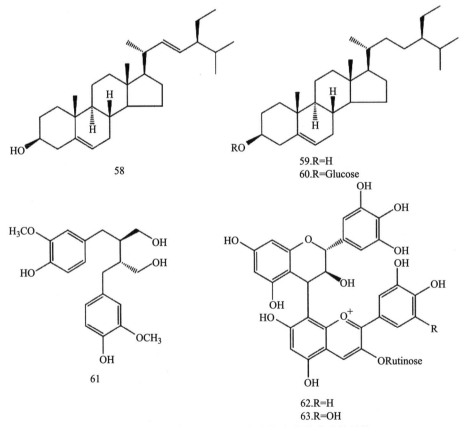

图 3.7 黑莓和黑加仑中分离出的部分其他成分的结构

McDougall 等人[53]报道，黑加仑可能含有一系列黄烷醇花青素缩合物（图 3.7）。在黑加仑鲜果提取物中可检出 2 种主要缩合物：（E）-（＋）-没食子儿茶素-矢车菊素-3-O-芸香糖苷（62）和（E）（＋）-没食子儿茶素-花翠素-3-O-芸香糖苷（63）。Anttonen 和 Karjalainen[33]在黑加仑中发现了一种金色草素葡萄糖苷。另有研究发现，黑加仑中含有黑醋栗多糖（CAPS），由鼠李糖、甘露糖、阿拉伯糖、半乳糖、木糖和葡萄糖组成[54]。在 45％（体积分数）的乙醇溶液中，CAPS 可能由一个可溶性组分和一个可沉淀组分组成，其平均分子质量分别为 80 和 600 ku。此外，Hilz 等人[55]报道，黑加仑中含有木葡聚糖，其分子为非常简单的带有半乳糖和岩藻糖侧链的 XXXG 构型。

3.4　黑莓和黑加仑的保健作用

3.4.1　抗氧化

黑莓、黑加仑及其他一些小水果是天然抗氧化剂的优质来源，这一点或许是其在人类膳食中的普及率上升的原因[5,9,56]。Hassimotto 等人[57]报道了一种黑莓水提取物及其 2 种分离组分的体内抗氧化活性，即富花青素组分（AF）与富鞣花单宁组分（EF）。用 AF 和 EF 对雄性 Wistar 大鼠喂养 35d 后，其肝、肾、脑中的硫代巴比妥酸反应底物（TBARS）含量明显下降，且谷胱甘肽含量有明显上升。一种牙买加黑莓（R. jamaicensis）的己烷、甲醇和乙醇提取物对脂质过氧化反应的抑制率分别达 74％、53％和 48％[30]。有人用经典的铁离子还原抗氧化能力（FRAP）实验测定了黑莓中的低分子量酚类组分（LMWPF）和高分子量酚类组分（HMWPF）的抗氧化活性，其 FRAP 值（mmol Fe^{2+} 当量/100mg）介于 2.03～3.92 之间[58]。而用氧自由基吸收能力（ORAC 值，μmol TE/g）表示的黑莓粗提取物与其富花青素提取物的抗氧化活性测定结果则分别为 674.2 和 4885[59]。他们同时还开展了一项利用 2，2′-偶氮二异丁基脒二盐酸盐（AAPH）在 INT-407 细胞中产生自由基的细胞抗氧化试验。上述实验的结果相近，说明花青素可能提供了主要的抗氧化能力，同时抑制了过氧自由基所致的化学氧化反应与细胞内氧化反应。用 2，2′-联氮双（3-乙基苯并噻唑啉-6-磺酸）（ABTS）法测得冻干黑莓的 TE 抗氧化能力（TEAC 值，mmol TE/g）为 406[60]。在 TBARS 与 ABTS 试验中，黑莓的抗氧化活性在包括樱桃、苹果、桃、梨和葡萄在内的 28 种水果中的排名分别为第四和第二。以上研究结果表明，花青素类为黑莓带来了主要的抗氧化能力。Tabart 等人[61]报道，在 2，2-二苯基-1-苦基苯肼（DPPH）自由基清除试验中，8 个不同品种黑加仑的抗氧化能力仅有很小的差异。用 FRAP 法测定黑加仑提取物抗氧化能力也有报道[28]，结果也发现花青素是抗氧化能力的主要来源。因此，黑莓和黑加仑的抗氧化剂含量水平堪比/甚至高于诸如苹果、桃、梨和葡萄等常见水果。

3.4.2　抗癌

大量体外研究与动物实验研究结果表明，浆果可能具有抗癌性。研究者相继采用己烷、乙酸乙酯和甲醇提取冻干牙买加黑莓与黑莓粉，并评估了提取物对肿瘤细胞增殖的抑制活性[30]。己烷提取物对肿瘤细胞生长的总抑制能力最强，对人结肠癌、乳腺癌、肺癌和胃癌瘤细胞的抑制率分别为 50%、24%、54% 和 37%。据另一项研究，黑莓提取物对人口腔癌细胞（KB、CAL-27）、乳腺癌细胞（MCF-7）、结肠癌细胞（HT-29、HCT116）和前列腺癌细胞（LNCaP）等细胞系的抑制能力（IC_{50} 值，$\mu g/mL$）介于 49.61～122.00 之间。该研究还评估了黑莓提取物的促细胞凋亡能力（促进 HT-29 结肠癌细胞中环氧合酶-2 的表达），结果发现其促细胞凋亡率是对照组的 1.8 倍以上[5]。此外，Dai 等人[26]报道，黑莓提取物抑制了 HT-29 结肠癌细胞的生长，抑制性与其浓度相关。当提取物的总花青素含量为 49.2$\mu g/mL$ 时，它对 HT-29 细胞的抑制率在 72h 内高达 66%。

从黑加仑提取的多糖对艾氏腹水癌细胞表现出了某种直接的细胞毒作用，其 IC_{50} 值约为 760$\mu g/mL$。为艾氏腹水癌小鼠口服黑加仑果汁和多糖，分别使实体瘤的生长迟缓了 45% 和 51%[54]。这些研究成果表明，黑莓和黑加仑中植物化学物质的附加作用与协同作用可能是其强抗癌活性的来源。

3.4.3 抗炎

慢性炎症与癌症和心血管病等几种人类疾病的发病风险上升有关。含抗炎成分的饮食有可能降低罹患这些人类慢性病的风险。有人利用耳肿胀家鼠模型动物实验，研究了从 3 种黑莓（Navaho、Kiowa、Ouachita）中分离的 LMWPF 和 HMWPF 的抗炎活性[58]。所有组分均显著降低了 12-O-十四烷酰佛波醇-13-乙酸酯（TPA）造成的刺激性损伤（$P<0.05$）。此外还评估了家鼠耳髓过氧化物酶（MPO，中性粒细胞炎性浸润指标之一）的活性，结果发现局部施用所有黑莓制剂后，MPO 活性均有明显下降（$P<0.05$）。在另一项研究中，牙买加黑莓的己烷提取物在浓度为 100$\mu g/mL$ 时，选择性地抑制了 COX-2 的活性[30]。Dai 等人[26]报道，肯塔基州产 Hull 黑莓的富花青素提取物组分，在背景含量和刺激含量下，均抑制了树突细胞对白介素-12（IL-12）的释放，说明黑莓的富花青素提取物具有抗炎性。最近，有报道称 6 种黑莓（4 个野生种、1 个非商业性驯化种和 1 个商业栽培种）提取物的富总多酚组分、富花青素组分和富原花青素组分，抑制了致炎反应，包括一氧化氮（NO）的产生、诱导型一氧化氮合酶（iNOS）的表达、COX-2 的表达，以及脂多糖（LPS）刺激的 RAW264.7 巨噬细胞中前列腺素 E_2（PGE2）的表达[62]。

黑加仑的多酚成分可减少嗜酸性粒细胞的聚集，并减轻嗜酸性粒细胞引发的气道炎症[63]。Balstad 等人[64]的研究表明，大量食用冻干黑加仑调节了体内实验中被 LPS 诱导氧化应激后肝脏细胞中核转录因子 kappa B（NF-κB）的信号通路。此外，Lyall 等人[65]的研究表明，短期食用黑加仑提取物可减轻运动所致的氧化应激与 LPS 刺激的炎症反应。上述研究成果表明，黑莓和黑加仑可降低慢性炎症及其相关疾病的发病风险。

3.4.4 其他生物活性

Shukitt-Hale 等人[66]的研究表明，用添加了 2% 黑莓的饲料喂养 19～21 月龄大鼠，饲料中所含的多酚延缓甚至逆转了大鼠老年性运动和认知能力的衰退。100 倍稀释后，黑加仑提取物仍完全抑制了 1 型单纯疱疹病毒对细胞膜的附着，并抑制了 1 型和 2 型单纯疱疹病毒噬斑的形成；400 倍稀释或更低浓度下，对水痘带状疱疹病毒的抑制率仍能达到 50％[67]。黑加仑提取物对 A 型和 B 型流感病毒也有明显的抑制活性[68]。此外，Takata 等人[54]报道，以带瘤小鼠为研究对象，磷酸盐缓冲液（PBS）为对照，黑加仑提取物对脾淋巴细胞释放 IL－2、IL－10、干扰素 γ 和 IL－4 具有免疫刺激作用。有趣的是，黑加仑提取物在体外实验中可激活人脐静脉内皮细胞（HUVEC）中经 AKT/PI3 激酶途径产生的内皮型一氧化氮合酶（eNOS），且该作用对维生素 C 无依赖性[69]。在小鼠实验中，黑加仑提取物可减轻身体疲劳、延长负重游泳时间、提升肝糖原含量，并降低血尿素氮[70]。

3.5　黑莓和黑加仑商品及其工业应用

由于鲜果极易腐烂、货架期极短，故黑莓和黑加仑也和其他浆果一样被加工成各种产品（如果冻、果汁、果酱和果酒）。有关黑莓和黑加仑及其制品的营养性和保健性方面已有许多研究。

3.5.1　果汁

不经任何巴氏灭菌处理的鲜榨果汁是新鲜水果的消费方式之一。Hager 等人[71]报道，黑莓加工成果汁时，总单体花青素损失约 67％、ORAC 值损失约 55％，且聚合物颜色也有少量增加。室温下贮藏 6 个月后，黑莓汁的 ORAC 值无显著变化（$P >$ 0.05），但总单体花青素的损失达 69％～75％[71]。其后，Hager 等人[72]报道，果汁的总鞣花单宁含量在加工过程中有明显变化。果汁产品鞣花单宁含量低的原因是鞣花单宁留在了滤渣饼中。Hong 和 Wrolstad[73]研究了黑莓与黑加仑果汁商品中花青素类色素的特点后发现，黑莓样品中含有矢车菊素-3－O-芸香糖苷、矢车菊素-3－O-槐糖苷、矢车菊素-3－O-葡萄糖基芸香糖苷和矢车菊素-3－O-葡萄糖苷，而黑加仑样品中则含有矢车菊素-3－O-芸香糖苷、花翠素-3－O-芸香糖苷和花翠素-3－O-葡萄糖苷。他们还测定了着色力、总花青素含量、褐变、滴定酸和亨特三刺激色值等其他性质。最近，Serraino 等人[74]研究表明，含有矢车菊素-3－O-葡萄糖苷的黑莓汁清除了过氧亚硝基阴离子，并防止了过氧亚硝基阴离子所致的内皮功能紊乱和血管功能衰竭。

3.5.2　果酱

浆果酱是浆果的一种重要的食用方式[75]。由黑莓酱的 HPLC 光谱图可见，矢车菊素-3－O-葡萄糖苷是其主要花青素，另有痕量的矢车菊素-3－O-芸香糖苷[76]。黑加仑酱商品中主要的花青素是矢车菊素-3－O-芸香糖苷和花翠素-3－O-芸香糖苷[76]。在所有黑莓加工品（还包括冷冻的、冻干的、热风干的、清水罐装的和糖水罐装的黑莓产品）中，黑莓酱的总酚与总花青素含量最低；且与冷冻黑莓相比，黑莓酱的总酚酸含量和总花青素含量仅占其冷冻黑莓对照品含量的 33％和 20％[77]。原因可能是细胞破碎后酚类成分的缩合反应与聚合反应加速，以及加工时黑莓的温度升高且暴露在有氧条件下[78]。

3.5.3 果酒

与红葡萄酒相比，黑莓酒的超氧阴离子自由基和羟自由基清除能力更强，且能更有效地抑制钙调蛋白催化的磷酸二酯酶的活性[79]。黑莓酒中检出了增强的抗氧化活性（60%）与高含量的总酚（1232mg GAE/L）[80]。黑加仑酒的总抗氧化活性、总酚含量和矿物含量也有报道[81]。

3.5.4 罐头

Wu 等人[77]报道，罐装显著降低了黑莓的总单体花青素含量。而且，与清水罐装相比，蔗糖浆罐装的黑莓的总单体花青素损失加倍，且自由基清除活性下降。还有人以 2005 年采自美国阿肯色州的黑莓（亮黑 Apache）为原料，对比了 2 种罐装方式（白利糖度为 40°的糖浆罐装和清水罐装）下产品的 ORAC 值（分别减少 22% 和 27%）、单体花青素（分别减少 10.5% 和 17.8%，伴有聚合色加深现象）[71]。此外，为期 6 个月的加工后贮藏（25℃）也使总单体花青素分别损失 60.6% 和 65.8%，但 ORAC 值无显著变化（$P>0.05$）。总之，上述研究表明，水果加工过程对黑莓和黑加仑的成分和保健性有潜在影响。这一点对于更好地利用黑莓和黑加仑及其他水果应该都很重要。

3.6 干制对黑莓和黑加仑的抗氧化能力和酚类物质的影响

干制是通过降低水分活度来保存新鲜浆果的常用方法。不同干制技术对黑莓的生物活性成分和抗氧化能力有不同的影响（见表 3.2）。冻干法被公认为生产高品质干果产品的最佳方法，可使产品的生物活性成分和抗氧化活性仅有轻微的改变。而热风干燥法则使黑莓的总酚、花青素和抗氧化能力明显下降。冻干和风干的黑莓与其冷冻黑莓对照品相比，维生素 C 含量明显减少（$P<0.05$）[82]。风干黑莓的总酚含量比其冷冻黑莓低 15.6%～21.1%[82]。干制对黑加仑中酚类成分与抗氧化活性影响的相关文献很少。

表 3.2　干制后 2 种黑莓的生物活性成分及抗氧化活性与其冷冻黑莓对照品的相对变化

干制法	总酚 mg GAE/g	花青素 mg C3GE/g	RSA mg AAE/g	ORAC μmol TE/g	FRAP μmol TE/g
Marion					
冷冻干燥	+27%	−25%	无变化	无变化	无变化
热风干燥	无效数据	−56%	无效数据	−37%	−27%
Evergreen					
冷冻干燥	+21%	+5.5%	+14%	无变化	无变化
热风干燥	−37%	−84%	−13%	无效数据	无效数据

资料来源：据 Wu 等人[77]的报道改编。
RSA：自由基清除能力；ORAC：氧自由基吸收能力；FRAP：三价铁还原抗氧化能力；GAE：没食子酸当量；C3GE：氰化-3-葡萄糖苷当量；AAE：抗坏血酸当量；TE：水溶性维生素 E 当量。

3.7　总结

黑莓和黑加仑有相当多的营养成分、功能性成分和潜在的保健作用。同时，黑莓干和黑加仑干显著保留了其鲜果的营养价值，还入选每日膳食推荐摄入量以促进人体健康。科学资料表明，食用黑莓干和黑加仑干可降低与衰老有关的几种人体慢性病的发病风险。为了更好地揭示黑莓干和黑加仑干的保健机制，还需要开展更多研究。有关黑莓干和黑加仑干中具体保健成分的定性与定量分析，以及不同干制工艺和条件对浆果保健成分的影响方面，也需要更深入的研究。此外，对黑莓干和黑加仑干或其生物活性成分在吸收、分布、代谢、排泄等方面也应开展研究，并需要对其人体生物利用度有更好的了解。

参考文献

［1］Zhao，Y. Y. （2007）*Berry Fruit：Value - Added Products for Health Promotion*. CRC Press，Taylor & Francis Group，Boca Raton，FL.

［2］Seeram，N. P. （2008）Berry fruits for cancer prevention：current status and future prospects. *Journal of Agricultural and Food Chemistry*，56，630 - 635.

［3］Szajdek，A. & Borowska，E. （2008）Bioactive compounds and health - promoting properties of berry fruits：a review. *Plant Foods for Human Nutrition （Formerly Qualitas Plantarum）*，63，147 - 156.

［4］Strik，B. C.，Clark，J. R.，Finn，C. E. & Banados，M. P. （2007）Worldwide blackberry production. *HortTechnology*，17，205 - 213.

［5］Seeram，N. P.，Adams，L. S.，Zhang，Y. J.，Lee，R.，Sand，D.，Scheuller，H. S. & Heber，D. （2006）Blackberry，black raspberry，blueberry，cranberry，red raspberry，and strawberry extracts inhibit growth and stimulate apoptosis of human cancer cells *in vitro*. *Journal of Agricultural and Food Chemistry*，54，9329 - 9339.

［6］Bordonaba，J. G. & Terry，L. A. （2008）Biochemical profiling and chemometric analysis of seventeen UK - grown black currant cultivars. *Journal of Agricultural and Food Chemistry*，56，7422 - 7430.

［7］Karjalainen，R.，Anttonen，M.，Saviranta，N.，Stewart，D.，McDougall，G. J.，Hilz，H.，Mattila，P. & Torrönen，R. （2009）A review on bioactive compounds in black currants （*Ribes nigrum* L. ）and their potential health - promoting properties. *Acta Horticulturae*，839，301 - 307.

［8］Lister，C.，Wilson，P.，Sutton，K. & Morrison，S. （2002）Understanding the health benefits of blackcurrants. *Acta Horticulturae*，585，443 - 450.

［9］USDA （2011）.*USDA National Nutrient Database for Standard Reference，Release* 24. Published on - line at：http：//www. ars. usda. gov/ba/bhnrc/ndl，last accessed 6 January 2012.

［10］Vollendorf，J. A. M. N. W. （1994）Dietary fiber content and composition of different forms of fruits. *Food Chemistry*, 51, 39 – 44.

[11] Gyurova, D. & Ribarova, F. (2005) Dietary fibres in Bulgarian vegetables and fruits. *Dokladi na Bulgarskata Akademiya na Naukite*, 58, 107 – 110.

[12] Borowska, E. J. & Szajdek, A. (2005) Dietary components and bioactive substances in chokeberry, bilberry, and black currant fruits. *Bromatologia i Chemia Toksykologiczna*, 38, 181 – 184.

[13] Kafkas, E. , Kos, ar, M. , Turemis̈, N. & Bas, er, K. H. C. (2006) Analysis of sugars, organic acids and vitamin C contents of blackberry genotypes from Turkey. *Food Chemistry*, 97, 732 – 736.

[14] Reyes – Carmona, J. , Yousef, G. G. , Martínez – Peniche, R. A. & Lila, M. A. (2005) Antioxidant capacity of fruit extracts of blackberry (*Rubus* sp.) produced in different climatic regions. *Journal of Food Science*, 70, 198 – 202.

[15] Chun, J. , Lee, J. , Ye, L. , Exler, J. & Eitenmiller, R. (2006) Tocopherol and tocotrienol contents of raw and processed fruits and vegetables in the United States diet. *Journal of Food Composition and Analysis*, 19, 196 – 204.

[16] Fang – Chiang, H. J. & Wrolstad, R. E. (2010) Sugar and nonvolatile acid composition of blackberries. *Journal of AOAC International*, 93, 956 – 965.

[17] Zheng, J. , Yang, B. R. , Tuomasjukka, S. , Ou, S. Y. & Kallio, H. (2009) Effects of latitude and weather conditions on contents of sugars, fruit acids, and ascorbic acid in black currant (*Ribes nigrum* L.) juice. *Journal of Agricultural and Food Chemistry*, 57, 2977 – 2987.

[18] Wu, W. L. , Li, W. L. , Lu, L. F. & Wang, X. M. (2007) Comparison of nutrient constituents in fresh fruit of different cultivars of blackberry. *Journal of Plant Resources and Environment*, 16, 58 – 61.

[19] Ilkay, N. , Ustun, S. & Tekguler, B. (2008) Physical and chemical changes during ripening of blackberry fruits. *Scientia Agricola*, 65, 87 – 90.

[20] Huo, J. W. , Li, Z. H. & Qin, D. (2011) Review of nutritional ingredients and health protectal function of black currant fruit and its prospect in industrial development. *Journal of Northeast Agricultural University*, 42, 139 – 144.

[21] Knekt, P. , Kumpulainen, J. , Jarvinen, R. , Rissanen, H. , Heliövaara, M. , Reunanen, A. , Hakulinen, T. & äromaa, A. (2002) Flavonoid intake and risk of chronic diseases. *American Journal of Clinical Nutrition*, 76, 560 – 568.

[22] Mazza, G. & Miniati, E. (1993) *Anthocyanins in Fruits, Vegetables, and Grains*. CRC Press, Taylor & Francis Group, Boca Raton, FL.

[23] Sapers, G. M. , Hicks, K. B. , Burgher, A. M. , Hargrave, D. L. , Sondey, S. M. & Bilyk, A. (1986) Anthocyanin patterns in ripening thornless blackberries. *Journal of the American Society for Horticultural Science*, 111, 945 – 950.

[24] Fang – Chiang, H. J. (2000) *Anthocyanin Pigments, Nonvolatile Acid and*

Sugar Composition of Blackberries. MSc Thesis, Oregon State University, Portland, OR.

[25] Stintzing, F. C., Stintzing, A. S., Carle, R. & Wrolstad, R. E. (2002) A novel zwitterionic anthocyanin from evergreen blackberry (*Rubus laciniatus* Willd.). *Journal of Agricultural and Food Chemistry*, 50, 396 – 399.

[26] Dai, J., Patel, J. D. & Mumper, R. J. (2007) Characterization of blackberry extract and its antiproliferative and anti – inflammatory properties. *Journal of Medicinal Food*, 10, 258 – 265.

[27] Slimestad, R. & Solheim, H. (2002) Anthocyanins from black currants (*Ribes nigrum* L.). *Journal of Agricultural and Food Chemistry*, 50, 3228 – 3231.

[28] Borges, G., Degeneve, A., Mullen, W. & Crozier, A. (2010) Identification of flavonoid and phenolic antioxidants in black currants, blueberries, raspberries, red currants, and cranberries. *Journal of Agricultural and Food Chemistry*, 58, 3901 – 3909.

[29] Gavrilova, V., Kajdzanoska, M., Gjamovski, V. & Stefova, M. (2011) Separation, characterization and quantification of phenolic compounds in blueberries and red and black currants by HPLC – DAD – ESIMSn. *Journal of Agricultural and Food Chemistry*, 59, 4009 – 4018.

[30] Bowen – Forbes, C. S., Zhang, Y. & Nair, M. G. (2010) Anthocyanin content, antioxidant, antiinflammatory and anticancer properties of blackberry and raspberry fruits. *Journal of Food Composition and Analysis*, 23, 554 – 560.

[31] Fang – Chiang, H. J. & Wrolstad, R. E. (2005) Anthocyanin pigment composition of blackberries. *Journal of Food Science*, 70, 198 – 202.

[32] Siriwoharn, T., Wrolstad, R. E., Finn, C. E. & Pereira, C. B. (2004) Influence of cultivar, maturity, and sampling on blackberry (*Rubus* L. Hybrids) anthocyanins, polyphenolics, and antioxidant properties. *Journal of Agricultural and Food Chemistry*, 52, 8021 – 8030.

[33] Anttonen, M. J. & Karjalainen, R. O. (2006) High – performance liquid chromatography analysis of black currant (*Ribes nigrum* L.) fruit phenolics grown either conventionally or organically. *Journal of Agricultural and Food Chemistry*, 54, 7530 – 7538.

[34] Cho, M. J., Howard, L. R., Prior, R. L. & Clark, J. R. (2005) Flavonol glycosides and antioxidant capacity of various blackberry and blueberry genotypes determined by high – performance liquid chromatography/mass spectrometry. *Journal of the Science of Food and Agriculture*, 85, 2149 – 2158.

[35] Mikkonen, T. P., Määttä, K. R., Hukkanen, A. T., Kokko, H. I., Törrönen, A. R., Kärenlampi, S. O. & Karjalainen, R. O. (2001) Flavonol content varies among black currant cultivars. *Journal of Agricultural and Food Chemistry*, 49,

3274 - 3277.

[36] Koponen, J. M. , Happonen, A. M. , Auriola, S. , Kontkanen, H. , Buchert, J. , Poutanen, K. S. & Torrönen, Ä. R. (2008) Characterization and fate of black currant and bilberry flavonols in enzyme - aided processing. *Journal of Agricultural and Food Chemistry*, 56, 3136 - 3144.

[37] Mertz, C. , Cheynier, V. , Gunata, Z. & Brat, P. (2007) Analysis of phenolic compounds in two blackberry species (*Rubus glaucus* and *Rubus adenotrichus*) by high - performance liquid chromatography with diode array detection and electrospray ion trap mass spectrometry. *Journal of Agricultural and Food Chemistry*, 55, 8616 - 8624.

[38] Sellappan, S. , Akoh, C. C. & Krewer, G. (2002) Phenolic compounds and antioxidant capacity of Georgiagrown blueberries and blackberries. *Journal of Agricultural and Food Chemistry*, 50, 2432 - 2438.

[39] Macheix, J. J. , Fleuriet, A. & Billot, J. (1990) *Fruit Phenolics*. CRC Press, Taylor & Francis Group, Boca Raton, FL.

[40] Maättä, K. R. , Kamal - Eldin, A. & Törrönen, A. R. (2003) High - performance liquid chromatography (HPLC) analysis of phenolic compounds in berries with diode array and electrospray ionization mass spectrometric (MS) detection: *Ribes* species. *Journal of Agricultural and Food Chemistry*, 51, 6736 - 6744.

[41] Robbins, R. J. (2003) Phenolic acids in foods: an overview of analytical methodology. *Journal of Agricultural and Food Chemistry*, 51, 2866 - 2887.

[42] Zadernowski, R. , Naczk, M. & Nesterowicz, J. (2005) Phenolic acid profiles in some small berries. *Journal of Agricultural and Food Chemistry*, 53, 2118 - 2124.

[43] Kikuzaki, H. , Hisamoto, M. , Hirose, K. , Akiyama, K. & Taniguchi, H. (2002) Antioxidant properties of ferulic acid and its related compounds. *Journal of Agricultural and Food Chemistry*, 50, 2161 - 2168.

[44] Hakkinen, S. & Auriola, S. (1998) High - performance liquid chromatography with electrospray ionization mass spectrometry and diode array ultraviolet detection in the identification of flavonol aglycones and glycosides in berries. *Journal of Chromatography A*, 829, 91 - 100.

[45] Hager, T. J. , Howard, L. R. , Liyanage, R. , Lay, J. O. & Prior, R. L. (2008) Ellagitannin composition of blackberry as determined by HPLC - ESI - MS and MALDI - TOF - MS. *Journal of Agricultural and Food Chemistry*, 56, 661 - 669.

[46] Vrhovsek, U. , Palchetti, A. , Reniero, F. , Guillou, C. , Masuero, D. & Mattivi, F. (2006) Concentration and mean degree of polymerization of Rubus ellagitannins evaluated by optimized acid methanolysis. *Journal of Agricultural and Food Chemistry*, 54, 4469 - 4475.

[47] Vrhovsek, U. , Giongo, L. , Mattivi, F. & Viola, R. (2007) A survey of ellagitannin content in raspberry and blackberry cultivars grown in Trentino (Italy) .

European Food Research and Technology，226，817 – 824.

［48］Marinova，D. & Ribarova，F. (2007) HPLC determination of carotenoids in Bulgarian berries. *Journal of Food Composition and Analysis*，20，370 – 374.

［49］Heinonen，M. I.，Ollilainen，V.，Linkola，E. K.，Varo，P. T. & Koivistoinen，P. E. (1989) Carotenoids in Finnish foods：vegetables，fruits，and berries. *Journal of Agricultural and Food Chemistry*，37，655 – 659.

［50］Mertz，C.，Gancel，A. L.，Gunata，Z.，Alter，P.，Dhuique – Mayer，C.，Vaillant，F.，Perez，A. M.，Ruales，J. & Brat，P. (2009) Phenolic compounds，carotenoids and antioxidant activity of three tropical fruits. *Journal of Food Composition and Analysis*，22，381 – 387.

［51］Ruan，J. L.，Zhao，X. Z.，Cassady，J. M. & Stoner，G. D. (2001) Study on the constituents from freeze – dried power of blackberries (*Rubus ursinus*). *Journal of Chinese Medicinal Materials*，24，645 – 647.

［52］Thompson，L. U. (1999) Role of lignans in carcinogenesis. In：*Phytochemicals in Human Health Protection*，*Nutrition and Plant Defense* (ed. J. T. Romeo). Kluwer Academic/Plenum Publishers，New York，NY，pp. 51 – 61.

［53］McDougall，G. J.，Gordon，S.，Brennan，R. & Stewart，D. (2005) Anthocyanin – flavanol condensation products from black currant (*Ribes nigrum* L.). *Journal of Agricultural and Food Chemistry*，53，7878 – 7885.

［54］Takata，R.，Yamamoto，R.，Yanai，T.，Konno，T. & Okubo，T. (2005) Immunostimulatory effects of a polysaccharide – rich substance with antitumor activity isolated from black currant (*Ribes nigrum* L.). *Bioscience*，*Biotechnology*，*and Biochemistry*，69，2042 – 2050.

［55］Hilz，H.，Dejong，L.，Kabel，M.，Schols，H. & Voragen，A. (2006) A comparison of liquid chromatography，capillary electrophoresis，and mass spectrometry methods to determine xyloglucan structures in black currants. *Journal of Chromatography A*，1133，275 – 286.

［56］Moyer，R. A.，Hummer，K. E.，Finn，C. E.，Frei，B. & Wrolstad，R. E. (2002) Anthocyanins，phenolics，and antioxidant capacity in diverse small fruits：*Vaccinium*，*Rubus*，and *Ribes*. *Journal of Agricultural and Food Chemistry*，50，519 – 525.

［57］Hassimotto，N. M. A. & Lajolo，F. M. (2011) Antioxidant status in rats after long – term intake of anthocyanins andellagitannins from blackberries. *Journal of the Science of Food and Agriculture*，91，523 – 531.

［58］Srivastava，A.，Greenspan，P.，Hartle，D. K.，Hargrove，J. L.，Amarowicz，R. & Pegg，R. B. (2010) Antioxidant and anti – inflammatory activities of polyphenolics from southeastern U. S. range blackberry cultivars. *Journal of Agricultural and Food Chemistry*，58，6102 – 6109.

［59］Elisia，I.，Hu，C.，Popovich，D. G. & Kitts，D. D. (2007) Antioxidant assessment of an anthocyaninenriched blackberry extract. *Food Chemistry*, 101, 1052 – 1058.

[60] Garcia – Alonso, M. , de Pascual – Teresa, S. , Santos – Buelga, C. & Rivas – Gonzalo, J. C. (2004) Evaluation of the antioxidant properties of fruits. *Food Chemistry*, 84, 13 – 18.

[61] Tabart, J. , Kevers, C. , Pincemail, J. , Defraigne, J. O. & Dommes, J. (2006) Antioxidant capacity of black currant varies with organ, season, and cultivar. *Journal of Agricultural and Food Chemistry*, 54, 6271 – 6276.

[62] Cuevas – Rodrguez, E. O. , Dia, V. P. , Yousef, G. G. , Garcıa – Saucedo, P. A. , Lopez – Medina, J. , Paredes – ′Lopez, O. , Gonzalez de Mejia, E. & Lila, M. A. (2010) Inhibition of pro – inflammatory responses and antioxidant capacity of Mexican blackberry (*Rubus* spp.) extracts. *Journal of Agricultural and Food Chemistry*, 58, 9542 – 9548.

[63] Hurst, S. M. , McGhie, T. K. , Cooney, J. M. , Jensen, D. J. , Gould, E. M. , Lyall, K. A. & Hurst, R. D. (2010) Blackcurrant proanthocyanidins augment IFN – g – induced suppression of IL – 4 stimulated CCL26 secretion in alveolar epithelial cells. *Molecular Nutrition & Food Research*, 54, S159 – S170.

[64] Balstad, T. R. , Paur, I. , Poulsen, M. , Markowski, J. , Kolodziejczyk, K. , Dragsted, L. O. , Myhrstad, M. C. W. & Blomhoff, R. (2010) Apple, cherry, and blackcurrant increases nuclear factor kappa B activation in liver of transgenic mice. *Nutrition and Cancer*, 62, 841 – 848.

[65] Lyall, K. A. , Hurst, S. M. , Cooney, J. , Jensen, D. , Lo, K. , Hurst, R. D. & Stevenson, L. M. (2009) Short – term blackcurrant extract consumption modulates exercise – induced oxidative stress and lipopolysaccharidestimulated inflammatory responses. *American Journal of Physiology—Regulatory, Integrative and Comparative Physiology*, 297, R70 – R81.

[66] Shukitt – Hale, B. , Cheng, V. & Joseph, J. A. (2009) Effects of blackberries on motor and cognitive function in aged rats. *Nutritional Neuroscience*, 12, 135 – 140.

[67] Suzutani, T. , Ogasawara, M. , Yoshida, I. , Azuma, M. & Knox, Y. M. (2003) Anti – herpesvirus activity of an extract of *Ribes nigrum* L. *Phytotherapy Research*, 17, 609 – 613.

[68] Knox, Y. M. , Suzutani, T. , Yosida, I. & Azuma, M. (2003) Anti – influenza virus activity of crude extract of *Ribes nigrum* L. *Phytotherapy Research*, 17, 120 – 122.

[69] Edirisinghe, I. , Banaszewski, K. , Cappozzo, J. , McCarthy, D. & Burton – Freeman, B. M. (2011) Effect of black currant anthocyanins on the activation of endothelial nitric oxide synthase (eNOS) *in vitro* in human endothelial cells. *Journal of Agricultural and Food Chemistry*, 59, 8616 – 8624.

[70] Li, L. , Zhao, X. G. , Ma, L. , Gu, Y. J. & Ma, X. D. (2008) The anti – fatigue effect of black currant extracts in mice. *Acta Nutrimenta Sinica*, 30, 499 – 501.

［71］Hager，T. J.，Howard，L. R. & Prior，R. L.（2008）Processing and storage effects on monomeric anthocyanins，percent polymeric color，and antioxidant capacity of processed blackberry products. *Journal of Agricultural and Food Chemistry*，56，689 – 695.

［72］Hager，T. J.，Howard，L. R. & Prior，R. L.（2010）Processing and storage effects on the ellagitannin composition of processed blackberry products. *Journal of Agricultural and Food Chemistry*，58，11749 – 11754.

［73］Hong，V. & Wrolstad，R. E.（1990）Characterization of anthocyanin – containing colorants and fruit juices by HPLC/photodiode array detection. *Journal of Agricultural and Food Chemistry*，38，698 – 708.

［74］Serraino，I.，Dugo，L.，Dugo，P.，Mondello，L.，Mazzon，E.，Dugo，G.，Caputi，A. P. & Cuzzocrea，S.（2003）Protective effects of cyanidin – 3 – O – glucoside from blackberry extract against peroxynitriteinduced endothelial dysfunction and vascular failure. *Life Sciences*，73，1097 – 1114.

［75］Figuerola，F. E.（2007）. Berry jams and jellies. In：*Berry Fruit：Value – Added Products for Health Promotion*（ed. Y. Y. Zhao）. CRC Press，Taylor & Francis Group，Boca Raton，FL，pp. 367 – 386.

［76］Garc′ıa – Viguera，C.，Zafrilla，P. & Tomas – Barber an，F. A.（1997）. Determination of authenticity of fruit jams by HPLC analysis of anthocyanins. *Journal of the Science of Food and Agriculture*，73，207 – 213.

［77］Wu，R. Y.，Frei，B.，Kennedy，J. A. & Zhao，Y. Y.（2010）Effects of refrigerated storage and processing technologies on the bioactive compounds and antioxidant capacities of "Marion" and "Evergreen" blackberries. *LWT—Food Science and Technology*，43，1253 – 1264.

［78］Amakura，Y.，Umino，Y.，Tsuji，S. & Tonogai，Y.（2000）. Influence of jam processing on the radical scavenging activity and phenolic content in berries. *Journal of Agricultural and Food Chemistry*，48，6292 – 6297.

［79］Pinhero，R. G. & Paliyath，G.（2001）. Antioxidant and calmodulin – inhibitory activities of phenolic components in fruit wines and its biotechnological implications. *Food Biotechnology*，15，179 – 192.

［80］Yildirim，H. K.（2006）. Evaluation of colour parameters and antioxidant activities of fruit wines. *International Journal of Food Sciences and Nutrition*，57，47 – 63.

［81］Rupasinghe，H. & Clegg，S.（2007）. Total antioxidant capacity，total phenolic content，mineral elements，and histamine concentrations in wines of different fruit sources. *Journal of Food Composition and Analysis*，20，133 – 137.

［82］Asami，D. K.，Hong，Y. J.，Barrett，D. M. & Mitchell，A. E.（2003）Comparison of the total phenolic and ascorbic acid content of freeze – dried and air – dried marionberry，strawberry，and corn grown using conventional，organic，and sustainable agricultural practices. *Journal of Agricultural and Food Chemistry*，51，1237 – 1241.

第4章 蓝莓干加工对保健成分的影响

William L. Kerr

4.1 简介

蓝莓甜而多汁，在全球许多地方都有生长。美国 2010 年的蓝莓产量为 186000t[1]。缅因州是最大的野生蓝莓产区，2008 年产量约 40000t。其他几个州为驯化蓝莓的主产区，包括密歇根州（49000t）、乔治亚州（28000t）、俄勒冈州（24000t）、华盛顿（19000t）、北卡罗莱纳州（18000t）、加利福尼亚州（13000t）和佛罗里达州（8000t）。加拿大是蓝莓的另一主要生产国，2010 年产量为 42000t[2]。蓝莓是加拿大出口量最大的水果，占全国水果种植面积半数以上。不列颠哥伦比亚省是高丛蓝莓的主产区，新斯科舍省和魁北克省出产大量野生蓝莓。

南美近年发展出一个庞大的蓝莓产业，有 16000t 的蓝莓栽培面积。智利是最大的生产国，也是北美和欧洲市场的主要出口国，年出口 21000t 新鲜蓝莓与 1000t 冷冻蓝莓。南美洲种蓝莓的国家还有阿根廷和乌拉圭。欧洲也有几个国家出产高丛蓝莓，最初仅在德国和荷兰的酸性沙壤种植，后来传播到波兰、法国、奥地利和意大利[3]。欧洲的蓝莓种植面积 2008 年时估计有 73km²。自 1970 年起，澳大利亚、新西兰和南非也成为蓝莓主要生产国。

近来人们对保健成分的关注激励了蓝莓的生产，尤其当蓝莓被认可为抗氧化剂与其他植物化学物质（包括花青素类、原花青素类和黄酮醇类等具有潜在抗病作用的成分）的主要来源之一后[4]。此外，反季节消费蓝莓的愿望促进了智利和阿根廷等国的蓝莓出口。2003~2008 年，全球蓝莓种植面积从 340km² 扩大到 660km²，翻了近一番[5]。在美国，缅因州的野生蓝莓产量增加了 58%，而驯化蓝莓的种植面积则从 2008 年的 240km² 增加到了 2010 年的 280km²[1]。

蓝莓的产季极短，迫使其保鲜加工业得到发展。在美国，每年约有 111000t 蓝莓进入鲜食市场，75000t 蓝莓被深加工[1]。在加工蓝莓中，近一半为单体速冻处理（IQF）；其余的则制成果汁、果浆和干果，而蓝莓干在加工时常以糖浆浸渍。加工蓝莓可制成品类繁多的制品，如蓝莓派、蓝莓酱、蓝莓果冻、蓝莓烘焙食品和蓝莓休闲食品。

本章综述了可获得的部分蓝莓品种及其所含重要营养素与植物化学成分、保健作用研究现状，以及加工对这些成分的影响，尤其关注了干制技术。

4.2 品种和成分

蓝莓是杜鹃花科越橘属开花植物，有两种，一种为低灌木，另一种为喜酸性土壤的树木[6]。越橘属有 450 多个品种的落叶灌木，适宜在较冷的地区生长。其他越橘属浆果还有蔓越橘、欧洲越橘、越橘、红莓苔子和曰莓。蓝莓属于"伪浆果"或叶生浆果，由下位子房发育而成，且包含部分由花发育而来的组织。蓝莓为多年生植物，可存活数年，春季、夏季发育结果，秋季叶片全部脱落。

蓝莓的品种很多，表 4.1 列出了一部分，其中仅个别品种在北美很有商业价值。高丛越橘（*Vaccinium corymbosum L.*）数量最多，在美国东北部、加拿大魁北克省和安大略省、美国中西部和东南部、美国华盛顿州和加拿大不列颠哥伦比亚省的部分地区均有生长，这种蓝莓占全球蓝莓产量的一半以上[7]。其植株可高达 1.8～3.6m，通常由基部分出 2～5 根枝干；目前至少已有 50 个栽培品种，如 Bluejay、Bluecrop、Bluetta、Bluerat、Duke、Jersey、Patriot 等。这些都是精选野生基本种的变种，或繁殖后获得了理想属性，并经插条繁殖加以保持。

表 4.1　蓝莓品种

拉丁种名（中文名）	拉丁俗名（中文名）	分布
Vaccinium angustifolium（矮丛越橘）	Wild lowbush（野生矮丛）	加拿大的中部和东部，美国东北部
Vaccinium ashei（兔眼越橘）	Southern rabbiteye（南方兔眼）	美国东南部
Vaccinium boreale	Northern（北方蓝莓）	新英格兰、纽芬兰和魁北克省
Vaccinium caesariense（新泽西蓝莓）	New Jersey（新泽西蓝莓）	新泽西和美国东部的部分地区
Vaccinium corymbosum（高丛越橘）	Northern highbush（北方高丛）	新斯科舍省、安大略省、美国东南部、威斯康辛州、德克萨肯纳
Vaccinium cyanococcus（青液果组蓝莓）	American（美国蓝莓）	美国北部
Vaccinium darrowii（常绿越橘）	Southern highbush（南方高丛）	美国东南部
Vaccinium elliotti	Elliott（埃利奥特）	美国东南部、德克萨肯纳
Vaccinium formosum	Southern（南方蓝莓）	美国东南部和沿海平原
Vaccinium fuscatum（黑果木）	Black highbush（黑高丛）	新英格兰、美国东南部、德克萨肯纳
Vaccinium hirsutum（毛果蓝莓）	Hairy fruited（多毛果）	乔治亚州、北卡罗来纳州和田纳西州
Vaccinium myrtilloides（拟桃金娘越橘）	Canadian, velvetleaf（加拿大，绒毛叶）	加拿大、美国东北部和西北部

表 4.1（续）

拉丁种名（中文名）	拉丁俗名（中文名）	分布
Vaccinium operium（深蓝）	Cyan‐fruited（深蓝）	新斯科舍、蒙大拿弗吉尼亚
Vaccinium pallidum（银蓝越橘）	Dryland, blue ridge（旱地，蓝脊）	美国东部和加拿大安大略省
Vaccinium simulatum（拟态越橘）	Upland highbush（山地高丛）	美国东南部、俄亥俄州和肯塔基州
Vaccinium tenellum（康氏越橘）	Small black（小黑）	美国东南部
Vaccinium virgatum（兔眼越橘）	Small flower（小花）	美国东南部、德克萨肯纳

南方兔眼蓝莓（Vaccinium ashei）是另一个重要的种，也有许多品种，如 Bluebell、Bluegem、Brightwell、Climax、Delight、Powderblue、Southland、Tifblue、Woodard 等。该蓝莓主要生长于美国南部（北起北卡罗莱纳州、南至佛罗里达州、西至德克萨斯州）的一片带状区域，原因是它对湿热的夏季与温和的冬季较为适应。兔眼蓝莓在智利、巴西、澳大利亚和南非也有生长，合计占全球产量的 15%[8]。其典型植株的高度为 1.8～2.4m，冠幅 0.9～3.0m，从基部发出 5～10 根枝干。该品种产量高、便于运输，但成熟期较鲜食市场略迟。故半数以上的产量注定要用于深加工。

矮丛蓝莓（Vaccinium angustfolium）是一个初级野生种，尽管也已开发出几个改良品种。其植株低矮、蔓延、丛生，典型高度低于 0.9m。主要生长于缅因州、马萨诸塞州和加拿大。其产量占北美产量的 40%，占全球产量的 31%，大部分用于深加工[8]。

4.3 蓝莓的成分与营养特性

4.3.1 宏量与微量营养素

蓝莓与其他浆果一样也含有多种营养素与保健成分。蓝莓是特别好的维生素 C 来源，1 餐杯即可达到成人日推荐膳食标准（RDA）近四分之一的量（表 4.2）[9]。蓝莓与类似浆果已被奉为膳食中维生素 C 含量过低的高危人群良好的维生素 C 来源[10]。水果和坚果不是典型的富维生素 K 源，但蓝莓（及黑莓、葡萄、无花果等几种水果）则含有大量的叶绿醌（维生素 K_1）[11]。蓝莓还是叶酸的合理来源，缺乏维生素 B 与新生儿神经管缺陷具有相关性，因此需要关注准妈妈们的体内维生素 B 含量水平[12]。有研究表明，叶酸可减少心脏病和部分癌症的发病风险[13]。

在蓝莓所含的矿质营养素中，锰对其 RDA 值的贡献最为突出。一餐杯蓝莓的锰含量为 0.5mg，是其 RDA 值的 25%。锰元素对结缔组织与骨骼的形成、血液凝固、性激素的分泌、钙的吸收和血糖的调节都发挥着一定作用。它是几种酶的组分或辅助因子，如抗氧化酶和超氧物歧化酶[14]。人们对饮食中锰的摄入量是否足够通常不太重视，即便已有研究表明多达 37％的美国人缺锰，原因是对用果蔬替代粮谷的饮食习惯过度依赖。蓝莓还含有少量的铜（RDA 值的 4％）、钾（RDA 值的 3％）、镁（RDA 值的 2％）和磷（RDA 值的 2％）。

表 4.2　蓝莓的成分与营养特性（以每餐杯 148g 可食部分计）及其 RDA 占比

	单位	蓝莓	RDA 占比/％
常规理化成分			
水分	％	84.2	—
能量	kcal	84	—
蛋白质	g	1.1	2
脂质	g	0.49	1
淀粉	g	0.0	
碳水化合物	g	21.45	16
膳食纤维	g	3.6	14
糖类	g	14.74	—
矿物质			
钙	mg	9.0	1
铜	mg	0.08	4
铁	mg	0.41	5
镁	mg	9.0	2
锰	mg	0.50	22
磷	mg	18.0	2
钾	mg	114	3
硒	μg	0.1	0.2
钠	mg	1.0	0
锌	mg	0.24	2
维生素			
叶酸	μg	6.0	2
烟酸	mg	0.42	3
泛酸	mg	0.12	2
维生素 B_6	mg	0.05	4
维生素 B_2	mg	0.04	3
维生素 B_1	mg	0.04	3
维生素 A（RAE）	μg	3.0	0.3

表 4.2（续）

	单位	蓝莓	RDA 占比/%
维生素 C	mg	9.7	0.5
维生素 E（ATE）	mg	0.57	4
维生素 K	μg	19.3	16

资料来源：据 USDA 数据改编[9]。

注：部分数据修约至小数点后第二位；RDA：推荐膳食标准；RAE：视黄醇活性当量；ATE：α-生育酚当量。

4.3.2　膳食纤维

蓝莓也是膳食纤维的良好来源。膳食纤维还没有确切的定义，通常是指小肠内难以消化的植物成分，包括残存的植物细胞、木质素和未被消化的细胞壁多糖等。水果的肉质中含有大量果胶（也是细胞壁的主要成分）。维管组织中含有更多的半纤维素木葡聚糖。表皮组织中也含有纤维素、木质素、角质素及其他蜡质物[15]。纤维主要有 2 类，即可溶性纤维和不溶性纤维。据美国农业部的资料，1 餐杯蓝莓的总膳食纤维（TDF）含量为 3.6g，是其 RDA 值的 14%。但该数据库并未指明品种，而纤维含量的差异似乎在很大程度上取决于品种以及实际采用的分析方法。对缅因州矮丛蓝莓在不同柠檬酸浓度、不同制浆方法和不同储存时间下提取纤维，其 TDF 测量结果为 4.06～4.39g/100g[16]；果胶含量介于 0.27～0.54g/100g 之间。加拿大的一项研究表明，100g 蓝莓鲜果中含 2.6g TDF，其中 0.69g 为可溶性纤维、1.9g 为不溶性纤维[17]。一项对 2 种兔眼越橘（Tifblue 和 Premier）和 2 种南高丛越橘（Pearl River 和 Magnolia）的比较研究发现，兔眼越橘的中性洗涤纤维（NDF）和酸性洗涤纤维（ADF）含量明显高于南高丛越橘[18]。2002 年，兔眼越橘的 NDF 含量为 17.5%～23.7%，ADF 含量为 8.7%～13.6%；南高丛越橘则分别为 6.9%～8.3% 和 4.3%～4.6%。经检测，NDF 中含有来自细胞壁的纤维素、半纤维素和木质素。该研究还发现，在蓝莓成熟过程中（从紫色到熟透），其纤维含量逐渐下降。

4.3.3　糖类与有机酸类

如前所述，148g 成熟蓝莓中含有 45g 碳水化合物，其中 14.74g 是糖。成熟浆果中主要的糖（g/100g，以干重计）为果糖（32.9）、葡萄糖（32.9）和蔗糖（1.81）[19]。蓝莓在成熟过程中，总糖含量（以干基计）从 35% 上升到 63%，葡萄糖/果糖比从 0.85 上升到 1.02。除甜味之外，蓝莓还有天然的酸味，但酸度与酸型因品种而异。矮丛蓝莓约含 36μeq./gDW 的柠檬酸、31μeq./gDW 的苹果酸、20μeq./gDW 的奎尼酸，及 10μeq./gDW 的酚酸（绿原酸)[20]。高丛蓝莓含有约 75% 的柠檬酸和 17% 的琥珀酸，兔眼蓝莓则含有 50% 的琥珀酸、37% 的苹果酸和 10% 的柠檬酸[21]。

4.4　植物化学成分

蓝莓虽然是多种营养素的良好来源，但最近的研究主要集中在蓝莓中可能具有保健作用的众多植物化学成分上。蓝莓是许多多酚类化合物（包括花青素类、黄酮醇类、羟基肉桂酸类、黄酮-3-醇类和原花青素类）的良好来源。其中，花青素类色素因使越橘属水果及相关水果呈现出特征性颜色而广为人知。很多水果、蔬菜和谷物的红色、紫色和蓝色均来自花青素[22,23]。花青素可使植株的各个部位着色，但在果实和花朵上尤其浓重。经苯基丙酸类合成途径产生的花青素储存在果实、茎、块茎和叶片等细胞的液泡中。在诸如蓝莓等水果中，花青素大多存在于果皮的表皮层。花青素在植株中的确切作用尽管还有争议，但它们似乎具有多种有益功能（或作用）[23]。彩色的鲜花可诱使传粉昆虫更好地授粉，而颜色鲜艳的果皮可吸引食果动物将其吃下进而传播其种子，叶片组织中的花青素可为植物提供抗紫外线伤害的保护作用。有研究表明，花青素类对调节植物生长发育的活性氧可能具有信号调节作用[24]。但花色素类和花青素类的颜色对 pH 有依赖性，在水果的低 pH 环境下，可能呈现出各种各样的颜色特征。花翠素通常呈现蓝色和蓝红色；矢车菊素、芍药色素和天竺葵色素常呈桔红色和紫色；牵牛花色素呈深红色和紫色；锦葵色素呈蓝色和红色。在未受损伤的水果中，其颜色受多个辅色作用体系的调节或增强[25]。

　　由于适用的标准有限，且不同溶剂的萃取物间存在差异，故对植物中花青素类的分离和鉴定可能很困难[31]。因此，许多研究报告仅涉及花青素总量或总酚含量。此外，花青素的类型、分布及糖基化与蓝莓的品种、成熟度、土壤和气候条件有关。这些因素还决定着花青素的生物活性。例如，矢车菊素-3-葡萄糖苷和矢车菊素-3-鼠李葡糖苷的 ORAC 值相对较高，而天竺葵素-3，5，-二葡糖苷和锦葵色素-3-葡萄糖苷的 ORAC 值则相对较低[26]。蓝莓中常见的花青素只有 5、6 种[27]。研究人员用纸层析法从矮丛越橘中分离出 15 种花青素[28]，包括花翠素、牵牛花色素、锦葵色素、芍药色素、矢车菊素及其葡萄糖苷、半乳糖苷和阿拉伯糖苷（图 4.1）。近来已有多项采用高效液相色谱法（HPLC）分离，再以标准品或质谱（MS）技术定性的研究[29-31]。表 4.3 列出了几种特定品种的矮丛蓝莓、高丛蓝莓和兔眼蓝莓中典型的花青素含量。多数蓝莓品种都含有上述糖苷配基，但矮丛蓝莓不含天竺葵色素[31,32]。多数品种的花翠素和锦葵色素含量相对较高，而牵牛花色素、矢车菊素和芍药色素含量相对较低[32,33]。高丛蓝莓的锦葵色素-3-半乳糖苷、花翠素-3-半乳糖苷、花翠素-3-阿拉伯糖苷、牵牛花色素-3-半乳糖苷、牵牛花色素-3-阿拉伯糖苷和锦葵色素-3-阿拉伯糖苷含量高于其他蓝莓品种[34]。多数品种还含有葡萄糖、半乳糖和阿拉伯糖，但对二糖-6-O-L-鼠李糖-D-葡萄糖苷（芸香苷）也有报道，尤其是以花翠素-3-O-芸香苷为存在形式[35]。另有研究表明，许多糖基残基可能被乙酰化了。例如，Chignecto 蓝莓（属于矮丛越橘）的总花青素中约有 35% 为乙酰化态，但其他蓝莓品种的乙酰化态花青素含量则较低[30]。近期的多项研究从野生蓝莓中鉴别出了 49 种不同的花青素[31]。其中只有 19 种已被前人鉴别过，另外 30 种中有花翠素-3-己糖苷、花翠素-3-乙二酰己糖苷、矢车菊素-苹果单酰基-戊糖苷、矢车菊素-3-丙酰基-半乳糖苷等。

　　许多研究人员倾向于报道总花青素或总酚含量。总花青素常用 pH 示差法测定，总酚则常以福林-酚试剂法（Folin-Ciocalteu reagent）测定[36]。表 4.3 列出了部分蓝莓品种的总花青素与总酚含量。某些品种的花青素含量低至 33mg C3GE/100g（"Bluecrop"），而另一些则高达 822.7mg C3GE/100g。需要指出的是，不同的提取方法会导致测量结果的巨大差异。例如，以酸化的甲醇溶液萃取时，测得的花青素含量较高[37]。蓝莓中主要花青素见图 4.1。

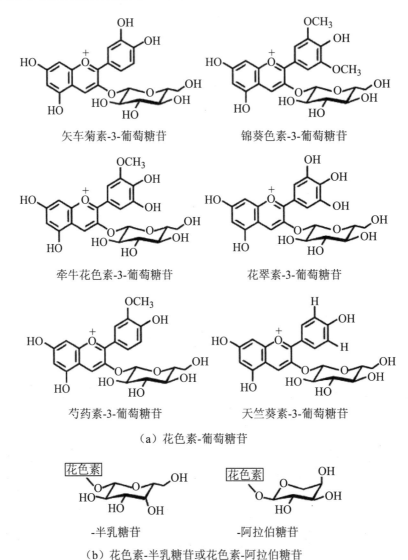

矢车菊素-3-葡萄糖苷　　　　　锦葵色素-3-葡萄糖苷

牵牛花色素-3-葡萄糖苷　　　　花翠素-3-葡萄糖苷

芍药素-3-葡萄糖苷　　　　　天竺葵素-3-葡萄糖苷

（a）花色素-葡萄糖苷

-半乳糖苷　　　　　-阿拉伯糖苷

（b）花色素-半乳糖苷或花色素-阿拉伯糖苷

图 4.1　蓝莓中主要的花青素（有 a、b 两种存在形式）

　　由于酚类成分大多集中于蓝莓的外皮，故若以单位重量计算，则个头较小的蓝莓因比表面积较大而具有较高的总酚含量。有研究表明，矮丛蓝莓的总花青素含量、总酚含量和抗氧化能力高于高丛蓝莓，但果实的大小与花青素含量并无相关性[37]。另有研究表明，15 种高丛越橘的花青素含量与其果实大小相关（$r^2 = 0.84$）[38]，其他越橘属品种则无此相关性。

表 4.3　不同蓝莓品种的花青素含量

花青素	花青素含量/（mg/100g）						
	野生蓝莓[35]	Fundy 矮丛蓝莓[30]	Crunchie 高丛蓝莓[29]	Bluecrop 高丛蓝莓[35]	高丛蓝莓[33]	Bluecrop 高丛蓝莓[32]	Ozarkblue 高丛蓝莓[32]
花翠素-3-葡萄糖苷	84.4	16.2	7.7	7.9	6.3	12.6	0.8
花翠素-3-半乳糖苷	25.8	15.9	17.5	14.1	11.0	18.8	38.9
花翠素-3-阿拉伯糖苷	未检出	7.1	10.4	14.2	11.9	16.3	18.6
花翠素-3-葡萄糖苷	17.9	未检出	未检出	未检出	未检出	未检出	未检出
牵牛花色素-3-葡萄糖苷	30.3	11.5	6.7	5.1	4.3	11.1	0.8
牵牛花色素-3-半乳糖苷	25.5	8.0	9.5	7.7	7.4	11.3	22.8
牵牛花色素-3-阿拉伯糖苷	未检出	3.3	5.8	5.0	4.9	8.2	11.3
锦葵色素-3-葡萄糖苷	139.6	19.9	未检出	11.2	15.2	15.3	1.8
锦葵色素-3-半乳糖苷	101.2	17.4	未检出	13.7	25.4	15.9	19.6
锦葵色素-3-阿拉伯糖苷	27.4	未检出	8.5	未检出	23.5	14.4	105.2
芍药色素-3-葡萄糖苷	17.4	4.9	17.6	0.5	0.9	未检出	未检出
芍药色素-3-半乳糖苷	16.4	2.5	0.7	0.6	0.8	1.4	1.8
芍药色素-3-阿拉伯糖苷	1.1	未检出	11.4	未检出	未检出	0.6	0.2
矢车菊素-3-葡萄糖苷	27.5	9.1	0.9	0.7	1.0	2.0	0.4
矢车菊素-3-半乳糖苷	未检出	9.4	2.1	2.7	1.0	3.6	11.3
矢车菊素-3-阿拉伯糖苷	未检出	5.8	1.1	2.0	1.0	2.6	4.7
天竺葵素-3-葡萄糖苷	29.6	未检出	未检出	未检出	未检出	未检出	未检出
其他	14.3	未检出	0.1	1.2		9.1（酰化）	0.7（酰化）
总计	558.3	131.1	79	101	114.6	143.5	144.3

注：部分数据修约到小数点后第一位；数据单位为每 100g 样品中矢车菊素-3-葡萄糖苷的毫克数。

研究表明，蓝莓的总酚含量在未成熟时最高（未成熟的紫色期尤甚），在破色期和成熟期下降[39]。例如，未成熟的 Bluecrop 蓝莓，其总酚含量［mg GAE/g（干重）］首次采摘时为 60.7，然后逐次下降到 33。有些品种的总酚含量稳定，有些品种还有一定程度的上升。

通常情况下，抗氧化活性、总花青素含量和总酚含量之间高度相关。在一项针对 8 种蓝莓的研究中，抗氧化活性与总酚含量和花青素含量的相关系数（r^2）分别为 0.99 和 0.91，总花青素含量与总酚含量也有相关性（$r^2 = 0.87$）[40]。其他研究则发现，ORAC 值与总酚含量适度相关（$r^2 = 0.78$）、与总花青素含量不相关。

4.5　与蓝莓有关的保健作用

4.5.1　微量营养素与健康

蓝莓的许多保健作用可溯源到其微量营养成分。很多保健作用并非蓝莓所特有，在其他章节也有论述。据报道，对缺乏抗坏血酸的高危人群而言，蓝莓堪称为一种良好的维生素 C 来源[10]。维生素 C 对胶原蛋白的合成有重要作用，并在激素合成、免疫系统、铁元素的吸收、血小板聚集和血栓形成等生理活动中发挥着一定作用，另外还通过调节体内氧化反应而发挥着疾病预防作用[41]。

维生素 K 是谷氨酸转化为 γ-羧基谷氨酸的必需辅助因子[42]；并借助凝血酶原及相关因子对凝血机制发挥重要作用；借助骨钙蛋白、GMP 和骨膜蛋白对骨代谢有重要作用；借助生长停滞特异性蛋白 6 对刺激血管细胞起重要作用。有证据表明，维生素 K 对骨骼生长和骨密度增加有益。维生素 K 缺乏症不常见，主要是因为结肠细菌有助于产生维生素 K，因此该维生素并未广受关注。有研究指出，新生儿患维生素 K 缺乏症的风险最大，美国推荐为新生儿服用 0.5～1.0mg 的维生素 K_1（尽管该做法还有争议）[43]。含维生素 K 的食物常常倍受关注，原因是它们与"血液稀释剂"（抗凝血剂）有相互作用，如华法林和香豆素（这两种药常用于治疗血液栓塞）。这些药物实际上是维生素 K 的拮抗剂，它们通过抑制维生素 K 环氧化物还原酶来减少血液凝固[44]。相对大量的维生素 K 可干扰这些药物，因其提供了二次凝血途径[45]。服用抗凝药的患者常受到监控，以保持稳定的凝血时间（以 INR 值度量），食用富含维生素 K 的食物（尤其是无规律食用）时应当慎重，以免干扰凝血时间的稳定。

4.5.2　蓝莓的植物化学成分与健康

除了各种维生素和矿物质对人体的营养价值外，蓝莓还含有多种抗氧化剂、植物甾醇、酶及其他具有人体保健作用的植物化学物质[46]。这些植物化学物质可独立作用或与营养素协同作用。蓝莓中的花青素已受到广泛关注，但对诸如紫檀芪、原花青素类、黄酮醇类、单宁类和白藜芦醇等可能具有生物活性的其他化合物的关注则相对较少。就广义而言，上述许多成分均与降低冠心病（CHD）和癌症发病风险有关，并可减缓炎症反应。有关蓝莓中植物化学成分与不同疾病发病风险下降关联性的研究已有很多报道。但应当指出的是，这些研究还很少涉及做出健康声明所需的临床试验和科学共识。

4.5.2.1　对氧化应激的作用

有研究指出，自由基可以破坏细胞。衰老使机体的抗氧化应激能力下降，这种状态易导致细胞衰老、癌症、心血管病（CVD）、认知障碍、白内障和黄斑病变[47-49]。另有研究表明，蓝莓在抗氧化剂来源中首屈一指，其 ORAC 值（mmol TE/g，以鲜重计）介于 13.9～44.6 之间。

4.5.2.2　在健脑与提高认知能力方面的作用

多项研究表明，蓝莓的植物化学成分对大脑有益，可减少因衰老和记忆丧失所致的认知损伤。有人提出了一种解释，即抗氧化剂可限制造成细胞衰老的氧化应激和炎症反应[50]。多酚类抗氧化剂还可改善神经元间的通讯、调节神经保护性休克蛋白、协助神经再塑、抑制应激发生途径[51]。对大鼠注射越橘属提取物，结果促进了三碘甲腺原氨酸（一种调节新陈代谢的 T3 甲状腺激素）向大脑的转运，并进入大脑中与记忆、视觉和知觉相关的特定区域[52]。在老龄大鼠的饲料中添加 2％的蓝莓干提取物，结果使它们与年轻大鼠一样可破解用于测试工作记忆的迷宫；且蓝莓饲料组大鼠的表现优于草莓饲料组和菠菜饲料组[53]。与神经功能的有关的其他生化指标也有所改善，包括诱发了纹状体脑片对多巴胺的吸收、激发了鸟苷三磷酸酶（GTP 酶）的活性及钙离子的缓冲。相关研究还测试了饲料添加物及其对 β-肾上腺素受体机能的影响，该机能已被证明与新运动技能的学习能力下降有关[54,55]。研究报告称，蓝莓和菠菜中的抗氧化剂提高了高氧状态下（一种氧化应激状态）大鼠的迷宫破解能力，并减少了其浦肯野氏神经细胞中 β-肾上腺素受体机能的下降。该文还指出，饲料添加物还能降低大脑的其他与衰老有关的退化（如神经细胞生长因子降低）[56]。

　　后续的研究对象是患有阿尔茨海默病（老年痴呆症）的大鼠。喂以含有 2％蓝莓干提取物饲料的老龄大鼠也能像年轻大鼠一样学会破解 Y 迷宫，且表现优于空白对照组[57]。此外，对脑组织切片的研究表明，饲料添加物增强了记忆相关的神经元信号，并改变了鞘磷脂磷脂酶 C 的活性。相关研究表明，喂以蓝莓提取物的大鼠，其平衡性、协调性、工作记忆和参照记忆均有所改善[58]。海马神经元再生能力与记忆力下降有关。对老龄大鼠喂以 20g/kg（体重）的蓝莓干，结果显示，与神经再塑有关的生化指标（包括海马神经再生和胞外激酶活性）得到改善[59]。此外，大鼠在完成空间任务时的记忆错误减少。

　　在其他研究中，年轻大鼠与喂以蓝莓提取物的老龄大鼠在对物体识别测试中的表现好于对照组老龄大鼠[60]。此外，年轻大鼠与喂以蓝莓提取物的老龄大鼠，其大脑 4 个区域中的氧化应激反应蛋白 NF-κB（活化的 B 细胞中核因子 κ-轻链-增强剂）的含量水平较低，表明这些区域的氧化应激反应较少。另一项研究探讨了大脑产生热休克蛋白 70（HSP70）的能力，该蛋白的作用是使细胞免受热应激或氧化应激的伤害[51]。年轻大鼠与老龄大鼠均被喂以添加了蓝莓的饲料，然后将其海马组织置于体外炎性环境下。蓝莓饲料组老龄大鼠的 HSP70 水平得到恢复，而对照组大鼠则不然，该结果再次印证了蓝莓的抗神经退化作用。

　　花青素及相关化合物是否可直接作用于脑组织是一个必然要回答的问题。一项对 F344 大鼠喂以含 2％蓝莓添加物饲料的研究采用液相色谱-质谱联用技术（LC-MS）测定了脑中不同区域的花青素[61]。在蓝莓组大鼠的小脑、大脑皮层、海马体或纹状体中发现了多种花青素，包括矢车菊素-3-O-β-半乳糖苷、矢车菊素-3-O-β-葡萄糖苷、矢车菊素-3-O-β-阿拉伯糖、锦葵色素-3-O-β-半乳糖苷、锦葵色素-3-O-β-葡萄糖苷、锦葵色素-3-O-β-阿拉伯糖、芍药色素-3-O-β-阿拉伯糖和花翠素-3-O-β-半乳糖苷。在对照组中未发现这些成分。此外，上述成分在脑组织中的含量与大鼠的空间学习和记忆能力提高相关。表明这些花青素可穿透血脑屏障并进入与学习和记忆有关的大脑区域。在一项相关研究中，对欧洲金翅雀喂以黑莓或蓝莓（每天一个，持续 2 周），在其脑组织匀浆中检出了矢车菊素-3-葡萄糖苷[62]。

有关服用蓝莓产品影响人类认知能力的实验研究还很少。在一项中期试验中，为 9 名早期记忆发生改变的老人每日饮用 2～2.5 杯矮丛蓝莓果汁，持续 12 周，试验结果采用动词成对联想学习测验、加州动词学习测验及老年抑郁量表加以评估[63]。结果发现他们的配对联想学习能力与词汇表记忆能力均有提高，且抑郁症状有减轻的趋势。在每日饮用 Concord 葡萄汁的研究中也有类似发现[64]。

4.5.2.3 尿路感染

目前已开展了大量采用越橘属植物饮食或其提取物治疗尿路感染（UTIs）的研究，尤其是蔓越橘、欧洲越橘和蓝莓。总体而言，大部分包含了临床试验的研究工作都是针对蔓越橘开展的，且结果表明蔓越橘有利于 UTI 的预防，但无治疗作用[65]。例如，一项临床试验表明，每天饮用蔓越橘果汁的老年妇女，其 UTIs 发病率可下降近一半[66]。一种理论认为，蔓越橘有助于降低尿液的 pH（从近中性降至 5.5 或更低），从而利于防止细菌生长。虽然日常饮用蔓越橘果汁可降低尿液的 pH[67]，但较低的 pH 是否抑制了 UTI 已受到质疑[68]。最近有研究提出，蔓越橘、蓝莓和花生皮中特有的"A 型"原花青素可抑制细菌黏附素，这种黏附素可使细菌（尤其是有菌毛的大肠埃希氏菌）附着在尿道黏膜、口腔黏膜或胃黏膜表面[69]。有研究团队报道，蓝莓和蔓越橘果汁中的一种化合物抑制了大肠杆菌的抗甘露糖（MR）黏附素[70]。还有人从野生蓝莓提取物中分离出了平均聚合度为 3.25 和 5.65 的两种组分[71]，前者可抑制致肾盂肾炎大肠埃希氏菌株对人红血球的凝集。有证据表明，蓝莓中的原花青素可抑制为大肠杆菌提供附着功能的菌毛的生长基因的表达[72]。蓝莓虽然有望用于 UTI 的预防，但需强调的是，若用于 UTI 的治疗，则需开展更多证实其疗效的研究。事实上，有关蓝莓和蔓越橘在 UTI 预防方面的一篇系统性的综述文章显示，尽管已有多项研究指出，蓝莓和蔓越橘产品明显降低了 UTI 的发病率，但"目前仍缺乏已获鉴定的评估了蓝莓产品对 UTI 在预防或治疗的有效性方面的实验研究"[73]。

4.5.2.4 癌症

大量研究探讨了果蔬中的多酚类成分是否能够降低患癌风险。总而言之，流行病学研究表明，多吃水果的人死于癌症的风险下降[74]；果蔬对肺癌、结肠癌和其他多种癌症有明显的保护作用[75]；这些作用似乎与植物类黄酮有关。一项针对 9959 位芬兰男性和女性的报道称，饮食类黄酮含量高的人，得肺癌的风险下降[76]。后续研究表明，槲皮素摄入量较高的男性，肺癌发病率较低；而杨梅素摄入量较高的男性，前列腺癌发病率较低[77]。尽管许多研究提出，多酚具有化学预防活性；但也有研究指出，多酚并无化学预防作用，甚至还有致癌作用[78]。其作用模式被归功于它们对细胞的分化、增殖和凋亡的影响，以及对参与细胞生命活动的酶的影响。

有人从几种兔眼蓝莓和高丛蓝莓中分离出了富花青素组分，并研究了它们对 HT-29 细胞系（人结肠癌细胞）的细胞凋亡与 II 期酶的调控能力[79]。当 Tifblue 和 Powderblue 蓝莓分离组分的花青素含量达 $50～150\mu g/mL$ 时，使细胞凋亡的 DNA 特征片段增加，表明这些癌细胞的无节制生长可被阻止。

研究发现，蓝莓中的紫檀芪可抑制结肠癌大鼠实验模型畸变隐窝灶的形成[80]，这些病灶细胞最终会形成息肉或结肠癌。体外实验中，蓝莓及其他越橘属植物可与胆汁酸结合[81]。研究者认为，这可能正是蓝莓有利于预防结肠癌（通过清除有毒物质）的原因所在。

有人研究了野生蓝莓与栽培蓝莓的原花青素富集组分对两个前列腺癌细胞系的生长抑制能力[82]。两种蓝莓的两个组分仅对其中一个细胞系有效。核磁共振（NMR）分析表明，活性组分中含有低聚原花青素分子的混合物。研究人员推测，原花青素对前列腺癌细胞的雄激素依赖性生长的抑制作用最为有效。在另一项研究中，矮丛蓝莓的分离组分可抑制人前列腺癌细胞 DU145 中的基质金属蛋白[83]，该蛋白可能是控制癌细胞转移的一种酶。

有人开展了一项针对几种浆果（包括黑莓、黑树莓、蓝莓、蔓越橘、红树莓和草莓）提取物抗癌活性的综合性研究[84]，测试了它们对人口腔癌、乳腺癌、结肠癌和前列腺癌细胞系的扩散抑制作用。所有提取物均限制了不同细胞系的扩散，且效果与剂量相关。同时还测试了提取物是否对结肠癌细胞 HT－29 的细胞凋亡具有刺激作用。黑树莓和草莓提取物的促细胞凋亡作用最强。

4.5.2.5　心血管病

多项流行病学研究成果已将富含水果蔬菜和全谷类谷物饮食习惯与心血管病（CVD）发病风险下降相关联[85]，原因被归结为膳食纤维和多种植物化学物质，而后者中的类黄酮则特别受关注。由于浆果作物含有大量多酚类化合物，故已有多项研究探讨了浆果的保健作用[86]。就类黄酮的心脏保护作用，现已提出多种机制。作为知名的抗氧化剂，类黄酮可限制体内致动脉粥样硬化的氧化低密度脂蛋白（LDL）的形成[87]。动脉斑块的形成还与动脉炎症相关，而类黄酮则可通过减少此类血管炎症达到减少斑块的作用[88]。有些研究指出，类黄酮还可限制血小板在动脉斑块上的聚集和黏附[89]。

研究人员以猪为动物实验模型研究了人类心血管病的特性，在其以植物为基料的饲料（70％的大豆、燕麦和大麦）中分别添加了 1％～4％的冻干蓝莓粉[90]。2％蓝莓饲料组的 LDL 胆固醇和 HDL 胆固醇含量下降幅度最高达 5％；当基料的植物性成分仅为 20％时，则蓝莓添加物的作用下降，说明蓝莓与谷类基料成分之间存在协同效应。

多项人体实验研究结果也很乐观。在一项食用试验中，在 48 位患有代谢综合征的肥胖志愿者的饮食中添加 50g 冻干蓝莓粉，持续 8 周[91]。与对照组相比，实验组的收缩压和舒张压分别下降 6％和 4％，氧化 LDL 下降 28％，血浆丙二醛含量下降 17％。

4.5.2.6　保护视力

有研究指出，越橘属水果提取物可改善视力。有关欧洲越橘方面已有很多研究，尤其在涉及缓解视疲劳与提高夜视力方面。例如，在大鼠饲料中添加欧洲越橘提取物，可使其感光细胞中的视紫红质色素得到更好的再生[92]。服用欧洲越橘提取物的人，其适应黑暗环境的能力增强，且作用可持续 24h[93]。另有研究表明，花青素等抗氧化剂可缓解黄斑病变的潜在病因[94]。2004 年，一篇对 30 项人体试验的综述性文章在结论中指出，尽管有些动物实验和弱视病人试验获得了满意结果，但更为严格的临床研究结果并不支持欧洲越橘花青素能改善夜视力的假设[95]。

4.6 加工对蓝莓成分的影响

4.6.1 蓝莓的加工价值

蓝莓的采摘期通常仅有几周时间，在冰箱中也只能放 4～6 周。因此，蓝莓与鲜果市场无缘，而是被加工成冷冻蓝莓、蓝莓汁、蓝莓罐头，或干制成半干的零食，或制成蓝莓粉用作食品配料或营养补充剂。

4.6.2 加热、氧和酶的总体影响

很多食品加工工艺都采用高温来杀菌、对酶灭活，或加速脱水。加热对花青素有害，降解程度取决于加热温度和持续时间。分别在 40℃、50℃、60℃、70℃ 和 80℃ 加热蓝莓汁时，其花青素半衰期（小时）分别为 180.5、42.3、25.3、8.6 和 5.1[96]，热降解规律遵循一阶动力学函数模型。Q_{10} 值落在 1.6～4.3 内，是许多化学反应的典型值。花青素的特定热解产物受固形物含量、pH 和辅色素等因素的影响。某些花青素对热较为敏感，如黑莓和草莓中的矢车菊素－3－葡萄糖苷和天竺葵素－3－葡萄糖苷[97]。pH 为 3.5 时，其热解产物包括了多种以开放的花色基元为骨干的查耳酮糖苷[98]。热解产物中还发现了酚酸和间苯三酚甲醛等 B 环与 A 环残基。酰基化与甲氧基化提高了花青素的热稳定性[99]。

但要使多酚氧化酶（PPOs）和儿茶酚氧化酶灭活，就必需加热。这些酶在植物中的确切作用尚未完全明了，但可能与防止虫害与其他危害有关[100]。在加工过程中，水果中这些酶可催化单酚的羟基化反应，生成二酚，进而生成邻醌类（可聚合产生褐色素）。PPOs 存在于植物细胞的叶绿体中，切、削或破碎等加工操作造成水果的组织细胞破裂，使酶与酚类底物接触而发生反应。在细胞破裂和有氧条件下，儿茶酚及其他二元酚被转化为邻醌类化合物。有人注意到，蓝莓及其他浆果即使不经过热烫，其花青素也会降解，甚至冷冻贮藏时也会发生[101]。

4.6.3 果汁、果浆和罐头

蓝莓还被加工成一些高水分产品，如果汁、果浆、馅料和浓缩汁。加工时可能需要采用多种高剪切力的操作工艺，会造成更大程度的细胞破裂（破碎）、受热（热烫和巴氏灭菌），并在不同温度下储存。当冷冻的高丛蓝莓（总花青素含量为 99.9，单位为 mg C3GE/100g）被加工成果汁和浓缩汁后，其花青素含量在原果汁中仅剩 33、在浓缩汁中为 178、在滤渣饼中为 184，合计占蓝莓原料总花青素含量的 18%[101]。有趣的是，经 90℃ 巴氏消毒 1min 的果汁，其花青素含量较高（38mg C3GE/100g）。我们认为，花青素的损失主要源于储存过程中的酶促降解，而巴氏杀菌使这些酶被灭活。该理论得到了果汁加工实验结果的支撑，即用热烫过的蓝莓原浆加工的果汁，花青素的损失没有增加；而用未经热烫的蓝莓原浆加工的果汁，花青素损失 50%。锦葵素糖苷的比例在压榨果汁中上升到 80%，而在巴氏杀菌果汁中上升到 63%。花翠素糖苷最不稳定，其次为矢车菊素糖苷和牵牛花色素糖苷。我们认为，锦葵素糖苷之所以稳定，

在于其 B 环上的两个甲基，而花翠素则为三个邻位酚基。肉桂酸的水溶性强，因此它在果汁中含量较高（达 13.2mg/100g，水果中为 27.4mg/100g），而在滤渣饼中含量很低（3.2mg/100g）。黄酮醇糖苷含量（mg/100g）总计为 40.1（蓝莓）、24.9（蓝莓原汁）、16.7（巴氏杀菌的蓝莓汁）、26.8（滤渣饼）。作者指出，这些化合物不易发生酶促降解。原花青素含量（mg/100g）总计为 9.9（蓝莓）、4.5（蓝莓原汁）、5.0（巴氏杀菌的蓝莓汁）、极少（滤渣饼）。

其后他们又研究了制浆、罐装和榨汁对高丛蓝莓中多酚的影响[102]。绿原酸在巴氏杀菌罐头和未过滤果汁中得以保留，而在果浆和过滤后的果汁中则无保留。果浆中的绿原酸可能在热烫之前已被 PPO 破坏。黄酮醇类成分在罐装蓝莓与蓝莓果浆中的保留率极高（>97%），而在过滤后的果汁中仅剩 57%，作者认为其原因是保护助剂被物理去除或丢失所致。25℃保存 6 个月后，糖水罐头和未过滤果汁中的花青素还剩 75%～82%。花青素在加工过程中也有损失（剩 41%～72%）、过滤果汁损失最大、其次为果浆。存储 6 个月后，所有受试产品的花青素均有明显损失。相关研究表明，原花青素的保留率分别为：未过滤果汁（19%）、过滤果汁（23%）、果浆（41%）、糖水罐头（65%）和罐装蓝莓（78%）[103]。榨汁过程中，较大的低聚物比单聚体和二聚体难以提取。存储 6 个月后，低聚物仅剩原含量的 8%～32%，还是比单聚体与二聚体的保留率低。

其他研究还探讨了加工对抗氧化活性和抗增殖活性的影响[104]。就野生蓝莓而言，IQF（单体速冻）蓝莓的总酚含量最高，其次为新鲜蓝莓、冻干蓝莓、罐装蓝莓和浓缩果汁。栽培品种间的差异较小，且热加工产品的含量稍低。有趣的是，热加工产品与非热加工产品的抗氧化试验（FRAP 和 DPPH）结果并无差异。但热加工产品对肝癌细胞培养物的抗增殖活性比非热加工产品要低得多。

4.6.4 冷冻

冷冻或许是保持浆果化学成分的最佳方式之一[105]。对高丛越橘的有关研究比较了冷冻法、5℃冷藏法和干燥箱干制法对鲜果样品的影响。干制蓝莓的花青素含量比新鲜蓝莓低 41%～49%，而冷冻蓝莓的花青素含量即使在存放 3 个月后也未改变。有人对高丛越橘开展了类似研究，将蓝莓分别在 -18℃ 和 -35℃ 下冷冻保存了 6 个月。锦葵色素与花翠素的衍生物是其最主要的花青素[106]。两种冷冻温度下的蓝莓中，总花青素、具体花青素和绿原酸含量均无显著改变（$P>0.05$）。此外，刚冷冻的蓝莓与鲜蓝莓的抗氧化活性值相同。相比之下，对树莓和黑莓的研究结果则表明，-24℃ 存放 12 个月后，抗氧化成分略有改变[107]。例如，野生黑莓的维生素 C 含量（mg/100g）从 25.6 降为 16.6，总酚含量（mg GAE/100g）从 978 降至 756，花青素含量（mg C3GE/100g）从 306 降至 248。

另一项研究探讨了储存温度对 Tifblue 与 Powderblue 两种蓝莓的热烫提取物的影响[108]。-20℃ 存放 30d，总酚、花青素和抗氧化活性均无改变；6℃ 存放 15d，上述指标明显发生变化；23℃ 和 35℃ 下存放时出现严重损失，存放 15d 后尤其明显；而在 35℃ 存放 60d 后，花青素就已完全检测不出。

4.6.5 干制

干制是果蔬保鲜最基本的方法之一，原理是将水分活度降到微生物繁殖所需活度值之下，并低于化学降解所需的水分活度。干制方法有很多种，但每种都不外乎是采用特定温度下不同的加热和脱水方式。正因为如此，才产生了各种各样的产品，从有嚼劲的半干果到干粉，不同程度地保留了鲜果的植物化学成分（表4.4）。

表4.4　特定干燥技术对蓝莓植物化学成分的影响

干制法	原料（水含量）	结果	参考文献
鲜果	高丛、整个果实（87%）	总酚（糖苷）：670mg GAE/g	[113]
冻干法	高丛、整个果实（5%）	总酚（糖苷）：342mg GAE/g	[113]
热风干燥法（76℃）	高丛、整个果实（5%）	总酚（糖苷）：79mg GAE/g	[113]
微波真空干燥法	高丛、整个果实（5%）	总酚（糖苷）：234mg GAE/g	[113]
鲜果	高丛	总花青素：7.2mg C3GE/g	[105]
热风干燥法（90℃）	高丛	总花青素：4.3mg C3GE/g	[105]
热风干燥法（90℃，糖分60%）	高丛	总花青素：3.7mg C3GE/g	[105]
提取物	兔眼（35%乙醇提取物）	总花青素：9.2mg C3GE/g 总酚：30mg GAE/g	[120]
喷干法	兔眼（35%乙醇提取物）	总花青素：3.7mg C3GE/g 总酚：15mg GAE/g	[120]
生面团	蓝莓浓缩汁/谷物	总花青素：0.40mg C3GE/g	[125]
挤压法	蓝莓浓缩汁/谷物	总花青素：0.04mg C3GE/g	[125]
辐射热区干燥法	高丛混合提取物	总酚：11.7mg GAE/g	[127]
	高丛混合干果提取物	总酚：11.2mg GAE/g	
真空带式干燥法	兔眼、整个果实（鲜果）	总花青素：16.7mg C3GE/g 总酚：41.8mg GAE/g	[128]
	兔眼、整个果实（干果）	总花青素：16.0mg C3GE/g 总酚：41.7mg GAE/g	[128]

　　GAE：没食子酸当量；C3GE：矢车菊素-3-葡萄糖苷当量。

4.6.5.1 冻干法

冻干法一般在低真空和低温下进行，可将水分从固态直接汽化去除。这是公认的对食品和药品成分损失最小的加工方法之一，但挥发性成分会有损失。其实，在浆果和其他食材的化学分析方法中，冻干法是常用的前处理步骤[109]。人们已经注意到，喷干法和冻干法加工的蓝莓产品特别容易吸潮。通过脱果胶、在干制时加入载体和抗拮剂等方式，可使这种情况有所改善。

　　与强制空气对流法、真空炉法和微对流法相比，冻干法加工的矮丛蓝莓颜色更深、更红，可溶性固形物和维生素 C 含量更高[109]。此外，冻干蓝莓的容积密度最低，复水率最高。对野生蓝莓生物属性的研究发现，冻干蓝莓保留了蓝莓的抗氧化活性、加尔万氧基自由基清除能力、脂质氧化抑制能力和抗 Hepa 1c1c7 细胞增殖能力[110]。

4.6.5.2　热风干燥法

利用气流稳定的热空气干燥浆果是工厂中最常见的干制技术之一。为提高传热性和传质性，人们发明了许多用以确保所有浆果周围都有良好气流的方法。流化床干燥器中的气流可使每个浆果都充分悬浮；转筒干燥机的滚筒持续转动，可不断地把埋在下层的浆果翻到表层。干制时的障碍之一是浆果的蜡质表皮层，其作用是防止浆果的水分流失。人们为此研制出了多种在干制之前除去蜡质层的方法。在一个在研设备中，浆果在内壁粗糙的滚筒中翻滚以磨损其表皮；在一台用高科技改装的设备中，人们研究了在浸泡之前用 CO_2 激光器在浆果表面打孔的方法[111]。而在商品生产时，通常是让浆果先通过一台装有系列刀片的破皮机，将其表皮划破，并适当压扁。此外，用来加工食用干果的浆果通常会用高糖溶液做预处理。这一渗透压浓缩步骤对浆果具有初步干制效果并浸入产品，使其较为柔韧、且密度变小。该技术综合了风味丢失减少、加糖与酸味减少等特点，使其干果产品更易为人们所接受。

有人对比了热风干燥法、微波辅助干燥法、冻干法和真空干燥法对 76℃ Brix 糖渍蔓越橘（Vaccinium macrocarpon）的影响[112]。冻干产品的复水性最好，微波辅助干燥法速度最快，所有产品的外观或味道均无差异（但热风干燥法的产品外观最好）。在对蓝莓的对照研究中，测定了冷冻干燥、微波真空（MIVAC）干燥、热风（76℃）干燥、热风-微波真空联合干燥（HAMIVAC）后蓝莓的植物化学物质和生物活性的保留率[113]。热风干燥对鞣花酸、槲皮素和山奈酚的保留率最高，冷冻干燥和 HAMIVAC 对总酚和花青素的保留最多。例如，新鲜蓝莓的总酚含量（mg GAE/100g）为 66.8，冻干蓝莓为 34.2，HAMIVAC 蓝莓为 23.4，热风干蓝莓为 7.99。其总花青素含量（mg P3GE/100g）分别为 113、291、147 和 67.9。冻干蓝莓的抗氧化活性最强。仅用热风干燥的蓝莓，其具体多酚的保留率最低。一项类似的研究发现，联合采用油酸乙酯/NaOH 水溶液预处理（提高表皮渗透性）、蔗糖渗透脱水和微波辅助对流干燥法，可在较短时间内生产出与冻干蓝莓品质相当的干制产品[114]。有人还研究了微波结合（喷射）流化床干燥法（MWSB）对预冻蓝莓的影响[115]。其辅助干燥时间缩短到托盘式干燥的 1/24。与单独采用喷床法或托盘干燥法的产品相比，MWSB 蓝莓的容积密度更低、复水性更好、颜色略显更红。

有人比较了采用与不采用渗透预处理（60％蔗糖和 1％NaCl 溶液）的烘箱干燥法（90℃、90min）对高丛蓝莓的影响[105]。干制产品的总花青素含量低于新鲜蓝莓（7.2mg C3R/g），未经渗透预处理的蓝莓干（4.3mg C3R/g）略高于渗透处理的蓝莓干（3.7mg C3R/g）。值得注意的是，将蓝莓浸泡在渗透液中脱蜡会使花青素浸出[116]。

有人分析了分别采用热风干燥法、喷干法与冻干法生产的几种市售蓝莓产品的抗氧化活性和抗增殖活性[71]。热加工产品的酚类化合物含量和抗氧化活性总体偏低，且对 Hepa‐1c1c7 癌细胞的抗增殖活性更低。另一项针对加工蓝莓商品的研究发现，加工程度越低的产品其抗氧化活性越高[117]。新鲜蓝莓的 ORAC 值（mmol TE/100g，以干重计）为52.9、单体速冻蓝莓为31.2、半干蓝莓为25.5、低水分蓝莓为15.1、糖渍蓝莓为11.3、蓝莓混粉为7.44。

有人对比了热风法与冻干法对传统蓝莓和有机蓝莓的影响[118]。其植物化学成分无显著差异（$P>0.05$）；干制前的热烫有助于加快干燥速度并提高植物化学物质的保留率；但热风法造成花青素和总酚类成分大量损失，并使抗氧化活性下降；冻干法的植物化学成分损失最少。

在一项旨在提高干制性能的研究中，在对兔眼蓝莓用55℃Brix蔗糖渗透浓缩的同时采用高频超声波处理，然后再放入70℃烘箱干制10h[119]。渗透浓缩使滴定酸降低，并使花青素和酚类成分的损失高达60%。他们将原因归结为向糖液的渗透，而冷冻对表皮和腊质层的破坏使渗透更加容易。随后的热风干燥使损失进一步增加到69%以上。超声波处理并未产生额外的损失。高温＋高糖＋有氧的共同作用对护色和抗氧化性的危害最大。

4.6.5.3 喷干法

喷雾干燥法是一种生产干粉的便捷方法，产率高且成本低，尤其在与冻干法相比时。但当含糖量高时，对水果提取物或果浆进行喷雾干燥会比较麻烦，原因是其玻璃化温度和粘结温度较高。通常也可采用添加麦芽糖糊精等大分子载体的方式涂布水果颗粒表面减少其氧化[120]。虽然喷雾干燥法是一种重要的加工方法，但对喷雾干燥的蓝莓产品的研究很少。

有研究表明，用喷干法加工浓缩果汁时（以麦芽糊精DE6为载体），黑加仑与载体的最适配比为65：35、树莓与载体的最适配比为55：45，均在相对较低的空气温度（160℃进/90℃出）下喷雾[121]。有人注意到，果汁的喷雾干燥技术十分复杂，原因是果汁中原有的固形物、载体类型、进料流量和空气温度之间存在相互作用[122]。以橙汁为例，入口气温和进料流速是对干制产量和内壁沉积最大的影响因素。在对喷干樱桃果渣提取物的研究中，发现最佳加工条件为入口气流温度194℃、干燥助剂与提取物（麦芽糊精或腰果树胶）的比例为4：1，并用浓度高达80%的腰果树胶代替麦芽糊精[123]。该法制得的干粉吸湿性最小且流动性良好。后续研究表明，该法还需要权衡对营养素与生物活性成分的保留[124]。在170℃的入口气流温度和5：1的干燥助剂与提取物配比下制得的干粉，最大限度地保留了樱桃果渣提取物的抗坏血酸（93%）和总花青素（90%）。

如前所述，相对于新鲜蓝莓、单体速冻蓝莓和冻干蓝莓而言，喷雾干燥的蓝莓产品及其他热加工产品的抗增殖活性较低[103]。与非热加工产品和罐装蓝莓及浓缩蓝莓汁相比，喷雾干燥的蓝莓产品对总酚类成分的保留率较低。

有人采用响应面分析法优化了从麝香葡萄和兔眼蓝莓中制备多酚类保健品的方法[120]。脱果胶之后，用35%的乙醇水于60℃下萃取，获得最佳提取物，再用酿酒酵母（Saccharomyces cerevisiae）于25℃下发酵。对提取物过滤后旋转蒸发（浓缩），浓缩液于150℃（入口）和90℃（出口）下喷雾干燥。虽然原料中的总酚和花青素仅保留了22%~52%，但作者认为该法很有商业化应用前景。

4.6.5.4 挤压法

蓝莓、葡萄和其他水果制品还有另一种有趣的应用，即作为生产挤压食品的配料。

虽然挤压的脱水量通常不大，但它依然被认为是脱水方法的一种。对烹制的膨化点心和谷类食品而言，水含量近 15％～20％的面团经一系列螺旋运动（混合、剪切）被压出挤料筒后成形。产品离开模具后往往会有一定的膨胀，水分含量在 6％～12％之间。在一项研究中，用白玉米粉、玉米糖浆、蓝莓浓缩汁或葡萄浓缩汁挤压出一种早餐谷物食品[125]。挤压法产品的花青素含量（mg M3GE/100g，以干重计）从原料的 40 下降为 4，但在随后长达 3 个月的仓储期内保持稳定。部分花青素的损失是由于发生了色素聚合及其后的褐变反应。

在后续研究中，包括蓝莓、越橘、concord 葡萄和树莓在内的水果干粉均被用于制作挤压早餐谷物食品[126]。水果谷物食品密度较小、颜色较红、酚类和花青素含量较高，其中，蓝莓谷物食品的花青素含量最高。在 3～6 周的存储期内，水果谷物食品的己醛等顶空挥发物含量较低，表明发生的脂质氧化反应较少。

4.6.5.5　辐射热区干燥法和真空带式干燥法

有人采用一种新型辐射热区干燥器，以蓝莓的提取物、果汁和果浆为原料，生产出蓝莓粉[127]。液态物料在该生产线的聚酯传送带上移动，依次通过由辐射加热器供热的 5 个温区（45℃～90℃），使水分在早期干制时尽可能蒸发。结果表明，蓝莓粉与液态物料的总花青素含量无显著差异（$P > 0.05$）。总花青素含量最高的是蓝莓提取物及其干粉（11.7 和 11.2，mg C3GE/g，以干基计）。干粉与液态物料间总酚含量也无差异，含量最高的依然是蓝莓提取物及其干粉（97.1 和 113.1，mg GAE/g，以干基计）。干粉与液态物料的总抗氧化活性（用一种专利方法测定）也没有差异。

有人在实验室中把连续真空带式干燥法作为一种快速低温干燥法进行了研究[128]。该方法利用真空使水果或果浆经一个气闸进入传送带，通过多个独立控温的导热器（不同干制阶段有不同温度）。该法可在 60～90min 内将兔眼蓝莓的水分降到非常低。此外，在不高于 110℃的传导温度下，产品的单体花青素总量、总酚和 ORAC 值未受影响。

4.7　总结

现有的几种蓝莓中含有一系列与保健有关的传统营养素与植物化学成分。许多研究测定了蓝莓的酚类成分、生物利用度、改善脑功能的潜在作用、限制感染、降低癌症和心血管病风险等作用。由于大量蓝莓都用于加工，故研究者非常关注加工过程对生物利用度的丧失或下降的影响。加热或激发酶活性的过程最为有害。速冻法或冻干法对花青素与相关成分的损害最低，而榨汁、罐装和热风干燥法的损害也都很大。冻干法、辐射热区干燥法和真空带式干燥方法是所有干制方法中对蓝莓植物化学成分影响最小的方法。

参考文献

［1］USDA（2011）Noncitrus Fruits and Nuts：2010 Summary. USDA，National Agricultural Statistics Service，Washington，DC.

［2］The National Highbush Blueberry Promotion and Research Agency（2011）

Facts Regarding Blueberry Production in Canada. Published on – line at: http: // www. bcblueberry. com/media/documents/national _ council/faqs _ blueberry _ web. pdf, last accessed September 5, 2011.

[3] Naumann, W. D. (1993) Overview of the Vaccinium industry in Western Europe. In: Proceedings of the Fifth International Symposium on Vaccinium Culture (ed. KA Clayton – Greene). International Society for Horticultural Science, Wageningen, The Netherlands, pp. 53 – 58.

[4] Seeram, N. P. , Adams, L. S. , Zhang, Y. , Lee, R. , Sand, D. , Scheuller, H. S. & Heber, D. (2006) Blackberry, black raspberry, blueberry, cranberry, red raspberry, and strawberry extracts inhibit growth and stimulate apoptosis of human cancer cells in vitro. Journal of Agricultural and Food Chemistry, 54, 9329 – 9339.

[5] US Highbush Blueberry Council (2009) Blueberry Trends and Market Challenges. Published on – line at: http: //sfp. ucdavis. edu/events/09blueberries/villata. pdf, last accessed September 6, 2011.

[6] Kron, K. , Powell, E. A. & Luteyn, J. L. (2002) Phylogenetic relationships within the blueberry tribe (*Vaccinieae*, *Ericaceae*) based on sequence data from MATK and nuclear ribosomal ITS regions, with comments on the placement of Satyria. *American Journal of Botany*, 89, 327 – 336.

[7] USDA (2010) *Plant Fact Sheet: Highbush blueberry (Vaccinium corymbosum L.)*. Published on – line at: http: //plants. usda. gov/ factsheet/pdf/fs _ vaco. pdf, last accessed September 5, 2011.

[8] Ballington, J. (2005) Blueberry varieties around the world. Paper given at the *Ciclo de Seminarios Frut colas de Actualizacion Técnico Comercial. Berries: Arándanos – Frambuesas*, Santiago, Chile, June 21 – 22, 2005.

[9] USDA (2011) *National Nutrient Database for Standard Reference, Release 24*. Published on – line at: http: //www. nal. usda. gov/fnic/foodcomp/search/, last accessed September 7, 2011.

[10] Beattie, J. , Crozier, A. & Duthie, G. G. (2005) Potential health benefits of berries. *Current Nutrition and Food Science*, 1, 71 – 86.

[11] Dismore, M. L. , Haytowitz, D. B. , Gebhardt, S. E. , Peterson, J. W. & Booth, S. L. (2003) Vitamin K content of nuts and fruits in the US diet. *Journal of the American Dietetic Association*, 103, 1650 – 1652.

[12] Honein, M. A. , Paulozzi, L. J. , Mathews, T. J. , Erickson, J. D. & Wong, L. Y. C. (2001) Impact of folic acid fortification of the US food supply on the occurrence of neural tube defects. *Journal of the American Medical Association*, 285, 2981 – 2986.

[13] Verhaar, M. C. , Stroes, E. & Rabelink, T. J. (2002) Folates and cardiovascular disease. *Arteriosclerosis Thrombosis and Vascular Biology*, 22, 6 – 13.

[14] Crowley, J. D., Traynor, D. A. & Weatherburn, D. C. (2000) Enzymes and proteins containing manganese: an overview. *Metal Ions in Biological Systems*, 37, 209 - 278.

[15] Dreher, M. L. (2001) Dietary fiber overview. In: *Handbook of Dietary Fiber* (eds S. Cho & M. L. Dreher). CRC Press, Boca Raton, FL, pp. 1 - 17.

[16] Chen, H. C. & Camire, M. E. (1997) Recovery of anthocyanins, pectin, and dietary fiber from cull lowbush blueberries. *Journal of Food Quality*, 20, 199 - 209.

[17] Mongeau, R., Brassard, R. & Verdier, P. (1989) Measurement of dietary fiber in a total diet study. *Journal of Food Composition and Analysis*, 2, 317 - 326.

[18] Marshall, D., Spiers, J. M., Silva, J. & Curry, K. J. (2006) Fiber content of two rabbiteye and two southern highbush blueberry cultivars. In: *Proceedings of the 10th North American Blueberry Research and Extension Workers' Conference* (ed. D. S. NeSmith). Tifton, GA, pp. 176 - 179.

[19] Ayaz, F. A., Kadioglu, A., Bertoft, E., Acar, C. & Turna, I. (2001) Effect of fruit maturation on sugar and organic acid composition in two blueberries (*Vaccinium arctostaphylos* and *V. myrtillus*) native to Turkey. *New Zealand Journal of Crop and Horticultural Science*, 29, 137 - 141.

[20] Kalt, W. & McDonald, J. E. (1996) Chemical composition of lowbush blueberry cultivars. *Journal of the American Society of Horticultural Science*, 121, 142 - 146.

[21] Ehlenfeldt, M. K., Meredith, F. I. & Ballington, J. R. (1994) Unique organic acid profile of rabbiteye vs highbush blueberries. *HortScience*, 29, 321 - 323.

[22] Naczk, M. & Shahidi, F. (2006) Phenolics in cereals, fruits and vegetables: occurrence, extraction and analysis. *Journal of Pharmaceutical and Biomedical Analysis*, 41, 1523 - 1542.

[23] Hatier, J. H. B. & Gould, K. S. (2009) Anthocyanin function in vegetative organs. In: *Anthocyanins: Biosynthesis, Functions, an Applications* (eds K. Gould, K. Davies & C. Winefield). Spring Science + Business Media, LLC, New York, NY, pp. 1 - 19.

[24] Foyer, C. H. & Noctor, G. (2005) Oxidant and antioxidant signaling in plants: a re - evaluation of the concept of oxidative stress in a physiological context. *Plant, Cell and Environment*, 28, 1056 - 1071.

[25] Rein, M. J. & Heinonen, M. (2004) Stability and enhancement of berry juice color. *Journal of Agricultural and Food Chemistry*, 52, 3106 - 3114.

[26] Wang, H., Cao, G. & Prior, R. L. (1997) Oxygen radical absorbing capacity of anthocyanins. *Journal of Agricultural and Food Chemistry*, 45, 304 - 309.

[27] Camire, M. E. (2000) Bilberries and blueberries as functional foods and nutraceuticals. In: *Herbs, Botanicals and Teas* (eds G. Mazza & B. D. Oomah). Technomic Publishing Co., Lacaster, PA, pp. 289 - 314.

[28] Francis, F. J., Harborne, J. B. & Barker, W. G. (1966) Anthocyanins in lowbush blueberry *Vaccinium angustifolium*. *Journal Food Science*, 31, 583 – 587.

[29] Lohachoompol, V., Mulholland, M., Srzednicki, G. & Craske, J. (2008) Determination of anthocyanins in various cultivars of highbush and rabbiteye blueberries. *Food Chemistry*, 111, 249 – 254.

[30] Gao, L. & Mazza, G. (1994) Quantitation and distribution of simple and acylated anthocyanins and other phenolics in blueberries. *Journal Food Science*, 59, 1057 – 1059.

[31] Nicoue, E. E., Savard, S. & Belkacemi, K. (2007) Anthocyanins in wild blueberries of Quebec: extraction and identification. *Journal of Agricultural and Food Chemistry*, 55, 5626 – 5635.

[32] Cho, M. J., Howard, L. R., Prior, R. L. & Clark, J. R. (2004) Flavonoid glycosides and antioxidant capacity of various blackberry, blueberry and red grape genotypes determined by high – performance liquid chromatography/mass spectrometry. *Journal of the Science of Food and Agriculture*, 84, 1771 – 1782.

[33] Scibisz, I. & Mitek, M. (2007) The changes of antioxidant properties in highbush blueberries (*Vaccinium corymbosun* L.) during freezing and long – term frozen storage. *ACTA Scientiarum Polonorum Technologia Alimentaria*, 6, 75 – 82.

[34] Wang, M., Li, J., Shao, Y., Huang, T. –C., Huang, M. –T, Chin, C. –K, Rosen, R. T. & Ho, C. –T. (2000) Antioxidative and cytotoxic components of highbush blueberry (*Vaccinium corymbosum* L.). In: *Phytochemicals and Phytopharmaceuticals* (eds F. Shahidi & C. –T. Ho). AOCS Press, Champaign, IL, pp. 271 – 277.

[35] Hosseinian, F. S. & Beta, T. (2007) Saskatoon and wild blueberries have higher anthocyanin contents than other Manitoba berries. *Journal of Agricultural and Food Chemistry*, 55, 10832 – 10838.

[36] Singleton, V. L., Orthofer, R. & Lamuela – Raventos, R. M. (1999) Analysis of total phenols and other 'oxidation substrates and antioxidants by means of Folin – Ciocalteu reagent. *Methods in Enzymology*, 299, 152 – 178.

[37] Kalt, W., Ryan, D. A. J., Duy, J. C., Prior, R. L., Ehlenfeldt, M. K. & Vander Kloet, S. P. (2001) Interspecific variation in anthocyaninins, phenolics and antioxidant capacity among genotypes of highbush and lowbush blueberries (*Vaccinium cyanococcus* spp.). *Journal of Agricultural and Food Chemistry*, 49, 4761 – 4767.

[38] Moyer, R. A., Hummer, K. E., Finn, C. E., Frei, B. & Wrolstad, R. E. (2001) Anthocyanins, phenolics and antioxidant capacity in diverse small fruits: *Vaccinium*, *Rubus* and *Ribes*. *Journal of Agricultural and Food Chemistry*, 50, 519 – 525.

[39] Castrejohn, A. D. R., Elchholz, I., Rohn, S., Kroh, L. W. & Huyskens – Keil, S. (2008) Phenolic profile and antioxidant activity of highbush blueberry (*Vaccinium corymbosum* L.) during fruit maturation and ripening. *Food Chemistry*, 109,

564 – 572.

[40] Connor, A. M., Luby, J. J., Hancock, J. F., Berkheimer, S. & Hanson, E. J. (2002) Changes in fruit antioxidant activity among blueberry cultivars during cold – temperature storage. *Journal of Agricultural and Food Chemistry*, 50, 893 – 898.

[41] Padayatty, S. J., Katz, A., Wang, Y., Eck, P., Kwon, O., Lee, J. – H., Chen, S., Corpe, C., Dutta, A., Dutta, A. D. & Levine, M. (2003) Vitamin C as an antioxidant: evaluation of its role in disease prevention. *Journal of the American College of Nutrition*, 22, 18 – 35.

[42] Furie, B., Bouchard, B. A. & Furie, B. C. (1999) Vitamin K – dependent biosynthesis of gammacarboxyglutamic acid. *Blood*, 93, 1798 – 1808.

[43] AmericanAcademy of Pediatrics Committee on Fetus and Newborn (2003) Controversies concerning vitamin K and the newborn. *Pediatrics*, 112, 191 – 192.

[44] Ansell, J., Hirsh, J., Poller, L., Bussey, H., Jacobson, A. & Hylek, E. (2004) The pharmacology and management of the vitamin K antagonists: the seventh ACCP conference on antithrombotic and thrombolytic therapy. *Chest*, 126, 204S – 233S.

[45] Booth, S. L., Charnley, J. M., Sadowski, J. A., Saltzman, E., Bovill, E. G. & Cushman, M. (1997) Dietary vitamin K_1 and stability of oral anticoagulation: proposal of a diet with constant vitamin K_1 content. *Thrombosis and Haemostasis*, 77, 504 – 509.

[46] Zafra – Stones, S., Yasmin, T., Bagchi, M., Chatterjee, A., Vinson, J. A. & Bagchi, D. (2007) Berry anthocyanins as novel antioxidants in human health and disease prevention. *Molecular Nutrition & Food Research*, 51, 675 – 683.

[47] Knight, J. A. (2000) The biochemistry of aging. *Advances in Clinical Chemistry*, 35, 1 – 62.

[48] Valko, M., Izakovic, M., Mazur, M., Rhodes, C. J. & Telser, J. (2004) Role of oxygen radicals in DNA damage and cancer incidence. *Molecular Cell*, 266, 37 – 56.

[49] Meyer, C. H. & Sekundo, W. (2005) Nutritional supplementation to prevent cataract formation. *Developments in Ophthalmology*, 38, 103 – 111.

[50] Lau, F. C., Bielinski, D. F. & Joseph, J. A. (2007) Inhibitory effects of blueberry extract on the production of inflammatory mediators in lipopolysaccharide – activated BV2 microglia. *Journal Neuroscience Research*, 85, 1010 – 1017.

[51] Galli, R. L., Bielinski, D. F., Szprengiel, A., Shukitt – Hale, B. & Joseph, J. A. (2006) Blueberry supplemented diet reverses age – related decline in hippocampal HSP70 neuroprotection. *Neurobiology of Aging*, 27, 344 – 350.

[52] Saija, A., Prici, P., D' Amico, N., De Pasquale, R. & Costa, G. (1990) Effect of *Vaccinium myrtillus* anthocyanins on triiodothyronine transport into brain in the rat. *Pharmacological Research*, 22 (Suppl. 3), 59 – 60.

[53] Joseph, J. A., Shukitt – Hale, B., Denisova, N. A., Bielinski, D., Martin, A.,

McEwen, J. J. & Bickford, P. C. (1999) Reversals of age - related declines in neuronal signal transduction, cognitive, and motor behavior deficits with blueberry, spinach, or strawberry dietary supplementation. *Journal of Neuroscience*, 19, 8114 - 8121.

[54] Bickford, P. C., Shukitt - Hale, B. & Joseph, J. (1999) Effects of aging on cerebellar noradrenergic function and motor learning: nutritional interventions. *Mechanisms of Aging and Development*, 11, 141 - 154.

[55] Bickford, P. C., Gould, T., Briederick, L., Chadman, K., Pollock, A., Young, D., Shukitt - Hale, B. & Joseph, J. (2000) Antioxidant - rich diets improve cerebellar physiology and motor learning in aged rats. *Brain Research*, 866, 211 - 217.

[56] Joseph, J. A., Denisova, D., Fisher, B., Shukitt - Hale, B., Bickford, P., Prior, R. & Cao, G. (1998) Membrane and receptor modifications of oxidative stress vulnerability in aging: nutritional considerations. *Annals of the New York Academy of Sciences*, 854, 268 - 276.

[57] Joseph, J. A., Arendash, G., Gordon, M., Diamond, D., Shukitt - Hale, B., Morgan, D. & Denisova, N. A. (2003) Blueberry supplementation enhances signaling and prevents behavioral deficits in an Alzheimer disease model. *Nutritional Neuroscience*, 6, 153 - 162.

[58] Youdim, K. A., Shukitt - Hale, B., Martin, A., Wang, H., Denisova, N., Bickford, P. C. & Joseph, J. A. (2000) Short - term dietary supplementation of blueberry phenolics: beneficial effects on aging brain performance and peripheral tissue function. *Nutritional Neuroscience*, 3, 383 - 397.

[59] Casadesus, G., Shukitt - Hale, B., Stellwagen, H. M., Stellwagon, H. M., Zhu, X., Lee, H - G., Smith, M. & James, J. A. (2004) Modulation of hippocampal plasticity and cognitive behavior by short - term blueberry supplementation in aged rats. *Nutritional Neuroscience*, 7, 309 - 316.

[60] Goyarzu, P., Malin, D. H., Lau, F. C., Taglialatela, G., Moon, W. D., Jennings, R., Moy, E., Moy, D., Lippold, S., Shukitt - Hale, B. & Joseph, J. A. (2004) Blueberry supplemented diet: effects on object recognition memory and nuclear factor - kappa B levels in aged rats. *Nutritional Neuroscience*, 7, 75 - 83.

[61] Andres - Lacueva, C., Shukitt - Hale, B., Galli, R. L., Juaregui, O., Lamuela - Raventos, R. M. & Joseph, J. A. (2005) Anthocyanins in aged blueberry - fed rats are found centrally and may enhance memory. *Nutritional Neuroscience*, 8, 111 - 120.

[62] Mullen, W., Larcombe, S., Arnold, K., Welchman, H. & Crozier, A. (2010) Use of accurate mass full scan mass spectrometry for the analysis of anthocyanins in berries and berry - fed tissues. *Journal of Agricultural and Food Chemistry*, 58, 3910 - 3915.

[63] Krikorian, R., Nash, T. A., Shidler, M. D., Shukitt - Hale, B. & Joseph,

J. A. (2010) Blueberry supplementation improves memory in older adults. *Journal of Agricultural and Food Chemistry*, 58, 3996 – 4000.

[64] Krikorian, R., Nash, T. A., Shidler, M. D., Shukitt – Hale, B. & Joseph, J. A. (2010) Concord grape juice supplementation improves memory function in older adults with mild cognitive impairment. *British Journal of Nutrition*, 103, 730 – 734.

[65] Howell, A. B. (2007) Bioactive compounds in cranberries and their role in prevention of urinary tract infections. *Molecular Nutrition and Food Research*, 51, 732 – 737.

[66] Avorn, J., Monane, M., Gurwitz, J. H., Glynn, R. J., Choodnovsky, I. & Lipsitz, L. (1998) Reduction of bacteriura and pyuria after ingestion of cranberry juice. *Journal of the American Medical Association*, 271, 751 – 754.

[67] Jackson, B. & Hicks, L. E. (1991) Effect of cranberry juice on urinary pH in older adults. *Home Healthcare Nurse*, 15, 199 – 202.

[68] Howell, A. B. (2009) Update on health benefits of cranberry and blueberry. *Acta Horticulturae*, 810, 779 – 785.

[69] Foo, L. Y., Lu, Y., Howell, A. B. & Vorsa, N. (2000) A – type proanthocyanidin trimmers from cranberry that inhibit adherence of uropathogenic P – fimbriated *Escherichia coli*. *Journal of Natural Products*, 63, 1225 – 1228.

[70] Ofek, I., Goldhar, J., Zafriri, D., Lis, H., Adar, R. & Sharon, N. (1991) Anti – *Escherichia coli* adhesion activity of cranberry and blueberry juices. *New England Journal of Medicine*, 324, 1599 – 1600.

[71] Schmidt, B. M., Howell, A. B., McEniry, B., Knight, C. T., Siegler, D., Erdman, J. W. & Lila, M. A. (2004) Effective separation of potent antiproliferation and antiadhesion components from wild blueberry (*Vaccinium angustifolium* ait.) fruits. *Journal of Agricultural and Food Chemistry*, 52, 6433 – 6442.

[72] Lin, B., Johnson, B. J., Rubin, R. A., Malanoski, A. P. & Ligler, F. S. (2010) Iron chelation by cranberry juice and its impact on *Escherichia coli* growth. *BioFactors*, 37, 121 – 130.

[73] Jepson, R. & Craig, J. C. (2007) Review: A systematic review of the evidence for cranberries and blueberries in UTI prevention. *Molecular Nutrition & Food Research*, 51, 738 – 745.

[74] Hertog, M. G., Bueno – de – Mesquite, H. B. & Fehily, A. M. (1996) Fruit and vegetable consumption and cancer mortality in the Caerphilly study. *Cancer Epidemiology, Biomarkers & Prevention*, 5, 673 – 677.

[75] Block, G., Patterson, B. & Subar, A. (1992) Fruit, vegetables, and cancer prevention: a review of epidemiological evidence. *Nutrition and Cancer*, 18, 1 – 29.

[76] Knekt, P., Jarvinen, R., Seppanen, R., Heliovaara, M., Teppo, L, Pukkala, E. & Aromaa, A. (1997) Dietary flavonoids and the risk of lung cancer and other malignant neoplasms. *American Journal of Epidemiology*, 146, 223 – 230.

[77] Knekt, P., Kumpulainen, J., Jarvinen, R., Rissanen, H., Heliovaara, M., Reunanen, A., Hakulinen, T. & Äromaa, A. (2002) Flavonoid intake and risk of chronic disease. *American Journal of Clinical Nutrition*, 76, 560 – 568.

[78] Nichenmetla, S. N., Taruscio, T. G., Barney, D. L. & Exon, J. H. (2006) A review of the effects and mechanisms of polyphenolics and cancer. *Critical Reviews in Food Science and Nutrition*, 46, 161 – 183.

[79] Srivastava, A., Akoh, C. C., Fischer, J. & Krewer, G. (2007) Effect of anthocyanin fractions from selected cultivars of Georgia – grown blueberries on apoptosis and phase Ⅱ enzymes. *Journal of Agricultural and Food Chemistry*, 55, 3180 – 3185.

[80] Suh, N., Paul, S., Hao, X., Simi, B., Xiao, H., Rimando, A. M. & Reddy, B. S. (2007) Pterostilbene, an active constituent of blueberries, suppresses aberrant crypt foci formation in the azoxymethane – induced colon carcinogenesis model in rats. *Clinical Cancer Research*, 13, 350 – 355.

[81] Kahlon, T. S. & Smith, G. E. (2007) *In vitro* binding of bile acids by blueberries (*Vaccinium* spp.), plums (*Prunus* spp.), prunes (*Prunus* spp.), strawberries (*Fragaria x ananassa*), cherries (*Malpighia punicifolia*), cranberries (*Vaccinium macrocarpon*) and apples (*Malus sylvestris*). *Food Chemistry*, 100, 1182 – 1187.

[82] Schmidt, B. M., Erdman Jr, J. W. & Lila, M. A. (2006) Differential effects of blueberry proanthocyanidins on androgen sensitive and insensitive human prostate cancer cell lines. *Cancer Letters*, 231, 240 – 246.

[83] Matchett, M. D., MacKinnon, S. L., Sweeney, M. I., Gottschall – Pass, K. T. & Hurta, R. A. R. (2005) Blueberry flavonoids inhibit matrix metalloproteinase activity in DU145 human prostate cancer cells. *Biochemistry and Cell Biology*, 83, 637 – 643.

[84] Seeram, N. P., Adams, L. S., Zhang, Y., Lee, R., Sand, D., Schueller, H. S. & Heber, D. (2006) Blackberry, black raspberry, blueberry, cranberry, red raspberry, and strawberry extracts inhibit growth and stimulate apoptosis of human cancer cells *in vitro*. *Journal of Agricultural and Food Chemistry*, 54, 9329 – 9339.

[85] Joshipura, K. J., Hu, F. B., Manson, J. E., Stampfer, M. J., Rimm, E. B., Speizer, F. E., Colditz, G., Ascheria, A., Rosner, B., Spiegelman, D. & Willett, W. C. (2001) The effect of fruit and vegetable intake on risk of coronary heart disease. *Annals of Internal Medicine*, 134, 1106 – 1114.

[86] Manach, C., Mazur, A. & Scalbert, A. (2005) Polyphenols and prevention of cardiovascular diseases. *Current Opinion in Lipidology*, 16, 77 – 84.

[87] Castellani, W. (2004) Metabolic and nutritional aspects of the atherogenic atypical lipoproteins: lipoprotein (a), remnant lipoproteins, and oxidized low – density lipoprotein. *Nutrition Research*, 24, 681 – 693.

[88] Folts, J. D. (2002) Potential health benefits from the flavonoids in grape

products on vascular disease. In: *Flavonoids in Cell Function* (eds B. Buslig & J. Manthey). Kluwer Academic/Plenum Publishing, New York, NY, pp. 95 – 111.

[89] Keevil, J. G., Osman, H. E., Reed, J. D. & Folts, J. D. (2000) Grape juice, but not orange juice or grapefruit juice, inhibits human platelet aggregation. *Journal of Nutrition*, 130, 53 – 56.

[90] Kalt, W., Foote, K., Fillmore, S. A. E., Lyon, M., Van Lunen, T. A. & McRae, K. B. (2008) Effect of blueberry feeding on plasma lipids in pigs. *British Journal of Nutrition*, 100, 70 – 78.

[91] Basu, A., Du, M., Leyva, M. J., Sanchez, K., Betts, N. M., Wu, M., Aston, C. E. & Lyons, T. J. (2010) Blueberries decrease cardiovascular risk factors in obese men and women with metabolic syndrome. *Journal of Nutrition*, 140, 1582 – 1587.

[92] Bastide, P., Rouher, F. & Tronche, P. (1968) Rhodopsin et anthocyano-sides. *Bulletin des Sociéte's d, ophtalmologie de France*, 9, 801 – 807.

[93] Jayle, G. E. & Aubert, L. (1964) Action of anthocyanin glucosides on scotopic and mesopic vision in normal subjects. *Therapie*, 19, 171 – 185.

[94] Trevithick, J. R. & Mitton, K. P. (1999) Antioxidants and diseases of the eye. In: *Antioxidant Status, Diet, Nutrition and Health* (ed. A. M. Pappas). CRC Press, Boca Raton, FL, pp. 545 – 565.

[95] Canter, P. H. & Ernst, E. (2004) Anthocyanosides of *Vaccinium myrtillus* (bilberry) for night vision—A systematic review of placebo – controlled trials. *Therapeutic Reviews*, 49, 38 – 50.

[96] Kechinski, C. P., Guimaraes, P. V. R., Nore ña, C. P. Z., Tessaro, I. C. & Marczak, L. D. F. (2010) Degradatioñ kinetics of anthocyanin in blueberry juice during thermal treatment. *Journal of Food Science*, 75, C173 – C176.

[97] Patras, A., Brunton, N. P., Gormely, T. R. & Butler, F. (2009) Impact of high pressure processing on antioxidant activity, ascorbic acid, anthocyanins and instrumental colour of blackberry and strawberry puree. *Innovative Food Science and Emerging Technologies*, 10, 308 – 313.

[98] Sadilova, E., Carle, R. & Florian, C. (2007) Thermal degradation of anthocyanins and its impact on color and *in vitro* antioxidant capacity. *Molecular Nutrition & Food Research*, 51, 1461 – 1471.

[99] Sadilova, E., Stintzing, F. C. & Carle, R. (2006) Thermal degradation of acylated and nonacylated anthocyanins. *Journal of Food Science*, 71, C504 – C512.

[100] Mayer, A. M. (2006) Polyphenol oxidases in plants and fungi: going places? A review. Phytochemistry, 67, 2318 – 2331.

[101] Skrede, G., Wrolstad, R. E. & Durst, R. W. (2000) Changes in anthocyanins and polyphenolics during juice processing of highbush blueberries (*Vaccinium corymbosum* L.). *Journal of Food Science*, 65, 357 – 364.

［102］Brownmiller，C. ，Howard，L. R. & Prior，R. L. （2009）Processing and storage effects on blueberry (*Vaccinium corymbosum* L.) polyphenolics. *Acta Horticulturae*，841，347 - 354.

［103］Brownmiller，C. ，Howard，L. R. & Prior，R. L. （2009）Processing and storage effects on procyanidin composition and concentration of processed blueberry products. *Journal of Agricultural and Food Chemistry*，57，1896 - 1902.

［104］Schmidt，B. M. ，Erdman，J. W. & Lila，M. A. （2005）Effects of food processing on blueberry antiproliferation and antioxidant activity. *Journal of Food Science*，70，S389 - S394.

［105］Lohachoompol，V. ，Srednicki，G. & Craske，J. （2004）The change of total anthocyanins in blueberries and their antioxidant effect after drying and freezing. *Journal of Biomedicine and Biotechnology*，5，248 - 252.

［106］Scibisz，I. & Mitek，M. （2007）The changes of antioxidant properties in highbush blueberries (*Vaccinium corymbosum* L.) during freezing and long - term storage. *ACTA Scientiarum Polonorum Technologia Alimentaria*，6，75 - 82.

［107］Gonzalez，E. M. ，de Ancos，B. & Cano，M. P. （2003）Relation between bioactive compounds and free radical - scavenging capacity in berry fruits during frozen storage. *Journal of the Science of Food and Agriculture*，83，722 - 726.

［108］Srivastava，A. ，Akoh，C. C. ，Yi，W. ，Fischer，J. & Krewer，G. （2007）Effect of storage conditions on the biological activity of phenolic compounds of blueberry extract in glass bottles. *Journal of Agricultural and Food Chemistry*，55，2705 - 2713.

［109］Prior，R. L. ，Lazurus，S. A. ，Cao，G. ，Muccitelli，H. & Hammerstone，J. F. （2001）Identification of procyanidins and anthocyanins in blueberries and cranberries (*Vaccinium* spp.) using high - performance liquid chromatography/mass spectrometry. *Journal of Agricultural and Food Chemistry*，49，1270 - 1276.

［110］Smith，M. A. I. ，Marley，K. A. ，Siegler，D. ，Singletary，K. W. & Meline，B. （2000）Bioactive properties of wild blueberry fruits. *Journal of Food Science*，65，352 - 356.

［111］Fujimaru，T. （2010）*Experimental Investigation of Carbon Dioxide* (CO_2) *Laser Perforation as a Potential Skin Pretreatment for Sugar Infusion Process of Frozen Blueberries*. MSc Thesis，Oregon State University，Corvallis，OR.

［112］Beaudry，C. ，Raghaven，G. S. V. ，Ratti，C. & Rennie，T. J. （2004）Effects of four drying methods on the quality of osmotically dehydrated cranberries. *Drying Technology*，22，521 - 539.

［113］Mejia - Meza，E. I. ，Yanez，J. A. ，Davies，N. M. ，Rasco，B. ，Younce，F. ，Remsberg，C. M. & Clary，C. （2008）Improving nutritional value of dried blueberries (*Vaccinium corymbosum* L.) combining microwavevacuum，hot - air drying and freeze drying technologies. *International Journal of Food Engineering*, 4, 1 - 6.

[114] Venkatachalapathy, K. & Raghavan, G. S. V. (1998) Microwave drying of osmotically dehydrated blueberries. *Journal of Microwave Power and Electromagnetic Energy*, 33, 95 - 102.

[115] Feng, H. & Tang, J. (2000) Microwave and spouted bed drying of frozen blueberries: the effect of drying and pretreatment methods on physical properties and retention of flavor volatiles. *Journal of Food Processing and Preservation*, 23, 463 - 479.

[116] Sapers, G. M. & Phillips, J. G. (1985) Leakage of anthocyanins from skin of raw and cooked highbush blueberries (*Vaccinium corymbosum* L.) . *Journal of Food Science*, 50, 437 - 439, 443.

[117] Kalt, W. E. , McDonald, J. E. & Donner, H. (2000) Anthocyanins, phenolics, and antioxidant capacity of processed lowbush blueberry products. *Journal of Food Science*, 65, 390 - 393.

[118] Sablani, S. S. , Andrews, P. K. , Davies, N. M. , Walters, T. , Saez, H. & Bastarrachea, L. (2011) Effects of air and freeze drying on phytochemical content of conventional and organic berries. *Drying Technology*, 29, 205 - 216.

[119] Stojanovic, J. & Silva, J. L. (2007) Influence of osmotic concentration, continuous high frequency ultrasound and dehydration on antioxidants, colour and chemical properties of rabbiteye blueberries. *Food Chemistry*, 101, 898 - 906.

[120] Biswas, R. (2007) *Development of Technologies for the Production of Polyphenolic Nutraceuticals from Muscadine Grapes and Rabbiteye Blueberries* [*Electronic Resource*] . Available from University of Georgia Catalog, Ipswich, MA.

[121] Bhandari, B. R. , Senoussi, A. , Dumoulin, E. D. & Lebert, A. (1993) Spray drying of concentrated fruit juices. *Drying Technology*, 11, 1081 - 1092.

[122] Chegini, G. R. & Ghobadian, B. (2007) Spray dryer parameters for fruit juice drying. *World Journal of Agricultural Sciences*, 3, 230 - 236.

[123] Moreira, G. E. G. , Costa, M. G. M. , de Souza, A. C. R. , de Brito, E. S. , de Medeiros, M. F. D. & de Azeredo, H. M. C. (2009) Physical properties of spray dried *Acerola pomace* extract as affected by temperature and drying aids. *LWT: Food Science and Technology*, 42, 641 - 645.

[124] Moreira, G. E. G. , Azeredo, H. M. C. , de Medeiros, M. F. D. , de Brito, E. S. & de Souza, A. C. R. (2010) Ascorbic acid and anthocyanin retention during spray drying of acerola pomace extract. *Journal of Food Processing and Preservation*, 34, 915 - 925.

[125] Camire, M. E. , Chaovanalikitt, A. , Dougherty, M. P. & Briggs, J. (2002) Blueberry and grape anthocyanins as breakfast cereal colorants. *Journal of Food Science*, 67, 438 - 441.

[126] Camire, M. E. , Dougherty, M. P. & Briggs, J. (2007) Functionality of

fruit powders in extruded corn breakfast cereals. *Food Chemistry*, 101, 765 – 770.

[127] Chakraborty, M. , Savarese, M. , Harbertson, E. , Harbertson, J. & Ringer, K. L. (2010) Effect of the novel radiant zone drying method on anthocyanins and phenolics of three blueberry liquids. *Journal of Agricultural and Food Chemistry*, 58, 324 – 330.

[128] Pallas, L. A. (2011) *Drying Methods and Their Effects on Bioactive Compounds and Quality of Georgian Blueberries*. MSc Thesis, University of Georgia, Athens, GA.

第5章 蔓越莓干的功能特征

K. M. Schaich

5.1 简介

蔓越莓（Vaccinium macrocarpon）是为数不多的原产于北美且产地目前仍仅限于美国北部和加拿大的水果之一。在新大陆安定之初，蔓越莓对美洲土著和外来移民都有非常重要的营养与药用价值，关键是充当了抗坏血酸（维生素 C）的重要来源与治疗尿路感染（UTIs）的天然药物。此后很长时期，蔓越莓只是以果汁或节日烤肉酱的形式消费。而最近，这种酸酸的小浆果却冲到了保健营养品的前列，被公认为一种"超级水果"，因其富含具有保健价值的天然营养素和植物化学成分。如今，即便主流医学也承认了蔓越莓对包括 UTIs 在内的多种疾病的治疗或预防作用。

超级水果之名[1]使加糖甜化的蔓越莓干成为极受欢迎的一种健康零食，同时也使冻干蔓越莓、蔓越莓干粉及其他多种蔓越莓衍生产品（广泛用于特色食品及营养保健品的补充剂）成为市场关注热点。上述所有脱水蔓越莓产品都具有营养成分被浓缩的优点。但蔓越莓汁与乌紫色蔓越莓干（葡萄干样）则因含糖量高而受到了部分营养学家的批评。不过，蔓越莓粉还可与其他含有甜味剂的成分混合使用，或可装入胶囊或制成混合粉以作无糖之用。蔓越莓粉具有加工技术简单、产品便于运输、易分装、易混合、易控制，且保质期长等优点[2]。因此，在互联网上轻易就能搜到大量宣传和销售各种蔓越莓粉产品（如速溶混合饮品配料、营养补充剂、泌尿系统保健品、化妆品天然色素和抗氧化补充剂、口腔护理产品，甚至宠物食品与营养品）的网站，就不足为奇了。几年来，在比较文献和研究成果（特别是医学研究方面）时发现了大量难题，原因是用不同来源和生长史的蔓越莓加工的产品存在天然差异性。为了提供一份固定成分的通用资料，以便阐明其保健作用，美国补充替代医学卫生研究中心制定了一份蔓越莓粉研发与产品标准，用于规范在蔓越莓生物利用度、药代动力学及生理作用等方面的研究[3]。美国联邦法规第 21 章 110 条与 111 条描述了此类产品的规格要求。以下是按照该法令开发的蔓越莓粉产品的例子。

Ocean Spray Inc. 公司（位于马萨诸塞州拉斯威利市米德尔伯勒，以下简称 OS 公司）的产品：

①蔓越莓粉 90MX——蔓越莓浓缩汁喷雾干粉，以氢氧化镁为载体、含磷酸三钙抗结剂、原花青素类（PACs）含量不低于 0.5%、有机酸含量不低于 30%。

②蔓越莓提取物粉（CEP）——蔓越莓提取液冻干粉，PACs 含量≥1.5%、有机酸含量<10%。

Decas Botanical Synergies 公司（位于马萨诸塞州威尔汉姆市，以下简称 DBS 公司）的产品：

③PACran®——冻干整蔓越莓粉，PACs 含量不低于 1.5%。

④HI-PAC 4.0®——蔓越莓汁水提物喷雾干粉，PACs 含量不低于 4%。

⑤HI-PACPOWDER®——蔓越莓汁水提物喷雾干粉，PACs 含量不低于 10%。

⑥CystiCran®——蔓越莓提取物喷雾干粉，PACs 含量规格 30%。

⑦CystiCran40——蔓越莓提取物喷雾干粉，PACs 含量规格 40%。

有人综述了蔓越莓及其果汁类产品的研究成果[4,5]，而有关蔓越莓干粉之类新产品的详细研究则相对较少。为填补该空白，本章综述了有关蔓越莓干粉的成分与营养特征及其治疗效果与食品应用方面的报道。

5.2 蔓越莓干粉的成分与营养特征

5.2.1 蔓越莓鲜果的成分及其脱水后的变化

蔓越莓以全身富含众多生理学与植物化学营养素而闻名。事实上，据 Vinson 报道，在 20 种常见水果中，蔓越莓的总酚含量最高[6]。但人们食用的蔓越莓通常为加工产品而非其酸酸的鲜果，因此其营养素含量应当按榨汁、胶凝或脱水处理后的剩余量计算。加工时损失最多的营养素是抗坏血酸[2,7]，而在多酚氧化反应[8,9]、氧化反应[10]、水解反应[11]、苯酚缩合反应与多聚褐变反应[12]，以及热分解反应[5,13]的作用下，部分植物营养素也会遭到破坏。花青素类（如槲皮素、杨梅素和山奈酚）特别敏感，损失量有时甚至超过其最初含量的一半[14]。蔓越莓加工成果汁时，营养成分会被稀释。总之，实际消费的蔓越莓产品，其营养素含量不能按蔓越莓鲜果的含量计算。最近一篇综述性文章就列表对比了整蔓越莓鲜果与蔓越莓制品的植物营养素含量（化合物类别、具体成分与含量）[5]。

蔓越莓干粉出现了一个有趣而复杂的悖论。

一方面，蔓越莓提取物、蔓越莓果汁或蔓越莓果实经脱水后，除抗坏血酸外（被破坏）的所有营养素都被高度浓缩[2]。鲜果中最初含量只有 10%～20% 的化合物，现在则高达 80%～98%（因脱水方法不同及是否加入载体和抗结剂而异）。此外，全蔓越莓干粉保留了果渣、果皮、种子和榨汁后留下的固形物。果渣通常会被废弃，或榨汁后再加工为果酱。但它却是膳食纤维的良好来源，且含有数量可观的多酚类成分。White 等人[15]发现，冻干果渣的多酚含量为 0.6g/100g（以干重计）；其中约 19% 为 6 种花青素、55% 为 13 种黄酮醇、26% 为 8 种 PACs（表 5.1）。尽管 PACs 键合在果渣纤维（主要是果胶）上，但经肠道微生物代谢后可被释放。因此，总体而言，若目的是为食物提供植物营养素、或个人护理或制药，则蔓越莓粉具有明显的优势。

表 5.1 冻干蔓越莓果渣（榨汁后的余料）的多酚类成分

多酚类	成分含量/（mg/100g）（以干重计）
花青素类	
矢车菊素-3-半乳糖苷	13.2
矢车菊素-3-葡萄糖苷	4.5
矢车菊素-3-阿拉伯糖苷	49.6
芍药素-3-半乳糖苷	20.1
芍药素-3-葡萄糖苷	7.4
芍药素-3-阿拉伯糖苷	26.6
原花青素类	
DP1 cat/epi 单体类	5.8
DP2A A 型二聚体	82.6
DP2B B 型二聚体	4.4
DP3A	30.8
DP3B	1.6
DP4B	22.9
DP5A	7.1
DP6A	12.1
黄酮醇类	
杨梅酮-3-木糖苷	1.5
杨梅酮-3-阿拉伯糖苷	1.8
槲皮素-3-半乳糖苷	12.8
槲皮素-3-木糖苷	5.5
槲皮素-3-吡喃阿拉伯糖苷	15.2
槲皮素-3-呋喃阿拉伯糖苷	16.7
槲皮素-3-鼠李糖苷	18.5
甲氧基槲皮素-3-木糖苷	11.4
槲皮素-3-香豆素半乳糖苷	2.3
槲皮素-3-苯甲酰半乳糖苷	27.5
杨梅酮	55.6
槲皮素	146.2
未知物	12.1

资料来源：经 White 等人[15]同意后编辑；DP：聚合度。

另一方面，脱水过程也使蔓越莓果汁和蔓越莓果酱的营养素在加工过程中发生了程度相近的破坏和损失[16-19]。因此，干制方法对蔓越莓产品的植物化学成分有显著影响。高温、空气接触和果皮破裂是保留蔓越莓干粉产品营养素的 3 个关键控制因素[20]。在加热步骤中，基质（细胞壁多糖）或多酚聚合物的水解或热降解反应（释放出酚酸、多酚单体及多酚小聚合物）与这些酚类的聚合反应或氧化反应达到平衡。一般来说，干制温度越高、时间越长，植物营养素流失就越多[17]。受热会发生氧化反应（包括酚类的褐变）、异构化反应（如儿茶素类的差向异构化）和没食子酸基团从类黄酮分子的C 环上脱落[16]，且加热时只要有水分存在（如脱水早期）就会促进水解反应与二聚作用[17,21]。

采用任意一种组合工艺（尽可能降低加热温度、缩短干制时间、减少空气接触）都可保护蔓越莓干的营养素。例如，与传统风干法相比，"真空＋风干法"可减少花青素类、鞣花酸、黄烷醇类和抗坏血酸的损失[16]；而"微波＋真空法"的保护效果更佳。将蔓越莓平分为两组，采用不同的预处理方法（一组为风干法，另一组为微波真空法），且均采用蒸汽热烫法使酶灭活，结果风干法比微波真空法的抗坏血酸损失高 20%～40%[19]。水在真空下的沸点低于常压下的 100℃；小功率的微波（240W）很容易透过食品内部对其加热。真空与微波的组合使水分易于蒸发，从而缩短加工时间，并使乙酰辅酶 A 氧化酶（AOX）保持活性[16]。但同时，若真空度过高，则会丢失大量产生风味和香气的挥发性成分。因此，为了最大限度地保留挥发性成分，并获得最佳的感官质量，推荐采用较温柔的微波真空干制条件（如真空度 72～74 kPa、微波功率 360W）[18]。

相比之下，冻干的整蔓越莓（真空，196K）之所以能够达到最高的固形物含量，并最大限度地保留蔓越莓的颜色、风味和营养物，就不足为奇了。冻干的整个或对半切开的蔓越莓，可最大限度地减少会使酶促反应和氧化反应加速的组织损伤[2]，并在干制过程中始终维持最低温度，从而最大限度地固定分子，消除活化能，将化学反应和酶促反应降至最低水平。

在用喷雾法干制蔓越莓汁或其提取物时，载体对产品的稳定性也有影响，至少对水分控制有一定影响。喷干法阿萨伊粉中，花青素类的降解随水分活度的上升而加快。对比 10 DE 麦芽糖糊精、40 DE 麦芽糖糊精、阿拉伯胶和木薯淀粉等不同载体后发现，10 DE 麦芽糊精的花青素保护效果最佳（DE：葡萄糖值）。

5.2.2 蔓越莓干粉的营养素与植物营养成分

从营养学角度看，蔓越莓早就被认为是抗坏血酸、维生素 A、硫胺素、核黄素、烟酸、膳食纤维及必需矿物元素（如钙、镁、锰、磷、钾）的丰富来源，不能过分强调蔓越莓的植物化学成分而忽视这些营养成分。除抗坏血酸外，上述成分在蔓越莓干粉中被大量保留并被浓缩。表 5.2 对比了两个主要供应商生产的不同规格的蔓越莓粉产品的营养成分。其成分变化（特别是矿物质含量上升）的主要原因，是使用了添加剂（载体和抗结剂）。

表 5.2　蔓越莓干粉产品的营养和功能特征（以可食部分计）

营养成分	单位	冻干法 [a]提取物粉[22,23]	喷干法 [b]90MX[24,25]	冻干法 [c]PACran[26,27]	喷干法（蔓越莓浓缩汁） [d]NutriCran90[28,29]	喷干法（蔓越莓浓缩汁） [e]NutriCran90s[30,31]	喷干法（蔓越莓浓缩汁） [f]Hi-PAC10[32,33]	喷干法（蔓越莓浓缩汁） [g]CystiCran40[34,35]
水果固形物	%	98	90	100	90	90	90	90
水分	g/100g	5.5	2-5	4.6	3.85	3.85	3.85	1.7
热量	kcal/100g	367	360	432	356	356	356	394
蛋白质	g/100g	1.15	<0.10	5.38	0.46	0.46	0.46	2.97
脂肪	g/100g	0.173	0.24	10.99	0.02	0.02	0.02	0.18
脂肪热量	g/100g	1.56	2.16	99	0.0	0.0	0.0	2.0
饱和脂肪酸	g/100g	0.038	0.0	0.92	0.0	0.0	0.0	0.08
反式脂肪酸	g/100g	<0.007	0.0	0.0	0.0	0.0	0.0	0.0
胆固醇	g/100g	1.0						
灰分	g/100g	2.9	7.46	1.16	7.22	7.22	7.22	0.02
碳水化合物	g/100g	90.3	89.35	77.87	88.45	88.45	88.45	95.1
膳食纤维	g/100g	26.1	6.02	45.9	4.1	4.1	4.1	7.1
糖	g/100g	6.4	36.9	13.21	37.91	37.91	37.91	0.0
维生素								
烟酸	mg/100g	1.98	0.8	0.75	1.0	1.0	1.0	无效数据
核黄素	mg/100g	0.05	1.14	0.7	0.41	0.41	0.41	无效数据
硫胺素	mg/100g	0.18	0.22	0.24	0.18	0.18	0.18	无效数据
维生素 A	IU	无效数据	无效数据	892	<40	<40	<40	<40
维生素 C	mg/100g	<1.0	4.9	19.4	2.8	2.8	2.8	0.0
矿物质								
钙	mg/100g	185	184	60.4	118.3	118.3	118.3	11.3
铜	mg/100g	0.44	0.5	0.4	0.3	0.3	0.3	
铁	mg/100g	8.63	4.28	6.61	10	10	10	无效数据
镁	mg/100g	90.4	2877	49.5	1757	2757	2757	无效数据
磷	mg/100g	96.9	95	139.4	46.7	46.7	46.7	无效数据
钾	mg/100g	696	743	444.2	890	890	890	无效数据
钠	mg/100g	406	29	3.7	26.3	26.3	26.3	6.0
锌	mg/100g	1.12	0.87	1.8	1.5	1.5	无效数据	无效数据
有机酸	%	8~15	30	无效数据	35	35	无效数据	无效数据
总植物甾醇	%	无效数据	无效数据	2.8	无效数据	无效数据	无效数据	无效数据

表5.2（续）

营养成分	单位	冻干法	喷干法	冻干法	喷干法（蔓越莓浓缩汁）			
		[a]提取物粉[22,23]	[b]90MX[24,25]	[c]PACran[26,27]	[d]NutriCran90[28,29]	[e]NutriCran90s[30,31]	[f]Hi-PAC10[32,33]	[g]CystiCran40[34,35]
总酚	%	无效数据	无效数据	2～5	2～5	2～5	2～5	无效数据
原花青素类	%	>1.5	0.5	1.5	0.95	1.0	10	30
花青素类	%	无效数据	无效数据	0.15～1.00	0.15	1.00	0.15	无效数据
槲皮素	mg/100g	无效数据	无效数据	无效数据	3～4.4	3～4.4	3～4.4	无效数据

UI：国际单位；[a]OS提取物粉：冻干整蔓越莓冻干粉，含2%磷酸三钙（抗结剂）；[b]OS 90MX：喷雾干粉，以氢氧化镁为载体、磷酸三钙为抗结剂；[c]DBS PACran：整蔓越莓粉；[d]DBS NutriCran 90：蔓越莓浓缩汁喷干粉，含氢氧化镁和磷酸三钙；[e]DBS NutriCran 90s：蔓越莓浓缩汁喷干粉，含氢氧化镁、磷酸三钙、PACs含量规格1%；[f]DBS Hi-PAC 10：蔓越莓提取物喷干粉，含氢氧化镁、磷酸三钙、PACs含量规格10%；[g]DBS CystiCran 40：蔓越莓提取物喷干粉，含氢氧化镁、磷酸三钙、PACs含量规格30%。

蔓越莓干粉的植物化学成分缺乏像整蔓越莓和蔓越莓果汁那样的报道，特别是缺乏定量分析方面的文献。大量研究还仅停留在对总成分的鉴别上，缺少像Pappas所做的对各种植物化学物质的研究[5]。当然，蔓越莓干粉中的成分类别与其鲜果一致（表5.3），只是含量不同，比例有时还会有很大差异（尤其是PACs）。而PACs通常是蔓越莓干粉的主要成分。

表5.3　蔓越莓干粉中植物化学成分的类别

植物化学成分	示例	在蔓越莓产品中的功能
类黄酮		
花青素类	芍药素-3-O-半乳糖苷	主要的红色素与AOX
黄酮醇类	槲皮素-3-O-半乳糖苷	辅色素与AOX稳定剂
黄烷醇类（儿茶素）	表儿茶素	涩味与AOX稳定剂
原花青素类	原花青素A2	涩味与稳定剂
有色聚合物类	矢车菊素-戊糖苷-黄烷-3-醇	棕红色素
非黄酮类		
非黄酮	白藜芦醇	涩味与AOX稳定剂
单酚类	水杨酸	气味与AOX稳定剂
非酚类		
有机酸类	抗坏血酸	酸味
复合糖类	果胶	凝胶化与可食性膜
糖类	果糖	甜味

资料来源：经Pappas和Schaich同意后编辑[5]；AOX：抗氧化剂。

5.2.2.1　花青素类

在最早采用 HPLC－ESI－MS－MS 法测定蔓越莓花青素的结构和组成的一项研究中，Wu 和 Prior[36]在冻干蔓越莓的甲醇∶水∶乙酸（85∶15∶0.5，体积比）提取物中鉴别出 13 种花青素（表 5.4），且均为配糖体（糖苷）而非糖苷配基（苷元），并以半乳糖苷为主。需要强调的是，他们共测试了 18 种富含花青素的水果，其中只有蔓越莓与康科德葡萄中含有全部 6 种主要的花青素。

表 5.4　用 HPLC－ESI－MS－MS 法在冻干蔓越莓粉中鉴定出的花青素配糖体（糖苷）

英文名称	中文名称
Anthocyanins	花青素类
Cyanidin 3－galactoside	矢车菊素-3-半乳糖苷
Cyanidin 3－glucoside	矢车菊素-3-葡萄糖苷
Cyanidin 3－arabinoside	矢车菊素-3-阿拉伯糖苷
Delphinidin 3－arabinoside	花翠素-3-阿拉伯糖苷
Malvidin 3－arabinoside	锦葵色素-3-阿拉伯糖苷
Malvidin 3－galactoside	锦葵色素-3-半乳糖苷
Pelargonidin 3－arabinoside	天竺葵素-3-阿拉伯糖苷
Pelargonidin 3－galactoside	天竺葵素-3-半乳糖苷
Peonidin 3，5－digalactoside	芍药素-3，5-二半乳糖苷
Peonidin 3－arabinoside	芍药素-3-阿拉伯糖苷
Peonidin 3－galactoside	芍药素-3-半乳糖苷
Peonidin 3－glucoside	芍药素-3-葡萄糖苷
Petunidin 3－galactoside	牵牛花色素-3-半乳糖苷

资料来源：据 Wu 和 Prior 的报道[36]。

分析仪器的进步使花青素的定性与定量分析成为可能。Brown 等人[37]利用超高效液相色谱（UPLC）与飞行时间质谱（MS）联用技术对 5 种蔓越莓鲜果与冻干整蔓越莓中的花青素类进行了代谢组学鉴定与定量分析。芍药花青素类的含量是矢车菊素类的两倍，芍药素-3-半乳糖苷是所有测试品种中主要的花青素（表 5.5）。对 3 种蔓越莓粉商品的分析也得到了相似的结果，即以芍药花青素类和芍药素-3-半乳糖苷为主（表 5.6）[38]，但检出的所有花青素含量均比新鲜蔓越莓粉低很多。该差异是否来自实际浓度、栽培品种或分析方法还不能确定，因为 Palikova 等人的研究没有提供更多细节[38]。相比之下，有人将当地超市采购的蔓越莓冻干后测定了其花青素含量，结果为矢车菊素类占 46%（39.8mg/100g，以鲜重计）、芍药花青素类占 43%（36.8mg/100g，以鲜重计）[39]。

上述差别清晰地表明，用于医学研究和作为食品成分的原料需要标准化，并需采用高级分析仪器进行准确的定量和定性分析。他们还提出了一些有趣的问题，如在制定产品标准时，应考虑到蔓越莓中个别花青素与总花青素类在采摘后的相对稳定性。

表5.5　5种蔓越莓鲜果与冻干制粉后测出的花青素含量（以干重计）

重复性	花青素含量/（mg/100g）				
	矢车菊素-3-半乳糖苷	矢车菊素-3-葡萄糖苷	矢车菊素-3-阿拉伯糖苷	天竺葵素-3-半乳糖苷	天竺葵素-3-阿拉伯糖苷
生物重复性[a]					
Ben Lear	149.4	14.6	135.2	367.2	131.9
Bergman	143.1	12.0	131.8	305.9	109.4
GH1	140.6	10.0	118.2	254.1	82.1
Pilgrim	70.0	8.3	61.7	138.5	49.6
Stevens	56.6	9.6	40.9	118.3	55.2
分析重复性[b]					
Ben Lear	111.2	10.0	85.4	301.3	121.5
Bergman	85.5	8.6	72.5	165.7	79.8
GH1	123.0	10.0	85.5	285.3	108.5
Pilgrim	68.5	8.4	58.2	124.1	58.7
Stevens	49.4	7.9	39.1	108.0	62.3

　　资料来源：经 Brown 等人同意后编辑[37]；[a]生物重复性：5种不同蔓越莓个体样本的测量结果；[b]分析重复性：每种蔓越莓样本冻干制粉后的测量结果。

表5.6　3种规格的蔓越莓粉商品中的花青素成分

花青素类	花青素含量/（mg/100g）		
	NUTRICRAN 90S	HI-PAC 4.0	PACran
总花青素	440	610	115
矢车菊素-3-阿拉伯糖苷	24	70	12
矢车菊素-3-半乳糖苷	54	81	21
矢车菊素-3-葡萄糖苷	31	10	3
矢车菊素-3-戊糖苷	13	无效数据	1
矢车菊素-3-二己糖苷	无效数据	50	无效数据
花翠素	8	无效数据	3
芍药素-3-阿拉伯糖苷	25	109	16
芍药素-3-半乳糖苷	135	220	41
芍药素-3,5-二半乳糖苷	106	50	2
芍药素-3-葡萄糖苷	45	30	6

　　资料来源：经 Palikova 等人同意后编辑[38]。

5.2.2.2 黄酮醇类与黄烷醇类

在涉及健康的应用领域，蔓越莓粉中的黄酮醇类与黄烷醇类成分比花青素类更受关注，因为黄酮醇类对治疗 UTIs 有益，而黄烷醇类可为 PACs 提供分子架构。Vvedenskaya 等人[40]用丙酮从 OS 公司的 90MX 蔓越莓粉（冻干）中提取黄酮醇，再用乙酸乙酯萃取，然后用高效液相色谱（HPLC）分离，最后用核磁共振（NMR）测定了组分的分子结构。共检出 22 种类黄酮（多为槲皮素）糖苷（表 5.7），其中 6 种为首次发现（过去未鉴别出）。除标准的黄酮醇糖苷外，还鉴别出 3 种独特的化合物：两个槲皮素糖苷与一个苯甲酸或羟基肉桂酸相结合、槲皮素-3-呋喃阿拉伯糖苷、槲皮素-3-吡喃阿拉伯糖苷。结合的糖以半乳糖和阿拉伯糖为主。

表 5.7 OS 公司 90MX 蔓越莓粉中的黄酮醇类

英文名称	中文名称
Flavonols of Ocean Spray 90 MXa	黄酮醇类[a]
3′- Methoxyquercetin - 3 - β - galactoside	3′-甲氧基槲皮素-3-β-半乳糖苷
Dimethoxymyricetin - hexoside	二甲氧基杨梅酮-己糖苷
Methoxymyricetin - pentoside	甲氧基杨梅酮-戊糖苷
Methoxyquercetin - pentoside	甲氧基槲皮素-戊糖苷
Myricetin - 3 - α - arabinofuranoside	杨梅酮-3-α-呋喃阿拉伯糖苷
Myricetin - 3 - α - xylopyranoside	杨梅酮-3-α-木吡喃糖苷
Myricetin - 3 - β - galactoside	杨梅酮-3-β-半乳糖苷
Quercetin - 3 - O - (6″- benzoyl) - β - galactoside	槲皮素-3-O-（6″-苯甲酰）-β-半乳糖苷
Quercetin - 3 - O - (6″- p - coumaroyl) - β - galactoside	槲皮素-3-O-（6″-对香豆酰）-β-半乳糖苷
Quercetin - 3 - rhamnopyranoside	槲皮素-3-吡喃鼠李糖苷
Quercetin - 3 - α - arabinofuranoside	槲皮素-3-α-呋喃阿拉伯糖苷
Quercetin - 3 - α - arabinopyranoside	槲皮素-3-α-吡喃阿拉伯糖苷
Quercetin - 3 - α - xylopyranoside	槲皮素-3-α-木吡喃糖苷
Quercetin - 3 - β - galactoside	槲皮素-3-β-半乳糖苷
Quercetin - 3 - β - glucoside	槲皮素-3-β-葡萄糖苷

资料来源：据 Vvedenskaya 等人的研究[40]；[a]蔓越莓浓缩汁喷干粉，以氢氧化镁为载体、磷酸三钙为抗结剂。

与花青素的分析结果一样，对 DBS 公司的 3 种蔓越莓粉商品及在超市采购的蔓越莓中的黄酮醇类所做的分类定量分析结果也有巨大差异（表 5.8）；DBS 公司的蔓越莓粉产品中，槲皮素的含量很高，杨梅酮含量低[38]；超市采购的蔓越莓干中，槲皮素和杨梅酮的含量要低一个数量级，尽管已把鲜重换算为干重来计算[39]。文献中未说明产生该巨大差异的原因，而是再次讨论了对用于科研或作为产品成分的蔓越莓粉的标准化问题。有关蔓越莓粉中黄烷醇类含量的资料极难查到。表5.8还列出了超市采购的蔓越莓产品（冻干，品种不明）中黄烷-3-醇类的含量。

表 5.8 文献报道的三种蔓越莓粉商品与当地市场采购的
冻干蔓越莓中黄酮醇类的含量对比（以干重计）

醇类	黄酮醇类含量/（mg/100g）			
	NUTRICran 90s[38]	HI-PAC 4.0[38]	PACran[38]	a 超市[39]
黄酮醇类				
槲皮素	1352	2179	680	388
杨梅酮				332
黄烷-3-醇类				
儿茶素				16
儿茶素没食子酸酯类				158
表儿茶素				90
表儿茶素没食子酸酯类				0.0
表没食子儿茶素				30
没食子儿茶素				0.0
没食子儿茶素没食子酸酯				8.0

a 按95%的含水量将整蔓越莓的鲜重换算为干重的计算结果。

5.2.2.3 原花青素类

大部分有关蔓越莓粉成分研究的关注热点集中于PACs成分，原因在于有文献报道了它对UTIs的治疗作用。PACs（包括二聚体与多聚体）是蔓越莓粉的主导性成分，在其总酚中的占比高达63%[41,42]（表5.9）。

表 5.9 蔓越莓产品 OSA7（OS公司）与冻干整蔓越莓的酚类成分占比

组分	a OSA7 的组分[41]						b 冻干整蔓越莓[42]
	1mg/g（固体）	2mg/g（固体）	3mg/g（固体）	4mg/g（固体）	5mg/g（固体）	6mg/g（固体）	总计 mg/g（干重）
酚酸类	78						1.3
黄酮醇类	15	374	294	35	21	26	2.6
花青素类	5	8	23	16	16	31	2.99
原花青素类	132	61	497	788	743	533	11.73
mDPc	1.2	1.6	5.8	6.1	12.7	11.3	2.4～35
A型聚合方式/%	3.3	61.8	21.6	19.3	11.7	12.4	0.1～7.9

mDP：平均聚合度；a 冻干 Stevens 蔓越莓的70%丙酮提取物，用二醇正相 HPLC 色谱柱分离，收集到6种组分，用反相 LC-MS 分析；b 当地超市购买的冻干蔓越莓的选择性提取物的分离组分；c 包括整蔓越莓粉的所有分离组分。

PACs 物质的理论数量大的出奇，原因在于其分子聚合方式众多，且有很多单体及各级聚合度（DP）的聚合体。此类大分子物质的化学分离与结构分析技术极具挑战性，因此分子结构已被完全阐明的 PACs 为数极少。不过，随着的分析仪器的不断进步，这种局面已被打破。最近，有人提出了一个假设（若非独家提出），即蔓越莓 PACs 分子上聚合的主要单体为儿茶素、表儿茶素、表没食子儿茶素和鞣花酸[43,44]。至少部分如此，因为它们是在为数不多的已确定结构的 PACs 中鉴定出的单体。例如，Gu 等人[43]在新采摘的蔓越莓和冻干蔓越莓中鉴定出如下以 A 型聚合方式为特征的 PACs 单体：

（表）儿茶素→A→（表）儿茶素

（表）儿茶素→（表）儿茶素→AA→（表）儿茶素

（表）儿茶素→A→（表）儿茶素→（表）儿茶素

（表）儿茶素→（表）儿茶素→A→（表）儿茶素→A→（表）儿茶素

（表）儿茶素→（表）儿茶素→（表）儿茶素→A→（表）儿茶素

（表）儿茶素→A→（表）儿茶素→（表）儿茶素→（表）儿茶素

（表）儿茶素→（表）儿茶素→A→（表）儿茶素→（表）儿茶素→A→（表）儿茶素

（表）儿茶素→（表）儿茶素→（表）儿茶素→（表）儿茶素→A→（表）儿茶素

（表）儿茶素→（表）儿茶素→A→（表）儿茶素→（表）儿茶素→（表）儿茶素

最近有人采用先进的硫解-LC-MS 法和硫解-UPLC-MS 法鉴别出的混合多聚物由两类亚单元组成：花青素-乙基-黄烷醇（单体到四聚体）和吡喃花青素苷-黄烷醇（单体到二聚体），聚合度最高达到 16 级（表 5.10）。继而在 OSA7 蔓越莓粉的 PACs 提取物中鉴别出聚合度为 1.2~11.3 的 6 种组分。仅在保留时间较迟的 4~6 组分中发现了新型乙基桥，据此确定该组分是 PACs 结构的组成部分。混合 PACs 并非新鲜蔓越莓的成分特征。现在已有先进的分析方法，可用于揭示上述复杂的聚合物是否为加工、脱水或氧化过程中产生的分解产物，以及它们是否保留了 PACs 单体的抗氧化活性。

表 5.10　硫解法测定的 OSA7 蔓越莓粉提取物中的混合 PACs 成分

PACs（英文名称）	组分	原花青素（中文名称）
(epi) Cat - ethyl - cyanidin - arabinoside	5	（表）儿茶素-乙基-矢车菊素-阿拉伯糖苷
Pyranopeonidin - arabinoside - (epi) cat	6	吡喃糖基芍药素-阿拉伯糖苷-（表）儿茶素
(epi) Cat - ethyl - peonidin - arabinoside	4	（表）儿茶素-乙基-芍药素-阿拉伯糖苷
(epi) Cat - ethyl - cyanidin - hexoside	5，6	（表）儿茶素-乙基-矢车菊素-己糖苷
Pyranopeonidin - hexoside - (epi) cat	5	吡喃糖基芍药素-己糖苷-（表）儿茶素
(epi) Cat - ethyl - peonidin - hexoside	4，5	（表）儿茶素-乙基-芍药素-己糖苷
Pyranocyanidin - arabinoside - A2	6	吡喃糖基矢车菊素-阿拉伯糖苷-A2
DP2B Pyranocyanidin - arabinoside	6	DP2B 吡喃糖基矢车菊素-阿拉伯糖苷

表 5.10（续）

PACs（英文名称）	组分	原花青素（中文名称）
A2 - ethyl - cyanidin - arabinoside	4～6	A2-乙基-矢车菊素-阿拉伯糖苷
DP2B - ethyl - cyanidin - arabinoside	6	DP2B-乙基-矢车菊素-阿拉伯糖苷
Pyranopeonidin - arabinoside - A2	6	吡喃糖基芍药素-阿拉伯糖苷-A2
DP2B Pyranopeonidin - arabinoside	6	DP2B 吡喃糖基芍药素-阿拉伯糖苷
A2 - ethyl - peonidin - arabinoside	4～6	A2-乙基-芍药素-阿拉伯糖苷
DP2B - ethyl - peonidin - arabinoside	5	DP2B-乙基-芍药素-阿拉伯糖苷
Pyranocyanidin - hexoside - A2	6	吡喃糖基矢车菊素-己糖苷-A2
DP2B Pyranocyanidin - hexoside	6	DP2B 吡喃糖基矢车菊素-己糖苷
A2 - ethyl - cyanidin - hexoside	4～6	A2-乙基-矢车菊素-己糖苷
DP2B - ethyl - cyanidin - hexoside	6	DP2B-乙基-矢车菊素-己糖苷
Pyranopeonidin - hexoside - A2	6	吡喃糖基芍药素-己糖苷-A2
DP2B - Pyranopeonidin - hexoside	6	DP2B-吡喃糖基芍药素-己糖苷
A2 - ethyl - peonidin - hexoside	4～6	A2-乙基-芍药素-己糖苷
DP2B - ethyl - peonidin - hexoside	4, 5	DP2B-乙基-芍药素-己糖苷
DP3 1A - ethyl - peonidin - arabinoside	5, 6	DP3 1A-乙基-芍药素-阿拉伯糖苷
DP3 1A - ethyl - cyanidin - hexoside	6	DP3 1A-乙基-矢车菊素-己糖苷
DP3 1A - ethyl - peonidin - hexoside	5, 6	DP3 1A-乙基-芍药素-己糖苷
DP3B - ethyl - peonidin - hexoside	5	DP3B-乙基-芍药素-己糖苷
DP4 1A - ethyl - cyanidin - hexoside	6	DP4 1A-乙基-矢车菊素-己糖苷
DP4 1A - ethyl - peonidin - hexoside	5	DP4 1A-乙基-芍药素-己糖苷

资料来源：经 Tarascou 等人同意后编辑[41]。

5.2.2.4 单酚、酚酸与非芳香有机酸

单酚和苯甲酸盐在蔓越莓中的含量很低，但对蔓越莓的生理作用、化学反应性和天然稳定性却有显著影响。其抗氧化作用将在下一节讨论。新鲜蔓越莓中的单酚和苯甲酸盐多为结合态，如糖酯、细胞壁多糖或其他化合物；游离态只占不到10%（非水解而释放的）[45]。蔓越莓果汁中3种主要的非挥发性有机酸（奎尼酸、柠檬酸和苹果酸)[46-48]同样也是蔓越莓粉中主要的有机酸（表5.12）。它们使蔓越莓具有酸味、使其保持有利于花青素稳定的低 pH 环境，并具有一定的金属离子络合作用。

5.3 蔓越莓干粉中的天然抗氧化剂

提到蔓越莓中的抗氧化剂，多数人先想到的是抗坏血酸，其次是花青素。有研究表明，花青素的确是蔓越莓中主要的抗氧化剂[50-52]，但有时，类黄酮和 PACs 却是比花青素还强的抗氧化剂，而抗坏血酸对抗氧化剂的含量和活性的贡献都很小[6,53]。试图发现蔓越莓等浆果中总酚或酚酸类成分与其抗氧化活性相关的研究多以失败告终[54,55]。

更为重要的观察结果是，蔓越莓中的大部分酚类成分至少具有部分抗氧化活性，并以协同方式增强其总抗氧化作用[6,56,57]，所以更恰当的问题可能是，下列各类分子所起的具体作用是什么（表 5.11）？它们是如何相互作用（平行、相继或共同发生作用）从而为蔓越莓粉和蔓越莓提取物实现总体效果的？

表 5.11　各类组分的作用

组　分	作　用
花青素类（主要组分）	清除自由基，电子转移（还原剂），抗坏血酸再生
类黄酮（黄酮醇类与黄烷醇类）	抑制脂质氧化，螯合金属，清除自由基，羰基杂化
单宁类：非水解性缩合单宁（原花青素类）、可水解单宁（没食子酸酯/鞣花酸酯）	因大量酚基而具有极强的自由基清除活性
酚酸类	清除自由基，分解氢过氧化物
白藜芦醇	清除自由基

各类组分的相对重要性取决于其含量与反应环境。在化学领域，这一点似乎相当合理，尤其是当植物化学成分的作用各异且互为补充（如清除自由基、螯合金属离子、再生其他抗氧化剂、调节酶活性和第二信使功能），以及存在脂溶性和水溶性差异时。还需谨记的一点是，抗氧化活性具有系统特异性。许多酚类物质在一种溶剂中可作为氢供体，而在另一种溶剂中则可作为电子供体。究竟以何种供体为主，取决于抗氧化剂与目标分子的相互作用。依靠普通水溶液在试管中发生的反应，并不能总是准确地判断该成分在细胞培养液、食物或体外试验（存在多种溶剂相、催化剂和目标分子时的体外试验）中的抗氧化活性。

总之，虽然就何种成分最为有效的问题还存在争议，但总体而言，所有组分对蔓越莓的抗氧化活性都有贡献，既有单独作用也有协同作用，其相对效应和作用机制取决于反应环境、靶自由基活性、催化剂和抗氧化剂的相态分布等多种因素[55]。

抗氧化活性值的表示方式使何种分子结构的活性最强出现了巨大差异。以单位重量计的抗氧化活性值（如：毫摩尔猝灭当量每毫克干物质）更适用于高含量成分，而以单位摩尔数计的抗氧化活性值（如：毫摩尔猝灭当量、每毫克酚或每摩尔酚）可表明在一定的体系中哪种分子或组分的固有活性更强。有一个很典型的例子，在一项对极性酚类（水溶性，多为酚酸）、非极性酚类（黄酮醇类、黄烷-3-醇类和 PACs 类）和花青素类物质的亲水性与亲脂性自由基清除能力研究中，出现了戏剧性差异[52]。在水性自由基体系中（如 DPPD）测定自由基猝灭作用时（以单位重量的活性值表示），花青素类在酸性 pH 下的活性略显更强，而亲水性组分在酸性 pH 下的活性是其中性 pH 时的两倍；当以单位摩尔数表示抗氧化活性时，极性组分在各种条件下的活性最强，而花青素类的活性强于非极性酚类。出现这种情况不足为奇，因为自由基测试体系本身也是带有极性自由基的水。在脂质氧化测试体系中，非极性组分与极性组分的活性排序竟然未发生变化。极性酚类的活性依然最强，但在酸性和中性 pH 下仅略强于花青素类。该反应的 pH 依赖性表明，质子化态组分的活性最强。蔓越莓中的花青素类只在酸性环境下有活性，中性环境下会失去其抗氧化活性[58]。

蔓越莓中每一类酚类结构的分子都有自由基清除活性。酚类是极好的自由基清除剂，是因为当苯环上的羟基失去氢原子时，苯氧自由基的电子云被拉入苯环的π键系统，使-O•的电子云密度降低，进而降低了自由基的整体反应性。如表5.12所示，蔓越莓粉含有大量的羟基苯甲酸和羟基肉桂酸（集中于其极性萃取组分和蔓越莓粉的极性相中）。其中，（二）羟基肉桂酸类（咖啡酸、绿原酸、阿魏酸、芥子酸和对-香豆酸）的自由基清除活性强于相应的（二）羟基苯甲酸衍生物（如对-羟基苯甲酸和香草酸）[59]。肉桂酸侧链上双键的额外诱导作用将电子云拖出苯氧基，促进H原子释放并使苯氧自由基获得稳定。

表5.12　蔓越莓粉商品中的有机酸和酚酸　　　　　　　(mg/100g)

组分	[a]NUTRICRAN 90S[38,49]	[a]HI-PAC 4.0[38,49]	[a]PACran[38,49]	[b]CCP[38,49]
有机酸类				
苯甲酸	372	311	160	
柠檬酸	1980	1954	未检出	
马尿酸				22.20
苹果酸	1892	1600	263	
丙二酸	177	200	未检出	
苯乙酸				<0.2
奎尼酸	2570	2085	未检出	
酚酸类				
3,4-二羟基苯乙酸				<0.2
乙酸				
3-羟基苯甲酸				1.90
3-羟基苯丙酸				1.53
4-羟基苯甲酸				3.42
4-羟基苯乙酸				3.21
咖啡酸	10	14	6	8.42
绿原酸	25	35	未检出	10.30
二氢咖啡酸	121	129	53	
阿魏酸				2.96
没食子酸				14.50
龙胆酸	8	23	未检出	1.00
对-香豆酸	79	75	47	25.20
原儿茶酸	65	77	52	51.20
香草酸	21	52	未检出	

　　CCP：浓缩蔓越莓粉；[a]DB公司的产品（马萨诸塞州，卡维市）；[b]DB公司的浓缩蔓越莓粉（马萨诸塞州，卡维市）。

就黄酮醇而言，DPPH 试验与氧化 LDL 试验结果显示，蔓越莓干提取物中分离出的 9 种组分均有抗氧化活性[60]。这些组分几乎全是糖苷类：杨梅酮、杨梅酮半乳糖苷、杨梅酮阿拉伯糖苷、槲皮素半乳糖苷、阿拉伯糖苷、鼠李糖苷和木糖苷，以及矢车菊素 - 3 - 半乳糖苷。一般而言，杨梅酮衍生物的活性低于槲皮素；并且（对照其他研究）糖苷类（配糖体）的活性强于其相应的苷元（糖苷配基）。矢车菊素 - 3 - 半乳糖苷在 DPPH 试验和 LDL 氧化反应抑制试验中的反应活性明显最强。

蔓越莓成分的溶解性和相态分布直接影响其在体外抗氧化试验中的表现，甚至影响到它们在食物或蔓越莓组织中的作用。儿茶素类单体对 DPPH 自由基稳定性抑制反应的速度比 PACs 快，而 PACs 在乳剂中对脂质氧化反应的抑制性更强[61]。上述结果并非意外，PACs 之所以往往表现出很强的自由基清除活性，原因在于其分子表面分布了大量酚基。但上述结果是否反映了这两类物质的实际活性尚不明确，抑或这仅是其物理性质的反映。PACs 的亲脂性较强（非极性），因此是否可以认为，该结果主要源于其易溶于脂质。同理，PACs 分子体积大，在空间上限制了其接近 DPPH 自由基，因而其固有的自由基反应性未被检测到。而亚油酸甲酯中的脂质过氧化自由基则极易接近。虽然该项研究存在一些需要说明的质疑，但对于了解蔓越莓粉成分究竟是如何在其水溶性和脂溶性差异下发生协同作用的，依然是一个很好的例子。

如果忽略蔓越莓酚类成分的金属离子结合能力，则对其抗氧化性的综述就不够完整，即便如本文一样简单的概述也是如此。相邻的酚基（邻-二酚）、羰基和羟基（图 5.1）具有相当强的金属离子结合力，间接地为蔓越莓多酚提供了另一种抗氧化作用机制。在花青素类中，只有花翠素有必要结构（在 B 环上有相邻的二元酚结构），但许多黄酮醇类与黄烷 - 3 - 醇类也具有如图 5.1 所示的 B 环和 C 环上的金属离子结合区。槲皮素是蔓越莓中主要的黄酮醇（分子结构如图 5.1 所示）。它是唯一具有全部 3 种金属结合位点[62]的成分，是经过特别验证的金属离子结合剂，可抑制金属酶活性、抑制金属离子介导的脂质过氧化反应[63]、从生长介质中除去关键金属离子，总之可干扰所有涉及或需要金属离子的过程[64]。槲皮素被认定为蔓越莓粉提取物（OS 公司 90MX）中最具活性的成分，将其添加到洗净切碎的鳕鱼肉中可抑制脂质氧化反应；络合游离铁及亚铁血红素被认为是其作用机制[63]。结合金属离子或许对槲皮素的解毒作用（有文献记录）也有一定贡献[65]。

本节密切关注近期有关儿茶素类与 PACs 的非自由基猝灭抗氧化机制的报道。研究发现，浆果提取物抑制了血清试验模型中晚期糖基化终末产物（AGE）的生成。由于浆果提取物的所有组分中都含有 PACs，故将其假定为主要的一类活性化合物，并提出了一种羰基络合机制。在（+）-儿茶素与乙二醛模型体系中鉴别出五种不同的儿茶素羰基加合物[66]，验证了上述反应的假设。儿茶素类及其他酚类在生成 AGE 的其他途径中也可发生作用，如与蛋白质分子上的巯基或氨基结合，从而阻断羰基缩合位点[67,68,79]。上述两种反应共同形成了一种新型抗氧化机制，使蔓越莓多酚得以抑制食品的褐变反应，并在体内试验中起到对 AGE 相关慢性病的预防作用。

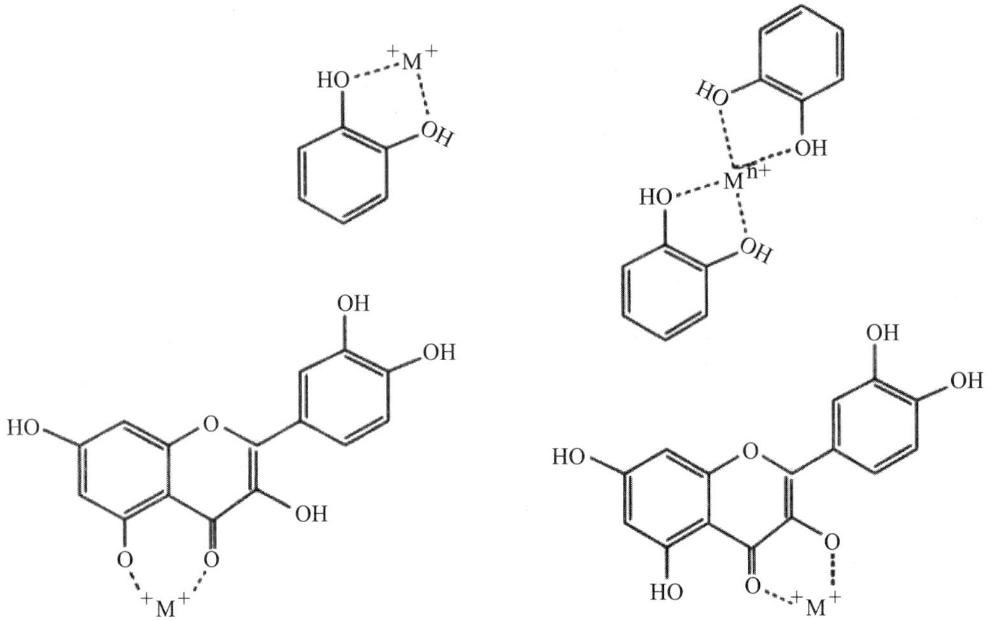

图 5.1　蔓越莓酚类成分结合金属离子时其空间构型的例子

5.4　蔓越莓干粉的保健作用

蔓越莓在化学反应模型和食品中表现出的自由基猝灭与金属络合等抗氧化作用，在细胞和组织中也同样有效，可抑制与氧化降解相关的疾病的发展。蔓越莓多酚还可与蛋白质结合，改变其功能和酶的活性[5]。这 3 种基本作用构成了与食用蔓越莓相关的许多保健作用的理论基础，目前已被定位为蔓越莓粉的疗效。蔓越莓的这些基本作用对应于生物学系统中的以下 3 类作用：

①病原菌相互作用；

②抗氧化机制、或降低氧化应激；

③酶活性、信号传导、蛋白质的表达及其活性。

本节简要介绍了蔓越莓（特别是蔓越莓粉）的一般保健作用。更多详细介绍可参见更多优秀的综述[4,5,64,69,70]。

5.4.1　病原菌相互作用

5.4.1.1　破坏细菌黏附——预防尿路感染、溃疡和牙龈炎

蔓越莓在民间用于防止尿路感染（UTI）的历史已有上千年，如今 UTI 依旧是蔓越莓保健作用中研究最多的课题。由于无法控制浓度，故蔓越莓及其果汁曾被当作同一对象，其研究结果难以区分。而蔓越莓干粉则因为能被高度浓缩，并可制成用最具活性的成分强化的标准剂型，因而具有明显的防病优势。近年来，由于抗生素耐药情况不断恶化，使无效治疗与顽固复发的比例持续上升，人们对蔓越莓干粉制剂的关注度也因而不断上升。蔓越莓干粉对减少 UTIs 复发和 UTIs 重症特别有效。

例如，研究人员对易复发 UTIs 的妇女们连续服用（每日 2 次，连续 12 周）蔓越莓粉胶囊（含 200mg 浓缩蔓越莓提取物，酚类含量规格 30%），其 UTIs 的复发被完全阻止[71]。在一项针对 65 名妇女的研究中，她们每天需服用 1200mg 蔓越莓粉以降低血清中的氧化蛋白（α-酸糖蛋白，AGP）含量。体外试验结果表明，在该含量下，受试者的尿样抑制了大肠埃希氏菌的黏附。马尿酸、尿水杨酸及其异构体、槲皮素葡糖苷酸和二羟基苯甲酸异构体为其主要代谢物，但抗粘附活性是何种成分的作用则难以确定。另一项针对 60 名妇女的研究中（18～40 岁，有复发性 UTI 病史，大肠埃希氏菌尿检阳性，有轻微 UTI 症状），服用全蔓越莓粉仅仅 10 天后（日剂量：低者 500mg，高者 1000mg），大肠埃希氏菌尿培养检出值下降了 25% 至 45%[72]。该抑制作用延续到了 90d 的研究期之后，而且，40% 的受试者表示，其泌尿系统症状（如正常排尿和尿频时的瘙痒感与灼烧感）完全消失或缓解。因此，日剂量 500mg 或 1000mg 的规格化全蔓越莓粉被推荐用于 UTIs 的预防性辅助抗菌治疗。类似研究还有，在一项针对来自 43 位泌尿科医生的 120 名复发性膀胱炎患者的前瞻性流行病学研究中，采用浓缩蔓越莓粉治疗，6 个月后，严重排尿困难病人的比例从普遍的 98% 下降到 28%[73]。

蔓越莓是如何防止 UTIs 恶化的？大部分 UTIs 的病原体都是大肠杆菌（E.coli），占 75%～95%[74,75]。可寄生于尿道的细菌，通过分泌黏附素或凝集素等蛋白质，可使其与上皮细胞表面的糖蛋白和/或糖脂分子结合，从而侵袭尿道[76]，最终感染膀胱[75]。这种结合非常关键，因为排尿时，未结合的游离细菌会被尿液冲走。蔓越莓产品可干扰细菌粘附已得到多次验证，蔓越莓中起主要作用的成分是 A 型 PACs，这一观点现在已被普遍接受[77-81]。PACs 对大肠杆菌耐药株和敏感株的粘附均有抑制作用，这一结果在被多次证实后，促进了富含 PACs 的蔓越莓粉制剂（被临床试验评价为有效）的研发。但在不同测试体系下，还是会获得相互矛盾的结果。例如，体外研究结果表明，$50\mu g/mL$ 的 PACs 足以抑制细菌的黏附与红细胞的血球凝集[82]；但在一项临床研究中，受试病人则需要每天服用 70mg 的 PAC 才能在尿中观测到最佳的抗粘附效果[83]。显然，在今后的研究中，验证蔓越莓粉的抗 UTIs 作用、揭示它对其他蔓越莓酚类成分的辅助作用、确定有效剂量将成为富有成果的研究领域。

蔓越莓成分并非仅能破坏尿路细菌的粘附，在身体其他部位也有同样作用（包括长期有细菌存在的口腔和胃），而且对病毒和细菌的感染都有抵抗力。在口腔护理品中添加蔓越莓 PACs，可防止细菌黏附在牙釉质上，进而阻止可造成牙周炎和龋齿的生物膜和噬斑的形成[84,85]。同理，蔓越莓 PACs 还可阻止幽门螺杆菌（Helicobacter pylori）的黏附（该菌是胃溃疡的主要诱因，而胃溃疡又是胃癌的主要诱因）。幽门螺杆菌会分泌许多黏附素，使其易与胃液、红细胞和上皮细胞结合[86,87]。蔓越莓果汁[88]和蔓越莓果汁粉（CJP）[89]被证实对细菌细胞在物体表面的黏附（包括玻璃和生物组织）具有广泛的抑制作用，因此完全有理由相信它在胃黏膜上也会同样有效。不过，有报道称，蓝莓、牛至和葡萄籽提取物粉与蔓越莓（果汁粉）的多种混合粉明显提高了培养基的抗幽门螺杆菌活性[90]，表明在各种多酚之间有明显的协同作用。故有人提议，混合多酚对幽门螺杆菌活性的抑制机制是综合性的，而不是单独某种多酚造成的。可能的机制包括细胞质膜过度酸化、H^+-ATP 酶破坏、电子传递链中电子流猝灭、扰乱能量代谢，以及对膜结构和稳定性的破坏等，还应该包括造成酶失活的蛋白结合与金属螯合作用。

蔓越莓的抗幽门螺杆菌活性成分尚未得到明确鉴定，但与抗 UTIs 类似，PACs 或某些大分子聚合物被认为可能性最大。有关蔓越莓成分在抑制口腔疾病和溃疡方面所起的作用还有许多问题值得研究。当前，以各种方式（如直接施用、胶囊，或间接掺入口腔用品、食品或饮料等）将高含量蔓越莓活性成分用于疾病的预防或治疗，是很活跃的研究领域。

5.4.1.2 抑菌作用（金属结合、改变氧化还原性及蛋白结合）

有好几类蔓越莓成分在许多环境下都表现出了抗菌活性。其实，实验室常把石碳酸（即苯酚）加入水浴锅中以防止发霉，且常用多酚类物质来凝固蛋白，所以蔓越莓成分的抗菌性并不难理解。问题在于，哪类成分的活性最强，且是以何种机制使微生物细胞灭活的？

有人比较了蔓越莓中的有机酸类、酚类和花青素类成分对 O157：H7 型大肠杆菌的抑菌效果。在不同 pH 下，上述各类成分都表现出了不同的抑菌机制[91]。有机酸类与花青素类仅在低 pH 条件下有抑菌活性。有机酸可使菌体细胞内外的 pH 下降，并可产生电位差，结果使有机酸离子聚集在菌体细胞膜外，导致局部高渗透压。用透射电子显微镜法观测到，菌体细胞与有机酸混合时会完全崩解。相比之下，酚类成分的作用机制则是调整氧化还原反应。酚酸类成分可破坏菌体细胞壁的局部结构，且疏水性酚类物质与细胞壁结合后，可使其流动性和形状发生改变。而一旦发生此类破坏，则小分子酚类化合物即可渗入菌体细胞，破坏其新陈代谢。通过螯合金属离子，PACs 可与革兰氏阴性菌细胞壁上的脂多糖（LPS）发生结合，从而使细胞壁结构不稳，释放出 LPS，使细胞壁的渗透性提高。PACs 和槲皮素的金属离子螯合作用可耗尽细菌生长所需的铁元素。显而易见，在上述各种机制的互补和交互作用下，全蔓越莓提取物或组合多酚的抑菌效果当然要强于某种单一成分。

5.4.2 抗氧化机制或降低氧化应激、酶活性、信号传导、蛋白的表达及其活性

大量证据表明，食用蔓越莓可增加血浆的抗氧化性，并降低氧化应激的生物指标。在体内试验中，植物化学物质是否直接造成了活性氧和自由基的猝灭？抑或是否通过其他替代机制诱导了内源性抗氧化剂的应答？这些问题目前尚无明确结论。在复杂体系中，这两种作用往往难以区分。因为很少存在非此即彼的过程，且自由基的产生也难以与其次生效应完全分开，包括直接或次生的酶诱导作用和其他细胞反应。下文是对蔓越莓酚类如何干预某些病理过程的概述。多数情况下的观察结果还是相关的，如饲喂蔓越莓化合物与某些健康状况的改善相关联，但机制尚未完全阐明。即便如此，有关蔓越莓对健康有积极贡献的案例仍在不断积累。

5.4.2.1 促进心血管健康

由于心血管病（CVD）大多是由氧化应激胁迫、血管上皮细胞退化、脂质和蛋白循环减弱，以及白细胞循环下降所致的一种病理状况。因此，人们似乎有理由认为，

蔓越莓成分的各种抗氧化机制可用来降低可导致动脉粥样硬化和心肌退化的氧化应激。

为研究蔓越莓果汁粉（CJP）在预防 UTIs 的同时是否还有其他作用，Valentova 等人[92]将 CJP（NutriCran90）装入胶囊，让 65 名 19～28 岁的健康妇女连续服用至少 56d，日剂量为 400mg 或 1200mg。两个剂量组均得到了综合作用的观察结果；400mg 组的血清 LDL 与 HDL 水平有相同程度的下降（↓0.2mmol）、天冬氨酸转氨酶（AST）含量也有明显降低、晚期蛋白氧化产物（AOPP）有所增加；1200mg 剂量组的血脂与 AST 含量未受影响，但抗氧化防御能力增强的指标（血尿酸、红细胞超氧化物歧化酶、谷胱甘肽过氧化物酶及谷胱甘肽）明显上升。自相矛盾的是，红细胞丙二醛（一种脂质氧化产物）的含量也同时上升，说明存在促氧化作用，且在 AOPP 增加的同时蛋白质巯基减少。该结果提示，蔓越莓的自由基猝灭与信号传导或酶抑制作用是同时生效的，但并不同步。因为血清中并未检测到多酚，而是检出了许多内源性抗氧化剂和酶。显然是肠道内的多酚触发了信号传导的级联反应，从而激活了内源性抗氧化剂。但问题是，分别是蔓越莓中的何种成分激活了抗氧化应答与促氧化应答？因此，在利用蔓越莓粉治疗 UTIs 的同时，兼取其减少全身氧化应激反应的想法固然很有吸引力。但在获得更多有关被具体蔓越莓成分激活的细胞控制方面的知识之前，还需谨慎采用。

最近一篇对类黄酮的综述也记述了蔓越莓中类黄酮成分影响 CVD 发生和发展的多种途径，但大多未涉及自由基清除[62]。虽然该综述概括的是各种来源的类黄酮，但其所述化合物的物质基础与蔓越莓中的相同。因此，有理由认为蔓越莓也是通过以下机制来影响 CVD 的。

（1）减少氧化应激

①直接清除自由基：如抑制 LDL 氧化；

②络合或螯合金属离子；

③抑制 ROS 产生酶：如黄嘌呤氧化酶（$O_2^{-}\cdot$），NADH 氧化酶（$O_2^{-}\cdot$）和脂氧合酶（LOX）。

（2）减少炎症信号分子的表达

①诱导型一氧化氮合酶（iNOS）和环氧酶-2（COX-2）的表达；

②抑制白细胞激活。

（3）其他

①抑制血小板聚集；

②刺激血管扩张。

5.4.2.2　调整炎症反应

上述所有关于蔓越莓对 CVD 的作用机制一般也同样适用于炎症反应。目前，对这些机制之间相互影响的了解还很少，个别蔓越莓酚类成分是否还通过其他途径起作用也不清楚。

用药方式对药效有关键影响。例如，直接涂抹到皮肤上时，无需吸收和传输即可到达感染部位。如，对小鼠耳水肿（用佛波酯诱发）局部施用槲皮素-3-O-（6″-苯甲酰）-β-半乳糖苷（从加工蔓越莓粉中分离而得，用量 87.5μg 和 175μg），炎症减轻

（分别为 34.0% 和 55.1%）[93]。原因可能是皮肤细胞中的游离自由基被直接猝灭。在用佛波酯之前以蔓越莓浓缩汁灌胃也可减少水肿，但需经过一系列信号传导才能生效，而不是直接猝灭自由基，因为在水肿形成时及之前，血清中均未检出酚类物质（Schaich、Singh 和 Vorsa 等人未发表的资料，美国罗格斯大学）。

酚浓度也很关键，因为几乎所有抗氧化剂都有多重反应，且因浓度的变化而异。特别令人关注的是，当浓度增加时存在向促氧化作用转化的倾向。例如，对大鼠喂食添加了 5% 和 10% 蔓越莓粉的冻干高脂饲料，与对照组相比（高脂饲料组），其循环血中白细胞介素-10（IL-10）和一氧化氮（NO）的水平上升，C-反应蛋白（CRP）和白细胞介素-1β（IL-1β）水平下降，但肿瘤坏死因子-α（TNF-α）、白细胞介素-6（IL-6）和白细胞介素-2（IL-2）的水平也上升[94]。10% 蔓越莓粉饲料组的多数指标比 5% 饲料组的变化小，表明既有可能是作用饱和，也有可能发生了抗氧化机制到促氧化机制的转变。

蔓越莓成分的生化效应显然很复杂，在将高浓度蔓越莓粉用于任何涉及炎症过程的治疗前，需要了解更多有关信号传导作用、细胞因子级联的干预以及不同作用途径之间的平衡等方面的知识。

5.4.2.3 预防和抑制癌症

蔓越莓酚类成分至少可通过两种机制预防癌症的发生：（1）猝灭自由基（与 DNA 或蛋白质反应、造成不可逆的损伤、进而诱发肿瘤的自由基）[95]；（2）抑制酶的活性（可将毒物代谢为致癌物的酶）[96]。其进程同样受多种机制的影响，包括抑制关键酶（如鸟氨酸脱羧酶）、抑制细胞代谢和增殖，促进非规律性的细胞死亡（凋亡）。

在细胞培养液中，蔓越莓干提取物（剂量为 5~30mg/mL）可通过诱导细胞凋亡而抑制人乳腺癌 MCF-7 细胞的增殖[97]。50mg/mL 的剂量可使癌细胞的凋亡上升 25%，而 10~50mg/mL 的剂量可在 G0/G1 期遏止癌细胞的生长周期。该结果表明，当与肿瘤细胞接触时，蔓越莓植物化学提取物有能力减少细胞增殖；该抑制作用至少在一定程度上造成了癌细胞的凋亡及其 G1 期阻滞。该研究的对象是乳腺癌细胞，而在活体实验时，若发生该作用则人体需将足量活性完整的多酚吸收后转运到乳房组织。由于这些化合物的吸收率非常低，故不太可能发生。尽管如此，该结果仍能表明蔓越莓具有预防或延缓消化道肿瘤（如口腔癌、食道癌和结肠癌）的能力。

为确定蔓越莓粉是否能够阻止慢性胃酸倒流患者发生食道癌，研究人员在人食道癌细胞（SEG-1 和 BIC-1）单层细胞培养皿中注入 PACs 干粉提取物（浓度 12.5~400μg/mL）[98]，对细胞存活力、增殖力、酸诱导的细胞增殖、细胞周期和细胞凋亡进行了 96h 连续监测。50μg/mL 的 PACs 对两个细胞系的存活力仅有中等程度的改变，但对其增殖有明显抑制。在食道返酸模型返酸之前而不是之后，用 PACs 治疗减少了细胞增殖，表明蔓越莓化合物必需在返酸之前用药才能发挥作用。因此，如欲获得最大的保健作用，每天需要多次服用蔓越莓粉（胶囊或食品）。此外，PACs 可改善细胞调节、使细胞生长中止在 G1 期并抑制其进入 S 期、促进细胞凋亡、促进细胞的非正常死亡。上述所有作用对控制食道癌都很重要。

Seeram 等人[99] 分离了 OS 蔓越莓提取物粉（90% 果汁粉）的组分，以研究是哪种组分为蔓越莓带来了抗增殖作用。测试了糖类、有机酸类、总酚类、花青素类和PACs对人口腔癌、结肠癌和前列腺癌细胞系在细胞培养中的抑制作用。口腔癌和结肠癌细胞对各种组分的响应都很低，但总酚类组分则对细胞增殖显示出明显的抑制作用。所有蔓越莓组分（包括酚酸类）对前列腺癌细胞的抑制率至少为 60%，而总酚则几乎达到了完全抑制。这种增强效应究竟是多酚的叠加效应还是协同效应尚难以判断，因为它们的剂量各不相同；总酚的添加量为 $200\mu g/mL$，其他各组分则以其天然比例添加。当除去糖类、有机酸类和酚酸类时，蔓越莓提取物粉对所有肿瘤细胞的抗增殖作用均有增强。该观察结果可能对开发预防癌症的蔓越莓产品（特别是针对高危人群的产品）具有指导意义。

一项非常有趣的对冻干浆果的系列研究显示，黑莓和黑树莓对原发性和继发性大鼠食道癌和结肠癌的发生均有抑制作用，证据是肿瘤多发率下降、加合物形成减少、增殖指标下降、癌前病变被抑制、iNOS 与 COX-2 含量下降[2,96,100-102]。食道中与多种细胞进程有关的其他基因还包括：细胞凋亡、血管再生、基质形成和细胞周期控制等。这些浆果的主要活性成分是花青素类。蔓越莓的花青素类含量也很可观（虽然没有黑莓高）[103]，类黄酮含量也不低[39]，且总酚含量在测试的所有水果中最高[6]。这些植物营养素在蔓越莓干粉中被浓缩，因而极易获得与其他浆果相同的含量。因此，我们完全有理由期待，正如上文所述，直接服用蔓越莓粉，或将其当作载体溶入食物，可在胃肠道癌症的预防、延缓或减轻方面得到明显效果。

5.4.2.4　胰腺细胞保护作用与维持释放胰岛素

在人体衰老过程中，饮食、遗传和环境是胰腺 β 细胞保持质量和功能的重要影响因素。为了研究日常食用蔓越莓干粉是否能够预防胰腺功能下降并防止 II 型糖尿病恶化，研究人员采用了含 2% 全蔓越莓的饲料对 6 月龄至 22 月龄的大鼠进行终生喂养[104]。22 个月后，蔓越莓饮食组的胰岛素产出量下降趋势被延缓和减弱，其门静脉胰岛素浓度是对照组的 7.6 倍。蔓越莓饮食还提高了口服葡萄糖负荷实验中 β-细胞对葡萄糖刺激的反应性，显著增加了 β-细胞的数量和大胰岛的比例，提高了 β-细胞中胰岛素和胰高血糖素水平，并提高了胰腺和十二指肠同源盒-1 或胰岛素启动因子-1（PDX-1，β-细胞中的同源域转录因子之一）的产量。而且在未改变会导致胰岛素耐药的胰岛整体再生模式的前提下，增加了胰岛素的分泌。这些作用都归功于类黄酮，且被认为是多种机制联合作用的结果，包括改变钙离子流与环核苷酸代谢、减少氧化应激、抑制 α-淀粉酶与 α-糖苷酶（调节葡萄糖进入血液的释放量）。这项研究被建议扩展到人类，并得到了积极的结果。建议将该项研究推广至人体试验，应能获得肯定结果。该研究所用剂量［约 1000mg/kg（体重）］换算为人体剂量则相当于约 180mg/kg（体重），每天食用约 12g 蔓越莓粉即可达到。若用常见的胶囊包装，则该剂量太大，故将其加入饮料可能更为可行。

5.4.3　蔓越莓粉酚类成分的吸收

在本节最后，有必要说明一下蔓越莓酚类的吸收和生理归宿。多年以来，对植物提取物的研究大多集中于以猝灭游离自由基为基础的抗氧化试验，目的是识别那些有可能成为许多涉及氧化降解的疾病的"灵丹妙药"的特定酚类成分。但与多酚的直接吸收、血液代谢及其组织分布有关的文献极少，而且即便检出了极低含量（纳摩尔级）的多酚，在将其转换为实际吸收量时也往往难以解释。该问题目前仍高度存疑，不过也在日渐明朗，即大部分的多酚都很少被吸收，因此需要发现其他机制来解释其保健作用。现有两种说法可供阐释食用蔓越莓所观察到的生理反应：（1）包括单体和 PACs 在内的蔓越莓成分，被肠道菌群代谢为小分子化合物，然后可被吸收并转运到机体组织，参与那里的化学反应；（2）蔓越莓成分与肠上皮细胞的蛋白质结合，从而引发一系列信号传导过程，并表现为前述研究中所观察到的反应。

Prior 等人[49]通过测量尿中酚酸的排泄量，研究了浓缩蔓越莓粉（DBS 公司）在大鼠肠内如何被微生物消化为代谢产物，再如何被吸收。尿中游离态酚酸的含量很低，有时仅占检出物（酚酸）总量的不到 10%；而结合态酚酸的占比则高达 50%（4-羟基苯甲酸）甚至 96%（阿魏酸）。酚酸的主要代谢产物有马尿酸、对-羟基肉桂酸（对-香豆酸）、对-羟基苯乙酸、3-羟基苯乙酸和 3-羟基苯丙酸。3，4-二羟基苯甲酸是蔓越莓粉中主要的酚酸；尿液中约 90% 的 3，4-二羟基苯甲酸均为结合态。因此，仅测量游离态酚酸无法获得酚酸排泄量的准确结果。PACs 和花青素类被微生物代谢为酚酸或其他可吸收的小分子化合物，再经甲基化或磺化后，以结合态排出体外。3，4-二羟基苯乙酸的排泄量与蔓越莓粉的食用量无关，因此认为它应该是被机体吸收了。该代谢物被证明具有抗炎作用。

5.5　蔓越莓干粉在食品中的应用

有关抗氧化剂体内应用方面的研究热潮催生了大量有关抗氧化剂工作机理的文献资料，加上当前出现了用天然抗氧化剂（可能无毒）取代合成抗氧化剂（BHA 和 BHT）的趋势，故激发了人们将天然原料混入食物以促其稳定的兴趣。天然抗氧化剂的应用发展缓慢，原因是难以预测其在食品中的表现，而提取物中除抗氧化剂之外的那些具有很强的颜色和风味的成分对食物带来的影响也难以预料。下述对蔓越莓粉应用的简单调查表明，在复杂的各类食品中使用天然抗氧化剂，既有希望、也有严峻的挑战与不确定性。

5.5.1　肉类、家禽和鱼

火鸡和鱼类食品是出了名的难以稳定，原因是富含不饱和脂肪酸与亚铁血红素。将蔓越莓氯仿-甲醇提取物混入火鸡碎肉可抑制脂质氧化；添加量为 $467\mu mol/kg$ 时，可使其冷藏期达 3 周。在该提取物的有效组分中检出了槲皮素和 Q-3-O-（6′-苯甲酰）-β-半乳糖苷，但保护作用几乎都来自槲皮素[105]。若槲皮素被糖基化，则会失去其脂质氧化抑制作用[106]，说明糖苷配基是其活性形式。糖苷配基可透过模拟的细胞膜，而配糖体则不能，且溶液中的乙二胺四乙酸（EDTA 酸）对脂质氧化反应没有影响。有人因此认为，槲皮素在火鸡肉中抑制脂质氧化的机理，是透过肌肉细胞膜后，发挥了自由基清除作用，或其他非金属离子螯合作用。

为阐明各蔓越莓组分在火鸡碎肉中的作用，研究者用柱层析法收集了 OS 公

90MX 蔓越莓粉（浓缩汁喷干粉）的 6 段分离组分[107]。各段的主要成分依次为：（1）肉桂酸类（2）花青素类（3）黄酮醇类（4）黄酮醇类（5）原花青素类（6）原花青素类。各段组分以升序按分子大小与非极性强度排序。各段组分在火鸡肉中的添加量均为 200mol/kg。各极性段组分中，极性蔓越莓酚类（如单酚和酚酸）的比例不低于 50：50，但脂质氧化反应几乎未受其影响（表 5.13）。而随着留在脂质中的酚类成分占比的上升，其脂质保护作用也相应增强。含有黄酮醇苷元的第 4 段组分效果最强，而含 PACs 的组分本以为能有强抗氧化剂的表现，结果却如含小分子极性段的一样。作者因而提出了一种解释，即抑制脂质氧化反应时，要求抗氧化剂可透过细胞膜的脂质区而与酰基链结合，并与血红素铁和其他催化剂的释放位点靠近。小分子酚类物质的极性太强，故不符合要求；而 PACs 的分子太大，也不能进入细胞膜。这就很清楚地阐明了体外试验中观测到的抗氧化活性如何能在机体中得以实现，机体中存在的分相点和细胞/膜屏障并不总是允许活性最强的抗氧化剂接近其靶作用位点。

表 5.13　浓缩蔓越莓果汁喷干粉各分离段组分在火鸡碎肉脂质中的占比及其对脂质氧化反应的抑制效果

组分段	成分	水相中的占比/%	TBARS 抑制性/%
1	肉桂酸类	51.0	19.0
2	花青素类	49.2	39.5
3	黄酮醇类（糖苷类）	46.7	46.0
4	黄酮醇（糖苷配基和槲皮素）	31.7	74.2
5	原花青素类（PACs）	44.6	36.2
6	原花青素类（PACs）	35.9	21.8

资料来源：经 Lee 等人同意后编辑[107]；TBARS：硫代巴比妥酸反应物。

随着绿色化学与环境运动的兴起，植物垃圾（包括蔓越莓滤渣饼）正在接受用作抗氧化剂成分来源的严格审查。有人采用水、丙酮和乙醇（加或不加微波法）对滤渣饼进行提取，再将提取液的各段组分溶解在乙醇中，然后分别掺入机械法分离的火鸡鸡胸肉中[108]。水提取物几乎无效，而仅用丙酮萃取和溶剂加微波法萃取所得的乙醇提取物则能抑制脂质氧化。研究结果（与总酚含量缺乏相关性并与槲皮素含量弱相关）表明，上述提取物中，除槲皮素对火鸡肉有稳定作用外，一定还有其他多酚类物质发挥了特殊作用。该项研究未能鉴别各段提取物的成分。

目前，已有两种利用天然抗氧化剂来稳定肉类的方法得到了应用：一种是用于处理屠宰肉（碎肉或分割肉）的方法，即在出售或贮藏肉品时添加上述抗氧化剂（蔓越莓提取液）使产品保持稳定；另一种是把天然抗氧化剂加入动物饲料中，以提高肉品的内在稳定性，提高其自身在加工、储存和烹饪过程中的抗氧化能力。有人对第二种方法开展了一项有趣的研究，即采用以 15％的蔓越莓粉（OS 公司的 90MX）强化的饲料对猪喂养 6 个月[109]。结果使肉品的颜色保持较好，但脂质氧化反应（氢过氧化物和TBARS）却因蔓越莓饲料而意外增强。他们提出了一种解释，即蔓越莓成分稳定了氢过氧化物，延缓了它降解为反应性烷氧自由基的反应。如果不测定蔓越莓多酚的吸收和代谢，则不可能知道哪种成分在哪里被吸收了多少。此外，膳食性蔓越莓成分对抗氧化剂和代谢酶的间接影响尚未被测定。提高膳食性生育酚类物质的含量可稳定牛肉，而此类内源性天然抗氧化剂的吸收与药代动力学文献十分丰富。通过提高动物饲料中多酚类天然抗氧化剂水平以稳定肉类的想法很有吸引力，酚类物质在生物体内有很多复杂的作用，要确定在饲料中添加蔓越莓粉的方法是否能够达到稳定肉类的作用，还需了解更多有关肠道微生物代谢、吸收、结合、排泄、组织分布、蛋白结合、信号传导及酶促反应过程等方面的信息。

鱼肉比禽肉和猪肉更难稳定。有人将 OS 公司 90MX 蔓越莓粉（浓缩果汁粉）的 6 段组分掺入洗净的，并已从血红蛋白开始发生了脂质氧化反应的鱼肉中（鳕鱼）[63]。酚酸类（组分 1）和黄酮醇类（组分 3 和 4）的抑制效果最强，其迟滞期比对照组延长了好几天；而 PACs 和花青素类的抑制性则相对较差，原因据称是与不溶性肌肉成分发生了结合反应。相比之下，DPPH 反应性则随组分段号的升序而增加，且酚酸类的活性最低。在各种成分中，没食子酸丙酯（组分 1）是比槲皮素（组分 4）活性还强的脂质氧化抑制剂。没食子酸丙酯的分子较小且脂溶性较强，所以它比槲皮素更容易透过细胞膜；它还是一种较强的金属离子结合剂，因而可阻止电子从血红蛋白的转移。因此，正如本章之前所述，实际产品中有效的抗氧化作用更大程度上取决于选择了与目标相适应的抗氧化剂。

用蔓越莓粉溶液腌制鱼片似乎是一种有效的抗氧化替代处理方法。将鲱鱼片用 50g/L 的蔓越莓粉溶液腌制 24h 后保存，明显抑制了脂质氧化与氨的产生，并延长了货架期[110]。该法既简单又经济，可适用于冻鲜与冰鲜产品的稳定。

如 5.4 节所述，蔓越莓酚类具有抗菌性和抗氧化性。因此，将其添加到易发生微生物腐败和脂质氧化的食品（如肉品）中时，可获得双重收益。研究人员为测试其可行性，对碎牛肉丸（1.5g）高压灭菌和模拟烹饪后，先用牛至与蔓越莓粉（DBS 公司）的水溶性酚类提取物混合液（比例为 50：50）浸泡（浓度均为 750×10^{-6}，再加 2% 的乳酸钠），然后蘸以单核细胞增生李斯特菌溶液，于 4℃ 冷藏[111]。20d 后，各组的细菌总数对数值分别为 1.3（仅酚类）、1.8（仅乳酸钠）和 2.1（全部混合物）。脯氨酸诱导的局部细菌复苏表明，脯氨酸代谢受酚类结合反应的影响。由于瘦肉食物富含脯氨酸，为细菌复苏提供了有利条件，所以肉类可能不是双效应用（抗氧化＋抗菌）的最佳食品类型。

5.5.2 谷物

消费者"追求天然"的趋势，使包括着色剂和抗氧化剂在内的合成添加剂逐渐被摒弃。因此，人们对诸如花青素类等具有双重功效（抗氧化＋色素）的天然色素越来越感兴趣。有人将蔓越莓花青素加入膨化谷物早餐（添加量 1%～84.3%），证实了它的双重功效[112]。但目前还缺乏一个经验性的配方指南。为确定既能获得期望的红色（而非粉红色）、又能在货架期内防止酸败的花青素含量水平，还需要开展更多研究。

5.6 总结

用整蔓越莓、蔓越莓果汁或各种蔓越莓提取物加工的蔓越莓干粉，都含有高浓度的蔓越莓酚类成分，不仅便于使用，而且在长期保存时还相当稳定。由于蔓越莓对预防 UTIs 确实有效，因而出现了一些含有高浓度 PACs 的蔓越莓粉特制配方产品，但也有其他等级的组分强化蔓越莓粉产品。蔓越莓脱水加工过程中，酚类成分（尤其是花青素类）会因氧化和加热而降解，故加工时应重视对敏感成分采取保护措施。冻干法（冷冻干燥法）可能更适于加工功能性蔓越莓粉食品，因为酚类成分在低温和真空下不太容易降解。

对蔓越莓干粉的研究虽然还很有限，因为规格化商品的问世毕竟才仅有几年时间。迄今为止的研究结果显示，蔓越莓粉与蔓越莓鲜果或其果汁的保健作用近似，且当需要高浓度时，蔓越莓粉更为适用。基于现有研究资料，已开发出的针对 UTIs、前列腺癌和乳腺癌预防，以及用于口腔保健的蔓越莓粉商品，已有胶囊、饮料、果冻及其他多种产品形式可供选择。

虽然对蔓越莓粉的研究最早都集中在其多酚类成分的直接作用上，但对肠道菌群将复杂的酚类成分代谢为酚酸（可能是更重要的生理效应介质）的认识正与日俱增。其中多数介质（如多酚类）均为结合态，并随尿液排泄；但至少有一种代谢物（3-羟基苯乙酸）被吸收，并在体内研究中有消炎作用。蔓越莓酚类成分在微生物代谢与其他机制的作用下被激活，并表现出其保健作用，这一领域有望成为研究热点。

蔓越莓粉有一个令人关注的可能很有经济效益的新用途，即抑制食物氧化降解。研究结果表明，蔓越莓酚类可抑制棘手的脂质氧化（特别是肉品），并能与蛋白质和羰基化合物相互作用，使次生性共氧化和褐变反应受到限制。在那些不会因蔓越莓的红色而受影响的食品中，蔓越莓粉可能提供了一种富有成效的以天然成分来稳定食品的新方法。

参考文献

[1] Gross, P. M. (2009) Superfruits: Top 20 Fruits Packed with Nutrients and Phytochemicals, Best Ways to Eat Fruits for Maximum Nutrition, and 75 Simple and Delicious Recipes for Overall Wellness. McGraw-Hill, New York, NY.

[2] Stoner, G. D., Kresty, L. A., Carlton, P. S., Siglin, J. C. & Morse, M. A. (1990) Isothiocyanates and freeze-dried strawberries as inhibitors of esophageal cancer. Toxicological Sciences, 52, S95-S100.

[3] U. S. National Institutes of Health (2003) National Center for Complementary and Alternative Medicine (NCCAM). National Institute of Health, Bethesda, MD.

[4] Reed, J. (2002) Cranberry flavonoids, atherosclerosis, and cardiovascular health. Critical Reviews in Food Science and Nutrition, 42, 301-316.

[5] Pappas, E. & Schaich, K. (2009) Phytochemicals of cranberries and cranberry products: characterization, potential health effects, and processing stability.

Critical Reviews in Food Science and Nutrition, 49, 552 – 592.

[6] Vinson, J. A., Su, X., Zubik, L. & Bose, P. (2001) Phenol antioxidant quantity and quality in foods: fruits. Journal of Agricultural and Food Chemistry, 49, 5315 – 5321.

[7] Licciardello, J. J., Esselen, J. R. & Fellers, C. R. (2006) Stability of ascorbic acid during the preparation of cranberry products. Journal of Food Science, 17, 338 – 342.

[8] Wrolstad, R. E., Durst, R. W. & Lee, J. (2005) Tracking color and pigment changes in anthocyanin products. Trends in Food Science and Technology, 16, 423 – 428.

[9] Rein, M. J. & Heinonen, M. (2004) Stability and enhancement of berry juice color. Journal of Agricultural and Food Chemistry, 51, 3106 – 3114.

[10] Starr, M. S. & Francis, F. J. (1968) Oxygen and ascorbic acid effect on the relative stability of four anthocyanin pigments in cranberry juice. Food Technology, 22, 1293 – 1295.

[11] Adams, J. B. (1973) Thermal degradation of anthocyanins with particular reference to the 3 – glycosides of cyanidin. I. In acidified aqueous solution at 100℃. Journal of the Science of Food and Agriculture, 24, 747 – 762.

[12] Robards, K., Prenzler, P. D., Tucker, G., Swatsitang, P. & Glover, W. (1999) Phenolic compounds and their role in oxidative processes in fruits. Food Chemistry, 66, 401 – 436.

[13] Daravingas, G. & Cain, R. F. (1968) Thermal degradation of black raspberry anthocyanin pigments in model systems. Journal of Food Science, 33, 138 – 142.

[14] Hakkinen, S. H., Karenlampi, S. O., Mykkanen, H. M. & Torronen, A. R. (2000) Influence of domestic processing and storage on flavonol contents in berries. Journal of Agricultural and Food Chemistry, 48, 2960 – 2965.

[15] White, B. L., Howard, L. R. & Prior, R. L. (2010) Proximate and polyphenolic characterization of cranberry pomace. Journal of Agricultural and Food Chemistry, 58, 4030 – 4036.

[16] Wojdylo, A., Figiel, A. & Oszmianski, J. (2009) Effect of drying methods with the application of vacuum microwaves on the bioactive compounds, color, and antioxidant activity of strawberry fruits. Journal of Agricultural and Food Chemistry, 57, 1337 – 1343.

[17] Tonon, R. V., Brabet, C. & Hubinger, M. D. (2010) Anthocyanin stability and antioxidant activity of spray – dried acai (Euterpe oleracea mart.) juice produced with different carrier agents. Food Research International, 43, 907 – 914.

[18] Calin – Sanchez, A., Szumny, A. A., Figiel, A., Jałoszynski, K., Adamski, M. & Carbonell – Barrachina, A. A. (2011) Effects of vacuum level and microwave power on rosemary volatile composition during vacuum – microwave drying. Journal of Food Engineering, 103, 219 – 227.

[19] Dorofejeva, K. T., Rakcejevaa, T., Galoburda, R., Dukalska, L. & Kviesis, J. (2011) Vitamin C content in Latvian cranberries dried in convective and microwave vacuum driers. Procedia Food Science, 1, 433 – 440.

[20] Howard, L. R., Prior, R. L., Liyanage, R. & Lay, J. O. (2012) Processing and storage effect on berry polyphenols: challenges and implications for bioactive properties. Journal of Agricultural and Food Chemistry, 60, 6678 – 6693.

[21] Chamorro, S., Goni, I., Viveros, A., Hervert – Hernandez, D. & Brenes, A. (2012) Changes in polyphenolic content and antioxidant activity after thermal treatments of grape seed extract and grape pomace. European Food Research and Technology, 234, 147 – 155.

[22] Cranberry Extract Powder (2011) Customer Specifications UPC ♯94815, Ocean Spray Ingredient Technology Group, Lakeville/Middleboro, MA. Published online at: http: //www. oceansprayitg. com/downloads/powder/specs/UPC94815, last accessed April 4, 2012.

[23] Cranberry Extract Powder (2011) Nutritional Analysis UPC ♯94815, Ocean Spray Ingredient Technology Group, Lakeville/Middleboro, MA. Published online at: http: // www. oceansprayitg. com/downloads/powder/nutritionals/UPC94815CEPNutritional. pdf, last accessed April 4, 2012.

[24] 90MX Cranberry Powder (2011) Nutritional Analysis UPC ♯94513, Ocean Spray Ingredient Technology Group, Lakeville/Middleboro, MA. Published online at: http: //www. oceansprayitg. com/downloads/powder/nutritionals/UPC _ 94515 – 94513. pdf, last accessed April 4, 2012.

[25] 90MX Cranberry Powder (2011) Customer Ingredient Specifications UPC ♯ 94513, Ocean Spray Ingredient Technology Group, Lakeville/Middleboro, MA. Published online at: http: //www. oceansprayitg. com/downloads/powder/specs/UPC _ 94513. pdf, last accessed April 4, 2012.

[26] PACran (2010) Ingredient Specifications, Product 06095, Decas Botanical Synergies, Carver, MA. Published online at: https: //www. decascranberry. com/ sites/default/files/PACran％20Ingredient％ 20Specification％206095 _ 0. pdf, last accessed April 4, 2012.

[27] PACran (2010) Nutritional Analysis, Product 06095, Decas Botanical Synergies, Carver, MA. Published online at: https: //www. decascranberry. com/sites/default/files/PACran％20Nutritional％ 20Analysis％206095 _ 0. pdf, last accessed April 5, 2012.

[28] NutriCran 90 (2010). Nutritional Analysis, Product 06175, Decas Botanical Synergies, Carver, MA. Published online at: http: //www. decascranberry. com/ sites/default/files/NutriCran％ 2090％ 20Nutritional％ 20Analysis. pdf, last accessed April 5, 2012.

［29］NutriCran 90（2010）Ingredient Specifications，Product 06175，Decas Botanical Synergies，Carver，MA. Published online at：http：//www. decascranberry. com/sites/default/files/NutriCran％2090％20Ingredient％20Specification％206055 _ 0. pdf，last accessed April 5，2012.

［30］NutriCran 90S（2010）Ingredient Specifications，Product 06155，Decas Botanical Synergies，Carver，MA. Published online at：http：//www. decascranberry. com/sites/default/files/NutriCran％2090S％20Ingredient％20Specification％206155. pdf，last accessed April 5，2012.

［31］NutriCran 90S（2010）Nutritional Analysis，Product 06155，Decas Botanical Synergies，Carver，MA. Published online at：http：//www. decascranberry. com/sites/default/files/NutriCran％2090S％20Nutritional％20Analysis. pdf，last accessed April 5，2012.

［32］CystiCran（2010）Ingredient Specification，Product 06250，Decas Botanical Synergies，Carver，MA. Published online at：http：//www. decasbotanical. com/documents/Specifications％20010511/CystiCran％20Ingredient％20Specification％206250. pdf，last accessed April 6，2012.

［33］CystiCran（2010）Nutritional Analysis，Product 06250，Decas Botanical Synergies，Carver，MA. Published online at：http：//www. decasbotanical. com/documents/Nutritional％20031308/CystiCran％20Nutritional％20Analysis％20121008. pdf，last accessed April 6，2012.

［34］Hi－PAC 10（2010）Nutritional Analysis，Product 06176，Decas Botanical Synergies，Carver，MA. Published online at：https：//www. decascranberry. com/sites/default/files/Hi－PAC％20Powder％20Nutritional％20Analysis％206176 _ 0. pdf，last accessed April 6，2012.

［35］Hi－PAC 10（2010）Ingredient Specifications，Product 06176，Decas Botanical Synergies，Carver，MA. Published online at：https：//www. decascranberry. com/sites/default/files/Hi－PAC％20Powder％20Ingredient％20Specification％206176 _ 0. pdf，last accessed April 6，2012.

［36］Wu，X. & Prior，R. L.（2005）Systematic identification and characterization of anthocyanins by HPLCESI－MS/MS in common foods in the United States：fruits and berries. Journal of Agricultural and Food Chemistry，53，2589－2599.

［37］Brown，P. N. ，Murch，S. J. & Shipley，P.（2012）Phytochemical diversity of cranberry（Vaccinium macrocarpon Aiton）cultivars by anthocyanin determination and metabolomic profiling with chemometric analysis. Journal of Agricultural and Food Chemistry，60，261－271.

［38］Palikova，I. ，Vostalova，J. ，Zdarilova，A. ，Svobodova，A. ，Kosina，P. ，Vecera，R. ，Stejskal，D. ，Proskova，J. ，Hrbac，J. ，Bednar，P. ，Maier，V. ，Cernochova，D. ，Simanek，V. & Ulrichova，J.（2010）Long－term effects of three commercial cranberry products on the antioxidative status in rats: a pilot study. Journal of Agricultural and Food Chemistry, 58, 1672 – 1678.

［39］Harnly, J. M., Doherty, R. F., Beecher, G. R., Holden, J. M., Haytowitz, D. B., Bhagwat, S. & Gebhardt, S. (2006) Flavonoid content of U. S. fruits, vegetables, and nuts. Journal of Agricultural and Food Chemistry, 54, 9966 – 9977.

［40］Vvedenskaya, I. O., Rosen, R. T., Guido, J. E., Russell, D. J., Mills, K. A. & Vorsa, N. (2004) Characterization of flavonoids in cranberry (Vaccinium macrocarpon) powder. Journal of Agricultural and Food Chemistry, 52, 188 – 195.

［41］Tarascou, I., Mazauric, J. – P., Meudec, E., Souquet, J. – M., Cunningham, D., Nojeim, S., Cheynier, V. & Fulcrand, H. (2011) Characterization of genuine and derived cranberry proanthocyanidins by LC – ESI – MS. Food Chemistry, 128, 802 – 810.

［42］Kylli, P., Nohynek, L., Puupponen – Pimia, R., Westerlund – Wikstrom, B., Leppanen, T., Welling, J., Moilanen, E. & Heinonen, M. (2011) Lingonberry (Vaccinium vitis Idaea) and European cranberry (Vaccinium microcarpon) proanthocyanidins: isolation, identification, and bioactivities. Journal of Agricultural and Food Chemistry, 59, 3373 – 3384.

［43］Gu, L., Kelm, M. A., Hammerstone, J. F., Beecher, G., Holden, J., Haytowitz, D. & Prior, R. L. (2003) Screening of foods containing proanthocyanidins and their structural characterization using LC – MS/MS and thiolytic degradation. Journal of Agricultural and Food Chemistry, 51, 7513 – 7521.

［44］Reed, J. D., Krueger, C. G. & Vestling, M. M. (2005) MALDI – TOF mass spectrometry of oligomeric food polyphenols. Phytochemistry, 66, 2248 – 2263.

［45］Zuo, Y., Wang, C. & Zhan, J. (2002) Separation, characterization, and quantitation of benzoic and phenolic antioxidants in American cranberry fruit by GC – MS. Journal of Agricultural and Food Chemistry, 50, 3789 – 3794.

［46］Coppola, E. D., Conrad, E. C. & Cotter, R. (1978) High pressure liquid chromatographic determination of major organic acids in cranberry juice. Journal of the Association of Official Analytical Chemists, 61, 1490 – 1492.

［47］Coppola, E. D. & Starr, M. S. (1986) Liquid chromatographic determination of major organic acids in apple juice and cranberry juice cocktail: collaborative study. Journal of the Association of Official Analytical Chemists, 69, 594 – 599.

［48］Hong, V. & Wrolstad, R. E. (1986) Cranberry juice composition. Journal of the Association of Official Analytical Chemists, 69, 199 – 207.

［49］Prior, R. L., Rogers, T. R., Khanal, R. C., Wilkes, S. E., Wu, X. & Howard, L. R. (2010) Urinary excretion of phenolic acids in rats fed cranberry. Journal of Agricultural and Food Chemistry, 58, 3940 – 3949.

［50］Wang, S. Y. & Stretch, A. W. (2001) Antioxidant capacity in cranberry is influenced by cultivar and storage temperature. Journal of Agricultural and Food Chemistry, 49, 969 - 974.

[51] Wu, X., Beecher, G. R., Holden, J. M., Haytowitz, D. B., Gebhardt, S. E. & Prior, R. L. (2004) Lipophilic and hydrophilic antioxidant capacities of common foods in the United States. Journal of Agricultural and Food Chemistry, 52, 4026 - 4037.

[52] Caillet, S., Cote, J., Doyon, G., Sylvain, J. F. & Lacroix, M. (2011) Antioxidant and antiradical properties of cranberry juice and extracts. Food Research International, 44, 1408 - 1413.

[53] Sun, J., Chu, Y., Wu, X. & Liu, R. H. (2002) Antioxidant and antiproliferative activities of common fruits. Journal of Agricultural and Food Chemistry, 50, 7449 - 7454.

[54] Heinonen, I. M., Lehtonen, P. J. & Hopia, A. I. (1998) Antioxidant activity of berry and fruit wines and liquors. Journal of Agricultural and Food Chemistry, 46, 25 - 31.

[55] Kahkonen, M. P., Hopia, A. I. & Heinonen, M. (2001) Berry phenolics and their antioxidant activity. Journal of Agricultural and Food Chemistry, 49, 4076 - 4082.

[56] Saucier, C. T. & Waterhouse, A. L. (1999) Synergistic activity of catechin and other antioxidants. Journal of Agricultural and Food Chemistry, 47, 4491 - 4494.

[57] Tabart, J., Kevers, C., Pincemail, J., Defraigne, J. O. & Dommes, J. (2009) Comparative antioxidant capacities of phenolic compounds measured by various tests. Food Chemistry, 113, 1226 - 1233.

[58] Cote, J., Caillet, S., Doyon, G., Dussault, D., Salmieri, S., Lorenzo, G., Sylvain, J. F. & Lacroix, M. (2011) Effects of juice processing on cranberry antioxidant properties. Food Research International, 44, 2907 - 2914.

[59] Marinova, E. M. & Yanishlieva, N. V. (2003) Antioxidant activity and mechanism of action of some phenolic acids at ambient and high temperatures. Food Chemistry, 81, 189 - 197.

[60] Yan, X., Murphy, B. T., Hammond, G. B. & Vinson, J. A. (2002) Antioxidant activities and antitumor screening of extracts from cranberry fruit (Vacciniun macrocarpon). Journal of Agricultural and Food Chemistry, 50, 5844 - 5849.

[61] Maatta - Riihinen, K. R., Kahkonen, M. P., Torronen, A. R. & Heinonen, I. M. (2005) Catechins and procyanidins in berries of Vaccinium species and their antioxidant activity. Journal of Agricultural and Food Chemistry, 53, 8485 - 8491.

[62] Mladenka, P., Zatloukalova, L., Filipsky, T. & Hrdina, R. (2010) Cardiovascular effects of flavonoids are not caused only by direct antioxidant activity. Free Radical Biology and Medicine, 49, 963 - 975.

[63] Lee, C. - H., Krueger, C. G., Reed, J. D. & Richards, M. P. (2006) Inhi-

bition of hemoglobin – mediated lipid oxidation in washed fish muscle by cranberry components. Food Chemistry, 99, 591 – 599.

[64] Formica, J. V. & Regelson, W. (1995) Review of quercetin and related bioflavonoids. Food Chemistry and Toxicology, 33, 1061 – 1080.

[65] Boots, A. W., Haenen, G. R. M. M. & Bast, A. (2008) Health effects of quercetin: from antioxidant to nutraceutical. European Journal of Pharmacology, 585, 325 – 337.

[66] Wang, W., Yagiz, Y., Buran, T. J., Nascimento Nunes, C. & Gu, L. (2011) Phytochemicals from berries and grapes inhibited the formation of advanced glycation end – products by scavenging reactive carbonyls. Food Research International, 44, 2666 – 2673.

[67] Ezaki – Furuichi, E., Nonaka, G. I., Nishioka, I. & Hayashi, K. (1987) Affinity of procyanidins (condensed tannins) from the bark of Rhaphiolepis umbellata for proteins. Agricultural and Biological Chemistry, 51, 115 – 120.

[68] Arts, M. J. T. J., Haenen, G. R. M. M., Wilms, L. C., Beetstra, S. A. J. N., Heijnen, C. G. M., Voss, H. – P. & Bast, A. (2002) Interaction between flavonoids and proteins: effect on the total antioxidant capacity. Journal of Agricultural and Food Chemistry, 50, 1184 – 1187.

[69] Williams, R. J., Spencer, J. P. E. & Rice – Evans, C. (2004) Serial review: Flavonoids and isoflavones (phytoestrogens): absorption, metabolism, and bioactivity. Free Radical Biology and Medicine, 36, 838 – 849.

[70] Espin, J. C., Garcia – Conesa, M. T. & Tomas – Barberin, F. A. (2007) Nutraceuticals: facts and fiction. Phytochemistry, 68, 2986 – 3008.

[71] Bailey, D. T., Dalton, C., Joseph Daugherty, F. & Tempesta, M. S. (2007) Can a concentrated cranberry extract prevent recurrent urinary tract infections in women? A pilot study. Phytomedicine, 14, 237 – 241.

[72] Sengupta, K., Alluri, K., Golakoti, T., Gottumukkala, G., Raavi, J., Kotchrlakota, L., Sigalan, S., Dey, D., Ghosh, S. & Chatterjee, A. (2011) A randomized, double blind, controlled, dose dependent clinical trial to evaluate the efficacy of a proanthocyanidin standardized whole cranberry (Vaccinium macrocarpon) powder on infections of the urinary tract. Current Bioactive Compounds, 7, 39 – 46.

[73] Debre, B., Conquy, S., Amsallem – Ouazanal, D., Bruel, P., Rahhali, N. & Charles, J. (2010) Impact of preventive treatment with titrated dry cranberry extract in a patient suffering from recurrent cystitis. Value in Health, 13, A186.

[74] Gupta, K., Chou, M. Y., Howell, A., Wobbe, C., Grady, R. & Stapleton, A. E. (2007) Cranberry products inhibit adherence of p – fimbriated Escherichia coli to primary cultured bladder and vaginal epithelial cells. Journal of Urology, 177, 2357 – 2360.

[75] Jepson, R. G. & Craig, J. C. (2007) A systematic review of the evidence for cranberries and blueberries in UTI prevention. Molecular Nutrition & Food Research, 51, 738 – 745.

[76] Sharon, N. & Ofek, I. (2002) Fighting infectious diseases with inhibitors of microbial adhesion to host tissues. Critical Reviews in Food Science and Nutrition, 42, 267 – 272.

[77] Howell, A. B., Vorsa, N., Dermardersosian, A. & Foo, L. Y. (1998) Inhibition of the adherence of pfimbriated Escherichia coli to uroepithelial – cell surfaces by proanthocyanidin extracts from cranberries. New England Journal of Medicine, 339, 1085 – 1086.

[78] Howell, A. B., Reed, J. D., Krueger, C. G., Winterbottom, R., Cunningham, D. G. & Leahy, M. (2005) Atype cranberry proanthocyanidins and uropathogenic bacterial anti – adhesion activity. Phytochemistry, 66, 2281 – 2291.

[79] Howell, A. B. (2007) Bioactive compounds in cranberries and their role in prevention of urinary tract infections. Molecular Nutrition & Food Research, 51, 732 – 737.

[80] Foo, L. Y., Lu, Y., Howell, A. B. & Vorsa, N. (2000) A – type proanthocyanidin trimers from cranberry that inhibit adherence of uropathogenic p – fimbriated Escherischia coli. Journal of Natural Products, 63, 1225 – 1228.

[81] Foo, L. Y., Lu, Y., Howell, A. B. & Vorsa, N. (2000) The structure of cranberry proanthocyanidins which inhibit adherence of uropathogenic p – fimbriated Escherichia coli in vitro. Phytochemistry, 54, 173 – 181.

[82] Gupta, A., Dwivedi, M., Ali Mahdi, A., Gowda, G. A. N., Khetrapal, C. L. & Bhandari, M. (2011) Inhibition of adherence of multi – drug resistant E. coli by proanthocyanidin. Urology Research, 40, 143 – 150.

[83] Howell, A. B., Botto, H., Combescure, C., Blanc – Potard, A. – B., Gausa, L., Matsumoto, T., Tenke, P., Sotto, A. & Lavigne, J. P. (2010) Dosage effect on uropathogenic Escherichia coli anti – adhesion activity in urine following consumption of cranberry powder standardized for proanthocyanidin content: a multicentric randomized double blind study. BMC Infectious Diseases, 10, 94.

[84] Duarte, S., Gregoire, S., Singh, A. P., Vorsa, N., Schaich, K., Bowen, W. H. & Koo, H. (2006) Inhibitory effects of cranberry polyphenols on formation and acidogenicity of Streptococcus mutans biofilms. FEMS Microbiology Letters, 257, 50 – 56.

[85] Petti, S. & Scully, C. (2009) Polyphenols, oral health and disease: a review. Journal of Dentistry, 37, 413 – 423.

[86] Burger, O., Ofek, I., Tabak, M., Weiss, E. I., Sharon, N. & Neeman, I. (2000) A high molecular mass constituent of cranberry juice inhibits Helicobacter pylori adhesion to human gastric mucus. FEMS Immunology and Medical Microbiology, 29, 295 – 301.

[87] Burger, O., Weiss, E., Sharon, N., Tabak, M., Neeman, I. & Ofek, I.

(2002) Inhibition of Helicobacter pylori adhesion to human gastric mucus by a high – molecular – weight constituent of cranberry juice. Critical Reviews in Food Science and Nutrition, 42, 279 – 284.

[88] Johnson – White, B. , Buquo, L. , Zeinali, M. & Ligler, F. S. (2003) Prevention of nonspecific bacterial cell adhesion in immunoassays by use of cranberry juice. Analytical Chemistry, 78, 853 – 857.

[89] Cunningham, D. G. , Vannozzi, S. A. , Turk, R. , Roderick, R. , O' Shea, E. & Brilliant, K. (2003) Cranberry phytochemicals and their health benefits. In: Nutraceutical Beverages: Chemistry, Nutrition, and Health Effects (eds F. Shahidi & D. K. Weerasinghe). ACS Symposium Series 871, American Chemical Society, Washington, DC, pp. 35 – 51.

[90] Vattem, D. A. , Lin, Y. T. , Ghaedian, R. & Shetty, K. (2005) Cranberry synergies for dietary management of Helicobacter pylori infections. Process Biochemistry, 40, 1583 – 1592.

[91] Lacombe, A. , Wu, V. C. H. , Tyler, S. & Edwards, K. (2010) Antimicrobial action of the American cranberry constituents: phenolics, anthocyanins, and organic acids, against Escherichia coli O157: H7. International Journal of Food Microbiology, 139, 102 – 107.

[92] Valentova, K. , Stejskal, D. , Bednaiā, P. , Vostalova, J. , Cihalik, C. , Vecerova, R. , Koukalova, D. , Kolar, °M. , Reichenbach, R. , Sknouril, L. , Ulrichova, J. & Simanek, V. (2007) Biosafety, antioxidant status, and metabolites in urine after consumption of dried cranberry juice in healthy women: a pilot double – blind placebo – controlled trial. Journal of Agricultural and Food Chemistry, 55, 3217 – 3224.

[93] Vorsa, N. , Vvedenskaya, I. , Huang, M. & Rosen, R. T. (2007) Anti – inflammatory Cranberry Flavonol Extract Preparations. U. S. Patent ♯7270837.

[94] Kim, M. J. , Ohn, J. , Kim, J. H. & Kwak, H. – K. (2011) Effects of freeze – dried cranberry powder on serum lipids and inflammatory markers in lipopolysaccharide treated rats fed an atherogenic diet. Nutrition Research and Practice, 5, 404 – 411.

[95] Vattem, D. A. , Randhir, R. & Shetty, K. (2005) Cranberry phenolics – mediated antioxidant enzyme response in oxidatively stressed porcine muscle. Process Biochemistry, 40, 2225 – 2238.

[96] Stoner, G. D. , Wang, L. – S. , Zikri, N. , Chen, T. , Hecht, S. S. , Huang, C. , Sardo, C. & Lechner, J. F. (2007) Cancer prevention with freeze – dried berries and berry components. Seminars in Cancer Biology, 17, 403 – 410.

[97] Sun, J. & Liu, R. H (2006) Cranberry phytochemical extracts induce cell cycle arrest and apoptosis in human MCF – 7 breast cancer cells. Cancer Letters, 241, 124 – 134.

[98] Kresty, L. A. , Howell, A. B. & Baird, M. (2008) Cranberry proanthocya-

nidins induce apoptosis and inhibit acid – induced proliferation of human esophageal ade-nocarcinoma cells. Journal of Agricultural and Food Chemistry, 56, 676 – 680.

[99] Seeram, N. P. , Adams, L. S. , Hardy, M. L. & Heber, D. (2004) Total cranberry extract versus its phytochemical constituents: antiproliferative and synergistics effects against human tumor cell lines. Journal of Agricultural and Food Chemistry, 52, 2512 – 2517.

[100] Stoner, G. D. , Chen, T. , Kresty, L. A. , Aziz, R. M. , Reinemann, T. & Nines, R. (2006) Protection against esophageal cancer in rodents with lyophilized ber-ries: potential mechanisms. Nutrition & Cancer, 54, 33 – 46.

[101] Casto, B. , Kresty, L. A. , Kraly, C. L. , Pearl, D. K. , Knobloch, T. J. & Schut, H. A. (2002) Chemoprevention of oral cancer by black raspberries. Anticancer Research, 6C, 4005 – 4015.

[102] Lu, H. , Li, H. , Zhang, D. , Stoner, G. D. & Chuanshu, H. (2006) Mo-lecular mechanisms involved in chemoprevention of black raspberry extracts: from tran-scription factors to their target genes. Nutrition & Cancer, 54, 69 – 78.

[103] Wu, X. , Beecher, G. R. , Holden, J. M. , Haytowitz, D. B. , Gebhardt, S. E. & Prior, R. L. (2006) Concentrations of anthocyanins in common foods in the U-nited States and estimation of normal consumption. Journal of Agricultural and Food Chemistry, 54, 4069 – 4075.

[104] Zhu, M. , Perez, E. , Phillips, D. , Kim, W. , Ghaedian, R. , Napora, J. K. & Zou, S. (2011) Effects of long – term cranberry supplementation on endocrine pancreas in aging rats. Journal of Gerontology A: Biological Sciences & Medical Sci-ences, 66A, 1139 – 1151.

[105] Kathirvel, P. , Gong, Y. & Richards, M. P. (2009) Identification of the compound in a potent cranberry juice extract that inhibits lipid oxidation in comminuted fish muscle. Food Chemistry, 115, 924 – 932.

[106] Kathirvel, P. & Richards, M. P. (2009) Mechanisms by which flavonol ag-lycones inhibit lipid oxidation better than glycosylated flavonols in comminuted muscle tissue. Food Chemistry, 117, 75 – 82.

[107] Lee, C. – H. , Reed, J. D. & Richards, M. P. (2006) Ability of various polyphenolic classes from cranberry to inhibit lipid oxidation in mechanically separated turkey and cooked ground pork. Journal of Muscle Foods, 17, 248 – 266.

[108] Raghavan, S. & Richards, M. P. (2006) Partitioning and inhibition of lipid oxidation in mechanically separated turkey by components of cranberry press cake. Journal of Agricultural and Food Chemistry, 54, 6403 – 6408.

[109] Larrain, R. E. , Krueger, C. , Richards, M. P. & Reed, J. D. (2008) Color changes and lipid oxidation in pork products made from pigs fed with cranberry juice powder. Journal of Muscle Foods, 19, 17 – 33.

［110］Sampels，S. ，Asli，M. ，Vogt，G. & Morkore，T. （2010）Berry marinades enhance oxidative stability of herring fillets. Journal of Agricultural and Food Chemistry，58，12230－12237.

［111］Apostolidis，E. ，Kwon，Y. I. & Shetty，K. （2008）Inhibition of Listeria monocytogenes by oregano，cranberry and sodium lactate combination in broth and cooked ground beef systems and likely mode of action through proline metabolism. International Journal of Food Microbiology，128，317－324.

［112］Camire，M. E. ，Dougherty，M. P. & Briggs，J. L. （2007）Functionality of fruit powders in extruded corn breakfast cereals. Food Chemistry，101，765－770.

第6章 枸杞植物化学成分及其保健作用

Ying Zhong, Fereidoon Shahidi, and Marian Naczk

6.1 简介

枸杞（Goji berry、wolfberry），为茄科（Solanaceae family）枸杞属（Lycium L.）植物。成熟的枸杞果实呈亮红色、椭球形、长1～2cm，多汁。枸杞在世界各地主要用于园艺装饰；而在亚洲，尤其在中国，枸杞是著名的滋补食品和替代药物。全球各地有许多枸杞品种，但是约90%的枸杞商品都是产自中国北中部地区的宁夏枸杞（Lycium barbarum L.）。中华枸杞（L. Chinese）是宁夏枸杞的近亲品种。宁夏枸杞与中华枸杞都是原产于中国的药用植物，但在韩国、日本和其他亚洲国家也多有发现。

枸杞的果实也被称为枸杞子（Lycii fructus），采摘期为夏、秋季，并需要干制加工。通常是先在阴凉处晾到一定程度，然后移到阳光下晒至果皮变硬、但果肉尚软时即可[1]。中国用枸杞保健的历史非常悠久，许多药方都以枸杞为主料，尤其是补血、滋阴、补肾、补肝、润肺、明目和延寿的药方[2]。其调经、利尿、退烧、补益、壮阳、安眠和护肝等疗效早在2300年前的中国古代医书中就有明确记载[3]。枸杞是中餐的传统配料（炖高汤时必备）或作为灵丹妙药（泡酒或泡茶）[1]。枸杞在中药方剂中用来治疗眼疾、皮疹、牛皮癣、过敏、失眠、慢性肝病、糖尿病、肺结核和肾病[4]。土耳其民间医药中，枸杞素以其镇静、利尿和消食功效而知名[5]。近来，西方世界（包括英国和北美）出现了把枸杞列入膳食补充剂和天然保健品的趋势。本章概括了枸杞的生物活性成分，综述了其鉴定与保健作用评价方面的研究成果，多数文献为中文或日文，只有少数出版在国际期刊上。

6.2 枸杞的功能性成分

枸杞具有很高的营养价值，是大量营养素的优质来源，包括碳水化合物（46%）、蛋白质（13%）、脂肪（1.5%）和膳食纤维（16%）。还含有很多微量营养素，如维生素和矿物质。每百克枸杞含钙（60mg）、铁（5.4mg）、钾（434mg）、锌（1.48mg）和维生素C（48mg）[6]；还有核黄素、硫胺素、烟酸和矿物质（铜、锰、镁、硒）[7,8]。除常量与微量营养素外，枸杞中具有保健作用的生物活性成分已得到分离和评价。枸杞中与其保健作用相关的功能性成分（如多糖、类胡萝卜素和酚类化合物）的鉴定结果也有报道[8,9]。

6.2.1 多糖

多糖是枸杞中最具保健价值的功能性成分和活性成分之一。多糖含量高（枸杞子中占 5%～8%，商品化提取物中占 40%）是枸杞特有的成分特点。枸杞多糖（LBP）是很多有关枸杞生物活性方面的研究所关注的焦点。LBP 含量被认为是枸杞产品药效的重要评价指标[10]。Wang 等人[9] 报道，枸杞子中粗多糖的含量为 $57.2\mu g/g$，其中包括 $25.6\mu g/g$ 的中性多糖、$26.9\mu g/g$ 的酸性多糖，以及少量不明成分。中草药中食用植物的多糖通常最少由 100 个单糖单元构成，分子质量介于 $10～1449\,ku$ 之间[11]。有人利用 DEAE（二乙氨基乙基）纤维素离子交换层析柱和凝胶渗透色谱法从枸杞粗提物中分离并纯化出了几种 LBP 成分，其分子质量介于 $24～241\,ku$ 之间[3,12]。

通常采用沸水及多种色谱技术从枸杞中提取和分离多糖。一般情况下，在用沸水提取多糖之前或之后，脂类成分均被脱除。脱脂方法可采用三氯甲烷、甲醇或乙醇回流法，和/或乙醇或丙酮沉淀法[8,13]。在 Wang 等人[11] 的一项研究中，先用沸水法得到枸杞多糖粗提物，然后用乙醇于 $-20℃$ 下沉淀，再用一种来自芽孢杆菌（Ⅲ型）的蛋白酶水解，最后用高效体积排阻色谱法分离该粗提物，得到 5 种 LBP 组分，其中两种主要组分的相对分子质量为 $24\,ku$ 和 $79\,ku$。气相色谱（GC）分析结果显示，其单糖成分主要有鼠李糖、阿拉伯糖、木糖、甘露糖、葡萄糖和半乳糖[11]。另一项研究显示，枸杞沸水提取物的碳水化合物含量为 97.5%，主要成分为鼠李糖、木糖、阿拉伯糖、葡萄糖和果糖[14]。Luo 等人[8] 用一种 DEAE 纤维素层析柱从粗 LBP 中分离出 4 种纯化的多糖组分，对主要组分用 GC‐MS（气相色谱‐质谱法）进行分析，发现其中含有六种单糖（鼠李糖、半乳糖、葡萄糖、阿拉伯糖、甘露糖和木糖），其相对分子质量之比为 $4.22：2.43：1.38：1.00：0.95：0.38$。与其他植物源性多糖（由植物或真菌产生）相似，LBP 也主要为水溶性复合糖，如糖与多肽或蛋白质的复合物[15,16]。Peng 和 Tian[3] 分离出由 2～6 个单糖分子与 17 个氨基酸分子组成的 5 种复合糖。

有关 LBP 保健作用的体外研究、细胞学研究、动物实验和人体临床研究方面有很多报道。结果发现，LBP 具有多种生物活性和保健作用，包括抗氧化、抗衰老、抗肿瘤、抗糖尿病、细胞保护、神经保护和免疫调节作用等[16]。受试者服用含有标准化 LBP 的枸杞汁 14d 后，其神经反射/心理表现明显提高、胃肠功能明显改善[17]。将 LBP 加入添加了谷氨酸盐的皮质神经元细胞培养皿中，结果 LBP 抑制了谷氨酸诱导的 c‐Jun 蛋白 N 端激酶（JNK）的磷酸化，使皮质神经元细胞受到了保护[18]。有人还发现 LBP 具有抗 β‐淀粉样肽毒性的神经保护作用[19,20]。LBP 有效降低了由四氧嘧啶诱导的糖尿病兔或高脂血症兔的血糖水平、血清总胆固醇（TC）与甘油三脂（TAG）含量，并使其高密度脂蛋白（HDL）胆固醇水平上升[8]。LBP 治疗明显降低了糖尿病小鼠的空腹血糖、TC 和 TAG 水平[21]。LBP 的免疫调节与抗肿瘤活性也得到了证明。LBP 对先天性和适应性免疫应答均有正调节作用，能够刺激刀豆蛋白 A（ConA）引起的淋巴细胞增殖，并增强天然 K 细胞的细胞毒作用[22]。枸杞中的多糖‐蛋白复合物（由 6 个单糖与 18 个氨基酸残基构成）可增强免疫力、诱导淋巴细胞的增殖和细胞因子的产生、激活 T 淋巴细胞、减轻化疗与放疗的副作用[23,24]。LBP 被证明能通过刺激外周血单核细胞（PBMC）释放粒细胞集落刺激因子（G‐SF）的方式，促进用放疗或化疗诱导的骨髓抑制小鼠的外周血复苏[23]。体内研究证据表明，LBP 还能抗癌并抑制恶性肿瘤的生长[25,26]。LBP 对大鼠和人肝癌细胞（HCC）增殖和凋亡的影响也有报道[27]。LBP 抑制了移植肉瘤 S180 的生长，增强了巨噬细胞的吞噬能力，促进了脾淋巴细胞的增殖，表明 LBP 对控制肿瘤大小和提高免疫力方面有潜在作用[28]。通过诱导 G0/G1 期和 S 期细胞周期阻滞，LBP 疗法对人胃癌细胞 MGC-803 和 SGC-7901 也表现出了抑制作用[29]。还有人研究发现了 LBP 的多种抗衰老机制[16]。LBP 对小鼠的大脑和心脏组织表现出了抗衰老作用，并延长了果蝇的寿命[30, 31]。

LBP 的许多生物活性可直接或间接地归因于它们的抗氧化能力，因为许多慢性病都是氧化应激所致[32,33]。LBP 可通过清除活性氧（ROS）（如自由基）并促进内源性抗氧化因子（如超氧化物歧化酶，SOD；谷胱甘肽过氧化物酶，GSH-Px；过氧化氢酶，CAT）的方式消除氧化应激的影响。体外试验研究证实了 LBP 在清除 DPPH 和超氧化物自由基、抑制亚油酸对 β-胡萝卜素的氧化反应、还原并螯合金属离子方面的抗氧化活性[13]。LBP 粗提物及纯化 LBP 的 TRAC 值（抗氧化活性水溶性维生素 E 当量）与 ORAC 值（氧自由基吸收能力）也有报道[8]。LBP 有效抑制了过氧化自由基介导的小鼠红细胞溶血现象[33]。服用 LBP 降低了小鼠的丙二醛水平（MDA）并增强了其抗氧化酶活性[34]。LBP 可复原已增加的脂质过氧化反应、恢复已下降的抗氧化酶（如 SOD、CAT、GSH-Px）活性，还可使老年小鼠受损的免疫功能回复正常[33]。在一项人类干预研究中，服用一种含有标准化 LBP 的枸杞汁（1632mg LBP/120mL），明显提升了血清抗氧化剂指标。其中，SOD 上升 8.4%、GSH-Px 上升 9.9%，而 MDA 则下降 8.7%[32]。

6.2.2　类胡萝卜素

类胡萝卜素包括胡萝卜素和叶黄素，为 C40 异戊二烯类化合物，是植物、水果和蔬菜中普遍存在的黄色、橙色和红色脂溶性色素。它们不仅被作为天然无毒的着色剂用于生产食品、饮料和化妆品，还具有多种生物活性，其中维生素 A 前体和抗氧化活性被众所周知。枸杞是类胡萝卜素的极好来源，不仅因为其含量高，还因为其类胡萝卜素使其呈现出的独特外观。彭等人[35]报道，不同品种枸杞的总类胡萝卜素含量介于 0.03%～0.5%之间。类胡萝卜素含量随季节而变化，夏季水果高于秋季水果[36]。枸杞中类胡萝卜素的存在形式包括游离态、半酯态和全酯态。玉米黄质及其酯类是宁夏枸杞中主要的类胡萝卜素[37,38]。成熟枸杞子中的玉米黄素酯类含量可高达其总类胡萝卜素含量的 77.5%以上[37, 39]。根据高效液相色谱-二极管阵列法（HPLC-DAD）测定结果，玉米黄素棕榈酸酯占总类胡萝卜素的 31%～56%[35]。而玉米黄素二棕榈酸酯（枸杞中特有的类胡萝卜素）和玉米黄质被研究得最多，关注重点是其在枸杞抗老年性黄斑萎缩病变（AMD）中所发挥的保护作用[35]。研究发现，玉米黄质（视网膜的主要色素之一）能有效预防和治疗 AMD[40, 41]。此外，有报道称，分离纯化的玉米黄质和玉米黄素二棕榈酸酯均表现出了与水飞蓟素相当的抗肝细胞毒活性[42]。玉米黄质与其他类胡萝卜素也都是强抗氧化剂，对枸杞具有的抗氧化应激所致疾病的保健作用均有贡献。

从枸杞中提取类胡萝卜素时，通常先用水或 50%的乙醇除去水溶性成分，再用有机溶剂（如丙酮、石油醚、己烷、甲苯，或其混合液）萃取。有时也利用皂化处理来制取游离类胡萝卜素。枸杞中类胡萝卜素的色谱和质谱定性与定量分析技术已有报道。Li 等人[37]采用 HPLC - DAD 法鉴定了 10 种类胡萝卜素，包括玉米黄质、β-隐黄素、紫黄素及其酯类。Stephen Inbaraj 等人[43]报道，用 HPLC - MS 法（高效液相色谱-质谱）或 GC - FID 法（气相色谱-火焰离子化检测器）发现存在 11 种游离类胡萝卜素和 7 种类胡萝卜素酯。在鉴定出的所有类胡萝卜素中，玉米黄素二棕榈酸酯含量最高（1143.7μg/g），其次为 β-隐黄素单棕榈酸酯异构体（32.9～68.5μg/g）、玉米黄素单棕榈酸酯异构体（11.3～62.8μg/g）、全反式-β-胡萝卜素（23.7μg/g）和全反式-玉米黄质（1.4μg/g）。另一项研究在枸杞类胡萝卜素的皂化提取物中检出了 β-胡萝卜素、新黄质、隐黄质和玉米黄质[9]。表 6.1 列出了枸杞中发现的主要的类胡萝卜素，图 6.1 是其化学结构。

表 6.1 枸杞中检出的类胡萝卜素

类胡萝卜素	来源	参考文献
β-胡萝卜素	枸杞子（宁夏枸杞）	[43]
玉米黄质	枸杞子（宁夏枸杞）	[43]
新黄质	枸杞子（宁夏枸杞）	[9]
玉米黄素双棕榈酸酯	枸杞子（宁夏枸杞）	[35，43]
玉米黄素单棕榈酸酯	枸杞子（宁夏枸杞）	[43]
β-隐黄素单棕榈酸酯	枸杞子（宁夏枸杞）	[43]

β-胡萝卜素

玉米黄质

新黄质

隐黄质

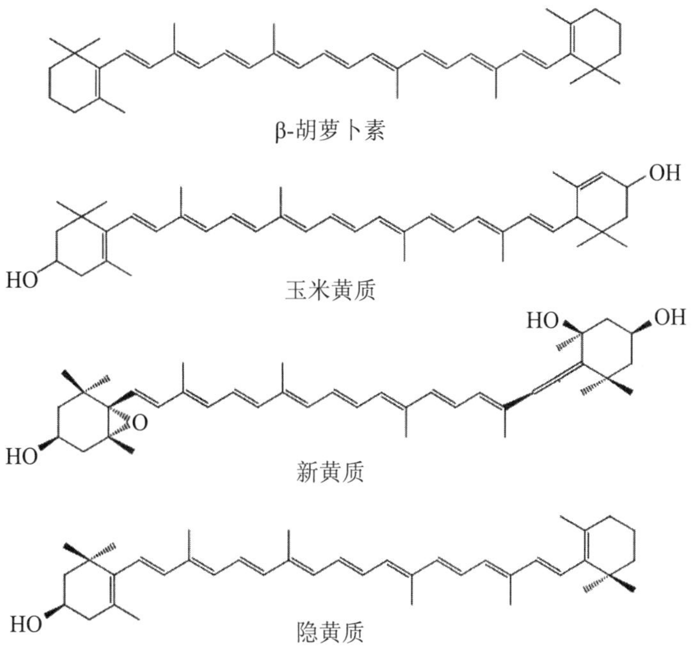

图 6.1 枸杞中主要类胡萝卜素的结构

类胡萝卜素的组成与含量因枸杞的成熟度而异。例如，枸杞越成熟，其酯化类胡萝卜素的含量越高；而游离类胡萝卜素（如玉米黄质）恰恰相反，枸杞越成熟，其含量越低[44]。枸杞消费品以干果为主。一般认为，干制工艺对枸杞中类胡萝卜素的含量有影响。传统的干制工艺与贮存方式常常导致类胡萝卜素的降解或转化。酯化的类胡萝卜素经酶促转化反应与氧化降解反应，分别生成游离态类胡萝卜素和类胡萝卜素氧化物[36]。

6.2.3　酚类化合物

酚类化合物是植物界中普遍存在的对人类日常饮食有益的天然化合物，是植物体中兼具多种功能的重要化学成分，也是人类膳食中具有许多功能性和生物活性的植物化学成分。枸杞中的酚类化合物主要为酚酸和类黄酮。Wang 等人[9]用 80％乙醇提取出宁夏枸杞的酚类成分，然后用制备色谱分离，鉴定出四种酚酸（绿原酸、咖啡酰奎尼酸、咖啡酸和对-香豆酸）与三种类黄酮（槲皮素二糖苷、芸香苷和山萘酚-3-O-芸香糖苷），确认为宁夏枸杞中主要的酚类成分；分离出的类黄酮表现出了 DPPH 与 ABTS（即 2,2'-连氮-二（3-乙基苯并噻唑啉）-6-磺酸）自由基清除活性、金属离子螯合能力和还原能力。另一项研究采用 95％乙醇提取了宁夏枸杞的类黄酮，并用 ABTS 自由基清除能力、金属离子螯合能力和还原能力评价了其抗氧化活性[1]。该提取物含有 1.56mg/g 槲皮素当量的类黄酮，其中以槲皮素、杨梅酮和山奈酚为主，并占类黄酮总量的 43％[1]。Stephen Inbaraj 等人[45]深入研究了宁夏枸杞的酚类成分。用 50％乙醇提取、聚合物固相萃取盒分离、HPLC-DAD-ESI-MS 法（高效液相色谱-二极管阵列检测器-电喷雾离子源-质谱）测定，结果发现了 52 种酚酸和类黄酮。其中，槲皮素-3-鼠李糖二己糖苷含量最高（438.6μg/g），其次为槲皮素-3-O-芸香糖苷（281.3μg/g）、二咖啡酰奎尼酸异构体（250.1μg/g）和绿原酸（237μg/g）；咖啡酸、对-香豆酸和香草酸也有检出，但含量较低。其他类型的酚类物质（如酚酰胺类）在枸杞中也有发现。据报道，宁夏枸杞的根皮中含有 4 种酚酰胺，即二氢-N-咖啡酰酪胺、反式-N-阿魏酰真蛸胺、反式-N-咖啡酰酪胺与顺式-N-咖啡酰酪胺[46]。这些酚酰胺类物质在低浓度下（5～40g/mL）表现出了抗真菌作用（抗白色念珠菌病原体二态转换)[46]。表 6.2 列出了枸杞及其根皮中检出的主要酚类成分。

表 6.2　宁夏枸杞及其根皮中检出的酚类化合物

酚类化合物	来源	参考文献
槲皮素	枸杞子	[1]
杨梅酮	枸杞子	[1]
山奈酚	枸杞子	[1]
芸香苷	枸杞子	[9]
咖啡酸	枸杞子	[9]
对-香豆酸	枸杞子	[9]

表 6.2（续）

酚类化合物	来源	参考文献
咖啡酰奎尼酸	枸杞子	[9]
山萘酚-3-O-芸香糖苷	枸杞子	[9]
阿魏酸	枸杞子	[45]
香草酸	枸杞子	[45]
槲皮素-鼠李糖二己糖苷	枸杞子	[45]
槲皮素-3-O-芸香糖苷	枸杞子	[45]
绿原酸	枸杞子	[45]
二氢-N-咖啡酰酪胺	枸杞根皮	[46]
反式-N-阿魏酰真蛸胺	枸杞根皮	[46]
反式-N-咖啡酰酪胺	枸杞根皮	[46]
顺式-N-咖啡酰酪胺	枸杞根皮	[46]

6.2.4 其他生物活性成分

除上述主要成分外，枸杞中还检出了萜类、生物碱类、脑苷脂类、环肽类、植物甾醇类、甜菜碱及一些中性挥发性成分[32,47-50]，它们对枸杞的生物活性与保健作用都有相当大的贡献。中华枸杞中检出了有保肝活性的脑苷脂类成分。Kim 等人[51]从中华枸杞中分离出了脑苷脂，并发现脑苷脂可有效保护原代培养的大鼠肝细胞免受半乳糖诱导的肝细胞毒性。Kim 等人[42]从中华枸杞子中分离出的两种脑苷脂，明显抑制了四氯化碳中毒肝细胞中谷丙转氨酶（GPT）与山梨醇脱氢酶（SDH）的释放。枸杞中还鉴定出一些具有保肝作用的其他化合物，如吡咯衍生物、甜菜碱和阿拉伯半乳聚糖-蛋白复合物[52-55]。甜菜碱还是一种在预防心血管病（CVD）方面有重要作用的植物化学物质，可通过降低同型半胱氨酸的毒性，从而降低冠心病（CHD）和中风的发病风险[56]。据报道，甜菜碱含量（以干基计）在中华枸杞叶片中为 1.5%，在宁夏枸杞（全株）中为 0.9%～1.4%[57,58]。枸杞环八肽是中华枸杞根部特有的一类环八肽，对血管紧张素转化酶（ACE）表现出了抑制活性，提示其具有降压药潜力[59]。枸杞中非极性成分的研究也有不少。据报道，用中华枸杞提取的枸杞精油，其主要成分包括：己酸乙酯、1-十八烷酮、四吡嗪、2-糖醛二甲基腙和亚油酸乙酯；而用宁夏枸杞提取的精油，其主要成分为：棕榈酸、亚油酸、β-榄香烯、肉豆蔻酸和棕榈酸乙酯[60]。枸杞精油在清除 DPPH 自由基和抑制 β-胡萝卜素褪色中表现出优异的抗氧化活性，且活性堪比抗坏血酸和 α-生育酚[61]。此外，枸杞中还分离出一种类似抗坏血酸的新物质，即 2-O-（β-D-吡喃葡萄糖基）抗坏血酸。这种前维生素 C 成分在宁夏枸杞中的占比达 0.5%（以干重计），且被认为可提高大鼠血中抗坏血酸水平，并对枸杞的抗老化功效有一定贡献[62]。表 6.3 概括了枸杞及其副产品中检出的其他生物活性成分。

表6.3　枸杞及其副产品中检出的其他生物活性成分

化合物	来源	参考文献
2-O-（β-D-吡喃葡萄糖基）抗坏血酸	枸杞子（宁夏枸杞）	[62]
棕榈酸	精油（宁夏枸杞）	[75]
亚油酸	精油（宁夏枸杞）	[75]
β-榄香烯	精油（宁夏枸杞）	[75]
枸杞环八肽	根（中华枸杞）	[59]
甜菜碱	叶/茎/根（宁夏枸杞）	[58]
脑苷脂	枸杞子（中华枸杞）	[74]
半乳糖甘油脂	枸杞子（中华枸杞）	[4]
吡咯衍生物	枸杞子（中华枸杞）	[53]

6.3　枸杞的保健作用

　　枸杞以广泛的生物活性和保健作用而著称。大量现代研究证明，宁夏枸杞具有抗氧化、抗衰老、抗糖尿病、抗癌，以及保护神经和提高免疫力等诸多功效[16,17,19,28,63]；对糖尿病、肝炎、癌症、老年性黄斑萎缩病变、血栓形成、男性不育及其他许多疾病和非健康状况的预防均有作用[7,55]。一项随机双盲临床研究指出，枸杞汁可提高受试者的总体幸福感、改善其神经系统/心理表现[17]。除枸杞子外，枸杞的根皮和叶片中也含有多种具有不同生物学活性的药理活性成分。动物实验结果表明，枸杞的根皮具有降压、降糖、解热与抗溃疡作用，并在中医中用来缓解咳嗽、高血压和糖尿病症状[64-68]。中华枸杞的叶子（Lycii folium，枸杞叶）在东方国家被用作药茶，利用其滋补成分来降低动脉硬化、主动脉高压、糖尿病和夜盲症的发病风险[69]。枸杞叶茶在提高耐力、镇静和止渴方面的功效也有据可查[42]。

　　数百年来，枸杞对人体的保健作用早已为人所知，并被多加利用，但只有利用现代科技才能在生化水平上阐明其作用机制。许多综合性研究将枸杞的保健作用归因于其抗氧化作用。宁夏枸杞在人体内的保护作用机理，被认为是可抵消因自由基所致的氧化应激反应[33]。宁夏枸杞的提取物具有超氧阴离子自由基清除活性，并对氧化产物（如大鼠肝细胞匀浆中的丙二醛）有抑制作用[70]。枸杞子（中华枸杞）水提取物也能抑制肝脏中丙二醛的生成，降低还原型谷胱甘肽的消耗量，并抑制注射了四氯化碳的大鼠体内过氧化氢酶的活性[55]。通过清除细胞内的活性氧（ROS），恢复超氧化物歧化酶（SOD）、过氧化氢酶（CAT）与谷胱甘肽的活性，降低脂质过氧化反应、DNA损伤和蛋白质羰基值，中华枸杞乙醇（70%）提取物保护了肝细胞，使其免受氧化应激造成的细胞损伤[71]。除抗氧化活性外，枸杞或可凭借其他机制实现其保肝作用。例如调控细胞色素P450的表达，以及通过抑制细胞凋亡提高肝细胞的生存能力等[55,71]。其他与枸杞的抗氧化活性间接相关的生物活性也有报道。例如，枸杞叶（中华枸杞）被证明可刺激嗜酸乳杆菌及食品工业中常用的其他益生菌细胞的生长[72,73]。

6.4　总结

枸杞是一种古老的东方药膳，最近作为一种功能性食品和天然保健品源而备受关注。现代研究揭示了其多种生物活性，并发现了导致其保健作用的活性成分。为充分利用枸杞的保健性，有必要开展更多研究。

参考文献

［1］Le，K.，Chiu，F. & Ng，K.（2007）Identification and quantification of antioxidants in Fructus lycii. Food Chemistry，105，353 – 363.

［2］Pharmacopoeia of the People's Republic of China（2000）Pharmacopoeia of the People's Republic of China. Chemical Industry Press，Beijing，People's Republic of China.

［3］Peng，X. & Tian，G.（2001）Structural characterization of the glycan part of glycoconjugate LbGp2 from Lycium barbarum L. Carbohydrate Research，331，95 – 99.

［4］Gao，Z.，Ali，Z. & Khan，I. A.（2008）Glyceroglalctolipids from the fruit of Lycium barbarum. Phytochemistry，69，2856 – 2861.

［5］Kosar，M.，Altintas，A.，Kirimer，N. & Baser，K. H. C.（2003）Determination of the free radical scavenging activity of Lycium extracts. Chemistry of Natural Compounds，39，531 – 535.

［6］Centre for Food Safety（2011）Nutrient. Published online at：http：//www. cfs. gov. hk/cgi – bin/cfsnew/ nutrient/subgroups. cgi，last accessed October 28，2011.

［7］Li，Q. Y.（2001）Healthy Functions and Medicinal Prescriptions of Lycium barbarum（Gou Ji Zi）. Jindun Press，Beijing，China.

［8］Luo，W.，Cai，Y.，Yan，J.，Sun，M. & Corke，H.（2004）Hypoglycemic and hypolipidemic effects and antioxidant activity of fruit extracts and polysaccharide fractions from Lycium barbarum. Life Sciences，76，137 – 149.

［9］Wang，C. C.，Chang，S. C.，Stephen Inbaraj，B. & Chen，B. H.（2010）Isolation of carotenoids，flavonoids and polysaccharides from Lycium barbarum L. and evaluation of antioxidant activity. Food Chemistry，120，184 – 192.

［10］Wong，C. K.，Leung，K. N.，Fung，K. P. & Choy，Y. M.（1994）Immunomodulatory and anti – tumour polysaccharides from medicinal plants. Journal of International Medical Research，22，299 – 312.

［11］Wang，C. C.，Chang，S. C. & Chen，B. H.（2009）Chromatographic determination of polysaccharides in Lycium barbarum Linnaeus. Food Chemistry，116，595 – 603.

［12］Tian，M. & Wang，M.（2006）Studies on extraction，isolation and composition ofLycium barbarum polysaccharides. China Journal of Chinese Materia Medica，

31, 1603 – 1607.

[13] Li, X. L. & Zhou, A. G. (2007) Evaluation of the antioxidant effects of polysaccharides extracted from Lycium barbarum. Medicinal Chemistry Research, 15, 471 – 482.

[14] Li, X. M. , Li, X. L. & Zhou, A. G. (2007) Evaluation of antioxidant activity of the polysaccharides extracted from Lycium barbarum fruits in vitro. European Polymer Journal, 43, 488 – 497.

[15] Wang, Q. (1991) Determination of polysaccharide contents in fructus Lycii. Chinese Traditional Herbal Drugs, 22, 67 – 68.

[16] Chang, R. C. & So, K. F. (2008) Use of anti – aging herbal medicine, Lycium barbarum, against agingassociated diseases. What do we know so far. Cellular and Molecular Neurobiology, 28, 643 – 652.

[17] Amagase, H. & Nance, D. M. (2008) A randomized, double – blind, placebo – controlled, clinical study of the general effects of a standardized Lycium barbarum (goji) juice, GoChi. Journal of Alternative and Complementary Medicine, 14, 403 – 412.

[18] Ho, Y. S. , Yu, M. S. , Yik, S. Y. , So, K. F. , Yuen, W. H. & Chang, R. C. C. (2009) Polysaccharides from wolfberry antagonizes glutamate excitotoxicity in rat cortical neurons. Cellular and Molecular Neurobiology, 29, 1233 – 1244.

[19] Yu, M. S. , Leung, S. K. Y. , Lai, S. W. , Che, C. M. , Zee, S. Y. , So, K. F. , Yuen, W. H. & Chang, R. C. C. (2005) Neuroprotective effects of anti – aging oriental medicine Lycium barbarum against beta – amyloid peptide neurotoxicity. Experimental Gerontology, 40, 716 – 727.

[20] Ho, Y. S. , Yu, M. S. , Lai, C. S. , So, K. F. , Yuen, W. H. & Chang, R. C. C. (2007) Characterizing the neuroprotective effects of alkaline extract ofLycium barbarum on beta – amyloid peptide neurotoxicity. Brain Research, 1158C, 123 – 134.

[21] Jing, L. , Cui, G. , Feng, Q. & Xiao, Y. (2009) Evaluation of hypoglycaemic activity of the polysaccharides extracted fromLycium barbarum. African Journal of Traditional, Complementary and Alternative Medicines, 6, 579 – 584.

[22] Wang, L. , Zhao, C. , Li, X. & Chien, Y. (1995) Isolation, purification, analysis and immunity effects of polysaccharide of Lycium barbarum. Academic Journal of Kunming Medical College, 16, 29 – 32.

[23] Gong, H. , Shen, P. , Jin, L. , Xing, C. & Tang, F. (2005) Therapeutic effects ofLycium barbarum polysaccharide (LBP) on irradiation or chemotherapy – induced myelosuppressive mice. Cancer Biotherapy and Radiopharmaceuticals, 20, 155 – 162.

[24] Chen, Z. , Tan, B. K. H. & Chan, S. H. (2008) Activation of T lymphocytes by polysaccharide – protein complex from Lycium barbarum L. International Immunopharmacology, 8, 1663 – 1671.

[25] Wang, B. K. , Xing, S. T. & Zhou, J. H. (1988) Effect of Lycium barbarum

polysaccharides on immune function of S180 - bearing mice and their antitumor activity. Chinese Journal of Pharmacology Toxicology, 2, 127 - 131.

[26] Gu, S. N. & Jiao, K. Z. (1996) The analysis of Lycium barbarum polysaccharide on systemic treatment on 20 cases of primary liver cancer. Chinese Medicine and Pharmacology Clinic, 6, 38 - 39.

[27] Chao, J. C., Chiang, S. W., Wang, C. C., Tsai, Y. H. & Wu, M. S. (2006) Hot water - extractedLycium barbarum and Rehmannia glutinosa inhibit proliferation and induce apoptosis of hepatocellular carcinoma cells. World Journal of Gastroenterology, 12, 4478 - 4484.

[28] Gan, L., Zhang, S. H., Yang, X. I. & Xu, H. B. (2004) Immunomodulation and antitumor activity by a polysaccharide - protein complex from Lycium barbarum. International Immunopharmacology, 4, 563 - 569.

[29] Miao, Y., Xiao, B., Jiang, Z., Guo, Y., Mao, F., Zhao, J., Huang, X. & Guo, J. (2010) Growth inhibition and cell - cycle arrest of human gastric cancer cells by Lycium barbarum polysaccharide. Medical Oncology, 27, 785 - 790.

[30] Xu, C. S. (2000) The effect of the Lycium chinese Mill. (LcM.) on the lifespan of Drosophila melanogaster. Journal Taishan Medical College, 3, 184 - 186.

[31] Xu, C. & Fang, Y. (2000) Experimental study on the anti - decrepit effect of Lycium chinese Mill. Journal of JiLing Medical College, 3, 19 - 22.

[32] Amagase, H., Sun, B. X. & Borek, C. (2009) Lycium barbarum (goji) juice improves in vivo antioxidant biomarkers in serum of healthy adults. Nutrition Research, 29, 19 - 25.

[33] Wang, J. M., Hu, Y. L., Wang, D. Y., Zhang, F., Zhao, X. N., Abula, S., Fan, Y. P. & Guo, L. W. (2010) Lycium barbarum polysaccharide inhibits the infectivity of Newcastle disease virus to chicken embryo fibroblast. International Journal of Biological Macromolecules, 46, 212 - 216.

[34] Wu, H. T., He, X. J., Hong, Y. K., Ma, T., Xu, Y. P. & Li, H. H. (2010) Chemical characterization of Lycium barbarum polysaccharides and its inhibition against liver oxidative injury of high - fat mice. International Journal of Biological Macromolecules, 46, 540 - 543.

[35] Peng, Y., Ma, C., Li, Y., Leung, K. S., Jiang, Z. & Zhao, Z. (2005) Quantification of zeaxanthin dipalmitate and total carotenoids in Lycium fruits (Fructus lycii). Plant Foods for Human Nutrition, 60, 161 - 164.

[36] Ma, W., Ni, Z., Li, H. & Chen, M. (2008) Changes of the main carotenoid pigment contents during the drying processes of the different harvest stage fruits of Lycium barbarum L. Agricultural Sciences in China, 7, 363 - 369.

[37] Li, Z., Peng, G. & Zhang, S. (1998) Separation and determination of carotenoids inFructus lycii by isocratic non - aqueous reversed - phase liquid chromatogra-

phy. Chinese Journal of Chromatography, 16, 341 - 343.

[38] Weller, P. & Breithaupt, E. (2003) Identification and quantification of zeaxanthin esters in plants using liquid chromatography - mass spectrometry. Journal of Agricultural and Food Chemistry, 51, 7044 - 7049.

[39] Peng, G. H. , Li, Z. & Zhang, S. H. (1998) Separation and identification of carotenoids inFructus lycii by thin - layer chromatography. Acta Nutrimenta Sinica, 20, 76 - 78.

[40] Snodderly, D. M. (1995) Evidence for protection against age - related macular degeneration by carotenoids and antioxidant vitamins. American Journal of Clinical Nutrition, 62, 1448S - 1461S.

[41] Cooper, D. A. , Eldridge, A. L. & Peters, J. C. (1999) Dietary carotenoids and certain cancers, heart disease, and age - related macular degeneration: a review of recent research. Nutrition Review, 57, 201 - 214.

[42] Kim, S. Y. , Lee, K. H. , Chang, K. S. , Bock, J. Y. & Jung, M. Y. (1997) Taste and flavour compounds in box thron (Lycium chinense Miller) leaves. Food Chemistry, 58, 297 - 303.

[43] Stephen Inbaraj, B. , Lu, H. , Hung, C. F. , Wu, W. B. , Lin, C. L. & Chen, B. H. (2008) Determination of carotenoids and their esters in fruits of Lycium barbarum Linnaeus by HPLC - DAD - APCI - MS. Journal of Pharmaceutical and Biomedical Analysis, 47, 812 - 818.

[44] Li, H. , Chen, M. , Ma, W. P. & Wang, J. Y. (2006) Law of changes of carotenoids content inFructus lycii of Chinese wolfberry (Lycium barbarum L.) at different mature periods. Scientia Agricultura Sinica, 39, 599 - 605.

[45] Stephen Inbaraj, B. , Lu, H. , Kao, T. H. & Chen, B. H. (2010) Simultaneous determination of phenolic acids and flavonoids in Lycium barbarum Linnaeus by HPLC - DAD - ESI - MS. Journal of Pharmaceutical and Biomedical Analysis, 51, 549 - 556.

[46] Lee, D. G. , Park, Y. , Kim, M. R. , Jung, H. J. , Seu, Y. B. , Hahm, K. S. & Woo, E. R. (2004) Anti - fungal effects of phenolic amides isolated from the root bark of Lycium chinense. Biotechnology Letters, 26, 1125 - 1130.

[47] Itoh, T. , Tamura, T. & Matsumoto, T. (1978) Four new and other 4 - methylsterols in the seeds of Solanaceae. Phytochemistry, 17, 971 - 977.

[48] Sannai, A. , Fujimori, T. & Kato, K. (1982) Isolation of (-) - 1, 2 - dehydro—crperone and solavetivone from Lycium chinense. Phytochemistry, 21, 2986 - 2987.

[49] Yahara, S. , Shigeyama, C. , Ura, T. , Wakamastsu, K. , Yasuhara, T. & Nohara, T. (1993) Cyclic peptides, acyclic diterpene glycoside and other compounds from Lycium chinense Mill. Chemical and Pharmaceutical Bulletin, 41, 703 - 709.

[50] Funayama, S. , Zhang, G. R. & Nozoe, S. (1995) Kukoamin B, a spermine alkaloid fromLycium chinense. Phytochemistry, 38, 1529 - 1531.

[51] Kim，S. Y.，Lee，J. E.，Kim，P. H.，Lee，H. S. & Kim，Y. C.（2000）LCC，a cerebroside from Lycium chinense，protects primary cultured rat hepatocytes exposed to galactoseamine. Phytotherapy Research，14，448 – 451.

[52] Kajimoto，Y. & Kurokawa，S.（1960）Pharmacological study on components ofLycium chinense Miller. Folia Pharmacologica Japonica，56，151.

[53] Chin，Y. W.，Lim，S. W.，Kim，S. H.，Shin，D. Y.，Suh，Y. G.，Kim，Y. B.，Kim，Y. C. & Kim，J.（2003）Hepataoprotective pyrrole derivatives of Lycium chinense fruits. Bioorganic & Medicinal Chemistry Letters，13，79 – 81.

[54] Zhang，M.，Chen，H.，Huang，J.，Li，Z.，Zhu，C. & Zhang，S.（2005）Effect of Lycium barbarum polysaccharide on human hepatoma QGY7703 cells：inhibition of proliferation and induction of apoptosis. Life Sciences，76，2115 – 2124.

[55] Ha，K. T.，Yoon，S. J.，Choi，D. Y.，Kim，D. W.，Kim，J. K. & Kim，C. H.（2005）Protective effect of Lycium chinense fruit on carbon tetrachloride – induced hepatotoxicity. Journal of Ethnopharmacology，96，529 – 535.

[56] Dalmeijer，G. W.，Olthof，M. R.，Verhoef，P.，Bots，M. L. & van der Schouw，Y. T.（2008）Prospective study on dietary intakes of folate，betaine，and choline and cardiovascular disease risk in women. European Journal of Clinical Nutrition，62，386 – 394.

[57] Nishiyama，R.（1963）Betaine of Lycium chinense. Nippon Shokuhin Kogyo Gakkai – Shi，10，517 – 519.

[58] Chung，R. S.，Chen，C. C. & Ng，L. T.（2010）Nitrogen fertilization affects the growth performance，betaine and polysaccharide concentration of Lycium barbarum. Industrial Crops and Products，32，650 – 655.

[59] Yahara，S.，Shigeyama，C.，Nohara，T.，Okuda，H.，Wakamatsu，K. & Yasuhara，T.（1989）Structures of anti – ace and – renin peptides from lycii radicis cortex. Tetrahedron Letters，30，6041 – 6042.

[60] Park，W. J.，Bock，J. Y.，Baik，S. O.，Han，S. B. & Ju，H. K.（1997）Volatile components of Lycium chinense Miller. Korean Society of Food Science and Nutrition，10，1 – 5.

[61] Li，G.，Shi，J.，Suo，Y.，Sun，Z.，Xia，L.，Zheng，J.，You，J. & Liu，Y.（2011）Supercritical CO_2 cell breaking extraction of Lycium barbarum seed oil and determination of its chemical composition by HPLC/APCI/MS and antioxidant activity. Food Science and Technology，44，1172 – 1178.

[62] Toyoda – Ono，Y.，Maeda，M.，Nakao，M.，Yoshimura，M.，Sugiura – Tomimori，N. & Fukami，H.（2004）2 – O – (– d – glucopyranosyl) ascorbic acid，a novel ascorbic acid analogue isolated from Lycium fruit. Journal of Agricultural and Food Chemistry，52，2092 – 2096.

[63] Qian，J. Y.，Liu，D. & Huang，A. G.（2004）The efficiency of flavonoids in

polar extracts ofLycium chinense Mill fruits as free radical scavenger. Food Chemistry, 87, 283 - 288.

[64] Funayama, S., Yoshida, K., Konno, C. & Hikino, H. (1980) Structure of kukoamine A, a hypotensive principle of Lycium chinense root barks. Tetrahedron Letters, 21, 1355 - 1356.

[65] Morota, T., Sasaki, H., Chin, M., Sato, T., Katayama, N., Fukuyama, K. & Mitsuhashi, H. (1987) Studies on the crude drug containing the angiotensin I converting enzyme inhibitors (I) on the active principles of Lycium chinense Miller. Shoyakugaku Zasshi, 41, 169 - 173.

[66] Zhu, Y. P. (1998) Chinese Materia Medica—Chemistry, Pharmacology and Applications. Hardwood Academic Publishers, Amsterdam, The Netherlands.

[67] Huang, K. C. (1999) The Pharmacognosy of Chinese Herbs. CRC Press, Boca Raton, FL.

[68] Chen, J. K. & Chen, T. T. (2004) Chinese Medical Herbology and Pharmacology. Art of Medicine Press, Inc., City of Industry, CA.

[69] Mizobuchi, K. I., Taniguchi, H., Kita, Y., Inoue, K., Kimura, K. & Higashi, J. (1964) Studies on the chemical components of box thorn seasonal variation of vitamin C and rutin contents in the leaves of Japanese Lycium chinense. Annual Report Faculty of Pharmacy, Tokushima University, 18, 27 - 30.

[70] Wu, S. J., Ng, L. T. & Lin, C. C. (2004) Antioxidant activities of some common ingredients of traditional Chinese medicine, Angelica sinensis, Lycium barbarum and Poria cocos. Phytotherapy Research, 18, 1008 - 1012.

[71] Zhang, R., Kang, K. A., Piao, M. J., Kim, K. C., Kim, A. D., Chae, S., Park, J. S., Youn, Y. J. & Hyun, J. W. (2010) Cytoprotective effects of the fruits of Lycium chinense Miller against oxidative stress - induced hepatotoxicity. Journal of Enthopharmacology, 130, 299 - 306.

[72] Nishiyama, R. (1965) Studies on components of Kuko (Lycium chinense Miller). Part III. Growth effect for lactic acid bacteria by the components of Kuko (Lycium chinense Miller). Journal of Agricultural Chemical Society of Japan, 12, 313 - 319.

[73] Yeh, Y. C., Hahm, T. S., Sabliov, C. M. & Lo, Y. M. (2008) Effects of Chinese wolfberry (Lycium chinense P. Mill.) leaf hydrolysates on the growth of Pediococcus acidilactici. Bioresource Technology, 99, 1383 - 1393.

[74] Kim, S. Y., Choi, Y. H., Huh, K., Kim, J., Kim, Y. C. & Lee, H. S. (1997) New antihepatotoxic cerebroside from Lycium chinense fruits. Journal of Natural Products, 60, 274 - 276.

[75] Altintas, A., Kosar, M., Kirimer, N., Baser, K. H. C. & Demirci, B. (2006) Composition of the essential oils of Lycium barbarum and L. ruthenicum fruits. Chemistry of Natural Compounds, 42, 24 - 25.

第7章　桑葚干植物化学成分及其保健作用

Mine Gultekin Ozguven and Beraat Ozcelik

7.1　简介

桑树（*Morus sp.*）为桑科桑属植物。桑科约有 40 个属、1000 多个种[1]；桑属有 24 个种、1 个亚种，已知的变种约 100 多个[2]；桑树为落叶乔木，在亚洲、欧洲、北美洲、南美洲和非洲的热带、亚热带及温带地区适宜生长[1,3]。其最适生长温度为 20～24℃，最适空气湿度 65％～80％[4]。桑树在全球广泛分布，中国和印度尤甚[5]；其幼龄期生长迅速，但当高度达 10～15m 时，则很快进入慢速生长期[1]。多数国家种桑树的目的是取其桑叶养蚕（*Bombyx mori* L.），而欧洲国家（如土耳其和希腊）主要是为生产桑葚[2,6,7]。

桑葚刚结果时呈白色到浅黄色，并泛粉红色，成熟期逐渐变红，熟透时呈深紫色到黑色[1]。常见的桑树有 3 种：白桑（*Morus alba*，原产于西亚）、红桑（*Morus rubra*，原产于北美和南美）和黑桑（*Morus nigra*，原产于俄罗斯南部）[3,8,9]。白桑的桑葚味道很甜、酸度低、易腐烂，常用于鲜食；红桑的桑葚味甜、酸度低、干物质含量高；黑桑的桑葚多汁、颜色特别、味酸爽[3,8]。但桑葚的颜色不能用来分辨桑树的品种，因为白桑的桑葚就有多种颜色，包括白色、红色和紫色[10]。

研究表明，桑葚富含生物活性成分或植物化学物质，对人体健康具有生物学作用。本章是对现有资料中有关鲜桑葚（尤其是其干果），在成分、营养特性、植物化学物质、保健作用及其食品应用等方面的知识汇总。

7.2　桑葚的干制

干制是农产品保鲜的重要手段之一，因其降低了水分含量而使储存期得以延长[11]。水分活度的降低对微生物生长、酶促反应，以及其他变质过程均有抑制作用[12]。由于桑葚对保存方式非常挑剔，且采摘期很短，故需干制保存[7,9,13]。

日晒法是传统的桑葚干制方式。通常是以手工或摇晃树枝的方式将桑葚采摘下来，然后铺在地上的单子上晒干[14,15]。虽然太阳能取之不尽、用之不竭、既廉价又环保，但难免会使桑葚被灰土和昆虫沾污。而且，如果被阳光直晒，还会使桑葚的颜色变差[9,11,16,17]。由于日晒法干制时间较长，故需采用促干剂（油酸乙酯、碳酸钾和氢氧化钠）预处理的方式提高干制效率[9]。因此，为使桑葚干产品更加均匀、卫生，外观更诱人，有必要采用更为快速、安全、可控的干制技术，如机械（人工）风干法或太阳能风干法[14,15,18]。有一种太阳能干燥器，利用日光集热器将空气加热后把桑葚风干。

Pangavhane 等人报道[18]，太阳能干燥器干制的葡萄干，其感官品质优于晒干的葡萄干，非酶褐变也有所减少[18]。而且太阳能干燥器的安装成本与能耗也都微不足道。不过，由于夏末秋初时环境条件或气候变化无常，可能会因脱水不够充分或干制时间过长而使产品损失不少[19]。因此，要在较短的时间内获得良好的产品质量，机械风干法（风干机）成为加工厂更好的选择[16,19]。该法所用风干机多通过燃烧气体（常为丙烷）、燃油、或油气混合的方式加热[19]，可最大限度地减少产品在成分、质地和颜色上的变化。但其建设与运行的成本都很高[16,19]。

浆果的冻干法与微波干燥法已有文献报道[20]。真空微波干燥法可有效保存浆果中对高温和氧敏感的成分（酚类和抗坏血酸）、护色，并保持浆果的抗氧化活性与质构特点。而且，该法属于快速低温干制工艺[20,21]。冻干的浆果抗氧化性最强[20]。虽然冻干法与微波干燥法的成本很高，但它们对产品的外形和体积的改变很小[20,22]。

当产品的含水量已控制良好时，干制即告完成。安全储存的适宜含水量为至少17%（质量分数）[9]。影响最终产品质量的因素包括：含水量、质地、规格和颜色是否均匀，以及是否存在霉菌、酵母、杂质、坏果和昆虫等[9]。

7.3 桑葚的成分和营养特性

据有关常规理化成分的文献，鲜桑葚的含水量为 85～88g/100g；干制后，桑葚干的含水量降为 3.5～17g/100g[9,23-25]。因此，干制后的养分含量会被浓缩，而实际上其总量与鲜桑葚并无不同。表 7.1 列出了鲜桑葚与冻干桑葚的营养成分含量，包括常规理化成分与矿物质。但水果的成分会因品种或变种的不同、以及生长环境的不同（如土壤和地理条件）而有所变化[2]。

鲜桑葚与冻干桑葚的总糖含量分别为 1.8～16.2g/100g[10,24,27] 及 72.7～80.2g/100g[30]（表 7.1）。桑葚干中具体的糖含量（葡萄糖、果糖和蔗糖）分别为 34.2～38.3g/100g、36.9～40.8g/100g 和 0.68～2.39g/100g[30]。干制过程中，蔗糖被水解为葡萄糖和果糖，进而参与美拉德反应[30]。由于糖类是花青素生物合成的前体，故成熟的桑葚不仅含糖量高，其花青素含量也相应升高[10]。

表 7.1　鲜桑葚与冻干桑葚的营养成分（以每 100g 可食部分计）

营养素	单位	鲜桑葚	冻干桑葚	参考文献
常规理化成分				
水	g	85～88	3.5～17	[24～26]
热量	kcal	43	无效数据	[24]
蛋白质	g	0.5～1.4	无效数据	[24, 25]
脂肪	g	0.39～0.5	7.54	[2, 24～26]
碳水化合物	g	7.8～9.8	无效数据	[2, 24, 25]
纤维	g	0.9～1.7	24.3	[24～26]
总糖	g	1.8～16.2	72.7～80.2	[10, 25, 27]

表 7.1（续）

营养素	单位	鲜桑葚	冻干桑葚	参考文献
矿物质				
钙	mg	39～443	无效数据	[2, 25，28，29]
铜	mg	0.06～0.5	1.18	[2, 24, 26，29]
铁	mg	1.85～190	48.1	[2, 24～26，29]
镁	mg	17～115	无效数据	[2, 25，28，29]
锰	mg	3.8～4.2	7.45	[2, 26]
磷	mg	35～247	无效数据	[2, 25，28，29]
钾	mg	194～1668	无效数据	[2, 24, 25，28，29]
硒	μg	0.6	65	[24，26]
钠	mg	10～61	无效数据	[2, 25，28，29]
锌	mg	0.12～3.20	12.1	[2, 24, 26，29]
钡	mg	无效数据	4.2	[26]
钼	mg	无效数据	4.2	[26]
铬	mg	无效数据	8.35	[26]

数据表示方式：最小值～最大值。

　　表 7.1 还列出了鲜桑葚与冻干桑葚中的矿物质含量。根据该表引用的参考文献，鲜桑葚中检出了 10 种元素，冻干桑葚中检出了 9 种[2,24-26,28,29]。水果的矿物成分会因其品种或变种及生长条件（如土壤和地理条件）的不同而异；但也可以说，可能是干制过程造成了桑葚干矿物质的含量上升[2,24-26,28,29]。

　　表 7.2 列出了鲜桑葚与冻干桑葚中部分维生素的含量[2,10,24-26]。鲜桑葚中含有多种维生素（如胆碱、硫胺素、核黄素、维生素 A、维生素 C、维生素 E 和维生素 K）与类胡萝卜素（如 α-胡萝卜素、β-胡萝卜素、叶黄素和玉米黄质），部分对热敏感的维生素（如维生素 C 和维生素 E）可能会在干制过程中受热损失[33]。由表 7.2 可见，维生素 C 和维生素 E 含量在干制过程中有明显下降[2,10,24-26]。

表 7.2　鲜桑葚与冻干桑葚中总酚、类黄酮及花青素的含量（以干基计）

营养素	单位	鲜桑葚	冻干桑葚	参考文献
总酚	mg GAE/g	0.96～3.48	23.0	[3, 11，26，31，32]
总类黄酮	mg RE/g	0.18～3.90	3.90	[5，26]
总花青素	mg C3GE/g	0.01～96.1	0.87	[5, 11，26，31]
白藜芦醇	mg/g	无效数据	0.30	[26]

表 7.2（续）

营养素	单位	鲜桑葚	冻干桑葚	参考文献
芸香苷	mg/g	无效数据	0.43	[26]
桑色素	mg/g	无效数据	0.15	[26]
槲皮素	mg/g	无效数据	0.03	[26]
杨梅酮	mg/g	无效数据	0.01	[26]
维生素 C	mg/g	11.0～36.4	1.20	[2，10，24～26]
维生素 E	mg ATE/g	0.87	0.32	[25，26]

注：部分数据在小数点后被修约；GAE：没食子酸当量；RE：芸香苷当量；C3GE：矢车菊素-3-葡萄糖苷当量；ATE：α-生育酚当量；数据表示方式：最小值～最大值。

7.4 桑葚的植物化学成分及其副产品

植物化学物质是植物中重要的生物活性物质，人体不能合成[34]。因此，人类需要经常食用富含此类生物活性成分的植物。据近期研究，桑葚和桑叶中含有多种保健性生物活性成分，如类黄酮、花青素类、多羟基生物碱类和羟基芪类化合物[5,35]。

7.4.1 类黄酮

桑葚富含类黄酮。桑葚中检出的最主要的类黄酮有槲皮素-3-葡萄糖苷、芸香苷、异槲皮素和桑色素（图 7.1）[36,37]，桑叶中则为槲皮素-3-葡萄糖苷、山萘酚-3-葡萄糖苷（又称紫云英苷，或黄芪苷），以及槲皮素-3-（6-丙二酰葡萄糖苷）[1,38]。最近，Zhang 等人[39]分离出四种新型类黄酮：8-羟乙基-7，2′，4′-三羟基黄酮、（±）-7-甲氧基-8-羟乙基-2′，4′-二羟基黄烷、2R*，4R*-8-羟乙基-7，4′-二羟基-4，2′-环氧基黄烷、2″E-3′（4″-羟基异戊烯基）-2，4，2′，4′-四羟基查耳酮。Chang 等人[40]还分别在桑树的枝和根皮中鉴定出五种酚类物质，即桑橙素、芸香苷、异槲皮苷、白藜芦醇和桑色素，它们在树枝中的含量依次为 49%、9.3%、5.1%、15.5%、20.6%；在根皮中的含量依次为 58.4%、12.5%、9.3%、未检出、20.8%。表 7.2 列出了鲜桑葚与冻干桑葚中总酚、类黄酮和花青素的含量[3,5,10,11,26,31,32,35]。

据报道，黑桑葚与红桑葚的总酚含量有所不同[3,31]。黑桑葚的总酚含量为 1766～3488g GAE/g，高于其对应基因型的红桑葚（1005～2388g GAE/g）。但水果中酚类成分的差异受很多因素的影响，如生长条件、遗传差异，以及采摘时的成熟度[1,2,36]。Zhishen 等人[41]报道，同一种桑树的桑叶，其总类黄酮含量在春季时为 11.7～36.6mg/g，而秋季时则为 9.84～23.4mg/g。因此，类黄酮的含量变化与季节有关，桑叶的类黄酮含量在春季时高于秋季[41]。

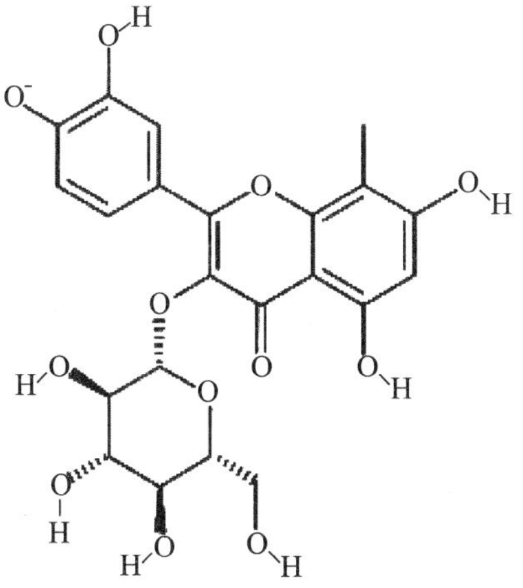

槲皮素-3-葡萄糖苷 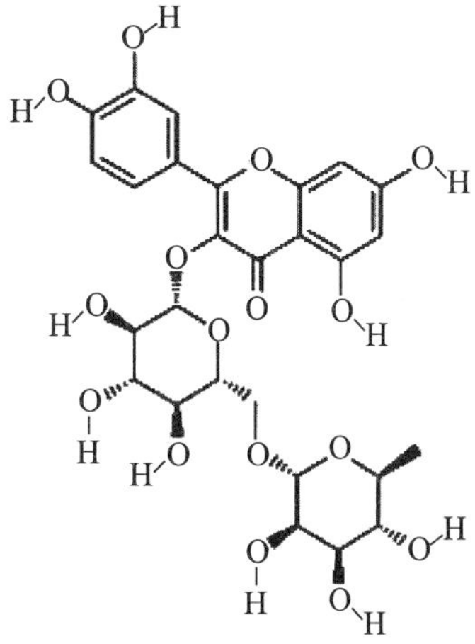　　　　　　　　　芸香苷

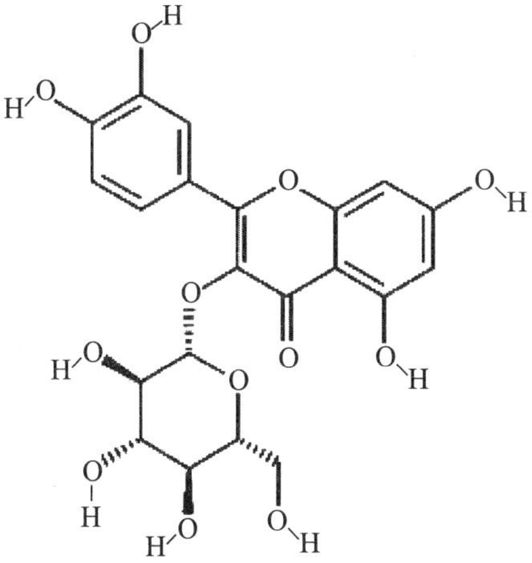

异槲皮素 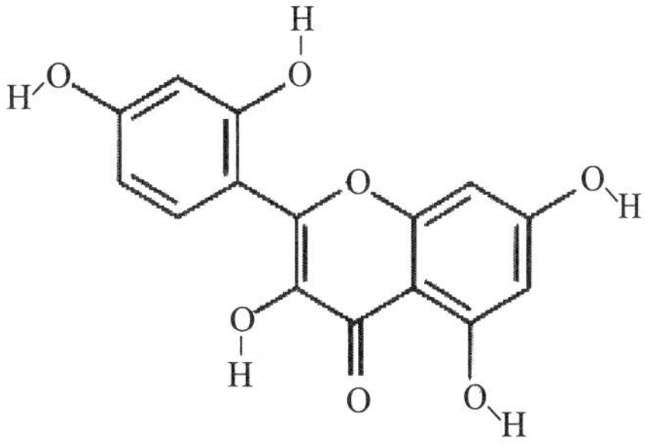　　　　　　　　　　　　　　桑色素

图 7.1　桑葚中主要类黄酮成分的结构

7.4.2　花青素类

不同研究人员测定了红桑葚与黑桑葚中的花青素含量。Hassimotto 等人[42]报道，野生桑葚的花青素中，矢车菊素-3-葡萄糖苷占 79%，矢车菊素-3-O-芸香糖苷占 19%。而 Qin 等人[43]的测定结果表明，桑葚中含量最高的花青素是矢车菊素-3-O-芸香糖苷（60%）与矢车菊素-3-O-葡萄糖苷（38%）；含量最少的花青素是天竺葵素-3-O-葡萄糖苷和天竺葵素-3-O-芸香糖苷，二者合计占 2%。与上述结果相符的其他报道还有不少[1,10,37,44]。Du 等人[45]报道，桑葚中的花青素有：矢车菊素-3-O-（6″-O-α-吡喃鼠李糖基-β-D-吡喃葡萄糖苷）、矢车菊素-3-O-（6″-O-α-吡喃鼠李糖基-β-D-半乳糖苷）、矢车菊素-3-O-β-D-半乳糖苷和矢车菊素-7-O-β-D-吡喃葡萄糖苷。Wu 等人[44]报道，桑葚中还有飞燕草素-3-（6″丙二酰基）-葡萄糖苷

和芍药花青素-3-木糖基鼠李糖苷。表 7.2 概括了鲜桑葚与冻干桑葚中的总花青素含量，图 7.2 列出了桑葚中主要的花青素的化学结构。

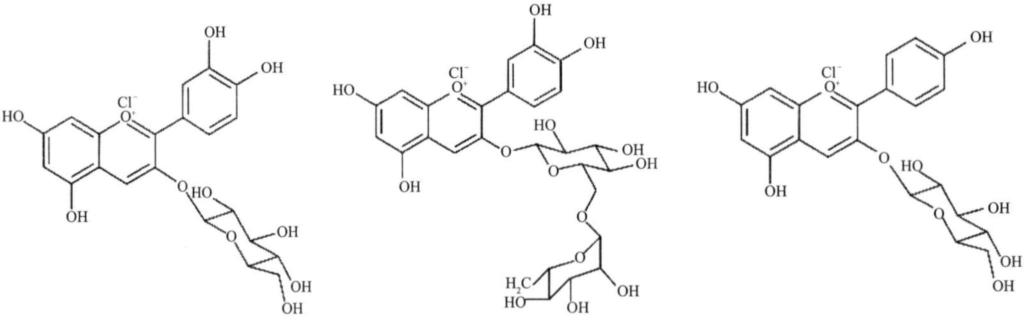

矢车菊素-3-葡萄糖苷　　　矢车菊素-3-芸香糖苷　　　天竺葵素-3-葡萄糖苷

图 7.2　桑葚中主要的花青素的结构

　　黑色与紫色基因型的桑葚中，总花青素含量（μg C3GE/g）分别为 693～787 和 81～132[31]。此外，Ozgen 等人[3] 发现，黑色与红色桑葚的花青素含量（μg C3GE/g）分别为 253～830 和 3～200。但是，干制对花青素类、黄烷醇类和抗坏血酸等生物活性成分有明显破坏[20]。类似的报道还有，Lohachoompol 等人[46] 发现，用不同的方法处理后，蓝莓的总花青素含量损失 41%～49%。

7.4.3　多羟基生物碱类

　　多羟基生物碱在生物体内广泛存在，植物组织、微生物培养液和昆虫体内均已分离出此类成分。过去的方法是通过脱去野尻霉素上的异构化端基（羟基）来合成 1-脱氧野尻霉素，现在可从细菌培养液和植物材料中分离制得[5,47-49]。由于 1-脱氧野尻霉素比野尻霉素稳定，故被当作葡萄糖苷酶抑制性生物碱的典型[48]。过去主要从桑树的根皮中分离 1-脱氧野尻霉素[50]，现在从桑叶中亦可[5,48,49]。图 7.3 是 1-脱氧野尻霉素的化学结构。Song 等人发现，33 种桑叶的 1-脱氧野尻霉素含量介于 1.389～3.483mg/g 之间[5]。3 种冻干桑叶及其相关产品（桑叶茶、桑叶片剂、桑叶粉剂）的 1-脱氧野尻霉素含量介于 100～480mg/100g 之间[51]。

　　Asano 等人[49] 发现了一类新型多羟基生物碱，如从白桑的根皮中分离出的（2R，3R，4R）-2-羟甲基-3，4-二羟基吡咯烷-N-丙酰胺，和从桑葚中分离出的 4-O-α-D-半乳吡喃糖基-打碗花精 B2 和 3β，6β-二羟基去甲基莨菪烷。

7.4.4　羟基芪类

　　白藜芦醇（反式-3，4′，5-三羟基芪）和氧化白藜芦醇（反式-2，3′，4，5′-四羟基二苯乙烯）属于羟基芪类化合物，在多种植物（包括葡萄、花生和桑树）中均有发现（图 7.3）。Song 等人[5] 测定了 38 种新鲜桑葚中的氧化白藜芦醇与白藜芦醇，其含量（μg/g）分别为 2.4～29.5 和 2.1～5.3。此外，33 种桑叶的氧化白藜芦醇含量（μg/g）在 5.3～179.9 之间[5]。

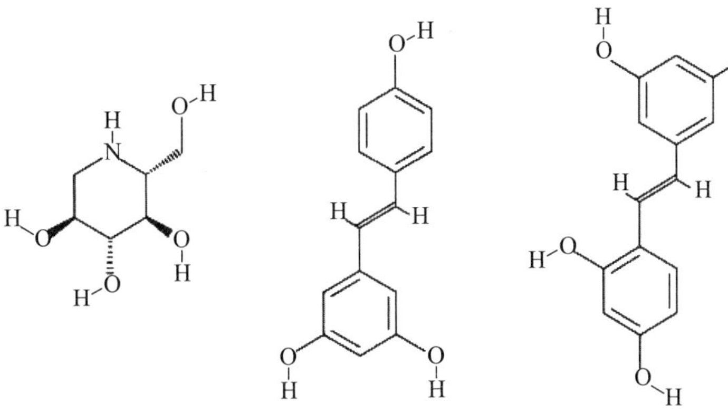

1-脱氧野尻霉素　　　　白藜芦醇　　　　氧化白藜芦醇

图 7.3　桑葚中发现的多羟基生物碱的结构

7.5　桑葚中的天然抗氧化剂

近年来，相对于合成抗氧化剂（如 BHT 和 BHA，即二丁基羟基甲苯和叔丁基羟基茴香醚）而言，天然抗氧化剂因其安全性而受到食品行业的青睐[52,53]。其中包括酚类化合物（如类黄酮和酚酸）与维生素类（A、C 和 E）。黑桑葚的抗氧化性很强，主要得益于其类黄酮含量高，尤其是花青素类色素[32]。黑桑葚含有大量水溶性花青素（植物界中最重要的天然抗氧化物质）[54]。花青素之所以能够成为极好的抗氧化剂，是由于其自由基清除活性与金属离子螯合活性使其具备了脂质过氧化抑制能力[42,45]。花青素的体外抗氧化活性优于维生素 E 是不争的事实[32]。

许多学者都开展了桑葚抗氧化活性方面的研究。Du 等人[45]用 DPPH 法测定了白桑葚及其粗提取物中 5 种花青素单体的抗氧化活性，即矢车菊素-3-O-（6″-O-α-吡喃鼠李糖基-β-D-吡喃葡萄糖苷）、矢车菊素-3-O-（6″-O-吡喃鼠李糖基-β-D-吡喃半乳糖苷）、矢车菊素-3-O-β-D-吡喃葡萄糖苷、矢车菊素-3-O-β-D-半乳糖苷和矢车菊素-7-O-β-D-吡喃葡萄糖苷。桑葚粗提取物（95.3%）的 DPPH 自由基清除活性与维生素 C（95.5%）及含量为 0.40mg/mL 的 5 种花青素单体（95.1%～96.2%）相当，说明桑葚提取物是极好的抗氧化剂。

Ercisli 等人[31]比较了土耳其产黑桑葚和紫桑葚的抗氧化活性。根据 FRAP 试验结果，黑桑葚（M. nigra L.，黑果桑，黑色桑葚）与紫桑葚（M. rubra L.，红果桑，紫色桑葚）的抗氧化活性值（μmol TE/g）分别介于 12.26～14.11 和 4.93～8.12 之间。同样，Ozgen 等人[3]也采用 FRAP 法研究了这两种土耳其桑葚的抗氧化活性。结果表明，黑桑葚的总抗氧化活性值（μmol TE/g）最高，为 7.3～16.9；紫桑葚则为 3.7～7.7。上述结果表明，黑桑葚的抗氧化活性优于紫桑葚。此外，用 DPPH 法测定了新鲜桑葚的抗氧化活性（μmol TE/g），其结果介于 2.50～21.17 之间[31,35]；而用 ORAC 法测定的结果则为 0.30～1.73[35]。笔者未查到有关桑葚干抗氧化活性的文献资料。

多项研究报道了桑叶的抗氧化活性。其活性与六种黄酮醇糖苷有关，即芸香苷、异槲皮苷、槲皮素-3-（6-乙酰基葡萄糖苷）、紫云英苷、山奈酚-3-（6-乙酰基葡萄

173

糖苷）、槲皮素-3-（6-丙二酰葡糖苷）和绿原酸[56,57]。Katsube 等人[56]测定了桑叶中上述各种多酚化合物的 DPPH 自由基清除活性，及其在冻干桑叶提取物中对自由基清除活性的贡献大小。绿原酸的贡献最大（占 DPPH 清除活性总量的 36.2％）；槲皮素-3-（6-丙二酰葡糖苷）在槲皮素糖苷中的贡献最大（占 21.4％）；山奈酚糖苷贡献很小（仅占总量的 0.2％）。槲皮素是人类膳食中含量最高的类黄酮成分之一。据报道，以槲皮素糖苷对大鼠灌胃，其血浆内的槲皮素被还原为硫酸盐、葡糖苷酸及其磺基葡糖苷酸偶联物；而该槲皮素偶联物可使低密度脂蛋白免受铜离子的氧化[57]。桑葚的酚含量与抗氧化活性在 60℃ 风干和冻干时无明显变化，但在 70℃ 风干时有所下降。Wanyo 等人[58]研究了鲜桑叶、远红外-热风法风干桑叶（FIR - HA 法）与商品化桑叶茶（热风法干制）的抗氧化活性，其 DPPH 自由基清除力依次为 71％、76％ 和 42％。因此，在生产桑叶茶时，可用 FIR - HA 法代替热风法。

Arabshahi - Delouee 和 Urooj[53]研究了印度桑（Morus indica L.）桑叶的抗氧化性。该桑叶甲醇提取物的 EC_{50} 值（DPPH 自由基清除一半时所需抗氧化剂的浓度，单位 $\mu g/mL$）为 79.53，而抗坏血酸为 61.67，二丁基羟基甲苯（BHT）为 41.07。Yen 等人[59]的研究结果显示，白桑的叶提取物具有强抗氧化（亚油酸过氧化反应抑制率为 78.2％），略低于 BHA，但强于 α-生育酚（亚油酸过氧化反应抑制率为 72.1％）。Andallu 等人[60]也研究了印度桑叶的抗氧化性。结果显示桑叶提取物可有效清除一氧化氮、过氧化物和 DPPH 自由基，还原性极强。此外，桑叶提取物还能有效抑制硫酸亚铁诱导的脂质过氧化反应与红细胞膜中共轭双烯/过氧化氢的产生。

7.6 桑葚的保健作用

桑葚在民间医药中常有效地用于退烧、护肝、护肾、增强关节、利尿、改善视力、治口腔病、降血压、治咽喉痛、治高血压、治贫血、预防心血管病[3,26,31,32,41,53,58]。此外，桑葚还可用作增温剂、止泻剂、补品、镇静剂、通便剂、牙疼止痛剂、驱虫剂、祛痰剂和催吐剂等[1,61]。桑葚富含天然类黄酮与花青素，因而具有抗炎、护血管、抗氧化、抗过敏、保肝、抗血栓、抗病毒、化学预防和抗癌作用[5,8,32,54,62]。因此，除将其花青素用做天然食用色素外，众多消费者和食品生产者已开始关注其酚类植物化学成分的药用性，尤其是其癌症和心血管病预防作用[32,43]。

除桑葚之外，桑树全身（叶、茎皮和根）在世界各地都有入药的用途，特别是中医[63]。桑叶被证明具有利尿、降血糖、降血压和血糖血压双降作用，而桑树的根皮长期被用于抗炎、止咳和解热[1,52]。同时，桑叶提取物被发现具有阻止淀粉样蛋白原纤维形成及神经保护作用[64]。

7.6.1 抗癌性

花青素抑制肿瘤细胞生长的作用强于其他类黄酮[46]，但其生物学效应与呈现出的颜色受 pH 的影响[65]。

据报道，有色桑葚中主要的花青素（如矢车菊素-3-葡萄糖苷和矢车菊素-3-芸香糖苷）对肺癌细胞的转移和浸润有抑制作用[62]。这些化合物有助于抑制组织增生和血管再生，并诱导癌细胞的凋亡[5,26,62]。事实上，在花青素的抗肿瘤形成机制方面，不同学者有不同的报道。最近，Huang 等人[66]的研究表明，桑葚提取物抑制了人胃癌细胞的生长；并称注射或口服 0.2% 的桑葚提取物均有肿瘤抑制效果。据此建议，桑葚花青素可用作阻止胃癌发生的潜在治疗药物。

Huang 等人[8]的研究报告还称，桑葚花青素对黑色素瘤（一种黑色素细胞原发性皮肤癌，专门攻击上皮组织基底细胞和眼底细胞中的生色素细胞）也有治疗作用。通过观察桑葚花青素对黑色素瘤癌细胞系 B16 - F1 转移能力的抑制作用，判断其对肿瘤细胞转移的控制。研究人员建议，桑葚花青素可抑制黑色素瘤的转移，或可用作癌症化学预防的备选药物[8]。

桑葚中的白藜芦醇也有抗癌活性，原因是它充当着抗氧化剂、脂质过氧化抑制剂、环氧合酶抑制剂、蛋白激酶 C 抑制剂等角色，并阻止细胞核转录因子（NF - κB）与激活蛋白 - 1（AP - 1）转录因子的诱导和细胞因子的释放[67]。

7.6.2　心脏保护作用

桑葚花青素之所以能够参与心血管保护，与其降低氧化应激反应的能力密切相关。由于花青素有消炎、增强毛细管力和渗透性、抑制血小板生成、增加一氧化氮释放量等作用，故能预防心脏病的发作[68]。桑葚花青素与桑叶提取物均可清除活性氧、防止低密度脂蛋白胆固醇氧化、阻止血小板聚集、降血脂，因而对血脂和动脉粥样硬化都有保健作用[5,26,58,61,68]。体外研究表明，槲皮素（黄酮醇类主要代表性物质）对人低密度脂蛋白的氧化改性具有强抑制性[38,56]。桑葚中的白藜芦醇也有助于保护心脏[67]。

7.6.3　糖尿病

1 - 脱氧野尻霉素（桑叶中的生物碱成分）以最有效的 α - 糖苷酶抑制剂之一而闻名，可为 II 型糖尿病人建立血糖控制机制而使其血糖水平下降[5,49]。夏季桑树冠部嫩叶中的 1 - 脱氧野尻霉素含量最高[4]。Hansawasdi 和 Kawabata[69]报道，桑叶热水提取物对 α - 葡萄糖苷酶有抑制作用；因此，桑叶茶可用作糖尿病人的药茶。其结论是：1g 桑叶茶在 100mL 热水（98℃）中浸泡 3～5min，可有效抑制 α - 葡萄糖苷酶、蔗糖酶和麦芽糖酶。也可采用 1 - 脱氧野尻霉素强化的膳食补充剂来预防糖尿病[4]。

7.6.4　阿尔茨海默病

桑葚提取物可抑制 β - 淀粉样 β - 肽（1 - 42）原纤维的形成，从而有助于治疗阿尔茨海默氏病；并具有神经保护作用[4,61,64]、促进老年性抗氧化保护作用、减少氧化应激所致的损伤等作用[4,64]。

7.6.5　色素沉着症

氧化白藜芦醇是桑葚与桑叶中的一种羟基芪成分，对酪氨酸酶有抑制作用，故可限制黑色素的生物合成，对皮肤病有药用活性[5,40,70]。酪氨酸酶对酪氨酸的羟基化反应

（生成 3 -（3，4 -二羟苯基）- L -丙氨酸，DOPA）及 DOPA 的氧化反应（生成多巴醌）都有催化作用，导致褐色素聚合[10]。因此，氧化白藜芦醇被用于皮肤美白的化妆品和色素沉着的治疗药物[5]。

7.7 桑类食品及其副产品

来自桑树的食品除桑葚外，还有桑叶及其制品。

7.7.1 桑葚及其制品

白桑葚、紫桑葚和黑桑葚的口感都很好，被用作鲜食水果。随着食品行业对桑葚花青素关注度的不断提升，出现了多种用黑桑葚和紫桑葚加工的果酱、柠檬果酱、冰冻甜点、果浆、果汁、果泥、冰淇淋、烈酒、红酒和罐头等食品[1,3,29,38,61,62]。此外，桑葚还被用于生产许多土耳其传统糖果，诸如"pekmez"（一种煮沸浓缩的桑葚汁）和"pestil"[71]。pekmez 常于早餐时食用[72]，是用可溶性固形物含量高达 70％～80％的桑葚浓缩汁制作而成[72,73]。由于富含糖、矿物质和有机酸，故深受婴幼儿和需要快速补充能量的运动员的喜爱[72]。pestil 是冬季时常见的一种干果零食[73]，先把桑葚汁、淀粉和糖煮至柔滑、酥脆、可口、透明、耐嚼的皮革样，再洒上开心果和核桃即可[74,75]。pestil 也和 pekmez 一样，属于高糖、高热量、高矿物质含量的食品。有色桑葚还被化妆品行业用于生产天然染料[31,76]。

7.7.2 桑叶

桑叶营养丰富、美味可口，而且无毒[73]。中国和印度用桑叶养蚕的历史十分悠久[1,5]，蚕茧被加工成具有重大生态和经济价值的丝绸[5]。日本利用蚕茧制取蚕丝蛋白液、凝胶和蚕茧粉，然后加工成化妆品、护肤霜、洗面奶、洗发水和沐浴露[49]。泰国对桑叶的利用方式很多。桑叶茶近十年在泰国非常流行[57,58]；桑叶还被用作辛辣汤配料；桑叶尖儿被当作蔬菜加在淡咖喱中[58]。此外，桑叶汽水和桑叶菊花茶在中国是知名的功能性饮料，被普遍饮用[77]。桑叶还被用作奶畜饲料，以提高产奶量[48]。Liu 等人[78]报道，用桑树皮提取果胶，可将其变废为宝。食品行业将果胶用作胶凝剂和稳定剂，可用于生产果酱、果冻和乳制品[78]。

7.8 总结

桑葚是在全球普遍生长的园艺产品，富含花青素等植物化学物质。花青素兼具保健和药用价值，可治疗发热、护肝、护肾，还有增强关节和利尿等功效。除桑葚外，桑叶还用于养蚕，也可食用。

生长条件和农耕技术会影响桑树的营养价值，有关桑葚干中植物化学成分及其提取、分析和生物利用度等方面还需要开展更多研究。各种干制技术的优化也需做进一步研究，以最大限度地降低营养损失，避免产品质地、风味和色泽发生不良变化。

参考文献

［1］Pawlowska，A. M.，Oleszek，W. & Braca，A.（2008）Quali‑quantative analyses of flavonoids of Morus nigra L. and Morus alba L.（Moraceae）fruits. Journal of Agricultural Food Chemistry，56，3377–3380.

［2］Ercisli，S. & Orhan，E.（2007）Chemical composition of white（*Morus alba*），red（*Morus rubra*）and black（*Morus nigra*）mulberry fruits. *Food Chemistry*，103，1380–1384.

［3］Ozgen，M.，Serce，S. & Kaya，C.（2009）Phytochemical and antioxidant properties of anthocyanin‑rich *Morus nigra* and *Morus rubra* fruits. *Scientia Horticulturae*，119，275–279.

［4］Venkatesh Kumar，R. & Chauhan，S.（2008）Mulberry：life enhancer. *Journal of Medicinal Plants Research*，2，271–278.

［5］Song，W.，Wang，H.，Bucheli，P.，Zhang，P.，Wei，D. & Lu，Y.（2009）Phytochemical profiles of different mulberry（*Morus* sp.）species from China. *Journal of Agricultural Food Chemistry*，57，9133–9140.

［6］Sanchez，M. D.（2002）*World Distribution and Utilization of Mulberry and Its Potential for Animal Feeding*. FAO Animal Production and Health Paper，Rome，Italy.

［7］Chen，Z.，Zhu，C. & Han，Z.（2011）Effects of aqueous chlorine dioxide treatment on nutritional components and shelf‑life of mulberry fruit（*Morus alba* L.）. *Journal of Bioscience and Bioengineering*，111，675–681.

［8］Huang，H.，Shih，Y.，Chang，Y.，Hung，C. & Wang，C.（2008）Chemoinhibitory effect of mulberry anthocyanins on melanoma metastasis involved in the Ras/PI3K pathway. *Journal of Agricultural Food Chemistry*，56，9286–9293.

［9］Doymaz，I.（2004）Drying kinetics of white mulberry. *Journal of Food Engineering*，61，341–346.

［10］Aramwit，P.，Bang，N. & Srichana，T.（2010）The properties and stability of anthocyanins in mulberry fruits. *Food Research International*，43，1093–1097.

［11］Akbulut，M.，Batu，A. & Coklar，H.（2007）Some physicochemical properties and production techniques of mulberry pekmez. *Teknolojik Aras*，tırmalar，2，25–31（in Turkish）.

［12］Mujumdar，A. S. & Law，C. L.（2010）Drying technology：trends and applications in postharvest processing. *Food Bioprocess Technology*，3，843–852.

［13］Doymaz，I.（2004）Pretreatment effect on sun drying of mulberry fruits（*Morus alba* L.）. *Journal of Food Engineering*，65，205–209.

［14］Taser，O. F.，Tarhan，S. & Ergunes，G.（2007）Effects of chemical pre‑treatments on air‑drying processing of black mulberry（*Morus nigra* L.）. *Journal of Scientific & Industrial Research*, 66, 472 - 487.

[15] Ergunes, G. , Gunes, M. & Cekic, C. (2003) The effect of various drying techniques on the quality of dried white mulberry. In: *Proceedings of National Kiwi and Grapes Symposium* (ed. T. Karadeniz). Ordu University, Ordu, Turkey, pp. 442 - 447.

[16] Pangavhane, D. R. (2002) Comparative drying performance study of natural convection solar dryer with traditional grape drying methods. *International Energy Journal*, 1, 13 - 23.

[17] Akbulut, A. & Durmus, A. (2010) Energy and energy analyses of thin layer drying of mulberry in a forced solar dryer. *Energy*, 35, 1754 - 1763.

[18] Pangavhane, D. R. & Shawhney, R. L. (2002) Review of research and development work on solar dryers for grape drying. *Energy Conversion and Management*, 43, 45 - 61.

[19] Karathanos, V. T. & Belessiotis, V. G. (1997) Sun and artificial air drying kinetics of some agricultural products. *Journal of Food Engineering*, 31, 35 - 46.

[20] Wojdyło, A. , Figiel, A. & Oszmianski, J. (2009) Effect of drying methods with the application of vacuum microwaves on the bioactive compounds, color, and antioxidant activity of strawberry fruits. *Journal of Agricultural and Food Chemistry*, 57, 1337 - 1343.

[21] Fazaeli, M. , Yousefi, S. & Emam - Djomeh, Z. (2011) Investigation on the effects of microwave and conventional heating methods on the phytochemicals of pomegranate (*Punica granatum* L.) and black mulberry juices. *Food Research International*, doi: 10. 1016/j. foodres. 2011. 03. 043.

[22] Ratti, C. (2001) Hot air and freeze - drying of high value foods: a review. *Journal of Food Engineering*, 49, 311 - 319.

[23] TS 3570 ISO 7910 (2002) *Turkish Standard, Dried Mulberries—Specification*. Turkish Standard, Ankara, Turkey.

[24] USDA. (2011) *National Nutrient Database for Standard Reference, Release* 24. Published online at: http: //www. nal. usda. gov/fnic/foodcomp/search/, last accessed February 27, 2012.

[25] Singhal, B. K. , Khan, M. A. , Dhar, A. , Baqual, F. M. & Bindroo, B. B. (2010) Approaches to industrial exploitation of mulberry (Mulberry sp.) fruits. Journal of Fruit and Ornamental Plant Research, 1, 83 - 99.

[26] Yang, X. , Yang, L. & Zheng, H. (2010) Hypolipidemic and antioxidant effects of mulberry (Morus alba L.) fruit in hyperlipidaemia rats. Food and Chemical Toxicology, 48, 2374 - 2379.

[27] Elmaci, Y. & Altug, T. (2002) Flavour evaluation of three black mulberry (Morus nigra) cultivars using GC/MS, chemical and sensory data. Journal of the Sci-

ence of Food and Agriculture, 82, 632 – 635.

[28] Akbulut, M. & Ozcan, M. M. (2009) Comparison of mineral contents of mulberry (Morus spp.) fruits and their pekmez (boiled mulberry juice) samples. International Journal of Food Sciences and Nutrition, 3, 231 – 239.

[29] Eveleen Said, A. (2006) The biological benefits of black mulberry (Morus nigra) intake on diabetic and nondiabetic subjects. Research Journal of Agriculture and Biological Sciences, 6, 349 – 357.

[30] Bakkalbasi, E., Yemis, O. & Artik, N. (2004) Determination of physical and chemical properties with extraction conditions of dried mulberry. Gıda, 29, 203 – 209 (in Turkish).

[31] Ercisli, S., Tosun, M., Duralija, B., Voca, S., Sengul, M. & Turan, M. (2010) Phytochemical content of some black (Morus nigra L.) and purple mulberry genotypes. Food Technology and Biotechnology, 1, 102 – 106.

[32] Bae, S. & Suh, H. (2007) Antioxidant activities of five different mulberry cultivars in Korea. LWT—Food Science and Technology, 40, 955 – 962.

[33] Nindo, C. I., Sun, T., Wang, S. W., Tang, J. & Powers, J. R. (2003) Evaluation of drying technologies for retention of physical quality and antioxidants in asparagus (Asparagus officinalis, L.). LebensmittelWissenschaft und – Technologie, 36, 507 – 516.

[34] Yahia, E. M. (2010) The contribution of fruit and vegetable consumption to human health. In: Fruit and Vegetable Phytochemicals. Chemistry, Nutritional Value and Stability (eds L. De la Rosa E. AlvarezParrilla & G. A. Gonzalez – Aguilar). Wiley – Blackwell, Oxford, UK, pp. 3 – 53.

[35] Isabella, M., Lee, B. L., Ong, C. N., Liu, X. & Huang, D. (2008) Peroxyl radical scavenging capacity, polyphenolics, and lipophilic antioxidant profiles of mulberry fruits cultivated in southern China. Journal of Agricultural and Food Chemistry, 56, 9410 – 9416.

[36] Perez – Gregorio, M. R., Regueiro, J., Alonso – Gonz ález, E., Pastrana – Castro, L. M. & Simal – G ánd ará, J. (2011) Influence of alcoholic fermentation process on antioxidant activity and phenolic levels from mulberries (Morus nigra L.). LWT—Food Science and Technology, 44, 1793 – 1801.

[37] Liu, X., Xiao, G., Chen, W., Xu, Y. & Wu, J. (2004) Quantification and purification of mulberry anthocyanins with macroporous resins. Journal of Biomedicine and Biotechnology, 5, 326 – 331.

[38] Enkhmaa, B., Shiwaku, K., Katsube, T., Kitajima, K., Anuurad, E., Yamasaki, M. & Yamane, Y. (2005) Mulberry (Morus alba L.) leaves and their major flavonol quercetin 3 – (6 – Malonylglucoside) attenuate atherosclerotic lesion development in LDL receptor – deficient mice. Journal of Nutrition, 4, 729 – 734.

[39] Zhang, X., Jing, Y., Wanga, G., Wang, Y., Zhao, H. & Ye, W. (2010) Four new flavonoids from the leaves of Morus mongolica. Fitoterapia, 81, 813 – 815.

[40] Chang, L. – W., Juang, L. – J., Wanga, B., Wang, M. – Y., Tai, H. – M., Hung, W. – J., Chen, Y. – J. & Huang, M. – H. (2011) Antioxidant and anti-tyrosinase activity of mulberry (Morus alba L.) twigs and root bark. Food and Chemical Toxicology, 49, 785 – 790.

[41] Zhishen, J., Mengcheng, T. & Jianming, W. (1999) The determination of flavonoid contents in mulberry and their scavenging effects on superoxide radicals. Food Chemistry, 64, 555 – 559.

[42] Hassimotto, N. M. A., Genovese, M. I. & Lajolo, F. M. (2008) Absorption and metabolism of cyanidin – 3 – glucoside and cyanidin – 3 – rutinoside extracted from wild mulberry (Morus nigra L.) in rats. Nutrition Research, 28, 198 – 207.

[43] Qin, C., Li, Y., Niu, W., Ding, Y., Zhang, R. & Shang, X. (2010) Analysis and characterisation of anthocyanins in mulberry fruit. Czech Journal of Food Sciences, 2, 117 – 126.

[44] Wu, X., Liang, L., Zou, Y., Zhao, T., Zhao, J., Li, F. & Yang, L. (2011) Aqueous two – phase extraction, identification and antioxidant activity of anthocyanins from mulberry (Morus atropurpurea Roxb.). Food Chemistry, 129, 443 – 453.

[45] Du, Q., Zheng, J. & Xu, Y. (2008) Composition of anthocyanins in mulberry and their antioxidant activity. Journal of Food Composition and Analysis, 21, 390 – 395.

[46] Lohachoompol, V., Srzednicki, G. & Craske, J. (2004) The change of total anthocyanins in blueberries and their antioxidant effect after drying and freezing. Journal of Biomedicine and Biotechnology, 5, 248 – 252.

[47] Watson, A. A., Fleet, W. J. G., Asano, N., Molyneux, R. J. & Nash, R. J. (2001) Polyhydroxylated alkaloids—natural occurrence and therapeutic applications. Phytochemistry, 56, 265 – 295.

[48] Nash, R. J., Watson, A. A. & Asano, N. (1996) Polyhydroxylated alkaloids that inhibit glycosidases. In: Alkaloids: Chemical & Biological Perspectives, Vol. 11 (ed. S. W. Pelletier). Elsevier, Oxford, UK, pp. 346 – 371.

[49] Asano, N., Yamashita, T., Yasuda, K., Ikeda, K., Kizu, H., Kameda, Y., Kato, A., Nash, R. J., Lee, H. S. & Ryu, K. S. (2001) Polyhydroxylated alkaloids isolated from mulberry trees (Morus alba L.) and silkworms. Journal of Agricultural and Food Chemistry, 49, 4208 – 4213.

[50] Yagi, M., Kouno, T., Aoyagi, Y. & Murai, H. (1976) The structure of moraoline, a piperidine alkaloid from Morus species. Nippon Nougei Kagaku Kaishi, 50, 571 – 572 (in Japanese).

[51] Kimura, T., Nakagawa, K., Saito, Y., Yamagishi, K., Suzuki, M., Ya-

maki, K. , Yamaki, K. , Shinmoto, H. & Miyazawa, T. (2004) Determination of 1 -
deoxynojirimycin in mulberry leaves using hydrophilic interaction chromatography with
evaporative light scattering detection. Journal of Agricultural Food Chemistry, 52,
1415 - 1418.

[52] Venkatesh Kumar, R. , Chauhan, S. & Kumar, D. (2010) Nutritional com-
position in leaves of some mulberry varieties: a comparative study. In: The 2010 IEEE
International Conference on Bioinformatics and Biomedical Technology (ed. V. Maha-
devan) . Chengdu, China, pp. 438 - 442.

[53] Arabshahi - Delouee, S. & Urooj, A. (2007) Antioxidant properties of various
solvent extracts of mulberry (Morus indica L.) leaves. Food Chemistry, 102, 1233 - 1240.

[54] Liu, L. , Chou, F. , Chen, Y. , Chyau, C. , Ho, H. & Wang, C. (2009)
Effects of mulberry (Morus alba L.) extracts on lipid homeostasis in vitro and in vivo.
Journal of Agricultural Food Chemistry, 57, 7605 - 7611.

[55] Oki, T. , Kobayashi, M. , Nakamura, T. , Okuyama, A. , Masuda, M. ,
Shiratsuchi, H. & Suda, I. (2006) Changes in radical - scavenging activity and compo-
nents of mulberry fruit during maturation. Journal of Food Science, 71, C18 - C22.

[56] Katsube, T. , Tsurunaga, Y. , Sugiyama, M. , Furuno, T. & Yamasaki,
Y. (2009) Effect of air - drying temperature on antioxidant capacity and stability of
polyphenolic compounds in mulberry (Morus alba L.) leaves. Food Chemistry, 113,
964 - 969.

[57] Katsube, T. , Imawaka, N. , Kawano, Y. , Yamazaki, Y. , Shiwaku, K. &
Yamane, Y. (2006) Antioxidant flavonol glycosides in mulberry (Morus alba L.)
leaves isolated based on LDL antioxidant activity. Food Chemistry, 97, 25 - 31.

[58] Wanyo, P. , Siriamornpuna, S. & Meesob, N. (2011) Improvement of quality
and antioxidant properties of dried mulberry leaves with combined far - infrared radiation and
air convection in Thai tea process. Food and Bioproducts Processing, 89, 22 - 30.

[59] Yen, G. , Wu, S. & Duh, P. (1996) Extraction and identification of antioxi-
dant components from the leaves of mulberry (Morus alba L.) . Journal of
Agricultural and Food Chemistry, 44, 1687 - 1690.

[60] Andallu, B. , Mahalakshmi, S. & Vinay Kumar, A. V. (2008) In vitro an-
tioxidant activity of mulberry (Morus indica L.) leaf extract. Journal of Pharmacy and
Chemistry, 2, 89 - 93.

[61] Kang, T. H. , Hura, J. Y. , Kim, H. B. , Ryu, J. H. & Kim, S. Y. (2006)
Neuroprotective effects of the cyanidin - 3 - O—D - glucopyranoside isolated from mul-
berry fruit against cerebral ischemia. Neuroscience Letters, 391, 168 - 172.

[62] Chen, P. , Chu, S. , Chiou, H. , Kuo, W. , Chiang, C. & Hsieh, Y.
(2006) Mulberry anthocyanins, cyanidin - 3 - rutinoside and cyanidin - 3 - glucoside,
exhibited an inhibitory effect on the migration and invasion of a human lung cancer cell

line. Cancer Letters, 235, 248 – 259.

[63] Koyuncu, F. (2004) Organic acid composition of native black mulberry fruit. Chemistry of Natural Compounds, 4, 367 – 369.

[64] Shih, P., Chan, Y., Liao, J., Wang, M. & Yen, G. (2010) Antioxidant and cognitive promotion effects of anthocyanin – rich mulberry (Morus atropurpurea L.) on senescence – accelerated mice and prevention of Alzheimer's disease. Journal of Nutritional Biochemistry, 21, 598 – 605.

[65] Kutlu, T., Durmaz, G., Ates, B., Yılmaz, ˙ I. & Cetin, M. S. (2011) Antioxidant properties of different extracts of black mulberry (Morus nigra L.). Turkish Journal of Biology, 35, 103 – 110.

[66] Huang, H., Chang, Y., Wud, C., Hung, C. & Wang, C. (2011) Anthocyanin – rich mulberry extract inhibit the gastric cancer cell growth in vitro and xenograft mice by inducing signals of p38/p53 and c – jun. Food Chemistry, 129, 1703 – 1709.

[67] Evers, D. L., Wang, X., Huong, S., Huang, D. Y. & Huang, E. (2004) 3, 4, 5 – Trihydroxy – trans – stilbene (resveratrol) inhibits human cytomegalovirus replication and virus – induced cellular signalling. Antiviral Research, 63, 85 – 95.

[68] Lila, M. A. (2004) Anthocyanins and human health: An in vitro investigative approach. Journal of Biomedicine and Biotechnology, 5, 306 – 313.

[69] Hansawasdi, C. & Kawabata, J. (2006) – Glucosidase inhibitory effect of mulberry (Morus alba) leaves on Caco – 2. Fitoterapia, 77, 568 – 573.

[70] Lorenz, P., Roychowdhury, S., Engelmann, M., Wolf, G. F. W. & Horn, T. F. W. (2003) Oxyresveratrol and resveratrol are potent antioxidants and free radical scavengers: Effect on nitrosative and oxidative stress derived from microglial cells. Nitric Oxide, 9, 64 – 76.

[71] Erdogan, U. & Pirlak, L. (2005) Production and evaluation of mulberries (Morus spp.) in our country. Alatarim, 2, 38 – 43 (in Turkish).

[72] Sengul, M., Ertugay, M. F. & Sengul, M. (2005) Rheological, physical and chemical characteristics of mulberry pekmez. Food Control, 16, 73 – 76.

[73] Yogurtcu, H. & Kamisli, F. (2006) Determination of rheological properties of some pekmez samples in Turkey. Journal of Food Engineering, 77, 1064 – 1068.

[74] Cagindi, O. & Otles, S. (2005) Comparison of some properties on the different types of pestil: A traditional product in Turkey. International Journal of Food Science and Technology, 40, 897 – 901.

[75] Zorba, O., Tas, C., Baytar, B. & Ciftci, G. (2010) The production of Gumuş, hane mulberry pestil and kome. In: Proceedings of the 1st International Symposium on Traditional Foods from Adriatic to Caucasus (ed. M. Demirci). Tekirdag, Turkey, pp. 851 – 852.

[76] Gerasopoulos, D. & Stavroulakis, G. (1997) Quality characteristics of four

mulberry（Morus sp. ）cultivars in the area of Chania，Greece. Journal of the Science of Food and Agriculture，73，261－264.

［77］Harauma，A. ，Murayama，T. ，Ikeyama，K. ，Sano，H. ，Arai，H. ，Takano，R. ，Kita，T. ，Hara，S. ，Kamei，K. & Masayuki Yokode，M. （2007）Mulberry leaf powder prevents atherosclerosis in apolipoprotein E－deficient mice. Biochemical and Biophysical Research Communications，358，751－756.

［78］Liu，L. ，Cao，J. ，Huang，J. ，Cai，Y. & Yao，J. （2010）Extraction of pectins with different degrees of esterification from mulberry branch bark. Bioresource Technology，101，3268－3273.

第8章 树莓干植物化学成分及其保健作用

Esteban I. Mejia - Meza, Jaime A. Yáñez,
Neal M. Davies, and Carter D. Clary

8.1 简介

近年来，美国乃至全球消费者对保健食品的消费意识和需求都有很大程度的提高。人们的关注点主要集中于一组新型的活性营养成分，尤其是水果中的抗氧化剂；并将其地位提升为食物中关乎健康生活方式的重要成分。一般认为，通过改善饮食习惯、减少伏案工作和加班过多对健康的损害、增加体力活动和体育锻炼、缓解精神压力等方式，可在一定程度上降低罹患各种退行性疾病的风险。

树莓是典型的富含多种营养成分和抗氧化剂的水果[1]。其产地主要有俄罗斯（175000t）、塞黑（90000t）、美国（62000t）、波兰（38000t）和英国（25000t）[2]。本章综述了树莓（鲜果和干果）及其制品中酚类成分的有关文献，以及脱水对其多酚成分的影响。

8.2 树莓的干制

脱水处理几乎会除去水果中的全部水分，常用于延长水果的储存期。蒸发是主要的脱水方式，目的是降低水分含量与活度、阻止有害的生化反应（如酶促褐变和脂质过氧化），并抑制微生物生长[3]。传统的热风干燥法会因氧化反应而损失部分植物化学成分；滚筒热风干燥法使水果的感官和营养价值下降，从而使其功能性大打折扣；真空干燥法和冻干法可减少此类损失，但成本相对较高[4]。

冻干法和真空干燥法已成为常用技术，可使许多食品的营养成分和功能特性在很大程度上得以保留，但需要较多的投资，运行成本也很高。微波真空干燥法既能保持食品的风味和色泽、减少细胞空瘪和组织结构崩解，还有可能减少生物活性成分的损失（相对于热风干燥法而言），但直到最近才受到少量企业家和学者的关注。该法的干制时间明显短于冻干法和热风干燥法[5]。不过，上述两种技术（包括冷冻干燥与微波真空干燥两种方法的组合）的成本通常过高且难以缩减，除非其产品质量提高到足以支撑其成本的程度才有可能被采用。因此，理想的目标是研发和评估出能够生产优质保健干果的脱水技术，并将其成本控制在合理的水平。不过，与单独采用冻干法相比，组合采用传统干燥法，如热风干燥法加微波干燥法（和/或冻干法），也有可能得到相对质优、价廉、营养丰富的干果。

水果的水含量一般为80%～90%，或更高[6]。代谢活跃使鲜果的保质期非常有限，并难以处理和贮藏。采用保鲜技术，可延长保质期、延长上市时间、便于长途贩运，并保持必要的营养成分。脱水是从古到今都在采用的技术，有日晒法（如葡萄干）和太阳能干燥法两种方式。近年来出现了干果工业化干燥机，能够生产出质量稳定、并具有特定功能和感官特性的产品。脱水的主要目的是降低水果的水分活度，从而抑制微生物生长，并阻碍某些有害的生化反应。热风干燥法、冻干法和微波真空干燥法都是水果保鲜常用的脱水技术。

但是，热风干燥法会改变水果的理化性状，并有可能因干制时间相对较长而使那些高温下易降解的多酚类成分含量下降。而冻干法则可减少受热降解的损失，并使产品保持更完整的细胞结构，产品的功能性与质量也更佳。冻干时，多酚类成分处于氧化性条件之下，很可能是由于干制时间被延长的缘故。微波真空干燥法是较新的脱水技术，可减少食品中重要成分的氧化，如抗氧化剂。原因是微波真空脱水耗时较短，并可在较低温度下进行（相对于热风干燥法）。但该法的运行成本比热风干燥法昂贵。因此，将传统干制技术（如热风干燥法）与微波真空干燥法和/或冻干法相结合，应能达到在降低水果脱水成本的同时，较大程度地保持所需理化性状的目的[5,7,8]。

8.3　树莓干的植物化学成分

水果中普遍含有酚酸类成分，且含量在品种间、甚至同一品种的不同品系间变化很大[9,10]。影响水果总酚含量的因素很多，包括基因、环境、成熟度、品种和贮存条件，以及所选的总酚分析方法（分离、检测和定量）。

植物化学物质的类别很多，如单酚类、酚酸类、苯醌类、苯丙烯类、香豆素类、色酮类、萘醌类、氧杂蒽酮类、芪类、类黄酮、鞣酸类和木脂素类等[11]。水果中常见的多酚（图 8.1）有类黄酮、酚酸类和鞣酸类。果蔬中已鉴别出的酚类物质超过 5000 种，类黄酮是其中含量最高的酚类成分[13,14]。

8.3.1　类黄酮

类黄酮是最大的一类植物化学物质，又分为 13 个亚类：查耳酮类、二氢查耳酮类、橙酮类、黄酮类、黄酮醇类、二氢黄酮醇类、黄烷酮类、黄烷醇类、黄烷双醇类、花色素类、异黄酮类、双黄酮类和原花色素类[11,15]。它们与许多生理属性有关，如抗氧化、抗炎、抗菌、抗高血脂、抗癌、抗病毒和抗过敏等；这些属性对降低退行性疾病（如心血管病）患病风险有重要作用。

水果中含量最多的类黄酮依次为：黄酮醇类（槲皮素、山柰酚和杨梅酮）；黄酮类（芹黄素和木樨草素）；黄烷酮类（柚皮苷、柚苷配基、橙皮苷和橘皮苷）；黄烷-3-醇类（儿茶素、儿茶素没食子酸酯和原花色素）；花色素类（矢车菊素、花翠素、天竺葵素和花青素葡萄糖苷类）（图 8.2）[11,16,17]。黄酮醇类是水果中最普遍存在的类黄酮，且以糖苷形式为主。最常见的是在 C 环的 3 位上带一个羟基，并能在 5、7、4′ 和 5′ 位带有取代基［图 8.2（a）］[13,18]。槲皮素、山柰酚和杨梅酮是水果中最常见的黄酮醇，在苹果、草莓、李、番茄、桃和葡萄中的含量已被测定[15,17,19]。树莓中已鉴定出槲皮素-3-O-葡萄糖苷、山柰酚-3-葡萄糖苷及其共轭化合物[20]，槲皮素苷元、山柰酚苷元及其配糖体也有检出的报道[21]。

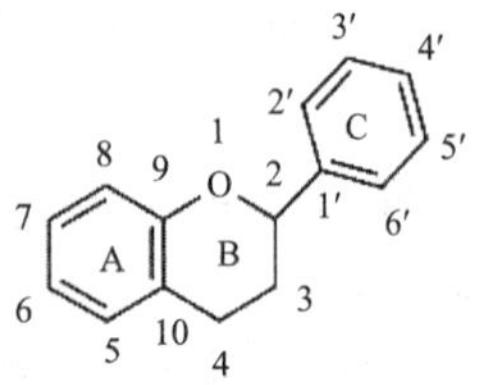

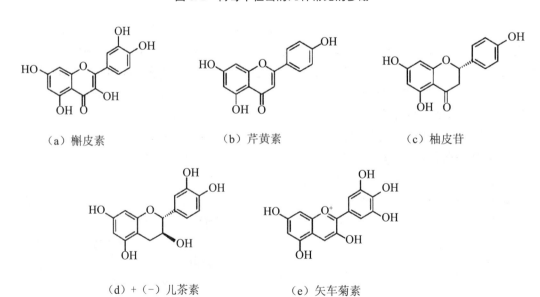

（a）类黄酮骨干的结构通式 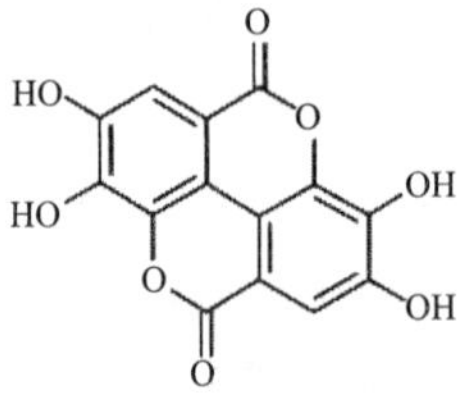　　　（b）鞣花酸 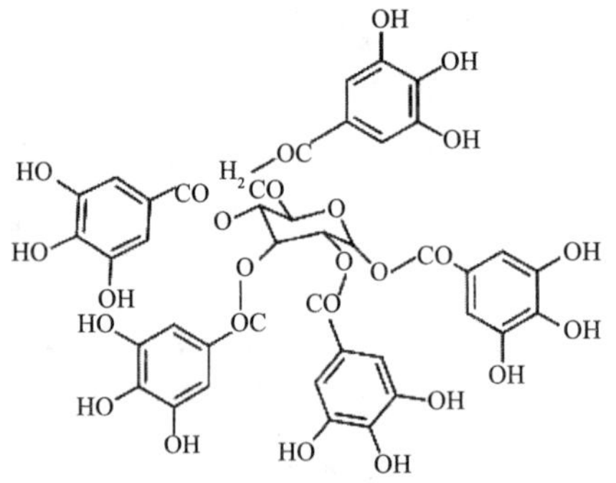　　　（c）单宁酸

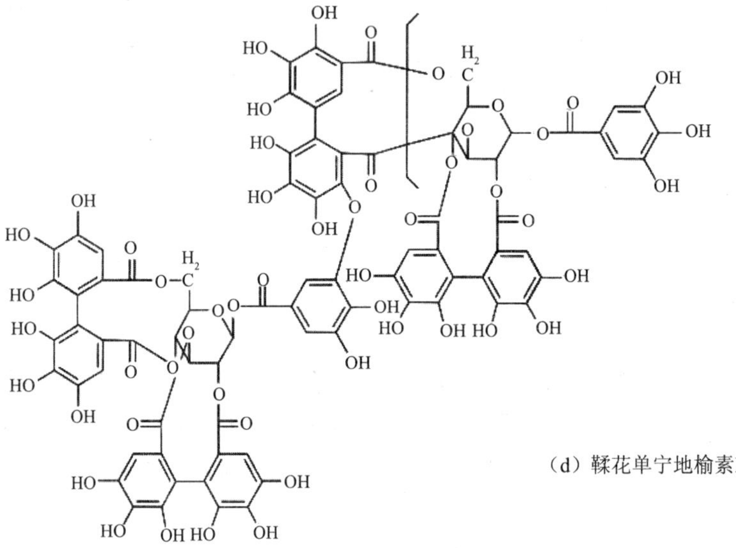

（d）鞣花单宁地榆素H6

图 8.1　树莓中检出的几种常见的多酚

（a）槲皮素　　　　　　　（b）芹黄素　　　　　　　（c）柚皮苷

（d）＋（－）儿茶素　　　　　（e）矢车菊素

图 8.2　树莓中含量最多的类黄酮

黄酮类是水果中常见类黄酮的另一个亚类，结构特点是在黄酮醇分子上带有各种碳取代基。芹黄素是最常见的黄酮，取代基的位置出现在 A 环和 C 环上［图 8.2 (b)］；芹黄素在甜瓜、西瓜、葡萄和甜椒等果蔬中均有检出[15]。但树莓中黄酮类的鉴定还不完全[20]。

黄烷酮类是类黄酮中生物活性很强的另一个亚类，属于羟基化、糖基化和甲氧基化衍生物。柑橘类水果中含量最丰富的是柚皮苷和橘皮苷（黄烷酮糖苷）及其糖苷配基［黄烷酮苷元，图 8.2 (c)］[17,22,23]。黄烷酮类在柑橘类水果中普遍存在，尤其是葡萄柚、橙和柠檬[15,19,23]。黄烷-3-醇（或黄烷醇类）是结构最复杂的类黄酮之一，其结构特点是在单体单元杂环分子 C 环上的 C2 和 C3 位有两个手性中心，如（＋）-儿茶素［图 8.2 (d)］[18,22,24]。（＋）-儿茶素、表儿茶素、表没食子儿茶素和原花色素等黄烷醇是葡萄、可可、苹果、桃、油桃和浆果中含量最丰富的类黄酮成分[11,15,19,23]。黄烷醇类使某些水果的口感发苦、发涩[17,18]，树莓中检出了柚皮苷对映异构体[21]。

花色素类是类黄酮的另一个亚类，在食用植物中分布广泛，并以糖共轭态的形式存在，常被称为花青素[22]。最常见的花色素有矢车菊素、天竺葵素、花翠素、牵牛花色素、芍药花青素和锦葵色素（图 8.3），它们都是原花色素在酸性和高温条件下的产物[18]。花色素使水果（如红葡萄、蓝莓、树莓、蔓越橘和草莓）呈色[17,22]。

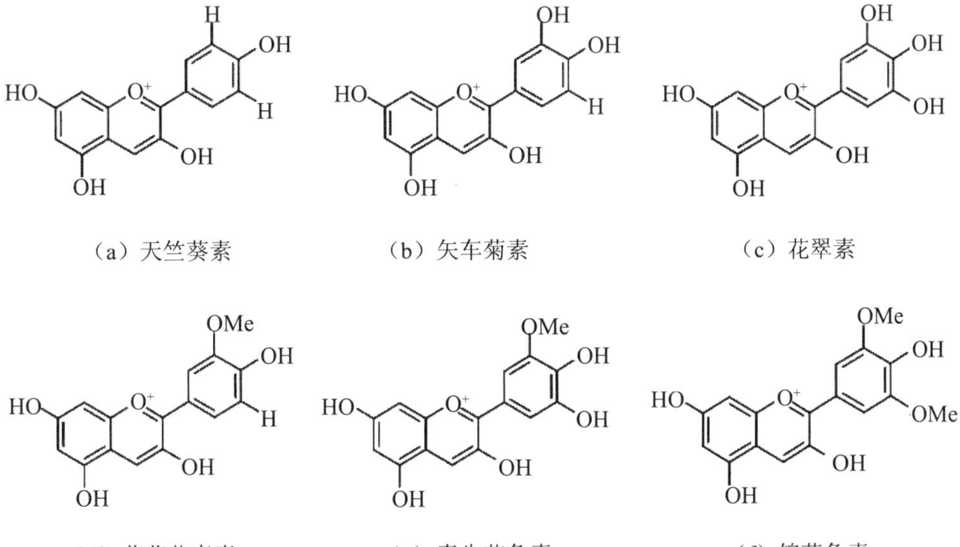

（a）天竺葵素　　　　　（b）矢车菊素　　　　　（c）花翠素

（d）芍药花青素　　　　（e）牵牛花色素　　　　（f）锦葵色素

图 8.3　树莓干中的花色素

有关树莓干中植物化学成分的报道很少。最近，Mejia-Meza 等人[21]研究了不同干制工艺对树莓干中多酚类糖苷及其苷元类成分的保持性（表 8.1）。

表 8.1 不同工艺干制的树莓干中多酚类糖苷及其苷元的保留含量（以干基计）

多酚	鲜果	含量／（mg/g）			
		冻干法	微波真空法	热风法	热风＋微波真空法
糖苷类					
鞣花酸	2.53±0.29	0.66±0.01[a]	2.14±0.02	0.18±0.03[a]	3.12±0.36
槲皮素	2.18±0.20	0.58±0.03[a]	1.02±0.06[a]	0.41±0.06	1.63±0.22[a]
根皮苷	0.02±0.002	0.012±0.007[a]	0.017±0.001	0.03±0.005[a]	0.09±0.001[a]
R-柚皮苷	0.13±0.01	0.019±0.001[a]	0.017±0.001[a]	0.018±0.001[a]	0.42±0.02[a]
S-柚皮苷	0.09±0.01	0.048±0.002[a]	0.051±0.00[a]	0.138±0.001[a]	0.032±0.005[a]
山萘酚	0.49±0.04	0.260±0.034[a]	0.660±0.040[a]	0.287±0.036[a]	0.048±0.003[a]
苷元类					
鞣花酸	1.15±0.10	0.142±0.008[a]	0.342±0.020[a]	0.152±0.023[a]	0.068±0.006[a]
槲皮素	0.188±0.017	0.023±0.001[a]	0.034±0.001[a]	0.118±0.023[a]	0.170±0.018[a]
根皮苷	0.414±0.041	0.002±0.001[a]	0.002±0.001[a]	0.029±0.001[a]	0.014±0.001[a]
R-柚皮苷	0.05±0.01	0.001±0.000[a]	—	0.004±0.001[a]	0.003±0.001[a]
S-柚皮苷	0.041±0.005	0.020±0.008[a]	—	0.051±0.001[a]	0.066±0.005[a]
山萘酚	0.101±0.011	0.05±0.01[a]	0.068±0.003[a]	0.008±0.002[a]	0.022±0.001[a]

资料来源：经 Mejia-Meza 等人同意后编辑[21]。数据表示为：均值±SEM（$n=9$）；[a]表示与鲜树莓有显著性差异（$P<0.05$）。

　　该项研究测定了不同工艺的树莓干（冻干法、微波真空法、热风法、热风＋微波真空法）及其鲜果中各种多酚类成分（包括鞣花酸、槲皮素、根皮苷、R-柚皮苷、S-柚皮苷、山萘酚及其苷元）的含量。结果表明，鲜树莓中糖苷及其苷元类成分的含量明显高于其干果（$P \leqslant 0.05$）。鞣花酸和槲皮素在鲜果及干果中的含量均为最高。脱水使多酚含量下降，而用微波真空法与热风＋微波真空法加工时，干果的多酚含量则高于其鲜果（表 8.1）。微波真空法加工的树莓干，其山萘酚葡萄糖苷的含量（0.660mg/g，以干基计）明显高于其他干制法（$P \leqslant 0.05$）。该研究还测定了树莓干中鞣花酸、槲皮素、根皮苷、R-柚皮苷、S-柚皮苷、山萘酚等糖苷及其苷元的含量。鞣花酸苷元与山萘酚苷元在微波真空的树莓干中保留较多（0.342mg/g，以干基计）；相对于其他干制方法，槲皮素苷元在热风法或微波真空法中的保留较多。树莓以相对较高的多酚含量而知名，其中类黄酮占 60%、酚酸类占 30%、单宁类占 10%[25]。这些成分因抗癌性而被广为研究[26,27]。

　　花青素使某些植物的果、花和叶呈红色和蓝色[22,28]，蓝莓、树莓、草莓和红葡萄中的花青素含量都很高（表 8.2）[19,29-31]。树莓中已检出矢车菊素-3-葡萄糖苷、矢车菊素-3-芸香糖苷、矢车菊素-3-槐糖苷和天竺葵素-3-葡萄糖苷[20]。富含花青素的食品近来广为流行，是由于人们对其多重保健性的关注度上升所致，包括抗氧化、抗炎、抗癌，以及最近报道的化疗保护性、血管保护性与抗肿瘤性等[29]。

表 8.2　部分水果中的总花青素含量

水果	方法	总花青素	单位	参考文献
桑葚	分光光度法	137～2057	μg M3GE/g	[29]
黑莓（未加工）	HPLC 法	81～86	mg/100g	[19]
蓝莓（未加工）	HPLC 法	157～112	mg/100g	[19]
樱桃（未加工）	HPLC 法	35～120	mg/100g	[19]
蔓越橘（未加工）	HPLC 法	86.1	mg/100g	[19]
树莓（未加工）	HPLC 法	26～38	mg/100g	[19]
草莓（未加工）	HPLC 法	8～40	mg/100g	[19]
李子（未加工）	HPLC 法	12.5	mg/100g	[19]
油桃（未加工）	HPLC 法	3.5	mg/100g	[19]
桃（未加工）	HPLC 法	1.5	mg/100g	[19]
树莓（未加工）	HPLC 法	1008～1350	mg C3GE/g	[45]
Aksu Kirizisi				
水提取物	分光光度法	49.3	mg C3GE/100g	[31]
甲醇提取物	分光光度法	24.8	mg C3GE/100g	[31]
Newburgh				
水提取物	分光光度法	69.5	mg C3GE/100g	[31]

表 8.2（续）

水果	方法	总花青素	单位	参考文献
甲醇提取物	分光光度法	16.3	mg C3GE/100g	[31]
Rubin				
水提取物	分光光度法	60.3	mg C3GE/100g	[31]
甲醇提取物	分光光度法	2424.1	mg C3GE/100g	[31]
Heritage				
水提取物	分光光度法	22.4	mg C3GE/100g	[31]
甲醇提取物	分光光度法	12.4	mg C3GE/100g	[31]
Hollanda Boduru				
水提取物	分光光度法	45.6	mg C3GE/100g	[31]
甲醇提取物	分光光度法	24.3	mg C3GE/100g	[31]

HPLC：高效液相色谱法；M3GE：锦葵素－3－葡萄糖苷当量；C3GE：矢车菊素－3－葡萄糖苷当量。

红树莓鲜果的总抗氧化能力有大约 25％ 来自花青素[32]，其干果则因干制方法的不同而存在一定差异。酚类成分对加热、氧化、脱水或其他热处理工艺（如巴氏消毒）敏感，并常因此而明显变色，多酚类成分也会有所损失；采用不同的干制方法时，此类变化的程度有所不同[21，33-35]。

8.3.2 酚酸

酚酸是水果中多酚的另一个重要亚类，主要为羟基苯甲酸和/或羟基苯丙烯酸衍生物。羟基苯甲酸衍生的酚酸有没食子酸、香草酸、原儿茶酸和丁香酸；而羟基苯丙烯酸衍生的酚酸则有对-香豆酸、咖啡酸和阿魏酸[18，22]。蓝莓、树莓、樱桃、苹果和可可等水果的酚酸含量均很高[15]。没食子酸是最常见的酚酸，并成为没食子单宁的基本单元；并与鞣花酸共同构成了鞣花单宁的二级单元。没食子单宁与和鞣花单宁也被称为可水解单宁，在稀酸环境下会释放出没食子酸和鞣花酸，而缩合类单宁则不然[22]。咖啡酸是最常见的羟基苯丙烯酸衍生物。据报道，树莓干中含有鞣花酸苷元及其糖苷[21]，此外还含有 3′-咖啡酰奎尼酸、对-香豆酸葡萄糖酯和肉桂酰葡萄糖酯[20]。

8.3.3 单宁

单宁是水果中最广泛存在的多酚类物质之一，并被分为缩合类单宁（原花色素类）和可水解单宁两大类[36]。缩合类单宁属于大分子化合物，由多个黄烷醇或者黄烷-3-醇单体单元（如（+）-儿茶素、（-）-表儿茶素、（+）-没食子儿茶素和（-）-表没食子儿茶素等）构成。黄烷醇单体杂环的 C-4 位与其 C-6 或 C-8 的邻位发生氧化缩合，生成低聚及多聚原花色素[5，22，36]。缩合类单宁是许多富含单宁的食品（如红酒和茶）的涩味来源，原因是单宁与唾液蛋白发生了沉淀反应。树莓中尚无缩合类单宁的报道。Rao 等人称[12]，树莓中的多酚主要为花青素类与可水解单宁。更确切地说，树莓富含矢车菊素糖苷，其鞣花单宁（可水解成鞣花酸）的含量在所有浆果中最高。

8.4　树莓干的抗氧化性

水果是具有抗氧化活性的酚类物质的良好来源，尤其是类黄酮、酚酸和单宁。单纯采用某种方法来测定抗氧化活性时，其结果难以解释、而且经常难以判断水果中不同抗氧化成分的相互作用或协同作用，并难以概括水果的总抗氧化性。为此，人们研发出多种用于测定食品中酚类成分抗氧化性的方法，包括体外和体内试验方法。体外试验分为两类，即氢原子转移反应与单电子迁移反应[37]。单电子迁移反应常用于测定水果中多酚类成分的抗氧化性，其机理是以指示剂表示反应终点的氧化还原反应。此类试验方法包括：TEAC 法（抗氧化活性水溶性维生素 E 当量）、ORAC 法（氧自由基的吸收能力）、DPPH 法（2，2-二苯基-1-苦基肼）和 FRAP 法（铁离子还原抗氧化能力）。

表 8.3 列出了多种水果提取物的抗氧化活性[9,31,30,38-41]。多数水果的测定结果来自其鲜果，但也有一些来自其干果（如树莓），或可根据干制方法外推至其鲜果。虽然有些水果（如苹果和浆果）以抗氧化活性强而闻名，但由于分析方法不同而难以比较其测定结果。原因是方法不同，则原理不同，结果也不同。此外，对水果样品的描述也往往不够完整，例如样品的贮存和制备方法，尤其是当测量结果表示为加工食品时。抗氧化活性分析方法多、测量结果的单位不同、再加上已知的其他因素（如生长环境，以及采收、处置与贮藏方式等），都使得不同研究方法的测量结果间的比较困难重重。

表 8.3　部分水果中多酚的抗氧化活性

水果	方法	抗氧化性	单位	参考文献
番茄	TOSC	10.4	μmol VCE/g	[38]
蓝莓				
野生	FRAP	44	μmol CE/g	[39]
栽培	FRAP	96	μmol CE/g	[39]
野生	FRAP	71	μmol CE/g	[39]
栽培	FRAP	78	μmol CE/g	[39]
伞房花越橘	ORAC	50	mmol TE/g	[40]
红越橘	ORAC	19 - 130	μmol TE/g	[40]
树莓	ESR	410	弗雷米基数$\times 10^{16}$	[30]
树莓				
Aksu Kirizisi				
水提取物	TEAC	68.0	μmol TE/g	[31]
甲醇提取物	TEAC	86.7	μmol TE/g	[31]

表 8.3（续）

水果	方法	抗氧化性	单位	参考文献
Newburgh				
水提取物	TEAC	86.7	μmol TE/g	[31]
甲醇提取物	TEAC	98.6	μmol TE/g	[31]
Rubin				
水提取物	TEAC	64.4	μmol TE/g	[31]
甲醇提取物	TEAC	72.9	μmol TE/g	[31]
Heritage				
水提取物	TEAC	65.4	μmol TE/g	[31]
甲醇提取物	TEAC	74.3	μmol TE/g	[31]
Hollanda Boduru				
水提取物	TEAC	69.7	μmol TE/g	[31]
甲醇提取物	TEAC	117	μmol TE/g	[31]
树莓				
Aksu Kirizisi				
水提取物	DPPH	76.6	μmol TE/g	[31]
甲醇提取物	DPPH	122	μmol TE/g	[31]
Newburgh				
水提取物	DPPH	89.1	μmol TE/g	[31]
甲醇提取物	DPPH	122	μmol TE/g	[31]
Rubin				
水提取物	DPPH	64.1	μmol TE/g	[31]
甲醇提取物	DPPH	96.7	μmol TE/g	[31]
Heritage				
水提取物	DPPH	66.0	μmol TE/g	[31]
甲醇提取物	DPPH	81.2	μmol TE/g	[31]
Hollanda Boduru				
水提取物	DPPH	77.6	μmol TE/g	[31]
甲醇提取物	DPPH	142	μmol TE/g	[31]
苹果				
红元帅（果皮）	FRAP	17800	μmol CE/g	[9]
君袖（果皮）	FRAP	10040	μmol CE/g	[9]
艾达红（果皮）	FRAP	12100	μmol CE/g	[9]

表 8.3（续）

水果	方法	抗氧化性	单位	参考文献
红元帅（果肉）	FRAP	920	μmol CE/g	[9]
君袖（果肉）	FRAP	6430	μmol CE/g	[9]
艾达红（果肉）	FRAP	2750	μmol CE/g	[9]
艾达红（果皮）	TOSC	312	μmol VCE/g	[9]
艾达红（果肉）	TOSC	47	μmol VCE/g	[9]
艾达红（果肉＋果皮）	TOSC	72	μmol VCE/g	[9]
芹川（果皮）	TOSC	228	μmol VCE/g	[9]
芹川（果肉）	TOSC	68	μmol VCE/g	[9]
芹川（果肉＋果皮）	TOSC	132	μmol VCE/g	[9]
金冠（黄元帅）				
全果（果皮）	DPPH	15.4	mmol TE/g	[41]
有机（果皮）	DPPH	13.2	mmol TE/g	[41]
全果（果肉）	DPPH	4.10	mmol TE/g	[41]
有机（果肉）	DPPH	2.68	mmol TE/g	[41]

TOSC：总氧自由基清除能力；ORAC：氧自由基吸收能力；ESR：电子自旋共振；TEAC：抗氧化活性水溶性维生素 E 当量；FRAP：铁离子还原抗氧化能力；DPPH：二苯基苦基苯肼；VCE：维生素 C 当量；CE：儿茶酸当量。

新鲜树莓的多酚、总酚、花青素含量及抗氧化活性均高于其干果[21]。微波真空法及热风＋微波真空法干制的树莓干，对鞣花酸、槲皮素、山奈酚、糖苷配基及总多酚的保留高于其他方法（包括单独采用热风干燥法和冷冻干燥法）。总花青素的热稳定性比多酚还差。多酚类糖苷配基可能比糖苷更耐高温（干制温度），且采用"热风＋微波"的方式时干制温度对其影响更小。多酚类糖苷配基的降脂效果明显强于糖苷类成分[21]。上述研究结果提示，食用树莓（鲜果或干果）是人体抗氧化剂的重要来源，若将其体外研究结果外推至体内研究，则它们同时还是降脂食品。

8.5　树莓干的保健作用

体外研究结果显示，类黄酮（槲皮素和山奈酚）、酚酸（没食子酸和鞣花酸）和单宁（红酒中的多酚）等水果中的多酚类成分，对某些癌细胞系（结肠癌和乳腺癌）的扩散具有抑制作用[17]。它们具有很强的抗氧化活性，可抑制自由基反应的蔓延[11,40]。在体外研究中，抗氧化剂有利于抑制与衰老、癌症和心血管病相关的因自由基而诱发的反应[29]。最近，有人研究了包括树莓在内的浆果对癌细胞扩散的影响，表 8.4 概括了其研究成果[42-44]。举例来说，有报道称：一种质量浓度为 50μg/mL 没食子酸当量（GAE）的树莓提取物，使 HT115 癌细胞的扩散率（以细胞浸润定量）下降了 95%[44]。

表 8.4　浆果的抗癌活性（体外研究）

水果	方法	扩散率下降/%	质量浓度	参考文献
黑树莓	HT－29/HCT116	78	$200\mu g/mL$	[42]
蓝莓	HT－29/HCT116	78	$200\mu g/mL$	[42]
黑莓	HT－29/HCT116	78	$200\mu g/mL$	[42]
树莓提取物	HT115	95（细胞浸润）	$50\mu g\ GAE/mL$	[43]
草莓提取物	HT－29/MCF7	41－63/26－56	$0－200\mu g/mL$	[44]

GAE：没食子酸当量。

8.6　总结

树莓（鲜果或干果）因富含多酚类化合物而著称，而其中又以类黄酮、酚酸和单宁等分布最广泛的亚类为主。酚类化合物成为研究热点，原因是它们具有很多生物学属性（包括抗氧化、抗癌、抗菌、抗高血脂和抗炎等），这些属性可能有助于降低肥胖、Ⅱ型糖尿病、心血管病和癌症等慢性病的风险。因此，健康专家们发起了一项活动，鼓励消费者多吃富含抗氧化剂的食物，将其作为一种减少许多疾病的植物化学预防策略。但是，我们对多数水果中的多酚类成分及其生物活性还知之甚少，对不同加工方式如何影响其含量和生物活性也了解不多。正如本章所述，树莓中含有各类多酚成分，使其具有明显的抗氧化性，其生物活性也在体外研究中被观测到。当前，为延长水果的货架期所采用的保鲜技术（包括脱水）和某些加工技术，已被证实对多酚的保留存在负面影响（因干制方法而异）。以脱水法为例，热风干燥法造成的酚类成分损失通常远大于其他干制方法（如冻干法、或"热风＋微波真空干燥法"）。若需为消费者提供负责任的建议，以促进鲜果、干果、或加工水果的消费，则是否能够提供一份合理的有关酚类成分含量和生物活性的评估报告将至关重要。该结论应可适用于树莓和任何其他水果，因为水果的成分和生物学基质可比性很高。

参考文献

[1] The Worlds Healthiest Foods. （2012）The World's Healthiest Foods. Published online at：http：//whfoods. org/genpage. php? tname＝nutrientprofile&dbid＝23，last accessed January 9，2012.

[2] FAO. （2012）Agricultural Production：Countries by Commodity—Raspberries. Published online at：http：//faostat. fao. org/site/339/default. aspx，last accessed January 9，2012.

[3] Tang，J. & Yang，T. （2003）Dehydrated vegetables：principles and systems. In：Handbook of Vegetable Preservation and Processing（ed. Y. H. Huied）. Marcel Dekker，New York，NY，pp. 335－372.

[4] Mousa，M. F. A. N. （2002）Microwave vacuum drying of banana slices. Drying Technology，20，2055－2066.

［5］Clary，C. D.，Wang，S. & Petrucci，V. F.（2005）Fixed and incremental levels of microwave power application on drying grapes under vacuum. Journal of Food Science，70，344 - 349.

［6］Reid，D. S. & Fennema，O. R.（2007）Water and ice In：Food Chemistry，4th edn.（eds S. Damodaran，K. Parkin & O. R. Fennema）. CRC Press Taylor & Francis Group，Boca Raton，FL，pp. 17 - 94.

［7］Clary，C. D.，Mejia - Meza，E.，Wang，S. & Petrucci，V. E.（2007）Improving grape quality using microwave vacuum drying associated with temperature control. Journal of Food Science，72，E023 - E028.

［8］Giri，S. P. A. S.（2005）Drying kinetics and rehydration characteristics of microwave - vacuum and convective hot - air dried mushrooms. Journal of Food Engineering，78，512 - 521.

［9］Tsao，R.，Yang，R.，Xie，S.，Sockovie，E. & Khanizadeh，S.（2005）Which polyphenolic compounds contribute to the total antioxidant activities of apple? Journal of Agricultural and Food Chemistry，53，4989 - 4995.

［10］Wolfe，K.，Wu，X. & Liu，R. H.（2003）Antioxidant activity of apple peels. Journal of Agricultural and Food Chemistry，51，609 - 614.

［11］Bravo，L.（1998）Polyphenols：chemistry，dietary sources，metabolism，and nutritional significance. Nutrition Reviews，56，317 - 333.

［12］Rao，A. V.（2010）Raspberries and human health：a review. Journal of Agricultural and Food Chemistry，58，3872 - 3883.

［13］Kris - Etherton，P. M.，Hecker，K. D.，Bonanome，A.，Coval，S. M.，Binkoski，A. E.，Hilpert，K. F.，Griel，A. E. & Etherton，T. D.（2002）Bioactive compounds in foods：their role in the prevention of cardiovascular disease and cancer. American Journal of Medicine，113，71S - 88S.

［14］Crespy，V.，Morand，C.，Besson，C.，Cotelle，N.，Vezin，H.，Demigne，C. & Remesy，C.（2003）The splanchnic metabolism of flavonoids highly differed according to the nature of the compound. American Journal of Physiology—Gastrointestinal and Liver Physiology，284，G980 - G988.

［15］Sakakibara，H.，Honda，Y.，Nakagawa，S.，Ashida，H. & Kanazawa，K.（2003）Simultaneous determination of all polyphenols in vegetables，fruits，and teas. Journal of Agricultural and Food Chemistry，51，571 - 581.

［16］Hertog，M. G.，Feskens，E. J.，Hollman，P. C.，Katan，M. B. & Kromhout，D.（1993）Dietary antioxidant flavonoids and risk of coronary heart disease：the Zutphen Elderly Study. Lancet，342，1007 - 1011.

［17］Scalbert，A.，Manach，C.，Morand，C.，Remesy，C. & Jimenez，L.（2005）Dietary polyphenols and the prevention of diseases. Critical Reviews in Food Science and Nutrition，45，287 - 306.

[18] Nichenametla, S. N. , Taruscio, T. G. , Barney, D. L. & Exon, J. H. (2006) A review of the effects and mechanisms of polyphenolics in cancer. Critical Reviews in Food Science and Nutrition, 46, 161－183.

[19] Harnly, J. M. , Doherty, R. F. , Beecher, G. R. , Holden, J. M. , Haytowitz, D. B. , Bhagwat, S. & Gebhardt, S. (2006) Flavonoid content of US fruits, vegetables, and nuts. Journal of Agricultural and Food Chemistry, 54, 9966－9977.

[20] Proteggente, A. R. , Pannala, A. S. , Paganga, G. , Van Buren, L. , Wagner, E. , Wiseman, S. , Van De Put, F. , Dacombe, C. & Rice－Evans, C. A. (2002) The antioxidant activity of regularly consumed fruit and vegetables reflects their phenolic and vitamin C composition. Free Radical Research, 36, 217－233.

[21] Mejía-Meza, E. I. , Yánez, J. A. , Remsberg, C. M. , Takemoto, J. K. , Davies, N. M. , Rasco, B. & Clary, C.(2010) The effect of dehydration on raspberries: polyphenol and anthocyanin retention, anti－oxidant capacity and anti－adipongenic activity. Journal of Food Science, 75, H5－H12.

[22] Crozier, A. , Yokota, T. , Jaganath, I. B. , Marks, S. , Saltmarsh, M. & Clifford, M. N. (2006) Secondary metabolites in fruits, vegetables, beverages, and other plant－based dietary components. In: Plant Secondary Metabolites: Occurrence, Structure and Role in the Human Diet (eds A. Crozier, M. N. Clifford & H. Ashihara). Wiley－Blackwell Publishing, Oxford, UK, pp. 208－302.

[23] Espin, J. C. , Garcia－Conesa, M. T. & Tomas－Barberan, F. A. (2007) Nutraceuticals: facts and fiction. Phytochemistry, 68, 2986－3008.

[24] Iriti, M. & Faoro, F. (2006) Grape phytochemicals: A bouquet of old and new nutraceuticals for human health. Medical Hypotheses, 67, 833－838.

[25] Puupponen－Pimia, R. , Nohynek, L. , Alakomi, H. L. & Oksman－Caldentey, K. M. (2005) The action of berry phenolics against human intestinal pathogens. Biofactors, 23, 243－251.

[26] Juranic, Z. & Zizak, Z. (2005) Biological activities of berries: from antioxidant capacity to anti－cancer effects. Biofactors, 23, 207－211.

[27] Skupien, K. , Oszmianski, J. , Kostrzewa－Nowak, D. & Tarasiuk, J. (2006) In vitro antileukaemic activity of extracts from berry plant leaves against sensitive and multidrug resistant HL60 cells. Cancer Letters, 236, 282－291.

[28] McDougall, G. J. , Dobson, P. , Smith, P. , Blake, A. & Stewart, D. (2005) Assessing potential bioavailability of raspberry anthocyanins using an in vitro digestion system. Journal of Agricultural and Food Chemistry, 53, 5896－5904.

[29] Bae Song－Hwan, S. H. －J. (2007) Antioxidant activities of five different mulberry cultivars in Korea. LWT—Food Science and Technology, 40, 955－962.

[30] Mullen, W. , Marks, S. C. & Crozier, A. (2007) Evaluation of phenolic compounds in commercial fruit juices and fruit drinks. Journal of Agricultural and Food

Chemistry，55，3148 - 3157.

[31] Sariburun, E. , S, ahin, S. , Demir, C. , Turkben, C. & Uylas̈er, V. (2010) Phenolic content and antioxidant activity of raspberry and blackberry cultivars. Journal of Food Science, 75, C328 - C335.

[32] Beekwilder, J. , Hall, R. D. & de Vos, C. H. （2005）Identification and dietary relevance of antioxidants from raspberry. Biofactors, 23, 197 - 205.

[33] Lin, T. M. , Durance, T. D. & Scaman, C. H. （1998）Characterization of vacuum microwave, air and freeze dried carrot slices. Food Research International, 31, 111 - 117.

[34] Yousif, A. N. , Scaman, C. H. , Durance, T. D. & Girard, B. (1999) Flavor volatiles and physical properties of vacuum - microwave - and air - dried sweet basil（Ocimum basilicum L. ）. Journal of Agricultural and Food Chemistry, 47, 4777 - 4881.

[35] Kwok, B. H. L. , Hu, C. , Durance, T. & Kitts, D. D. （2004）Dehydration techniques affect phytochemical contents and free radical scavenging activities of saskatoon berries（Amelanchier alnifolia Nutt. ）. Journal of Food Science, 69, 122 - 126.

[36] Singh, B. , Bhat, T. K. & Singh, B. （2003）Potential therapeutic applications of some antinutritional plant secondary metabolites. Journal of Agricultural and Food Chemistry, 51, 5579 - 5597.

[37] Huang, D. , Ou, B. & Prior, RL. （2005）The chemistry behind antioxidant capacity assays. Journal of Agricultural and Food Chemistry, 53, 1841 - 1856.

[38] Dewanto, V. , Wu, X. , Adom, K. K. & Liu, R. H. （2002）Thermal processing enhances the nutritional value of tomatoes by increasing total antioxidant activity. Journal of Agricultural and Food Chemistry, 50, 3010 - 3014.

[39] Schmidt, B. M. , John, W. , Erdman, J. & Lila, A. M. A. （2005）Effect of food processing on blueberry antiproliferation and antioxidant activity. Journal of Food Science, 70, S389 - S394.

[40] Moyer, R. A. , Hummer, K. E. , Finn, C. E. , Frei, B. & Wrolstad, R. E. （2002）Anthocyanins, phenolics, and antioxidant capacity in diverse small fruits: vaccinium, rubus, and ribes. Journal of Agricultural and Food Chemistry, 50, 519 - 525.

[41] Chinnici, F. , Bendini, A. , Gaiani, A. & Riponi, C. （2004）Radical scavenging activities of peels and pulps from cv. golden delicious apples as related to their phenolic composition. Journal of Agricultural and Food Chemistry, 52, 4684 - 4689.

[42] Seeram, N. P. , Adams, L. S. , Zhang, Y. , Lee, R. , Sand, D. , Scheuller, H. S. & Heber, D. （2006）Blackberry, black raspberry, blueberry, cranberry, red raspberry, and strawberry extracts inhibit growth and stimulate apoptosis of human cancer cells in vitro. Journal of Agricultural and Food Chemistry, 54, 9329 - 9339.

[43] Coates, E. M. , Popa, G. , Gill, C. I. , McCann, M. J. , McDougall, G. J. , Stewart, D. & Rowland, I. （2007）Colon - available raspberry polyphenols exhibit anti - cancer

effects on in vitro models of colon cancer. Journal of Carcinogenesis, 6, 4.

[44] Olsson, M. E. (2006) Antioxidant levels and inhibition of cancer cell proliferation in vitro by extracts from organically and conventionally cultivated strawberries. Journal of Agricultural and Food Chemistry, 54, 1248 – 1255.

[45] Mullen, W., McGinn, J., Lean, M. E., MacLean, M. R., Gardner, P., Duthie, G. G., Yokota, T. & Crozier, A. (2002) Ellagitannins, flavonoids, and other phenolics in red raspberries and their contribution to antioxidant capacity and vasorelaxation properties. Journal of Agricultural and Food Chemistry, 50, 5191 – 5196.

第9章 脱水草莓植物化学抗氧化剂及其保健作用

Rong Tsao and Hongyan Li

9.1 简介

果蔬是具有保健作用的抗氧化性植物化学成分的良好来源，这些物质能够降低某些疾病（如心血管病、糖尿病和几种人类癌症[1-3]）的发病率。与其他食品相比，果蔬因其安全、廉价、口服生物利用度高等特点[4]而对人体更具保健价值。新鲜草莓与加工草莓中均含有大量植物化学成分[5]，其保健作用广为人知，如抗氧化、抗癌及抗动脉粥样硬化作用等[6,7]。有研究表明，脱水草莓还能够降低氧化性损伤病、心血管病和食道癌的罹患风险[8,9]。

全球各地均有草莓种植。美国的草莓年产量为 $635×10^4$ t，其中 83% 产自加州，其商业化品种主要包括 *Camarosa*、*Diamonte*、*Chandler* 和 *Selva* 草莓。由于草莓的自然成熟过程较快，且易感染真菌，导致其采摘期极短（仅有 $3\sim4$ 周），相应的货架期也很短[10]。草莓采摘后的贮存条件对其质地、色泽、风味、植物化学成分含量和抗氧化活性也有影响[11,12]。因此，绝大部分草莓的消费形式以冷冻草莓、脱水草莓、草莓酱、草莓酸奶、草莓罐头和草莓浓缩汁为主。一般认为，脱水草莓在色泽、风味（气味和口感）和耐贮藏等方面均表现良好。微波干燥与真空冻干等干燥方法被广泛用于加工各种优质的脱水草莓产品[13-15]。

草莓富含纤维、钾、抗坏血酸、叶酸等植物化学成分，且热量相对较低。据报道，脱水草莓中的植物化学成分主要有可水解单宁类、花青素类、黄酮醇类、黄烷醇类和香豆素糖苷类[16]。这些物质对鲜草莓或脱水草莓的总体抗氧化活性的贡献很大。另据报道，草莓的强抗氧化活性与其酚类物质的含量有关[17]。不过，植物化学成分的含量受到基因、生长环境、加工与贮藏方式，以及因分析方法不同而带来的误差等因素的影响[10,18-20]。因此，脱水草莓中植物化学成分的组成对其抗氧化活性，以及其他与人类健康有关的生物活性均有直接影响。

本章综述了有关草莓的植物化学成分与其抗氧化活性及其他潜在保健作用的最新研究成果。同时，也讨论了在草莓采摘后的贮藏与干燥或加工过程中，植物化学成分的组成与其抗氧化活性的影响因素。如需了解更多详情，或需对特定植物化学成分或草莓的功效做更深入的讨论，可参考其他综述[9,21,22]。

9.2 植物化学成分

草莓富含微量营养素与植物化学成分，其中多为酚类化合物。在冻干草莓粉提取物与鲜草莓提取物中检测出酚酸、可水解单宁或称鞣花单宁，香豆素糖苷类、花青素类、黄酮醇类和黄烷醇类[16]等成分。草莓中的酚酸主要有没食子酸、原儿茶酸、对-羟基苯甲酸、咖啡酸、对-香豆酸、邻-香豆酸、阿魏酸、反式肉桂酸和鞣花酸。其中，反式肉桂酸、对-香豆酸与鞣花酸的含量占比较高，分别为 566mg/kg、213mg/kg 和 212mg/kg[23]。脱水草莓中的黄酮醇主要为槲皮素糖苷类和花青素类。草莓中的花青素主要有天竺葵素糖苷和矢车菊素糖苷[16,24,25]。图 9.1 是草莓中主要酚类物质的化学结构式。草莓冻干粉中的总酚含量为 33.74g/kg 阿魏酸当量，花青素总含量为 3.51g/kg 矢车菊素-3-葡萄糖苷当量[23]。表 9.1 列出了草莓中主要的植物化学成分及其总量在干燥前后的含量变化。这些植物化学成分使草莓具有了抗氧化活性。不过，由于遗传基因、生长环境、采摘后的加工与处理方式均有所不同，且分析方法也存在误差，故在不同报道中，草莓的植物化学成分含量（无论是单个物质含量还是总量）都有明显差异[9,11]。

表 9.1　草莓冻干前后植物化学成分的含量变化

植物化学成分	鲜草莓 mg/100g	脱水草莓 mg/100g	变化趋势	参考文献
对-香豆酰基糖苷（p-Coumaroyl glycoside）	9.7	10.0	↑	[13]
鞣花酸苷（Ellagic acid glycoside）	13.6	9.0	↓	[13]
槲皮素（Quercetin）	12.2	14.4	↑	[13]
山萘酚（Kaempferol）	4.3	4.9	↑	[13]
儿茶素（Catechin）	47.4	47.8	↑	[13]
矢车菊素-3-葡萄糖苷（Cyanidin-3-glucoside）	8.3	9.9	↑	[13]
天竺葵素-3-葡萄糖苷（Pelargonidin-3-glucoside）	215.4	218.9	↑	[13]
天竺葵素-3-芸香糖甙（Pelargonidin-3-rutinoside）	11.0	8.5	↓	[13]
天竺葵素-3-丙二酰基-葡萄糖苷（Pelargonidin-3-malonyl-glucoside）	59.7	64.8	↑	[13]
花青素总量（矢车菊素-3-葡萄糖苷当量）	440	350	↓	[11, 13]
总酚含量	1906	1802	↓	[13]

注：上述结果均已折算为干物质中的含量，即以干基计的含量。

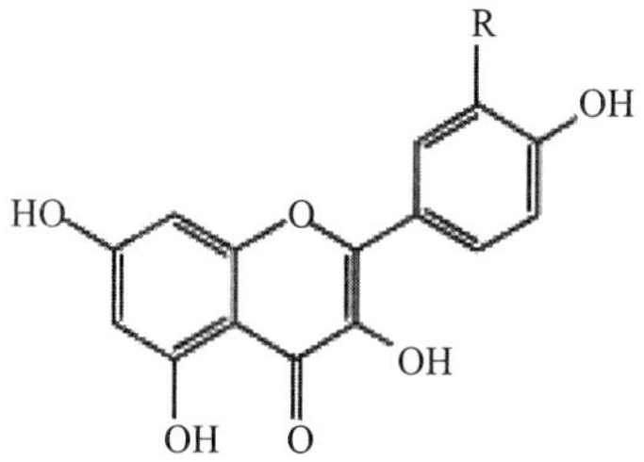

黄酮醇

Quercetin R—OH
Kaempferol R—H

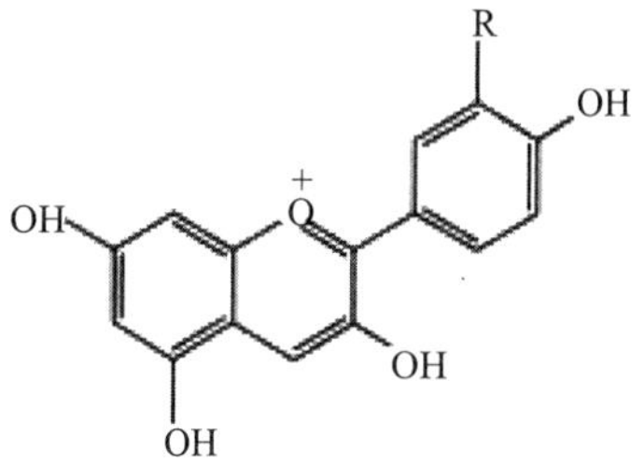

花青素

Cyanidin R—OH
Pelargonidin R—H

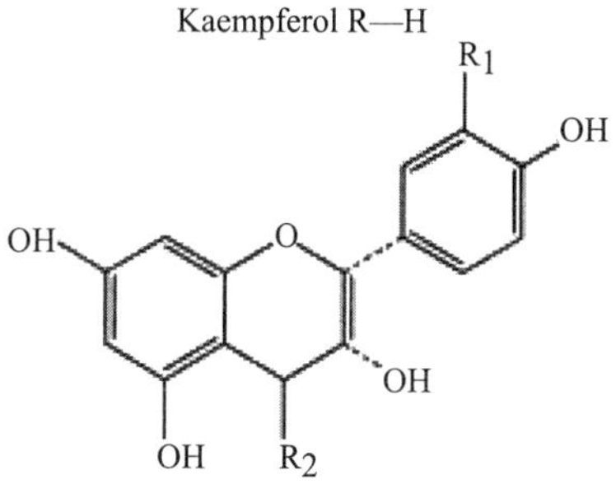

黄烷醇

Gatechin R$_1$—OH，R$_2$—H

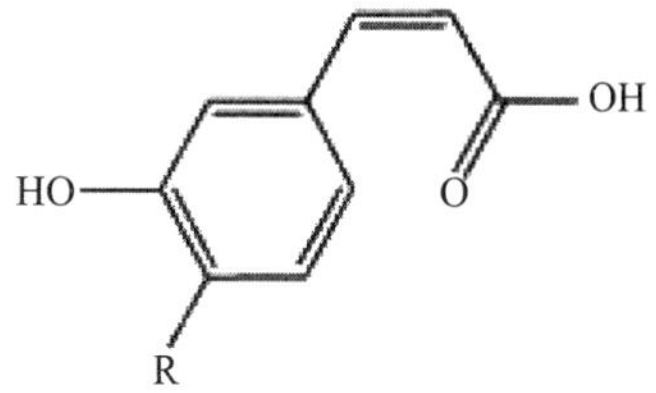

羟基苯丙烯酸

p-coumaric acid R—H

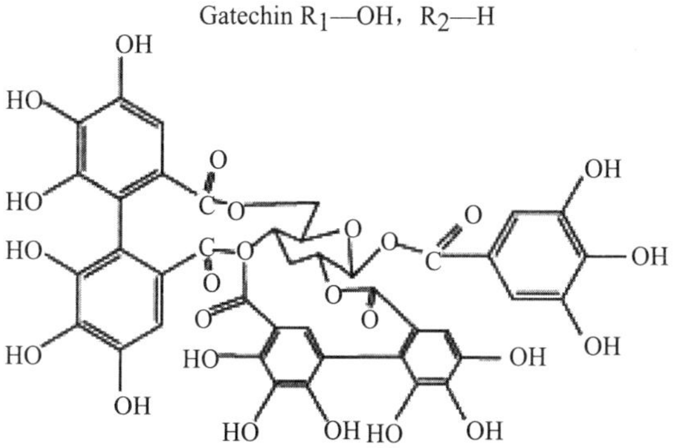

鞣花单宁

Galloyl-bis-HHDP-glucoside

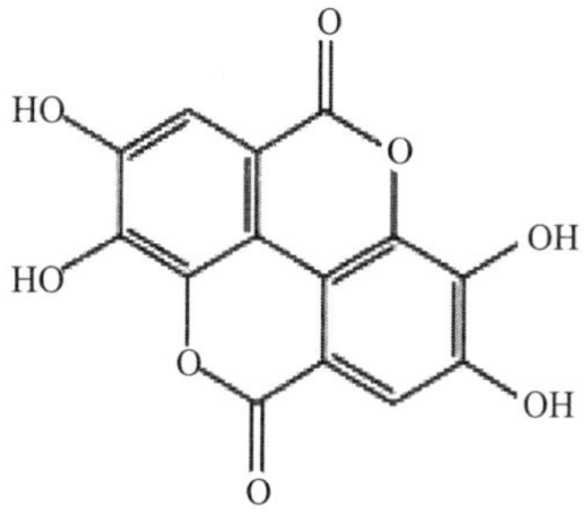

鞣花酸

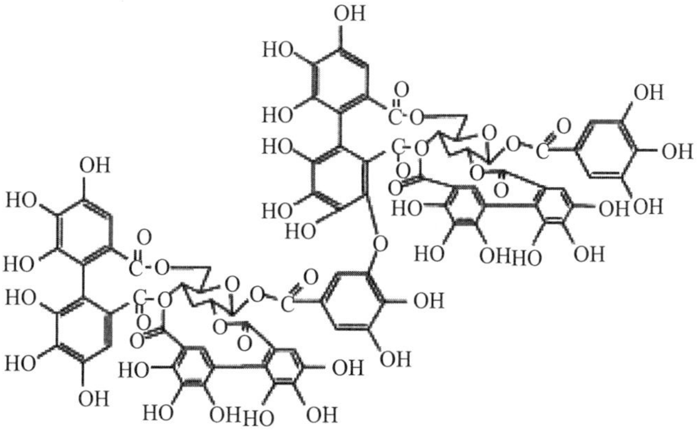

鞣花单宁

Sanguiin H-6

图 9.1　草莓中发现的主要的植物化学成分

9.2.1 可水解单宁

草莓中的可水解单宁包括鞣花酸类、鞣花酸糖苷类、鞣花单宁类和没食子单宁类。研究表明，它们的抗氧化能力很强，可有效预防多种与氧化性及压力有关的慢性病[26,27]。

有报道称，鞣花酸具有抗氧化性、抗增殖性和抗疟性[28]。不同品种的草莓中鞣花酸的含量存在巨大差异[29]。Sharma 等人利用人类 293 T 细胞系及一个由经典 Wnt 信道介导转录激活的荧光素酶报告基因证实，草莓鞣花酸提取物是潜在的抗癌剂[30]。Devipriya 等人对雌性 Wistar 大鼠（150～170g）喂以不同浓度的鞣花酸后发现，鞣花酸凭借使大鼠增重、恢复抗氧化状态、调节微量营养素含量，以及降低血脂水平等作用，可抑制酒精中毒[31]。

鞣花单宁是由鞣花酸或其他酚酸与糖分子酯化键合而成的可水解单宁。据报道，脱水草莓中的鞣花单宁具有抗氧化活性与化学防癌活性[26]。体外研究也表明，鞣花单宁（10～100μmol）具有抗动脉粥样硬化、抗血栓形成、抗炎及抗血管增生等作用[26]。Pinto 等人评估了从草莓中提取纯化的鞣花单宁对 α-淀粉酶、α-葡萄糖苷酶及血管紧张素 I 转换酶（ACE）的抑制活性，发现它们能够有效抑制细胞增殖，并对由 Ⅱ 型糖尿病导致的高血糖症和高血压症具有良好的控制潜力[32]。

不过，抗氧化的鞣花酸和鞣花单宁的生物利用度都很低。原因是，在 pH7.4 的生理环境下，它们的水溶性、渗透性和稳定性较差。这也正是其体外研究结果良好，而在活体内活性较差的原因所在[33]。

9.2.2 花青素

花青素使草莓呈现为独特的红色或粉红色，也是另一类具有抗氧化活性和保健作用的植物化学成分。花青素在植物体对抗生物/非生物胁迫的自我保护机制中发挥了一定作用，而且由于其独特的着色性，使它们得以在动植物生化分类鉴定中得到应用[34]。尽管在不同品种的脱水草莓中，花青素的含量（无论个体还是总量）有所不同，但主要成分均为天竺葵素和矢车菊素。草莓花青素的抗氧化能力很强，其矢车菊素-3-葡萄糖苷、天竺葵素和天竺葵素-3-芸香糖甙的含量分别达 7156μmol TE/mg、4922μmol TE/mg 和 5514μmol TE/mg[35]。

草莓花青素是在减少因氧化应激诱导的 PC12 细胞凋亡时发生作用的主要活性成分[17]。Basu 等人的报道称，各种草莓产品的提取物（包括鲜草莓、草莓汁和冻干草莓）及其纯化的花青素，在低密度脂蛋白的氧化、脂类的过氧化、全血的抗氧化活性、血脂异常血症及糖代谢过程中，均表现出了明显的促进作用[36]。

二糖或三糖花青素在动物体内不被代谢，基本上都经尿液直接排出。有文献报道，在摄入整整 24h 之后，草莓中的天竺葵素-3-葡萄糖苷在尿液中的回收率仍可高达 1.8%，这在植物花青素中是很高的值[37]。花青素也可以通过甲基化代谢，但非常有限。Wu 等人通过饲喂断奶仔猪的方法，研究了 3 种不同品种的草莓（野樱桃、黑加仑、接骨木果）中花青素的吸收和代谢，结果表明，非糖配基和糖基可通过甲基化作用、醛酸化作用，以及在同一花青素分子上生成不同衍生物的方式，来改变花青素的吸收和代谢[38]。最近，Prior 等人研究发现，用冻干草莓粉纯化的花青素（非全草莓提取物）饲喂小鼠（借水喂饮），能够阻止血脂异常血症与肥胖的发展[39]，同时发现，用纯化的草莓花青素而非冻干蓝莓粉全粉来饲喂雄性小鼠，能够减少肥胖的发生，其指标包括体重增加值、体脂重及附睾脂肪重量等，这些指标或许能够反映真实的减肥效果[40]。

9.2.3 黄酮醇与黄烷醇

脱水草莓中的槲皮素和山柰酚的衍生物均属于类黄酮的子类，即黄酮醇衍生物类。此外，草莓中还发现了其他黄酮醇衍生物，如儿茶酚衍生物类。采摘前的熟化与环境因素，以及采摘后的食品加工过程，均对黄烷醇的含量有显著影响[41]。Wojdylo 等人的研究表明，草莓中鞣花酸与黄烷醇的含量还受到不同干燥工艺及草莓品种的影响[13]。

流行病学研究发现，槲皮素或山柰酚的摄入量与某些疾病的患病风险降低之间存在正相关关系[42,43]。Zhang 等人[35]评估了草莓提取物中 10 种酚类化合物（矢车菊素-3-葡萄糖苷、天竺葵素、天竺葵素-3-葡萄糖苷、天竺葵素-3-芸香糖甙、山柰酚、槲皮素、山柰酚-3-（6'-香豆素）葡萄糖苷、3，4，5-三羟苯基-丙烯酸、对-香豆酸葡萄糖酯和鞣花酸）的抗氧化活性（TEAC 当量）与抗增殖活性（发光 ATP 细胞存活率检验）。结果发现，纯化的草莓类黄酮（100μg/mL）不仅具有良好的抗氧化活性，而且对人类口腔癌细胞（CAL-27，KB）、结肠癌细胞（HT29，HCT-116）和前列腺癌细胞（LNCaP，DU145）具有抗增殖活性。该研究还发现，草莓粗提物（250μg/mL）也具有类似的抑制活性[35]。

黄烷醇对血小板聚集、脉管炎和一氧化氮内皮代谢均有影响，在抗神经组织退化方面也可能具有保护作用[44]。Nakamura 等人发现，绿茶中的儿茶酚能够通过抑制IL-1β 的生成或破骨细胞生成的方式阻止脂多糖诱导的骨吸收[45]。另据报道，儿茶酚有助于治疗男性高危前列腺癌；并在不增加任何安全顾虑的前提下，对日本儿童的重度肥胖症和心血管疾病危险因子均有改进作用[46,47]。

对黄酮醇与黄烷醇的吸收取决于化合物的类型、化学键合方式（糖苷配基或糖苷）和食物基质[48]。总之，与其他类黄酮一样，黄酮醇和黄烷醇的生物利用度较低，主要原因在于它们在血浆和组织中检出的浓度很低，且在消化道内不稳定。

9.2.4 羟基肉桂酸衍生物

羟基肉桂酸衍生物（如对-香豆酸）在脱水草莓中很常见。通过分析二苯基苦基苯肼自由基（DPPH）及氧自由基吸收能力（ORAC），发现在几种主要的羟基肉桂酸中，咖啡酸的抗氧化活性最高，对-香豆酸的活性则最低[49]。不过，对-香豆酸是最常见的肉桂酸。有研究显示，对-香豆酸通过抗氧化应激与抗基因毒性作用，可对人工培养的哺乳动物细胞（HT-29，EMT6，SW620，LOVO，HCT-8）起到保护作用[50]。

对-香豆酸有着良好的抗血小板活性，且经口摄入后活性仍然有效，表明它或可用于血管病的一级预防[51]。对-香豆酸还具有抗阿霉素导致的氧化应激反应能力，从而对小鼠心脏起到保护作用，因此对癌症的治疗具有辅助治疗潜力[52]。Garrait 等人发现，对-香豆酸在被大鼠口服后可被所有消化器官吸收；而且，对-香豆酸在大鼠口服后的尿中排放量为 23％，与反式肉桂酸（为 0.3％）相比，其体内代谢率更低，更有益健康[53]。

9.3　植物化学成分的影响因子

文献报道的对不耐寒水果（如草莓）中的植物化学成分含量的影响因素包括：品种、施肥、护根覆盖、光照、温度、加工和储存条件等[54-56]。

9.3.1　基因与环境因素

无论对脱水草莓还是鲜草莓而言，基因和环境都是对其植物化学成分含量和组成最重要的影响因素。Tulipani 等人测定了不同品种的草莓中维生素 C、叶酸、对-香豆酸、鞣花酸衍生物、天竺葵素和花青素的含量，发现在基因型间其含量存在显著差异（$P<0.05$)[19,57]。其他人对不同草莓品种中类似植物化学组分的分析也发现了品种间的显著性差异[58,59]。育种和生物技术是当前用于增加水果（包括草莓）中植物化学成分含量的技术手段[60]。

有研究表明，特定草莓品种中的植物化学成分含量在其他因素的影响下也有明显变化。矿物成分、土壤类型、温度、光照和水分含量是报道中常见的影响草莓中植物化学成分含量的因素[61-63]。此外，农业技术也会影响植物化学成分成分。例如，与常规草莓相比，有机草莓的货架期更长、干物质更多、抗氧化活性更强、维生素 C 和酚类物质的含量也更高[64,65]。原因在于有机土壤中的微生物作用使其具有良好的恢复能力[64]。有机草莓的抗坏血酸盐-脱氢抗坏血酸转化率及对 HT29 细胞和 MCF-7 细胞的抗增殖活性均高于常规草莓[66]。Shehata 等人发现，在堆肥地块生长的草莓比无机肥地块上的草莓总产量高，且可溶性固形物含量及花青素含量也更高[67]。

9.3.2　采后贮藏因素

草莓的采后贮藏条件对其植物化学成分可能会有影响。导致鲜草莓中的植物化学成分降解的主要原因有氧、光照和酶（如多酚氧化酶）[68]。此外，花青素的生物合成对此也有影响，因为生物合成在采后的草莓体内仍在持续进行（采后 10d，5℃下，增长31％）[69]。此外，为延长保质期，草莓会被干制成类似于早餐谷物的食品。据报道，在适当的贮存条件下，冻干草莓在 10 号密封罐头（带吸氧剂包）中可保存长达 10～15 年之久。

在液体中加入冻干草莓片的食物会因高复水率和花青素溶解的问题而受到局限，因为冻干草莓片会因复水而解体并褪色。复水性受裱花涂层时机与干燥条件的影响[70]。人们尝试用裱花涂层的方法来解决这个问题，并发现一种独特的配方（乳清蛋白 10％、甘油 3％、乳糖 10％）可以有效地保持冻干草莓片的完整性[70]。在涂布液中加入钠离子（3mg/mL）和 β-环糊精（0.5mg/mL），可使脱水草莓保持其本色。

9.3.3 食品加工因素（干燥方法）

保存草莓常用的干燥方法很多，如热空气干燥法、风干法、冻干法、微波干燥法、渗透脱水法、喷雾干燥法、喷动床干燥法等。其中，风干法最为常用，因为其成本低且易操作。但此法耗时较长，常会因高温及与空气接触过多而使产品的品质下降[71]。据报道，升华干燥法（如冻干法）比传统的空气干燥法更能有效地保持食品中的植物化学成分，但成本相对较高[13,55,72]。真空微波干燥法正逐渐普及，因为它有很多优点，如：耗时少、节能、产品质量好等[73,74]。所有干燥的方法都会使干燥后的草莓中的植物化学成分含量降低，包括抗坏血酸、鞣花酸、黄烷醇、花青素及抗氧化活性[13]。但用不同方法得到的脱水草莓制品，对植物化学成分与抗氧化活性的保持力存在明显差异。

据 Yurdugul 报道，冻干草莓与其鲜草莓原料在硬度、糖含量、pH、色泽、干燥失重、可溶性固形物、花青素和维生素 C 含量等指标上并无差异[75]。冻干法比空气干燥法能够更好地保持草莓中的总酚含量[71]。另据类似报道，冻干草莓在总酚含量、花青素含量与抗氧化活性等方面比空气干燥的草莓表现更佳[72]。此外，研究发现，草莓浓缩汁在冻干时加入酶（如海藻糖酶）可使其保持更多的香气成分[76]。

Wojdyło 等人发现，用真空微波干燥法（尤其是在功率为 240W 时）可加工出优质的草莓产品，其花青素、黄烷醇、羟基肉桂酸和黄酮醇含量更高，抗氧化活性更强，且与冻干法、风干法和真空干燥法相比，加工时间更短[13]。Bohm 等人发现，真空微波干燥法加工的产品，其植物化学成分（酚类化合物与花青素）的保存量与冻干法的产品接近，但抗坏血酸除外。降低温度可提高抗坏血酸的稳定性。浸泡处理对可溶性酚和花青素的含量及抗氧化活性的影响很大，可使其在解冻时大量流失[14]。

就脱水草莓的品质而言，每种干燥法都各有所长。微波-热空气干燥法比热空气干燥法更有效，但其复水指标与干燥速率取决于所用的微波功率[55]。Krulis 等人发现，低起始含水量与高微波功率可使脱水草莓具有密度低、多孔及良好的膨化效果，但代价是蒸发速率较慢，且能耗较高[73]。渗透脱水法比常压脱水法提高了草莓的脱水速率，可得到中等含水量的脱水草莓，可用作深加工原料[77]。有人研制了一种加工优质脆果片的新方法，即红外-冷冻程序干燥法（SIRFD）。此法生产的草莓脆果片在颜色、脆性和收缩性上都很不错，但其复水率低于与常规冻干法[78]。实际上，冻干法无法生产出上述优质脆果片[78]。不过，为了更好地查明植物化学成分含量对抗氧化活性的影响，还需做进一步研究。

9.4 草莓的保健作用

草莓在体外研究中呈现出很强的抗氧化活性，并在体内研究中对降低与氧化应激有关的慢性病的患病风险方面发挥重要作用。已发表的多数文章都涉及利用化学或细胞培养方式的体外研究。但近来，涉及动物和人类的干预研究在不断增多。草莓的抗氧化活性及其相应的植物化学成分将在后面的章节中讨论。本节重点讨论干草莓粉及其植物化学成分在体内与体外研究中获得的生物学证据。

9.4.1 体外生物活性

表9.2列出了有报道的草莓主要体外活性。众多的研究成果使得草莓的抗氧化性令人信服。冻干草莓粉的抗氧化活性强于鲜草莓，如大家熟悉的Saskatoon草莓与野生蓝莓[23]。在DPPH自由基清除实验中，一份草莓（100g）的抗氧化活性与182mg维生素C或483mg维生素E相当[23]。其他的体外试验模型，如铁离子还原/抗氧化能力（FRAP）检验及LDL氧化模型，也证明了草莓提取物的强抗氧化活性[79]。

表9.2 有报道的草莓体外主要活性

活性	方法	参考文献
抗氧化活性	DPPH自由基清除力	[23]
	FRAP测定法（铁离子还原/抗氧化能力）	[79]
抗炎性	LDL氧化抑制活性	[79]
抗肿瘤/抗癌性	结肠癌细胞（HT-29，HCT116，COX-2）	[7，16]
	肺癌细胞（A549）	[7]
	胃癌细胞（SNU-638）	[7]
	纤维瘤细胞（HT-1080）	[7]
	口腔癌细胞（KB，CAL-27）	[16]
	乳腺癌细胞（MCF-7）	[16]
	白血病细胞	[81，82]
	前列腺癌细胞（LNCaP）	[16]
	肝癌细胞（HT-29）	[16]
酶抑制性	α-葡萄糖苷酶抑制力	[29]
	乙酰胆碱酯酶抑制力	[84]
	PI-3-PKB激活力	[85]
其他	LPS诱导的iNOS蛋白	[7]
	抗铜诱导的氧化人LDL的能力	[86]

注：DPPH（2，2-diphenyl-1-picrylhydrazyl，2，2-二苯基-1-苦基肼）；FRAP（ferric reducing antioxidant power，铁离子还原/抗氧化能力）；LDL（low-density lipoprotein，低密度脂蛋白）；PI-3（phosphatidylinositol-3，磷脂酰肌醇-3）；PKB（kinase/protein kinase B，激酶/蛋白激酶B）；LPS（lipopolysaccharide，脂多糖）；iNOS（inducible nitric oxide synthase，诱导型一氧化氮合成酶）。

具有良好抗氧化活性的草莓提取物（剂量水平为25～200μg/mL，以鲜重计）可抑制多种癌细胞的增生，如人结肠癌细胞（HCT-116）、肺癌细胞（A549）、胃癌细胞（SNU-638）和纤维肉瘤细胞（HT-1080）等癌细胞[7]，以及人口腔癌细胞（KB，CAL-27）、乳腺癌细胞（MCF-7）、结肠癌细胞（HT-29，HCT116）及前列腺癌细胞（LNCaP）等癌细胞[80]。在 HT-29 细胞上还发现它具有明显的促细胞凋亡作用[80]。草莓提取物（质量浓度 0.5％）对 HT-29 细胞与 MCF-7 细胞增生的抑制率分别达 53％和 43％[66]。草莓提取物还能抑制脂多糖诱导的一氧化氮的合成，并抑制脂多糖诱导的一氧化氮合成酶（iNOS）蛋白的活性，以及抑制小鼠巨噬细胞 RAW264.7 细胞中 mRNA 的表达[7]。草莓中的植物化学成分还可能具有很强的预防或治疗高危淋巴细胞性白血病的作用，并对氧化应激诱导的细胞凋亡具有抑制能力[81]。Zunino 等人研究发现，草莓粉提取物可诱发白血病细胞的凋亡[82]，同时发现草莓中的植物化学成分（槲皮素、山奈酚与鞣花酸）可诱发高危急性淋巴细胞白血病原 B 细胞的凋亡，其机理是造成细胞核 DNA 片段缺失、线粒体酶失活并激活胱天蛋白酶-3[83]。

　　草莓提取物是良好的 α-葡萄糖苷酶抑制剂，但并不抑制 α-淀粉酶，提示草莓可作为一种功能性的降糖食品[29]。上述研究所用的草莓品种对血管紧张素转化酶（ACE）并无明显的抑制活性，表明其抗高血压能力差[29]。用埃尔曼法筛查了对乙酰胆碱酯酶（AChE）抑制活性，结果表明，草莓（干粉，1.36g/L）的抑制作用很强，故可能有助于预防老年痴呆症[84]。Edirisinghe 等人证明，冻干草莓粉提取物引起的内皮依赖性血管扩张（EDR），是由于激活了人脐静脉内皮细胞（HUVEC）中的内皮型一氧化氮合酶（eNOS）并生成了一氧化氮所致。eNOS 的磷酸化是通过细胞内传导通道激活了磷脂酰肌醇-3（PI-3）与激酶/蛋白激酶 B（PKB）所致[85]。该效应使草莓成为一种血管扩张剂，有助于降低患心血管疾病的风险。另据报道，在体外研究中，草莓汁（含量为 0.01％，溶剂为 PBS 磷酸盐缓冲液）完全抑制了铜诱导的人低密度脂蛋白的氧化[86]。

9.4.2　对动物的体内活性

　　与控制组（对照组）相比，草莓喂养的老鼠能更好地保留位置信息（由海马体介导的行为），并使其在迷宫测试中更好地克服空间记忆障碍[87]。在一个小猪动物实验模型中（11kg 去脂体重），用草莓饲喂 22d（745g/d），结果降低了其氧化应激反应。其机理是，令丙二醛的生成递减，并使能够抑制 DNA 损伤增长的单核血细胞得到保护[88]。由冻干草莓粉纯化的花青素对防止小鼠出现血脂异常与肥胖症都起到了关键作用[39]。草莓、黑树莓和蓝莓中的醇不溶物及水不溶物，可以减少由 NMBA 诱导的大鼠食道癌的发生[89]。此外，Stoner 等人证实，血清中白介素-5 与白介素-8（GRO/KC）的含量可能是表征化学抑制剂对大鼠食管癌抑制作用的指标[90]。对大鼠饲喂 3 种草莓的提取物（40mg/[d·kg（体重）]），阻止了对大鼠胃黏膜的外源性乙醇损伤，证明富含草莓的膳食有益于胃病的预防[91]。冻干草莓也可对兔主动脉造成内皮依赖性血管扩张（EDR），从而有助于降低其患心血管病（CVD）的风险[85]。另一项研究中，在对仓鼠喂以致动脉粥样硬化饮食的同时，每天喂食草莓汁（草莓含量为 0.22g/mL），剂量与一个体重 70kg 的人日饮用量 275mL 相当。12 周后，该组接受草莓汁的仓鼠，其主动脉脂质沉积减少 97％，且肝脏抗氧化酶活性降低，而其血浆胆固醇并没有同时降低。这说明，适量食用草莓汁有助于预防早期动脉粥样硬化[92]。利用激光诱导血栓形成试验对小鼠开展的活体试验进一步证实，草莓提取物具有明显的抗血小板凝集与抗氧化作用，并可明显减少血流介导的血管扩张。草莓的抗血小板凝集与抗氧化活性，以及抗血栓形成作用，都是证明其在降低动脉血栓病风险中具有潜在保健价值的重要机理[93]。

9.4.3　对人类的体内活性

有些体内研究结果表明，草莓对人体具有保健作用。为评估草莓对健康受试者的急性作用，8 位志愿者（3 名男性和 5 名女性）按要求在 10min 内每人食用了 1kg 草莓，3h 后，志愿者体内的抗氧化活性（FRAP 值）与血中抗坏血酸含量均有明显升高[94,95]。在另一项研究中，要求 12 名健康志愿者每天食用 500g 草莓，持续 16d。结果，其血清中的抗氧化剂均有增加[96,97]。对草莓的短期或中期摄入，有助于增加血中的抗氧化剂含量，进而防止那些因氧化应激而导致的慢性病的发展。一项有 24 名高脂血症受试者（14 名女性，10 名男性；平均年龄 50.9 岁±15 岁）参与的研究表明，在高脂膳食之后饮用含有 10g 冻干草莓的草莓汁，其甘油三酯（TAG）与低密度脂蛋白（LDL）氧化物的含量均相对较低[98]。在另一项研究中，按要求食用草莓膳食的 28 名高脂血症受试者，其低密度脂蛋白（LDL）的氧化损伤与血脂水平均有所下降[99]。在一项有 27 名男性和 13 名女性受试者（年龄 24 岁±3 岁）参与的研究中，饮用 300g 草莓全汁（饮用水冲服）的受试者，其因摄入硝酸盐（400mg/day）而生成的致癌物 N-亚硝基二甲胺（NDMA）可下降 70%[100]。

尽管已有上述人体试验结果，但就食用草莓是否有益于人体健康，尤其是能否降低心血管病的患病风险而言，仍然缺乏流行病学方面的明确而直接的证据。Sesso 等人为评价草莓摄入量对心血管病的潜在影响而调查了 38176 名妇女，并对其中的 26966 名妇女做了草莓摄入量与血脂及 C-反应蛋白相关性的横断面研究。结果表明，草莓摄入量与心血管病发病风险、血脂及中老年女性血中检出的 C-反应蛋白之间均无相关性。不过，较高的草莓摄入量（每周 2 次）或许能够降低 C-反应蛋白的检出量。作者建议，还需要进一步的流行病学研究数据，以便更好地理解草莓对预防心血管病的保健作用[33]。

9.4.4　生物利用度

植物化学成分的生物利用度被定义为消化后可被机体的生理机能利用或贮藏的部分所占的比例[101]。包括生物可接受率、吸收率、代谢率、组织分布率及生物活性[102]。在一项研究中，4 名健康志愿者（32 岁±6 岁）食用草莓（750g，鲜重）30min 后，检测了其血液中草莓酚酸的浓度。所有的肉桂酸含量都很低，只有苯甲酸被检出。在 5h 之内，主要的游离态苯甲酸（龙胆酸、原儿茶酸、对羟基苯甲酸）与结合态苯甲酸（丁香酸）在尿液中的回收率达到 26%～27%。肉桂酸在胃肠道不被吸收，在血液中根本检测不到，只在尿中有痕量检出[103]。Azzini 等人在对鲜草莓与贮藏草莓中植物营养素生物利用度的比较研究中发现，受试者食用鲜草莓或贮藏草莓 2h、3h 及 5h 后，其血中维生素 C 的含量显著上升（$P < 0.05$）；槲皮素和花青素在血中未检出；但 8h 后，其血液中检出了香豆酸、对羟基苯甲酸（4HBA）（人体对天竺葵素-3-葡萄糖苷的主

要代谢物）和原儿茶酸（人体对矢车菊素-3-葡萄糖苷的主要代谢物）；受试者食用鲜草莓或贮藏草莓后，天竺葵素-3-葡萄糖苷在其尿液的总代谢产物中的占比分别达到了 91％和 95％[104]。天竺葵素葡萄糖苷酸、天竺葵素葡萄糖苷及天竺葵素糖苷配基在尿中的排出峰值出现在食用后 2h 和 24h，且仅有约 0.9％的天竺葵素葡萄糖苷被吸收。总之，多数酚类化合物在血液和组织中的检出值都很低（因其极少经肠道吸收，代谢率高，或被迅速排泄），故其生物利用度低。花青素的生物利用度低于其他类黄酮[105]。植物化学成分都有类似情况，即其体内的代谢降解过程比其体外消化过程要复杂得多[106]。酚类化合物在小肠的吸收过程中，受结肠菌群作用而转化为结合态（常被甲基化、硫酸盐化或葡萄糖醛酸化），再经肝脏代谢解毒后，随胆汁和尿液排出体外[6]。植物化学成分的生物利用度低，造成草莓的体外实验结果优于其体内活性实验[7,33]。

　　食品基质对草莓生物利用度的影响方面可供参考的资料极少。更深入地了解生物利用度对于草莓保健作用的研究极为必要。目前，还需要在草莓植物化学成分的吸收和代谢方面开展更多的体内研究，以探明其在复杂食品基质中的交互作用机制。

9.5　总结

　　草莓可提供丰富的具有抗氧化活性的植物化学成分，尤其是各种酚酸、类黄酮和鞣花酸。植物化学成分的组成可能受到不同的遗传因素与环境因素的影响，更与采后贮藏和加工条件有关。不同的干燥方法能够明显改变脱水草莓的品质，并改变其植物化学成分的数量和质量，从而使其保健作用也发生变化。大量数据表明，草莓提取物属于强抗氧化剂，在体外研究中可抑制多种癌细胞的增生。研究发现，草莓提取物对与癌症相关的生物标记物、炎症、糖尿病及心血管疾病等，都有积极作用；但似乎缺乏体内研究的有力证据来支持体外研究结果。进一步的研究工作重点应关注草莓植物化学成分的生物利用度和代谢方面的体内研究，并对此类化合物的调节作用及其与慢性病相关的生物标记物的代谢产物给予关注。体外研究中呈现出的强抗细胞增殖作用提示，脱水草莓的提取物可能具有化学预防活性。随着脱水加工技术的不断发展，极有必要在食用脱水草莓产品及其保健作用方面开展更多的研究。

参考文献

　　[1] Steinbrecher, A., Nimptsch, K., Hüsing, A., Rohrmann, S. & Linseisen, J. (2009) Dietary glucosinolate intake and risk of prostate cancer in the EPIC-Heidelberg cohort study. International Journal of Cancer, 125, 2179-2186.

　　[2] Kontou, N., Psaltopoulou, T., Panagiotakos, D., Dimopoulos, M. A. & Linos, A. (2011) The Mediterranean diet in cancer prevention: a review. Journal of Medicinal Food, 14, 1065-1078.

　　[3] Palozza, P., Mele, M. C., Cittadini, A. & Mastrantoni, M. (2011) Potential interactions of carotenoids with other bioactive food components in the prevention of chronic diseases. Current Bioactive Compounds, 7, 243-261.

　　[4] Gullett, N. P., Ruhul Amin, A. R. M., Bayraktar, S., Pezzuto, J. M., Shin,

D. M., Khuri, F. R., Aggarwal, B. B., Surh, Y. J. & Kucuk, O. (2010) Cancer prevention with natural compounds. Seminars in Oncology, 37, 258 – 281.

[5] Tulipani, S., Mezzetti, B., Capocasa, F., Bompadre, S. & Battino, M. A. (2008) Antioxidants in strawberry: from the genotype to the fruit composition. Progress in Nutrition, 10, 224 – 229.

[6] Seeram, N. P. (2008) Berry fruits for cancer prevention: current status and future prospects. Journal of Agricultural and Food Chemistry, 56, 630 – 635.

[7] Hong, J. Y., Song, S. H., Park, H. J., Cho, Y. J., Pyee, J. H. & Lee, S. K. (2008) Antioxidant, antiinflamatory, and antiproliferative activities of strawberry extracts. Biomolecules and Therapeutics, 16, 286 – 292.

[8] Bagchi, D., Sen, C. K., Bagchi, M. & Atalay, M. (2004) Review: antiangiogenic, antioxidant, and anticarcinogenic properties of a novel anthocyanin – rich berry extract formula. Biokhimiya, 69, 95 – 102.

[9] Hannum, S. M. (2004) Potential impact of strawberries on human health: a review of the science. Critical Reviews in Food Science and Nutrition, 44, 1 – 17.

[10] Ali, A., Abrar, M., Sultan, M. T., Din, A. & Niaz, B. (2011) Post – harvest physicochemical changes in full ripe strawberries during cold storage. Journal of Animal and Plant Sciences, 21, 38 – 41.

[11] Goulas, V. & Manganaris, G. A. (2011) The effect of postharvest ripening on strawberry bioactive composition and antioxidant potential. Journal of the Science of Food and Agriculture, 91, 1907 – 1914.

[12] Kerch, G., Sabovics, M., Kruma, Z., Kampuse, S. & Straumite, E. (2011) Effect of chitosan and chitooligosaccharide on vitamin C and polyphenols contents in cherries and strawberries during refrigerated storage. European Food Research and Technology, 233, 351 – 358.

[13] Wojdyło, A., Figiel, A. & Oszmiánski, J. (2009) Effect of drying methods with the application of vacuum microwaves on the bioactive compounds, color, and antioxidant activity of strawberry fruits. Journal of Agricultural and Food Chemistry, 57, 1337 – 1343.

[14] Böhm, V., Kühnert, S., Rohm, H. & Scholze, G. (2006) Improving the nutritional quality of microwavevacuum dried strawberries: a preliminary study. Food Science and Technology International, 12, 67 – 75.

[15] Xu, Y., Zhang, M., Mujumdar, A., Duan, X. & Jin – Cai, S. (2006) A two – stage vacuum freeze and convective air drying method for strawberries. Drying Technology, 24, 1019 – 1023.

[16] Seeram, N. P., Lee, R., Scheuller, H. S. & Heber, D. (2006) Identification of phenolic compounds in strawberries by liquid chromatography electrospray ionization mass spectroscopy. Food Chemistry, 97, 1 – 11.

[17] Heo, H. J. &Lee, C. Y. (2005) Strawberry and its anthocyanins reduce oxidative stress - induced apoptosis in PC12 cells. Journal of Agricultural and Food Chemistry, 53, 1984 - 1989.

[18] Tsao, R., Yang, R., Sockovie, E. & Zhou, T. (2003) Antioxidant phytochemicals in antioxidant phytochemicals in cultivated and wild Canadian strawberries. Acta Horticulturae, 626, 25 - 35.

[19] Tulipani, S., Marzban, G., Herndl, A., Laimer, M., Mezzetti, B. & Battino, M. (2011) Influence of environmental and genetic factors on health - related compounds in strawberry. Food Chemistry, 124, 906 - 913.

[20] Ozcan, G. & Barringer, S. (2011) Effect of enzymes on strawberry volatiles during storage, at different ripeness level, in different cultivars, and during eating. Journal of Food Science, 76, 324 - 333.

[21] Tulipani, S., Mezzetti, B. & Battino, M. (2009) Impact of strawberries on human health: insight into marginally discussed bioactive compounds for the Mediterranean diet. Public Health Nutrition, 12, 1656 - 1662.

[22] Crozier, A., Del Rio, D. & Clifford, M. N. (2010) Bioavailability of dietary flavonoids and phenolic compounds. Molecular Aspects of Medicine, 31, 446 - 467.

[23] Li, W., Hydamaka, A. W., Lowry, L. &Beta, T. (2009) Comparison of antioxidant capacity and phenolic compounds of berries, chokecherry and seabuckthorn. Central European Journal of Biology, 4, 499 - 506.

[24] Patras, A., Brunton, N. P., Da Pieve, S. & Butler, F. (2009) Impact of high pressure processing on total antioxidantactivity, phenolic, ascorbic acid, anthocyanin content and colour of strawberry and blackberry purées. Innovative Food Science and Emerging Technologies, 10, 308 - 313.

[25] Aaby, K., Skrede, G. & Wrolstad, R. E. (2005) Phenolic composition and antioxidant activities in flesh and achenes of strawberries (Fragaria ananassa). Journal of Agricultural and Food Chemistry, 53, 4032 - 4040.

[26] Larrosa, M., García - Conesa, M. T., Espín, J. C. & Tomás - Barberán, F. A. (2010) Ellagitannins, ellagic acid and vascular health. Molecular Aspects of Medicine, 31, 513 - 539.

[27] Yoshida, T., Amakura, Y. & Yoshimura, M. (2010) Structural features and biological properties of ellagitannins in some plant families of the order myrtales. International Journal of Molecular Sciences, 11, 79 - 106.

[28] Fotie, J. (2010) The potential of ellagic acid as a possible antimalarial drug candidate. Current Bioactive Compounds, 6, 161 - 177.

[29] Pinto, M. D. S., Kwon, Y. I., Apostolidis, E., Lajolo, F. M., Genovese, M. I. & Shetty, K. (2008) Functionality of bioactive compounds in Brazilian strawberry (Fragaria x ananassa Duch.) cultivars: evaluation of hyperglycemia and hy-

pertension potential using in vitro models. Journal of Agricultural and Food Chemistry，56，4386 - 4392.

[30] Sharma，M. ，Li，L. ，Celver，J. ，Killian，C. ，Kovoor，A. & Seeram，N. P. (2010) Effects of fruit ellagitannin extracts，ellagic acid，and their colonic metabolite，urolithin A，on Wnt signaling. Journal of Agricultural and Food Chemistry，58，3965 - 3969.

[31] Devipriya，N. ，Sudheer，A. R. & Menon，V. P. (2007) Dose - response effect of ellagic acid on circulatory antioxidants and lipids during alcohol - induced toxicity in experimental rats. Fundamental and Clinical Pharmacology，21，621 - 630.

[32] Pinto，M. S. ，De Carvalho，J. E. ，Lajolo，F. M. ，Genovese，M. I. & Shetty，K. (2010) Evaluation of antiproliferative，anti - type 2 diabetes，and antihypertension potentials of ellagitannins from strawberries (Fragaria× ananassa Duch.) using in vitro models. Journal of Medicinal Food，13，1027 - 1035.

[33] Sesso，H. D. ，Gaziano，J. M. ，Jenkins，D. J. A. & Buring，J. E. (2007) Strawberry intake，lipids，C - reactive protein，and the risk of cardiovascular disease in women. Journal of the American College of Nutrition，26，303 - 310.

[34] Wold，A. - B. ，Rosenfeld，H. J. ，Holte，K. ，Baugerød，H. ，Blomhoff，R. & Haffner，K. (2004) Colour of post - harvest ripened and vine ripened tomatoes (Lycopersicon esculentum Mill.) as related to total antioxidant capacity and chemical composition. International Journal of Food Science & Technology，39，295 - 302.

[35] Zhang，Y. ，Seeram，N. P. ，Lee，R. ，Feng，L. & Heber，D. (2008) Isolation and identification of strawberry phenolics with antioxidant and human cancer cell antiproliferative properties. Journal of Agricultural and Food Chemistry，56，670 - 675.

[36] Basu，A. ，Rhone，M. & Lyons，T. J. (2010) Berries：emerging impact on cardiovascular health. Nutrition Reviews，68，168 - 177.

[37] Mullen，W. ，Edwards，C. A. ，Serafini，M. & Crozier，A. (2008) Bioavailability of pelargonidin - 3 - Oglucoside and its metabolites in humans following the ingestion of strawberries with and without cream. Journal of Agricultural and Food Chemistry，56，713 - 719.

[38] Wu，X. ，Pittman Iii，H. E. ，Mckay，S. & Prior，R. L. (2005) Aglycones and sugar moieties alter anthocyanin absorption and metabolism after berry consumption in weanling pigs. Journal of Nutrition，135，2417 - 2424.

[39] Prior，R. L. ，Wu，X. ，Gu，L. ，Hager，T. ，Hager，A. ，Wilkes，S. & Howard，L. (2009) Purified berry anthocyanins but not whole berries normalize lipid parameters in mice fed an obesogenic high fat diet. Molecular Nutrition & Food Research，53，1406 - 1418.

[40] Prior，R. L. ，Wu，X. ，Gu，L. ，Hager，T. J. ，Hager，A. & Howard，L. R. (2008) Whole berries versus berry anthocyanins：interactions with dietary fat levels in the C57BL/6J mouse model of obesity. Journal of Agricultural and Food Chemistry，

56，647－653.

［41］Cermak，R.，Durazzo，A.，Maiani，G.，Böhm，V.，Kammerer，D. R.，Carle，R.，Wiczkowski，W.，Piskula，M. K. & Galensa，R.（2009）The influence of postharvest processing and storage of foodstuffs on the bioavailability of flavonoids and phenolic acids. Molecular Nutrition & Food Research，53，184－193.

［42］Gibellini，L.，Pinti，M.，Nasi，M.，Montagna，J. P.，De Biasi，S.，Roat，E.，Bertoncelli，L.，Cooper，E. L. & Cossarizza，A.（2011）Quercetin and cancer chemoprevention. Evidence － Based Complementary and Alternative Medicine. Doi：10. 1093/ecam/neq053. Published online at：http：//www. hindawi. com/journals/ecam/2011/591356/，last accessed July 5，2012.

［43］Calderón－Monta⁻no，J. M.，Burgos－Mor′on，E.，Pérez－Guerrero，C. & López－Lázaro，M.（2011）A review on the dietary flavonoid kaempferol. Mini－Reviews in Medicinal Chemistry，11，298－344.

［44］Hackman，R. M.，Polagruto，J. A.，Zhu，Q. Y.，Sun，B.，Fujii，H. & Keen，C. L.（2008）Flavanols：digestion，absorption and bioactivity. Phytochemistry Reviews，7，195－208.

［45］Nakamura，H.，Ukai，T.，Yoshimura，A.，Kozuka，Y.，Yoshioka，H.，Yoshinaga，Y.，Abe，Y. & Hara，Y.（2010）Green tea catechin inhibits lipopolysaccharide－induced bone resorption in vivo. Journal of Periodontal Research，45，23－30.

［46］Bettuzzi，S.，Rizzi，F. & Belloni，L.（2007）Clinical relevance of the inhibitory effect of green tea catechins（GTCs）on prostate cancer progression in combination with molecular profiling of catechinresistant tumors：an integrated view. Polish Journal of Veterinary Sciences，10，57－60.

［47］Matsuyama，T.，Tanaka，Y.，Kamimaki，I.，Nagao，T. & Tokimitsu，I.（2008）Catechin safely improved higher levels of fatness，blood pressure，and cholesterol in children. Obesity，16，1338－1348.

［48］Bohn，T.（2010）Isoflavone bioavailability from foods and supplements Dietary factors impacting utilization. Agro Food Industry Hi－Tech，21，59－62.

［49］Shahidi，F. & Chandrasekara，A.（2010）Hydroxycinnamates and their in vitro and in vivo antioxidant activities. Phytochemistry Reviews，9，147－170.

［50］Ferguson，L. R.，Zhu，S. T. & Harris，P. J.（2005）Antioxidant and antigenotoxic effects of plant cell wall hydroxycinnamic acids in cultured HT－29 cells. Molecular Nutrition & Food Research，49，585－593.

［51］Luceri，C.，Giannini，L.，Lodovici，M.，Antonucci，E.，Abbate，R.，Masini，E. & Dolara，P.（2007）p－Coumaric acid，a common dietary phenol，inhibits platelet activity in vitro and in vivo. British Journal of Nutrition，97，458－463.

［52］Abdel－Wahab，M. H.，El－Mahdy，M. A.，Abd－Ellah，M. F.，Helal，G. K.，Khalifa，F. & Hamada，F. M. A.（2003）Influence of p－coumaric acid on doxorubicin – induced oxidative stress in rat's heart. Pharmacological Research, 48, 461 – 465.

[53] Garrait, G. , Jarrige, J. F. , Blanquet, S. , Beyssac, E. , Cardot, J. M. & Alric, M. (2006) Gastrointestinal absorption and urinary excretion of trans – cinnamic and p – coumaric acids in rats. Journal of Agricultural and Food Chemistry, 54, 2944 – 2950.

[54] Piljac – Žegarac, J. & Šamec, D. (2011) Antioxidant stability of small fruits in postharvest storage at room and refrigerator temperatures. Food Research International, 44, 345 – 350.

[55] Askari, G. R. , Emam – Djomeh, Z. & Mousavi, S. M. (2009) An investigation of the effects of drying methods and conditions on drying characteristics and quality attributes of agricultural products during hot air and hot air/microwave – assisted dehydration. Drying Technology, 27, 831 – 841.

[56] Anttonen, M. J. & Karjalainen, R. O. (2009) Evaluation of means to increase the content of bioactive phenolic compounds in soft fruits. Acta Horticulturae, 839, 309 – 314.

[57] Tulipani, S. , Romandini, S. , Suarez, J. M. A. , Capocasa, F. , Mezzetti, B. , Busco, F. , Bamonti, F. , Novembrino, C. & Battino, M. (2008) Folate content in different strawberry genotypes and folate status in healthy subjects after strawberry consumption. BioFactors, 34, 47 – 55.

[58] Alvarengarocha, D. , Patto De Abreu, C. M. , Correa, A. , Dos Santos, C. D. & Nascimento Da Fonseca, E. W. (2008) Comparative analysis of functional nutrients in strawberries of different cultivars in the region of Lavras – MG. Revista Brasileira de Fruticultura, 30, 1124 – 1128.

[59] Wang, S. Y. & Lewers, K. S. (2007) Antioxidant capacity and flavonoid content in wild strawberries. Journal of theAmerican Socicty for Horticultural Science, 132, 629 – 637.

[60] Battino, M. , Beekwilder, J. , Denoyes – Rothan, B. , Laimer, M. , Mcdougall, G. J. & Mezzetti, B. (2009) Bioactive compounds in berries relevant to human health. Nutrition Reviews, 67, 145 – 150.

[61] Mackenzie, S. J. , Chandler, C. K. , Hasing, T. & Whitaker, V. M. (2011) The role of temperature in the late – season decline in soluble solids content of strawberry fruit in a subtropical production system. HortScience, 46, 1562 – 1566.

[62] Wu, C. C. , Hsu, S. T. , Chang, M. Y. & Fang, W. (2011) Effect of light environment on runner plant propagation of strawberry. Acta Horticulturae, 907, 297 – 302.

[63] Anttonen, M. J. , Hoppula, K. I. , Nestby, R. , Verheul, M. J. & Karjalainen, R. O. (2006) Influence of fertilization, mulch color, early forcing, fruit order, planting date, shading, growing environment, and genotype on the contents of selected phenolics in strawberry (Fragaria× ananassa Duch.) fruits. Journal of Agricultural and

Food Chemistry，54，2614 - 2620.

[64] Johnson，I. T. (2002) Glucosinolates in the human diet. Bioavailability and implications for health. Phytochemistry Reviews，1，183 - 188.

[65] Balci，G. & Demirsoy，H. (2008) Effect of organic and conventional growing systems with different mulching on yield and fruit quality in strawberry cvs. Sweet Charlie and Camarosa. Biological Agriculture and Horticulture，26，121 - 129.

[66] Olsson，M. E.，Andersson，C. S.，Oredsson，S.，Berglund，R. H. & Gustavsson，K. E. (2006) Antioxidant levels and inhibition of cancer cell proliferation in vitro by extracts from organically and conventionally cultivated strawberries. Journal of Agricultural and Food Chemistry，54，1248 - 1255.

[67] Shehata，S. A.，Gharib，A. A.，El - Mogy，M. M.，Abdel Gawad，K. F. & Shalaby，E. A. (2011) Influence of compost，amino and humic acids on the growth，yield and chemical parameters of strawberries. Journal of Medicinal Plant Research，5，2304 - 2309.

[68] Holcroft，D. M. & Kader，A. A. (1999) Carbon dioxide - induced changes in color and anthocyanin synthesis of stored strawberry fruit. HortScience，34，1244 - 1248.

[69] Gil，M. I.，Holcroft，D. M. & Kader，A. A. (1997) Changes in strawberry anthocyanins and other polyphenols in response to carbon dioxide treatments. Journal of Agricultural and Food Chemistry，45，1662 - 1667.

[70] Huang，L. L.，Zhang，M.，Yan，W. Q.，Mujumdar，A. S. & Sun，D. F. (2009) Effect of coating on post - drying of freeze - dried strawberry pieces. Journal of Food Engineering，92，107 - 111.

[71] Asami，D. K.，Hong，Y. J.，Barrett，D. M. & Mitchell，A. E. (2003) Comparison of the total phenolic and ascorbic acid content of freeze - dried and air - dried marionberry，strawberry，and corn grown using conventional，organic，and sustainable agricultural practices. Journal of Agricultural and Food Chemistry，51，1237 - 1241.

[72] Michalczyk，M.，Macura，R. & Matuszak，I. (2009) The effect of air - drying，freeze - drying and storage on the quality and antioxidant activity of some selected berries. Journal of Food Processing and Preservation，33，11 - 21.

[73] Krulis，M.，Kühnert，S.，Leiker，M. & Rohm，H. (2005) Influence of energy input and initial moisture on physical properties of microwave - vacuum dried strawberries. European Food Research and Technology，221，803 - 808.

[74] Duan，X.，Zhang，M.，Mujumdar，S. & Wang，R. (2010) Trends in microwave - assisted freeze drying of foods. Drying Technology，28，444 - 453.

[75] Yurdugül，S. (2008) An evaluation of the retention of quality characteristics in fresh and freeze - dried alpine strawberries. International Journal of Food Science & Technology，43，865 - 870.

[76] Galmarini，M. V.，Van Baren，C.，Zamora，M. C.，Chirife，J.，Di Leo

Lira, P. &. Bandoni, A. (2011) Impact of trehalose, sucrose and/or maltodextrin addition on aroma retention in freeze dried strawberry puree. International Journal of Food Science &. Technology, 46, 1337 – 1345.

[77] Nu¯nez – Mancilla, Y., Perez – Won, M., Vega – Gálvez, A., Arias, V., Tabilo – Munizaga, G., Briones – Labarca, V., Lemus – Mondaca, R. &. Di Scala, K. (2011) Modeling mass transfer during osmotic dehydration of strawberries under high hydrostatic pressure conditions. Innovative Food Science and Emerging Technologies, 12, 338 – 343.

[78] Shih, C., Pan, Z., Mchugh, T. H., Wood, D. &. Hirschberg, E. (2008) Sequential infrared radiation and freeze – drying method for producing crispy strawberries. Transactions of the ASABE, 51, 205 – 216.

[79] Jim'enez – Escrig, A. (2007) Multifunctional in vitro antioxidant evaluation of strawberry (Fragaria virginiana Dutch.). International Journal of Food Sciences and Nutrition, 58, 629 – 636.

[80] Seeram, N. P., Adams, L. S., Zhang, Y., Lee, R., Sand, D., Scheuller, H. S. &. Heber, D. (2006) Blackberry, black raspberry, blueberry, cranberry, red raspberry, and strawberry extracts inhibit growth and stimulate apoptosis of human cancer cells in vitro. Journal of Agricultural and Food Chemistry, 54, 9329 – 9339.

[81] Ho, J. H. &. Chang, Y. L. (2005) Strawberry and its anthocyanins reduce oxidative stress – induced apoptosis in PC12 cells. Journal of Agricultural and Food Chemistry, 53, 1984 – 1989.

[82] Zunino, S. J., Zhang, Y., Seeram, N. P. &. Storms, D. H. (2010) Berry fruit extracts inhibit growth and induce apoptosis of high – risk acute lymphoblastic leukemia cells in vitro. Journal of Functional Foods, 2, 187 – 195.

[83] Zunino, S. J., Storms, D. H., Zhang, Y. &. Seeram, N. P. (2009) Growth arrest and induction of apoptosis in high – risk leukemia cells by strawberry components in vitro. Journal of Functional Foods, 1, 153 – 160.

[84] Kulisic – Bilusic, T., Katalinic̀, V., Dragovic̀ – Uzelac, V., Ljubenkov, I., Kriško, A., Dejanovic̀, B., Jukic̀, M., Politeo, O., Pifat, G. &. Miloš, M. (2008) Antioxidant and acetylcholinesterase inhibiting activity of several aqueous tea infusions in vitro. Food Technology and Biotechnology, 46, 368 – 375.

[85] Edirisinghe, I., Burton – Freeman, B., Varelis, P. &. Kappagoda, T. (2008) Strawberry extract caused endothelium – dependent relaxation through the activation of PI3 Kinase/Akt. Journal of Agricultural and Food Chemistry, 56, 9383 – 9390.

[86] Kulisic – Bilusic, T., Schnäbele, K., Schmöller, I., Dragovic – Uzelac, V., Krisko, A., Dejanovic, B., Milos, M. &. Pifat, G. (2009) Antioxidant activity versus cytotoxic and nuclear factor kappa B regulatory activities on HT – 29 cells by natural fruit juices. European Food Research and Technology, 228, 417 – 424.

[87] Shukitt - Hale, B., Carey, A. N., Jenkins, D., Rabin, B. M. & Joseph, J. A. (2007) Beneficial effects of fruit extracts on neuronal function and behavior in a rodent model of accelerated aging. Neurobiology of Aging, 28, 1187 - 1194.

[88] Pajk, T., Rezar, V., Levart, A. & Salobir, J. (2006) Efficiency of apples, strawberries, and tomatoes for reduction of oxidative stress in pigs as a model for humans. Nutrition, 22, 376 - 384.

[89] Wang, L. S., Hecht, S., Carmella, S., Seguin, C., Rocha, C., Yu, N., Stoner, K., Chiu, S. & Stoner, G. (2010) Berry ellagitannins may not be sufficient for prevention of tumors in the rodent esophagus. Journal of Agricultural and Food Chemistry, 58, 3992 - 3995.

[90] Stoner, G. D., Wang, L. S., Seguin, C., Rocha, C., Stoner, K., Chiu, S. & Kinghorn, A. D. (2010) Multiple berry types prevent N - nitrosomethylbenzylamine - induced esophageal cancer in rats. Pharmaceutical Research, 27, 1138 - 1145.

[91] Alvarez - Suarez, J. M., Dekanski, D., Ristić, S., Radonjić, N. V., Petronijević, N. D., Giampieri, F., Astolfi, P., González - Paramás, A. M., Santos - Buelga, C., Tulipani, S., Quiles, J. L., Mezzetti, B. & Battino, M. (2011) Strawberry polyphenols attenuate ethanol - induced gastric lesions in rats by activation of antioxidant enzymes and attenuation of MDA increase. PLoS ONE, 6, 1 - 11.

[92] Rouanet, J. M., Décordé, K., Rio, D. D., Auger, C., Borges, G., Cristol, J. P., Lean, M. E. J. & Crozier, A. (2010) Berry juices, teas, antioxidants and the prevention of atherosclerosis in hamsters. Food Chemistry, 118, 266 - 271.

[93] Naemura, A., Mitani, T., Ijiri, Y., Tamura, Y., Yamashita, T., Okimura, M. & Yamamoto, J. (2005) Anti - thrombotic effect of strawberries. Blood Coagulation and Fibrinolysis, 16, 501 - 509.

[94] Tulipani, S., Romandini, S., Alvarez Suarez, J., Busco, F., Mezzetti, B. & Battino, M. (2009) Strawberry consumption and antioxidant status in healthy human subjects. Progress in Nutrition, 11, 178 - 182.

[95] Tulipani, S., Romandini, S., Busco, F., Bompadre, S., Mezzetti, B. & Battino, M. (2009) Ascorbate, not urate, modulates the plasma antioxidant capacity after strawberry intake. Food Chemistry, 117, 181 - 188.

[96] Tulipani, S., Romandini, S., Battino, M., Bompadre, S., Capocasa, F. & Mezzetti, B. (2009) Effects of strawberry consumption on plasma antioxidant status and parameters of resistance to oxidative stress: preliminary evidence from human subjects. Acta Horticulturae, 842, 873 - 876.

[97] Tulipani, S., Alvarez - Suarez, J. M., Busco, F, Busco, F., Bompadre, S., Quiles, J. L., Mezzetti, B. & Battino, M. (2011) Strawberry consumption improves plasma antioxidant status and erythrocyte resistance to oxidative haemolysis in humans. Food Chemistry, 128, 180 - 186.

[98] Burton－Freeman, B., Linares, A., Hyson, D. & Kappagoda, T. (2010) Strawberry modulates LDL oxidation and postprandial lipemia in response to high－fat meal in overweight hyperlipidemic men and women. Journal of the American College of Nutrition, 29, 46－54.

[99] Jenkins, D. J. A., Nguyen, T. H., Kendall, C. W. C., Faulkner, D. A., Bashyam, B., Kim, I. J., Ireland, C., Patel, D., Vidgen, E., Josse, A. R., Sesso, H. D., Burton－Freeman, B., Josse, R. G., Leiter, L. A. & Singer, W. (2008) The effect of strawberries in a cholesterol－lowering dietary portfolio. Metabolism: Clinical and Experimental, 57, 1636－1644.

[100] Chung, M. J., Lee, S. H. & Sung, N. J. (2002) Inhibitory effect of whole strawberries, garlic juice or kale juice on endogenous formation of N－nitrosodimethylamine in humans. Cancer Letters, 182, 1－10.

[101] Fraser, P. D. & Bramley, P. M. (2004) The biosynthesis and nutritional uses of carotenoids. Progress in Lipid Research, 43, 228－265.

[102] Fernández－García, E., Carvajal－Lérida, I., Jarén－Galán, M., Garrido－Fernández, J., Pérez－Gálvez, A. & Hornero－Méndez, D. (2012) Carotenoids bioavailability from foods: from plant pigments to efficient biological activities. Food Research International, 46, 438－450.

[103] Russell, W. R., Scobbie, L., Labat, A. & Duthie, G. G. (2009) Selective bio－availability of phenolic acids from Scottish strawberries. Molecular Nutrition & Food Research, 53, 85－91.

[104] Azzini, E., Vitaglione, P., Intorre, F, Napolitano, A., Durazzo, A., Foddai, M. S., Fumagalli, A., Catasta, G., Rossi, L., Venneria, E., Raguzzini, A., Palomba, L., Fogliano, V. & Maiani, G. (2010) Bioavailability of strawberry antioxidants in human subjects. British Journal of Nutrition, 104, 1165－1173.

[105] Yang, M., Koo, S. I., Song, W. O. & Chun, O. K. (2011) Food matrix affecting anthocyanin bioavailability: review. Current Medicinal Chemistry, 18, 291－300.

[106] Kahle, K., Kempf, M., Schreier, P, Scheppach, W., Schrenk, D., Kautenburger, T., Hecker, D., Huemmer, W., Ackermann, M. & Richling, E. (2011) Intestinal transit and systemic metabolism of apple polyphenols. European Journal of Nutrition, 50, 507－522.

第10章 脱水浆果的保健作用

Shirley Zafra‑Stone，Manashi Bagchi，and Debasis Bagchi

10.1 简介

大量研究证实，浆果膳食对人体健康、生理机能与疾病预防均有明显益处。北美种植了多种商业化的浆果品种，主要用于鲜食和食品加工。种类有蓝莓（vaccinium corymbosum）、越橘（美洲越橘 vaccinium macrocarpon 和欧洲越橘 vaccinium oxycoccus）、红树莓（rubus idaeus）、黑莓（rubus spp.）、黑树莓（rubus occidentalis）、草莓（fragaria ananassa）。还有一些鲜为人知，但北美原住民已食用多年的浆果品种，如美洲稠李（prunus virginiana）、高丛越橘（viburnum trilobum）、花楸（amelanchier alnifolia）和银水牛果（shepherdia argentea）。此外，世界各地还有多种广泛食用的浆果，如北树莓（arctic bramble，rubus articus）、越橘（vaccinuim myrtillus，也称笃斯越橘 bog whortleberries）、红醋栗（ribes nigrum）、波森莓（rubus spp.）、云莓（rubus chamaemorus）、红莓苔子（empetrum nigrum，empetrum hermaphroditum）、接骨木果（sambucus spp.）、醋栗（ribes uva‑crispa）、越橘（vaccinium vitis‑idaea）、罗甘莓（rubus loganobaccus）、紫蓝莓（rubus spp.）、花楸浆果（sorbus spp.）及沙棘（hippophae rhamnoides）等。近来，保健品市场涌现出许多进口水果和浆果，如阿萨伊果（euterpe oleraceae）、山竹（garcinia mangostana）、石榴（punica granatum）、枸杞或称薄叶西方雪果（lycium barbarum），以及马基莓（aristotelia chilensis）。

浆果中含有许多重要的食品营养成分，如维生素、叶酸、矿物质和膳食纤维等，但多酚类成分往往才是其多种生物活性的主角[1]。有人认为这些活性成分之间具有协同性，即便与其单独存在时的作用相反。浆果中的酚类物质有：类黄酮（花青素类、黄酮醇类、黄烷醇类）、单宁酸类（包括缩合类单宁，如原花青素；可水解单宁，如鞣花单宁和没食子单宁）、芪类化合物和酚酸类。相对而言，色彩艳丽的花青素被研究的更多，且其生物活性的范围也很广，如抗氧化、抗癌、抗炎等。

尽管多数研究都是针对类黄酮尤其是花青素的，但人们对单宁酸的研究兴趣也在不断增加。单宁酸的分子类型在不同的浆果中存在很大差异。可食用的缩合类单宁（又名低聚原花青素、碧萝芷及无色花青素）主要发现于蓝莓和蔓越橘中，而可水解单宁或鞣花单宁则主要发现于黑莓、黑树莓、红树莓和草莓中。因此，在不同种类的浆果中发现的单宁的类别及其特定的化学结构或许对其独特的生物学特性具有重要贡献。蔓越橘中发现的低聚原花青素分子的 A 型链状结构与其细菌性抗黏属性相关[2]。与此类似，富含原花色素的蓝莓与富含鞣花单宁的草莓对老年动物的神经元功能和行为所产生的生物学影响，也许要归因于不同类型的单宁对大脑不同区域的作用[3]。本章重点阐述脱水浆果对人体健康与降低疾病风险的益处。

10.2 抗氧化保护作用

与其他经典的抗氧化剂相比，花青素是一类非凡的抗氧化剂与脂质过氧化作用的强抑制剂[4-6]。内皮功能紊乱在血管病的早中期起主导作用，而花青素则可明显改善内皮功能[7-9]。为内皮细胞提供丰富的接骨木花青素，可赋予其明显的抵御多种氧化应激源的保护作用[9-10]。花青素可透过细胞膜进入细胞质，从而为血管内皮细胞带来明显的抗氧化损伤能力，因而对保护内皮细胞的功能并预防血管病有重要意义[9]。

体内研究结果表明，蓝莓多酚膳食对红细胞具有明显的抗自由基与抗氧化应激保护作用[10]。研究证实，黑树莓可为断奶幼猪的肠上皮细胞提供明显的抗氧化保护作用，原因是其花青素含量高[11]。在一项比较研究中，测定了8名老年妇女分别食用了草莓、菠菜、红酒和维生素C之后，她们血液中的总抗氧化剂含量。结论是，食用草莓、菠菜和红酒（均富含抗氧化性的酚类化合物）可增强人体血液的抗氧化能力[12]。大量研究集中在6种食用浆果的提取物上（包括野生蓝莓、野生欧洲越橘、蔓越橘、接骨木、树莓籽和草莓粉），并进而产生了由这6种浆果提取物优化组合而成的一种效果增强的名为Optiberry的产品。该产品不仅具有最高的ORAC值（自由基吸收能力），且兼具细胞摄入值高与细胞毒性低（由乳酸脱氢酶漏出率证明）的特点[13]。

10.3 心血管健康与代谢综合症

浆果因多酚含量高而具有心脏保护功能。但极少有研究涉足浆果对肥胖症患者的代谢综合症及与其相关的心血管病风险因子的改善作用。浆果花青素因能保持血管通透性、降低炎症反应并减少血小板聚集，而成为一种心肌保护剂，且与其他心肌保护类药物相比，具有更加卓越的血管保护作用[8,9]。高血压、动脉粥样硬化和动脉硬化会使动脉血管壁的弹性下降，造成血流减缓，因而助长了血管壁蚀斑的形成[8,9]。大鼠主动脉对花青素强化的蓝莓提取物的体外暴露研究结果显示，因内皮细胞释放出一氧化氮而使其管壁松弛[14]。在另一项研究中，对大鼠采用由野生欧洲越橘（vaccinium myrtillus）提取的花青素处理12d，然后实施高血压诱导，结果其血脑屏障渗透压保持正常，并使大鼠皮肤和主动脉壁的血管通透性增加趋势受到扼制[15]。对仓鼠口服含有36％欧洲越橘花青素的商品药物［剂量为10mg/10g（体重）］2周或4周后，与空白对照组相比，服药组均显示出较好的毛细血管灌注与较少的白细胞黏附现象[16]。

血胆脂醇过多是动脉粥样硬化的指标之一，也是重要的心血管病风险因子，在美国人口中普遍发生[17]。动脉粥样硬化的病因是在动脉血管内壁形成了脂肪斑，最终会使血管完全堵塞[17]。导致动脉粥样硬化的风险因子包括：遗传、饮食、生活方式、吸烟、血脂水平、血胆固醇水平，以及慢性脉管炎在分子水平及循环系统的体征。花青素对动脉粥样硬化的保护能力在一定程度上归功于其抗氧化性。

仓鼠之所以常被用于动物实验，是由于在采用高胆固醇饮食（0.2％的胆固醇加

10％的椰子油）时，其血脂表现与人类高胆固醇血症患者相似[17,18]。有人用雄性仓鼠评估了 OptiBerry 膳食的抗动脉粥样硬化效果。体重相当（约 80g）的 18 只仓鼠被平分为两组，以可致动脉粥样硬化的粉鼠粮饲喂（在巧克力蛋糕中加 10％的椰子油与0.2％的胆固醇，以水混匀），并在治疗组的粉鼠粮中再加入 1％的 OptiBerry。12 周后，对仓鼠称重，并用心脏穿刺法采血以检测三酰基甘油（TAG）。结果发现，治疗组的体重增加值明显低于控制组（约低 8％），提示或因食欲下降或代谢增强而导致了体重减轻。表 10.1 列出了 OptiBerry 对体重、血脂、主动脉泡细胞覆盖率（动脉粥样硬化的体内研究标志物）的影响。三酰基甘油无显著性变化（$P > 0.05$）；OptiBerry 治疗组比控制组的动脉粥样硬化指标（主动脉泡细胞覆盖率）低 36.6％。由表 10.2 中低密度脂蛋白＋极低密度脂蛋白（LDL＋VLDL）的氧化速率变化趋势可见，控制组的氧化速率最高，而 OptiBerry 治疗组的致动脉粥样硬化脂蛋白的氧化速率有显著下降（$P <$0.05）。因此，OptiBerry（富含花青素且 ORAC 抗氧化能力指数更高）被证明可使脂蛋白的氧化速率最低。总之，与控制组相比，OptiBerry 膳食可以减少体重的增加，其原因或许碰巧与其抗血管生成能力有关。此外，OptiBerry 可显著改善动脉粥样硬化的发病率（通过减少泡细胞的生成与降低功能性脂蛋白的氧化率），因而具有显而易见的保健价值[17,18]。

表 10.1　体重、血脂与动脉粥样硬化指标

分组	体重/g	血 TAG 含量/（mg/dL）	主动脉泡细胞覆盖率/％
控制组	140±4	163±62	20.5±1.7
OptiBerry 治疗组	129±3	177±111	13.0±3.1[a]

资料来源：经 Zafra - Stone 等人[18]同意后编辑。所有数据均由 n 个动物测量值的平均值±标准偏差组成（$n = 4 \sim 6$）。TAG：三酰基甘油。[a] 与控制组有显著性差异（$P < 0.05$）。

表 10.2　LDL＋VLDL 氧化时间

时间/s	共轭二烯结构（234 nm 吸光度）	
	控制组	OptiBerry 治疗组
0	0	0
600	0.314	0.116[a]
900	0.459	0.143[a]
1200	0.518	0.147[a]
1500	0.547	0.142[a]
1800	0.566	0.138[a]
2100	0.569	0.128[a]
2400	0.570	0.130[a]
2700	0.563	0.110[a]

表 10.2 （续）

时间/s	共轭二烯结构（234 nm 吸光度）	
	控制组	OptiBerry 治疗组
3000	0.560	0.105[a]
3300	0.554	0.093[a]
3600	0.546	0.075[a]

资料来源：经 Zafra - Stone 等人[18]同意后编辑。LDL：低密度脂蛋白；VLDL：极低密度脂蛋白；[a] 与控制组有显著性差异（$P<0.05$）。

在一个随机对照试验中，通过检测代谢综合征、脂质过氧化与炎症等指标，评价了蓝莓膳食对肥胖症男女患者的影响[19]。48 位有代谢综合征的参与者（4 位男性和 44 位女性；BMI 体重指数：（37.8 ± 2.3）kg/m²；年龄：（50.0 ± 3.0）岁；平均值±标准偏差）被随机分为两组，蓝莓组每日饮用冻干蓝莓粉饮料（50g 冻干蓝莓粉，相当于约 350g 鲜蓝莓，以 960mL 水冲服），控制组饮用等量的水，持续八周。蓝莓组的血压下降（收缩压降 26%，舒张压降 24%）大于控制组（收缩压降 21.5%，舒张压降 21.2%），并有显著性差异（$P<0.05$）；血糖和血脂浓度未受影响；蓝莓组血中低密度脂蛋白（LDL）氧化产物（丙二醛与羟基壬烯酸）浓度的下降幅度（228% 和 217%）远大于控制组（29% 和 29%），并有极显著差异（$P<0.01$）。此项研究表明，适当剂量的蓝莓膳食，可改善代谢综合征患者的血压与低密度脂蛋白氧化水平，并降低与之相关的心血管病风险[19]。

10.4 神经保护作用

人脑的某些功能，如平衡性、协调性、短期记忆力和信息检索能力，会随年龄的增长而逐渐下降。而且，诸如阿尔茨海默病和帕金森病等与年龄相关的神经退行性疾病，会伴随着神经系统功能的衰退而发作，从而加剧运动和认知行为障碍。尽管衰老过程中的行为障碍机制尚无定论，但已确定与氧化应激[20]和炎症[21,22]有关。长期的氧化应激作用和慢性炎症损害暴露量的增加，被认为是衰老过程及神经退行性疾病中出现的认知能力下降和/或运动机能降低的影响因素。有研究显示，由氧化应激导致的脑功能差异会因内生性抗氧化防御机制的退化[23-26]及脑细胞对氧化损伤毒害作用的易感性而上升[27]。另有研究指出，除了中枢神经系统对氧化应激极为易感外，在衰老过程中上述易损性的增加也对氧化应激易感，并增强了炎症对中枢神经系统的易损性[28,29]。炎性介质（如细胞激素）随年龄的增长而增多[30-32]，末梢神经炎性细胞的动员和浸润也随之增长，这些因素造成了类似于衰老过程中观察到的行为障碍[33]。此外，也有研究指出，细胞膜的改变及受体敏感性的差异，也可能是因衰老造成的脑功能变化（对氧化应激和炎症易感）的原因[34]。

研究表明，浆果（如蓝莓和草莓）中发现的多酚类化合物，能够扭转因衰老和氧化应激而导致的脑功能下降趋势[35-37]。浆果的有益作用既能通过其降低氧化应激与炎性反应能力来实现，也能通过直接改变参与神经元通讯的信号、钙离子缓冲力、神经元保护应激休克蛋白、可塑性，以及改变应激信号通道的方式来实现。浆果能够提高脑中多巴胺的释放量，从而增强脑细胞的胞内通讯能力[35-37]。草莓膳食可增强纹状体毒蕈碱受体的敏感性，这似乎是它能够使认知行为障碍发生逆转的原因[36,37]。草莓和蓝莓也被证明能够逆转因衰老导致的小脑浦肯野细胞的β-肾上腺素受体的功能衰退，且蓝莓还能阻止和/或逆转衰老所致的小脑去甲肾上腺素激活受体的功能衰退[38]。

Joseph等人对浆果做了系列研究[39]，结果表明，浆果膳食能够阻止或扭转啮齿动物实验模型的脑功能与行为能力的衰退和老化。其首项研究是采用对照饲料与含有等量抗氧化剂的维生素E强化饲料（500IU/kg）、草莓提取物饲料和菠菜饲料，对F344大鼠（Fischer 344）进行长期喂养（从6个月的成年期养到15个月的中年期），以评价上述饲料能否阻止因衰老所致的运动能力、认知能力及脑功能的衰退[39]。若干项被认为对氧化应激敏感的不同指标受到了抗氧化饲料的抑制，包括：（1）受体敏感性，通过测定分离出的纹状体切片中氧化震颤素增强的多巴胺释放量与小脑浦肯野细胞活性来判断；（2）钙离子缓冲力（或称去极化后纹状体突触的钙离子释放能力），钙离子缓冲力不足造成细胞电信号衰减，最终导致细胞死亡；（3）改变信号传导，通过评估纹状体膜上卡巴胆碱刺激的GTP酶的偶联或解偶联来判断；（4）认知能力（空间学习与记忆能力），用莫里斯水迷宫进行测试[39]。结果发现，菠菜组大鼠的所有指标（GTP酶活性除外）对衰老的延迟作用最大；而草莓组则对GTP酶活性影响最大；草莓组和维生素E组在其他指标上表现出同样的抗衰老保护效果，但两组之间存在显著性差异。

Bickford等人的研究也发现，在基础饲料中补充了菠菜、草莓或蓝莓提取物的强化饲料（饲喂8周），对F344老年大鼠（19个月龄）因衰老所致的脑功能衰退与行动能力下降也产生了逆转作用[38,40]。3种强化饲料均对认知行为产生了积极影响，其中，蓝莓饲料组大鼠的机械运动能力、卡巴胆碱刺激的GTP酶活性、氧化震颤素增强的多巴胺释放量的增加值均为最大[36]。此外，蓝莓组暴露于氧化应激源后，其复钙时间并未缩减[36]。不过，尽管蓝莓在所有受试的果蔬中抗氧化能力最强，但在预防或扭转衰老相关变化的研究中并未呈现出对等的效果。因此，仅凭抗氧化活性，并不足以预判多酚类化合物对某些老年性疾病的抗病能力。事实上，强化饲料对这些氧化应激指标的下降所起的作用也并非十分确定[36]，果蔬中的多酚类物质参与了许多代谢活动，并非只有其抗氧化活性及果蔬提取物中多酚成分的差异才能解释已观察到的积极影响。

最近有研究表明，蓝莓强化饲料不仅在莫里斯水迷宫能力测试中有效，而且能有效逆转目标物识别的认知能力衰退[41]。此外，即便把蓝莓加入营养已均衡的啮齿动物健康食谱（该食谱对人类健康食谱较有代表性）中，仍能凸显其有益影响[42]。

在一项独立调查中，对大鼠腹腔注射越橘花青素（每天200mg/kg，持续5d），其脑中的三碘甲状腺氨酸（T3）明显高于溶剂对照组（26%乙醇）。T3是凭借微血管中的一种特定方式转运到脑组织的，因此，花青素可在微血管水平上调节T3的转运。越橘饲喂的动物表现出优秀的记忆力和较好的视力，且对感官刺激具有更好的控制力[37]。

10.5 抗癌活性

大量证据表明，浆果对几种人类癌症具有一定的抗癌效果。浆果的抗癌活性与多数具有生物活性的植物化学成分、芪类、木脂素类及三萜类化合物有关，并能减少和修复因氧化应激和炎症而对机体造成的伤害。此外，浆果的生物活性对致癌物与毒物代谢酶、各种转录因子与生长因子、炎性因子，以及与癌细胞扩散、癌细胞凋亡和肿瘤血管生成相关的亚细胞信号传导通路均具有调节作用[43]。浆果中的植物化学成分还能通过抑制耐药途径的方式提高肿瘤细胞对化疗药物的敏感性，从而降低化疗药物的毒副作用。

浆果中的化疗保护剂包括：维生素 A、维生素 C、维生素 E、叶酸、β-胡萝卜素、α-胡萝卜素、钙、硒、叶黄素、β-谷甾醇、豆甾醇、三萜烯酯，以及酚类物质中的花青素、原花青素、黄酮醇、黄烷醇、鞣花单宁和酚酸。如前所述，浆果中的酚类物质的化学性质决定了它们的体内生物利用度、代谢及生物学效应[44,45]。浆果中酚类物质的结构性差异可通过多种方式观察，如氧化值、羟基化值、异构化能力、被糖类基团及其他取代基团糖基化的能力、形成分子聚合物的配合能力（如单宁和其他派生物的分子）[46]。

蓝莓、欧洲越橘、蔓越橘、草莓、越橘、酸樱桃、黑树莓和红树莓，以及它们的提取物（无论果汁还是干果），都具有一定的癌症化疗保护性[47-49]。草莓或黑树莓的冻干提取物（含有鞣花酸）表现出有效的化疗保护活性，它似乎参与了细胞转化过程，干扰了细胞的吸收、活化和解毒作用，并干预了 DNA 分子的结合与修复过程[47]。研究表明，黑莓可抑制氧化偶氮甲烷诱导的结肠癌和食道癌，对肝癌细胞也有抗增殖作用[47-51]，冻干草莓则对食管癌有强烈的抑制作用[48]。另据研究，一种黑树莓乙醇提取物对细胞增殖和一氧化氮合酶活性具有抑制作用，并可诱导人口腔鳞状细胞癌的细胞凋亡与晚期分化[52]。

10.5.1 抗血管再生能力

"血管再生"被定义为新的血管组织的生长，是动物体或人体中发生的一种重要的自然过程，既能有益健康也能造成病理变化[53]。对健康有益的血管再生有利于外伤的愈合，以及局部缺血性病变或伤害后组织内血液微循环的重建；而有害的血管再生则会导致静脉曲张、血管瘤和癌症转移，此时可采用抗血管再生的方法进行干预性治疗[53,54]。健康的机体可通过促血管再生因子或抑血管再生因子来控制血管再生。有研究（体外血管再生试验）证明，黑树莓提取物对人体组织具有抗血管再生成能力，有望用于癌症的治疗[55]。

血管内皮生长因子（VEGF）是血管再生的一项生物指标，并在肿瘤组织的血管生长过程中发挥重要作用[56]。有人在实验室中利用人 HaCaT 角质细胞评估了 7 种浆果提取物对 VEGF 诱导作用的影响。其中包括 6 种浆果提取物（野生蓝莓、欧洲越橘、蔓越橘、接骨木果、树莓籽和草莓）和 1 种混合提取物 OptiBerry。7 种提取物对过氧化氢都有明显的抑制作用，并能明显抑制肿瘤坏死因子 α（TNFα）诱导的 VEGF 表达

（人类角质细胞），而 OptiBerry 的作用最强[57]。在相同的实验条件下，抗氧剂（如葡萄籽原花青素提取物 GSPE，或 α-生育酚）并不影响可诱导的 VEGF 表达，而黄酮类纯品（如阿魏酸、儿茶酸和芸香苷）能够抑制氧化剂诱导的 VEGF 表达；在一个体外血管形成实验模型中，OptiBerry 还表现出了对血管再成的削弱效果[57]。因此，浆果花青素的结构性特点是其对可诱导的 VEGF 表达与释放具有抑制能力的原因所在[13]。

研究人员利用血管瘤增生实验模型（一种独特的血管再生体内评估实验模型）测试了 OptiBerry 的功效。巨噬细胞通常会参与血管瘤的增生。趋化因子（单核细胞趋化蛋白，MCP-1）是血管再生的主要辅助因子，负责动员巨噬细胞向感染部位或炎症部位汇集；而 MCP-1 拮抗剂则抑制血管再生[58]。血管再生时 MCP-1 的转录需要多种转录因子的参与，其中，NF-$\kappa\beta$（细胞核转录因子-$\kappa\beta$）是关键因子。用 TNFα（400IU/ml）活化采自自发性血管瘤的 EOMA（内皮瘤），12h 后 MCP-1 转录的基底水平得到了提升。用 OptiBerry 对 EOMA 细胞预处理后，MCP-1 转录的基底水平与 NF-$\kappa\beta$ 活性均受到了明显抑制[56]。随后，对 8 周龄小鼠（129P3/J）分别注射 $100\mu L$ 用 OptiBerry 处理过的 EOMA 细胞悬液与未用 OptiBerry 处理过的 EOMA 细胞悬液，OptiBerry 处理组小鼠均未导致血管瘤，并使已患癌小鼠的肿瘤增生质量平均值下降至 50% 以下[57]。组织学分析结果表明，OptiBerry 显著削弱了血管瘤中巨噬细胞的浸润[57]。因此，抗氧化性与抗血管再生性的协同作用，使食用浆果花青素具有了明显的保健作用。

10.5.2　抗细胞增殖活性与抗细胞生存能力

大量研究表明，不同浆果有不同的癌症预防机制。某些浆果提取物及其酚类成分在抑制细胞增殖、调节细胞周期阻滞、诱导癌细胞凋亡的同时，对正常细胞不具细胞毒性。黑莓、黑树莓、蓝莓、蔓越橘、红树莓及草莓等浆果的提取物，在一定剂量下，可抑制人类口腔癌、乳腺癌、结肠癌及前列腺癌细胞的生长[59,60]。对细胞生长抑制作用最强的依次为树莓、矮丛蓝莓和蔓越橘。研究者们发现，浆果可减少细胞周期蛋白激酶（cdk4、cdk6、细胞周期蛋白 D_1、细胞周期蛋白 D_3）的表达，故其对细胞增殖的抑制作用与细胞凋亡蛋白酶依赖性细胞凋亡无关，而与细胞周期阻滞有关。有些浆果还能明显抑制 TNF 诱导的对环氧合酶-2（COX-2）表达的激活，并激活 NF-$\kappa\beta$ 转录因子。

研究人员还证实，浆果提取物促进了人结肠癌细胞系 HT29 的凋亡，HT29 负责 COX-2 的表达[61]。最近，有人在体外研究中评估了一些浆果提取物（草莓和树莓）对细胞生存能力、细胞增殖或凋亡标志物表达的影响[62]。其结论为，浆果提取物对癌细胞增殖的抑制作用主要通过 p21WAF1（一种细胞周期蛋白激酶抑制剂）途径实现。在细胞凋亡实验中，用浆果提取物处理细胞后，其 Bax（促细胞凋亡标志物）水平升高。此外，研究者们证实，除花青素外，其他酚类化合物（如鞣花单宁）及非酚类化合物，也可能是浆果抗增殖活性的重要因素[62]。

红树莓提取物在人 HT29 结肠癌细胞生命周期的 G1 期可降低癌细胞的数量[63]。此外，红树莓提取物对结肠癌细胞因过氧化氢所致的 DNA 损伤具有明显的保护作用。

在细胞体外侵袭能力试验中，红树莓提取物明显抑制了HT115结肠癌细胞的入侵[63]。

近来，有人利用从人口腔鳞状细胞癌肿瘤上分离出的细胞系，研究了冻干黑树莓乙醇提取物对细胞生长的影响[52]。结果表明，黑莓提取物在抑制细胞增殖的同时，未干扰细胞的生存能力；抑制了血管内皮生长因子VEGF的完整编译；抑制了一氧化氮合酶活性；造成了细胞凋亡和终末分化[52]。在另一项研究中，利用Calu-3单层细胞模型发现，红树莓对环境致癌物（如多环芳烃，PAHs）的吸收具有抑制作用[64]。研究表明，红树莓中的植物化学成分可阻止多环芳烃进入Calu-3单层细胞，从而有可能降低肺上皮细胞因接触多环芳烃而造成的DNA损伤[64]。

有人评估了3种蓝莓提取物对HepG2肝癌细胞的抗增殖活性与促细胞凋亡作用[65]。其中，抑制作用最强的蓝莓花青素实验组（质量浓度范围$70\sim150\mu g/mL$）对癌细胞增殖的抑制率达50%。用DNA片段评估了诱导性细胞凋亡，与对照组相比，蓝莓花青素实验组的细胞凋亡增加了$2\sim4$倍[65]。在另一项研究中，矮丛蓝莓抑制了对癌转移有重要作用的酶类（如基质金属蛋白酶，MMP）的活性[43]。研究人员利用DU145人前列腺癌细胞研究了黄酮强化试验组（来自矮丛蓝莓）对MMP活性的抑制作用[66]。让DU145细胞分别暴露于花青素强化的蓝莓组与原花青素强化的蓝莓组，结果发现两组对MMP活性的抑制作用有所不同。蛋白激酶-C与分裂素诱导的蛋白激酶途径可能参与了黄酮类对MMP活性的抑制。研究结论为，蓝莓黄酮类对MMP活性的抑制可能存在多种机制[66]。

研究证明，蔓越橘提取物可明显抑制MCF7人乳腺癌细胞的生长，主要归因于其启动细胞凋亡的能力及其诱导细胞周期G1期阻滞的能力[67]。研究人员从蔓越橘中分离、纯化并鉴定出包括熊果酸、槲皮素和$3,5,7,3',4'$-五羟基黄酮醇-3-O-β-D-吡喃葡萄糖苷在内的20种化合物，并证实这些化合物对HepG2肝癌细胞与MCF7乳腺癌细胞具有很强的抗增殖活性[68]。同时证明，蔓越橘具有防止癌细胞耐药的潜力。最近有研究报道，蔓越橘原花色素实验组对于铂耐受的人卵巢癌细胞系、神经母细胞瘤和前列腺癌细胞系具有细胞毒性[69]。蔓越橘组激活了SKOV3人卵巢癌细胞对含铂药物（卡铂注射液）的敏感性。蔓越橘原花青素与现行的化疗药物之间具有明显的协同效应[69]。

研究人员还评估了浆果副产品（如种子粉）的抗癌性。黑树莓、红树莓、蓝莓和蔓越橘的种子粉均呈现出对HT29人结肠癌细胞系的抗增殖活性[70]。研究人员指出，浆果种子粉具有极大的潜力可被开发为高附加值产品，用于癌症的预防与康复治疗。

10.5.3 抗癌体内研究

10.5.3.1 活体动物实验

研究者利用一个啮齿动物实验模型评估了冻干黑树莓粉对人类食道鳞状细胞癌的化学预防作用及其可能的作用机制[71]。用冻干黑树莓粉饲喂的大鼠，其N-亚硝基-甲基-苄胺（NMBA）诱导的食道癌受到了抑制，其机制是抑制DNA加合物的形成，并降低肿瘤前体细胞的增殖率。在分子水平上，冻干黑莓粉抑制了c-Jun癌基因、

COX-2 环氧合酶与 iNOS 诱导型一氧化氮合酶的表达。同时还分析了它对血管再生的影响，结果发现，冻干黑树莓粉对 VEGF 表达的抑制作用非常明显。对照组小鼠（仅饲喂 NMBA）的 VEGF 表达增加值为（2.38±0.34）倍，而干预组小鼠（用 NMBA 加冻干黑树莓粉饲喂）的 VEGF 表达增加值为 1.08±0.22，两组数据有显著性差异（$P<0.005$）。此外，对照组小鼠食道的微血管密度为（53.7±5.6）血管数/cm，而干预组小鼠食道的微血管密度则下降到（22.6±2.6）血管数/cm，两组数据有极显著性差异（$P<0.0001$）。该项研究同时揭示，VEGF 抑制作用与 COX-2 及 iNOS 抑制作用之间存在相关性。研究结论，由于高密度的血管分布是肿瘤转移和复发的危险因素，故冻干黑树莓粉有可能对人食道癌具有治疗作用[71]。

上述研究者在其前期研究中，用含 NMBA 的饲料喂养 F344 小鼠（对照组），每周 3 次，持续 5 周[72]。1 周后，在干预组饲料中添加 5% 冻干黑树莓粉，在整个实验期间（25 周）持续饲喂，并分别于第 9 周、15 周和 25 周进行检验。通过评估 COX-2 与 iNOS 酶的表达与活性，以及食道中 c-Jun 的表达，研究了冻干黑树莓粉缓解肿瘤形成的潜在机制。25 周时，对照组每只小鼠的肿瘤多发率为 3.78%±0.41%，干预组每只小鼠的肿瘤多发率则为 2.23%±0.21%，两组数据存在显著差异（$P<0.005$），肿瘤的发生受到了冻干黑树莓粉的抑制。黑树莓粉减少了 25 周时食道癌发生前的组织损伤，降低了 mRNA 与 COX-2 和 iNOS 酶蛋白的表达水平，同时也降低了 c-Jun 与前列腺素 E_2 的表达水平。在食道癌发生前的组织损伤中，黑树莓粉抑制 mRNA 对 iNOS 酶与 c-Jun 癌基因的表达，但不抑制 COX-2 酶的表达。黑树莓粉也降低了乳头状瘤中前列腺素 E_2 与总亚硝酸盐的水平。因此，通过抑制 COX-2、iNOS 和 c-Jun，黑树莓粉有望发挥新奇的肿瘤抑制作用[72]。

通过研究食道组织培养物与肝脏微粒体中 NMBA 的代谢，探究了冻干黑树莓粉的抗肿瘤起始作用机理。肝脏微粒体分别来自控制组大鼠（喂以控制饲料）和干预组大鼠（喂以含有 5% 或 10% 冻干黑树莓粉的控制饲料）体内[73]。5% 与 10% 干预组均抑制了组织培养物中 NMBA 的代谢（分别为 26% 和 20%），同时也都抑制了微粒体中 NMBA 的代谢（分别为 22% 和 28%）。研究人员在黑树莓粉中鉴定出的活性成分包括：鞣花酸、花青素、矢车菊素-3-葡萄糖苷和矢车菊素-3-芸香糖苷。对组织培养物中 NMBA 代谢的抑制作用强度依次为：矢车菊素-3-芸香糖苷（47%）、鞣花酸（33%）、矢车菊素-3-葡萄糖苷（23%）和黑树莓粉提取物（11%）。同样，在肝脏微粒体中则依次为：矢车菊素-3-芸香糖苷（47%）、鞣花酸（33%）和矢车菊素-3-葡萄糖苷（32%）。冻干黑莓粉饲料可诱导肝脏中谷胱甘肽-S-转移酶的活性[73]。

在最近的另一项研究中，含有冻干黑树莓的饲料抑制了 NMBA 诱导的大鼠食道癌的发生。用直接分离生物鉴定法发现，在体外研究中，花青素是冻干黑树莓粉中对致癌剂诱导的 NF-$\kappa\beta$ 以及小鼠上皮细胞中激活蛋白-1 的表达最具抑制活性的成分。因此，当前对冻干黑树莓粉的体内研究主要是确定其化疗活性是否要归功于花青素。

该项研究中，对 F344 大鼠分别喂以下述饲料：A 组——含 5% 黑树莓粉；B 组——富含花青素；C 组——含有机溶剂提取物；D 组——含有机溶剂不溶物（即有机溶剂提取后的残渣，花青素含量0.02μmol/g）；E组——含正己烷提取物；F组——含糖。

说明：上述6组的饲料添加物均来自黑树莓粉（BRB）；其中，A组～C组花青素含量均为3.8μmol/g左右，E组和F组仅含有极少量的花青素。

用上述饲料喂养2周后，对6个干预组改喂NMBA饲料，持续至实验结束；对照组则自始至终仅喂以NMBA饲料。30周时，全部宰杀，对患有食道癌的小鼠分别计数。花青素干预组（A组～C组）对NMBA诱导的食道癌的抑制率相当，表明黑树莓花青素具有化疗作用。含有机溶剂不溶物的D组也有一定效果，表明黑树莓中除花青素外还有其他具有化疗作用的成分。正己烷提取物和糖（E组和F组）无效。A组、B组和D组均能抑制细胞增殖、炎症和血管再生，并能诱导细胞凋亡（包括肿瘤发生前和乳头状瘤发生后的食道组织），说明不同的浆果成分具有近似的作用机制。

10.5.3.2 人体实验

水果和蔬菜消费量的上升与原发性上皮细胞癌（包括食道癌）患病风险的下降之间具有相关性。如前所述，在动物实验模型中，冻干黑树莓粉膳食对化学物所致的口腔癌、食道癌、结肠癌具有明显的抑制作用。有人开展了为期6个月的化疗效果初步研究，给巴雷特食管（BE，食道癌变前期——正常的复层鳞状上皮变成了化生性柱状-线状上皮）患者服用黑树莓粉（女性32g，男性45g）[74]。BE的重要性在于它使食道腺癌（恶化极快且致死性极高的恶性肿瘤）的发病风险增加了30～40倍。到该论文出版时，对10名BE患者的中期观察结果支持了对服用黑树莓粉患者的观察结果，即黑树莓粉促进了尿液中两种氧化应激标记物（8-异构-前列腺素F2R与变化范围较小的8-羟基-2′-脱氧-鸟苷）排出量的下降[74]。

为了使黑树莓粉中的化学预防成分易于被人口腔黏膜吸收，该研究团队还发明了一种新颖的黑树莓凝胶配方，并研究了它的特性[75]。黏膜黏附凝胶配方中含有的花青素易被人口腔黏膜吸收的证据是，服用该配方5min内，血液中的花青素已达到可检出的浓度。与pH3.5的浆果凝胶相比，pH6.5的浆果凝胶渗透到组织培养物中的花青素更多（即花青素渗透量随凝胶pH的升高而呈上升趋势）。该项研究表明，浆果花青素的稳定性取决于凝胶的pH和储存温度，同时还证明凝胶成分非常适于吸收并渗透到目标组织位点（口腔黏膜）[75]。

10.6 幽门螺旋杆菌与炎症反应

全球约50%的人感染了幽门螺旋杆菌，该菌已被证实是多种胃肠道疾病（包括十二指肠癌与胃癌）的病因之一[76]。幽门螺旋杆菌正逐渐对克拉霉素（已证实的幽门螺旋杆菌抗菌剂）产生耐药性。在实验室中，研究者评估了多种加/不加克拉霉素的浆果提取物（包括蓝莓、欧洲越橘、接骨木果、蔓越橘、草莓籽、树莓籽和OptiBerry）对幽门螺旋杆菌的体外抗菌活性[76]。与对照组相比，所有浓度的测试样品均抑制了幽门螺旋杆菌的生长，其中，OptiBerry的抑菌效果最强。在最低浓度（0.25%）下，各组提取物对幽门螺旋杆菌的抑制效果分别为：接骨木果（30%）、欧洲越橘（50%）、蓝莓（50.5%）、OptiBerry（62%）。将所有提取物的浓度提高到0.5%和1%后，发现它们对幽门螺旋杆菌的的抑制效果也有相应的增强。浓度为 0.5% 时，草莓、树莓和蔓越橘提取物的抑菌效果增加值最大，尽管接骨木果、欧洲越橘、蓝莓和 OptiBerry 的抑菌效果也有显著增加。浓度为 1% 时，所有提取物的抑菌效果均超过了 70%，其中，蔓越橘、接骨木果、欧洲越橘和蓝莓提取物均大于 90%，OptiBerry 则达到 100%。在 0.25% 的提取物中加入克拉霉素，与不加克拉霉素时相比，接骨木果、欧洲越橘、蓝莓和 OptiBerry 对幽门螺旋杆菌的抑菌效果有显著增强[76]；在 0.5% 的提取物中加入克拉霉素时，所有提取物的抑菌效果均有显著增强；而在 1% 的提取物中加入克拉霉素时，所有提取物的抑菌效果均大于 90%，其中接骨木果、欧洲越橘、蓝莓和 OptiBerry 的抑菌效果均达到了 100%[76]。

有研究者在其初步研究中，利用经幽门螺旋杆菌处理过的 MKN45 人胃癌细胞培养物评估了 OptiBerry 对 IL-8 的抑制作用（IL-8，即白细胞介素-8，炎症反应的主要介质之一，也是有效的血管生成因子），这是相关领域的首次报道[76]。该研究采用的是 ATCC 49503 幽门螺旋杆菌。OptiBerry 显著抑制了 MKN45 胃癌细胞中幽门螺旋杆菌诱导的 IL-8 产量。

在常用于培养人淋巴细胞的 RPMI 培养液中培养出了 MKN45 人胃癌细胞（16106 个细胞），再用 0.5% 的 OptiBerry（对照组不用）和 10 ng 的 TNFα（肿瘤坏死因子）处理（干预组和对照组）。分别于 6h、12h 和 24h 后收集上清液，离心后用试剂盒测定 IL-8 的含量。

对培养出的 MKN45 细胞用幽门螺旋杆菌处理，IL-8 的产量显著增加，各处理时段的 IL-8 产量分别增加了约 20%（6h）、22%（12h）和 25%（24h）。用幽门螺旋杆菌处理后再添加 OptiBerry，则各时段的 IL-8 产出被完全抑制。表 10.3 列出了幽门螺旋杆菌对培养的 MKN45 细胞中 IL-8 产量的影响以及 OptiBerry 作用时间与抑制效果的变化关系[76]。

表 10.3　幽门螺旋杆菌对培养的 MKN45 细胞中 IL-8 产量的影响以及
OptiBerry 作用时间与抑制效果的变化关系

分组	不同时点的 IL-8 含量/（pg/mL）		
	6h	12h	24h
控制组（对照组）	413.0±21.6	546.0±42.0	600.0±81.0
TNFα 组	895.3±68.4[a]	1156.3±170.3[a]	1296.0±184.0[a]
TNFα+OptiBerry 组	546.0±69.0	593.0±74.0	546.0±70.0
TNFα+幽门螺旋杆菌组	1031.3±126.2[a]	1406.3±218.3[a]	1625.0±195.4[a]
TNFα+OptiBerry+幽门螺旋杆菌组	546.0±28.5	562.0±67.0	578.0±80.3

资料来源：据 Chatterjee 等人[76]与 Zafra-Stone 等人[18]的数据编制。TNFα：肿瘤坏死因子。
[a] 与对照组有显著性差异（$P < 0.05$）。

10.7　糖尿病和视力

欧洲越橘（vaccinium myrtillus，含25%的花青素）的叶子和果实用于改善糖尿病症状的历史在欧洲已经有数百年[77]。人们将欧洲越橘与早餐谷物一同食用，或在其他全谷类食品中加入一定量的欧洲越橘，以防止糖尿病发作[77]。欧洲越橘叶片的含水酒精提取物可使链脲霉素诱导的糖尿病大鼠的血糖水平降低26%。对大鼠（按每千克体重1.2g或3.0g）喂以添加了一定量欧洲越橘叶片提取物的致高脂血症饲料，发现其血脂下降与提取物添加量之间存在反比例关系[77]。Matsui等人也证实，花青素具有降糖能力[78]。

浆果花青素可通过多种途径改善视力。包括：提高视网膜色素的产量以改善夜视力；增强视网膜毛细血管的微循环；减少黄斑部变化与糖尿病性视网膜病变；改善或防止青光眼、色素性视网膜炎和白内障的发生[79]。欧洲越橘已被证实能改善视力特别是夜视力。值得一提的是，第一次世界大战和第二次世界大战期间，英国空军的飞行员在执行轰炸任务前，曾广泛使用欧洲越橘果酱。自从在越橘属植物中发现了具有维生素A活性的类胡萝卜素之后，越橘的视力保护作用就在一定程度上归功于此类化合物了。一项安慰剂对照组双盲研究的结果表明，花青素口服剂量对视紫红质（有助于将光信号转换成大脑可识别的电信号）的产生非常重要。为两组受试者（各6名）绘制适应性视网膜电流图，然后实施干预（用药后1h和3h）。服用欧洲越橘的受试者，其光线适应时间为6.5min，而对照组则为9min。另一项研究中，将50位老年白内障患者平分为两组，治疗组服用花青素含量为25%的欧洲越橘提取物药片（180mg，每日两次），对照组服用维生素E药片（DL-α-生育酚乙酸酯，100mg，每日两次）。连续服用4个月后，96%的治疗组患者的白内障病程被中止，对照组则为76%[80]。

在一项双盲研究中，让14位糖尿病患者及/或门诊高血压合并血管性视网膜病的患者服用香草扁桃酸（VMA，160mg，每日2次）或安慰剂（对照组，$n=20$），共1个月。月底时，为对照组加服一个月的速效药。治疗前后的眼底镜检与荧光血管造影检查结果显示，服用花色苷的患者，治愈率有明显提高（从77%增加到90%）。在另一项随机-双盲-安慰剂对照试验中，50位轻度皮质性老年白内障患者，21名男性和29名女性（平均年龄67岁，年龄范围48~81岁），用维生素E＋VMA进行为期4个月的治疗（每次2片，每日2次）。结果发现，VMA可终止97%的白内障患者的晶状体浑浊度的恶化，未发现药物不良反应[81]。

长期服用含有花青素的浆果补充剂不但是安全的，而且可以抑制早期糖尿病性视网膜病的发展。因此，有必要进一步研究其机制[82,83]。

Tsuda等人研究了花青素处理后人脂肪细胞的基因表达特性后证实，花青素可以调节脂肪细胞因子的基因表达，从而有效调节脂肪细胞的功能，以控制肥胖和糖尿病[84]。

10.8　总结

大量研究证实，食用富含花青素的水果和蔬菜能够延缓或阻止慢性病的发作。食用性花青素与花色素类植物药在药理学及多重作用机制上都显示了互补性，包括抗氧化、抗菌、抗病毒、诱导解毒酶、刺激免疫系统、减少血小板聚集、调节胆固醇的合成、抗高血压、抗血管增生等作用[85]。食用性浆果花素可抑制细胞转化，并对可诱导的 VEGF 表达具有较强的抑制作用[13,57]。需要指出的是，许多新型抗氧化剂并未显示出具有类似于浆果花青素的抗血管增生作用[13,56,57]。因此，仅具有抗氧化性未必能对总的抗血管增生作用有贡献。OptiBerry 是由 6 种浆果花青素组合而成的新型复配剂，可显著抑制基底单核细胞趋化蛋白 MCP-1 及可诱导的 NF-kβ 细胞核转录因子的转录，用 OptiBerry 处理 EOMA 细胞可抑制其形成血管瘤的能力[13]。组织学分析结果表明，与对照组相比，浆果配方可显著抑制小鼠血管瘤巨噬细胞的浸润[13]。因此，通过多种机制，浆果花青素除了具有抗氧化与抗血管增生能力外，还有可能发挥神奇的化学预防作用。上述保健作用及其机制主要是利用了动物体内实验模型进行测试，对人类膳食的研究也证实了富含花青素的水果和蔬菜的保健作用，并含有其他具有明显的健康调节和疾病预防作用的有益成分。而且，花青素可抑制某些退行性疾病（如肥胖、糖尿病、心血管机能失调、癌症、视网膜病等）的恶化，可作为其他治疗方法的可行、安全且廉价的辅助治疗方法。

参考文献

[1] Seeram, N. P. (2008) Berry fruits: compositional elements, biochemical activities, and the impact of their intake on human health, performance, and disease. Journal of Agricultural and Food Chemistry, 56, 627 - 629.

[2] Howell, A. B. (2007) Bioactive compounds in cranberries and their role in prevention of urinary tract infections. Molecular Nutrition & Food Research, 51, 732 - 737.

[3] Shukitt - Hale, B., Carey, A. N., Jenkins, D., Rabin, B. M. & Joseph, J. A. (2007) Beneficial effects of fruit extracts on neuronal function and behavior in a rodent model of accelerated aging. Neurobiology and Aging, 28, 1187 - 1194.

[4] Kong, J. M., Chia, L. S., Goh, N. K., Chia, T. F. & Brouillard, R. (2003) Analysis and biological activities of anthocyanins. Phytochemistry, 64, 923 - 933.

[5] Prior, R. L. (2003) Fruits and vegetables in the prevention of cellular oxidative damage. American Journal of Clinical Nutrition, 78, 570S - 578S.

[6] Karakaya, S. (2004) Bioavailability of phenolic compounds. Critical Reviews in Food Science and Nutrition, 44, 453 - 464.

[7] Mullen, W., McGinn, J., Lean, M. E., MacLean, M. R., Gardner, P., Duthie, G. G., Yokota, T. & Crozier, A. (2002) Ellagitannins, flavonoids, and other phenolics in red raspberries and their contribution to antioxidant capacity and vasorelaxation properties. Journal of Agricultural and Food Chemistry, 50, 5191 - 5196.

[8] Mullen, W., Stewart, A. J., Lean, M. E., Gardner, P., Duthie, G. G. & Crozier, A. (2002) Effect of freezing and storage on the phenolics, ellagitannins, flavonoids, and antioxidant capacity of red raspberries. Journal of Agricultural and Food Chemistry, 50, 5197 - 5201.

[9] Youdim, K. A. , Martin, A. & Joseph, J. A. (2000) Incorporation of the elderberry anthocyanins by endothelial cells increases protection against oxidative stress. Free Radical and Biology Medicine, 29, 51 – 60.

[10] Youdim, K. A. , Shukitt – Hale, B. , MacKinnon, S. , Kalt, W. & Joseph, J. A. (2000) Polyphenolics enhance red blood cell resistance to oxidative stress: in vitro and in vivo. Biochimica Biophysica Acta, 1523, 117 – 122.

[11] Wu, X. , Pittman, H. E. & Prior, R. L. (2006) Fate of anthocyanins and antioxidant capacity in contents of the gastrointestinal tract of weanling pigs following black raspberry consumption. Journal of Agricultural and Food Chemistry, 54, 583 – 589.

[12] Cao, G. , Russel, R. M. , Lischner, N. & Prior, R. L. (1998) Serum antioxidant capacity is increased by consumption of strawberries, spinach, red wine or vitamin C in elderly women. Journal of Nutrition, 128, 2383 – 2390.

[13] Roy, S. , Khanna, S. , Alessio, H. M. , Vider, J. , Bagchi, D. , Bagchi, M. & Sen, C. K (2002) Antiangiogenic property of edible berries. Free Radical Research, 36, 1023 – 1031.

[14] Zaragoza, F. , Iglesias, I. & Benedi, J. (1985) Comparative study of the anti – aggregation effects of anthocyanosides and other agents. Archives of Pharmacological Toxicology, 11, 183 – 188.

[15] Detre, Z. , Jellinek, H. , Miskulin, M. & Robert, A. M. (1986) Studies on vascular permeability in hypertension: action of anthocyanosides. Clinical Physiological Biochemistry, 4, 143 – 149.

[16] Kadar, A. , Robert, L. , Miskulin, M. , Tixier, J. M. , Brechemier, D. & Robert, A. M. (1979) Influence of anthocyanoside treatment on the cholesterol – induced atherosclerosis in the rabbit. Paroi Arterielle, 5, 187 – 205.

[17] Bagchi, D. , Sen, C. K. , Ray, S. D. , Das, D. K. , Bagchi, M. , Preuss, H. G. & Vinson, J. A. (2003) Molecular mechanisms of cardioprotection by a novel grape seed proanthocyanidin extract. Mutation Research, 523 – 524, 87 – 97.

[18] Zafra – Stone, S. , Yasmin, T. , Bagchi, M. , Chatterjee, A. , Vinson, J. A. & Bagchi, D. (2007) Berry anthocyanins as novel antioxidants in human health and disease prevention. Molecular Nutrition & Food Research, 51, 675 – 683.

[19] Basu, A. , Du, M. , Leyva, M. J. , Sanchez, K. , Betts, N. M. , Wu, M. , Aston, C. E. & Lyons, T. J. (2010) Blueberries decrease cardiovascular risk factors in obese men and women with metabolic syndrome. Journal of Nutrition, 140, 1582 – 1587.

[20] Shukitt – Hale, B. (1999) The effects of aging and oxidative stress on psychomotor and cognitive behavior. Age, 22, 9 – 17.

[21] Hauss – Wegrzyniak, B. , Vannucchi, M. G. & Wenk, G. L. (2000) Behavioral and ultrastructural changes induced by chronic neuroinflammation in young rats. Brain Research, 859, 157 – 166.

［22］Hauss－Wegrzyniak，B.，Vraniak，P. & Wenk，G. L.（1999）The effects of a novel NSAID on chronic neuroinflammationare age dependent. Neurobiology in Aging，20，305－313.

［23］Halliwell，B.（1994）Free radicals and antioxidants：a personal view. Nutrition Review，52，253－265.

［24］Harman，D.（1981）The aging process. Proceedings of the National Academy of Sciences U. S. A.，78，7124－7128.

［25］Yu，B. P.（1994）Cellular defenses against damage from reactive oxygen species. Physiology Review，74，139－162.

［26］Olanow，C. W.（1992）An introduction to the free radical hypothesis in Parkinson's disease. Annals of Neurology，32（Suppl.），2S－9S.

［27］Olanow，C. W.（1993）A radical hypothesis for neurodegeneration. Trends Neuroscience，16，439－444.

［28］Joseph，J. A.，Denisova，N. A.，Fisher，D.，Bickford，P.，Prior，R. & Cao，G.（1998）Age－related neurodegeneration and oxidative stress：putative nutritional intervention. Neurology Clinicals，16，747－755.

［29］Joseph，J. A.，Shukitt－Hale，B.，Denisova，N. A.，Martin，A.，Perry，G. & Smith，M. A.（2001）Copernicus revisited：amyloid beta in Alzheimer's disease. Neurobiology and Aging，22，131－146.

［30］Rozovsky，I.，Finch，C. E. & Morgan，T. E.（1998）Age－related activation of microglia and astrocytes：in vitro studies show. Neurobiology and Aging，19，97－103.

［31］McGeer，P. L. & McGeer，E. G.（1995）The inflammatory response system of the brain：implications for therapy of Alzheimer and other neurodegenerative diseases. Brain Research Reviews，21，195－218.

［32］Volpato，S.，Guralnik，J. M.，Ferrucci，L.，Balfour，J.，Chaves，P.，Fried，L. P. & Harris，T. B（2001）Cardiovascular disease，interleukin－6，and risk of mortality in older women：the women's health and aging study. Circulation，103，947－953.

［33］Chen，J.，Buchanan，J. B.，Sparkman，N. L.，Godbout，J. P.，Freund，G. G. & Johnson，R. W.（2008）Neuroinflammation and disruption in working memory in aged mice after acute stimulation of the peripheral innate immune system. Brain，Behavior and Immunity，22，301－311.

［34］Joseph，J. A.，Denisova，N. A.，Youdim，K. A.，Bielinski，D.，Fisher，D. & Shukitt－Hale，B.（2001）Neuronal environment and age－related neurodegenerative disease：Nutritional modification. In：Annual Review of Gerontology and Geriatrics，Focus on Modern Topics in the Biology of Aging，Vol. 21（eds V. J. Cristofalo & D. Adelman）. Springer Publishing，New York，pp. 195－235.

［35］Wei，L.，Keogh，C. L.，Whitaker，V. R.，Theus，M. H. & Yu，S. P.（2005）Angiogenesis and stem cell transplantation as potential treatments of cerebral ischemic stroke. Pathophysiology，12，47 – 62.

[36] Joseph，J. A. ，Shukitt – Hale，B. ，Denisova，N. A. ，Bielinski，D. ，Martin，A. ，McEwen，J. J. ，Bickford，P. C. (1999) Reversals of age – related declines in neuronal signal transduction，cognitive，and motor behavioral deficits with blueberry，spinach，or strawberry dietary supplementation. Journal of Neuroscience，19，8114 – 8121.

[37] Saija，A. ，Princi，P. ，D' Amico，N. ，De Pasquale，R. & Costa，G. (1990) Effect of Vaccinium myrtillus anthocyanins on triiodothyronine transport into brain in the rat. Pharmacological Research，22，59 – 60.

[38] Bickford，P. C. ，Gould，T. ，Briederick，L. ，Chadman，K. ，Pollock，A. ，Young，D. ，Shukitt – Hale，B. & Joseph，J. (2000) Antioxidant – rich diets improve cerebellar physiology and motor learning in aged rats. Brain Research，866，211 – 217.

[39] Joseph，J. A. ，Shukitt – Hale，B. ，Denisova，N. A. ，Prior，R. L. ，Cao，G. ，Martin，A. ，Taglialatela，G. & Bickford，P. C. (1998) Long – term dietary strawberry，spinach，or vitamin E supplementation retards the onset of age – related neuronal signal – transduction and cognitive behavioral deficits. Journal of Neuroscience，18，8047 – 8055.

[40] Bickford，P. C. ，Shukitt – Hale，B. & Joseph，J. A. (1999) Effects of aging on cerebellar noradrenergic function and motor learning：nutritional interventions. Mechanisms of Ageing Development，111，141 – 154.

[41] Goyarzu，P. ，Malin，D. H. ，Lau，F. C. ，Taglialatela，G. ，Moon，W. D. ，Jennings，R. ，Moy，E. ，Moy，D. ，Lippold，S. ，Shukitt – Hale，B. & Joseph，J. A. (2004) Blueberry supplemented diet：effects on object recognition memory and nuclear factor – kappa B levels in aged rats. Nutrition Neuroscience，7，75 – 83.

[42] Youdim，K. A. ，Shukitt – Hale，B. ，Martin，A. ，Wang，H. ，Denisova，N. A. ，Bickford，P. C. & Joseph，J. A. (2000) Short – term dietary supplementation of blueberry polyphenolics：Beneficial effects on aging brain performance andperipheral tissue function. Nutrition Neuroscience，3，383 – 397.

[43] Seeram，N. P. (2006) Berries. In：Nutritional Oncology，2nd edn. (eds D. Heber，G. Blackburn，V. L. W. Go，& J. Milner) . Academic Press，London，UK，pp. 615 – 625.

[44] Manach，C. ，Scalbert，A. ，Morand，C. ，Rémésy，C. & Jimenez，L. (2004) Polyphenols：food sources and bioavailability. American Journal of Clinical Nutrition，79，727 – 747.

[45] Manach，C. ，Williamson，G. ，Morand，C. ，Scalbert，A. & Rémésy，C. (2005) Bioavailability and bioefficacy of polyphenols in humans. I. Review of 97 bioavailability studies. American Journal of Clinical Nutrition，81 (Suppl. 1)，230S – 242S.

[46] Seeram，N. P. (2006) Bioactive polyphenols from foods and dietary supplements：challenges and opportunities. In：Herbs：Challenges in Chemistry and Biology

(eds C. - T. Ho, M. Wang, & S. Sang). ACS Symposium Series 925, American Chemical Society, Washington, DC, pp. 25 - 38.

[47] Xue, H., Aziz, R. M., Sun, N., Cassady, J. M., Kamendulis, L. M., Xu, Y., Stoner, G. D. & Klaunig, J. E. (2001) Inhibition of cellular transformation by berry extracts. Carcinogenesis, 22, 351 - 356.

[48] Stoner, G. D., Kresty, L. A., Carlton, P. S., Siglin, J. C. & Morse, M. A. (1999) Isothiocyanates and freezedried strawberries as inhibitors of esophageal cancer. Toxicological Sciences, 52, 95 - 100.

[49] Harris, G. K., Gupta, A., Nines, R. G., Kresty, L. A., Habib, S. G., Frankel, W. L., LaPerle, K., Gallaher, D. D., Schwartz, S. J. & Stoner, G. D. (2001) Effects of lyophilized black raspberries on azoxymethane induced colon cancer and 8 - hydroxy - 2 - deoxyguanosine levels in the Fischer 344 rat. Nutrition Cancer, 40, 125 - 133.

[50] Kresty, L. A., Morse, M. A., Morgan, C., Carlton, P. S., Lu, J., Gupta, A., Blackwood, M. & Stoner, G. D. (2001) Chemoprevention of esophageal tumorigenesis by dietary administration of lyophilized black raspberries. Cancer Research, 61, 6112 - 6119.

[51] Liu, M., Li, X. Q., Weber, C., Lee, C. Y., Brown, J. & Liu, R. H. (2002) Antioxidant and antiproliferative activities of raspberries. Journal of Agricultural and Food Chemistry, 50, 2926 - 2930.

[52] Rodrigo, K. A., Rawal, Y., Renner, R. J., Schwartz, S. J., Tian, Q., Larsen, P. E. & Mallery, S. R. (2006) Suppression of the tumorigenic phenotype in human oral squamous cell carcinoma cells by an ethanol extract derived from freeze - dried black raspberries. Nutrition Cancer, 54, 58 - 68.

[53] Auerbach, R., Auerbach, W. & Polakowski, L. (1991) Assays for angiogenesis: a review. Pharmacology Therapeutics, 51, 1 - 11.

[54] Griffioen, A. W. & Molema, G. (2000) Angiogenesis: potentials for pharmacologic intervention in the treatment of cancer, cardiovascular diseases, and chronic inflammation. Pharmacological Reviews, 52, 237 - 268.

[55] Liu, Z., Schwimer, J., Liu, D., Greenway, F. L., Anthony, C. T. & Woltering, E. A. (2005) Black raspberry extract and fractions contain angiogenesis inhibitors. Journal of Agricultural and Food Chemistry, 53, 3909 - 3915.

[56] Nguyen, M. (1997) Angiogenic factors as tumor markers. Investigation into New Drugs, 15, 29 - 37.

[57] Bagchi, D., Sen, C. K., Bagchi, M. & Atalay, M. (2004) Anti - angiogenic, antioxidant, and anticarcinogenic properties of a novel anthocyanin - rich berry extract formula. Biochemistry (Mosc), 69, 75 - 80.

[58] Salcedo, R., Ponce, M. L., Young, H. A., Wasserman, K., Ward, J. M.,

Kleinman, H. K., Oppenheim, J. J. & Murphy, W. J. (2000) Human endothelial cells express CCR2 and respond to MCP – 1: direct role of MCP – 1 in angiogenesis and tumor progression. Blood, 96, 34 – 40.

[59] Seeram, N. P., Adams, L. S., Zhang, Y., Sand, D. & Heber, D. (2006) Blackberry, black raspberry, blueberry, cranberry, red raspberry and strawberry extracts inhibit growth and stimulate apoptosis of human cancer cells in vitro. Journal of Agricultural and Food Chemistry, 54, 9329 – 9339.

[60] Boivin, D., Blanchette, M., Barrette, S., Moghrabi, A. & Beliveau, R. (2007) Inhibition of cancer cell proliferation and suppression of TNF – induced activation of NFkappaB by edible berry juice. Anticancer Research, 27, 937 – 948.

[61] Seeram, N. P., Momin, R. A., Bourquin, L. D. & Nair, M. G. (2001) Cyclooxygenase inhibitory and antioxidant cyanidinglycosides from cherries and berries. Phytomedicine, 8, 362 – 369.

[62] Wu, Q. K., Koponen, J. M., Mykkänen, H. M. & Törrönen, A. R. (2007) Berry phenolic extracts modulate the expression of p21 (WAF1) and Bax but not Bcl – 2 in HT – 29 colon cancer cells. Journal of Agricultural and Food Chemistry, 55, 1156 – 1163.

[63] Coates, E. M., Popa, G., Gill, C. I., McCann, M. J., McDougall, G. J., Stewart, D. & Rowland, I. (2007) Colon – available raspberry polyphenols exhibit anti – cancer effects on in vitro models of colon cancer. Journal of Carcinogenesis, 6, 4 – 9.

[64] Mahadevan, B., Mata, J. E., Albershardt, D. J., Stevens, J. F., Pereira, C. B., Rodriguez – Proteau, R. & Baird, W. M. (2005) The effects of red raspberry extract on PAH transport across Calu – 3 cell monolayer, an in vitro cell model. International Journal Cancer Prevention, 2, 129 – 141.

[65] Yi, W., Akoh, C. C., Fischer, J. & Krewer, G. (2006) Effects of phenolic compounds in blueberries and muscadine grapes on HepG2 cell viability and apoptosis. Food Research International, 39, 628 – 638.

[66] Matchett, M. D., MacKinnon, S. L., Sweeney, M. I., Gottschall – Pass, K. T. & Hurta, R. A. (2006) Inhibition of matrix metalloproteinase activity in DU145 human prostate cancer cells by flavonoids from lowbush blueberry (Vaccinium angustifolium): possible roles for protein kinase C and mitogen – activated proteinkinase – mediated events. Journal of Nutrition Biochemistry, 2, 117 – 125.

[67] Sun, J. & Liu, R. H. (2006) Cranberry phytochemical extracts induce cell cycle arrest and apoptosis in human MCF – 7 breast cancer cells. Cancer Letters, 241, 124 – 134.

[68] He, X. & Liu, R. H. (2006) Cranberry phytochemicals: isolation, structure elucidation, and their antiproliferative and antioxidant activities. Journal of Agricultural and Food Chemistry, 54, 7069 – 7074.

[69] Singh, A. P., Singh, R. K., Kalkunte, S. S., Nussbaum, R., Kim, K.,

Jin, H., Torres, M. S., Brard, L., Vorsa, N. (2007) Cranberry Proanthocyanidins Sensitize Ovarian Cancer Cells to Platinum Drug. AGFD – 140; Presented at the 234th American Chemical Society National Meeting, Boston, MA, 19 – 23 August 2007.

[70] Parry, J., Su, L., Moore, J., Cheng, Z., Luther, M., Rao, J. N., Wang, J. Y. & Yu, L. L. (2006) Chemical compositions, antioxidant capacities, and antiproliferative activities of selected fruit seed flours. Journal of Agricultural and Food Chemistry, 54, 3773 – 3778.

[71] Chen, T., Rose, M. E., Hwang, H., Nines, R. G. & Stoner, G. D. (2006) Black raspberries inhibit Nnitrosomethylbenzylamine (NMBA) – induced angiogenesis in rat esophagus parallel to the suppression of COX – 2 and iNOS. Carcinogenesis, 27, 2301 – 2307.

[72] Chen, T., Hwang, H., Rose, M. E., Nines, R. G. & Stoner, G. D. (2006) Chemopreventive properties of black raspberries in N – nitrosomethylbenzylamine – induced rat esophageal tumorigenesis: downregulation of cyclooxygenase – 2, inducible nitric oxide synthase, and c – Jun. Cancer Research, 66, 2853 – 2859.

[73] Reen, R. K., Nines, R. & Stoner, G. D. (2006) Modulation of N – nitrosomethylbenzylamine metabolism by black raspberries in the esophagus and liver of Fischer 344 rats. Nutrition Cancer, 54, 47 – 57.

[74] Kresty, L. A., Frankel, W. L., Hammond, C. D., Baird, M. E., Mele, J. M., Stoner, G. D. & Fromkes, J. J. (2006) Transitioning from preclinical to clinical chemopreventive assessments of lyophilized black raspberries: interim results show berries modulate markers of oxidative stress in Barrett's esophagus patients. Nutrition Cancer, 54, 148 – 156.

[75] Mallery, S. R., Stoner, G. D., Larsen, P. E., Fields, H. W., Rodrigo, K. A., Schwartz, S. J., Tian, Q., Dai, J. & Mumper, R. J. (2007) Formulation and in – vitro and in – vivo evaluation of a mucoadhesive gel containing freeze dried black raspberries: implications for oral cancer chemoprevention. Pharmacology Research, 24, 728 – 737.

[76] Chatterjee, A., Yasmin, T., Bagchi, D. & Stohs, S. J. (2004) Inhibition of Helicobacter pylori in vitro by various berry extracts, with enhanced susceptibility to clarithromycin. Molecular Cellular Biochemistry, 265, 19 – 26.

[77] Cignarella, A., Nastasi, M., Cavalli, E. & Puglisi, L. (1996) Novel lipid – lowering properties of Vaccinium myrtillus L. leaves, a traditional antidiabetic treatment, in several models of rat dyslipidaemia: a comparison with ciprofibrate. Thrombosis Research, 84, 311 – 322.

[78] Matsui, T., Ogunwande, I. A., Abesundara, K. J. & Matsumoto, K. (2006) Anti – hyperglycemic potential of natural products. Mini Review in Medicinal Chemistry, 6, 349 – 356.

[79] Camire, M. E. (2000) Bilberries and blueberries as functional foods and nu-traceuticals. In: Herbs, Botanicals & Teas (eds G. Mazza & B. D. Ooomah). Technomic Publishing Company, Lancaster, PA, pp. 289 - 319.

[80] Head, K. A. (2001) Natural therapies for ocular disorders, Part two: cataracts and glaucoma. Alternatives in Medicinal Reviews, 6, 141 - 166.

[81] Bravetti, G. O., Fraboni, E. & Maccolini, E. (1989) Preventive medical treatment of senile cataract with vitamin E and Vaccinum myrtillus anthocyanosides: clinical evaluation. Annali di Ottalmologia e Clinica Oculistica, 115, 109 - 116.

[82] Perossini, M., Guidi, G., Chiellini, S. & Siravo, D. (1987) Diabetic and hypertensive retinopathy therapy with Vaccinum myrtillus anthocianosides (Tegens) double blind placebo - controlled clinical trial. Annali di Ottalmologia e Clinica Oculistica, 12, 1173 - 1190.

[83] Kowluru, R. A., Tang, J. & Kern, T. S. (2001) Abnormalities of retinal metabolism in diabetes and experimental galactosemia. VII. Effect of long - term administration of antioxidants on the development of retinopathy. Diabetes, 50, 1938 - 1942.

[84] Tsuda, T., Ueno, Y., Yoshikawa, T., Kojo, H. & Osawa, T. (2006) Microarray profiling of gene expression in human adipocytes in response to anthocyanins. Biochemistry Pharmacology, 71, 1184 - 1197.

[85] Seeram, N. P. & Heber, D. (2006) Impact of berry phytochemicals on human health: effects beyond antioxidation. In: Lipid Oxidation and Antioxidants: Chemistry, Methodologies and Health Effects (eds C. - T. Ho & F. S. Shahidi). ACS Symposium Series 956, American Chemical Society, Washington, DC, pp. 326 - 336.

第三篇　非热带干果

第 11 章 干制苹果植物化学成分及其保健作用

H. P. Vasantha Rupasinghe and Ajit P. K. Joshi

11.1 简介

对北美那些越来越关注食品营养价值的消费者而言，用水果和蔬菜加工而成的类似干脆片之类的零食，已成为其日常膳食的重要组成部分[1]。近年来，随着公众对食物中抗氧化剂以及对具有生物活性的植物化学成分及其相应保健作用的认知度的提高，人们对兼具营养性和保健作用的方便食品的需求不断增长[2,3]。因而，创新的干制工艺可为消费者提供既有营养、又便于食用、且很好吃的非油炸零食[3]。

在干制过程中保持水果的植物化学成分，对于获得其最佳保健作用极为重要。此外，在干果中添加营养成分、抗氧化剂和调味料，不仅能够极大地提高其商品价值，而且可使其成为消费者日常膳食所需的矿物质、维生素和必需氨基酸的来源之—[4-9]。采用适当的加工技术可生产出优质且极富营养的含水果零食[4,10-13]。本章讨论了干制苹果类零食的产业化现状、植物化学成分、保健作用及其成分特征与营养学特点，在必要之处还会对新鲜苹果与干制苹果加以比较。

11.2 干制苹果类零食的产业化现状

加拿大零食类产品 2004 年的零售总额估计为 9.814 亿美元，且预计在随后几年仍将持续增长[14]。加拿大零食业的营业收入已由 1999 年的 12 亿美元增长到了 2008 年的 21 亿美元[15]。2009 年，加拿大零食业销售额达 14 亿美元[16]。一项对美国 20 年间 （1977～1996 年）零食消费趋势的研究表明，与 1977～1988 年间相比，1996 年被多数青少年消费的零食具有较高的热量与较低的钙含量[17]。另一项研究测定了一些用土豆、玉米和小麦加工的零食商品，其总脂肪含量介于 9％～46％之间[18]。高热量与高脂肪食物被认为是导致儿童肥胖的主要原因[17]，并可进而导致其成年后发生几种慢性疾病 （如高血压、糖尿病和心血管病)[19]。北美人口中各年龄段肥胖率的不断上升，刺激了人们对低脂的非传统薯条和零食的消费需求[14]。

针对人们的保健需要及对低热量健康零食的消费偏好，零食加工行业目前正专注于生产多种以果蔬为原料的产品[2,3]。某些保健作用与摄入的果蔬中富含的植物化学成分、膳食纤维及矿物质有关，如可降低肥胖、心血管病、糖尿病及其他慢性病的发病风险[20]。此外，水果食用量与某些癌症（如食道癌、口腔癌、胰腺癌与胃癌）的发病率呈负相关[21]。综合考虑苹果的保健作用及其对零食加工的适应性[3]，开发出苹果类零食产品（如非油炸苹果零食）或可为苹果生产和加工企业提供新的市场机遇。

11.3　干燥法与真空浸渍法对苹果植物化学成分的影响

11.3.1　干燥法

当前市场上能够买到的多数果蔬类零食都是油炸食品。目前正在进行的许多关于此类油炸食品的研究都是为了开发不同的加工方法来降低含油量。研究者在一项针对非油炸胡萝卜片的研究中，对比了不同温度（70℃、90℃、100℃、110℃）和时间（5min、10min、15min、20min、25min、30min）下的真空煎炸效果。结果发现，含油量较高的胡萝卜片（22.5%），其口感比含油量低的脆[22]。另一项针对真空煎炸苹果片的研究获得了理想的脆度，但需要较高的煎炸温度和较长的时间（110℃下25min），结果会使苹果片多吸收39%的油，并导致非酶褐变[23]。与食用高脂食品相关的健康议题进一步强调了开发低脂或无脂零食的需求，并要求它具有理想的脆度，同时还要最大限度地保留其营养[19]。因此，干燥法有望成为生产健康零食的一种替代工艺，因为它确实不会导致食物吸油，而且的确能够保持更多的营养成分。

水果干制是一种重要的食品保存方法，并由此诞生了种类繁多的干果类零食。为延长水果产品的货架期，需将其含水量降到适当水平[24]。但同时，干燥法也直接影响到水果的质量，包括其营养价值、功能性、质地、口味及货架期稳定性[24,25]。有些干燥方法可用于水果加工产业，如加压气流法、对流烘箱法、微波干燥法、冷冻干燥法、沸腾床干燥法、渗透脱水法及真空干燥法等[13,26,27]。

风干法与烘干法在苹果干制方法的研究中最为常见，缺点是会发生组织皱缩、非酶褐变及营养流失[26,28,29]。风干的苹果组织（70℃，空气流速1.5m/s），其细胞壁会破损并形成细小的空腔[29]，从而使成品的质量较差。60℃下烘干的苹果片则因干燥不均匀也使成品的质量较差[30]。在烘箱中，与热源直接接触的产品层会因受热较多而过于干燥。从而造成产品氧化和营养流失。另据报道，风干法与烘干法所采用的高温会损失酚类物质[31]。冻干法则有助于保持干果产品的外形和营养[13,26,27]。但冻干苹果片的脆度较差，原因是在冻干过程中苹果组织内形成了许多空洞而使其呈海绵状[13,29]。微波法是另一种可用于获得优质干制苹果片的替代方法[32]。Yucel等人发明了一种方法，将超高压技术与普通的风干法相结合，风干之前进行程序加压和升温（在20℃和35℃下，加压至100～300MPa，保持5～45min）。压力超过100MPa后，风干速率明显加快，原因是高压使细胞的通透性提高[33]。不过，上述替代方法对干制苹果零食中植物化学成分的影响需要探讨。

苹果中的生物活性物质（酚酸、花青素、黄酮醇和黄烷-3-醇）与其颜色、味道和营养特性（含抗氧化活性）相关[34,35]。不同干燥方法对苹果组织中各种酚类化合物的影响有所不同（表11.1）。在常用干燥工艺中，根皮甙和槲皮素-3-O-鼠李糖苷保持完好；但在烘干的苹果片中，儿茶酸与表儿茶酸的浓度明显下降（$P<0.05$）。与鲜苹果片相比，所有的干燥工艺均使苹果片中绿原酸的浓度显著降低（$P<0.05$）。风干法与烘干法的苹果片中矢车菊素-3-O-半乳糖苷均显著流失。不过，真空干燥的苹果

片中槲皮素甙（槲皮素-3-O-鼠李糖除外）保持完好，且浓度明显高于（$P < 0.05$）鲜苹果片、烘干苹果片及风干苹果片。

表 11.1　鲜苹果片与干制苹果片中酚类物质及维生素 C 的含量

酚类物质与维生素 C	含量/（mg/100g）				
	苹果果肉				苹果皮
	鲜果肉	真空干燥（30℃；15h）	烘干（70℃；8h）	风干（60℃；0.8m/s；7h）	烘干（70℃；8h）
儿茶酸	0.30±0.02[a]	0.27±0.02[ab]	0.26±0.01[b]	0.29±0.01[a]	26.53±2.27
表儿茶酸	6.09±6.09[a]	4.71±0.92[ab]	3.11±0.25[b]	4.50±1.84[ab]	116.08±0.74
绿原酸	191.86±6.95[a]	153.04±3.71[b]	138.84±7.25[b]	136.81±29.31[b]	51.21±2.67
矢车菊素-3-O-半乳糖苷	4.86±0.79[a]	3.86±0.43[ab]	2.97±0.43[b]	2.88±1.18[b]	49.45±3.12
根皮甙	46.88±5.57[a]	47.23±4.94[a]	35.44±3.86[a]	43.02±13.44[a]	11.52±1.34
根皮素	0.23±0.00[b]	0.24±0.01[b]	0.32±0.01[a]	0.32±0.02[a]	2.75±0.23
槲皮素-3-O-芸香糖苷	1.37±1.39[b]	4.55±2.28[a]	1.71±0.19[b]	1.84±0.51[b]	13.11±1.88
槲皮素-3-O-半乳糖苷	10.88±3.64[b]	23.82±6.23[a]	10.49±1.68[b]	9.58±2.95[b]	249.00±9.78
槲皮素-3-O-葡萄糖苷	5.56±2.61[b]	11.57±3.28[a]	5.93±0.22[b]	5.44±1.40[b]	25.21±3.49
槲皮素-3-O-鼠李糖甙	8.41±2.21	11.66±1.60	9.21±0.45	8.25±1.79	80.25±0.89
维生素 C	83.17±9.43[a]	65.87±1.05[bc]	57.40±4.15[c]	77.39±6.65[ab]	未检出

　　资料来源：经 Joshi 等人[10]同意后编辑。数据表述方式：均值±标准偏差（$n = 3$），以干基计。每列中未注上标的数据，均无显著性差异（$P < 0.05$）。

　　不同干燥方法对干苹果片中各种酚类化合物的不同影响可归因于其不同的热稳定性及其对不同干燥条件的敏感性。酚类物质（如根皮素）在高温下（风干法与烘干法）的稳定性强于绿原酸、儿茶酸、表儿茶酸和矢车菊素-3-O-半乳糖苷。Rupasinghe 等人发现，含有苹果皮粉的松饼在烘焙（175℃，20min）后，其游离根皮素的含量增加了784％，原因是根皮素糖苷发生了热水解[36]。酚类物质（如儿茶酸与表儿茶酸）在烘干时损失的原因是被高温严重分解[31]。与高温条件形成鲜明对照的是，冻干处理可使样品中黄烷-3-醇的损失小于黄酮醇的损失。多项研究表明，冻干法会显著降低类黄酮（如槲皮素甙）的浓度，而真空干燥法和低温烘干法（40℃，48h）比冻干法能更好地保留类黄酮[37-39]。Cannac 等人报道，总黄酮醇的损失在预冻过程中约为39％，在整个冻干过程中达 87%[37]。酚类物质在冻干过程中的变化原因，可能是由于样品浸入液氮时，化合物在冻干之前，发生了可逆的化学分解或生化降解反应[31]。Van Sumer 等人报道，酚类物质在高真空下冻干时损失的原因，是部分小分子化合物挥发后被浓缩到了冰阱中[40]。

干燥工艺对苹果片中的维生素 C 含量也有同样显著的影响（表 11.1）。与烘干法相比，风干法与真空干燥法能够更好地保持苹果片中维生素 C 的含量。热加工过程中维生素 C 的损失，先前已被多位学者报道[41,42]。抗坏血酸在高温下的氧化以及为保护多酚被氧化而发生的氧化消耗，是维生素 C 损耗的主要原因[28,43]。据报道，即便在无氧条件下干燥，也无法阻止马铃薯中维生素 C 的损失[44]。

11.3.2　真空浸渍法（VI 法）

食品强化是增强食品营养价值的一种常见做法。为生产出增值的强化水果制品，采用含有矿物质、维生素和其他食品成分的果汁和糖溶液来浸渍水果，已成为一种常用的加工方法[7,45]。采用 VI 法可提高外加营养成分的吸收率。VI 法可将营养液定量注入水果母体的多孔结构[8,46]。VI 法的要点是，在真空条件下，将具有多孔结构的食品浸没在含有所需溶质的溶液中[47,48]。为将营养成分和功能性食品成分浸入食品，用 VI 法比用简单的直接浸泡法更能有效提高产品质量[49]。因此，在研发功能性食品（含有所需的食品成分，如矿物质、维生素、抗氧化剂和抗微生物制剂）时，VI 法显然比众多的其他方法更具优势[9,12,49]。VI 法比常压浸渍法能够更快地将营养成分浸入食品。有人采用 VI 法［在 1.5in（1in＝25.4mm）汞柱的真空缸压下保持 10min］将益生菌浸入了苹果制品[44]。将等量的钙离子浸入苹果组织，常压浸渍需要 10h，而 VI 法仅需 10min[6]。具有多孔结构的食品（如苹果）更适于采用 VI 法[47,48]，该结构有利于外部溶液的浸入，并因加工速度快而节能。VI 法还可被研究用于调整食品的成分、热力学属性和理化性质，并反过来以有利的方式提高其加工效率，以获得所需的产品特性，如改善食品的味道和质地，延长货架期[8,50]。在评估 VI 法优点时发现，VI 预处理工艺不失为研发营养强化的苹果类零食的良好途径。

11.4　干制苹果类零食的抗氧化能力

许多体外研究方法被用于分析食品的抗氧化性。这些方法各具优缺点，单一使用任何一种方法来测量总抗氧化性有时会产生误导。按照方法的机制，可将这些体外研究方法大致分为两类：氢原子迁移机制（HAT）与单电子迁移机制（SET）。福林酚试验法与铁离子还原抗氧化能力试验法（FRAP 法）均为 SET 机制抗氧化体外研究方法，而氧自由基吸收能力试验（ORAC 法）则属于 HAT 机制抗氧化体外研究方法。

干制苹果片的脱水过程对总酚含量（采用福林酚试验法测定）与总抗氧化能力（同时用 FRAP 法和 ORAC 法测定）均有不错的影响（脱水后保留得很好，见表 11.2）。类似的结果也有报道，红葡萄皮渣分别在 60℃下干燥 9h、100℃下干燥 5h、140℃下干燥 4h，结果对其酚含量及抗氧化能力并没有影响[51]。Sacchetti 等人发现，7 个品种的苹果块风干后有较高的抗氧化活性（100℃保持 1h 后，于 85℃、空气流速

1.75m/s 下干燥，直到含水量降至 7%)[52]。酚类物质在干燥过程中的变化会使游离态酚类物质的含量增加，反过来充当抗氧化剂或成为进一步氧化反应的新底物[53,54]。因此，即便经历了风干法与烘干法的高温，并与空气接触，干制苹果片仍可表现出与鲜苹果片相近的总酚含量和总抗氧化能力。

表 11.2　干制苹果片中总酚含量与总抗氧化能力

苹果片	总酚 μmol GAE/100g	FRAP mmol TE/100g	ORAC mmol TE/100g
鲜果片	17.55±1.13	0.99±0.09	9.94±0.37
真空干燥（30℃；15h）	19.07±0.33	1.00±0.07	11.02±0.72
烘干（70℃；8h）	17.98±1.22	1.00±0.08	9.09±1.64
风干（60℃；0.8m/s；7h）	17.96±4.98	0.92±0.39	6.91±3.08
烘干苹果皮（70℃；8h）	17.33±0.09	20.27±2.18	2.64±0.43

资料来源：经 Joshi 等人[10]同意后编辑。数据表述方式：均值±标准偏差（$n=3$），以干基计。GAE：没食子酸当量；FRAP：铁离子还原抗氧化能力；TE：水溶性维生素 E 当量；ORAC：氧自由基吸收能力。

　　热处理技术（如油炸）会显著影响零食中的生物活性物质及其相应的抗氧化能力（见表 11.3）。非油炸苹果类零食的抗氧化能力比市售炸薯片高了近 20 倍。炸薯片的总酚含量明显较低（$P<0.05$），但非油炸苹果类零食与油炸苹果类零食的总酚含量并无显著性差异（$P>0.05$）。

表 11.3　零食产品的总酚含量与抗氧化能力

零食产品	总酚（μmol GAE/100g）	FRAP（mmol TE/100g）
自主研发的非油炸苹果片	23.52±0.97	2.05±0.03
市售油炸苹果片	24.03±1.7	1.60±0.19
市售炸薯片	5.31±0.59	0.11±0.08

资料来源：经 Joshi 等人[10]同意后编辑。数据表述方式：均值±标准偏差（$n=3$），以干基计。每列中未注上标的数据，均无显著性差异（$P<0.05$）。GAE：没食子酸当量；FRAP：铁离子还原抗氧化能力；TE：水溶性维生素 E 当量。

　　有人做了一项在干燥前将不同品种的果汁浸入苹果组织的研究（Joshi and Rupasinghe，2011；未发表的资料，见表 11.4）。结果表明，样品的抗氧化能力被增强，并呈现出不同的颜色，且不同果汁对苹果组织的浸入能力有所不同。用不同果汁预处理的干制苹果样品的 FRAP 值变化范围很大（6.3～14.0mg TE/g，以干基计）。其抗氧化能力的变化趋势为：蔓越橘汁＞葡萄汁＞胡萝卜汁＞苹果汁＞苹果汁＋氯化钙＞菠萝汁＞枫糖浆。原因在于，浸入苹果组织的不同果汁，其抗氧化能力存在显著性差异。因此，具有强抗氧化能力的果汁可直接增强苹果类零食的抗氧化能力。将绿茶提取物浸入苹果泥，可使该产品拥有足够量的表没食子儿茶素（EGC）、表没食子儿茶素没食子酸酯（EGCG）、表儿茶素没食子酸酯（ECG）、没食子儿茶素没食子酸酯（GCG）和咖啡因等成分[55]。以渗透预处理（主要是蔗糖溶液）＋微波真空脱水法加工的草莓果脯与苹果果脯，其细胞结构和维生素C的保持率（含量）达60%左右（经微波处理后）[56]。因此，可用VI法将类似的提取物用于制作植物化学成分强化的苹果类零食。

表 11.4 用不同果汁浸渍的苹果样品之 ORAC 值与 FRAP 值

果汁	处理方式	ORAC/（mmol TE/100g）	FRAP/（mmol TE/100g）
对照	对照	0.66	4.601
苹果汁	浸渍	0.62	4.58
苹果汁	真空	0.62	5.62
苹果汁＋氯化钙	浸渍	0.56	5.00
苹果汁＋氯化钙	真空	0.56	4.88
蔓越橘汁	浸渍	1.22	6.21
蔓越橘汁	真空	0.97	6.92
胡萝卜汁	浸渍	1.12	4.18
胡萝卜汁	真空	0.88	4.59
葡萄汁	浸渍	0.92	4.72
葡萄汁	真空	0.89	5.05
菠萝汁	浸渍	0.81	4.19
菠萝汁	真空	0.93	4.02
枫糖浆	浸渍	0.53	3.44
枫糖浆	真空	0.71	2.51

资料来源：据 Joshi 与 Rupasinghe 的数据编制（2011，未发表）。数据表述方式：均值±标准偏差（$n=3$），以干基计。GAE：没食子酸当量；FRAP：铁离子还原抗氧化能力；TE：水溶性维生素 E 当量；ORAC：氧自由基吸收能力。

11.5 干制苹果类零食的成分和营养特性

苹果是碳水化合物、抗坏血酸、酚类、膳食纤维、矿物质（如磷、钾和钙）和维生素（如硫胺素、烟酸和维生素A）的良好来源[57]。苹果中的酚类化合物是日常膳食中抗氧化剂的来源之一，因而在苹果的各种成分中具有特殊地位。100g苹果（整苹果）的总抗氧化能力与1500mg维生素C相当[58]。酚类化合物（如原儿茶酸和绿原酸）能够改变参与致癌物质激活的酶的活性，抑制家鼠上皮细胞中多环芳烃-DNA加合物的形成，降低表皮细胞微粒体的脂质过氧化水平[59]。Wu等人研究了8种苹果（元帅、金冠、国光、富士、秦冠、乔纳金、司米斯和王林）的化学成分，其总酚含量介于26.21~88.27mg/L之间，其酚类物质以绿原酸和表儿茶酸为主，其次为香豆素、根皮苷、儿茶酸和咖啡酸[57]。

VI 法加工的苹果片对钙离子和维生素 E 的吸收分别达到了 780mg/100g 和 168mg/100g，故 VI 法对营养强化的苹果类零食的加工工具有巨大潜力，以满足日常膳食中所需的钙和维生素 E。VI 法处理的苹果片与苹果片防褐变处理所需的钙离子浓度都是 0.78%。在这两种预处理过程中，苹果片对氯化钙的吸收率都会上升（表 11.5）。因此，每 100g 苹果片因防褐变处理和 VI 法处理可获得 780mg 钙，该含量是日常膳食中钙离子需求量的 70%（RDI，日参考摄入量，1100mg/d）[60]。VI 法处理的苹果片中维生素 E 的含量为 1.81mg/g，故 5g 苹果片即能充分满足维生素 E 的日常所需（10mg/d）[60]。VI 法处理的苹果片比鲜苹果片的蛋白质含量增加了 65%，可能是添加了乳清蛋白所致。

表 11.5　不同苹果片的成分与营养特性

常规理化分析	单位	干燥前的预处理方法		
		不处理	防褐变处理	VI 处理
常规理化成分				
干物质含量	g/100g	95.97	91.36	93.42
粗蛋白含量	g/100g	1.59	1.97	2.63
粗脂肪含量	g/100g	0.90	1.71	1.39
灰分	g/100g	1.54	2.18	2.50
矿物成分				
钙	mg/100g	<50	780	780
磷	mg/100g	70	50	70
钠	mg/100g	50	50	50
钾	mg/100g	680	480	620
铁	mg/100g	未检出	0.71	1.15
锰	mg/100g	0.26	0.26	0.26
铜	mg/100g	0.30	0.33	0.31
锌	mg/100g	0.25	0.16	0.22

资料来源：经 Joshi 等人[10]同意后编辑。数据表述方式：均值±标准偏差（$n=3$），以干基计。

VI 法是提高食品营养价值的有力手段[4,5]。在 Xie 和 Zhao 的研究中，采用 VI 法对 200g 鲜苹果片进行了营养强化，结果将钙和锌的浓度分别提高了 RDI 的 15%～20% 及 40%，而处理前的鲜苹果片中钙和锌的浓度则分别为 RDI 的 0.84% 和 2.30%[7]。另一项研究是用 VI 法强化鲜苹果片的维生素 E、钙和锌，与未强化的鲜苹果片相比，维生素 E 增加了约 100 倍，钙和锌含量增加了约 20 倍[12]。因此，这种强化的苹果类零食可以推荐给大众消费者，为他们提供所需的维生素、矿物质及其他一些重要的营养成分。

非油炸苹果片与市售炸苹果片及炸薯片在营养和成分特点上具有可比性（表 11.6）。

市售炸苹果片与炸薯片的含油量高于非油炸苹果片。一般而言，苹果的脂类含量极低，如恩派苹果仅含 0.9％的脂肪[61]。同样，去皮生马铃薯的脂肪含量也极低[61]。因此，炸苹果片和炸薯片中多出来的油是油炸造成的（未加工的苹果和马铃薯含油量非常低）。非油炸苹果片与油炸苹果片在粗蛋白和灰分含量上的差异，可能与苹果的不同产地及品种差异有关。

表 11.6　零食产品的成分与营养特性

指标	单位	自主研发的非油炸苹果片	市售炸苹果片	市售炸薯片
水分活度		0.24	0.26	0.19
常规理化成分				
水分含量	g/100g	2.57	1.33	0.66
蛋白含量	g/100g	1.04	0.95	5.26
脂肪含量	g/100g	0.78	31.20	35.06
灰分	g/100g	2.34	0.88	3.00
矿物成分				
钙	mg/100g	560	40	40
磷	mg/100g	40	40	130
钠	mg/100g	40	40	220
钾	mg/100g	620	390	1190
镁	mg/100g	20	20	50
铁	mg/100g	1.65	2.12	23.33
铜	mg/100g	0.32	0.29	0.29
锰	mg/100g	1.92	0.17	0.56
锌	mg/100g	2.57	0.23	1.15

资料来源：经 Joshi 等人[11]同意后编辑。数据表述方式：均值±标准偏差（$n=3$），以干基计。每列中未注上标的数据，均无显著性差异（$P<0.05$）。

11.6　鲜苹果与干制苹果的保健作用

尽管缺乏干制苹果产品保健作用方面的文献报道，但有大量食用新鲜苹果具有诸多健康益处的科学证据可供参考。苹果中的具有生物活性的植物化学成分，使其具有很强的抗氧化能力、抗增殖活性和降胆固醇作用，进而增强了人体与降低癌症、心脏病、哮喘和 2 型糖尿病发病风险相关的某些生理机能[62]。

在不同的研究模型中，苹果的植物化学成分对胆固醇的生物合成、新陈代谢和低密度脂蛋白（LDL）的氧化均有影响。从苹果多酚中分离出的富含花青素的提取物，能降低胆固醇的酯化，并减少载脂蛋白 B 的分泌（含人类 Caco‐2/TC7 肠细胞分泌的载脂蛋白）[63]。用冻干的苹果皮和果肉饲喂正常大鼠和致动脉粥样硬化的大鼠，其血浆总胆固醇与低密度脂蛋白均显著下降[64]。Aprikian 等人也报道了类似结果[65]，给雄性 Wistar 大鼠喂食含 0.3％胆固醇的冻干苹果，结果在富甘油三酯脂蛋白中，胆固醇的占比下降，而高密度脂蛋白的占比上升，且尿中丙二醛排泄量减少，饲料中胆固醇的表观吸收率也明显下降。

涉及苹果及其作为植物化学成分膳食补充来源与保健作用的人体试验也有报道。例如，一项对健康的中度肥胖目标人群服用 12 周苹果多酚胶囊的实验证实，血浆中总胆固醇与低密度脂蛋白胆固醇均有显著下降[66]。体外试验结果显示，苹果提取物（16mg/mL）对低密度脂蛋白氧化反应的抑制率达 81.9％[67]。类似报道还有，在一项由 Cu^{2+} 催化的人低密度脂蛋白体外氧化反应的研究中，6 种市售苹果汁和红元帅苹果的提取物均抑制了低密度脂蛋白的氧化[68]。有趣的是，Seeram 等人发现，饮用未混合的苹果汁，可使来自体内的铜离子介导的低密度脂蛋白氧化反应时间延迟 20％[69]。

11.7　总结

苹果的植物化学成分与其颜色、味道和营养价值（含抗氧化性与生物活性）有关。毋庸置疑，随着人们对以水果为原料的健康零食的喜好度的不断增加，苹果类零食加工业的明天一片光明。而且，可以确信，喜爱既天然又保健的干制苹果零食的消费者，更愿意选择非油炸苹果片而不是当前市售的各种油炸苹果片。现代干燥工艺在食品加工中的单独应用，或与其他技术（如 VI 法）的联合应用，因能带来额外的保健作用，而使干制水果类产品的市场潜力得到提升。

参考文献

[1] Food Processing (2004) The Canadian Snack Food Industry. Published online at：http：//www. agr. gc. ca/misb/fb－ba/index _ e. php? s1＝proc－trans&s2＝prof&page＝snack－grignot, last accessed 1 June 2011.

[2] Zandstra，E. H.，Graaf，C. D. & Staveren，W. A. V.（2001）Influence of health and taste attitudes on consumption of low－and high－fat foods. Food Quality and Preference，12，75－82.

[3] Jack，F. R.，O'Neill，J.，Piacentini，M. G. & Schroder，M. J. A.（1997）Perception of fruit as a snack：a comparison with manufactured snack foods. Food Quality and Preference，8，175－182.

[4] Joshi，A. P. K. & Rupasinghe，H. P. V.（2010）Optimization of bioactive fortification in apple snacks through vacuum impregnation using response surface methodology. Food and Nutrition Sciences，2，45－52.

[5] Joshi，A. P. K.，Rupasinghe，H. P. V. & Pitts，N. L.（2010）Sensory and nutritional quality of the apple snacks prepared by vaccum impregnation process. Journal of Food Quality，33，758－767.

[6] Anino，S. V.，Salvatori，D. M. & Alzamora，S. M.（2006）Changes in calcium level and mechanical properties of apple tissue due to impregnation with calcium

salts. Food Research International, 39, 154 - 164.

[7] Xie, J. & Zhao, Y. (2003) Nutritional enrichment of fresh apple (Royal Gala) by vacuum impregnation. International Journal of Food Sciences and Nutrition, 54, 387 - 398.

[8] Fito, P., Chiralt, A., Barat, J. M., Andres, A., Martinez - Monzo, J. & Martinez - Navarrete, N. (2001) Vacuum impregnation for development of new dehydrated products. Journal of Food Engineering, 49, 297 - 302.

[9] Fito, P., Chiralt, A., Betoret, N., Gras, M., Chafe, M., Martínez - Monzo, J., Andrés, A. & Vidal, D. (2001) Vacuum impregnation and osmotic dehydration in matrix engineering application in functional fresh food development. Journal of Food Engineering, 49, 175 - 183.

[10] Joshi, A. P. K., Rupasinghe, H. P. V. & Khanizadeh, S. (2011) Impact of drying processes on bioactive phenolics, vitamin C and antioxidant capacity of red - fleshed apple slices. Journal of Food Processing and Preservation, 35, 453 - 457.

[11] Joshi, A. P. K., Rupasinghe, H. P. V. & Pitts, N. L. (2011) Comparison of non - fried apple snacks with commercially available fried snacks. Food Science Technology International, 17, 249 - 257.

[12] Park, S. I., Zhao, Y. & Koddihalli, I. (2005) Nutritional, sensory, and physicochemical properties of vitamin E and mineral - fortified fresh - cut apples by use of vacuum impregnation. Journal of Food Science, 70, 593 - 599.

[13] Sham, P. W. Y., Scaman, C. H. & Durance, T. D. (2001) Texture of vacuum microwave dehydrated apple chips as affected by calcium pretreatment, vacuum level, and apple variety. Journal of Food Science, 66, 1341 - 1347.

[14] Treidlinger, M. (2007) The Canadian Snack Food Industry. Food Value Chain Bureau Agriculture and Agri - Food Canada Ottawa, Ontario Canada. Published online at: http: //www4. agr. gc. ca/AAFCAAC/display - afficher. do? id = 1172692863066 < = e, last accessed 1 June 2011.

[15] Canadian Industry Statistics (2010) Snack Food Manufacturing (NAICS 31191). Published online at: http: //www. ic. gc. ca/cis - sic/cis - sic. nsf/IDE/cis - sic31191prde. html, last accessed 1 June, 2011.

[16] Barrett, B. (2010) Canada: HRI Food Service Annual Report 2010. Published online at: http: //www. li nkbc. ca/torc/downs1/Food% 20Service% 20% 20Hotel%20Restaurant%20Institutional _ Ottawa _ Canada _ 11 - 01 - 2010. pdf, last accessed 1 June, 2011.

[17] Jahns, L., Siega - Riz, A. M. & Popkin, M. B. (2001) The increasing prevalence of snacking among US children from 1977 to 1996. Journal of Pediatrics, 138, 493 - 498.

[18] Vardavas, C. I., Yiannopoulos, S., Kiriakakis, M., Poulli, E. & Kafatos,

A. (2007) Fatty acid and salt contents of snacks in the Cretan and Cypriot market: a child and adolescent dietary habit. Food Chemistry, 101, 924 - 931.

[19] Kavey, R - E. W. , Daniels, S. R. , Lauer, R. M. , Atkins, D. L. , Hayman, L. L. & Taubert, K. (2003) American Heart Association guidelines for primary prevention of atherosclerotic cardiovascular disease beginning in childhood. Circulation, 107, 1562 - 1566.

[20] Ignarro, L. J. , Balestrieri, M. L. & Napoli, C. (2007) Nutrition, physical activity and cardiovascular disease: an update. Cardiovascular Research, 73, 326 - 340.

[21] Block, G. , Patterson, B. & Subar, A. (1992) Fruit, vegetables and cancer prevention: a review of the epidemiological evidence. Nutrition and Cancer, 18, 1 - 29.

[22] Shyu, S. L. , Hau, L. B. & Hwang, L. S. (2005) Effects of processing conditions on the quality of vacuumfried carrot chips. Journal of the Science of Food and Agriculture, 85, 1903 - 1908.

[23] Shyu, S. L. & Hwang, L. S. (2001) Effect of processing conditions on the quality of vacuum fried apple chips. Food Research International, 34, 133 - 142.

[24] Draudt, H. N. & Huang, Y. (1966) Effect of moisture content of freeze - dried peaches and bananas on changes during storage related to oxidative and carbonyl - amine browning. Journal of Agricultural and Food chemistry, 14, 170 - 176.

[25] Konopacka, D. , Plocharski, W. & Beveridge, T. (2002) Water sorption and crispness of fat - free apple chips. Journal of Food Science, 67, 87 - 92.

[26] Lewicki, P. P. (2006) Design of hot air drying for better foods. Trends in Food Science and Technology, 17, 153 - 163.

[27] Bazyma, L. A. , Guskov, V. P. , Basteev, A. V. , Lyashenko, A. M. , Lyakhno, V. & Kutovoy, A. V. (2006) The investigation of low temperature vacuum drying processes of agricultural materials. Journal of Food Engineering, 74, 410 - 415.

[28] Toor, R. K. & Savage, G. P. (2006) Effect of semi - drying on the antioxidant components of tomatoes. Food Chemistry, 94, 90 - 97.

[29] Lewicki, P. P. & Pawlak, G. (2003) Effect of drying on microstructure of plant tissue. Drying Technology, 21, 657 - 683.

[30] Sjoholm, I. & Gekas, V. (1995) Apple shrinkage upon drying. Journal of Food Engineering, 25, 123 - 130.

[31] Julkunen - Tiitto, R. & Sorsa, S. (2001) Testing the effects of drying methods on willow flavonoids, tannins, and salicylates. Journal of Chemical Ecology, 27, 779 - 789.

[32] Nijhuis, H. H. , Torringa, H. M. , Muresan, S. , Yuksel, D. , Leguijt, C. & Kloek, W. (1998) Approaches to improving the quality of dried fruit and vegetables. Trends in Food Science and Technology, 9, 13 - 20.

[33] Yucel, U. , Alpas, H. & Bayindirli, A. (2010) Evaluation of high pressure

pre – treatment for enhancing the drying rates of carrot, apple, and green bean. Journal of Food Engineering, 98, 266 – 272.

[34] Ho, C. – T, Chen, Q., Shi, H., Zhang, K. – Q. & Rosen, R. T. (1992) Antioxidative effect of polyphenol extract prepared from various Chinese teas. Preventive Medicine, 21, 520 – 525.

[35] Macheix, J. J., Sapis, J. C. & Fleuriet, A. (1991) Phenolic compounds and polyphenoloxidase in relation to browning in grapes and wines. Critical Reviews in Food Science and Nutrition, 30, 441 – 486.

[36] Rupasinghe, H. P. V., Wang, L., Huber, G. M. & Pitts, N. L. (2008) Effect of baking on dietary fiber and phenolics of muffins incorporated with apple skin powder. Food Chemistry, 107, 1217 – 1224.

[37] Cannac, M., Ferrat, L., Barboni, T., Pergent, G. & Pasqualini, V. (2007) The influence of tissue handling on the flavonoid content of the aquatic plant Posidonia oceanica. Journal of Chemical Ecology, 33, 1083 – 1088.

[38] Julkunen – Tiitto, R. & Tahvanainen, J. (1989) The effect of the sample preparation method of extractable phenolics of salicaceae species. Planta Medica, 55, 55 – 58.

[39] Orians, C. M. (1995) Preserving leaves for tannin and phenolic glycoside analyses: a comparison of methods using three willow taxa. Journal of Chemical Ecology, 21, 1235 – 1243.

[40] van Sumere, C., Geiger, H., Bral, D., Fockenier, G., Vande Casteele, K., Martens, M., Hanselaer, R. & Gevaert, L. (1983) Freeze – drying and analysis of plant and other biological material. Analytical Biochemistry, 131, 530 – 532.

[41] Dewanto, V., Wu, X., Adom, K. K. & Liu, R. H. (2002) Thermal processing enhances the nutritional value of tomatoes by increasing total antioxidant activity. Journal of Agricultural and Food Chemistry, 50, 3010 – 3014.

[42] Inyang, U. E. & Ike, C. I. (1998) Effect of blanching, dehydration method temperature on the ascorbic acid, colour, sliminess and other constituents of okra fruit. International Journal of Food Sciences and Nutrition, 49, 125 – 130.

[43] Nicholas, J. J., Richard – Forget, F. C., Goupy, P. M., Amiot, M. J. & Aubert, S. Y. (1994) Enzymatic browning reactions in apple and apple products. Critical Reviews in Food Science and Nutrition, 34, 109 – 157.

[44] Ramesh, M. N., Wolf, W., Tevini, D. & Jung, G. (1999) Studies on inert gas processing of vegetables. Journal of Food Engineering, 40, 199 – 205.

[45] Betoret, N., Puente, L., Diaz, M. J., Pagan, M. J., Garcia, M. J., Gras, M. L., Mart' ' ınez – Monzo, J. & Fito, P. (2003) Development of probiotic – enriched dried fruits by vacuum impregnation. Journal of Food Engineering, 56, 273 – 277.

[46] Mujica – Paz, H., Valdez – Fragoso, A., Lopez – Malo, A., Palou, E. & Welti – Chanes, J. (2003) Impregnation properties of some fruits at vacuum pressure.

Journal of Food Engineering, 56, 307 – 314.

[47] Shi, X. Q. & Fito, P. (1993) Vacuum osmotic dehydration of fruits. Drying Technology, 11, 1429 – 1442.

[48] Shi, X. Q., Fito, P. & Chiralt, A. (1995) Influence of vacuum treatment on mass transfer during the osmotic dehydration of fruits. Food Research International, 28, 445 – 454.

[49] Jeon, M. & Zhao, Y. (2005) Honey in combination with vacuum impregnation to prevent enzymatic browning of fresh – cut apples. International Journal of Food Sciences and Nutrition, 56, 165 – 176.

[50] Martinez – Monzo, J., Barat, J. M., Gonzalez – Martinez, C., Chiralt, A. & Fito, P. (2000) Changes in thermal properties of apple due to vacuum impregnation. Journal of Food Engineering, 43, 213 – 218.

[51] Larrauri, J. A., Ruperez, P. & Saura – Calixto, F. (1997) Effect of drying temperature on the stability of polyphenols and the antioxidant activity of red grape pomace peels. Journal of Agricultural and Food Chemistry, 45, 1390 – 1393.

[52] Sacchetti, G., Cocci, E., Pinnavaia, G., Mastrocola, D. & Rosa, M. D. (2008) Influence of processing and storage on the antioxidant activity of apple derivatives. International Journal of Food Science & Technology, 43, 797 – 804.

[53] Fu, H. Y. (2004) Free radical scavenging and leukemia cell growth inhibitory properties of onion powders treated by different heating processes. Journal of Food Science, 69, 50 – 54.

[54] Manzocco, L., Calligaris, S., Mastrocola, D., Nicoli, M. C. & Lerici, C. R. (2000) Review of nonenzymatic browning and antioxidant capacity in processed foods. Trends in Food Science and Technology, 11, 340 – 346.

[55] Corey, M. E., Kerr, W. L., Mulligan, J. H. & Lavelli, V. (2011) Phytochemical stability in dried apple and green teafunctional products as related to moisture properties. LWT—Food Science & Technology, 44, 67 – 74.

[56] Erle, U. & Schubert, H. (2001) Combined osmotic and microwave – vacuum dehydration of apples and strawberries. Journal of Food Engineering, 49, 193 – 199.

[57] Wu, J., Gao, H., Zhao, L., Liao, X., Chen, F., Wang, Z. & Hu, X. (2007) Chemical compositional characterization of some apple cultivars. Food Chemistry, 103, 88 – 93.

[58] Eberhardt, M. V., Lee, C. Y. & Liu, R. H. (2000) Nutrition: antioxidant activity of fresh apples. Nature, 405, 903 – 904.

[59] Szaefera, H., Kaczmarekb, J., Rybczynskab, M. & Baer – Dubowskaa, W. (2007) The effect of plant phenols on the expression and activity of phorbol ester – induced PKC in mouse epidermis. Toxicology, 230, 1 – 10.

[60] Food and Drugs Act and Regulations (2008) Vitamins, Minerals and Amino acids.

Published online at: http: //laws. justice. gc. ca/en/showdoc/cr/C. R. C. - c. 870/bo - ga: l _ D//en♯anchorbo - ga: l _ D, last accessed 2 June 2011.

[61] Health Canada (2008) Fruit and Fruit Juices. In: Nutrient Value of Some Common Foods. Authority of the Minister of Health. Published online at: http: // www. hc - sc. gc. ca/fn - an/nutrition/fiche - nutridata/nutrient _ value - valeurs _ nutritives - table5 - eng. php, last accessed 1 June 2011.

[62] Boyer, J. & Liu, R. H. (2004) Apple phytochemicals and their health benefits. Nutrition Journal, 1, 3 - 5.

[63] Vidal, R. , Hernandez - Vallejo, S. , Pauquai, T. , Texier, O. , Rousset, M. , Chambaz, J. , Demignot, S. & Lacorte, J. - M. (2005) Apple procyanidins decrease cholesterol esterification and lipoprotein secretion in Caco - 2/TC7 enterocytes. Journal of Lipid Research, 46, 258 - 268.

[64] Leontowicz, H. , Leontowicz, M. , Gorinstein, S. , Martin - Belloso, O. & Trakhtenberg, S. (2007) Apple peels and pulp as a source of bioactive compounds and their influence on digestibility and lipid profile in normal and atherogenic rats. Medycyna Weterynaryjna, 63, 1434 - 1436.

[65] Aprikian, O. , Levrat - Verny, M. , Besson, C. , Busserolles, J. , Remésy, C. & Demigné, C. (2001) Applé favourably affects parameters of cholesterol metabolism and of anti - oxidative protection in cholesterolfed rats. Food Chemistry, 75, 445 - 452.

[66] Akazome, N. Y. , Kanda, T. , Ohtake, Y. , Shimasaki, H. & Kobayashi, T. (2007) Apple polyphenols influence cholesterol metabolism in healthy subjects with relatively high body mass index. Journal of Oleo Science, 56, 417 - 428.

[67] Chu, Y. & Liu, R. H. (2004) Novel low - density lipoprotein (LDL) oxidation model: antioxidant capacity for the inhibition of LDL oxidation. Journal of Agricultural and Food Chemistry, 52, 6818 - 6823.

[68] Pearson, D. A. , Tan, C. H. , German, J. B. , Davis, P. A. & Gershwin, M. E. (1999) Apple juice inhibits human low density lipoprotein oxidation. Life Sciences, 64, 1913 - 1920.

[69] Seeram, N. P. , Aviram, M. , Zhang, Y. , Henning, S. M. , Feng, L. , Dreher, M. & Heber, D. (2008) Comparison of antioxidant potency of commonly consumed polyphenol - rich beverages in the United States. Journal of Agricultural and Food Chemistry, 56, 1415 - 1422.

第 12 章　杏干的植物化学成分及其保健作用

Neslihan Göncüoglu，Burçe Ataç Mogol，and Vural Gökmen

12.1　简介

杏（prunus armeniaca）为蔷薇科李亚科杏属植物。此类果树是由一种名为 Zerdali（果实味道甜美，且具有黄中透红的诱人外观）的野杏树驯化而来[1]。

早在 5000 多年前，杏已在今伊朗、土耳其、阿富汗、中亚和中国西部等地区得到了良好的栽培[2]。目前，全球大部分杏产于环地中海国家（如土耳其、西班牙、意大利、法国和希腊)[3]。2009 年，全球杏产量排名依次为：土耳其（700000t）、伊朗、乌兹别克斯坦、巴基斯坦、意大利、中国和美国[4]。

杏容易腐烂，所以货架期很短，自然环境下只能保存 4～5d 左右。大部分的杏主要用于制干，其余的直接在产地用于鲜食[5]。土耳其、伊朗、中国、美国、澳大利亚和南非是杏干的主要生产国。土耳其的杏干产量占全球的 80％，出口量占全球的 70％[2]。本章主要介绍杏干的成分、营养价值、植物化学成分及其保健作用。此外还将讨论干制过程中的化学变化，以及二氧化硫处理造成的影响。

12.2　生产加工

干燥法是最古老的食物保存方式之一[6,7]。干燥后，食物的水分活度降低，其水分含量降低到不易变质的水平。为便于保存和加工，杏干的水分含量最终应低于 16％～18％（重量比）。经再次干燥，还可加工出含水量为 5％的杏干[8]。

日晒法是被土耳其及其他地区广泛采用的一种制干方法。不宜鲜食或纤维含量过高的杏常被用于制干。方法是将杏对半切开、去核，以一定厚度平铺在木托盘上。如需生产二氧化硫处理的日晒杏干，可用二氧化硫溶液浸泡或用二氧化硫气体熏蒸后再晒；否则，可直接晒干[9]。晒好的杏干在销售前还需经过清洗、过滤、干燥和包装等工序。图 12.1 为杏干的生产工艺流程图。晒干时间约 2～8d，时间长短与杏的含水量有关[10]。晒干的杏在室温下保存[9]，干制产率约 5∶1 左右[10]。

日晒法干制的杏干，可使含水量低于 20％[10]，具有丰富的橙黄色泽、半透明外观及良好的胶状质地[11,12]。日晒时间越长，被灰尘和昆虫污染的越严重。干制过程需耗时约 3～4 周，时间长短与湿杏的层厚、空气湿度和气温有关[13]。干制时间越长，经济损失越大。因此，需要用一种替代方法来代替日晒法。

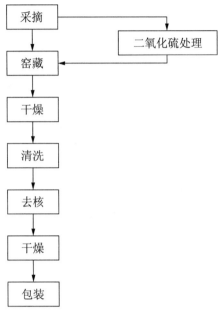

图 12. 1　杏干生产工艺流程图

　　日光干燥法（solar drying）可作为替代方法的原因在于：可防微生物污染、干燥参数可控、制干时间较短。按能源供应方式可将日光干燥器分为 3 类：纯日光干燥器（仅用自然日光）、半人工日光干燥器（带电风扇，可持续送风）、人工日光干燥器（使用常规能源）[14]。

12.3　杏干的成分与营养特性

　　有文献对比了鲜杏和杏干的成分与营养特性。近年来，杏干因其较高的矿物质和维生素含量而较受关注[15-17]。

12.3.1　常规理化成分

　　表 12.1 比较了鲜杏和二氧化硫处理的杏干的营养成分，包括常规理化成分、矿物质和维生素含量[18]。鲜杏的含水量介于 75%～95% 之间[19]。杏干的理想含水量通常为低于 20%[1]。USDA 数据显示，二氧化硫处理的杏干的水分含量在 7.5% 左右[18]。其碳水化合物含量为 82.89%，是鲜杏的 7.5 倍。杏中的糖主要是蔗糖。鲜杏的蔗糖含量（以干基计）介于 22.96～56.83mg/100g 之间[20]。山梨醇（一种糖醇）在杏中的含量较高。不同品种的杏中，山梨醇的含量在 2.47～26.80mg/100g 之间[20]。二氧化硫处理的杏干，其蛋白质含量为 4.90%，是鲜杏的 3.5 倍。

表 12.1　鲜杏与二氧化硫处理的杏干的营养成分（以 100 克可食部分的鲜重计）

营养成分	单位	鲜杏	二氧化硫处理的杏干
常规理化成分			
水分	g	86.35	7.50
热量	kcal	48	320
蛋白质	g	1.40	4.90
脂肪	g	0.39	0.62
灰分	g	0.75	4.09
碳水化合物	g	11.12	82.89
维生素			
维生素 C	mg	10	9.5
硫胺素（维生素 B_1）	mg	0.03	0.04
核黄素（维生素 B_2）	mg	0.04	0.15
烟酸（维生素 PP）	mg	0.60	3.58
泛酸（维生素 B_3）	mg	0.24	1.07
维生素 B_6	mg	0.05	0.52
叶酸	μg	9.0	4.0
维生素 A（RAE）	μg	96	633
矿物成分			
钙	mg	13	61
铁	mg	0.39	6.31
镁	mg	10	63
磷	mg	23	157
钾	mg	259	1850
钠	mg	1.0	13
锌	mg	0.20	1.0
铜	mg	0.08	0.58
锰	mg	0.08	0.37
硒	μg	0.1	未检出

资料来源：据 USDA 的资料[18]编制。RAE：视黄醇活性当量。

12.3.2　维生素和矿物质

　　杏是多种维生素（如：硫胺素、核黄素、烟酸、泛酸、维生素 B_6、叶酸、维生素 C 和维生素 A）的重要来源[21,22]。表 12.1 比较了鲜杏和二氧化硫处理的杏干中维生素与矿物质的含量[18]。杏干中维生素 C 和叶酸的含量低于鲜杏（以干基计）。抗坏血酸（维生素 C）对氧化剂非常敏感，因此，杏的氧化电位与干制温度易使其氧化流失加剧[22]。在干制过程中，二氧化硫处理对其他水溶性维生素无明显影响。实际上，二氧化硫处理的杏干可提供丰富的维生素 A，40g 杏干提供的维生素 A 可达日参考摄入量的 8%[23]，而其所含的维生素 C 则分别达到日参考摄入量的 4%（成年男性）和 5.04%（成年女性）[24]。

钾是杏干中含量最多的矿物元素，可达 1328～2087mg/100g（以干基计）[3]，其次为磷、镁和钙（表 12.1）。据医学研究所食品与营养中心发布的数据，40g 二氧化硫处理过的杏干（可食部分）可提供的矿物质（钾、磷、镁、钙）对其成人日参考摄入量的比率分别为：15.6%、8.8%、8%、2.4%。杏与杏干均不是硒的良好来源[20]。

表 12.2 列出了二氧化硫处理的杏干的氨基酸含量，谷氨酸含量最高[18]。

表 12.2 二氧化硫处理的杏干中氨基酸的含量

氨基酸	含量/（g/100g）
丙氨酸	0.24
精氨酸	0.19
天冬氨酸	1.12
胱氨酸	0.02
谷氨酸	0.50
乙氨酸	0.15
组氨酸[a]	0.08
异亮氨酸[a]	0.15
亮氨酸[a]	0.29
赖氨酸[a]	0.34
蛋氨酸[a]	0.02
苯丙氨酸[a]	0.20
脯氨酸	0.29
丝氨酸	0.28
苏氨酸[a]	0.18
色氨酸[a]	0.09
酪氨酸	0.11
缬氨酸[a]	0.18

资料来源：据 USDA 的资料[18]编制。[a] 非必需氨基酸。

12.4　杏干的植物化学成分

多酚和类胡萝卜素（见图 12.2）是杏干中主要的植物化学成分。

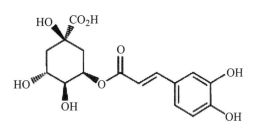

（+）-儿茶酸

（-）-表儿茶酸

大豆黄酮

染料木黄酮

绿原酸

新绿原酸

β-胡萝卜素

图 12. 2 杏干中几种常见植物化学成分的化学结构

12. 4. 1 多酚

多酚因其强抗氧化性及在降低慢性病发病风险方面的作用而备受关注[26]。此外，多酚还可充当抗癌剂、抗菌剂、抗过敏剂、抗诱变剂和抗炎剂。多酚对心血管病的预防作用也广为人知[27]。

表 12.3 列出了鲜杏和二氧化硫处理的杏干中检出的类黄酮[28-30]。Radi 等人在多个鲜杏品种中检出的多酚类成分主要包括以下几类：原花青素类、花青素类、黄酮醇类与羟基肉桂酸类衍生物[31]。按其报道，杏的酚类化合物以绿原酸、新绿原酸、（＋）-儿茶酸、（-）-表儿茶酸和芸香糖苷为主。绿原酸是一种羟基肉桂酸衍生物，有报道称，9 种鲜杏的绿原酸含量（以干基计）介于 $103 \sim 390 mg/g$ 之间，是杏中最主要的酚酸[32]。此外，鲜杏中还检出了原儿茶酸和原花青素 B_2、B_3、C_1[31]。另有不同研究者还在鲜杏中检出了一些其他酚类化合物：（＋）-表儿茶酸与（-）-表儿茶酸；原花青素 B_1、B_2 和 B_4；几种原花青素三聚体；槲皮素-3-芸香糖苷、山奈酚-3-鼠李糖己糖苷、槲皮素-3-乙酰己糖苷和矢车菊素-3-芸香糖苷[20,29,32]。Sochor 等人在鲜杏中检出了没食子酸、4-氨基苯酸、绿原酸、阿魏酸、咖啡酸、原儿茶酸、水杨酸、对-香豆酸、槲皮素、槲皮苷、芸香苷、白藜芦醇、香兰素、表儿茶酸和儿茶酸[33]。Fernandez de Simon 等人在鲜杏和杏汁中检出了少量香豆素类化合物（如 6，7-二羟基香豆素和 7-羟基-6-甲氧基香豆素）[27]。

表 12.3 鲜杏与二氧化硫处理的杏干中类黄酮的含量（以可食部分计）

杏	类黄酮		最小值～最大值 mg/100g	参考文献
鲜杏	黄烷-3-醇类	（一）-表儿茶酸	0.02～8.29	[28]
		（＋）-儿茶酸	0.31～7.34	[28]
	黄酮醇类	山奈酚	未检出～1.32	[28]
		槲皮素	0.38～2.90	[28]
	原花青素类	单体	0.33～2.80	[29]
		二聚体	0.15～3.10	[29]
		三聚体	0.01～1.90	[29]
		4-6 聚体	4.90～4.90	[29]
		7-10 聚体	2.20～2.20	[29]
		多聚体	0.80～0.80	[29]
杏干（二氧化硫处理的）	异黄酮类	大豆黄酮	未检出～0.01	[30]
		染料木黄酮	未检出～0.02	[30]
		总异黄酮	未检出～0.03	[30]
		鹰嘴豆素 A	0.05（均值）	[30]

杏干中还含有极少量的大豆黄酮、染料木黄酮和鹰嘴豆素 A（表 12.3），它们也被称为植物雌激素[34,35]。鹰嘴豆素 A 在多数食物中极为罕见（含量低于 $1\mu g/100g$，以鲜重计）。这些植物雌激素的含量受许多遗传因素与环境因素的影响，如品种、采收和加工方式等[35]。

12.4.2　类胡萝卜素

具有抗癌和抗退行性疾病等保护作用的类胡萝卜素，是鲜杏中天然存在的色素[36]。主要被分为两个子类：即叶黄素（带氧）和胡萝卜素（不带氧）。类胡萝卜素是维生素 A 前体的来源之一，250g 鲜杏或 30g 杏干即可完全满足成人的日参考摄入量[3]。

杏中最丰富的类胡萝卜素是 β-胡萝卜素，对鲜杏和杏干的颜色起决定作用。除 β-胡萝卜素外，鲜杏和杏干中还有极少量的叶黄素、玉米黄素、β-玉米黄质、γ-胡萝卜素、八氢番茄红素、六氢番茄红素和番茄红素（表 12.4）[36-38]。许多因素（如日照时间、土壤、季节、栽培地区、杏的品种和成熟度等）均会影响杏中类胡萝卜素的含量[27]。土耳其产的杏，其总类胡萝卜素含量在 14.83～91.89mg/100g 之间（以干基计），β-胡萝卜素在总类胡萝卜素中的占比介于 39%～65% 之间[20]。Kurz 等人报道，德国产鲜杏中的类胡萝卜素以 β-胡萝卜素（1.44～39.97μg/g）为主，其次为叶黄素（0.06～0.36μg/g）和玉米黄素（痕量～0.46μg/g）[39]。

表 12.4　鲜杏与杏干中检出的类胡萝卜素

类胡萝卜素	参考文献
β-胡萝卜素	[36-38]
β-玉米黄质	[36，37]
γ-胡萝卜素	[36，37]
八氢番茄红素	[36，37]
六氢番茄红素	[36，37]
叶黄素	[37]
番茄红素	[37]

Karabulut 等人报道，80℃ 热风干制的杏干中含有 6.48mg/100g 的 β-胡萝卜素，而 80℃ 热风干制的二氧化硫处理过的杏干中 β-胡萝卜素的含量为 7.17mg/100g；晒干的杏与二氧化硫处理后晒干的杏则分别含有 3.38mg/100g 和 3.87mg/100g 的 β-胡萝卜素。因此，干制方法对杏干的 β-胡萝卜素含量有影响，但二氧化硫处理（日晒法，条件相同）对 β-胡萝卜素含量无显著影响（$P \leqslant 0.05$）[38]。

12.5　杏干的抗氧化活性

干果是对新鲜水果的浓缩，因而其总热量、养分浓度和纤维含量均高于鲜果，且抗氧化活性也往往强于鲜果。干果抗氧化活性的消涨是多种因素叠加作用的结果，如多酚在干制过程中既有损失又被浓缩、干制过程中会生成一些美拉德反应产物等。有些果蔬（包括鲜杏和杏干）的抗氧化活性已有可供参考的 ORAC 法、FRAP 法及 TEAC 法监测数据[40-43]。表 12.5 列出了鲜杏与杏干的总抗氧化能力[41-43]。但亲脂性抗氧化剂对总抗氧化活性的贡献不到 3%[41-43]。

表 12.5　鲜杏与半干杏的 ORAC 值与总酚含量

杏	ORAC 值/（μmol TE/100g）	总酚含量/（mg GAE/100g）	参考文献
鲜杏	1110	79	[40-42]
半干的杏（水含量40%）	3234	248	[40]

ORAC：氧自由基吸收能力；TE：水溶性维生素 E 当量；GAE：没食子酸当量。

Bennett 等人发现，杏干的总酚含量为 19.1μmol GAE/g（以干基计），总抗氧化活性（FRAP 法，Fe^{2+} 还原）为 39.6μmol/g（以干基计）。在即食性干果中，杏干的总酚含量和抗氧化活性低于几种浆果干，如无核小葡萄干、西梅干和葡萄干[44]。Igual 等人测定了鲜杏和半干杏的总酚含量（分别为 16.6mg GAE/100g 和 64.73mg GAE/100g）与 DPPH 自由基清除活性（分别为 2.4％和 3.8％）[45]。

对不同加工形式的杏按总抗氧化活性降序排列，依次为：二氧化硫处理后晒干的杏＞直接晒干的杏＞鲜杏[46]。亚硫酸盐常用于防止饮料和水果的变味与褪色，属于食品用还原剂和弱抗氧化剂。亚硫酸盐可与氧分子反应生成硫酸盐；还可将醌还原为酚，从而阻止褐变反应的发生[47]。

12.6　杏在干制过程中的化学变化

日晒法是杏干的主要干制方法，因为它仅需要免费且可再生的能源[9]。日晒法被土耳其杏干产区广泛采用。还有一些其他的干制技术，如使用太阳能的干燥柜或干燥坑、热风干燥法和微波干燥法（可缩短干制时间，且对杏的营养成分与功能性成分影响较小）[48]。

杏在干制过程中会发生一些化学变化，具体变化与环境条件有关（如时间、温度、二氧化硫处理等）。其中最受关注的是多酚氧化酶（PPO）催化的酶促褐变。同时发生的非酶褐变（如糖脱水反应与美拉德反应）也是干制过程中不容忽视的化学变化。干制条件有利于这些反应的发生，尤其是美拉德反应（羰基化合物与胺氮化合物缩合，生成棕色的含氮类黑精聚合物的反应）[49]。

12.6.1　酶促褐变

在 PPO 的催化下，酚类物质被氧化成醌，并进一步生成受伤组织中的色素[50]。PPO 对酚类物质的催化反应要求细胞发生破损，以便让这两种反应物发生接触[51]。在有氧条件下，发生两种反应：一元酚（单酚酶活性）的羟基化反应与邻苯二酚氧化为邻醌（双酚酶活性）的反应[52]。反应继续进行，醌类不断聚合，最终生成黑色的大分子黑色素。

不同的酚类化合物在作为 PPO 底物时的表现有所不同。绿原酸是杏中主要的酚类化合物，也是大家熟知的 PPO 适宜底物[50,53]。杏的褐变率受多因素的影响，包括 PPO 浓度、酚类化合物类型与浓度、抑制剂是否存在及其浓度（如含硫物质）、氧、pH 和环境温度[54]。在干制过程中，当环境温度为 55～60℃时，PPO 可持久地保持其较高的活性；但当温度达到 75～80℃时，PPO 将很快失活[39]。Queiroz 等人报道，PPO 的最适 pH 为 5.0～7.5。当 pH 低于 5.0 时，将抑制 PPO 活性[50]。部分水果（包括扁桃、杏、桃、李等）PPO 活性的最适 pH 5.0 左右[55]。

12.6.2 非酶褐变

干果的非酶褐变主要与糖类的降解反应有关[56]。美拉德反应，是含有还原糖和游离氨基的食物在加工或贮藏时发生褐变的主要原因[57]。其影响因素包括：pH、水分活度、时间、温度及反应物浓度[49]。Hofmann 提出了一个假设，认为食品因美拉德反应而褐变的主要原因是小分子的发色基团而非大分子的类黑精[58]。但许多学者已将这种褐变归因于大分子的类黑精聚合物[59,60]。

羟甲基糠醛（HMF）是一种呋喃类化合物，是美拉德反应的中间产物[61]。在酸性条件下，也可由己糖脱水直接生成[62]。高温可加快含糖量高的食物（如水果与水果制品）中 HMF 的生成。

Sanz 等人列出了红枣、无花果、杏和李中的 2-甲基呋喃类氨基酸[49]。在上述干果中均检出了 2-甲基呋喃-脯氨酸、2-甲基呋喃-γ-氨基丁酸和糠氨酸。糠氨酸是无花果和杏干中主要的 2-甲基呋喃类氨基酸；杏干中主要为 2-甲基呋喃-γ-赖氨酸（7.74mg/100g）、2-甲基呋喃-脯氨酸（5.73mg/100g）和 2-甲基呋喃-γ-氨基丁酸（3.59mg/100g）。杏干中未检出 2-甲基呋喃-γ-丙氨酸[49]。

12.7 硫处理对杏中植物化学成分含量的影响

硫化是用气态二氧化硫或二氧化硫溶液处理杏的一种加工工艺，是一种必要的旨在减少腐败反应影响、促干并提高产品质量的预处理方法[7,8]。在干制过程中，它还能阻止酶促褐变，从而降低水果的黑变率。二氧化硫具有除氧功能，因而有助于胡萝卜素的稳定[5]。实际应用中，将杏放置在熏蒸房内，点燃硫黄，用产生的二氧化硫气体熏蒸 8～12h[50]。也可用水溶性亚硫酸盐溶液（如偏亚硫酸氢钾或偏亚硫酸氢钠）处理[8,12]。

二氧化硫、亚硫酸钠、亚硫酸氢钠、亚硫酸氢钾、偏亚硫酸氢钠和偏亚硫酸氢钾在食品和药品中的应用被确认为"国际公认安全"[63]。有一项国际标准规定，杏中二氧化硫残留的上限为 2000×10^{-6}。就感官角度而言，避免残余硫磺的污染非常重要，因为会对杏干的颜色和味道产生不良影响[8,12]。

抑制酶促褐变的化合物，可按其抑制机理分为：还原剂、螯合剂、酸化剂、酶抑制剂、酶整理剂和络合剂[48]。还原剂可阻止邻醌的积聚和黑色素的形成。它们也可以形成稳定的无色化合物。亚硫酸盐（尤其是二氧化硫）能够直接抑制 PPO 活性[55]。因此，二氧化硫处理后晒干的杏呈金黄色，而直接晒干的杏呈褐色（图 12.3）。

二氧化硫处理后晒干的杏对健康有不利影响，如哮喘[64]。据世界卫生组织（WHO）的资料，食品中二氧化硫的日允许摄入量为每公斤体重 0.7mg[48,55]。如今的许多消费者不喜欢硫处理后晒干的杏，未经任何处理直接晒干的杏更受欢迎。因此，在土耳其产杏干中，直接晒干的杏已取代了二氧化硫处理后晒干的杏[38]。

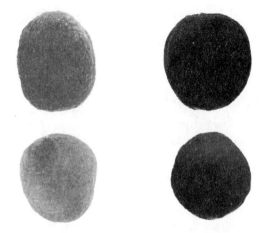

（a）二氧化硫处理后晒干的杏　　（b）直接晒干的杏

图 12.3　杏干的典型外观（二氧化硫处理与否）

　　二氧化硫处理除影响色泽外，对植物化学成分也有影响，尤其对酚类化合物。硫处理法虽然是公认的防止天然色褪变的有效方法[10]，但它实际上不能保护类胡萝卜素。二氧化硫处理与否的杏干中，β-胡萝卜素的含量接近[38]。不过，两种杏干中酚类物质的组成有明显不同。如图 12.4 所示，在二氧化硫处理的杏干中，主要的酚类化合物是绿原酸（167mg/kg，以干基计）和新绿原酸（152mg/kg，以干基计）；但在直接晒干的杏干中，不含绿原酸和新绿原酸[65]。

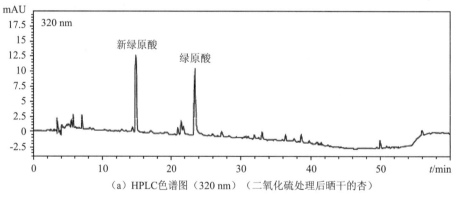

（a）HPLC色谱图（320 nm）（二氧化硫处理后晒干的杏）

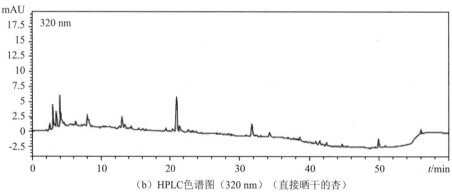

（b）HPLC色谱图（320 nm）（直接晒干的杏）

图 12.4　两种杏干中酚类物质组成

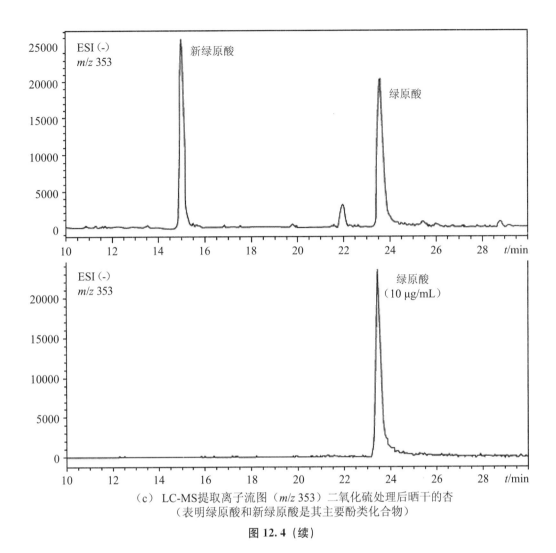

（c）LC-MS提取离子流图（*m/z* 353）二氧化硫处理后晒干的杏
（表明绿原酸和新绿原酸是其主要酚类化合物）

图 12.4（续）

经二氧化硫处理，可使直接晒干造成的杏干中酚类化合物与总抗氧化活性的损失最小化。二者的总酚含量（mg GAE/100g，以干基计）分别为 170.2（二氧化硫处理后晒干的杏）和 76.3（直接晒干的杏）；前者的抗氧化活性（以不同方法测量）是后者的 2～6 倍[65]。

二氧化硫处理对杏干的 pH 有明显影响。有结果表明，经二氧化硫处理的杏干，其 pH 均值为 4.20，直接晒干的则为 5.37。由于二氧化硫溶入杏细胞，使直接晒干的杏 pH 下降了约一个 pH 单位[65]。较高的 pH 下，PPO 的活性也较高，因而导致直接晒干的杏干中绿原酸和新绿原酸损失殆尽。

低 pH 对二氧化硫处理后晒干的杏中 HMF 的含量有明显影响，因为酸性条件有利于 HMF 生成反应的进行。二氧化硫处理后晒干的杏中 HMF 的含量显著高于直接晒干的杏（$P < 0.05$）。图 12.5 是二氧化硫处理与否的杏干中 HMF 的含量水平（mg/kg），两种杏干分别为 21.48（处理）和 1.19（未处理）。图 12.6 是 HMF 标准溶液（1mg/kg）、二氧化硫处理后晒干的杏与直接晒干的杏中 HMF 的液相色谱图[65]。

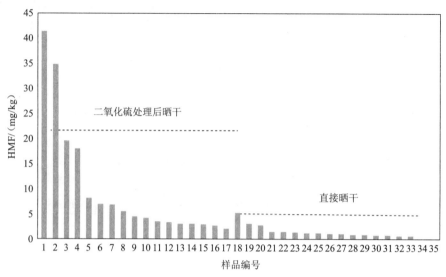

图 12.5　二氧化硫处理后晒干的杏与直接晒干的杏中羟甲基糠醛（HMF）对比图

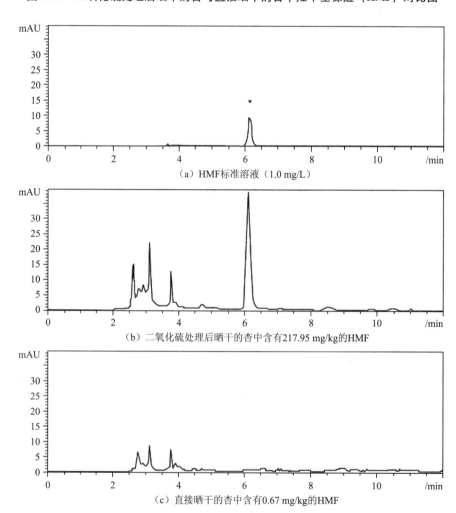

（a）HMF标准溶液（1.0 mg/L）

（b）二氧化硫处理后晒干的杏中含有217.95 mg/kg的HMF

（c）直接晒干的杏中含有0.67 mg/kg的HMF

图 12.6　杏干色谱图

HMF 含量差异的原因可能是，在酸性条件下，有更多的糖发生脱水反应，继而通过席夫碱途径发生美拉德反应，生成了较多的 HMF。酸性条件下无需高温即可生成HMF，而 50～60℃ 的干制温度也是生成 HMF 反应的适宜温度。

12.8　杏干的保健作用

具有额外生理益处（如阻止或延缓慢性病的发生，并能满足基本的营养需要）的食品被称为保健食品[66]。水果和蔬菜中含有大量的生物活性成分，还含有许多具有健康益处的基本营养成分[67]。杏干因其浓缩的营养成分和植物化学成分可被列入保健食品。杏干富含植物化学成分，即类胡萝卜素和多酚。食用富含酚类物质的植物性食物可降低心血管病、癌症、白内障及其他退行性疾病的发病风险[68]。

杏干对心血管病的预防作用可用多种不同机制来解释，抗氧化作用是其中之一。杏干中发现的类胡萝卜素和类黄酮，与酚类物质一样，充当了主要的抗氧化剂，并参与到还原动脉血管中胆固醇的氧化反应。β-胡萝卜素是杏干中最主要的类胡萝卜素，是维生素 A 的前体，对于覆盖体表和器官的上皮组织、眼睛健康、骨骼与牙齿的生长发育、内分泌腺的正常运转都必不可少[1]。另一种机制是，在可溶性膳食纤维的协同作用下，降低血胆固醇水平[67]。杏干是膳食纤维的良好来源之一，对预防肥胖有一定作用[69]。膳食纤维的摄入不但能够控制体重，还有助于控制血胆固醇和血糖水平[70]。

12.9　总结

杏干之所以对消费者有吸引力，是因为它既有营养，又能保健，还很好吃。保健作用源自其含有丰富的膳食纤维、多酚类物质（尤其是绿原和新绿原酸）和类胡萝卜素（特别是 β-胡萝卜素），以及其他微量成分（如维生素和矿物质）。杏的多酚和类胡萝卜素等天然成分具有抗氧化活性，因能参与心血管病的预防而具有保健作用。二氧化硫处理对杏干的质量与食品安全而言各有利弊。在防止酚类物质氧化而使其保持强抗氧化活性的同时，又因溶解了二氧化硫而具有较强的酸性，故使 HMF的生成加速。

参考文献

[1] Haciseferogullari, H., Gezer, I., Ozcan, M. M. & Asma, B. M. (2007) Post harvest chemical and physicalmechanical properties of some apricot varieties cultivated in Turkey. Journal of Food Engineering, 79, 364. 373.

[2] Ercisli, S. (2009) Apricot culture inTurkey. Scientific Research and Essay, 4, 715. 719.

[3] Drogoudi, P. D., Vemmos, S., Pantelidis, G., Petri, E., Tzoutzoukou, C. & Karayiannis, I. (2008) Physical characters and antioxidant, sugar, and mineral nutrient contents in fruit from 29 Apricot (Prunus armeniaca L.) cultivars and hybrids. Journal of Agricultural and Food Chemistry, 56, 10754. 10760.

［4］FAO（2009）FAO Statistical Database. Published online at：http：// faostat. fao. org/site/339/default. aspx，last accessed 30 August 2011.

［5］Mir，M. A.，Hussain，P. R.，Fouzia，S. & Rather，A. H.（2009）Effect of sulphiting and drying methods on physico - chemical and sensorial quality of dried apricots during ambient storage. International Journal of Food Science & Technology，44，1157. 1166.

［6］Rosello，C.，Canellas，J.，Santiestaban，I. & Mullet，A.（1993）Simulation of absorption process of sulphur dioxide in apricots. Lebensmittel - Wissenschaft und - Technologie - Food Science and Technology，26，322. 328.

［7］Lewicki，P. P.（2006）Design of hot air drying for better foods. Trends in Food Science & Technology，17，153. 163.

［8］Togrul，T. I. & Pehlivan，D.（2003）Modelling of drying kinetics of single apricot. Journal of Food Engineering，58，23. 32.

［9］Sabry，Z. I.（1961）Browning in dried fruit products：non - enzymatic browning and its effects on the carotenoids in Qamareddeen，a dried apricot pulp. Food Discoloration，1，53. 55.

［10］Heid，J. L. & Joslyn，M. A.（1967）Fundamentals of Food Processing Operations. AVI Publishing Company Inc.，Westport，CT.

［11］Vagenas，G. K. &Marinos - Kouris，D.（1991）Drying kinetics of apricots. Drying Technology，9，735. 752. 240 Nontropical Dried Fruits

［12］Kostaropoulos，A. E. & Saravacos，G. D.（1995）Microwave pre - treatment for sun dried raisins. Journal of Food Science，60，344. 347.

［13］Sokhansanj，S. & Jayas，D. S.（1995）Drying of foodstuffs. In：Handbook of Industrial Drying，（ed. A. S. Mujumdar）. CRC Press，New York，NY，pp. 589. 625.

［14］Imre，L.（2007）Solar drying. In：Handbook of Industrial Drying，3rd edn. （ed. A. S. Mujumdar）. CRC Press，Taylor & Francis Group，Boca Raton，FL，pp. 308. 356.

［15］Bennett，L. E.，Singh，D. P. & Clingeleffer，P. R.（2011）Micronutrient mineral and folate content of Australian and imported dried fruit products. Critical Reviews in Food Science and Nutrition，51，38. 49.

［16］Muller，L.，Frohlich，K. & Bohm，V.（2011）Comparative antioxidant activities of carotenoids measured by ferric reducing antioxidant power（FRAP），ABTS bleaching assay（TEAC），DPPH assay and peroxyl radical scavenging assay. Food Chemistry，129，139. 148.

［17］Saracoglu，S.，Tuzen，M. & Soylak，M.（2009）Evaluation of trace element contents of dried apricot samples fromTurkey. Journal of Hazardous Materials，167，647. 652.

［18］USDA（2011）National Nutrient Database for Standard Reference，Release

24. Published online at: http://www.nal.usda.gov/fnic/foodcomp/cgi - bin/list _ nut _ edit. pl, last accessed 28 November 2011.

[19] Gezer, I., Haciseferogullari, H. & Demir, F. (2003) Some physical properties of Hacihaliloglu apricotpit and its kernel. Journal of Food Engineering, 56, 49.57.

[20] Akin, E. B., Karabulut, I. & Topcu, A. (2008) Some compositional properties of mainMalatya apricot (Prunus armeniaca L.) varieties. Food Chemistry, 107, 939.948.

[21] Munzuroglu, O., Karatas, F. & Geckil, H. (2003) The vitamin and selenium contents of apricot fruit of different varieties cultivated in different geographical regions. Food Chemistry, 83, 205.212.

[22] Orhan - Erdogan, I. & Kartal, M. (2011) Insights into research on phytochemistry and biological activities of Prunus armeniaca L. (apricot). Food Research International, 44, 1238.1243.

[23] Food and Nutrition Board DRI Committee (2001) Dietary Reference Intakes for Vitamin A, Vitamin K, Arsenic, Boron, Chromium, Copper, Iodine, Iron, Manganese, Molybdenum, Nickel, Silicon, Vanadium, and Zinc. Food and Nutrition Board Institute of Medicine, Washington, DC.

[24] Food and Nutrition Board DRI Committee (2001) Dietary Reference Intakes for Vitamin C, Vitamin E, Selenium, and Carotenoids. Food and Nutrition Board Institute of Medicine, Washington DC.

[25] US National Institute of Health (2011) Health Topics. Published online at: http://www.nlm.nih.gov/medlineplus/minerals.html, last accessed 28 November 2011.

[26] Dragovic - Uzelac, V., Levaj, B., Mrkic, V., Bursac, D. & Boras, M. (2007) The content of polyphenols and carotenoids in three apricot cultivars depending on stage of maturity and geographical region. Food Chemistry, 102, 966.975.

[27] Fernandez de Simon, B., Perez - Ilzarbe, J., Hernandez, T., Gomez - Cordoves, C. & Estrella, I. (1992) Importance of phenolic compounds for the characterization of fruit juices. Journal of Agricultural and Food Chemistry, 40, 1531.1535.

[28] Bhagwat, S., Haytowitz, D. B. & Holden, J. M. (2011) USDA Database for the Flavonoid Content of Selected Foods, Release 3. USDA, Beltsville, MD.

[29] Nutrient Data Laboratory (2004) USDA Database for the Proanthocyanidin Content of Selected Foods. USDA, Beltsville, MD.

[30] Nutrient Data Laboratory (2008) USDA Database for the Isoflavone Content of Selected Foods, Release 2. USDA, Beltsville, MD.

[31] Radi, M., Mahrouz, M. & Jaouad, A. (1997) Phenolic composition, browning, susceptibility, and carotenoid content of several apricot cultivars at maturity. HortScience, 32, 1087.1091.

[32] Ruiz, D., Egea, J., Gil, M. I. & Tomas - Barberan, F. A. (2005) Character-

ization and quantitation of phenolic compounds in new apricot (Prunus armenica L.) varieties. Journal of Agricultural and Food Chemistry, 53, 9544. 9552.

[33] Sochor, J. , Zitka, O. , Skutkova, H. , Pavlik, D. , Babula, P. , Krska, B. , Horna, A. , Adam, V. , Provaznik, I. & Kizek, R. (2010) Content of phenolic compounds and antioxidant capacity in fruits of apricot genotypes. Molecules, 15, 6285. 6305.

[34] Liggins, J. , Bluck, L. J. C. , Runswick, S. , Atkinson, C. , Coward, W. A. & Bingham, S. A. (2000) Daidzein and genistein content of fruits and nuts. Journal of Nutritional Biochemistry, 11, 326. 331.

[35] Kuhnle, G. G. C. , Dell 芝 Aquila, C. , Aspinall, S. M. , et al. (2009) Phytoestrogen content of fruits and vegetables commonly consumed in theUKbased onLC - MSand 13C - labelled standards. Food Chemistry, 116, 542. 554. Phytochemicals and health benefits of dried apricots 241

[36] Ruiz, D. , Reich, M. , Bureau, S. , Renard, C. M. G. C. & Audergon, J. M. (2008) Application of reflectance colorimeter measurements and infrared spectroscopy methods to rapid and nondestructive evaluation of carotenoids content in apricot (Prunus armeniaca L.) . Journal of Agricultural and Food Chemistry, 56, 4916. 4922.

[37] Curl, A. L. (1960) The carotenoids of apricots. Journal of Food Science, 25, 190. 196.

[38] Karabulut, I. , Topcu, A. , Duran, A. , Turan, S. & Ozturk. B. (2007) Effect of hot air drying and sun drying on color values and - carotene content of apricot (Prunus armenica L.) . Lebensmittel - Wissenschaft und - Technologie, 40, 753. 758.

[39] Kurz, C. , Carle, R. & Chieber, A. (2008) HPLC. DAD. MS characterization of carotenoids from apricots and pumpkins for the evaluation of fruit product authenticity. Food Chemistry, 110, 522. 530.

[40] Halvorsen, B. L. , Holte, K. , Myhrstad, M. C. W. , Barikmo, I. , Hvattum, E. , Remberg, S. V. , Wold, A. B. , Haffner, K. , Baugerod, H. , Andersen, L. F. , Moskaug, O. , Jacobs, D. R. & Blomhoff, R. (2002) A systematic screening of total antioxidants in dietary plants. Journal of Nutrition, 132, 461. 471.

[41] Bacchiocca, M. , Biagiotti, E. & Ninfali, P. (2006) Nutritional and technological reasons for evaluating the antioxidant capacity of vegetable products. Italian Journal of Food Science, 18, 209. 217.

[42] Kevers, C. , Falkowski, M. , Tabart, J. , Defraigne, J - O. , Dommes, J. & Pincemail, J. (2007) Evolution of antioxidant capacity during storage of selected fruits and vegetables. Journal of Agricultural and Food Chemistry, 55, 8596. 8603.

[43] Wu, X. , Beecher, G. R. , Holden, J. M. , Haytowitz, D. B. , Gebhardt, S. E. & Prior, R. L. (2004) Lipophilic and hydrophilic antioxidant capacities of common foods in the United States. Journal of Agricultural and Food Chemistry, 52, 4026. 4037.

[44] Bennett, L. E., Jegasothy, H., Konczak, I., Frank, D., Sudharmarajan, S. & Clingeleffer, P. R. (2011) Total polyphenolics and antioxidant properties of selected dried fruits and relationships to drying conditions. Journal of Functional Foods, 3, 115. 124.

[45] Igual, M., Garcia – Martinez, E., Camacho, M. M. & Martinez – Navarrete, N. (2010) Effect of thermal treatment and storage on the stability of organic acids and the functional value of grapefruit juice. Food Chemistry, 118, 291. 299.

[46] Guclu, K., Altun, M., Ozyurek, M., Karademir, S. E. & Apak, R. (2006) Antioxidant capacity of fresh, sun – and sulphited – dried Malatya apricot (Prunus armeniaca) assayed by CUPRAC, ABTS/TEAC and folin methods. International Journal of Food Science & Technology, 41, 76. 85.

[47] Reische, D. W., Lillard, D. A. & Eitenmiller, R. R. (2002) Antioxidant. In: Food Lipids: Chemistry, Nutrition, and Biotechnology, 2nd edn. (eds C. C. Akoh & D. B. Min). CRC Press, Taylor and Francis Group, Boca Raton, FL, p. 525.

[48] Igual, M., Garcia – Martinez, E., Martin – Esparza, M. E. & Martinez – Navarrete, N. (2012) Effect of processing on the drying kinetics and functional value of dried apricot. Food Research International, 47, 284. 290.

[49] Sanz, M. L., Castillo, M. D., Corzo, N. & Olano, A. (2001) Formation of amadori compounds in dehydrated fruits. Journal of Agricultural and Food Chemistry, 49, 5228. 5231.

[50] Queiroz, C., Mendes Lopes, M. L., Fialho, E. & Valente Mesquita, V. L. (2008) Polyphenol oxidase: characteristics and mechanisms of browning control. Food Reviews International, 24, 361. 375.

[51] Femenia, A., Sanchez, E. S., Simal, S. & Rossello, C. (1998) Development and ripening – related effects on the cell wall of apricot (Prunus armeniaca) fruit. Journal of the Science of Food and Agriculture, 77, 487. 493.

[52] Acar, J. & Gokmen, V. (2005) Meyve ve sebzelerin is ʃ lenmelerinde olusan kimyasal de. gisimler. In: Meyve ve Sebze Isleme Teknolojisi, Cilt 1 – Meyve ve Sebze Sular. Uretimi (eds J. Acar & V. Gokmen). Hacettepe Universitesi Yay. nlar., Ankara, Turkey [in Turkish], pp. 69. 156.

[53] Roussos, P. A., Sefferou, V., Denaxa, N. K., Tsantili, E. & Stathis, V. (2011) Apricot (Prunus armeniacaL.) fruit quality attributes and phytochemicals under different crop load. Scientia Horticulturae, 129, 472. 478.

[54] Matheis, G. (1983) Enzymatic browning of foods. Quantitative relationships between browning and food constituents. Zeitschrift for Lebensmittel – Untersuchung und – Forschung, 176, 454. 462.

[55] Yoruk, R. & Marshall, M. R. (2003) Physicochemical properties and function of plant polyphenol oxidase: a review. Journal of Food Biochemistry, 27, 361. 422.

［56］BeMiller, J. N. & Whistler, R. L. (1996) Carbohydrates. In: Food Chemistry (ed. O. R. Fennema). Marcel Dekker, New York, NY, pp. 157. 224. 242 Nontropical Dried Fruits.

［57］Serpen, A., Capuano, E., Fogliano, V. & Gokmen, V. (2007) A new procedure to measure the antioxidantactivity of insoluble food components. Journal of Agricultural and Food Chemistry, 55, 7676. 7681.

［58］Hofmann, T. (1998) Characterization of the chemical structure of novel colored Maillard reaction products from furan – 2 – carboxaldehyde and amino acids. Journal of Agricultural and Food Chemistry, 46, 932. 940.

［59］Bailey, R. G., Ames, J. M. & Monti, S. M. (1996) An analysis of the non - volatile reaction products of aqueous Maillard model system at pH 5, using reversed phase HPLC with diode - array detection. Journal of the Science of Food and Agriculture, 72, 97. 103.

［60］Caemmerer, B. & Kroh, L. W. (1995) Investigation of the influence of reaction conditions on the elementary composition of melanoidins. Food Chemistry, 53, 55. 59.

［61］Ames, J. M. (1992) The Maillard reaction. In: Biochemistry of Food Proteins (ed. B. J. F. Hudson). Elsevier Applied Science, London, UK, pp. 99. 105.

［62］Kroh, L. W. (1994) Caramelisation in food and beverages. Food Chemistry, 51, 373. 379.

［63］Taylor, S. L., Higley, N. A. & Bush, R. K. (1986) Sulfites in foods: uses, analytical methods, residues, fate, exposure assessment, metabolism, toxicity, and hypersensitivity. Advances in Food Research, 30, 1. 76.

［64］Koksal, N., Hasanoglu, H. C., Gokirmak, M., Yildirim, Z. & Gultek, A. (2003) Apricot sulphurization: an occupation that induces an asthma like syndrome in agricultural environments. American Journal of Industrial Medicine, 43, 447. 453.

［65］Gonc ̈uo ̈glu, N., Mogol, B. A., Durmaz, G. & Gokmen, V. (2010) HMF formation in dried apricots. Paper given at 5th Central European Congress on Food, Bratislava, Slovak Republic, 19. 22 May, 2010 (Abstract No: 128).

［66］Scalzo, J., Politi, A., Pellegrini, N., Mezzetti, B. & Battino, M. (2005) Plant genotype affects total antioxidant capacity and phenolic contents in fruit. Nutrition, 21, 207. 213.

［67］Oomah, B. D. & Mazza, G. (2000) Functional foods. In: The Wiley Encyclopedia of Science & Technology, 2nd edn. (ed. F. J. Francis). Wiley, New York, NY, pp. 1176. 1182.

［68］Shahidi, F. & Naczk, M. (2003) Phenolics in Food and Nutraceuticals. CRC Press, Boca Raton, FL.

［69］Van Duyn, M. A. S. & Pivonka, E. (2000) Overview of the health benefits of fruit and vegetable consumption for the dietetics professional: selected literature. Journal of the American Dietetic Association, 100, 1511. 1521.

[70] Slavin, J. L. (2008) Position of the American Dietetic Association: health implications of dietary fiber. Journal of the American Dietetic Association, 108, 1716. 1731.

第13章 樱桃干植物化学成分及其保健前景

Letitia McCune

13.1 简介

美国农业部（USDA）认为，樱桃干为美国地产樱桃开拓了新市场[1]。由于针对樱桃的强抗氧化水平及其相关保健作用方面的研究报告数量剧增，使人们对樱桃的关注度全方位提升，结果为樱桃贴上了"超级食品"和"超级水果"的标签[2-4]。多吃水果和蔬菜是从营养学角度提高总体健康水平的公认方法，特别是当干果消费量已成为"营养摄入良好且体重较轻"的一项衡量指标时[5]，樱桃干无疑为"吃出健康"提供了更多选项。本章呈现了一些有关樱桃干的最新研究资料，内容涉及营养价值和植物化学抗氧化剂，以及樱桃干与癌症、心血管病、糖尿病和炎症等疾病相关的潜在保健作用。

13.2 生产

樱桃干的加工原料大多为酸樱桃（prunus cerasus），原因是便于贮藏和加糖。但也有用甜樱桃（prunus avium）加工的樱桃干。甜樱桃和酸樱桃均原产于欧洲和西亚，目前已遍及全球，但北温带居多。据世界粮农组织（FAO）2008 年的数据，按各国樱桃产量排名（以 1000t 为单位），土耳其（338.361）居首，其次为美国（225.073）；若按酸樱桃产量排名，则波兰第一（201.681），土耳其第二（185.435），美国第六（97.250）[6]。对美国各州的樱桃产量排名，则密歇根州的酸樱桃产量第一，华盛顿州的甜樱桃产量最大。

以酸樱桃和甜樱桃为加工原料的樱桃制品中，樱桃干是常见的一种，但并非总是最常见的品种。表 13.1 就列出了几种有别于樱桃干的产品，尽管品种较少。2010 年，美国甜樱桃种植面积 356km²，总产量 283700t，鲜食用 225300t，加工用 53300t（表13.1）。而其中只有 19700t 被用于加工包括樱桃干在内的几种加工甜樱桃产品。酸樱桃种植面积 144km²，总产量 86400t，鲜食用 400t，加工用 82700t。同样，仅有 10500t 被用于加工包括樱桃干在内的加工樱桃产品，在所有酸樱桃制品中排名垫底[7]。2004年，美国登记从事酸樱桃加工的公司有 166 家。一项对密歇根州樱桃加工厂的问卷调查发现，近 30% 的公司在过去 5 年中提高了樱桃干的产量，70% 的公司则无变化（既没增产也没减产）[8]。

表 13.1　美国樱桃产量及其消耗量（2010 年）

	酸樱桃/t	甜樱桃/t
总产量	86400	283700
鲜食用量	400	225300
总加工用量	82700	53300
冷冻樱桃用量	56200	—
樱桃罐头用量	16000	2800
腌制樱桃用量		30900
其他樱桃制品用量	10500[a]	19700[b]

资料来源：据 USDA 数据编制[7]。

[a]包括樱桃汁、樱桃酒、腌制樱桃及樱桃干；[b]包括加州产樱桃罐头及其他各州所有加工樱桃产品（樱桃干、冷冻樱桃和樱桃汁）。

总体而言，美国非柑橘类水果（包括樱桃）近 8％的产量被加工成了干果（2035300t，2010 年）[7]。2005 年，美国有记录的樱桃干进口量为 188t。在过去的 10 年间，进口量逐年攀升，最高为 2002 年的 568t[9]。按惯例，由于甜樱桃产量的绝大部分被用于鲜食，而酸樱桃便于通过加糖的方式改善樱桃干的口味，故制干用樱桃多为酸樱桃。蒙特默伦西大樱桃（Large Montmorency）与里士满早熟樱桃（Early Richmond）是典型的美国制干用酸樱桃，而甜樱桃品种则有皇家樱桃（Royal）、拿破仑樱桃（Napoleon）、宾樱桃（Bing）和兰勃特樱桃（Lambert）等。

13.3　干制方法

传统的干制方法是露天晒干法或带有风扇和大棚的室内晾晒法。商业化干制技术还可利用化学预处理来减少损耗，并缩短干制时间。此类方法通常是破坏果皮的蜡质层，使表皮形成许多细小的裂纹，达到促干目的，并具有一定的抗菌和抗真菌作用。方法是将水果在不同配方和浓度的促干液中浸泡一定时间，可选的化学试剂有脂肪酸酯（如油酸乙酯）、氢氧化钠、碳酸钠、碳酸钾或柠檬酸。一项对酸樱桃的研究发现，常温下，先用 2％油酸乙酯溶液浸泡 1min，再于 45.2℃干制，能够使樱桃干的持色效果最佳[10]。有时也会在溶液中添加二氧化硫，以延长樱桃干的货架期。另外，鲜食用的甜樱桃，在采摘后可用油脂和酸进行处理，以推迟其熟化和变质过程，延长货架期[11]。但随着有机水果消费需求的增加，许多此类处理方式被限制使用。

13.4　营养特性

与鲜樱桃的成分相比，樱桃干制品中可添加油脂、糖、香料或巧克力等成分。这些添加物可显著改变樱桃干的营养价值，增加其热量、脂肪、碳水化合物含量并影响升糖指数（GI）。表 13.2 对比了新鲜樱桃与樱桃干的营养价值。由于 6～8kg 鲜樱桃才能晒 1kg 樱桃干（据樱桃营销网站），故 100g 樱桃干的热量及其他成分远高于 100g 鲜樱桃。不过，一份干果甜点通常不到半杯（60g），而一份鲜樱桃甜点则往往能达到 1 整杯（140g）。因此，与鲜樱桃相比，食用樱桃干不但能摄入更多的热量和糖，对蛋白质、膳食纤维和维生素的摄入量也更多。

表 13.2　每 100g 樱桃干与新鲜酸樱桃及甜樱桃的营养成分对照表

营养成分	单位	樱桃干[12]	酸樱桃[13]	甜樱桃[13]
热量	kcal	340	50	63
蛋白质	g	3.29	1.0	1.06
脂肪	g	0.1	0.3	0.2
碳水化合物	g	82.2	12.2	16.0
糖	g	68.3	8.5	12.8
膳食纤维	g	2.57	1.6	2.1
维生素 C	mg	<0.5	10	7
维生素 A	IU	3701	1283	64
钾	mg	416	173	222

13.4.1　蛋白质

樱桃干的蛋白质含量是鲜樱桃的 3 倍。因而，对于需要提高膳食中植物蛋白与动物蛋白的比例，以促进健康并减肥的消费者而言，食用樱桃干不失为一个有效的方法[14]。与不健康的"西餐"相比，这也恰恰与多食水果和蔬菜的"地中海式饮食特点"相吻合[15,16]。此外，食用干果已与"营养摄入良好且体重较轻"的健康诊断相关联[5]。鉴于多吃水果蔬菜对健康有诸多益处，因此，将樱桃干纳入全年食谱是个不错的选择。

13.4.2　膳食纤维

每百克樱桃干所含的膳食纤维高于等重的鲜樱桃（表 13.2）。2.57g/100g 的膳食纤维含量足以满足日参考摄入量 14g/kcal 的要求。富含膳食纤维的饮食可降低血胆固醇与血糖水平、增加饱腹感，进而达到促进健康和减肥的目的[17,18]。虽然人们担心，饮食中含有较多的水果纤维，对食物中抗氧化剂的生物利用度有不利影响，但这种影响很可能只在发生在结肠，而不会影响抗氧化剂在小肠的吸收[19]。

13.4.3　维生素

樱桃的制干过程使其维生素 C 含量下降（表 13.2）。许多针对苹果汁的研究都表明，紫外线和高温会使维生素 C 发生降解[20]。制干工艺会使维生素 C 发生 L-抗坏血酸向脱氢抗坏血酸的转化，从而丧失生物活性。

但相对鲜樱桃而言，维生素 A 在樱桃干中的含量则较高。樱桃干可作为维生素 A 的重要来源，100g 樱桃干中含有的维生素 A 可达到日参考摄入量的 75%，而热量摄入仅有 2000kcal。维生素 A 对多种生理机能有益，如免疫机能、炎症反应、视力和生殖机能等。在营养不良人群中，缺乏维生素 A 与婴儿夭折及失明显著相关。许多救济项目均推荐提供维生素 A 强化的小麦粉[21]，也包括一些在许多原住民（如波纳佩人、泰国的克伦人、秘鲁的阿瓦金人等）食谱中识别传统维生素 A 来源重要性的项目[22,23]。

櫻桃干也是很好的补钾食品，含量达 416mg/100g[12]，几乎是新鲜甜櫻桃的两倍（222mg/100g）[13]。许多研究报告指出，多吃高钾低钠食品可降低高血压和中风的发作风险[24,25]。高血压膳食疗法（DASH）干预试验[26]包括一个高富钾食物量食谱（其中就包含了一个高水果蔬菜摄入量食谱），和一个低饱和脂肪酸与总脂摄入量食谱。严格遵守该食谱的受试者，不但体钙上升、体重下降，高血压病也有所减少[27]。低血钾含量对与激素（血管紧张素 II 和醛固酮）相关的钠钾转运能力、心肾损害，以及负责维持葡萄糖平衡的三磷酸腺苷（ATP）敏感性钾通道均有不良影响[28,29]。

13.5　抗氧化植物化学成分

櫻桃因含有包括多种花青素在内的许多不同类型的类黄酮，而成为酚类抗氧化剂的良好来源[4]。黄酮醇是酸樱桃中鉴别出的主要的多酚类成分[30]，其中，7-二甲氧基-5,8,4-三羟基黄酮是在一些抗氧化剂测定中活性最强的一种[31]。在酸樱桃被干制成樱桃干的过程中，还出现了花青素和矢车菊素的多种衍生物[32]。表 13.3 列出了用两种酸樱桃，即巴拉顿樱桃（Balaton）和蒙特默伦西樱桃（Montmorency）干果中多种此类化合物的含量。

表 13.3　两种酸樱桃干中的多种抗氧化剂成分

抗氧化剂成分	蒙特默伦西（樱桃干，未加糖）	蒙特默伦西（樱桃干，加糖）	巴拉顿（樱桃干，未加糖）	巴拉顿（樱桃干，加糖）
总酚[a]	7813± 855	5103± 455	6343± 776	3522± 512
花青素总量[b]	173± 31	62± 5.3	564± 65	273± 33
矢车菊素-3-槐糖苷[c]	4.6± 0.8	1.9± 0.6	15.7± 4.3	13.9± 4.2
矢车菊素-3-葡糖基芸香糖苷[c]	33.6± 6.4	11.1± 4.7	203.6± 44.2	64.8± 9.2
矢车菊素-3-葡萄糖苷[c]	0.7± 0.3	未检出	7.6± 0.9	3.6± 0.7
矢车菊素-3-芸香糖苷[c]	19.5± 4.8	6.9± 0.9	24.9± 6.3	19.5± 4.8
芍药花青素-3-葡萄糖苷[c]	4.5± 0.9	1.1± 0.6	16.2± 4.2	4.2± 0.9
矢车菊素[c]	0.3± 0.2	未检出	1.6± 0.7	未检出
天竺葵素[c]	0.8± 0.3	0.3± 0.2	0.4± 0.2	未检出
异鼠李素-芸香糖苷[c]	383.1± 62.1	203± 52.1	35.8± 8.5	158.7± 44.5

表 13.3 （续）

抗氧化剂成分	蒙特默伦西（樱桃干，未加糖）	蒙特默伦西（樱桃干，加糖）	巴拉顿（樱桃干，未加糖）	巴拉顿（樱桃干，加糖）
山萘酚[c]	16.9± 3.8	12.9± 4.1	42.9± 6.7	16.9± 4.4
槲皮素[c]	7.5± 0.9	8.8± 0.9	3.1± 0.8	1.9± 0.8

资料来源：经 Kirakosyan 等人同意后编制[32]。

数据表述方式：均值±标准偏差（$n=3$），以干基计。

[a]没食子酸当量 μg GAE/g；[b]矢车菊素-3-葡萄糖苷当量 μg C3GE/g；[c]生物量 $\mu g/g$。

氧自由基吸收能力（ORAC）测量值，是以每百克样品的水溶性维生素 E 当量（TE）以微摩尔数计算的抗氧化力标准指标。樱桃干的 ORAC 值为 $6800\mu mol$ TE/g、冷冻酸樱桃为 $1700\mu mol$ TE/g、罐装酸樱桃则为 $2033\mu mol$ TE/g[2]。如此之高的抗氧化值主要得益于其表皮中的抗氧化剂（表 13.4）。在评价产品的抗氧化性时，必须考虑到每种抗氧化剂的相对活性。Kirakosyan 等人研究表明，矢车菊素及其衍生物是酸樱桃抗氧化性的主要来源[32]。但在酸樱桃干制过程中的高温会降低某些抗氧化剂的活性。部分花青素在加工过程中不够稳定，因而生成了一些花青素衍生物（见表 13.3），且抗氧化剂褪黑素也会受到影响[32]。Kirakosyan 等人指出[32]，要保护褪黑素，单果速冻可能是最好的酸樱桃加工方法。腌制和罐装的酸樱桃则会使大量抗氧化剂随其溶液一块儿流失[30]。对比了几种用同种樱桃原料加工而成的不同类型的樱桃制品后发现，樱桃干的抗氧化活性强于冷冻樱桃、浓缩樱桃汁和单果速冻的樱桃产品[32]。在樱桃干中加糖会使抗氧化剂的有效含量被稀释，但产品仍有很强的抗氧化能力[32]。酸樱桃中多种抗氧化剂成分的协同作用使其拥有了很强的总抗氧化活性[33]。

表 13.4 蒙特默伦西酸樱桃抗氧化活性测量值

部位	蒙特默伦西 mg C3GE/100g	总酚 mg GAE/g	ORAC μmol TE/g
可食部分	8.7 ± 0.8	4.07 ± 0.18	25.57 ± 3.99
果肉	0.0 ± 0.09	3.01 ± 0.29	15.00 ± 1.00
去了核的部分	0.8 ± 0.08	1.57 ± 0.02	9.78 ± 0.28
表皮	36.5 ± 1.6	5.58 ± 0.33	51.02 ± 1.97

资料来源：据 Chaovanalikit 与 Wrolstad 的资料编制[30]。

数据表述方式：均值±标准偏差（$n=2$），以鲜重计。

C3GE：矢车菊素-3-葡萄糖苷当量；GAE：没食子酸当量；ORAC：氧自由基吸收能力；TE：水溶性维生素 E 当量。

品种、海拔及采摘时机都对樱桃的抗氧化剂含量有很大影响。表 13.3 比较了两种酸樱桃干（蒙特默伦西樱桃和巴拉顿樱桃）间抗氧化剂成分的差异。巴拉顿的多种花青素含量均高于蒙特默伦西，但其总酚含量则相对较低。用于制干的酸樱桃在成熟早期和完全成熟时的抗氧化剂成分存在显著差异[34]。此外，种植区的地理位置也会影响抗氧化水平。较高的海拔有利于增加酚类与抗氧化剂的含量，这一点已在希腊被 4 个甜樱桃品种所证实[35]。它同时也与有关植物化学物质及抗氧化剂产率在生态环境方面的理论和研究相符[36]。在严酷的环境条件下（如强紫外线、干旱、金属元素污染的土壤）仍可丰产的植物，其抗氧化剂的含量较高。在葡萄酒酿造时，葡萄丰收之年的生态压力与平年明显不同，因而可影响葡萄酒中酚类和抗氧化剂的含量。酸樱桃在栽培方面还需做进一步研究。

根据 113 种食品的铁离子还原抗氧化能力（FRAP）分析结果，若按抗氧化活性排名，则酸樱桃可排在 50 名之前[37]。酸樱桃的排名要高于某些富含抗氧化剂的产品，如葡萄汁、李子和咖啡。若论单份食物中的抗氧化剂含量，则酸樱桃可列第 14 位，高于红葡萄酒、蔓越橘汁和橙汁的排名。由于樱桃干在干制时会损失一些抗氧化剂从而使其排名下降，故樱桃干的排名还有待观察（表 13.3）。不过，表 13.3 中列出的一些抗氧化剂已表现出一定的协同作用，当同时存在时具有更高的抗氧化活性，尤其是矢车菊素-3-芸香糖苷与异鼠李素-芸香糖苷的组合[33]。

13.6　保健作用

13.6.1　抗炎

樱桃是多种抗氧化剂的良好来源，其中许多抗氧化剂对免疫系统有影响。例如，影响促炎性细胞因子（如白介素-1 和白介素-6）与肿瘤坏死因子 TNF-α（会导致氧化应激，造成组织损伤和疼痛）的产生。抗氧化剂可影响细胞生长抑制素的产生，通过清除自由基来调节氧化应激并增强内生性抗氧化保护系统，有助于组织修复和复原[38]。有人利用抑制环氧合酶（COX-Ⅰ与 COX-Ⅱ）的方法对几种天然抗氧化剂进行了研究，抑制环氧合酶会使前列腺素的合成增多，进而导致炎症。抑制此类酶的活性正是布洛芬类药物止痛和消炎的理论基础。

Seeram 等人[39]用细胞培养法研究环氧合酶时发现，酸樱桃中提取的花青素对 COX-Ⅰ的抑制率为 25%，比布洛芬的抑制率高 50%；对 COX-Ⅱ的抑制率为 38%，与布洛芬的抑制率相当。该结果表明，从酸樱桃分离出的抗氧化剂（尤其是矢车菊素）具有很强的抗炎性。某些情况下，其效果强于阿司匹林对人前列腺素 H 合成酶（PGHS-1）同功酶的抑制作用[31]。

Seymour 等人[40]对 Zucker 肥胖大鼠实验模型的研究发现，喂食了 90d 高脂配方加酸樱桃全粉（1%，质量分数）组合饲料的大鼠，其全身性炎症与局部性炎症的数量均有所下降，指标分别为血浆白细胞数量与白介素-6。该研究与前述研究[41]中，均对非肥胖大鼠喂食了低脂配方加樱桃粉的组合饲料，发现常参与炎症反应的过氧化物酶体增殖物激活受体（PPARs）受到了一定影响。

有关酸樱桃抗炎活性方面已开展了一些人体实验研究，其结果与细胞培养及动物实验模型一致，只是样本量相对较小。最近几项研究的关注点是利用与炎症和疼痛相关的指标来研究运动康复，结果发现，因肌原纤维损伤所致的炎性反应及其相应的氧化应激所造成的运动机能受损程度有所下降。有 3 项人体实验研究采用了添加花青素的酸樱桃汁，其结果应可类推至樱桃干。该饮料采用巴氏法杀菌，每天喝两杯，每杯含有约690mg酚类物质（没食子酸当量）和46mg花青素（矢车菊素-3-葡萄糖苷）。因此，只需食用四分之三杯未加糖的酸樱桃干即可摄入与其数量相当的酚类物质（按表13.3的数据推算）。

让长跑选手（$n=54$）在赛前及赛中饮用该樱桃汁混合饮料，连续7d，结果发现比赛日之后的疼痛明显减轻。该结果的评估采用的是一种直观的痛觉模拟评分表[42]。Howatson等人[43]也利用该果汁混合饮料进行了对照研究（安慰剂对照组），结果发现，饮用樱桃混合果汁的马拉松运动员（$n=20$），其炎症水平明显较低（以白介素-6、C-反应蛋白和尿酸为指标）、总抗氧化剂水平上升、氧化应激水平下降（以测定硫代巴比妥酸反应物水平的方法分析脂质过氧化产物水平），且膝关节肌肉力量恢复较快。而让12位健康老人以较低剂量饮用樱桃汁混合饮料，持续14d，结果发现，其前臂缺血再灌注造成的损伤下降（证据是血中总F2-异前列腺素生成量出现显著性差异）。与安慰剂对照组相比，饮用混合饮料前后，樱桃混合饮料组老人的尿中被氧化的核苷酸的含量明显较低（按饮用前后的曲线面积计算）[44]。另一项研究采用樱桃浓缩汁（花青素总含量270mg，每天喝2次，持续10d），结果男性受试者（$n=10$）饮用7d后，其腿部肌肉运动能力的恢复受到了良性影响[45]。樱桃汁饮用组在力量恢复加快的同时，其蛋白质羰基活性（蛋白质氧化的测量指标）的总量和绝对量的增加值均较低。

酸樱桃花青素抗炎作用的另一个潜在用途，是缓解诸如关节炎和痛风等炎性疾病的疼痛症状。He等人发现[46]，持续28d对一个大鼠类风湿性关节炎模型喂以花青素含量为40mg/kg的酸樱桃，结果使导致炎性损害的前列腺素E_2的含量下降。但不幸的是，对体重达67.5kg的人而言，要达到同样的效果，则花青素摄入量将达2720mg/d，相当于要吃下将近40杯樱桃干。在一项对健康女性（$n=10$）的初步研究中，一次吃下280g甜樱桃，其血中尿酸盐含量的下降幅度大于其他的受试水果[47]。血尿酸含量高是痛风病人关节炎发作的重要指征。而血中C-反应蛋白与一氧化氮含量的下降趋势则不具统计学显著性。在另一项有18名消费者参与的实验研究中，连续28d食用与前述研究中等量的甜樱桃，结果两项炎症指标（血中C-反应蛋白与一氧化氮含量）均有所下降。不过，针对男性早期痛风患者的研究还有待开展。综合评价上述有关炎症反应与运动康复方面的研究成果，樱桃能够降低炎症指标，这一点对于关节炎的评价参数具有重要意义。更大样本量的实验，尤其是对病患更有针对性的研究，还有待开展。

13.6.2 褪黑素与睡眠

褪黑素是一种有效的自由基清除剂和抗氧化剂。有些植物可以产生褪黑素，脊椎动物的松果体腺也可以分泌。褪黑素最出名的功效在于改善睡眠，但研究发现它还有一些辅助剂的用途[49]。Burkhardt等人检测出蒙特默伦西酸樱桃与巴拉顿酸樱桃鲜果中的褪黑素含量（单位为ng/100g）分别为1350和200[50]。该含量高于甜樱桃鲜果（0~22.4）[51]和其他水果（草莓和石榴为13~29），也高于某些谷物（87~187）[52]。Kirakosyan等人报道[32]，酸樱桃在干制时会损失部分褪黑素，但冻干法则不会。随着干制技术的不断提高，产品中的褪黑素含量将被监控，以使其在最终产品中得以最大限度地保留。

有报道的与食用樱桃相关的褪黑素人体试验数量有限。Pigeon 等人发现，老年失眠症患者（$n=15$，交叉设计）饮用酸樱桃汁混合饮料 2 周，与安慰剂对照组相比，其入睡后觉醒次数明显减少[53]。Garrido 等人发现，让 3 个年龄组的健康成年人（$n=18$，平均分为 3 组）每天 2 次食用 27.85g 冻干甜樱桃干（相当于 142g 鲜果），结果 3 组受试者的睡眠时间都有明显延长，起夜次数也明显减少[54]。且尿中 6 - 羟基硫酸褪黑素排泄量均有显著增加。对樱桃开展进一步的临床试验研究极有必要。

13.6.3　抗癌

樱桃不仅有高含量的抗氧化剂，而且其中的一些抗氧化剂（包括槲皮素、花青素、多酚、类胡萝卜素、褪黑素和维生素 C 等）还表现出了已被研究过的抗癌活性。氧化应激造成的 DNA 损伤导致癌细胞萌发，而抗氧化剂具有自由基清除功能，并为内生性抗氧化系统提供支持，以降低氧化应激压力。

在脂多糖诱导小鼠的饲料中加入樱桃，导致肝细胞核转录因子 kappa B（NF - κB）的产生受到明显调节。NF - κB 在 DNA 转录中发挥着重要作用[55]。Bobe 等人发现，对已有癌细胞生长的小鼠饲喂富含花青素的酸樱桃提取物，其肠道肿瘤的发生率下降[56]。该项研究表明，将樱桃提取与抗炎药物（苏灵大）联合使用时，采用较低的抗炎药剂量即可降低肠道的肿瘤细胞数量。Kang 等人在对小鼠结肠癌的研究中发现[57]，用樱桃饲料、花青素或矢车菊素喂养的实验组小鼠，其盲肠癌的发生率低于苏灵大药物组与对照组小鼠。

此类伴随着癌细胞系研究的动物模型实验研究显示，矢车菊素类葡萄糖苷对于提高细胞凋亡生长周期阻滞力[58]、保护 DNA 分裂、提高自由基清除水平，以及抑制黄嘌呤氧化酶等方面都有积极作用[59]。矢车菊素被证明能够增强细胞分化能力、减少恶性变异[60]，并抑制表皮细胞的生长因子受体[61]。樱桃花青素使变异细胞的生长周期受到阻滞，并发生凋亡[62,63]，还减缓了胃癌细胞与结肠癌细胞的生长[64]。Yoo 等人发现[65]，樱桃汁与单一的樱桃酚类成分均能减少中国仓鼠肺纤维原细胞的氧化应激反应。同时发现，矢车菊素 - 3 - 葡萄糖苷的抗氧化活性强于矢车菊素 - 3 - 芸香糖苷。

抗氧化剂之间常可通过协同机制发生作用，故植物产品展现出的是整体抗氧化能力，而非个别化学成分的重要作用，例如樱桃的抗氧化剂成分所呈现出的协同作用[33]。饮食与癌症关系的研究[66]、地中海式饮食中果蔬比例与 DNA 保护作用的关系[67]等研究就阐明了食物整体的重要性。花青素具有多重药理活性[68]，如槲皮素有促癌细胞凋亡作用[69]，食物中多酚的抗癌性与细胞凋亡的关系等[70]。褪黑素也有许多与抗肿瘤生长相关的机制，如免疫性、抗氧化、端粒酶和细胞分化活性[71]。上述研究涉及动物实验和细胞模型，与其他具有强抗氧化作用的食品和草药一样，目前需要开展针对樱桃的人体临床试验，以建立樱桃与化学预防作用的直接联系。就樱桃干而言，需要根据其产品形式将上述抗氧化成分的研究成果外推后标识在商品上，而干制方法也需确保最大限度地保留这些抗氧化成分的含量。

13.6.4 抗心血管病

心血管病被定义为一组与心脏和血管的风险因素（包括肥胖、高血压和高胆固醇）失调相关的症候群。心血管病发作风险（如中风或心梗）常与脂肪堆积造成的血管堵塞相关，并与血中高含量的胆固醇和炎性指标有关联[72]。由于地中海式饮食中果蔬的高占比已与心血管病较低相关联[15]，因而食用干果与降低肥胖率之间也就发生了关联[5]。樱桃富含类黄酮，而在"祖芬老年问题研究"中通常将类黄酮与冠心病低发病率相关联[73]。花青素是樱桃中含有的一类黄酮类化合物，被认为可通过血管紧张素转换酶（ACE）和蛋白激酶B/内皮型—氧化氮合酶（AKT/eNOS）途径（是内皮细胞对血管扩张发挥作用的途径），以及通过血管细胞黏附分子，而对心血管起到保护作用[68]。有些植物提取物中的花青素已被证明对离体的猪心脏动脉具有血管舒张作用[74]。

樱桃对心血管病具体作用的研究集中在某些樱桃花青素对氧化应激、动脉内皮细胞和泡沫细胞、脉管炎、缺血性心脏损伤等方面的影响。矢车菊素－3－葡萄糖苷作用于牛动脉内皮细胞而使其一氧化氮产量上升，说明它具有降低心脏组织氧化应激的潜力[75]。有人在研究大鼠心脏缺血性损伤（造成心律不齐）时发现，酸樱桃籽的提取物可降低心律不齐和心肌损害的发生率[76]。另有研究发现，矢车菊素－3－葡萄糖苷可通过调整维生素E的含量而改变小鼠的血脂水平[77]，并可在大鼠细胞中清除巨噬细胞与泡沫细胞中的胆固醇[78]。Seymour等人在对Zucker肥胖大鼠的研究中，将酸樱桃粉添加饲料中，结果降低了高脂血症、减少了脂肪重量、降低了血中白介素－6与TNFα的含量，并使与炎症相关的过氧化物酶体增殖物激活受体mRNA增多[40]。当前需要开展人体临床试验，以研究樱桃在降低人体血脂和降低与心血管病风险相关的炎性指标方面是否具有同样的效果。樱桃干的作用大小取决于已在体外研究与动物实验模型中证实过的相关花青素的含量水平。

13.6.5 抗糖尿病

代谢症候群是一组可导致心血管病和糖尿病的危险因子。诊断时重点关注具有腹部肥胖（将军肚）与胰岛素耐受特征，且3项或多项指标异常（如空腹血糖高、血压高、腰围大、低密度脂蛋白胆固醇高、甘油三酯高等）。这些健康指标涵盖了上述讨论过的健康议题，而本节关于糖尿病的讨论也同样有赖于前述对花青素与樱桃在炎症和心血管病方面的研究成果。此外，最近对癌症和糖尿病的研究涉及了更多指标[79]。

氧化应激与糖尿病的许多症状和并发症相关联，因此使用富含抗氧化剂的植物产品有望减轻这些症状[80,81]。Jayaprakasam等人发现[82]，在细胞培养研究与家鼠实验研究中[83]，山茱萸樱桃果实中的花青素和花色素促进了胰岛素的分泌，从而提高了血糖水平。受试花青素分子在B环上的羟基数量越多，则其促胰岛素分泌活性就越强。此外，Tsuda等人发现[84]，对高脂饮食的小鼠喂以深色的矢车菊素－3－O－β－D－葡萄糖苷，持续12周后，其脂肪堆积量减少、过高的血糖与血胰岛素水平也降到了正常水平。

在特定的糖尿病动物实验模型研究方面，Seymour等人[40]采用Zucker大鼠（一种常用来研究Ⅱ型糖尿病的肥胖大鼠实验模型）研究发现，在饲料中加入酸樱桃干粉，大鼠的脂肪量、高血脂症和炎症指标均有下降。由于能够降低这些代谢症候群的指标，故可得出酸樱桃粉可影响糖尿病发作的结论。2008 年，他们又用对胰岛素耐受且高血脂的 Dahl 盐敏感型瘦大鼠开展了类似研究。喂养 90d 后，大鼠的两项糖尿病重要指标（空腹血糖和高胰岛素血症）均有所下降。

樱桃干常被加糖，这一点对糖尿病患者不利。本来樱桃的升糖指数（GI）仅为 22，但蒙特默伦西酸樱桃干最新报道的 GI 值则为 58。有关特制樱桃干的包括含糖量在内的数据资料还不够多。Jenkins 等人发现[85]，食用升糖指数低的水果可降低 HbA1c 水平（代表过去 8～12 周的血糖指标）。有研究发现，在多种蔓越橘干产品中，食用低糖型产品反而更能显著提高血糖和血胰岛素应答水平[86]。此外，如表 13.3 所示，酚类物质与花青素的含量在加糖少的樱桃干产品中相对较高。

13.7　总结

研究发现，樱桃干是植物蛋白、膳食纤维、维生素 A 和钾的良好来源，且因富含花青素与矢车菊素等抗氧化的酚类化合物及其衍生物，而使其在抗氧化食品中的排位较高。细胞培养、动物实验模型及小样本人体试验研究结果均表明，食用酸樱桃产品能够降低局部炎症与全身性炎症的发病率。两项人体试验研究揭示了酸樱桃中的褪黑素改善睡眠模式的作用。在抗癌作用方面，对多个癌细胞系的研究证实，在癌症动物实验模型的饲料中添加樱桃花青素或樱桃提取物，可减少抗癌药物的用药量。在实验系统中，樱桃中的类黄酮和花青素可降低氧化应激、血脂和心律不齐等心血管病和糖尿病致病因子的水平。

本章介绍的大部分研究都因涉及花青素含量或使用了酸樱桃产品（主要为混合果汁和樱桃干粉）而与樱桃干相关。改良的干制方法可提高樱桃干中部分花青素、维生素 C 和褪黑素的含量。与干制方法提高抗氧化剂水平（从而提高保健指标）同理，减少樱桃干产品中糖的添加量也可提高抗氧化剂水平，从而促进健康。更多研究还有待开展，特别是针对樱桃干产品（而非仅限于其他樱桃产品）和人体临床试验（而非仅限于细胞培养和动物实验）的研究。在设计人体临床试验时，研究人员应考虑测量生物利用度的要求，以便评估吸收度、功能及其抗氧化代谢物的协同作用[87]。本章所示用外推法列出的樱桃干的结果，多有赖于樱桃产品中存在的酚类物质和花青素的含量，并与消费者血液和细胞组织中存在的酚类物质和花青素的含量有关。

参考文献

[1] USDA (2011) Tart Cherries Grown in the States of Michigan. Final Free and Restricted Percentages for the 2010 – 2011 Crop Year for Tart Cherries. A Rule by the Agricultural Marketing Service on 2/25/2011，Document No. 2011 – 4269. Federal Register 76，10471 – 10476.

[2] Cherry Marketing Institute（2007）Press Release：The Cherry Nutrition Report：A Close – Up Look at Today's New Antioxidant Super Fruit. Published online at：www. choosecherries. com，last accessed 13 September 2011.

[3] Cherry Marketing Institute (2009) Press Release: Choose Cherries—America's Super Fruit. Published online at: http://www.choosecherries.com/news/pressReleases.aspx, last accessed 13 September 2011.

[4] McCune, L. M., Kubota, C., Stendell‐Hollis, N. R. & Thomson, C. A. (2011) Cherries and health: a review. Critical Reviews in Food Science and Nutrition, 51, 1‐12.

[5] Keast, D. R., O' Neil, C. E. & Jones, J. M. (2011) Dried fruit consumption is associated with improved diet quality and reduced obesity in US adults: National Health and Nutrition Examination Survey, 1999—2004. Nutrition Research, 31, 460‐467.

[6] FAOSTAT (2011) Production: Countries by Commodity. Published online at: http://faostat.fao.org/site/339/default.aspx, last accessed 13 September 2011.

[7] USDA (2011) National Agricultural Statistics Service: Non‐citrus Fruits and Nuts 2010 Summary (July 2011). Published online at: http://usda.mannlib.cornell.edu/usda/nass/NoncFruiNu/2010s/2011/NoncFruiNu‐07‐07‐2011.pdf, last accessed 13 September 2011.

[8] Martinez, L. & Thornsbury, S. (2006) Agricultural Economics Report No. 627, September 2006. Michigan Tart Cherry Processors: Issues and Strategy. Department of Agricultural Economics, Michigan State University, East Lansing, MI.

[9] Nagai, T. M., Woods, M. & Thornsbury, S. (2006) Tariff Intervention in Trade of US and EU Cherry Products: A Guide to Information. Agricultural Economics Report 630. Department of Agricultural Economics, Michigan State University, East Lansing, MI.

[10] Tarhan, S., Ergunes, G. & Taser, O. F. (2006) Selection of chemical and thermal pretreatment combination to reduce the dehydration time of sour cherry (Prunus cerasus L.). Journal of Food Process Engineering, 29, 651‐663.

[11] Valero, D., D'ıaz‐Mula, H. M., Zapata, P. J., Castillo, S., Guill'en, F., Martínez‐Romero, D. & Serrano, M. (2011) Postharvest treatments with salicylic acid, acetylsalicylic acid or oxalic acid delayed ripening and enhanced bioactive compounds and antioxidant capacity in sweet cherry. Journal of Agricultural and Food Chemistry, 59, 5483‐5489.

[12] Cherry Marketing Institute (2011) Dried Tart Cherry. Published online at: http://choosecherries.com/Uploads/Documents/8590296135698192445.pdf, last accessed 13 September 2011.

[13] USDA Agricultural Research Service (2010) USDA National Nutrient Database for Standard Reference, Release 23. Published online at: http://www.ars.usda.gov/ba/bhnrc/ndl, last accessed 14 September 2011.

[14] Bujnowski, D., Xun, P., Daviglus, M. L., Van Horn, L., He, K. & Stamler, J. (2011) Longitudinal association between animal and vegetable protein

intake and obesity among men in the United States: The Chicago Western Electric Study. Journal of the American Dietetic Association, 111, 1150 - 1155.

[15] Tyrovolas, S. & Panagiotakos, D. B. (2010) The role of Mediterranean type of diet on the development of cancer and cardiovascular disease, in the elderly: a systematic review. Maturitas, 65, 122 - 130.

[16] Kapiszewska, M. (2006) A vegetable to meat consumption ration as a relevant factor determining cancer preventive diet. The Mediterranean versus other European countries. Forum of Nutrition, 59, 130 - 153.

[17] Kristensen, M. & Bügel, S. (2011) A diet rich in oat bran improves blood lipids and hemostatic factors, and reduces apparent energy digestibility in young healthy volunteers. European Journal of Clinical Nutrition, 65, 1053 - 1058.

[18] Wolfram, T. & Ismail - Beigi, F. (2011) Efficacy of high - fiber diets in the management of type 2 diabetes mellitus. Endocrine Practice, 17, 132 - 142.

[19] Palafox - Carlos, H., Ayala - Zavala, J. F. & Gonz′alez - Aguilar, G. A. (2011) The role of dietary fiber in the bioaccessibility and bioavailability of fruit and vegetable antioxidants. Journal of Food Science, 76, R6 - R15.

[20] Tikekar, R. V., Anantheswaran, R. C. & LaBorde, L. F. (2011) Ascorbic acid degradation in a model apple juice system and in apple juice during ultraviolet processing and storage. Journal of Food Science, 76, H62 - H71.

[21] Klemm, R. D. W., West, K. P., Jr., Palmer, A. C., Johnson, Q., Randall, P., Ranum, P. & Northrop - Clewes, C. (2010) Vitamin A fortification of wheat flour: considerations and current recommendations. Food & Nutrition Bulletin, 31, 47S - 61S.

[22] Englberger, L., Kuhnlein, H. V., Lorens, A., Pedrus, P., Albert, K., Currie, J., Pretrick, M., Jim, R. & Kaufer, L. (2010) Pohnpei, FSM case study in a global health project documents its local food resources and successfully promotes local food for health. Pacific Health Dialog, 16, 129 - 136.

[23] Kuhnlein, H. V. K., Erasmus, B. & Spigelski, D. (2009) Indigenous Peoples' Food Systems: The Many Dimensions of Culture, Diversity and Environment for Nutrition and Health. FAO, Rome, Italy.

[24] Ding, E. L. & Mozaffarian, D. (2006) Optimal dietary habits for the prevention of stroke. Seminars in Neurology, 26, 11 - 23.

[25] Wassertheil - Smoller, S. (2010) Stroke in women. Nutrition, Metabolism & Cardiovascular Diseases, 20, 419 - 425.

[26] Appel, L. J., Moore, T. J., Obarzanek, E., Vollmer, W. M., Svetkey, L. P., Sacks, F. M., Bray, G. A., Vogt, T. M., Cutler, J. A., Windhauser, M. M., Lin, P. H. & Karanja, N. (1997). A clinical trial of the effects of dietary patterns on blood pressure. DASH collaborative research group. New England Journal of Medicine,

336, 117 – 1124.

[27] Wexler, R. & Auckerman, G. (2006) Nonpharmacologic strategies for managing hypertension. American Family Physician, 73, 1953 – 1956.

[28] Hoorn, E. J. , McCormick, J. A. & Ellison, D. H. (2011) The WNK kinase network regulating sodium, potassium, and blood pressure. Journal of the American Society of Nephrology, 22, 605 – 614.

[29] McTaggart, J. S. , Clark, R. H. & Ashcroft, F. M. (2010) The role of the KATP channel in glucose homeostasis in health and disease: more than meets the islet. Journal of Physiology, 588, 3201 – 3209.

[30] Chaovanalikit, A. & Worlstad, R. E. (2004) Total anthocyanins and total phenolics of fresh and processed cherries and their antioxidant properties. Journal of Food Science, 69, FCT67 – FCT72.

[31] Wang, H. , Nair, M. G. , Strasburg, G. M. , Booren, A. M. & Gray, J. I. (1999) Antioxidant polyphenols from tart cherries (Prunus cerasus). Journal of Agricultural and Food Chemistry, 47, 840 – 844.

[32] Kirakosyan, A. , Seymour, E. M. , Llanes, D. E. U. , Kaufman, P. B. & Bolling, S. F. (2009) Chemical profile and antioxidant capacities of tart cherry products. Food Chemistry, 115, 20 – 25.

[33] Kirakosyan, A. , Seymour, E. M. , Kathleen, R. , Noon, K. R. , Llanes, D. E. U. , Kaufman, P. B. , Warber, S. L. & Bolling, S. F. (2010) Interactions of antioxidants isolated from tart cherry (Prunus cerasus) fruits. Food Chemistry, 122, 78 – 83.

[34] Ferretti, G. , Bacchetti, T. , Masciangelo, S. Saturni, L. , Antinori, M. , Santinelli, A. , Neri, D. (2009) Antioxidant potential of "visciola" dried tart cherry (Prunus cerasus, L.). Published online at: http: //nutrimenti. simplicissimus. it/files/2009/06/poster2009foodomics1. pdf, last accessed 13 September 2011.

[35] Faniadis, D. , Drogoudi, P. D. & Vasilakakis, M. (2010) Effects of cultivar, orchard elevation, and storage on fruit quality characters of sweet cherry (Prunus avium L.). Scientia Horticulturae, 125, 301 – 304.

[36] McCune, L. M. & Johns, T. (2007) Antioxidant activity relates to plant part, life form and growing condition in some diabetes remedies. Journal of Ethnopharmacology, 112, 461 – 469.

[37] Halvorsen, B. L. , Carlsen, M. H. , Phillips, K. M. , Bohn, S. K. , Holte, K. , Jocobs, D. R. & Blomhoff, R. (2006) Content of redox – active compounds (i. e. , antioxidants) in foods consumed in the United States. American Journal of Clinical Nutrition, 84, 95 – 135.

[38] Tall, J. M. , Seeram, N. P. , Zhao, C. , Nair, M. G. , Meyer, R. A. & Raja, S. N. (2004) Tart cherry anthocyanins suppress inflammation – induced pain behaviour in rat. Behavioural Brain Research, 153, 181 – 188.

［39］Seeram，N. P. ，Momin，R. A. ，Nair，M. G. & Bourquin，L. D. （2001）Cyclooxygenase inhibitory and antioxidant cyanidin glycosides in cherries and berries. Phytomedicine，8，362 – 369.

［40］Seymour，E. M. ，Lewis，S. K. ，Urcyo – Llanes，D. E. ，Tanone，I. I. ，Kirakosyan，A. ，Kaufman，P. B. & Bolling，S. F. （2009）Regular tart cherry intake alters abdominal adiposity，adipose gene transcription，and inflammation in obesity – prone rats fed a high fat diet. Journal of Medicinal Food，12，935 – 942.

［41］Seymour，E. M. ，Singer，A. M. ，Kirakosyan，A. ，Urcuyo – Llanes，D. E. ，Kaufman，P. B. & Bolling，S. F. （2008）Altered hyperlipidemia，hepatic steatosis，and hepatic peroxisome proliferator – activated receptors in rats with intake of tart cherry. Journal of Medicinal Food，11，252 – 259.

［42］Kuehl，K. S. ，Perrier，E. T. ，Elliot，D. L. & Chesnutt，J. C. （2010）Efficacy of tart cherry juice in reducing muscle pain during running：a randomized controlled trial. Journal of the International Society of Sports Nutrition，7，7 – 17.

［43］Howatson，G. ，McHugh，M. P. ，Hill，J. A. ，Brouner，J. ，Jewell，A. P. ，van Someren，K. A. ，Shave，R. E. & Howatson，S. A. （2010）Influence of tart cherry juice on indices of recovery following marathon running. Scandinavian Journal of Medicine & Science in Sports，20，843 – 852.

［44］Traustadottir，T. ，Davies，L. S. ，Stock，A. A. ，Su，Y. ，Heward，C. B. ，Roberts，L. J. & Harman，S. M. （2009）Tart cherry juice decreases oxidative stress in healthy older men and women. Journal of Nutrition，139，1896 – 1900.

［45］Bowtell，J. L. ，Sumners，D. P. ，Dyer，A. ，Fox，P. & Mileva，K. N. （2010）Montmorency cherry juice reduces muscle damage caused by intensive strength exercise. Medicine & Science in Sports & Exercise，43，1544 – 1551.

［46］He，Y. – H. ，Zhou，J. ，Wang，Y. – S. ，Xiao，C. ，Tong，Y. ，Tang，J. C. – O. ，Chan，A. S. & Lu，A. P. （2006）Anti – inflammatory and anti – oxidative effects of cherries on Freund's adjuvant – induced arthritis in rats. Scandinavian Journal of Rheumatology，35，356 – 358.

［47］Jacob，R. A. ，Spinozzi，G. M. ，Simon，V. A. ，Kelley，D. S. ，Prior，R. L. ，Hess – Pierce，B. & Kader，A. A. （2003）Consumption of cherries lowers plasma urate in healthy women. Journal of Nutrition，133，1826 – 1829.

［48］Kelley，D. S. ，Rasooly，R. ，Jacob，R. A. ，Kader，A. A. & Mackey，B. E. （2006）Consumption of Bing sweet cherries lowers circulation concentrations of inflammation markers in healthy men and women. Journal of Nutrition，136，981 – 986.

［49］Sanchez – Barcelo，E. J. ，Mediavilla，M. D. ，Tan，D. X. & Reiter，R. J. （2010）Clinical uses of melatonin：evaluation of human trials. Current Medicinal Chemistry，17，2070 – 2095.

［50］Burkhardt，S. ，Tax，D. X. ，Manchester，L. C. ，Hardeland，R. & Reiter，

R. J. (2001) Detection and quantification of the antioxidant melatonin in Montmorency and Balaton tart cherries (Prunus cerasus). Journal of Agricultural and Food Chemistry, 49, 4898 - 4902.

[51] Gonzalez, C. A. & Riboli, E. (2009) Diet and cancer prevention: contributions from the European Prospective Investigation into Cancer and Nutrition (EPIC) study. European Journal of Cancer, 46, 2555 - 2562.

[52] Badria, F. A. (2002) Melatonin, serotonin, and tryptamine in some Egyptian food and medicinal plants. Journal of Medicinal Food, 5, 153 - 157.

[53] Pigeon, W. R., Carr, M., Gorman, C. & Perlis, M. L. (2010) Effects of a tart cherry juice beverage on the sleep of older adults with insomnia: a pilot study. Journal of Medicinal Food, 13, 579 - 583.

[54] Garrido, M., Espino, J., Gonzalez - Gomez, D., Lozano, M., Cubero, J., Toribio - Delgado, A. F., Maynar - Marino, J. I., Terron, M. P., Munoz, J. L., Pariente, J. A., Barriga, C., Paredes, S. D. & Rodriguez, A. B. (2009) A nutraceutical product based on Jerte Valley cherries improves sleep and augments the antioxidant status in humans. e - SPEN, European Journal of Clinical Nutrition and Metabolism, 4, e321 - e323.

[55] Balstad, T. R., Paur, I., Poulsen, M., Markowski, J., Kolodziejczyk, K., Dragsted, L. O., Myhrstad, M. C. W. & Blomhoff, R. (2010) Apple, cherry, and black currant increases nuclear factor kappa B activation in liver of transgenic mice. Nutrition and Cancer, 62, 841 - 848.

[56] Bobe, G., Wang, B., Seeram, N. P., Nair, M. G. & Bourquin, L. D. (2006) Dietary anthocyanin - rich tart cherry extract inhibits intestinal tumorigenesis in APC (Min) mice fed suboptimal levels of sulindac. Journal of Agricultural and Food Chemistry, 54, 9322 - 9328.

[57] Kang, S. Y., Seeram, N. P., Nair, M. G. & Bourquin, L. D. (2003) Tart cherry anthocyanins inhibit tumor development in ApcMin mice and reduce proliferation of human colon cancer cells. Cancer Letters, 194, 13 - 19.

[58] Chen, P. N., Chu, S. C., Chiou, H. L., Chiang, C. L., Yang, S. F. & Hsieh, Y. S. (2005) Cyanidin 3 - glucoside and peonidin 3 - glucoside inhibit tumor cell growth and induce apoptosis in vitro and suppress tumor growth in vivo. Nutrition and Cancer, 53, 223 - 243.

[59] Acquaviva, R., Russo, A., Galvano, F., Galvano, G., Barcellona, M. L., Li Volti, G. & Vanella, A. (2003) Cyanidin and cyanidin 3 - O - _ - D - glucoside as DNA cleavage protectors and antioxidants. Cell Biology and Toxicology, 19, 243 - 252.

[60] Serafino, A., Sinibaldi - Vallebona, P., Lazzarino, G., Tavazzi, B., Rasi, G., Pierimarchi, P., Andreola, F., Moroni, G., Galvano, G., Galvano, F. & Garaci, E. (2004) Differentiation of human melanoma cells induced by cyanidin 3 - O - _ -

glucopyranoside. FASEB Journal, 18, 1940 – 1942.

[61] Meiers, S. , Kemeny, M. , Weyland, U. , Gastpar, R. , von Angerer, E. & Marko, D. (2001) The anthocyanidins cyanidin and dephinidin are potent inhibitors of the epidermal growth – factor receptor. Journal of Agricultural and Food Chemistry, 49, 958 – 962.

[62] Lazze, M. D. , Savio, M. , Pizzala, R. , Cazzalini, O. , Perucca, P. , Scovassi, A. I. , Stivala, L. A. & Bianchi, L. (2004) Anthocyanins induce cell cycle perturbations and apoptosis in different human cell lines. Carcinogenesis, 25, 1427 – 1433.

[63] Shih, P. H. , Yeh, C. T. & Yen, G. C. (2005) Effects of anthocyanidin on the inhibition of proliferation and induction of apoptosis in human gastric adenocarcinoma cells. Food and Chemical Toxicology, 43, 1557 – 1566.

[64] Serra, A. T. , Duarte, R. O. , Bronze, M. R. & Duarte, C. M. M. (2011) Identification of bioactive response in traditional cherries from Portugal. Food Chemistry, 125, 318 – 325.

[65] Yoo, K. M. , Al – Farsi, M. , Lee, H. , Yoon, H. & Lee, C. Y. (2010) Antiproliferative effects of cherry juice and wine in Chinese hamster lung fibroblast cells and their phenolic constituents and antioxidant activities. Food Chemistry, 123, 734 – 740.

[66] Gonzalez, C. A. & Riboli, E. (2010) Diet and cancer prevention: contributions from the European Prospective Investigation into Cancer and Nutrition (EPIC) study. European Journal of Cancer, 46, 2555 – 2562.

[67] Kapiszewska, M. (2006) A vegetable to meat consumption ratio as a relevant factor determining cancer preventive diet. The Mediterranean versus other European countries. Forum of Nutrition, 59, 130 – 153.

[68] Domitrovic, R. (2011) The molecular basis for the pharmacological activity of anthocyans. Current Medicinal Chemistry, 18, 4454 – 4469.

[69] Gibellini, L. , Pinti, M. , Nasi, M. , Montagna, J. P. , De Biasi, S. , Roat, E. , Bertoncelli, L. , Cooper, E. L. & Cossarizza, A. (2012) Quercetin and cancer chemoprevention. Evidence – Based Complementary and Alternative Medicine (in press)

[70] Fresco, P. , Borges, F. , Marques, M. P. & Diniz, C. (2010) The anticancer properties of dietary polyphenols and its relation with apoptosis. Current Pharmaceutical Design, 16, 114 – 134.

[71] Mediavilla, M. D. , Sanchez – Barcelo, E. J. , Tan, D. X. , Manchester, L. & Reiter, R. J. (2010) Basic mechanisms involved in the anti – cancer effects of melatonin. Current Medicinal Chemistry, 17, 4462 – 4481.

[72] Ridker, P. M. , Hennekens, C. H. , Buring, J. E. & Rifai, N. (2000) C – reactive protein and other markers of inflammation in the prediction of cardiovascular disease in women. New England Journal of Medicine, 342, 836 – 843.

[73] Hertog, M. G. , Feskens, E. J. , Hollman, P. C. , Katan, M. B. & Krom-

hout, D. (1993) Dietary antioxidant flavonoids and risk of coronary heart disease: the Zutphen Elderly Study. Lancet, 342, 1007 – 1011.

[74] Bell, D. R. & Gochenaur, K. (2006) Direct vasoactive and vasoprotective properties of anthocyanin – rich extracts. Journal of Applied Physiology, 100, 1164 – 1170.

[75] Xu, J. W., Ikeda, K. & Yamori, Y. (2004) Upregulation of endothelia nitric oxide synthase by cyanidin – 3 – glucoside, a typical anthocyanin pigment. Hypertension, 44, 217 – 222.

[76] Bak, I., Lekli, I., Juhasz, B., Nagy, N., Varga, E., Varadi, J., Gesztelyi, R., Szabo, G., Szendrei, L., Bacskay, I., Vecsernyes, M., Antal, M., Fesus, L., Boucher, F., de Leiris, J. & Tosaki, A. (2006) Cardioprotective mechanisms of Prunus cerasus (sour cherry) seed extract against ischemia – reperfusion – induced damage in isolated rat hearts. American Journal of Physiology—Heart and Circulatory Physiology, 291, H1329 – H1336.

[77] Frank, J., Kamal – Eldin, A., Lundh, T., Maatta, K., Torronen, R. & Vessby, B. (2002) Effects of dietary anthocyanins on tocopherols and lipids in rats. Journal of Agricultural and Food Chemistry, 50, 7226 – 7230.

[78] Xia, M., Hou, M., Zhu, H., Ma, J., Tang, Z., Wang, Z., Li, Y., Chi, D., Yu, X., Zhao, T., Han, P., Xi, X. & Ling, W. (2005) Anthocyanins induce cholesterol efflux from mouse peritoneal macrophages. The role of peroxisome proliferators – activated receptor Y – liver X – receptor _ – ABCA1 pathway. The Journal of Biological Chemistry, 280, 36792 – 36801.

[79] Mussig, K., Staiger, H., Kantartzis, K., Fritsche, A., Kanz, L. & Haring, H. U. (2011) Type 2 diabetes mellitus and risk of malignancy: is there a strategy to identify a subphenotype of patients with increased susceptibility to endogenous and exogenous hyperinsulinism? Diabetic Medicine, 28, 276 – 286.

[80] McCune, L. M. & Johns, T. (2003) Symptom – specific antioxidant activity of boreal diabetes treatments. Pharmaceutical Biology, 41, 362 – 370.

[81] Montonen, J., Knekt, P., Jarvinen, R. & Reunanen, A. (2004) Dietary antioxidant intake and risk of type 2 diabetes. Diabetes Care, 27, 362 – 366.

[82] Jayaprakasam, B., Vareed, S. H., Olson, L. K. & Nair, M. (2005) Insulin secretion by bioactive anthocyanins and anthocyanidins present in fruits. Journal of Agricultural and Food Chemistry, 53, 28 – 31.

[83] Jayaprakasam, B., Olsen, L. K., Schutzki, E., Tai, M. H. & Nair, M. (2006) Amelioration of obesity and glucose intolerance in high – fat – fed C57BL/6 mice by anthocyanins and ursolic acid in Cornelian cherry (Cornus mas). Journal of Agricultural and Food Chemistry, 53, 243 – 248.

[84] Tsuda, T., Horio, F., Uchida, K., Aoki, H. & Osawa, T. (2003) Dietary cyanidin 3 – O – _ – D – glucoside – rich purple corn color prevents obesity and

ameliorates hyperglycemia in mice. Journal of Nutrition，133，2125 – 2130.

［85］Jenkins，D. J. ，Srichikul，K. ，Kendall，C. W. ，Sievenpiper，J. L. ，Abdul-nour，S. ，Mirrahimi，A. ，Meneses，C. ，Nishi，S. ，He，X. ，Lee，S. ，So，Y. T. ，Es-fahani，A. ，Mitchell，S. ，Parker，T. L. ，Vidgen，E. ，Josse，R. G. & Leiter，L. A. (2011) The relation of low glycemix index fruit consumption to glycemix control and risk factors for coronary heart disease in type 2 diabetes. Diabetologia，54，271 – 279.

［86］Wilson，T. ，Luebke，J. L. ，Morcomb，E. F. ，Carrell，E. J. ，Leveranz，M. C. ，Kobs，L. ，Schmidt，T. P. ，Limburg，P. J. ，Vorsa，N. & Singh，A. P. (2010) Glycemic responses to sweetened dried and rawcranberries in humans with type 2 diabe-tes. Journal of Food Science，75，H218 – H223.

［87］Serafini，M. ，Peluso，I. & Raguzzini，A. (2010) Antioxidants and the im-mune system：flavonoids as anti – inflammatory agents. Proceedings of the Nutrition Society，69，273 – 278.

第14章 柑橘属干果植物化学成分及其保健作用

Tzou‐Chi Huang and Chi‐Tang Ho

14.1 简介

柑橘属水果在全球水果产量中的占比最大，年产量超过 88 Mt，其中三分之一用于加工。橙类、柠檬类、葡萄柚类和中国柑橘类约占柑橘属加工产品总量的 98%，其中近 82% 为橙类。除鲜食外，大部分柑橘属水果用于生产果汁[1]，部分加工残渣（如皮、籽和果肉）用于提取类黄酮和精油[2]。与西方不同的是，东方国家将柑橘属水果的青果、熟果和果皮制成干，然后当作药物，用来刺激食欲、助消化、改善更年期综合征、缓解咳嗽、改善呼吸道炎症综合征，如支气管炎和哮喘[3]。

按照田中长三郎（Tanaka）建立的分类系统[4]，柑橘属植物被分为 2 个亚属（*Archicitrus*，*Metacitrus*）、8 个区（*Papeda*，*Limonellus*，*Citrophorum*，*Cephacitrus*，*Aurantium*，*Osmocitrus*，*Acrmen*，*Pseudo Fortunella*）、16 个亚区，共 149 种。柑橘属是对芸香科柑橘属开花植物的统称。柑橘属经济作物有橙类、葡萄柚、柠檬、部分酸橙和部分橘子。橙类主要指甜橙（*Citrus sinensis*），约占全球柑橘属产量的 70%。被称为橙的其他柑橘属品种还有以下品种。

（1）柑橘（C. reticulata）：栽培品种极多，主要有无核小蜜橘（C. unshiu）、蜜橘（C. tangerina）和克莱门氏小柑橘（C. clementina）。

（2）香柠檬橘（C. bergamia risso）：意大利为主产地，主要取皮。

（3）酸橙（C. aurantium）：英文别名还有 seville orange、sour orange、bitter orange、bigarade orange、marmalade orange 等。

柠檬（学名 Citrus limon（L.）Burm. f.）也是芸香科柑橘属植物，是一种重要的水果和药用植物。印度传统医学将柠檬皮用作开胃剂、驱风剂、发汗剂、收敛剂、利尿剂和退烧药[5]。美国加州和亚利桑那州是西半球主要的柠檬产地。近年来，葡萄柚因其营养价值和抗氧化性而倍受关注。葡萄柚的柚皮苷含量很高，主要用于榨汁。葡萄柚汁对人体有诸多保健作用，如抗氧化、抗过敏、抗癌等，Kawaii 等人还报道了它在预防高血压与降低胆固醇方面的作用[6]。尽管葡萄柚皮是天然柚皮苷、橘皮苷及其他类黄酮的主要来源，但目前仍被果汁加工行业普遍废弃[7]。本章概述了橙、橘子、葡萄柚、柠檬和酸橙等柑橘属水果的植物化学成分及其保健作用。

14.2　柑橘属的成分与营养特性

14.2.1　柑橘属果实的结构特点

柑橘属果实的外果皮上附有一层腊质。外果皮外层为绿色、黄色或橙色的橙皮层，上面密布着细胞壁薄而易破的精油腺体。外果皮内层即白皮层（海绵层），由许多松散的分枝状及管状细胞组成了一个空间容量很大的网状结构。柑橘中的植物化学成分主要存在于白皮层，正是这些成分使果汁略带苦味，并对人体产生保健作用。果实的可食部分是被瓣膜（即内果皮）隔开的许多囊袋，内含果汁。

14.2.2　柑橘属水果的营养特性

柑橘属水果是许多重要营养成分的主要来源。包括维生素 C、叶酸、膳食纤维，以及某些具有生理功能的成分（如柠檬酸、矿物质和植物化学物质），这些植物化学成分被认为对多种疾病具有化学预防作用[8]。柑橘果实的总可溶性固形物成分中约 70% 为糖，而其果肉的可溶性固形物则由 40% 的糖与 50% 的多糖组成。柑橘中的多糖主要为果胶酸（多聚半乳糖醛酸）。商业果胶大多从柑橘属的果皮中提取，如酸橙、葡萄柚和橙[9]。用柑橘属水果加工的高膳食纤维粉制剂的主要成分是果胶，且被认为比其他来源的膳食纤维的质量好，原因是其附带的生物活性成分所具有的保健作用甚至强于膳食纤维本身的作用[10]。

14.3　柑橘属水果的植物化学成分

柑橘中至少有 5 种类型的类黄酮（黄烷酮类、黄酮类、多甲氧基黄酮类、黄酮醇类和花青素类），已鉴定出的有 60 多种。橙皮中主要的类黄酮是黄烷酮糖苷类（芸香苷-4′-O-葡萄糖苷、圣草次苷、柚皮芸香苷、橘皮苷、异野樱素芸香糖苷）[11]、黄酮糖苷类（香叶木苷、异野漆树苷、芸香苷）[12]，及 C-糖基化黄酮类（6，8-二-C-葡萄糖基芹菜素）[13]。只有血橙中有花青素类（矢车菊素-3-葡萄糖苷和矢车菊素-3-6″-丙二酰基葡萄糖苷）。此外，多甲氧基黄酮类（甜橙黄酮、六-甲氧基-六羟黄酮、蜜橘黄素、六-甲氧基-棉黄素、3，5，6，7，8，3′，4′-七甲氧基黄酮、4-甲氧基-黄芩素、柑橘黄酮、5-羟基-3，7，8，3′，4′-五甲氧基黄酮）在柑橘属果皮中普遍存在[14]。高甲氧基化的类黄酮即使在较低含量下也具有较强的生物活性。如图 14.1 所示，柑橘中的类黄酮以在苯并-γ-吡喃酮（C6-C3-C6）分子上带有多羟基、甲氧基及邻位糖苷配基等多种取代基的组合为结构特征。

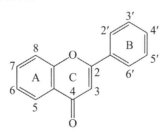

图 14.1　类黄酮结构通式

14.3.1 黄烷酮类

黄烷酮类是柑橘属中占比最高的类黄酮（如：葡萄柚中占 98%、酸橙中占 96%、柠檬中占 90%）[15]。在柑橘属的叶、皮和果实中检出的黄烷酮主要为糖基化态。柑橘属水果中已鉴别出的黄烷酮配糖体包括：圣草次苷（圣草酚-7-O-芸香糖苷）、新北美圣草苷（圣草酚-7-O-新橘皮糖苷）、高圣草酚-7-O-芸香糖苷、橘皮苷（橘皮苷-7-O-芸香糖苷）、新橘皮苷（橘皮苷-7-O-新橘皮苷）、柚皮芸香苷（柚皮苷-7-O-芸香糖苷）、柚皮苷（柚皮苷-7-O-新橘皮苷）、枳属苷（异野樱素-7-O-新橘皮苷）、新枳属苷（香蜂草苷、异野樱素-7-O-芸香糖苷）等[16,17]。图 14.2 是主要的黄烷酮苷元（柚皮苷、橘皮苷、异野樱素、圣草酚）的分子结构图。

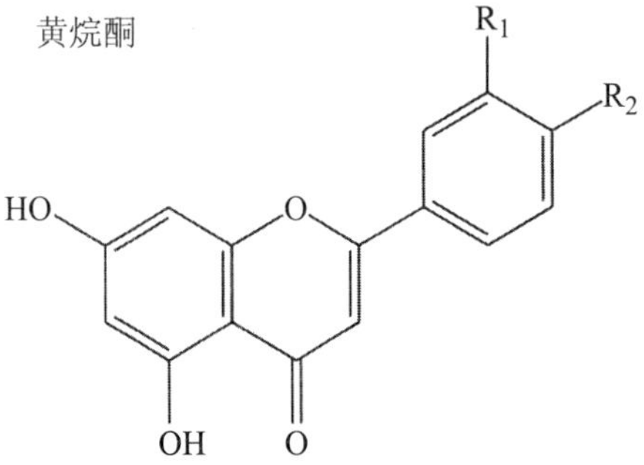

柚皮苷：R_1══H；R_2══OH　　橘皮苷：R_1══OH；R_2══OCH₃

异野樱素：R_1══H；R_2══OCH₃　　圣草酚：R_1══H；R_2══OH

图 14.2　柑橘属水果中检出的黄烷酮配糖体的结构通式

橘皮苷在甜橙（Citrus sinensis）和黎檬（Citrus limonium）果皮的黄烷酮糖苷中占比最高[18]。橘皮苷也是巴伦西亚橙、脐橙、坦普尔橙及安布尔甜橙中主要的黄烷酮糖苷[19]，而柚皮苷则在葡萄柚（Citrus paradisi）中占比最高[18]。橘皮苷在柠檬皮提取物的黄烷酮糖苷总量中的占比达 92% 以上。在椪柑果实中，未熟果的黄烷酮糖苷含量最高，而其中 49%（以干基计）为橘皮苷[20]。Wang 等人在商业化度较低的巴柑檬（C. bergamia risso）中鉴定出几种以柚皮苷、圣草酚和橘皮苷为苷元的芸香糖苷和新橘皮苷[21]。在新橘皮糖苷黄烷酮类中，柚皮苷、新橘皮苷和新北美圣草苷是佛手柑、葡萄柚和苦橙汁中主要的类黄酮；而芸香糖苷黄烷酮类中，橘皮苷、柚皮芸香苷和香蜂草苷则为佛手柑、橙、中国柑橘和柠檬汁中主要的类黄酮[22]。

另外，柚皮苷是葡萄柚中占比最大的黄烷酮糖苷（在总量中占 92%），柚皮芸香苷则是默科特柑橘中主要的黄烷酮糖苷[23]。Vanamala 等人报道[24]，柚皮苷、柚皮芸香苷和枳属苷是葡萄柚中主要的黄烷酮糖苷，它们在葡萄柚汁中的含量（mg/100mL）分别可达 30.4、10.1 和 1.24。柚皮苷主要在柠檬皮、柠檬籽和中国柑橘的籽中有检出，而在它们的果汁中未被检出[25]。

圣草次苷在柠檬和酸橙中的含量特别高，且几乎存在于所有柑橘属水果[26]。柠檬籽中含有大量的圣草次苷和橘皮苷，但柚皮苷的含量较低。与之相反，柠檬皮则富含新北美圣草苷、新橘皮苷和柚皮苷，柚皮芸香苷的含量则很少[27]。

14.3.2 黄酮类

柑橘中的黄酮类多以糖基化态存在。已鉴别出的黄酮配糖体包括香叶木苷（香叶木素-7-O-芸香糖苷）、新香叶木苷（香叶木素-7-O-新橘皮糖苷）、香叶木素-6，8-双-C-β-葡萄糖苷、香叶木素-6-C-β-葡萄糖苷、香叶木素-8-C-β-葡萄糖苷、维采宁-2（芹菜素-6，8-双-C-葡萄糖苷）、芹菜素-7-（丙二酰基芹糖）-葡萄糖苷、异野漆树苷（芹菜素-7-O-芸香糖苷）、野漆树苷（芹菜素-7-O-新橘皮糖苷）、淡黄木樨草二葡糖苷-2（淡黄木樨草苷-6，8-双-C-β-葡萄糖苷）、淡黄木樨草苷-7-O-芸香糖苷、金雀花素（金圣草黄素-8-C-葡萄糖苷）及 stellarin-2（金圣草黄素-6，8-双-C-葡萄糖苷）[16,28]。图 14.3 是主要的黄酮配糖体的结构式，包括芹黄素、淡黄木樨草苷、香叶木素、金圣草黄素和白杨素。

黄酮配糖体（黄酮苷元）

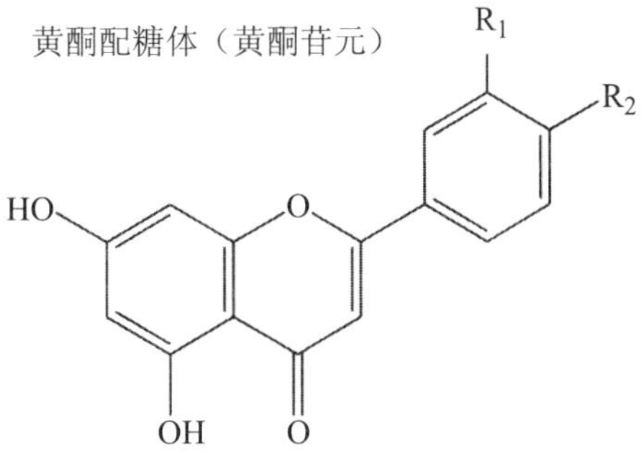

芹黄素 R_1══H，R_2══OH；淡黄木樨草苷 R_1══OH，R_2══OH；香叶木素 R_1══H，R_2══OCH_3；
金圣草黄素 R_1══OH，R_2══ OCH_3；白杨素 R_1══H，R_2══H

图 14.3 柑橘属水果中检出的黄酮配糖体结构通式

Caristi 等人报道[29]，橙汁富含 6，8-双-C-吡喃葡萄糖基芹黄素（市售意大利产橙汁的检测结果为 $70\sim76mg/L$），柠檬汁富含 6，8-双-C-吡喃葡萄糖基香叶木素。芹黄素在迪亚曼特香橼（C. medica cv Diamante）的花、叶和果皮（中果皮和内果皮）提取物中都有检出，花中的含量为 941mg/kg，成熟果实内果皮中则为 58mg/kg，均以鲜重计。除芹黄素外，该提取物中槲皮素和香叶木苷的含量也不少，分别达到了 580.8mg/kg 和 372.5mg/kg[30]。最近，有人在酸橙（C. aurantium L.）果汁中鉴定出一种新型 C-糖基化黄酮，即淡黄木樨草二葡糖苷（lucenin-2）[28]。

香叶木苷是脐橙、佛手柑和柠檬皮中主要的黄酮。柠檬皮中有 3 种含量较多的黄酮：香叶木素-6，8-双-C-葡萄糖苷、维采宁-2 和香叶木苷[31]。Miyake 等人从柠檬的果皮中分离出 2 种 C-糖基化黄酮[32]：香叶木素-6，8-双-C-葡萄糖苷和香叶木素-6-C-d-葡萄糖苷。酸橙中也含有这些黄酮，而其他柑橘属水果中则没有。近来，有人鉴定出一种具有强抗氧化活性的新型黄酮类化合物[33]。温州蜜柑（C. unshiu）的皮中分离出的主要化合物是六羟黄酮（3，5，6，7，$3'$，$4'$-六羟黄酮）。

14.3.3 黄酮醇类

柑橘中鉴定出的黄酮醇类包括芸香苷（槲皮素-3-O-芸香糖苷）、异甲氧基柠檬素-3-β-D-葡萄糖苷和柠檬素-3-β-D-葡萄糖苷。Dugo 等人报道[34]，芸香苷和杨梅素是柠檬汁中主要的黄酮类化合物，柠檬皮和柠檬汁中都含有槲皮素和山柰酚。柑橘皮中鉴别出的多甲氧基化黄酮包括：异甲氧基柠檬素-3-β-D-葡萄糖苷、柠檬素-3-β-D-葡萄糖苷和甲基柠檬素等。图 14.4 是柑橘属水果中主要的黄酮醇类配糖体的结构式，如槲皮素、山柰酚、杨梅酮、甲基柠檬素和异甲氧基柠檬素。

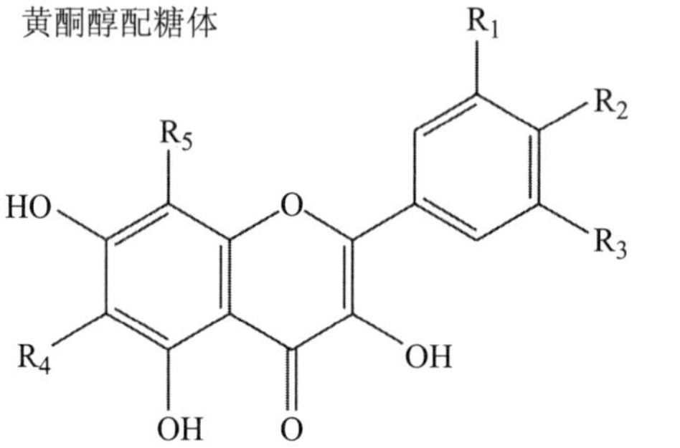

黄酮醇配糖体

槲皮素 R_1═OH，R_2═OH，R_3═H，R_4═H，R_5═H；
山柰酚 R_1═H，R_2═OH，R_3═H，R_4═H，R_5═H；
杨梅酮 R_1═OH，R_2═OH，R_3═OH，R_4═H，R_5═H；
甲基柠檬素 R_1═OCH_3，R_2═OH，R_3═H，R_4═OCH_3，R_5═OCH_3；
异甲氧基柠檬素 R_1═OH，R_2═OCH_3，R_3═H，R_4═OCH_3，R_5═OCH_3

图 14.4 柑橘属水果中检出的黄酮醇配糖体结构通式

14.3.4 多甲氧基黄酮类（PMFs）

在柑橘的生物活性成分中，柑橘皮中的 PMFs 因其生物学活性而倍受关注[35]。其中包括：野黄芩素（5，6，7，4'-四甲氧基黄酮）、甜橙黄酮（5，6，7，3'，4'-五甲氧基黄酮）、橘皮素（5，6，7，8，4'-五甲氧基黄酮）、栎草亭（3，5，6，7，3'，4'-六甲氧基黄酮）、蜜橘黄素（5，6，7，8，3'，4'-六甲氧基黄酮）、3，5，6，7，8，3'，4'-七甲氧基黄酮、7-羟基-3，5，6，3'，4'-五甲氧基黄酮及 7-羟基-3，5，6，8，3'，4'-六甲氧基黄酮[16,36]。Nogata 等人报道[37]，蜜橘黄素是含量最多的 PMFs，而甜橙黄酮则含量最少。图 14.5 是柑橘属水果中 PMFs 的结构图（甜橙黄酮、橘皮素和蜜橘黄素）。

近来有不少研究将陈皮（干橘子皮）的保健作用归功于橘皮中的 PMFs[38]。丹西红橘和椪柑是中药陈皮加工原料中最常用的两个柑橘品种，也是 PMFs 含量最高的两种柑橘。椪柑皮提取物（固体浸膏）中 PMFs 的含量范围介于 6.41～12.8mg/g 之间。Nogata 等人分析了脱水柑橘可食部分的 PMFs 含量（mg/100g）[39]，在 66 个柑橘属品种中，椪柑的橘皮素含量最高（9.1）、且蜜橘黄素含量次高（12.8）；椪柑皮中甜橙黄酮的含量为 6.6。

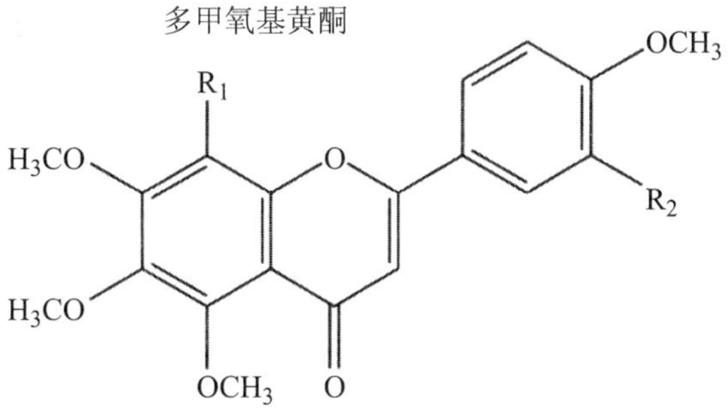

甜橙黄酮 R_1═H，R_2═OCH_3；

橘皮素 R_1═OCH_3，R_2═H；

蜜橘黄素 R_1═OCH_3，R_2═OCH_3

图 14.5　柑橘属水果中检出的 PMFs（多甲氧基黄酮）的结构通式

不过，果汁产品中也有可能存在相对非极性的 PMFs。手工挤出的椪柑汁中，蜜橘黄素、橘皮素和甜橙黄酮的含量（mg/100mL）分别为 3.56、4.10 和 0.13[39]。手工挤出的椪柑汁中 PMFs 的含量（蜜橘黄素、橘皮素和甜橙黄酮）高于果汁生产线和轧浆机生产的椪柑汁。显然，因表皮细胞破坏使其中的 PMFs 汇入果汁，但果汁中的 PMFs 含量仍低于果皮。

14.3.5　羟基肉桂酸类

尽管柑橘皮中主要的酚类成分是黄烷酮糖苷和黄酮糖苷，但某些含量相对较低的羟基肉桂酸类化合物也是柑橘皮的特征性成分。柑橘中的羟基肉桂酸类化合物多为易水解的碱性脂类物质[40]。图 14.6 列出了柑橘属水果中已鉴别出的羟基肉桂酸类，包括咖啡酸、阿魏酸、对-香豆酸和芥子酸[41]。Manthey 与 Grohmann 报道[13]，柠檬果皮中的羟基肉桂酸含量高于其果汁。与其他柑橘属水果不同的是，柠檬糖浆水解产物中主要的羟基肉桂酸为对-香豆酸。此外，中国栽培的几个柑橘属水果品种中鉴别出了一些苯甲酸类成分（如原儿茶酸、对羟基苯甲酸和香草酸）[42]。有趣的是，Miyake 等人在柠檬汁中还鉴别出两种酚酸糖苷，即 1-阿魏酰-β-D-吡喃葡萄糖苷和 1-芥子酰-β-D-吡喃葡萄糖苷[43]。

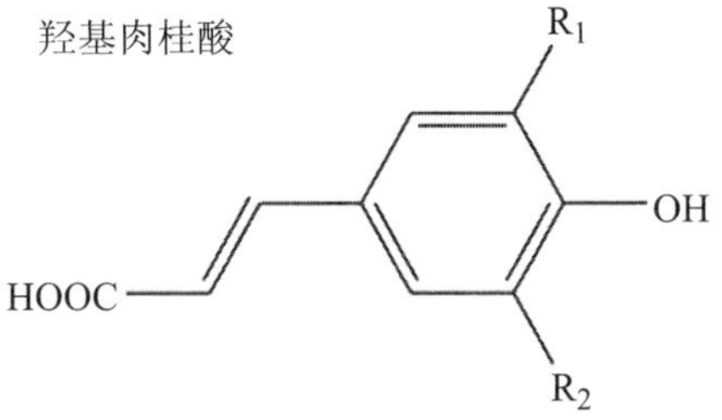

咖啡酸 R_1═OH，R_2═H；阿魏酸 R_1═OCH_3，R_2═H；

对-香豆酸 R_1═H，R_2═H；芥子酸 R_1═OCH_3，R_2═OCH_3

图 14.6　柑橘属水果中检出的羟基肉桂酸的结构通式

14.3.6 柠檬苦素类

柑橘属植物中至少已分离并鉴别出了 39 种柠檬苦素类苷元和 21 种柠檬苦素类糖苷[44]。其中，有 5 种柠檬苦素类糖苷在柑橘属植物及芸香科相关属植物的组织中普遍存在，包括柠檬苦素、诺米林、脱乙酰诺米林、诺米林酸和黄柏酮（结构式见图 14.7）。柑橘属水果的柠檬苦素类糖苷总含量可达 300mg/kg 以上，且果皮中更是高达 500mg/kg 以上[46]。在柑橘果汁中，柠檬苦素糖苷的含量大约是其他柠檬苦素类糖苷总量的两倍[47]。而在柑橘籽中，诺米林糖苷的含量则高于柠檬苦素糖苷[48]。

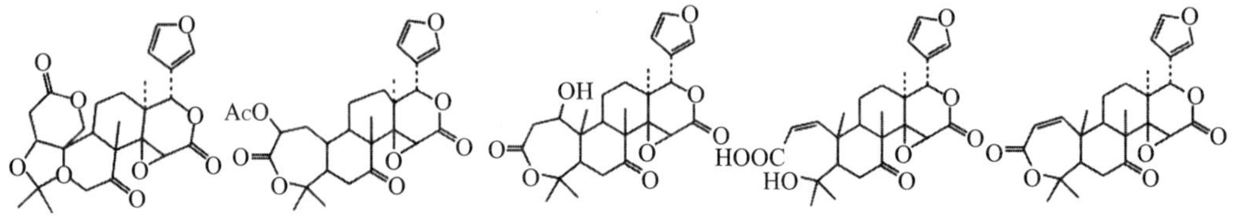

柠檬苦素　诺米林　脱乙酰诺米林　诺米林酸　黄柏酮

图 14.7　柑橘属水果中检出的柠檬苦素、诺米林、脱乙酰诺米林、诺米林酸和黄柏酮的结构

柠檬苦素糖苷和诺米林糖苷是柑橘属植物中最常见的 2 种柠檬苦素类糖苷[49]。Sun 等人测定了中国栽培的 4 种柑橘（柚、温州蜜柑、椪柑、胡柚）果实的油胞层、白皮层和囊衣等组织中柠檬苦素和诺米林的含量[50]。以胡柚为例，其柠檬苦素和诺米林含量（mg/g，以干基计）在白皮层中分别为 0.578 和 0.635，在囊衣中则分别达到了 3.52 和 2.94。

14.3.7 肾上腺素胺

出于减肥的目的，有人对芸香科柑橘属水果的肾上腺素胺进行了定性与定量分析。在酸橙中至少检出了 5 种肾上腺素能原生物碱，即酪胺、N-甲基酪胺、章鱼胺、大麦芽碱和脱氧肾上腺素[51]。脱氧肾上腺素可能以 3 种同分异构体的形式存在（对位、间位或邻位）[52]。Andrade 等人报道[53]，酸橙果实中只检出了对-脱氧肾上腺素。在已鉴别出的肾上腺素能原生物碱中，对-脱氧肾上腺素因具有脂肪分解作用与产热效应而倍受关注。其化学结构与麻黄属植物（麻黄）中的麻黄素相近。图 14.8 是柑橘属水果中检出的肾上腺素胺的分子结构（包括麻黄素、对-脱氧肾上腺素和肾上腺素）。

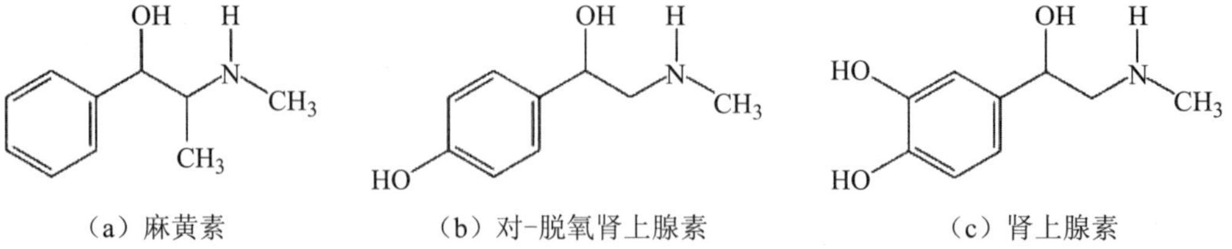

（a）麻黄素　（b）对-脱氧肾上腺素　（c）肾上腺素

图 14.8　肾上腺素胺的结构式（麻黄素、对-脱氧肾上腺素、肾上腺素）

中国[54]、日本[54]、意大利[55]、美国[56]和巴西[57]产多种柑橘属水果中对-脱氧肾上腺素的含量范围在 0.001%～0.3%之间。Mattoli 等人[56]分析了意大利产酸橙中对-脱氧肾上腺素的含量（$\mu g/g$），塔罗科血橙鲜榨果汁为 $26.65 \sim 33.22$，市售红橙果汁为 $29.9 \sim 32.07$。最近，Arbo 等人报道称[57]，酸橙皮中对-脱氧肾上腺素的含量高于其果肉与白皮层中的含量，塞维利亚橙汁样品的对-脱氧肾上腺素平均含量为 $56.9\mu g/mL$。他们还比较了在巴西南方采集到的不同柑橘属水果（酸橙、甜橙、日本纪州密柑、柠檬、黎檬）的未成熟果与叶片中对-脱氧肾上腺素的含量，发现日本纪州密柑的果实和叶片中对-脱氧肾上腺素的含量高于其他样品。

14.4　柑橘属果皮干的保健作用

本节探讨柑橘属水果的植物化学成分的保健性。柑橘属类黄酮的保健作用包括抗菌、抗病毒、抗氧化、抗炎、抗过敏、降血糖、抗癌细胞增殖、降胆固醇，以及抗毛细血管脆性并抑制人体血液中的血小板聚集等。

14.4.1　抗菌活性

食品行业广泛使用包括酚类和萜类在内的天然植物化学物质。芹黄素对部分革兰氏阴性菌株（如阴沟肠杆菌、产气肠杆菌、绿脓杆菌）具有抗菌活性[58]。槲皮素也具有抗菌活性（蜡样芽孢杆菌、肠炎沙门氏菌、单核细胞增生性李斯特菌和恶臭假单胞菌）[59,60]。柑橘属果皮中提取的类黄酮、异野樱素、橘皮苷、柚皮苷和香叶木素等成分对幽门螺杆菌具有抑制活性[63]。Rauha 等人报道[61]，柚皮苷对多种细菌（枯草杆菌、大肠杆菌、滕黄微球菌、绿脓杆菌、酿酒酵母、金黄色葡萄球菌和表皮葡萄球菌）具有强抑制性。近来，有人测试了佛手柑乙醇提取物对革兰氏阴性菌（大肠杆菌、恶臭假单胞菌和肠道沙门氏菌）、革兰氏阳性菌（无害李斯特菌、枯草杆菌、金黄色葡萄球菌和乳酸链球菌）和酵母菌（酿酒酵母）的抑菌效果。在对苷元的测试中，圣草酚的活性最强，可抑制所有细菌及酵母菌（酿酒酵母），其最低抑制浓度（MIC）为 $200 \sim 800\mu g/mL$。柚皮苷的抗菌活性仅次于圣草酚[62]。

14.4.2　抗病毒活性

分子结构与其活性的重要关系严重影响着类黄酮的抗病毒活性。Kaul 等人报道[63]，槲皮素与橘皮苷抑制了单纯疱疹病毒、脊髓灰质炎病毒、副流感病毒和多核体病毒的感染与/或复制。他们提出了槲皮素-病毒复合物的假设，病毒因形成复合物而失去感染能力。最近的研究证明，在 MOLT - 4 细胞实验中，从温州蜜橘的皮中提取的蜜橘黄素对丙型肝炎病毒具有抗病毒作用[64]。具有 PMF 结构特点的化合物，其抗小核糖核酸病毒的活性与黄酮分子中的 $3'$-甲氧基和 $4'$-羟基有关。

14.4.3　抗氧化活性

二苯基苦基苯肼（DPPH）自由基清除试验被用来评价橙子、柚子和柠檬的抗氧化活性。Ghasemi 等人用 DPPH 法测定了 13 种市售柑橘属水果的皮和可食部分的抗氧化活性[65]，其半抑制浓度（IC_{50} 值）介于 $0.6 \sim 3.8mg/mL$ 之间。他们认为，提取物的 DPPH 自由基清除能力来自其酚类与类黄酮物质，它们在样品中的含量范围分别为

$66.5 \sim 396.8 mg$ GAE/g 和 $0.3 \sim 31.1 mg$ QE/g。Lee 等人研究了香橙籽的总酚及总类黄酮含量与其抗氧化活性的关系[66]。用正己烷与 70% 的乙醇对香橙籽的外壳和胚芽进行提取。水醇提取物的 DPPH 自由基清除活性高于正己烷提取物,其 IC_{50} 值为 $3.18 \sim 8.43 mg/mL$。研究人员用 DPPH 法评价了不同浓度下迪亚曼特香橼提取物的自由基清除效果。未成熟果实的中果皮提取物具有最强的 DPPH 自由基清除活性,IC_{50} 值为 $382 \mu g/mL$;其次为花提取物与叶提取物,IC_{50} 分别为 $425 \mu g/mL$ 与 $502 \mu g/mL$[67]。

14.4.4 降糖活性

研究者利用 α-淀粉酶和 α-葡萄糖苷酶抑制试验评价了迪亚曼特香橼提取物的降糖能力[68]。叶提取物抑制了 α-葡萄糖苷酶的活性,其 IC_{50} 值为 $438.5 \mu g/mL$。有趣的是,成熟果实内果皮提取物对 α-淀粉酶的抑制力(IC_{50} 值)比未成熟果实高两倍。相反,未成熟果实的提取物对 α-葡萄糖苷酶的抑制力高于成熟果实。

14.4.5 降血脂活性

大量研究指出,某些柑橘属水果中的类黄酮对冠心病可能具有预防与治疗作用。流行病学研究结果显示,食用柑橘属水果与心血管病发病风险下降之间存在相关性。这种心脏保护效果被认为是柑橘中植物化学成分的作用。多项研究表明,来自柑橘属植物的类黄酮、柠檬苦素类及多甲氧基黄酮类物质具有降低胆固醇的能力。

大量临床研究资料表明,饮用柑橘属果汁可降低人类患冠心病的风险。血液学与血清学化验结果显示,冠心病患者的血清胆固醇明显偏高。在一项临床实验中[69],16 名健康男性与 9 名健康女性受试者,其血浆甘油三脂(TAG)处于正常水平,对其血浆总胆固醇与低密度脂蛋白(LDL)胆固醇做了预评估后,让他们在随后的 4 周内,于每餐之后饮用 250mL 橙汁。结果显示,高密度脂蛋白(HDL)胆固醇提高了 21%,且 LDL/HDL 胆固醇之比下降了 16%。Kurowska 等人也做了一项类似的实验[69],受试者为年龄 39 ~ 72 岁的高脂血症患者,且刚做完冠状动脉搭桥手术治疗,让他们连续 30d 于餐后食用红葡萄柚。结果发现,其血脂总水平与 LDL 胆固醇水平均有下降,血清 TAG 下降尤为明显。据假定,柑橘属果汁的降胆固醇作用来源于葡萄柚汁中的柚皮素及橙汁中的橙皮素。

几项动物实验模型研究表明,柑橘属水果中的黄烷酮糖苷(包括橘皮苷和柚皮苷)有降胆固醇的能力[70-73]。用不同的饲料喂养大鼠,30d 后,Gorinstein 等人发现[74],在高胆固醇喂养大鼠的饲料中添加红葡萄柚汁,其血脂水平上升,并提高了其血浆的抗氧化活性。最近,Miceli 等人报道[75],长期服用香柠檬橘汁(大鼠,日服用量 1mL),使大鼠的总胆固醇与 LDL 胆固醇及 TAG 水平明显下降、而 HDL 胆固醇则上升。分析结果表明,香柠檬橘汁中含有柚皮苷(520mg/kg)、新北美圣草苷(370mg/kg)和新橘皮苷(310mg/kg)。

旨在阐明柑橘属水果中黄烷酮类降脂活性机理的系统性研究已得到实施。Borradaile 等人研究了柑橘属水果中的黄烷酮类对人肝癌细胞系 HepG2 中载脂蛋白 B(apo B)分泌物(载脂蛋白)的影响[76]。报告称,一定剂量的柚皮苷与橘皮苷可减少细胞培养液中 apo B 的积聚（剂量为 200mmol 时，可达 76%～81%）达 24h 以上。肝癌细胞 apo B 分泌物的下降应与柚皮苷的降胆固醇作用有关，这一点有待在体内研究中得到证实。Lee 等人对雄性大鼠喂以高胆固醇饲料[77]，42d 后，柚皮苷降低了血浆和肝细胞中的胆固醇含量，机理是抑制了 HMG-CoA 还原酶（HMGR）与酰基辅酶 A（胆固醇酰基转移酶，ACAT）的活性。Borradaile 等人指出[78]，在体内研究中，柚皮苷降低了血脂水平并抑制了 apo B 的分泌、胆固醇的酯化及 TAG 转运蛋白（MTP）的活性。MTP 是人肝癌细胞系 HepG2 中对肝细胞分泌和装配 apo B 蛋白具有重要作用的蛋白质。Jung 等人认为[79]，柚皮苷与橘皮苷可降低血浆和肝细胞中的胆固醇含量的原因在于，它们降低了肝细胞中 3-羟基-3-甲基戊二酰辅酶 A（HMG-CoA）还原酶与 ACAT 的活性。这两种酶被认为可调节胞外及胞内的胆固醇代谢[80]。

另外，柑橘属水果中的 PMFs（尤其是橘皮素和蜜橘黄素）对肝脏极低密度脂蛋白（VLDL）、LDL 及总胆固醇的降低能力极强，甚至超过柚皮苷和橘皮苷。Borradaile 等人报道[76]，与柚皮苷和橘皮苷相比，橘子中的 PMFs 呈现出对人肝癌细胞系 HepG2 的 apo B 分泌物具有更强的降低能力。橘皮苷、柚皮苷和 PMFs 的 IC_{50} 值（mg/mL）分别为 43.0、48.5 和 2.5。Kurowska 与 Manthey 发现，对致高胆脂醇血症膳食的仓鼠喂以含 PMFs 饲料（1%），其血清总胆固醇与 VLDL+LDL 胆固醇分别下降了 19%～27% 和 32%～40%。最新的临床试验证实，柑橘属 PMF 提取物（270mg/d）加棕榈生育酚（30mg/d）联合治疗，使总胆固醇下降 20%～30%、LDL 胆固醇下降 19%～27%、apo B 下降 21%、TAG 下降 24%～34%[82]。

14.4.6　产热与脂解活性

传统中医将酸橙提取物入药，用于促进气血循环、化痰、消滞[3]。生酸橙干被用于治疗胸闷并助消化。人们对酸橙产品格外青睐，是因其富含具有生物活性的脱氧肾上腺素生物碱[83]。脱氧肾上腺素是一种分子结构与麻黄素相近的拟交感胺。商品化的脱氧肾上腺素（酸橙提取物）是用生酸橙提取的。最近，含有酸橙提取物的产品被用来生产以减肥和控制食欲为目的的非麻黄素类膳食补充剂。

对-脱氧肾上腺素的生物效益包括产热活性与脂解活性[84]、控制体重[85]、调整运动状态[86]，以及前述讨论过的对血压和心率有争议的影响。几项人体临床研究表明，对-脱氧肾上腺素具有显著的产热与脂解活性[87-89]。

14.4.7　抗恶性细胞增殖活性

14.4.7.1　柑橘属水果中黄烷酮类的抗恶性细胞增殖作用

有人评估了含有黄烷酮糖苷的新鲜果汁的抗恶性细胞增殖活性。所有柑橘属果汁测试样品均对慢性粒细胞白血病人 K562 细胞、白血病人 HL-60 细胞及人乳腺癌 MCF-7 细胞呈现出明显的抗恶性细胞增殖活性。用高效液相色谱法（HPLC）测定出受试柑橘属果汁（包括甜橙、Avana 蜜柑、Nules 克里曼丁橘和酸橙亚种 Myrtifolia）的黄烷酮糖苷含量为 7.90～53.57mg/100mL。他们认为柑橘属水果中的黄烷酮类物质是其具有抗恶性细胞增殖活性的原因[90]。

橘皮苷是柑橘属水果（如柠檬和橙）中量最多的黄烷酮糖苷[91]。一定剂量的橘皮苷对人结肠癌细胞具有细胞毒性，并伴随 DNA 的分裂与胱天蛋白酶 3 的活化[92]。据报道，橘皮苷可阻止人胰腺细胞的细胞周期进程[93]。研究表明，橘皮苷对二甲基肼诱导的雄性 Wistar 大鼠的结肠癌具有化学防癌作用[94]。此外，葡萄柚中发现的橘皮苷也与防癌有关联性[95]。

Menon 等人发现[96]，橘皮苷具有卓越的抗癌性能与抗氧化作用。橘皮苷的自由基清除作用使细胞中超氧自由基和羟基水平下降。Kooststra 等人报道[97]，橘皮苷对紫外线诱导的 DNA 损伤具有保护作用。由于兼具抗氧化性与紫外线吸收能力，橘皮苷有望在癌变进程的各阶段发挥作用：DNA 损伤阶段（或起始期）、肿瘤生长阶段（或发育期）、扩散阶段（或增生期）。

有报道称，除了直接清除自由基外，橘皮苷还能提升与细胞自身抗氧化防护相关酶的活性[98]。Choi 报道[99]，在一个小鼠实验模型中，橙皮素预处理可恢复受二甲基苯并蒽（DMBA）抑制的过氧化氢酶（CAT）与超氧化物歧化酶（SOD）的活性。近来，Ekambaram 等人指出[100]，为诱发了胃癌的大鼠服用柚皮苷，可增加 SOD、CAT、GPx（谷胱甘肽过氧化物酶）等酶的表达，改善其体内的氧化还原状态，从而降低患癌风险。

谷胱甘肽（GSH）是一种主要的非酶抗氧化剂，与 GPx 及 GST（谷胱苷肽 S-转移酶）结合后，防止细胞受到细胞毒性物质及化学致癌物的伤害[101]。有证据表明，柚皮苷可提高大鼠体内 GSH 的水平，并增强 GST 的表达[102]。采用一定剂量的橘皮苷对 DMBA 诱导的癌细胞群进行预处理，可显著提高其 GSH/GSSG 比值（GSSG 即氧化型谷胱甘肽）。Gao 等人提出了柑橘属水果中类黄酮的另外一种抗癌方式[103]。该报道称，增加柚皮苷的膳食摄入量导致了激素敏感型人前列腺癌细胞系 LNCaP 中 DNA 修复酶的表达。

14.4.7.2 柑橘属水果中黄酮类与黄酮醇类的抗恶性细胞增殖作用

许多体外研究显示，芹黄素对多种人类细胞系具有细胞毒性，包括结肠癌细胞[104]、肝瘤细胞[105]、前列腺癌细胞[106]、人宫颈癌细胞[107]。另有报道指出，淡黄木樨草苷对结肠癌细胞[108]和人宫颈癌细胞[109]有细胞毒性。黄酮醇类的槲皮素对肝瘤细胞[110]和前列腺癌细胞[111]具有促细胞凋亡作用。大量涉及不同细胞系、不同动物实验模型及人类流行病学试验的研究均指出，摄入柑橘属水果中黄酮类与黄酮醇类物质与癌症风险下降之间存在关联性[112,113]。

Zhang 等人[114]研究了柑橘属水果中黄酮类与黄酮醇类物质细胞毒性作用的分子机制，黄酮类与黄酮醇类对 KYSE-510 细胞系的细胞毒性与其剂量和作用时间相关。毒性强度依次为：淡黄木樨草苷＞槲皮素＞白杨素＞山柰酚＞芹黄素＞杨梅酮。并指出，测试过的所有类黄酮均造成了 G2/M 期阻滞，机制是在 mRNA 与蛋白分子水平上，正向调节 p21waf1 基因，逆向调节细胞周期蛋白 B_1。

14.4.7.3 柑橘属水果中多甲氧基黄酮类的抗恶性细胞增殖作用

Manthey 与 Guthrie 的研究显示[115]，PMFs 比柑橘属水果中的其他类黄酮有更强的抗恶性细胞增殖活性。柑橘属水果中亲脂性的蜜橘黄素与橘皮素，在一定剂量下，可抑制鳞状上皮细胞癌的生长[116]。Abe 发现[117]，一种含 30% PMFs 的橙皮提取物标准化制剂可阻碍 C57BL/6 小鼠非典型增生性损伤的发展，并促进其导管上皮癌细胞的凋亡。实验用橙皮提取物含有橘皮素（19.0%）、七甲氧基黄酮（15.24%）、四甲氧基黄酮（13.6%）、蜜橘黄素（12.49%）、六甲氧基黄酮（11.06%）及甜橙素（9.16%）。Fan 等人报道[118]，用添加了 0.5% 橙皮提取物的新西式饮食饲喂小鼠，其肿瘤的发生率明显下降，小肠多发性肿瘤下降 49%，结肠多发性肿瘤下降 38%。

柑橘属水果中具体的 PMFs（尤其是橘皮素和蜜橘黄素）的抗恶性细胞增殖作用也有报道。Hirano 等人表明[119]，橘皮素造成了人早幼粒细胞性白血病 HL-60 细胞的凋亡。Lust 等人探讨了橘皮素致 K562 细胞（BCR-ABL）死亡的机制[120]。Zheng 等人报道[121]，蜜橘黄素在一定浓度和一定作用时间下，对人结肠癌细胞具有致细胞凋亡作用。Yoshimizu 等人证实[122]，从扁平橘提取的蜜橘黄素对几株人胃癌细胞系有抗癌作用。Suzuki 等人发现[123]，用蜜橘黄素对老龄雄性 F344 大鼠饲喂 5 周，结果使细胞增殖活性下降，并使结肠腺癌和/或结肠黏膜癌的凋亡指数上升。Tang 等人利用转基因大鼠培养的前列腺癌细胞（TRAP）及人前列腺癌细胞研究了蜜橘黄素对前列腺癌变的影响[124]。蜜橘黄素（饲料粉，含量 500mg/kg）使前列腺中叶、侧叶和后叶的癌变明显减少。

14.4.7.4　柑橘属水果中柠檬苦素类的抗恶性细胞增殖作用

实验证明，柑橘属水果中的柠檬苦素类物质具有多种生物学活性，包括抗菌、抗真菌、抗病毒、抗疟疾、抗癌，以及对人体的其他药理活性[125]。柑橘属水果中的柠檬苦素类化合物，尤其是黄柏酮、柠檬苦素和诺米林，能够抑制化学物诱导的癌变，并对多株人类癌细胞系有效，对肺癌、结肠癌、口腔癌和皮肤癌动物模型以及人乳腺癌细胞都具有显著的细胞毒性[126]。

体外研究证实，柠檬苦素、诺米林和柠檬苦素糖苷对人乳腺癌细胞的扩散有明显的抑制能力。在已测试的柠檬苦素类物质中，诺米林效果最强，随后是柠檬苦素和柠檬苦素糖苷，其 IC_{50} 值（$\mu g/mL$）分别为 0.4、12.5 和 75[127]。柠檬苦素-17-β-D-吡喃葡萄糖苷使动物实验模型结肠癌的发生率下降（饲喂橙汁）[128]。动物模型与人类细胞系实验证明，柠檬苦素纯品与柠檬苦素糖苷纯品也具有明显的抗肿瘤活性[129]。黄柏酮及其糖苷可抑制雌性激素阳性或阴性的人乳腺癌[130]与结肠腺癌的细胞扩散[131]。体外研究结果显示，黄柏酮通过阻断前期病变及畸变隐窝灶的发展，造成细胞凋亡，从而使致癌物质诱导的结肠癌受到抑制[132]。

14.4.8　抗炎活性

慢性炎症的病因包括：细菌或病毒感染；接触致敏源、辐射源及有毒化学品；吸烟且肥胖。大量流行病学资料与实验数据均指出了炎症与癌症密切相关。炎症迁延不愈或氧化性环境造成相邻的健康细胞受到损伤并发生癌变[133]。环氧合酶-2（COX-2）与诱导型一氧化氮合成酶（iNOS）的过度表达，导致前列腺素 E_2（PGE2）和一氧化氮（NO）堆积，成为氧化应激所致炎症的主要原因[134]。故，抑制 COX-2 与 iNOS 的表达就成为植物化学物质抗炎的主要目标。

14.4.8.1 柑橘属水果中黄酮醇类的抗炎活性

一项对反应性关节炎大鼠模型的研究表明，芸香苷具有明显的抗炎性[135]。另有多项体外研究显示，槲皮素（芸香苷苷元配基）能够抑制脂多糖（LPS）诱导的细胞生长抑制素的分泌。Boots 等人发现[136]，槲皮素可抑制人外周血单核细胞中肿瘤坏死因子 TNFα 经 NF‑kappaB 调控的基因表达。

14.4.8.2 柑橘属水果中黄酮类的抗炎活性

芹黄素是一种强抗氧化剂、PGE2 与 NO 合成酶抑制剂、细胞周期抑制剂、蛋白激酶抑制剂及细胞凋亡诱发剂，可阻断小鼠皮肤癌的恶化与人乳腺癌细胞的增殖。芹黄素还能抑制单核细胞对人类脐静脉内皮细胞的黏附，并抑制细胞中黏附分子的表达[137]。

14.4.8.3 柑橘属水果中黄烷酮类的抗炎活性

Da Silva 等人利用大鼠和小鼠实验模型测试了柑橘属水果中黄烷酮类的功能性[138]，结果发现，橘皮苷或可用作温和的消炎药。Benavente‑Garcia 等人报道[10]，柑橘属水果中的几种黄烷酮对脂氧合酶与环氧合酶的催化作用表现出很强的抑制活性。Sakata 等人指出[139]，在小鼠巨噬细胞模型中，LPS 诱导的 COX‑2 与 iNOS 的过度表达可被橘皮苷灭活。Kim 等人的研究结果显示[140]，橘皮苷抑制了 6～24 月龄大鼠肾脏细胞核转录因子 NF‑kappaB 的活性及其相应的基因表达。他们提出一个假设，认为橘皮苷可能通过 4 种信号转导途径（即 NIK/IKK、ERK、p38 和 JNK）来抑制 NF‑kappaB 的活性。

14.4.8.4 柑橘属水果中多甲氧基黄酮类的抗炎活性

Murakami 等人研究了 31 种柑橘属水果的抗炎活性[141]。LPS 刺激小鼠 RAW264.7 巨噬细胞合成 NO 的活性，受到了果皮和果汁提取物的抑制。他们发现，同一个果实中，含有蜜橘黄素（PMFs 的主要成员）的果皮部分的抑制活性远大于其汁囊部分。柑橘属的植物化学成分对多种炎症过程的影响已有大量研究，且已被证明对在某些炎性环境下被激活的几种酶具有抑制性[142]。20 种柑橘属水果的果皮提取物中蜜橘黄素的含量，与其对 LPS 刺激的 RAW264.7 细胞 NO 合成的抑制作用之间，存在相关性[143]。Ho 和 Lin 的研究结果显示[144]，在热处理过的陈皮中，对 NO 抑制活性贡献最大的是 PMFs，而不是黄烷酮糖苷。PMFs（蜜橘黄素和橘皮素）的含量与抗炎活性高度相关。

Wu 等人报道[145]，蜜橘黄素可缓解哮喘大鼠的呼吸道炎症。蜜橘黄素明显降低了哮喘大鼠血液中卵白蛋白（OVA）诱导的嗜酸性粒细胞数量的上升，显著降低了血中酸性粒细胞趋化因子的水平及支气管肺泡灌洗水平（BALF）。Lin 等人指出[146]，蜜橘黄素抑制了白介素‑1 诱导的基因表达，并抑制了人滑膜成纤维细胞中原蛋白酶‑1/原胶原酶‑1 以及原蛋白酶‑3/原胶原酶‑1 的合成。他们断言，蜜橘黄素的抗炎作用与地塞米松相仿。

另一方面，橘皮素可抑制 IL‑1 诱导的 COX‑2 的表达[147]。有人研究了橘皮素对人类肺上皮癌细胞 A549 及人类非小细胞肺癌细胞 H1299 中 COX‑2 表达的影响。研究发现，在 A549 细胞中，橘皮素抑制 IL‑1‑β 诱导的 COX‑2 合成的能力比蜜橘黄素还强。Li 等人解释说[148]，PMFs 的疏水性使其易于通过肠黏膜，故可发挥其明显的抗炎活性。他们认为柑橘属水果中的 PMFs 有良好的药用前景。

14.5 柑橘属的食品类型及其副产品

柑橘属水果至少有三分之一被用来生产果汁。果皮是主要的加工副产品。事实上，对健康有益的植物化学成分在果皮中的含量远高于果汁。由于生产工艺会改变制成品中植物化学成分的生物学活性，为此，在反复试验的基础上，中国古代先民摸索出了多种有效的加工方法。表14.1列出了多种柑橘，特别是那些用于生产高附加值干制产品的品种。

表 14.1 商品化的柑橘属果干

俗名	学名	有用部位	产品
椪柑	Citrus reticulate	果皮	民间偏方
丹西红橘	Citrus tangerina	果皮	民间偏方
无核小蜜橘	Citrus unshiu	果皮	减肥配方
金橘	Fortunella margarita S.	整个果实	果脯
酸橙	Citrus aurantium	整个果实	减肥配方
柠檬	Citrus lemon L.	整个果实	干柠檬片
来檬	Citrus aurantifolia	整个果实	干来檬

14.5.1 柑橘属果皮干

在中国（包括台湾）、日本和韩国，陈皮（干橘子皮）用作助消化和炎性综合征（如支气管炎和哮喘）治疗药物的历史非常悠久。常用的柑橘品种包括 C. unshiu Markovich（无核小蜜橘）、C. reticulate Blanco（椪柑）和 C. tachibana Makino Tanaka（立花橘）。还有些其他柑橘的皮（生柑橘皮）被中医用于制药，如 C. reticulata Blanco（青皮）、C. aurantium L（枳实）和 C. wilsonii Tanaka（Zhi‐Ke）（香圆，在四川民间叫作枳雀）[149]。

中国古人采用一种温和的间歇干制工艺来加工陈皮。其技术特点是，通过反复回火，使水分从组织深处向外表发散，从而达到干制（浓缩）效果。酶和底物的相互作用使制成品呈现出褐色或咖啡色外观。

虽然日晒法也是传统中医药行业常用的脱水工艺，但研究发现，高温处理可增强抗氧化与抗炎活性[146]。柑橘皮热处理可增强其抗氧化性，估计是酚类成分从难溶的共价键合高分子态变成了易溶的游离态的缘故[150]。通过评价对 LPS 诱导的 RAW264.7 巨噬细胞 NO 合成的抑制作用后发现，100℃热处理 2h 可显著增强柑橘皮的抗炎性。Jung 等人提出[151]，陈皮中的 PMFs 因热处理而被释放，并成为抗炎活性的决定因素。

14.5.2 酸橙干

在中国台湾，酸橙（C. aurantium）被用来干制酸柑茶。其工艺过程十分复杂，且耗时很长。酸橙干加工时采用了一种与陈皮类似的间歇干制工艺。陈年的酸柑茶呈炭黑色，冲泡时芬芳怡人。在冲泡之前，应当把茶饼掰成小块。有些茶叶店会为顾客提供沏茶服务。一杯热气腾腾的酸柑茶，令人神清气爽。

14.5.3　金橘果脯

金橘（Fortunella margarita S.）外甜内酸，可干制成果脯。干制的整金橘常作为民间偏方，用于治疗呼吸道炎性综合征，如咳嗽、失声与喉咙痛[152]。在中国台湾，金橘果脯的加工有以下几道工序：选料、清洗、穿孔、护色、热烫、真空挂糖、滴沥、干燥。

14.5.4　干柠檬

14.5.4.1　干柠檬片

中国台湾有市售的干柠檬片。传统的柠檬片是用热风干燥法干制的。近来，Chen等人发明了一种带光电系统的密闭式干燥器[153]。从感官指标来看，该法加工的干柠檬片品质更好。用这两种工艺加工的产品，因褐变反应的程度不同而产生了明显的色差。60℃恒温热风干燥法比密闭式干燥器干制的产品颜色深。

14.5.4.2　黑柠檬干

东危地马拉人制作本地干来檬（C. aurantifolia L.）已有数十年历史，且可上溯到古玛雅人。来檬起源于亚洲，但对危地马拉适应良好，在温带气候下已能栽培。其果实小而圆，直径 30～50mm。

危地马拉的来檬脱水工艺完全依靠日晒[154]。成熟的果实摘下来后，均匀地铺在垫高的衬有黑色塑料膜的地床上（1.5m 宽），周边压上石头或其他重物。来檬在黑塑料膜上晒 3～4 个月，直到脱去 80%～90% 的水分。期间需要经常翻滚，确保干燥均匀。每天晚上需要用黑塑料膜覆盖，天亮时再揭去，以便阳光直晒。当来檬的颜色变褐或发黑，且略带烧焦状时，即已达到最佳质量要求。其产品类型包括晒干整来檬（按直径大小有 40mm 的巨大规格、30～40mm、20～30mm 和小个头等多种规格）和落地干来檬。大部分干来檬都出口到中东国家。

14.6　总结

柑橘属水果在全球水果产品中产量最大。西方国家多将柑橘属水果加工成果汁，而东方国家则将柑橘属水果（生的或成熟的）或其果皮加工成干，并广泛用作促进健康的药材。柑橘属水果中的植物化学成分（尤其是类黄酮）具有很多保健作用，诸如抗氧化、降血糖、降血脂、抗癌等。

参考文献

[1] Li，S.，Lo，C. Y. & Ho，C. - T.（2006）Hydroxylated polymethoxyflavones and methylated flavonoids in sweet orange (Citrus sinensis) peel. Journal of Agricultural and Food Chemistry，54，4176 - 4185.

[2] Lario，Y.，Sendra，E.，Garcia - Perez，J.，Fuentes，C.，Sayas - Barbera，E.，

Fernandez – Lopez, J. & Perez – Alvarez, J. A. (2004) Preparation of high dietary fiber powder from lemon juice by – products. Innovative Food Science and Emerging Technologies, 5, 113 – 117.

[3] Ou, M. (1999) Regular Chinese Medicine Handbook. Warmth Publishing Ltd. , Tapei, Taiwan.

[4] Tanaka, T. (1969) Misunderstanding with regards citrus classification and nomenclature. Bulletin of the University of Osaka Prefecture, Series B, 21, 139 – 145.

[5] Sultana, S. , Ali, M. , Ansari, S. H. & Bagri, P. (2008) New 40 – substituted flavones from the fruit peels of Citrus limon (L.) Burm. f. Journal of Asian Natural Products Research, 10, 1123 – 1127.

[6] Kawaii, S. , Tomono, Y. , Katase, E. Ogawa, K. & Yano, M. (1999) Quantitation of flavonoid constituents in citrus fruits. Journal of Agricultural and Food Chemistry, 47, 3565 – 3571.

[7] Gorinstein, S. , Zachwieja, Z. , Katrich, E. , Pawelzikc, E. , Haruenkitd, R. , Trakhtenberge, S. & Martin – Belloso, O. (2004) Comparison of the contents of the main antioxidant compounds and the antioxidant activity of white grapefruit and his new hybrid. Lebensmittel – Wissenschaft und – Technologie, 37, 337 – 343.

[8] Ejaz, S. , Ejaz, A. , Matsuda, K. & Lim, C. W. (2006) Limonoids as cancer chemopreventive agents. Journal of the Science of Food and Agriculture, 86, 339 – 345.

[9] Liu, Y. , Ahmad, H. , Luo, Y. , Gardinar, D. T. , Gunasekera, R. S. , McKeehan, W. L. & Patil, B. S. (2001) Citrus pectin: Characterization and inhibitory effect on fibroblast growth factor – receptor interaction. Journal of Agricultural and Food Chemistry, 49, 3051 – 3057.

[10] Benavente – Garcia, O. , Castillo, J. , Marin, F. R. , Ortu̅no, A. & Del R′io, J. A. (1997) Uses and properties of citrus flavonoids. Journal of Agricultural and Food Chemistry, 45, 4505 – 4515.

[11] Horowitz, R. & Gentili, B. (1977) Flavonoids constituents of citrus. In: Citrus Science and Technology (eds S. Nagy, P. E. Shaw & M. K. Vedhuis) . AVI Publishing, Westport, CT, pp. 397 – 426.

[12] Kanes, K. , Tisserat, B. , Berhow, M. & Vandercook, C. (1993) Phenolic composition of various tissues of Rutaceae species. Phytochemistry, 32, 967 – 974.

[13] Manthey, J. A. & Grohmann, K. (2001) Phenols in citrus peel byproducts. Concentrations of hydroxycinnamates and polymethoxylated flavones in citrus peel molasses. Journal of Agricultural and Food Chemistry, 49, 3268 – 3273.

[14] Hillebrand, S. , Schwarz, M. & Winterhalter, P. (2004) Characterization of anthocyanins and pyranoanthocyanins from blood orange (Citrus sinensis (L.) Osbeck) juice. Journal of Agricultural and Food Chemistry, 52, 7331 – 7338.

[15] Peterson, J. J. , Dwyer, J. T. , Beecher, G. R. , Bhagwat, S. A. , Gebhardt,

S. E. , Haytowitz, D. B. & Holden, J. M. (2006) Flavanones in oranges, tangerines (mandarins), tangors, and tangelos: A compilation and review of the data from the analytical literature. Journal of Food Composition and Analysis, 19, S66 – S73.

[16] Gonzalez – Molina, E. , Dominguez – Perles, R. , Moreno, D. A. & Garc'ıa – Viguera, C. (2010) Natural bioactive compounds of Citrus limon for food and health. Journal of Pharmaceutical and Biomedical Analysis, 51, 327 – 345.

[17] Ramful, D. , Bahorun, T. , Bourdon, E. , Tarnus, E. & Aruoma, O. I. (2010) Bioactive phenolics and antioxidant propensity of flavedo extracts of Mauritian citrus fruits: potential prophylactic ingredients for functional foods application. Toxicology, 278, 75 – 87.

[18] Kanaze, F. I. , Gabrieli, C. , Kokkalou, E. , Georgarakis, M. & Niopas, I. (2003) Simultaneous reversedphase high – performance liquid chromatographic method for the determination of diosmin, hesperidin and naringin in different citrus fruit juices and pharmaceutical formulations. Journal of Pharmaceutical and Biomedical Analysis, 33, 243 – 249.

[19] Manthey, J. A. & Grohmann, K. (1996) Concentrations of hesperidin and other orange peel flavonoids in citrus processing byproducts. Journal of Agricultural and Food Chemistry, 44, 811 – 814.

[20] Ortuno, A. , Reynaldo, I. , Fustera, M. D. , Botía, J. , Puig, D. G. , Sabater, F. , Lidón, A. G. , Porras, I. & Del Río, J. A. (1997) Citrus cultivars with high flavonoid contents in the fruits. Science Horticulture, 68, 231 – 236.

[21] Wang, Y. C. , Chuang, Y. C. & Hsu, H. W. (2008) The flavonoid, carotenoid and pectin content in peels of citrus cultivated in Taiwan. Food Chemistry, 106, 277 – 284.

[22] Horowitz, R. M. (1986) Taste effects of flavonoids. Progress in Clinical and Biological Research, 213, 163 – 175.

[23] Wu, T. , Guan, Y. & Ye, J. (2007) Determination of flavonoids and ascorbic acid in grapefruit peel and juice by capillary electrophoresis with electrochemical detection. Food Chemistry, 100, 1573 – 1579.

[24] Vanamala, J. L. , Reddivari, K. S. , Yoo, L. M. , Pike, L. M. & Patil, B. S. (2006) Variation in the content of bioactive flavonoids in different brands of orange and grapefruit juice. Journal of Food Composition and Analysis, 19, 157 – 166.

[25] Mouly, P. , Gaydou, E. M. & Auffray, A. (1998) Simultaneous separation of flavanone glycosides and polymethoxylated flavones in citrus juices using liquid chromatography. Journal of Chromatography A, 800, 171 – 179.

[26] Miyake, Y. , Yamamoto, K. , Morimitsu, Y. & Osawa, T. (1998) Characteristics of antioxidative flavonoid glycosides in lemon fruit. Food Science and Technology International, 4, 48 – 53.

[27] Bocco, A., Cuvelier, M. E., Richard, H. & Berset, C. (1998) Antioxidant activity and phenolic composition of citrus peel and seed extract. Journal of Agricultural and Food Chemistry, 46, 2123 - 2129.

[28] Barreca, D., Bellocco, E., Caristi, C., Leuzzi, U. & Giuseppe Gattuso, G. (2011) Distribution of C - and O - glycosyl flavonoids, (3 - hydroxy - 3 - methylglutaryl) glycosyl flavanones and furocoumarins in Citrus aurantium L. juice. Food Chemistry, 124, 576 - 582.

[29] Caristi, C., Bellocco, E., Gargiulli, C., Toscano, G. & Leuzzi, U. (2006) Flavone - di - C - glycosides in citrus juices from Southern Italy. Food Chemistry, 95, 431 - 437.

[30] Menichini, F., Loizzo, M. R., Bonesi, M., Conforti, F. & De Luca, D. (2011) Phytochemical profile, antioxidant, anti - inflammatory and hypoglycemic potential of hydroalcoholic extracts from Citrus medica L. cv Diamante flowers, leaves and fruits at two maturity stages. Food and Chemical Toxicology, 49, 1549 - 1555.

[31] Mandalari, G., Bennett, R. N., Bisignano, G., Saija, A., Dugo, G., Lo Curto, R. B., Faulds, C. B. & Waldron, K. W. (2006) Characterization of flavonoids and pectins from bergamot (Citrus bergamia Risso) peel, a major byproduct of essential oil extraction. Journal of Agricultural and Food Chemistry, 54, 197 - 203.

[32] Miyake, Y., Yamamoto, K., Morimitsu, Y. & Osawa, T. (1997) Isolation of C - glucosylflavone from lemon peel and antioxidative activity of flavonoid compounds in lemon fruit. Journal of Agricultural and Food Chemistry, 45, 4619 - 4623.

[33] Yang, X., Kang, S. M., Jeon, B. T., Kim, Y. D., Ha, J. H., Kim, Y. T. & Jeon, Y. J. (2011) Isolation and identification of an antioxidant flavonoid compound from citrus - processing by - product. Journal of the Science of Food and Agriculture, 91, 1925 - 1927.

[34] Dugo, P., Presti, M. L., O΄hman, M., Fazio, A., Dugo, G. & Mondello, L. (2005) Determination of flavonoids in citrus juices by micro - HPLC - ESI/MS. Journal of Separation Science, 28, 1149 - 1156.

[35] Tripoli, E., Guardia, M. L., Giammanco, S., Majo, D. D. & Giammanco, M. (2007) Citrus flavonoids: molecular structure, biological activity and nutritional properties: a review. Food Chemistry, 104, 466 - 479.

[36] Horowitz, R. & Gentili, B. (1977) Flavonoids constituents of citrus. In: Citrus Science and Technology Westport (eds S. Nagy, P. E. Shaw & M. K. Vedhuis). AVI Publishing, Westport, CT, pp. 397 - 426.

[37] Nogata, Y., Sakamoto, K., Shiratsuchi, H., Ishii, T., Yano, M. & Ohta, H. (2006) Flavonoid composition of fruit tissues of citrus species. Bioscience, Biotechnology and Biochemistry, 70, 178 - 192.

[38] Huang, Y. S. & Ho, S. C. (2010) Polymethoxy flavones are responsible for

the anti – inflammatory activity of citrus fruit peel. Food Chemistry, 119, 868 – 873.

[39] Nogata, Y., Ohta, H., Sumida, T. & Sekiya, K. (2003) Effect of extraction method on the concentrations of selected bioactive compounds in mandarin juice. Journal of Agricultural and Food Chemistry, 51, 7346 – 7351.

[40] Peleg, H., Naim, M., Rouseff, R. L. & Zehavi, U. (1991) Distribution of bound and free phenolic acid in oranges (Citrus sinensis) and grapefruits (Citrus paradisi). Journal of Science of Food and Agriculture, 57, 417 – 426.

[41] Robbins, R. J. (2003) Phenolic acids in foods: An overview of analytical methodology. Journal of Agricultural and Food Chemistry, 51, 2866 – 2887.

[42] Xu, G., Liu, D., Chen, J., Ye, X., Ma, Y. & Shi, J. (2008) Juice components and antioxidant capacity of citrus varieties cultivated in China. Food Chemistry, 106, 545 – 551.

[43] Miyake, Y., Mochizuki, M., Okada, M., Hiramitsu, M., Morimitsu, Y. & Osawa, T. (2007) Isolation of antioxidative phenolic glucosides from lemon juice and their suppressive effect on the expression of blood adhesion molecules. Bioscience, Biotechnology & Biochemistry, 71, 1911 – 1199.

[44] Jayaprakasha, G. K., Mandadi, K. K. & Poulose, S. M. (2008) Novel triterpenoid from Citrus aurantium L. possesses chemopreventive properties against human colon cancer cells. Bioorganic & Medicinal Chemistry, 16, 5939 – 5951.

[45] Hasegawa, S., Fong Chi, H., Herman, Z. & Miyake, M. (1992) Glucosides of limonoids. In: Flavor Precursors (eds R. Teranish, G. R. Takeoka & G. Matthias). American Chemical Society, Washington, DC, pp. 88 – 97.

[46] Shimoda, M. M., Osajima, Y., Inaba, N., Inaba, N., Ayano, S., Ozaki, Y. & Hasegawa, S. (2000) Extraction and recovery of limonoids with the supercritical carbon dioxide microbubble method. In: Citrus Limonoids: Functional Chemicals in Agriculture and Foods (eds M. A. Berhow, S. Hasegawa & G. D. Manners). ACS Symposium Series 757, American Chemical Society, Washington, DC, pp. 96 – 106.

[47] Herman, Z., Fong Chi, H., Ou, P. & Hasegawa, S. (1990) Limonoid glucosides in orange juice by HPLC. Journal of Agricultural and Food Chemistry, 38, 1860 – 1861.

[48] Ozaki, Y., Fong, C. H., Herman, Z., Maeda, H., Miyake, M., Ifuku, Y. & Hasegawa, S. (1991) Limonoid glucosides in citrus seeds. Agricultural and Biological Chemistry, 55, 137 – 141.

[49] Ohta, H., Berhow, M., Bennett, R. D. & Hasegawa, S. (1992) Limonoids in seeds of citrus hanaju. Phytochemistry, 31, 3905 – 3907.

[50] Sun, C. D., Chen, K. S., Chen, Y. & Chen, Q. J. (2005) Contents and antioxidant capacity of limonin and nomilin in different tissues of citrus fruit of four cultivars during fruit growth and maturation. Food Chemistry, 93, 599 – 605.

[51] Nelson，B. C.，Putzbach，K.，Sharpless，K. E. & Sander，L. C.（2007）Mass spectrometric determination of the predominant adrenergic protoalkaloids in bitter orange（Citrus aurantium）. Journal of Agricultural and Food Chemistry，55，9769 – 9775.

[52] James，M. I.，Midgley，J. M. & Williams，C. M.（1983）The metabolism and biosynthesis of +/- ooctopamine and +/- o – synephrine in the rat. Journal of Pharmacy and Pharmacology，35，559 – 565.

[53] Andrade，A. S.，Schmitt，G. C.，Rossato，L. G.，Russowsky，D. & Limberger，R. P.（2009）Gas chromatographic method for analysis of p – synephrine in Citrus aurantium L. products. Chromatographia，69（Supplement），225 – 229.

[54] Takei，H.，Hirabuki，M. & Yoshisaki，F.（1999）Analysis of synephrine in the peel of citrus fruit，immature citrus fruit and decoctions of Chinese medicinal prescriptions containing these crude drugs by capillary electrophoresis. Analytical Science，15，1017 – 1020.

[55] Dragull，K.，Breksa，A. P.，III & Cain，B.（2008）Synephrine content of juice from satsuma mandarins（Citrus unshiu Marcovitch）. Journal of Agricultural and Food Chemistry，56，8874 – 8878.

[56] Mattoli，L.，Cangi，F.，Maidecchi，A.，Ghiara，C.，Tubaro，M. & Pietro，T.（2005）A rapid liquid chromatography electrospray ionization mass spectrometry method for evaluation of synephrine in Citrus aurantium L. samples. Journal of Agricultural and Food Chemistry，53，9860 – 9866.

[57] Arbo，M. D.，Larentis，E. R.，Linck，V. M.，Aboy，A. L.，Pimentel，A. L.，Henriques，A. T.，Dallegrave，E.，Garcia，S. C.，Leal，M. B. & Limberger，R. P.（2008）Concentrations of p – synephrine in fruits and leaves of Citrus species（Rutaceae）and the acute toxicity testing of Citrus aurantium extract and p – synephrine. Food and Chemical Toxicology，46，2770 – 2775.

[58] Basile，A.，Giordano，S.，Lopez – Saez，J. A. & Cobianchi，R. C.（1999）Antibacterial activity of pure flavonoids isolated from mosses. Phytochemistry，52，1479 – 1482.

[59] Arima，H.，Ashida，H. & Danno，G.（2002）Rutin – enhanced antibacterial activities of flavonoids against Bacillus cereus and Salmonella enteritidis. Bioscience，Biotechnology and Biochemistry，66，1009 – 1014.

[60] Bae，E. A.，Han，M. J. & Kim，D. H.（1999）In vitro Anti – Helicobacter pylori activity of some flavonoids and their metabolites. Planta Medica，655，442 – 443.

[61] Rauha，J. P.，Remes，S.，Heinonen，M.，Hopia，A.，Kähkönen，M.，Kujala，T.，Pihlaja，K.，Vuorela，H. & Vuorela，P.（2000）Antimicrobial effects of Finnish plant extracts containing flavonoids and other phenolic compounds. International Journal of Food Microbiology，56，3 – 12.

[62] Mandalari，G.，Bennett，R. N.，Bisignano，G.，Trombetta，D.，Saija，A.，

Faulds, C. B. , Gasson, M. J. & Narbad, A. (2007) Antimicrobial activity of flavonoids extracted from bergamot (Citrus bergamia Risso) peel, a byproduct of the essential oil industry. Journal of Applied Microbiology, 103, 2056 - 2064.

[63] Kaul, T. N. , Middleton, E. & Ogra, P. L. (1985) Antiviral effect of flavonoids on human viruses. Journal of Medical Virology, 15, 71 - 79.

[64] Suzuki, M. , Sasaki, K. , Yoshizaki, F. , Fujisawa, M. , Katsuji Oguchi, K. & Cyong, J. C. (2005) Antihepatitis C virus effect of Citrusunshiu peel and its active ingredient nobiletin. American Journal of Chinese Medicine, 33, 87 - 94.

[65] Ghasemi, K. , Ghasemi, Y. & Ebrahimzadeh, M. A. (2009) Antioxidant activity, phenol and flavonoid contents of 13 citrus species peels and tissues. Pakistan Journal of Pharmacological Science, 22, 277 - 281.

[66] Lee, Y. J. , Hwang, I. G. , Joung, E. M. , Kim. H. Y. , Park, E. S. , Woo, K. S. & Jeong, H. S. (2009) Physiological activity and antiproliferation effects of citron seed extracts on cancer cells. Journal of the Korean Society of Food Science and Nutrition, 38, 1672 - 1678.

[67] Menichini, F. , Loizzo, M. R. & Bonesi, M. (2011) Phytochemical profile, antioxidant, anti - inflammatory and hypoglycemic potential of hydroalcoholic extracts from Citrus medica L. cv Diamante flowers, leaves and fruits at two maturity stages. Food and Chemical Toxicology, 49, 1549 - 1555.

[68] Tundis, R. , Loizzo, M. R. , Statti, G. A. & Menichini, F. (2007) Inhibitory effects on the digestive enzyme a - amylase of three Salsola species (Chenopodiaceae) in vitro. Pharmazie, 62, 473 - 475.

[69] Kurowska, E. M. , Spence, J. D. , Jordan, J. , Wetmore, S. , Freeman, D. J. , Piché, L. A. & Serratore, P. (2000) HDL cholesterol raising effect of dietary orange juice in subjects with hypercholesterolemia. American Journal of Clinical Nutrition, 72, 1095 - 1100.

[70] Shin, Y. W. , Bok, S. H. , Jeong, T. S. , Bae, K. H. , Jeoung, N. H. , Choi, M. S. Lee, S. H. & Park, Y. B. (1999) Hypocholesterolemic effect of naringin associated with hepatic cholesterol regulating enzyme changes in rats. International Journal of Vitamin & Nutrition Research, 69, 341 - 347.

[71] Monforte, M. T. , Trovato, A. , Kirjavainen, S. , Forestieri, A. M. , Galati, E. M. & Lo Curto, R. B. (1995) Biological effects of hesperidin, a citrus flavonoid. (note II): hypolipidemic activity on experimental hypercholesterolemia in rat. Farmaco, 50, 595 - 599.

[72] Kurowska, E. M. , Borradaile, N. M. , Spence, J. D. & Carroll, K. K. (2000) Hypocholesterolemic effects of dietary citrus juices in rabbits. Nutrition Research, 20, 121 - 129.

[73] Cha, J. Y. , Cho, Y. S. , Kim, I. , Anno, T. , Rahman, S. M. & Yanagita,

T. (2001) Effect of hesperetin, a citrus flavonoid, on the liver triacylglycerol content and phosphatidate phosphohydrolase activity in orotic acid - fed rats. Plant Foods for Human Nutrition, 56, 349 - 358.

[74] Gorinstein, S., Leontowicz, H. & Leontowicz, M. (2005) Changes in plasma lipid and antioxidant activity in rats as a result of naringin and red grapefruit supplementation. Journal of Agricultural and Food Chemistry, 53, 3223 - 3228.

[75] Miceli, N., Mondello, M. R., Monforte, M. T., Sdrafkakis, V., Dugo, P., Crupi, M. L., Taviano, M. F., Pasquale, R. D. & Trovato, A. (2007) Hypolipidemic effects of Citrus bergamia Risso et Poiteau juice in rats fed a hypercholesterolemic diet. Journal of Agricultural and Food Chemistry, 55, 10671 - 10677.

[76] Borradaile, N. M., Carroll, K. K. & Kurowska, E. M. (1999) Regulation of HepG2 cell apolipoprotein B metabolism by the citrus flavanones hesperetin and naringenin. Lipids, 34, 591 - 598.

[77] Lee, S. H., Park, Y. B., Bae, K. H., Bok, S. H., Kwon, Y. K., Lee, E. S. & Choi, M. S. (1999) Cholesterollowering activity of naringenin via inhibition of 3 - hydroxy - 3 - methylglutaryl coenzyme A reductase and acyl coenzyme A: cholesterol acyltransferase in rats. Annual Nutrition Metabolism, 43, 173 - 180.

[78] Borradaile, N. M., de Dreu, L. E., Barrett, P. H., Behrsin, C. D. & Huff, M. W. (2003) Hepatocyte apoBcontaining lipoprotein secretion is decreased by the grapefruit flavonoid, naringenin, via inhibition of MTP - mediated microsomal triglyceride accumulation. Biochemistry, 42, 1283 - 1291.

[79] Jung, U. J., Lee, M. K. & Park, Y. B. (2006) Effect of citrus flavonoids on lipid metabolism and glucoseregulating enzyme mRNA levels in type - 2 diabetic mice. International Journal of Biochemistry & Cell Biology, 38, 1134 - 1145.

[80] Bok, S. H., Lee, S. H. & Park, Y. B. (1999) Plasma and hepatic cholesterol and hepatic activities of 3 - hydroxy - 3 - methyl - glutaryl - CoA reductase and acyl CoA: cholesterol transferases are lower in rats fed citrus peel extract or a mixture of citrus bioflavonoids. Journal of Nutrition, 129, 1182 - 1185.

[81] Kurowska, E. M. & Manthey, J. A. (2004) Hypolipidemic effects and absorption of citrus polymethoxylated flavones in hamsters with diet - induced hypercholesterolemia. Journal of Agricultural and Food Chemistry, 52, 2879 - 2886.

[82] Roza, J. M., Zheng, X. L. & Guthrie, N. (2007) Effect of citrus flavonoids and tocotrienols on serum cholesterol levels in hypercholesterolemic subjects. Alternative Therapies Health Medicine, 13, 44 - 48.

[83] Santana, J., Sharpless, K. E. & Bryant, C. (2008) Determination of para - synephrine and meta - synephrine positional isomers in bitter orange - containing dietary supplements by LC/UV and LC/MS/MS. Food Chemistry, 109, 675 - 682.

[84] Arch, J. R. (2002) 3 - Adrenoceptor agonists: potential, pitfalls and pro-

gress. European Journal of Pharmacology, 440, 99 – 107.

[85] Haaz, S., Fontaine, K. R., Cutter, G., Limdi, N., Perumean – Chaney, S. & Allison, D. B. (2006) Citrus aurantium and synephrine alkaloids in the treatment of overweight and obesity: an update. Obesity Reviews, 7, 79 – 88.

[86] Haller, C. A., Benowitz, N. L. & Jacob, P., III. (2005) Hemodynamic effects of ephedra – free weight – loss supplements in humans. American Journal of Medicine, 118, 998 – 1003.

[87] Colker, C. M., Kalman, D. S., Torina, G. C., Perlis, T. & Street, C. (1999) Effects of Citrus aurantium extract, caffeine and St – John's wort on body fat loss, lipid levels and mood states in overweight healthy adults. Current Therapy Research, 60, 145 – 153.

[88] Gougeon, R., Harrigan, K. & Tremblay, J. F. (2005) Increase in the thermic effect of food in women by adrenergic amines extracted from Citrus aurantium. Obesity Research, 13, 1187 – 1194.

[89] Stohs, S. J., Preuss, H. G., Keith, S. C., Keith, P. L., Miller, H. & Kaats, G. R. (2011) Effects of p – synephrine alone and in combination with selected bioflavonoids on resting metabolism, blood pressure, heart rate and self – reported mood changes. International Journal of Medical Science, 8, 295 – 301.

[90] Camarda, L., Stefano, V. D., Del Bosco, S. F. & Schillaci, D. (2007) Antiproliferative activity of citrus juices and HPLC evaluation of their flavonoid composition. Fitoterapia, 78, 426 – 429.

[91] Ross, J. A. & Kasum, C. M. (2002) Dietary flavonoids: bioavailability, metabolic effects, and safety. Annual Review of Nutrition, 22, 19 – 34.

[92] Park, H. J., Kim, M. J., Ha, E. & Chung, J. H. (2008) Apoptotic effect of hesperidin through caspase 3 activation in human colon cancer cells, SNU – C4. Phytomedicine, 15, 147 – 151.

[93] Patil, J. R., Chidambara Murthy, K. N., Jayaprakasha, G. K., Chetti, M. B. & Patil, B. S. (2009) Bioactive compounds from Mexican lime (Citrus aurantifolia) juice induce apoptosis in human pancreatic cells. Journal of Agricultural and Food Chemistry, 57, 10933 – 10942.

[94] Aranganathan, S. & Nalini, N. (2009) Efficacy of the potential chemopreventive agent, hesperetin (citrus flavanone), on 1, 2 – dimethylhydrazine induced colon carcinogenesis. Food and Chemical Toxicology, 47, 2594 – 2600.

[95] Liu, R. H. (2004) Potential synergy of phytochemicals in cancer prevention: mechanism of action. Journal of Nutrition, 134, 3479S – 3485S.

[96] Menon, L. G., Kuttan, R. & Kuttan, G. (1995) Inhibition of lung metastasis in mice induced by B16F10 melanoma cells by polyphenolic compounds. Cancer Letters, 95, 221 – 225.

［97］Kooststra，M. （1994）Protection from UV‐B induced DNA damage by fla-vonoids. Plant Molecular Biology，26，771‐774.

［98］Kim，D. O. & Lee，C. Y. （2004）Comprehensive study on vitamin C equivalent antioxidant capacity（VCEAC）of various polyphenolics in scavenging a free radical and its structural relationship. Critical Reviews in Food Science and Nutrition，44，253‐273.

［99］Choi，E. J. （2008）Antioxidative effects of hesperetin against 7，12‐dimethylbenz（a）anthracene‐induced oxidative stress in mice. Life Sciences，82，1059‐1064.

［100］Ekambaram，G. ，Rajendran，P. ，Magesh，V. & Sakthisekaran，D. （2008）Naringenin reduces tumor size and weight lost in N‐methyl‐N_‐nitro‐nitrosoguani-dine‐induced gastric carcinogenesis in rats. Nutrition Research，28，106‐112.

［101］Obrador，E. ，Navarro，J. ，Mompo，J. ，Asensi，M. ，Pellicer，J. A. & Es-trela，J. M. （1997）Glutathione and the rate of cellular proliferation determine tumour cell sensitivity to tumour necrosis factor in vivo. Biochemical Journal，325，183‐189.

［102］Lee，M. K. ，Bok，H. S. ，Jeong，T. S. ，Moon，S. S. ，Lee，S. E. ，Park，Y. B. & Choi，M. S. （2002）Supplementation of naringenin and its synthetic derivative alters antioxidant enzyme activities of erythrocyte and liver in high cholesterol‐fed rats. Bioorganic and Medicinal Chemistry，10，2239‐2244.

［103］Gao，K. ，Henning，S. M. ，Niu，Y. ，Youssefian，A. A. ，Seeram，N. P. ，Xu，A. & Heber，D. （2006）The citrus flavonoid naringenin stimulates DNA repair in prostate cancer cells. Journal of Nutritional Biochemistry，17，89‐95.

［104］Takagaki，N. ，Sowa，Y. ，Oki，T. ，Nakanishi，R. ，Yogosawa，S. & Sa-kai，T. （2005）Apigenin induces cell cycle arrest and p21/WAF1 expression in a p53‐independent pathway. International Journal of Oncology，26，185‐189.

［105］Chiang，L. C. ，Ng，L. T. ，Lin，I. C. ，Kuo，P. L. & Lin，C. C. （2006）Anti‐proliferative effect of apigenin and its apoptotic induction in human Hep G2 cells. Cancer Letters，237，207‐214.

［106］Shukla，S. & Gupta，S. （2006）Molecular targets for apigenin‐induced cell cycle arrest and apoptosis in prostate cancer cell xenograft. Molecular Cancer Therapeu-tics，5，843‐852.

［107］Zheng，P. W. ，Chiang，L. C. & Lin，C. C. （2005）Apigenin induced apop-tosis through p53‐dependent pathway in human cervical carcinoma cells. Life Science，76，1367‐1379.

［108］Lim，D. Y. ，Jeong，Y. ，Tyner，A. L. & Park，J. H. Y. （2007）Induction of cell cycle arrest and apoptosis in HT‐29 human colon cancer cells by the dietary compound luteolin. American Journal of Physiology，Gastrointestinal and Liver Physi-ology，292，G66‐G75.

［109］Horinaka，M. ，Yoshida，T. ，Shiraishi，T. ，Nakata，S. ，Wakada，M. ，Nakanishi，R. ，Nishino，H. ，Matsui，H. & Sakai，T. （2005）Luteolin induces apoptosis via death receptor 5 upregulation in human malignant tumor cells. Oncogene, 24, 7180 - 7189.

[110] Granado - Serrano, A. B., Martin, M. A., Bravo, L., Goya, L. & Ramos, S. (2006) Quercetin induces apoptosis via caspase activation, regulation of Bcl - 2, and inhibition of PI - 3 - kinase/Akt and ERK pathways in a human hepatoma cell line (HepG2). Journal of Nutrition, 136, 2715 - 2721.

[111] Vijayababu, M. R., Kanagaraj, P., Arunkumar, A. & Ilangovan, R. (2006) Quercetin induces p53 - independent apoptosis in human prostate cancer cells by modulating Bcl - 2 - related proteins: a possible mediation by IGFBP - 3. Oncology Research, 16, 67 - 74.

[112] Deschner, E. E., Ruperto, J., Wong, G. & Newmark, H. L. (1991) Quercetin and rutin as inhibitors of azoxymethanol - induced colonic neoplasia. Carcinogenesis, 12, 1193 - 1196.

[113] Elangovan, V., Sekar, N. & Govindasamy, S. (1994) Chemopreventive potential of dietary bioflavonoids against 20 - methylcholanthrene - induced tumorigenesis. Cancer Letters, 87, 107 - 113.

[114] Zhang, Q., Zhao, X. H. & Wang, Z. J. (2009) Cytotoxicity of flavones and flavonols to a human esophageal squamous cell carcinoma cell line (KYSE - 510) by induction of G2/M arrest and apoptosis. Toxicology in Vitro, 23, 797 - 807.

[115] Manthey, J. A. & Guthrie, N. (2002) Antiproliferative activities of citrus flavonoids against six human cancer cell lines. Journal of Agricultural and Food Chemistry, 50, 5837 - 5843.

[116] Kandaswami, C., Perkins, E., Soloniuk, D. S., Drzewiecki, G. & Middleton, E., Jr. (1991) Antiproliferative effects of citrus flavonoids on a human squamous cell carcinoma in vitro. Cancer Letters, 56, 147 - 152.

[117] Abe, S., Fan, K., Ho, C. - T., Ghai, G. & Yang, K. (2007) Chemopreventive effects of orange peel extract (OPE). II: OPE inhibits atypical hyperplastic lesions in rodent mammary gland. Journal of Medicinal Food, 10, 18 - 24.

[118] Fan, K., Kurihara, N., Abe, S., Ho, C. - T., Ghai, G. & Yang, K. (2007) Chemopreventive effects of orange peel extract (OPE). I: OPE inhibits intestinal tumor growth in ApcMin/+ mice. Journal of Medicinal Food, 10, 11 - 17.

[119] Hirano, T., Abe, K., Gotoh, M. & Oka, K. (1995) Citrus flavone tangeretin inhibits leukaemic HL - 60 cell growth partially through induction of apoptosis with less cytotoxicity on normal lymphocytes. British Journal of Cancer, 72, 1380 - 1388.

[120] Lust, S., Vanhoecke, B., Van Gele, M., Philipp'e, J., Bracke, M. & Offner, F. (2010) The flavonoid tangeretin activates the unfolded protein response and synergizes with imatinib in the erythroleukemia cell line K562. Molecular Nutrition & Food Research, 54, 823 - 832.

[121] Zheng, Q., Hirose, Y., Yoshimi, N., Murakami, A., Koshimizu, K., Ohigashi, H., Sakata, K., Matsumoto, Y., Sayama, Y. & Mori, H. (2002) Further investigation of the modifying effect of various chemopreventive agents on apoptosis and cell proliferation in human colon cancer cells. Journal of Cancer Research & Clinical Oncology, 128, 539 – 546.

[122] Yoshimizu, N., Otani, Y., Saikawa, Y., Kobota, T., Yoshida, M., Furukawa, T., Kumai, K., Kameyama, K., Fujii, M., Yano, M., Sato, T., Ito, A. & Kitajima, M. (2004) Anti – tumour effects of nobiletin, a citrus flavonoid, on gastric cancer include: antiproliferative effects, induction of apoptosis and cell cycle deregulation. Aliment Pharmacology Therapy, 20, 95S – 101S.

[123] Suzuki, R., Kohno, H., Murakami, A., Koshimizu, K., Ohigashi, H., Yano, M., Tokuda, H., Nishino, H. & Tanaka, T. (2004) Citrus nobiletin inhibits azoxymethane – induced large bowel carcinogenesis in rats. BioFactors, 22, 111 – 114.

[124] Tang, M., Ogawa, K., Asamoto, M., Hokaiwado, N., Seeni, A., Suzuki, S., Takahashi, S., Tanaka, T., Ichikawa, K. & Shirai, T. (2007) Protective effects of citrus nobiletin and auraptene in transgenic rats developing adenocarcinoma of the prostate (TRAP) and human prostate carcinoma cells. Cancer Science, 98, 471 – 477.

[125] Manners, G. D. (2007) Citrus limonoids: analysis, bioactivity, and biomedical prospects. Journal of Agricultural and Food Chemistry, 55, 8285 – 8294.

[126] Roy, A. & Saraf, S. (2006) Limonoids: overview of significant bioactive triterpenes distributed in plants kingdom. Biology Pharmacology Bulletin, 29, 191 – 201.

[127] Guthrie, N., Chambers, A. F. & Carroll, K. K. (1997) Inhibition of MDA – MB – 435 estrogen receptornegative human breast cancer cells by citrus limonoids. Proceeding American Association of Cancer Research, 38, 113.

[128] Miyagi, Y., Om, A. S., Chee, K. M. & Bennink, M. R. (2000) Inhibition of azoxymethane – induced colon cancer by orange juice. Nutrition and Cancer, 36, 224 – 229.

[129] Manners, G. D., Jacob, R. A., Breksa, A. P., Schoch, T. K. & Hasegawa, S. (2003) Bioavailability of citrus limonoids in humans. Journal of Agricultural and Food Chemistry, 51, 4156 – 4161.

[130] Guthrie, N., Morley, K., Hasegawa, S., Manners, G. D. & Vandenberg, T. (2000) Inhibition of human breast cancer cells by citrus limonoids. In: Citrus Limonoids: Functional Chemicals in Agriculture and Foods (eds M. A. Berhow, S. Hasegawa & G. D. Manners). ACS Symposium Series 758, American Chemical Society, Washington, DC., pp. 164 – 174.

[131] Poulose, S. M., Harris, E. D. & Patil, B. S. (2006) Antiproliferative effects of citrus limonoids against human neuroblastoma and colonic adenocarcinoma cells. Nutrition and Cancer, 56, 103 – 112.

[132] Tanaka, T., Kohno, H., Tsukio, Y. & Honjo, S. (2000) Citrus

limonoids obacunone and limonin inhibit azoxymethane - induced colon cancer in rats. BioFactors, 13, 213 - 218.

[133] Federico, A., Morgillo, F., Tuccillo, C., Ciardiello, F. & Loguercio, C. (2007) Chronic inflammation and oxidative stress in human carcinogenesis. International Journal of Cancer, 121, 2381 - 2386.

[134] Lin, W. W. & Karin, M. (2007) A cytokine - mediated link between innate immunity, inflammation, and cancer. Journal of Clinical Investigation, 117, 1175 - 1183.

[135] Guardia, T., Rotelli, A. E., Juarez, A. O. & Pelzer, L. E. (2001) Anti - inflammatory properties of plant flavonoids. Effects of rutin, quercetin and hesperidin on adjuvant arthritis in rat. Pharmacology, 56, 683 - 687.

[136] Boots, A. W., Haenen, G. R. M. M. & Bast, A. (2008) Health effects of quercetin: from antioxidant to nutraceutical. European Journal of Pharmacology, 585, 325 - 337.

[137] Lee, J. H., Zhou, H. Y., Cho, S. Y., Kim, Y. S., Lee, Y. S. & Jeong, C. S. (2007) Anti - inflammatory mechanisms of apigenin: inhibition of cyclooxygenase - 2 expression, adhesion of monocytes to human umbilical vein endothelial cells, and expression of cellular adhesion molecules. Archives of Pharmacal Research, 30, 1318 - 1327.

[138] Da Silva, E. J. A., Oliveira, A. S. & Lapa, A. J. (1994) Pharmacological evaluation of the antiinflammatory activity of a citrus bioflavonoid, hesperidin, and the isoflavonoids, duartin and claussequinone, in rats and mice. Journal of Pharmacy and Pharmacology, 46, 118 - 122.

[139] Sakata, K., Hirose, Y., Qiao, Z., Tanaka, T. & Mori, H. (2003) Inhibition of inducible isoforms of cyclooxygenase and nitric oxide synthase by flavonoid hesperidin in mouse macrophage cell line. Cancer Letters, 199, 139 - 145.

[140] Kim, J. Y., Jung, K. J., Choi, J. S. & Chung, H. Y. (2006) Modulation of the age - related nuclear factorkappaB (NF - kappaB) pathway by hesperetin. Aging Cell, 5, 401 - 411.

[141] Murakami, A., Koshiba, T., Koshimizu, K., Nakamura, Y., Ohto, Y., Yano, M., Tokuda, H., Nishino, H. & Ohigashi, H. (2000) Suppressive effects of citrus fruits on free radical generation and nobiletin, an anti - inflammatory polymethoxyflavonoid. Biofactors, 12, 187 - 192.

[142] Choi, S. Y., Hwang, J. H., Ko, H. C., Park, J. G. & Kim, S. J. (2007) Nobiletin form citrus fruit peel inhibits the DNA - binding activity of NF - kB and ROS production in LPS - activated RAW264. 7 cells. Journal of Ethnopharmacology, 113, 149 - 155.

[143] Choi, S. Y., Ko, H. C., Ko, S. Y., Hwang, J. H., Park, J. G., Kang, S. H., Han, S. H., Yun, S. H. & Kim, S. J. (2007) Correlation between flavonoid content and the NO production inhibitory activity of peel extracts from various citrus

fruits. Biological Pharmacology Bulletin, 30, 772 - 778.

[144] Ho, S. C. & Lin, C. C. (2008) Investigation of heat treating conditions for enhancing the antiinflammatory activity of citrus fruit (Citrus reticulata) peels. Journal of Agricultural and Food Chemistry, 56, 7976 - 7982.

[145] Wu, Y. Q., Zhou, C. H., Tao, J. & Li, S. N. (2006) Antagonistic effects of nobiletin, a polymethoxyflavonoid, on eosinophilic airway inflammation of asthmatic rats and relevant mechanisms. Life Science, 78, 2689 - 2696.

[146] Lin, C. C., Hung, P. F. & Ho, S. C. (2008) Heat treatment enhances the NO suppressing and peroxynitriteintercepting activities of kumquat's (Fortunella margarita Swingle) peel. Food Chemistry, 109, 95 - 103.

[147] Chen, K. H., Weng, M. S. & Lin, J. K. (2007) Tangeretin suppresses IL - 1 beta - induced cyclooxygenase (COX) - 2 expressions through inhibition of p38 MAPK, JNK, and AKT activation in human lung carcinoma cells. Biochemical Pharmacology, 73, 215 - 227.

[148] Li, S., Wang, Z., Sang, S., Huang, M. T. & Ho, C. - T. (2006) Identification of nobiletin metabolites in mouse urine. Molecular Nutrition & Food Research, 50, 291 - 299.

[149] Dan, B. & Andrew, G. (1986) Chinese Herbal Medicine. Eastland Press, Seattle, WA. 150. Jeong, S. M., Kim, S. Y., Kim, D. R., Jo, S. C., Nam, K. C., Ahn, D. U. & Lee, S. C. (2004) Effect of heat treatment on the antioxidant activity of extracts from citrus peels. Journal of Agricultural and Food Chemistry, 52, 3389 - 3393.

[150] Jung, U. J., Lee, M. K., Park, Y. B., Kang, M. A. & Choi, M. S. (2006) Effect of citrus flavonoids on lipid metabolism and glucose - regulating enzyme mRNA levels in type - 2 diabetic mice. International Journal of Biochemical Cell Biology, 38, 1134 - 1145.

[151] Chiu, N. C. & Chang, K. S. (1998) The Illustrated Medicinal Plants of Taiwan. SMC Publishing Ltd., Tapei, Taiwan.

[152] Chen, H. H., Hernandez, C. E. & Huang, T. C. (2005) A study of the drying effect on lemon slices using a closed - type solar dryer. Journal of Solar Energy Engineering, 78, 97 - 103.

[153] Hoyos, N. E. (2011) Natural Dehydration of Lemons. Published online at: http://www.ideassonline.org, last accessed 28 July 2011.

第 15 章　无花果干的功能性

Cesarettin Alasalvar

15.1　简介

无花果（Ficus carica L.）属桑科植物，原产于亚洲西南部和地中海东部[1,2]，目前在全球分布广泛，普遍种植，尤其适宜温暖干燥的气候条件。2008 年，全球无花果总产量约 1020000t[3]，其中 70％产自地中海沿岸国家。埃及产量最大，其次是土耳其、阿尔及利亚和摩洛哥。无花果可鲜食亦可制干，但大部分都是被干制后食用，原因是极易腐烂，必须干制保存[4]。2011 年，全球无花果干的产量约 105000t[5]。

鲜无花果颜色多样，有暗紫色的，也有绿色的。无花果的整个果实均可生食，但果皮很少有人吃，常被丢弃[6]。干制无花果的产品类型多种多样，有整无花果干，还有无花果酱、无花果浓缩汁、无花果块、无花果粉和干无花果片等工业化产品[7]。无花果干中常添加山梨酸钾，以抑制酵母菌发酵和霉菌生长。无花果干加工后，含水量提高到 14％～20％，甚至高达 30％[7]。与杏干或苹果干等其他干果相比，某些品种的无花果干需要用低浓度的二氧化硫处理，以稳定其颜色。

本章涉及无花果干的成分与营养特点、植物化学成分及其保健作用，并尽可能与鲜无花果做了对比。

15.2　鲜无花果与无花果干的成分与营养特点

表 15.1 列出了鲜无花果干的成分和营养特点[8]。无花果属于低脂肪、高纤维食品，其鲜果与干果的脂肪含量（g/100g）分别为 0.30 和 0.93，纤维含量（g/100g）分别为 2.9 和 9.8。无花果干还是优质的糖源（47.92g/100g），主要为果糖和葡萄糖，也含有痕量的蔗糖和半乳糖[8]。营养成分的含量受干制方法、产地及品种等多因素的影响。

表 15.1　鲜无花果与无花果干的成分与营养特点（以每 100g 可食部分计）

营养素	单位	鲜无花果	无花果干
常规组分			
水	g	79.11	30.05
热量	kcal	74	249
蛋白质	g	0.75	3.30

表 15.1（续）

营养素	单位	鲜无花果	无花果干
脂肪	g	0.30	0.93
灰分	g	0.66	1.86
碳水化合物	g	19.18	63.87
膳食纤维	g	2.9	9.8
糖	g	16.26	47.92
矿物质			
钙	mg	35	162
铜	mg	0.07	0.29
铁	mg	0.37	2.03
镁	mg	17	68
锰	mg	0.13	0.51
磷	mg	14	67
钾	mg	232	680
硒	μg	0.2	0.6
钠	mg	1.0	10
锌	mg	0.15	0.55
维生素			
甜菜碱	mg	未检出	0.7
胆碱	mg	4.7	15.8
叶酸	μg	6.0	9.0
烟酸	mg	0.4	0.62
泛酸（维生素 B_5）	mg	0.3	0.43
吡哆醇（维生素 B_6）	mg	0.11	0.11
核黄素（维生素 B_2）	mg	0.05	0.08
硫胺素（维生素 B_1）	mg	0.06	0.09
维生素 A（RAE）	μg	7.0	痕量
维生素 C	mg	2.0	1.2
维生素 E（ATE）	mg	0.11	0.35
维生素 K	μg	4.7	15.6
氨基酸			
丙氨酸	g	0.045	0.134
精氨酸	g	0.017	0.077

表 15.1 （续）

营养素	单位	鲜无花果	无花果干
天冬氨酸	g	0.176	0.645
胱氨酸	g	0.012	0.036
谷氨酸	g	0.072	0.295
甘氨酸	g	0.025	0.108
组氨酸[a]	g	0.011	0.037
异亮氨酸[a]	g	0.023	0.089
亮氨酸[a]	g	0.033	0.128
赖氨酸[a]	g	0.030	0.088
蛋氨酸[a]	g	0.006	0.034
苯丙氨酸[a]	g	0.018	0.076
脯氨酸	g	0.049	0.610
丝氨酸	g	0.037	0.128
苏氨酸[a]	g	0.024	0.085
色氨酸[a]	g	0.006	0.020
酪氨酸	g	0.032	0.041
缬氨酸[a]	g	0.028	0.122

　　资料来源：据 USDA 的数据编辑[8]。注：部分数据修约至小数点后两位。RAE（维生素 A 活性当量）；ATE（α-生育酚当量）；[a] 非必需氨基酸。

　　据美国农业部国家营养数据库的资料[8]，无花果干的纤维含量（9.8g/100g）高于其他干果。膳食纤维的日参考摄入量为 14g/kcal 食物，相当于每天要摄入 25～38g（因年龄和性别而异）[9]。若以餐份计算（40g 或 1/4 杯无花果干、150g 或 1 杯鲜无花果、或 3 个中等大小的鲜无花果），则每份无花果干提供的膳食纤维达到了日参考摄入量的 11.2%～15.7%，对应的每份鲜无花果则为 12.5%～17.4%。

　　其他营养素方面，表 15.2 列出了成人（男性/女性，19～50 岁）的矿物质推荐膳食标准（RDA）与适宜摄入量（AI），以及矿物质在无花果中的含量（鲜果和干果）。相比之下，无花果干比鲜无花果更易满足成人的矿质营养需求。总体而言，无花果干可作为钙、铜、铁、镁、锰、磷和钾的良好来源。按表 15.2 的数据推算，40g 无花果干（以餐份计）所提供的矿物质对该物质的成人 RDA 或 AI 值的占比分别为：钙 6.5%、铜 12.9%、铁 4.5%～10.2%、镁 6.6%～8.6%、锰 8.9%～11.3%、磷 3.8%、钾 5.8%[8,10-12]。该结果与相应的鲜无花果（每餐份以 150g 或 1/4 杯或 3 个中等大小的无花果计）的矿物质占比相当（具体元素有所不同）。依据 USDA 的 RDA 和 AI 值，无花果干的钙、镁、锰含量在所有干果中最高。O'Brien 等人发现[14]，在大量可供选择的食物面前，食果动物往往会选择无花果。他们认为，高钙含量使无花果成为许多丛林动物的理想食物。此外，其与众不同之处还在于，对遍及热带的食果鸟类与食果哺乳动物来说，无花果是它们"不可或缺"的植物资源[15]。

表 15.2　成人矿物质 RDA 值（19～50 岁）及其在无花果（鲜果和干果）中的含量

矿物元素	RDA 或 AI*	单位	鲜无花果a	无花果干b	参考文献
男性					
钙	1000mg/d*	mg	5.3	6.5	[8, 10]
铜	0.9mg/d	mg	11.7	12.9	[8, 11]
铁	8mg/d	mg	6.9	10.2	[8, 11]
镁	400～420mg/d	mg	6.2	6.6	[8, 10]
锰	2.3mg/d*	mg	8.5	8.9	[8, 11]
磷	700mg/d	mg	3.0	3.8	[8, 10]
钾	4700mg/d	mg	7.4	5.8	[8, 12]
硒	55μg/d	μg	0.5	0.4	[8, 13]
钠	1500mg/d	mg	0.1	0.3	[8, 12]
锌	11mg/d	mg	2.0	2.0	[8, 11]
女性					
钙	1000mg/d*	mg	5.3	6.5	[8, 10]
铜	0.9mg/d	mg	11.7	12.9	[8, 11]
铁	18mg/d	mg	3.1	4.5	[8, 11]
镁	310～320mg/d	mg	8.1	8.6	[8, 11]
锰	1.8mg/d*	mg	10.8	11.3	[8, 11]
磷	700mg/d	mg	3.0	3.8	[8, 10]
钾	4700mg/d	mg	7.4	5.8	[8, 12]
硒	55μg/d	μg	0.5	0.4	[8, 13]
钠	1500mg/d	mg	0.1	0.3	[8, 12]
锌	8mg/d	mg	2.8	2.8	[8, 11]

RDA：推荐膳食标准；AI*：适宜摄入量。a 150g/餐份（1 杯），相当于 3 个中等大小的无花果；b 40g/餐份（1/4 杯），相当于 4～5 个中等大小的无花果。

无花果干中同时含有水溶性维生素（胆碱、叶酸、烟酸、泛酸、吡哆醇、核黄素、硫胺素、维生素 C）和脂溶性维生素（A、E、K）（表 15.1 和表 15.3）。40g 无花果干所提供的维生素与其 RDA 或 AI 值的占比分别为：泛酸 3.4%、吡哆醇 3.4%、核黄素 2.5%～2.9%、硫胺素 3.0%～3.3%、维生素 K 5.2%～6.9%[8,11,13,16]。该结果低于相应的鲜无花果（每餐份以 150g 或 1/4 杯或 3 个中等大小的无花果计）的维生素占比（具体元素有所不同）。据 USDA 的数据，在 8 种干果中，西梅干、杏干和桃干的维生素含量高于包括无花果在内的其他干果。

表 15.3　成人维生素 RDA 值（19～50 岁）及其在无花果（鲜果和干果）中的含量

维生素	RDA 或 AI*	单位	鲜无花果[a]	无花果干[b]	参考文献
男性					
胆碱	550mg/d*	mg	1.3	1.1	[8, 16]
叶酸	400μg/d	μg	2.3	0.9	[8, 16]
烟酸	16mg/d	mg	3.8	1.6	[8, 16]
泛酸	5mg/d*	mg	9.0	3.4	[8, 16]
吡哆醇	1.3mg/d	mg	12.7	3.4	[8, 16]
核黄素	1.3mg/d	mg	5.8	2.5	[8, 16]
硫胺素	1.2mg/d	mg	7.5	3.0	[8, 16]
维生素 A（RAE）	900μg/d	μg	1.2	痕量	[8, 11]
维生素 C	90mg/d	mg	3.3	0.5	[8, 13]
维生素 E（ATE）	15mg/d	mg	1.1	0.9	[8, 13]
维生素 K	120μg/d*	μg	5.9	5.2	[8, 11]
女性					
胆碱	425mg/d*	mg	1.7	1.5	[8, 16]
叶酸	400μg/d	μg	2.3	0.9	[8, 16]
烟酸	14mg/d	mg	4.3	1.8	[8, 16]
泛酸	5mg/d*	mg	9.0	3.4	[8, 16]
吡哆醇	1.3mg/d	mg	12.7	3.4	[8, 16]
核黄素	1.1mg/d	mg	6.8	2.9	[8, 16]
硫胺素	1.1mg/d	mg	8.2	3.3	[8, 16]
维生素 A（RAE）	700μg/d	μg	1.5	痕量	[8, 11]
维生素 C	75mg/d	mg	4.0	0.6	[8, 13]
维生素 E（ATE）	15mg/d	mg	1.1	0.9	[8, 13]
维生素 K	90μg/d*	μg	7.8	6.9	[8, 11]

　　RDA：推荐膳食标准；AI*：适宜摄入量；RAE：维生素 A 活性当量；ATE：α-生育酚当量；
[a] 150g/餐份（1 杯），相当于 3 个中等大小的无花果；[b] 40g/餐份（1/4 杯），相当于 4～5 个中等大小的无花果。

　　Vinson 等人[17]比较了 6 种新鲜水果（杏、蔓越橘、红枣、无花果、葡萄、李子）及其干果的营养成分（以餐份计）。无花果干的膳食纤维和钙含量排名第二，且营养价值得分在所有干果中最高（与杏干并列）。干果的营养价值得分明显高于其鲜果（$P<$ 0.01）。新鲜水果中营养价值得分最高的是枣，实际上也是所有水果中的最高分。

　　新鲜水果与干果中虽然含有各种必需氨基酸，但就总体而言，由于蛋白质含量低（表 15.1），所以并非良好的氨基酸来源。天冬氨酸、脯氨酸和谷氨酸是无花果（鲜果和干果）中主要的氨基酸。

15.3　无花果干的植物化学成分

15.3.1　抗氧化剂的活性与品质

第 1 章的表 1.5 中列出了部分干果的氧自由基吸收能力（以 ORAC 值表示，单位为 μmol TE/100g），无籽金葡萄干最高（10450）、椰枣最低（2387），无花果干则为 3383[18,19]。由于抗氧化剂在干制过程中被浓缩，故无花果干的 ORAC 值远高于其鲜果。

图 15.1 对比了部分维生素和干果的抗氧化性[17]。$1/IC_{50}$ 值越高，则其作为抗氧化剂的品质就越好。在干果中，无花果干的 $1/IC_{50}$ 值最高，且比维生素 C、维生素 E 和 β-胡萝卜素高了近 10 倍。因此，干果（包括无花果干）中的多酚在生理上可充当强有力的抗氧化剂[17]。

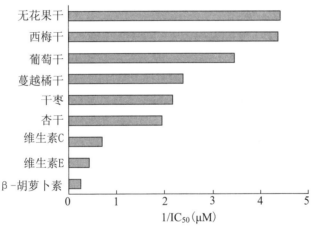

图 15.1　维生素与干果作为抗氧化剂的品质对比（经作者[17]同意后编辑）

在临床研究中，常用 TEAC 值（抗氧化活性水溶性维生素 E 当量）来衡量血浆的抗氧化能力。据报道，受试者食用 40g 无花果干后，血浆 TEAC 值上升 9%[17]；而让健康受试者喝完一杯绿茶后，TEAC 值比基线提高 4%[20]。因此，无花果干对血浆 TEAC 的提升能力强于绿茶。除无花果外，用白葡萄干制的葡萄干是唯一有人体试验证明其抗氧化性的干果。在该项研究中，受试者按体重食用 3g/kg 葡萄干（约 5 餐份），连续一周，结果斋戒组受试者的 TEAC 上升了 8%[21]。

Slatnar 等人用 DPPH 法测量了无花果鲜果和干果的抗氧化活性[22]，结果发现无花果干的自由基清除活性比其鲜果高 2 倍。

15.3.2　酚类

类黄酮是另一类酚类化合物，可细分为黄烷酮类、黄酮类、异黄酮类、花青素类、黄酮醇类、黄烷醇（或黄烷-3-醇）类[23]。目前尚无有关无花果干中类黄酮（尤其是花青素）的文献。Solomon 等人[6]分析了 6 种不同颜色的无花果商品（黑、红、黄、绿）

中的总酚、总类黄酮、总花青素与抗氧化能力（表 15.4）。其中，暗紫色的 mission 无花果的总酚、总类黄酮和总花青素含量都最高，且抗氧化能力也最强。果实不同部位的总酚、总类黄酮、总花青素和抗氧化能力排序为：表皮＞果实＞果肉。近日，C. Alis. Kan 等人分析了来自土耳其东地中海地区的 76 种无花果（绿、黄、紫、黑、棕色）的植物化学成分与抗氧化性[24]。黑无花果的总抗氧化能力最强（范围 7.9～6.1，均值 1.2，单位 mmol Fe^{2+}/kg，以鲜重计），其总花青素含量（范围 32.3～356，均值 128.4，单位 μg C3RE/g，以鲜重计）和总酚含量（范围 69.1～220，均值 118.9，单位 mg GAE/100g，以鲜重计）也最高。与绿色及黄色的无花果品种相比，黑色果实的无花果品种，其总抗氧化能力是前者的 2 倍多、总花青素是 15 倍多、总酚是 2.5 倍多。Del Caro 和 Piga 也发现，黑色无花果的多酚含量（酚酸、黄酮醇和花青素）明显高于绿色无花果[25]。同时发现，鲜果中的多酚主要集中于果皮而非果肉。Slatnar 等人报道[22]，无花果的总酚含量为：鲜果 7.49mg GAE/100g；干果 53.02mg GAE/100g。

Solomon 等人测定了多种颜色的新鲜无花果的果实、果皮和果肉的总花青素含量（表 15.4）[6]。所有无花果品种测试样的花青素均集中于果皮，并成为主要呈色物质。Vallejo 等人研究了新鲜无花果中的酚类化合物[26]，结果发现果皮和果肉均富含酚类化合物，果皮中以花青素为主，果肉中则以原花青素为主。花青素日均摄入量估计值为 200mg[27]。无花果皮是花青素和多酚的主要来源，因此应当食用带皮的成熟无花果[6]。

表 15.4　每 100g 无花果鲜果、果皮和果肉中总酚、总类黄酮、总花青素含量及 TEAC 值

无花果样品类型与果实颜色	总酚	总类黄酮	总花青素	TEAC
	mg GAE/100g	mg（+）-catechin/100g	mg C3GE/100g	μmol TE/100g
果实				
Mission（暗紫色）	281.1±3.0	21.5±2.7	10.9±1.3	716.3±52.6
Chechick（暗紫色）	80.6±7.2	15.9±1.7	1.8±0.2	192.1±16.1
Brown Turkey（紫红色）	58.1±6.3	3.6±0.4	1.3±0.1	120.7±11.3
Bursa（紫红色）	56.0±6.2	2.7±0.3	0.3±0.1	100.3±8.6
Brunswick（黄绿色）	50.0±4.6	2.3±0.3	未检出	69.5±7.8
Kodata（黄色）	48.6±3.8	2.1±0.2	未检出	25.0±3.1
果皮				
Mission（暗紫色）	463.0±44.3	45.6±3.7	27.3±2.3	1987.0±175.4
Chechick（暗紫色）	164.2±10.5	42.9±4.1	7.7±0.5	602.5±58.1
Brown Turkey（紫红色）	141.1±12.4	13.4±1.4	6.5±0.7	302.2±20.3
Bursa（紫红色）	123.0±13.4	10.1±1.3	4.1±0.3	292.5±24.6
Brunswick（黄绿色）	65.5±5.6	3.8±0.5	0.7±0.1	101.2±7.8
Kodata（黄色）	41.7±3.8	2.2±0.3	未检出	82.0±5.1

表 15.4（续）

无花果样品类型与果实颜色	总酚	总类黄酮	总花青素	TEAC
	mg GAE/100g	mg（＋）-catechin/100g	mg C3GE/100g	μmol TE/100g
果肉				
Mission（暗紫色）	100.6±8.6	5.7±0.5	0.3±1.3	357.5±30.6
Chechick（暗紫色）	36.5±4.2	4.5±0.4	0.1±0.2	88.4±7.1
Brown Turkey（紫红色）	42.9±4.7	1.6±0.2	0.1±0.1	79.3±6.3
Bursa（紫红色）	73.7±6.2	3.2±0.3	0.1±0.1	107.8±9.6
Brunswick（黄绿色）	37.0±4.6	1.6±0.3	未检出	36.5±2.8
Kodata（黄色）	59.1±6.8	2.1±0.2	未检出	20.8±3.1

资料来源：经 Solomon 等人同意后编辑[6]。TEAC（抗氧化活性水溶性维生素 E 当量）；GAE（没食子酸当量）；C3GE（矢车菊素-3-葡萄糖苷）；TE（TEAC 值）。同一列中以不同字母标识的数据表示具有显著性差异（$P < 0.05$）。数据表示方式：均值±标准偏差（$n=3$），以鲜重计。

表 15.5 列出了不同颜色的鲜无花果的果实、果皮和果肉中的花青素[6,25,26,28-32]。在不同品种和颜色的无花果中，总共报道过 19 种不同的花青素，其中 3 种是无花果的主要色素（矢车菊素-3-葡萄糖苷、矢车菊素-3-芸香糖苷和矢车菊素-3-鼠李葡萄糖苷）（图 15.2）。暗紫色和紫色无花果品种比黄色和红色品种的花青素含量高[6,32]。

表 15.5　不同颜色新鲜无花果的果实、果皮和果肉中检出的花青素

花青素		参考文献
英文名称	中文名称	
Cyanidin 3 - glucoside	矢车菊素-3-葡萄糖苷	[6，26，28，30]
Cyanidin 3 - rutinoside	矢车菊素-3-芸香糖苷	
Cyanidin 3 - rhamnoglucoside	矢车菊素-3-鼠李葡萄糖苷	[29]
Cyanidin 3 - malonylglucoside	矢车菊素-3-丙二酰基葡萄糖苷	
Cyanidin 3 - rutinoside dimer	矢车菊素-3-芸香糖苷二聚体	[31]
Cyanidin 3 - malonylglicosyl - 5 - glucoside	矢车菊素-3-丙二酰糖基-5-葡萄糖苷	
Cyanidin 3，5 - diglucoside	矢车菊素-3，5-二（葡）糖苷	
5 - Carboxypyranocyanidin - 3 - rutinoside	5-羧基吡喃天竺葵素-3-芸香糖苷	
(Epi) catechin - (4 - 8) - cyanidin 3 - glucoside	表儿茶酚-（4-8）-矢车菊素-3-葡萄糖苷	
(Epi) catechin - (4 - 8) - cyanidin 3 - rutinoside	表儿茶酚-（4-8）-矢车菊素-3-芸香糖苷	

表 15.5（续）

花青素		参考文献
英文名称	中文名称	
(Epi) catechin - (4-8) - pelargonidin 3 - rutinoside	表儿茶酚-（4-8）-天竺葵素-3-芸香糖苷	
Pelargonidin 3 - glucoside	天竺葵素-3-葡萄糖苷	
Pelargonidin 3 - rutinoside	天竺葵素-3-芸香糖苷	
Pelargonidin 3 - rhamnoglucoside	天竺葵素-3-鼠李葡萄糖苷	
Peonidin 3 - rutinoside	芍药花青素-3-芸香糖苷	
Quercetin - 3 - rutinoside	槲皮素-3-芸香糖苷	[25，32]

译者注：原著为 27 行，但只有 16 种花青素，故合并了重复的行，并按英文名重新排了序。

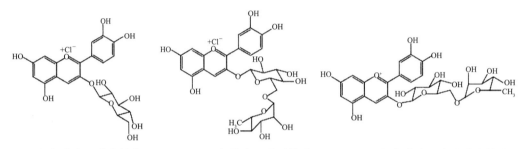

（a）矢车菊素-3-葡萄糖苷　　　（b）矢车菊素-3-芸香糖苷　　　（c）矢车菊素-3-鼠李葡萄糖苷

图 15.2　无花果中发现的主要的花青素的化学结构

　　植物雌激素主要有 3 大类：异黄酮类、木脂素类和香豆雌酚类[33]。某些干果（如杏干、无核小葡萄干、干枣、无花果干、西梅干和葡萄干）中检出的大豆苷元和染料木素即属异黄酮类[33，34]。上述 6 种干果中，葡萄干的大豆苷元和染料木素含量最高（合计 183.64μg/100g），且以染料木素为主（表 15.6）。无花果干的异黄酮含量相对较低（5.97μg/100g），仅高于杏干（4.27μg/100g）。更多有关上述 6 种干果中植物雌激素含量的信息参见第 1 章（表 1.7）。

表 15.6　部分干果中大豆苷元和染料木素的含量（以可食部分计）

干果	含量/（μg/100g）			参考文献
	大豆苷元	染料木素	合计	
杏干	4.27	未检出	4.27	[34]
无核小葡萄干	2.20	10.00	12.20	[33]
干枣	1.72	5.16	6.88	[34]
无花果干	1.77	4.2	5.97	[34]
西梅干	4.26	8.53	12.79	[34]
葡萄干	58.99	124.65	183.64	[34]

Vallejo 等人报道[26]，无花果干的酚类物质含量高于其鲜果的果肉，原因在于其干燥的外果皮。图 15.3 是从 3 种无花果干中检出的 4 种黄酮醇（山萘酚-芸香糖苷，槲皮素-乙酰基葡萄糖苷、槲皮素-芸香糖苷和槲皮素-葡萄糖苷）的分子结构图，槲皮素-芸香糖苷是其中主要的黄酮醇（表 15.7）。3 种无花果干的黄酮醇含量均与其鲜果相近。此外，他们在绿色的无花果干品种中没有检出花青素和原花青素[26]。

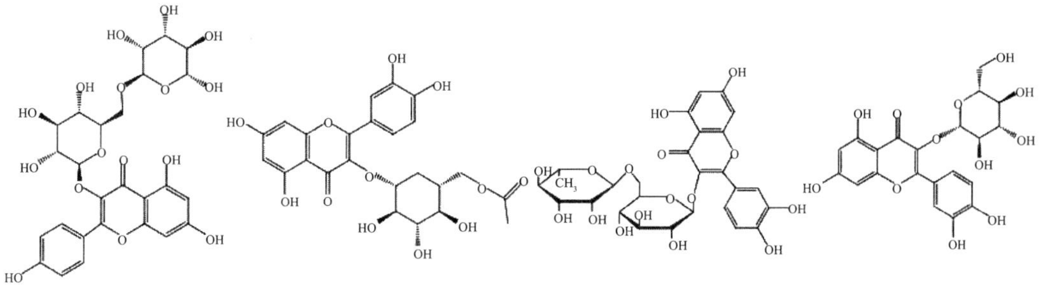

（a）山萘酚-3-*O*芸香糖苷　（b）槲皮素-3-6″乙酰基葡萄糖苷　（c）槲皮素-3-芸香糖苷　（d）槲皮素-3-葡萄糖苷

图 15.3　无花果干中发现的黄酮醇的化学结构

表 15.7　三种无花果干的黄酮醇含量（以可食部分计）

无花果干品种（绿色）	含量/（mg/100g）			
	山萘酚-芸香糖武	槲皮素-乙酰基葡萄糖苷	槲皮素-芸香糖苷	槲皮素-葡萄糖苷
土耳其不知名种	2.0	2.6	10.2	2.5
Cuello Dama	1.0	2.1	13.0	1.0
西班牙不知名种	2.0	2.8	10.9	0.7

资料来源：据 Vallejo 等人的报道编辑[26]；同一列中以不同字母标识的数据表示具有显著性差异（$P<0.05$）。

最近，Slatnar 人研究了不同干制工艺对无花果酚类物质的影响（表 15.8）[22]，对无花果鲜果和干果中的 4 类（羟基肉桂酸类、黄烷-3-醇类、黄酮醇类和花青素类）共 8 种酚类物质进行了测定，检出的主要为表儿茶素，另有很少量的木犀草素-8-C-葡萄糖苷。对个别酚类化合物的分析结果表明，用烘干法干制的无花果干中酚类物质的含量较高（矢车菊素-3-芸香糖苷除外），且其总酚与抗氧化活性均较高[22]。

表 15.8　不同采样期下两种工艺干制的无花果干及其鲜果中的酚类化合物含量

干制方法	化合物含量/（mg/100g）		
	7 月 9 日	7 月 15 日	9 月 11 日
绿原酸			
鲜果	1.33±0.15	2.78±0.46	4.91±1.00
晒干法	9.84±1.41	15.88±1.07	3.42±0.54
烘干法	13.96±1.48	32.42±0.89	19.92±2.56

表 15.8（续）

干制方法	化合物含量/（mg/100g）		
	7月9日	7月15日	9月11日
儿茶酸			
鲜果	1.36±0.24	2.67±0.17	2.88±0.18
晒干法	11.46±2.45	5.88±0.60	6.60±1.18
烘干法	16.16±1.32	15.57±2.04	19.75±0.68
表儿茶酸			
鲜果	7.58±1.64	8.67±1.12	7.11±0.54
晒干法	23.30±3.12	20.37±0.70	10.44±0.86
烘干法	34.65±2.63	36.65±2.46	26.66±1.85
山柰酚-3-O-葡萄糖苷			
鲜果	0.04±0.00	0.10±0.00	0.13±0.01
晒干法	0.46±0.04	0.31±0.04	0.59±0.06
烘干法	0.99±0.09	0.56±0.05	1.43±0.07
木犀草素-8-C-葡萄糖苷			
鲜果	未检出	未检出	未检出
晒干法	0.15±0.02	0.13±0.01	0.16±0.02
烘干法	0.39±0.03	0.21±0.02	0.45±0.04
芸香苷			
鲜果	0.61±0.14	1.86±0.63	0.89±0.20
晒干法	6.66±1.39	12.06±1.00	1.38±0.37
烘干法	7.03±1.03	14.62±1.81	3.75±0.29
槲皮素-3-O-葡萄糖苷			
鲜果	0.18±0.04	0.60±0.17	0.41±0.09
晒干法	2.40±0.46	3.35±0.19	0.56±0.12
烘干法	2.23±0.24	2.98±0.27	1.10±0.06
矢车菊素-3-芸香糖苷			
鲜果	0.21±0.05	0.31±0.05	0.62±0.04
晒干法	0.26±0.06	0.12±0.01	0.13±0.05
烘干法	0.16±0.02	0.12±0.01	0.31±0.05

资料来源：经 Slatnar 等人同意后编辑[22]。数据表示方式：均值±标准偏差（$n=5$），以鲜重计。同一类化合物的同一列中以不同字母标识的数据表示每期样品在干制方式间具有显著性差异（$P<0.05$）。

在鲜无花果的果皮中检出了两种黄酮，即木犀草素-6C-己糖-8C-戊糖和芹菜素-芸香糖苷[26]，而在其果肉和干果中并未检出。

15.3.3　酚酸

食品中的酚酸以游离态和结合态两种形式存在。游离态酚酸对食品的风味有贡献，而结合态酚酸则为食品提供抗氧化活性。据初步报道，无花果干中已鉴别出 7 种游离态与结合态酚酸，其中 4 种为苯甲酸的羟基化衍生物（没食子酸、儿茶酸、丁香酸和香草酸），3 种为肉桂酸衍生物（绿原酸、阿魏酸和对-香豆酸）[35]。结合态酚酸在无花果干中的含量最高，且远高于游离态酚酸，二者的含量有极显著差异（$P<0.01$）（表15.9）。在已鉴别出的酚酸中，香草酸在无花果干中含量最高，其次为对-香豆酸和阿魏酸。近来，Vallejo 等人在几个不同无花果干品种中仅发现一种酚酸（绿原酸），含量为 1.4~2.0mg/100g（以可食部分计）[26]。Veberic 等人从新鲜无花果中检出 3 种酚酸，其含量（mg/100g，以鲜重计）依次为：绿原酸（1.71）、没食子酸（0.38）、丁香酸（0.10）[32]。深色品种的无花果干比浅色品种的酚酸含量高。阿魏酸和对-香豆酸的抗氧化性强于丁香酸、香草酸和原儿茶酸[36]。

表 15.9　无花果干中游离态与结合态酚酸的含量

酚酸	含量/（mg/100g）		总量/（mg/100g）
	游离态酚酸	结合态酚酸	
绿原酸	0.40±0.06	2.60±1.01	3.00
阿魏酸	0.31±0.01	6.88±0.01	7.19
没食子酸	痕量	痕量	痕量
对香豆酸	0.25±0.01	9.64±0.01	9.89
原儿茶酸	0.43±0.35	1.53±2.16	1.96
丁香酸	0.51±0.60	0.93±0.94	1.44
香草酸	3.47±0.05	29.88±2.61	33.35

资料来源：据爱琴海出口商协会的数据编辑[35]；数据表示方式：均值±标准偏差（$n=3$），以鲜重计。同一列中以不同字母标识的数据表示具有显著性差异（$P<0.05$）。

15.3.4　类胡萝卜素

据报道，在一种未知品种的鲜无花果中检出了 5 种类胡萝卜素（α-胡萝卜素、β-胡萝卜素、β-隐黄质、叶黄素和番茄红素），番茄红素的含量最高，其次为叶黄素和 β-胡萝卜素[37]。据美国农业部的资料[8]，无花果干中含有 β-胡萝卜素、叶黄素和玉米黄素。无花果鲜果与干果中都含有大多数血浆中可检出的类胡萝卜素，尽管含量相对较低（鲜果 470、干果 38，单位 $\mu g/100g$）。无花果干中的类胡萝卜素含量低于其鲜果，可能是因干制过程中的高温而有所损失（类胡萝卜素对热敏感）。与其他干果相比（$\mu g/100g$），杏干的类胡萝卜素含量最高（2163），其次为桃干（2080）和西梅干（692）[8]。

15.4　无花果干的保健作用

无花果干是许多营养素的优质来源，如矿物质（钙）、膳食纤维（可溶性）和糖（果糖和葡萄糖），因而成为一种很好的零食。此外，它还含有一系列具有保健作用的生物活性成分[2]。

高达 70％以上的癌症估计都与饮食有关。人们以前以为，抗氧化的维生素（如维生素 C、维生素 E 和 β 胡萝卜素）使水果和蔬菜具有保健作用，且有对各类栽培物的众多流行病学研究成果加以佐证。不过，近期的大量补充研究并不支持这一假说。200 多项流行病学研究成果揭示，蔬菜和水果（包括干果）中的植物化学成分才是使它们能够降低患癌风险的真正原因[7]。水果（包括干果）中的类黄酮和酚酸为其提供了主要的抗氧化活性。过氧自由基清除能力测定结果表明，几种类黄酮的抗氧化活性高于维生素 E、维生素 C 和谷胱甘肽[38]。

地中海式饮食被认为能够促进健康并提高生活质量，尤其对预防与冠心病（CHD）和癌症相关的病理和生理变化有效。通过食用沙拉、蔬菜、水果及其派生食品而摄入大量天然抗氧化剂及有利于健康的植物化学物质，这是地中海式饮食被公认为健康饮食的主要原因。而橄榄和无花果则是地中海式饮食中食用量较大的水果中的典型代表[6,7,17]。

无花果干中的抗氧化剂可提高血浆脂蛋白含量，并使其免遭氧化。另据报道，食用无花果干 4h 后，血浆的抗氧化能力显著提高，并克服了因饮用高果糖玉米糖浆碳酸饮料而产生的氧化应激反应[17]。

除普遍含有的多酚外，无花果中还含有其他具有抗癌活性的化合物，即苯甲醛和香豆素类[7]。苯甲醛已被成功用于治疗人类的晚期癌症[39]。香豆素类是无花果挥发性提取物中分离出的主要成分[40]。无花果中鉴别出的呋喃香豆素类有：异补骨脂素、异紫花前胡内酯、补骨脂素、伞形酮和佛手柑内酯[41]。香豆素类还被用于治疗前列腺癌[42,43]。补骨脂素类（如无花果中的异补骨脂素）目前正被研究用于皮肤癌的治疗，且由于对皮肤的光毒性低而被推荐进入临床试验阶段[44]。此类化合物能够产生自由基，并可与 DNA 生成光加合物，从而抑制癌细胞的增殖[45]。此外，有人发现无花果分离提取物对癌细胞增殖具有很强的体外抑制作用[46]。

近年来，无花果干中的植物雌激素受到了极大关注，原因是它对包括癌症、心血管病、骨质疏松和更年期综合征等多种疾病和亚健康状态有潜在的保护作用[47-53]。

15.5　总结

无花果干是膳食纤维、矿物质和某些植物化学物质的优质来源，且具有强抗氧化性。属于低脂低钠食品。无花果干保留了无花果中大部分具有营养价值和保健活性的成分。为预防某些疾病，需要食用新鲜无花果但又无法得到时，可选择适宜的无花果干作为其有效的替代品。

参考文献

[1] Flaishman，M. A.，Rodov，V. & Stover，E.（2008）The fig：botany，horti-

culture and breeding. Horticulture Reviews，34，132 – 196.

［2］Lansky，E. P. & Paavilainen，H. M. （2010）Figs：The Genus Ficus. CRC Press，Taylor & Francis Group，Boca Raton，FL.

［3］FAO（2011）Food and Agricultural Commodities Production. Published online at：http：//faostat. fao . org/site/339/default. aspx，last accessed June 1，2011.

［4］Piga，A. ，Pinna，I. ，Özer，K. B. ，Agabbio，M. & Aksoy，U. （2004）Hot air dehydration of figs（Ficus carica L. ）：drying kinetics and quality loss. International Journal of Food Science & Technology，39，793 – 799.

［5］INC. （2012）2011 Dried Fruits Production. International Nut and Dried Fruit Council Foundation，Reus，Spain.

［6］Solomon，A. ，Golubowicz，S. ，Yablowicz，Z. ，Grossman，S. ，Bergman，M. ，Gottlieb，H. E. ，Kerem，Z. & Flaishman，M. A. （2006）Antioxidant activities and anthocyanin content of fresh fruits of common fig（Ficus carica L. ）. Journal of Agricultural and Food Chemistry，54，7717 – 7723.

［7］Vinson，J. A. （1999）The functional food properties of figs. Cereal Foods World，44，82 – 87.

［8］USDA. （2011）National Nutrient Database for Standard Reference，Release 24. Published online at：http：//www. nal. usda. gov/fnic/foodcomp/search/，last accessed June 20，2011.

［9］USDA. （2005）Carbohydrates. Dietary Guidelines for Americans. US Department of Agriculture and US Department of Health and Human Services. Government Printing Office，Washington，DC.

［10］DRIs. （1997）Dietary Reference Intakes for Calcium，Phosphorus，Magnesium，Vitamin D，and Fluoride. The National Academies Press，Washington，DC.

［11］DRIs. （2001）Dietary Reference Intakes for Vitamin A，Vitamin K，Arsenic，Boron，Chromium，Copper，Iodine，Iron，Manganese，Molybdenum，Nickel，Silicon，Vanadium，and Zinc. The National Academies Press，Washington，DC.

［12］DRIs. （2004）Dietary Reference Intakes for Water，Potassium，Sodium，Chloride，and Sulfate. The National Academies Press，Washington，DC.

［13］DRIs. （2000）Dietary Reference Intakes for Vitamin C，Vitamin E，Selenium，and Carotenoids. The National Academies Press，Washington，DC.

［14］O' Brien，T. G. ，Kinnaird，M. F. ，Dierenfeld，E. S. ，Conklin – Brittain，N. L. ，Wrangham，R. W. & Silver，S. C. （1998）What' s so special about figs. Nature，392，668.

［15］Slavin，J. L. （2006）Figs：Past，present and future. Nutrition Today，41，180 – 184.

［16］DRIs. （1998）Dietary Reference Intakes for Thiamin，Riboflavin，Niacin，Vitamin B_6，Folate，Vitamin B_{12}，Pantothenic Acid，Biotin，and Choline. The National

Academies Press, Washington, DC.

[17] Vinson, J. A. , Zubik, L. , Bose, P. , Samman, N. & Proch, J. (2005) Dried fruits: excellent in vitro and in vivo antioxidants. Journal of the American College of Nutrition, 24, 44 - 50.

[18] Wu, X. , Beecher, G. R. , Holden, J. M. , Haytowitz, D. B. , Gebhardt, S. E. & Prior, R. L. (2004) Lipophilic and hydrophilic antioxidant capacities of common foods in the United States. Journal of Agricultural and Food Chemistry, 52, 4026 - 4037.

[19] USDA. (2010) USDA Database for the Oxygen Radical Absorbance Capacity (ORAC) of Selected Foods, Release 2. 0. Published online at: http: //www. ars. usda. gov/ nutrientdata, last accessed March 9, 2011.

[20] Serafini, M. , Ghiselli, A. & Ferro - Luzzi, A. (1996) In vivo antioxidant effect of green and black tea in man. European Journal of Clinical Nutrition, 50, 28 - 32.

[21] Durak, I. , Karaca, L. , Cimen, M. B. , Kacmaz, M. , Avci, A. , Gubat, G. & Oztürk, H. S. (2002) Dried white grapes enhance blood antioxidant potential. Nutrition, Metabolism & Cardiovascular Diseases, 12, 204 - 205.

[22] Slatnar, A. , Klancar, U. , Stampar, F. & Veberic, R. (2011) Effect of drying of figs (Ficus carica L.) on the contents of sugars, organic acids, and phenolic compounds. Journal of Agricultural and Food Chemistry, 59, 11696 - 11702.

[23] Shahidi, F. & Ho, C. - T. (2005) Phenolics in food and natural health products: an overview. In: Phenolic Compounds in Foods and Natural Products (eds F. Shahidi & C. - T. Ho). ACS Symposium Series 909, American Chemical Society, Washington, DC, pp. 1 - 8.

[24] Calis, kan, O. & Polat, A. A. (2011) Phytochemicals and antioxidant properties of selected fig (Ficus carica L.) accessions from the eastern Mediterranean region of Turkey. Scientia Horticulture, 128, 473 - 478.

[25] Del Caro, A. & Piga, A. (2008) Polyphenol composition of peel and pulp of two Italian fresh fig fruits cultivars (Ficus carica L.) . European Food Research & Technology, 226, 715 - 719.

[26] Vallejo, F. , Marín, J. G. & Tomás - Barberán, F. A. (2012) Phenolic compound content of fresh and dried figs (Ficus carica L.) . Food Chemistry, 130, 485 - 492.

[27] Kuhnau, J. (1974) The flavonoids. A class of semi - essential food components: their role in human nutrition. World Review of Nutrition and Dietetics, 24, 117 - 191.

[28] Robinson, G. M. & Robinson, R. (1932) A survey of anthocyanins. Biochemical Journal, 26, 1647 - 1664.

[29] Puech, A. A. , Rebeiz, C. A. , Catlin, P. B. & Crane, J. C. (1975) Characterization of anthocyanins in fig (Ficus carica L.) fruits. Journal of Food Science, 40, 775 - 779.

[30] Solomon, A., Golubowicz, S., Yablowicz, Z., Bergman, M., Grossman, S., Altman, A., Kerem, Z. & Flaishman, M. A. (2010) Protection of fibroblasts (NIH - 3T3) against oxidative damage by cyanidin - 2 - rhamnoglucoside isolated from fig fruits (Ficus carica L.). Journal of Agricultural and Food Chemistry, 58, 6660 - 6665.

[31] Dueñas, M., Pérez - Alonso, J. J., Santos - Buelga, C. & Escribano - Bailón, T. (2008) Anthocyanin composition in fig (Ficus carica L.). Journal of Food Composition and Analysis, 21, 107 - 115.

[32] Veberic, R., Colaric, M. & Stampar, F. (2008) Phenolic acids and flavonoids of fig fruit (Ficus carica L.) in the northern Mediterranean region. Food Chemistry, 106, 153 - 157.

[33] Thompson, L. U., Boucher, B. A., Liu, Z., Cotterchio, M. & Kreiger, N. (2006) Phytoestrogen content of foods consumed in Canada, including isoflavones, lignans, and coumestan. Nutrition and Cancer, 54, 184 - 201.

[34] Liggins, J., Bluck, L. J. C., Runswick, S., Atkinson, C., Coward, W. A. & Bingham, S. A (2000) Daidzein and genistein content fruits and nuts. Journal of Nutritional Biochemistry, 11, 326 - 331.

[35] Aegean Exporter's Associations. (2009) Report on Food Composition and Clinical Research on Seedless Raisins and Dried Figs. Alsancak, · Izmir, Turkey.

[36] Cuvelier, M. E., Richard, H. & Berset, C. (1992) Comparison of the antioxidant activity of some acid - phenols: Structure - activity relationship. Bioscience, Biotechnology, and Biochemistry, 56, 324 - 325.

[37] Su, Q., Rowley, K. G., Itsiopoulos, C. & O' Dea, K. (2002) Identification and quantification of major carotenoids in selected components of the Mediterranean diet: green leafy vegetables, figs and olive oil. European Journal of Clinical Nutrition, 56, 1149 - 1154.

[38] Cao, G., Alessio, H. M. & Cutler, R. G. (1993) Oxygen - radical absorbance capacity assay for antioxidants. Free Radical Biology & Medicine, 14, 303 - 311.

[39] Kochi, M., Takeuchi, S., Mizutani, T., Mochizutki, K., Matsumoto, Y. & Saito, Y. (1980) Antitumor activity of benzaldehyde. Cancer Treatment Reports, 64, 21 - 23.

[40] Gibernau, M., Buser, H. R., Frey, J. E. & Hossaert - McKey, M. (1997) Volatile compounds from extracts of figs of Ficus carica. Phytochemistry, 46, 241 - 244.

[41] Innocenti, G., Bettero, A. & Caporale, G. (1982) Determination of the coumarinic constituents of Ficus carica leaves by HPLC. Farmaco Sci, 37, 475 - 485 (in Italian).

[42] Berkarda, B. (1993) Coumarin derivatives and cancer: a review of my work in this field. Journal of the Irish Colleges of Physicians and Surgeons, 22, 69.

[43] Maucher, A., Kager, M. & von Angerer, E. (1993) Evaluation of the antitumour activity of coumarin in prostate cancer models. Journal of Cancer Research and

Clinical Oncology, 119, 150 - 154.

[44] Bordin, F. , Call' acqua, G. , Guiotto, A. (1991) Angelicins, angular analogs of psoralens: chemistry, photochemical, photobiological and phototherapeutic properties. Pharmacology & Therapeutics, 52, 331 - 363.

[45] Conconi, M. T. , Montesi, F. & Parnigotto, P. P. (1998) Antiproliferative activity and phototoxicity of some methyl derivatives of 5 - methoxypsoralen and 5 - methoxyangelicin. Pharmacology & Toxicology, 82, 193 - 198.

[46] Rubnov, S. , Kashman, Y. , Rabinowitz, R. , Schlesinger, M. & Mechoulam, R. (2001) Suppressors of cancer cell proliferation from fig (Ficus carica) resin: isolation and structure elucidation. Journal of Natural Products, 64, 993 - 996.

[47] Gültekin, E. & Yıldız, F. (2006) Introduction to phytoestrogens. In: Phytoestrogens in Functional Foods (ed. F. Yıldız) . CRC Press Taylor & Francis Group, Boca Raton, FL, pp. 3 - 18.

[48] Adlercreutz, H. (2002) Phytoestrogens and breast cancer. Journal of Steroid Biochemistry and Molecular Biology, 83, 113 - 118.

[49] Adlercreutz, H. , Heinonen, S. M. & Penalvo - Garcia, J. (2004) Phytoestrogens, cancer, and coronary heart disease. BioFactors, 22, 229 - 236.

[50] Cornwell, T. , Cohick, W. & Raskin, I. (2004) Dietary phytoestrogens and health. Phytochemistry, 65, 995 - 1016.

[51] Magee, P. J. & Rowland, I. R. (2004) Phyto - estrogens, their mechanism of action: current evidence for a role in breast and prostate cancer. British Journal of Nutrition, 91, 513 - 531.

[52] Webb, A. L. & McCullough, M. L. (2005) Dietary lignans: potential role in cancer prevention. Nutrition and Cancer, 51, 117 - 131.

[53] Thompson, L. U. (2003) Flaxseed, lignans, and cancer. In: Flaxseed in Human Nutrition, 2nd ed. (eds L. U. Thompson & S. C. Cunnane) . AOCS Press, Champaign, IL, pp. 194 - 222.

第16章 油桃干功能性成分及其抗氧化性

Daniel Valero，HuertasMaríaDíaz‐Mula，and María Serrano

16.1 简介

油桃（nectarine）是美味的夏令水果，以鲜食为主。油桃（P. persica var. nectar-ines）在遗传学上与桃（Prunus persica）是同种植物。桃和油桃的果实可从表皮纹理加以区分；油桃表皮光滑，而桃的表皮生有茸毛或有茸毛感。两种桃都分黏核与离核两种。油桃与其他核果特征相似，即内果皮（果核）高度木质化、中果皮（果肉）肉质丰满、外果皮（表皮）薄。全球桃和油桃 2009 年总产量约 20 Mt（译者注：据 FAOSTAT 的数据，原文有误），位居核果类水果之首；主产国为中国（产量逾 10 Mt），其次为意大利、美国和西班牙[1]。

油桃一般分为两类：软果型和硬果型。后者货架期较长，且更受消费者青睐。油桃的果肉也有黄、白之分，具体因品种而异，但果皮均为光滑的红色。油桃不仅味道甜美，且对健康大有裨益[2-4]。

就油桃的品质与消费者接受度而言，已有多位研究者发现总可溶性固形物（TSS）与消费者接受度间存在线性相关关系。TSS 低于 $11\%\sim12\%$ 的不受消费者欢迎，而低酸品种的接受度除 TSS 外，还要看其 TSS/TA（糖酸比，TA 为总酸）[5-6]。消费者接受度还与果实硬度有关，太软或太硬都对果实品质不利[7]。果实的颜色变化与成熟度相关，对油桃的感官指标和食用性均有极大影响。在感官指标中，基因型的差异对果实颜色有明显影响，果皮和果肉中主要的呈色色素为类胡萝卜素[8]。

水果是人们日常饮食的重要组成部分，多吃水果已与多种人类疾病发病率下降相关，原因在于水果中结构与功能（对植物组织）各异的各类植物化学成分所拥有的抗氧化能力，这些成分可归类为维生素类（维生素 C 和维生素 E）、类胡萝卜素、酚类和硫醇类[9-10]。

油桃在各国均以鲜食为主。但与其他呼吸跃变型水果一样，油桃采摘后迅速熟化，因而导致品质下降、货架期短。因此，为延长货架期，罐装法和速冻法已成为油桃的传统加工方法。干制法是另一类水果保鲜法，包括将水分从水果组织中分离，再将其蒸发的过程。干制法可使贮藏期延长数月甚至数年。此外，油桃在加工过程中及加工后，会发生一些导致品质逐渐丧失的化学与物理变化，如变色和变味[12]。本章综述了可查阅的与油桃干营养性相关的资料，重点强调了具抗氧化性的生物活性成分，如类胡萝卜素和酚类物质，并与鲜油桃作了对比。

16.2 油桃的干制

干果的最早记录可追溯到公元前1700年的美索不达米亚碑文，其中记载了可能是目前已知最古老的食谱。传统的干果有晒干的也有风干的，这两种干制方法都有悠久的食品安全史。干制或加工时的高温、水果自身的低pH、低水分活度，以及干果中的天然抗菌成分，使其成为一种安全性非常稳定的食物。目前，尚未发现与干果有关的食源性疾病。近年市场上虽然也出现了一些油桃干产品，但远不如西梅干或葡萄干之类的干果普及。

传统的油桃干是晒干的，但这种方法有赖于每年的天气情况，而且存在被昆虫和霉菌侵袭的风险（有可能产生植物毒素）。为此，近年来各种气调烘干房或风道应运而生，比传统日晒法更具经济优势。主要原因是干制时间缩短，并可形成不同风速、温度和时间的组合，从而使颜色、风味与营养价值的变化比在高温和长时间的干制条件下较小[13]。另外，这些干制工艺有较好的卫生条件，减少了灰尘及其他杂质的污染，且脱水条件不受降雨或天气变化的制约。这就可以选用果型完好且成熟的新鲜油桃为原料，经过清洗、脱皮、去核、切片、硫酸盐护色处理，再脱水去大部分水分而完成干制。油桃片应被干制到含水量18%～20%、水分活度低于0.6，这是干果贮藏的行业标准。干制后的油桃有明显的甜味、耐咀嚼的质地、呈深橘红色。

16.3 油桃干的成分与营养特性

表16.1对比了油桃干与鲜油桃的成分与营养特性[14-16]。油桃鲜果与干果的含水量分别为88%和20%左右。脱水浓缩使油桃干的热量高于鲜油桃。故油桃干属于相对高热食品，热量为220～280kcal/100g，达日推荐摄入量（2000kcal）的12%，而鲜油桃仅为44kcal/100g。油桃干与其他水果一样富含碳水化合物，含量为46～66g/100g，鲜油桃则为10.55g/100g。油桃干的膳食纤维含量是鲜油桃的3倍多。油桃鲜果和干果的脂质与蛋白含量都很少。油桃干的维生素含量较少，仅检出了维生素A和维生素C。干果是矿物质的良好来源，尤其是钾（约为1g/100g）（见表16.1）。

表16.1 油桃鲜果与干果的成分与营养特性（以每100g可食部分计）

营养素	单位	鲜油桃[14]	油桃干[15，16]
主要成分			
水分	g	87.6	20
热量	kcal	44	220～280
蛋白质	g	1.08	4～6
脂质	g	0.32	0.6
灰分	g	0.48	
碳水化合物	g	10.55	46～66
膳食纤维	g	1.7	5～7
糖	g	7.89	

表 16.1（续）

营养素	单位	鲜油桃[14]	油桃干[15,16]
矿物质			
钙	mg	6	26
铜	mg	0.09	—
铁	mg	0.28	3
镁	mg	9	—
锰	mg	0.05	—
磷	mg	26	—
钾	mg	201	960
硒	μg	未检出	—
钠	mg	未检出	5
锌	mg	0.17	—
维生素			
甜菜碱	mg	0.2	—
胆碱	mg	6.2	—
叶酸	μg	5	—
烟酸	mg	1.13	—
泛酸	mg	0.19	—
吡哆醇（维生素 B_6）	mg	0.03	—
核黄素（维生素 B_2）	mg	0.03	—
硫胺素（维生素 B_1）	mg	0.03	—
维生素 A（RAE）	μg	17	21
维生素 C	mg	5.4	10
维生素 E（ATE）	mg	0.77	—
维生素 K	μg	2.2	—

RAE：视黄醇当量；ATE：α生育酚当量；部分数据修约至小数点后 2 位。

16.4　油桃干的植物化学成分

食用新鲜水果的保健性已广为人知，有证据表明它与心血管病发病率低[17]、癌症发病率低[18]，及抗氧化活性[19]有关。

据报道，油桃中含有诸如多酚和类胡萝卜素之类具备抗氧化性的不同生物活性成分，其含量在圆形油桃与扁油桃品种间的差异很大[2-4,20,21]。其中尤以多酚及其相关抗氧化性与人体健康及降低慢性病发病风险的联系日益增强。有报道称，多酚类成分在果实组织中并非均匀分布，而是大多集中于表皮与皮下组织，桃、油桃和李都是如此[2,4,22]。但有关干制技术对水果中多酚类成分及其抗氧化性的影响还未做过系统性研究，油桃干也缺乏此方面的文献报道。

　　有人研究了干制工艺对油桃的水溶性提取物（H - TAA）与脂溶性提取物（L - TAA）中总酚、总类胡萝卜素和总抗氧化性的影响。先将油桃脱水至含水量50％（半干），然后在60℃烘箱内彻底烘干，时间分别为24h和72h。鲜油桃的总酚含量（mg GAE/100g，以干基计）为121.9，落在文献报道中的油桃含量范围之内（10～80mg GAE/100g，以鲜重计，因品种不同而异）[2,3,20]。结果显示，油桃的总酚含量与H - TAA含量在干制时上升（图16.1）。最近有报道称，两种葡萄在干制过程中总酚含量上升，原因是酚酸类、黄烷类、黄酮类及花青素类成分被浓缩[23]。Rababah等人报道[24]，苹果干、草莓干和桃干的总酚含量高于其鲜果。Slatnar等人[25]最近也证实，无花果干中具体酚类成分的含量与总酚含量均高于其鲜果。另外，加热干制（无论是否采用微波辅助）后，杏的总酚含量升高，但个别酚酸（如咖啡酸和没食子酸）的含量下降[26]。据报道，酚酸（绿原酸和新绿原酸）是油桃中主要的酚类成分[20]。

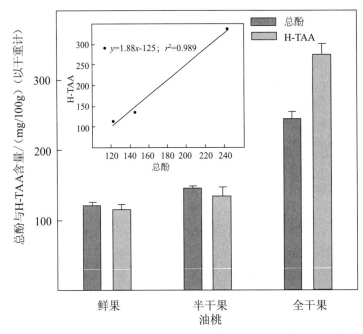

图 16.1　油桃鲜果、半干果与全干果的总酚含量（mg GAE/100g，以干重计）
及亲水性总抗氧化能力（H - TAA，mg TE/100g，以干重计）

　　干制时酚类含量上升的原因可能是由于细胞结构受干制工艺破坏而释放出了较多的酚类成分。因此，与富含多酚的新鲜水果相比，干果既耐贮藏又能提供丰富的膳食多酚；且经长期保存后，干果的酚类成分含量与抗氧化活性仍能保持不变[27]。油桃干也能满足人们对保健性饮食的消费愿望[28]。不过，干制工艺也会造成总酚成分的损失，或使游离酚与总酚之比发生改变[29]。77℃下用烘干法对树莓干制4.5h，其总酚含量与抗氧化活性明显下降，主要原因是花青素降解（花青素的热稳定性不如多酚）[30]。因此，干制时的高温处理可造成生物活性成分的损失，花青素含量高的水果尤甚。

　　与鲜油桃相比，半干油桃与全干油桃的H - TAA均有所上升（图16.1）。有报道称，杏干和葡萄干的抗氧化活性也比其鲜果有明显升高[26,31]。树莓干、苹果干与桃干的抗氧化性也高于其鲜果。若在干制前加入抗坏血酸，则抗氧化性增加的更多[24]。多种干果的H-TAA 与总酚含量高度相关[23,24,27]，许多品种的油桃鲜果也是如此[2-4]，说明干果提取物亲水组分的抗氧化活性主要得益于酚类成分，这一点与其鲜果类似[22,32,33]。因此，总酚可认定为对 H-TAA 有主要贡献的生物活性成分。因为有报道称，维生素 C（另一种亲水性抗氧化成份）对 H-TAA 的贡献很小。研究发现，桃和多种油桃的维生素 C 含量较低[21,34]。不过，也有报道称，水果中维生素 C 的损失是热处理造成的后果，很可能正是维生素 C 使水果组织中的多酚免受氧化[35]。油桃干抗氧化活性升高的原因还有可能是在干制过程中生成了能够增强干果抗氧化能力的美拉德反应产物（MRPs）[36]。MRPs 对干果抗氧化能力的里的贡献得到了 Madrau 等人的证实[37]，他们发现，杏在干制后酚类含量下降，但抗氧化活性增强。此外，多酚含量下降与抗氧化活性增强的同时发生，还有可能是因为处于氧化中间态的多酚具有较强的抗氧化能力。

干制后，油桃的类胡萝卜素含量（mg/100g，以干重计）从鲜果的 14.74 降为干果的 4.48（图 16.2）。该含量介于其它圆形白肉桃和油桃报道值的范围之内，其类胡萝卜素以 β-胡萝卜素为主，其次为 β-隐黄素及叶黄素＋玉米黄素[2,4,14,21,34,38]。Lavelli 等人[39]报道，油桃浆于 100℃加热 5min，其 β-胡萝卜素含量下降。但 García-Parra 等人[40]近期的研究表明，相对温和的热处理条件（如 80℃加热 5min）并未影响总类胡萝卜素含量或具体类胡萝卜素的含量。分别测定亲水性组分与亲脂性组分抗氧化性的研究鲜有报道，但对某些品种的鲜桃、油桃和李的研究已有报道，且其类胡萝卜素含量与 L-TAA 有相关性[38,39,41]。有人测定了其它核果（包括甜樱桃、杏、桃和李）果皮中的 L-TAA 与生育酚含量（α、β＋γ、δ），但未发现相关性[42]。与其他亲脂性物质一样，生育酚对 L-TAA 可能也有贡献。

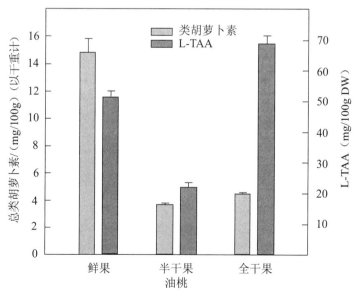

图 16.2 油桃鲜果、半干果与全干果的总类胡萝卜素含量（mg/100g，β-胡萝卜素，以干重计）与亲脂性总抗氧化能力（L-TAA，mg TE/100g，以干重计）

16.5　油桃干的保健作用

当今世界，人们对既健康又有营养的食物的需求日益增长，促使营养素分析成为了质控研究的主要领域之一。水果抗氧化能力的差异与不同品种的抗氧化成分有关，但相同品种若栽培方法不同时也有差异[2,3,22,32,34]。众所周知，饮食中的酚类物质可降低冠心病和癌症的发病率，还可用作抗菌剂、抗过敏剂、抗突变剂和消炎药，这些都得益于其抗氧化性[43]。酚类成分的抗氧化性是基于其自由基清除能力、金属离子螯合能力及对某些氧化酶的抑制能力。此外，水果中的多酚对脂细胞的发育及脂肪在细胞内的沉积具有抑制作用，即具有抗脂肪生成作用，故可降低肥胖症发病率[30]。因此，由于油桃干的酚类成分含量与抗氧化能力均高于其鲜果，所以当买不到鲜油桃时，油桃干对摄入这些保健性成分也是个不错的选择。

16.6　油桃干商品及其工业应用

油桃干在全球的商品化程度比不上李干或葡萄干等干果，只有个别公司生产，尤其是在美国（如 Sunsweet Nutrition、Sid Wainer & Son、Barry Farm Foods、California Gourmet Company、Bella Viva Orchards、Steward and Jasper Orchards 等）。但这是个具有市场开发潜力的产品，值得关注。由于干制后品质优良、酚类物质含量高、抗氧化性强，故食用后对健康有益。

16.7　总结

如今，全球很多国家（如美国、英国、德国和澳大利亚等）对干果的消费需求日益增长，部分原因是其含有保健性的生物活性成分。油桃干之类的油桃制品在全球各国都很稀缺，但它是一种值得关注的可干制水果；若能解决在极短的产季内采摘的问题，则能创造新的市场机遇。另外，由于在干制时生物活性成分（如多酚）含量上升、抗氧化性增强，故油桃干的保健作用强于鲜油桃。

参考文献

[1] FAOSTAT (2009) *Peaches and Nectarines*. Published online at：http：//faostat. fao. org/site/339/default . aspx, last accessed January 1, 2012.

[2] Gil，M. I.，Tomás - Barberán，F. A.，Hess - Pierce，B. & Kader，A. A. (2002) Antioxidant capacities, phenoliccompounds, carotenoids, and vitamin content-sofnectarine，peach，andplumcultivarsfromCalifornia. *Journal of Agricultural and Food Chemistry*，50，4976 - 4982.

[3] Cantín，C. M.，Moreno，M. A. &Gorgocena，Y. (2009) Evaluation of the antioxidant capacity, phenoliccompounds, and vitamin content of different peach and nectarine [*Prunuspersica* (L.) Batsch] breedingprogenies. *Journal of Agricultural and Food Chemistry*，57，4586 - 4592.

[4] Legua，P.，Hernández，F.，Díaz - Mula，H. M.，Valero，D. & Serrano，M.

(2011) Quality, bioactive compounds, and antioxidant activity of new flat - type peach and nectarine cultivars: a comparative study. Journal of Food Science, 76, C729 - C735.

[5] Crisosto, C. &Crisosto, G. (2005) Relationship between ripe soluble solids concentration (RSSC) and consumer acceptance of high and low acid melting flesh peach and nectarine [Prunuspersica (L.) Batsch] cultivars. Postharvest Biology and Technology, 38, 239 - 246.

[6] Iglesias, I. &Echeverría, G. (2009) Differential effect of cultivar and harvest date on nectarine colour, quality and consumer acceptance. Scientia Horticulturae, 120, 41 - 50.

[7] Crisosto, C. H. , Crisosto, G. M. , Echeverría, G. &Puy, J. (2006) Segregation of peach and nectarine [Prunuspersica (L.) Batsch] cultivars according to their organoleptic characteristics. Postharvest Biology and Technology, 39, 10 - 18.

[8] Valero, D. & Serrano, M. (2010) Postharvest Biology and Technology for Preserving Fruit Quality. CRC Press, Boca Raton, FL.

[9] Nichenametla, S. N. , Taruscio, T. G. , Barney, D. L. & Exon, J. H. (2006) A review of the effects and mechanisms of polyphenolics in cancer. Critical Reviews in Food Science and Nutrition, 46, 161 - 183.

[10] Schreiner, M. & Huyskens - Keil, S. (2006) Phytochemicals in fruit and vegetables: health promotion and postharvest elicitors. Critical Reviews in Plant Science, 25, 267 - 278.

[11] Saura - Calixto, F. & Goñi, I. (2009) Definition of the Mediterranean diet based on bioactive compounds. Critical Reviews in Food Science and Nutrition, 49, 145 - 152.

[12] Arthey, D. &Ashurst, P. R. (1996) Fruit Processing. The University Press, Cambridge, UK.

[13] Tarhan, S. (2006) Selection of chemical and thermal pretreatment combination for plum drying at low moderate drying air temperatures. Journal of Food Engineering, 79, 255 - 260.

[14] USDA (2011) National Nutrient Database for Standard Reference, Release 24. Published online at: http: //www. nal. usda. gov/fnic/foodcomp/search/, last accessed December 16, 2011.

[15] Calories in Dried Nectarines (2012) Calories in Dried Nectarines. Published online at: http: //caloriecount. about. com/calories - sunsweet - dried - nectarines - i113642, last accessed January 1, 2012.

[16] Nutritional Valuesof Dried Nectarines (2012) Nutritional Values of Dried Nectarines. Publishedonlineat: http: //www. livestrong. com/article/519048 - nutritional - value - of - dried - nectarines, lastaccessed January1, 2012.

[17] He, F. J. , Nowson, C. A. , Lucas, M. & MacGregor, G. A. (2007) Increased consumption of fruit andvegetables is related to a reduced risk of coronary heart dis-

ease: meta - analysis of cohort studies. Journal of Human Hypertension, 21, 717 - 728.

[18] Duthie, S. J. (2007) Berry phytochemicals, genomic stability and cancer: evidence for chemoprotectionat several stages in the carcinogenic process. Molecular Nutrition & Food Research, 51, 665 - 674.

[19] Wolfe, K. L. , Kang, X. M. , He, X. J. , Dong, M. , Zhang, Q. Y. & Liu, R. H. (2008) Cellular antioxidantactivity of common fruits. Journal of Agricultural and Food Chemistry, 56, 8418 - 8426.

[20] Tomás - Barberán, F. A. , Gil, M. I. , Cremin, P. , Waterhouse, A. L. , Hess - Pierce, B. & Kader, A. A. (2001) HPLC - DAD - ESIMS analysis of phenolic compounds in nectarines, peaches, and plums. Journal of Agricultural and Food Chemistry, 49, 4748 - 4760.

[21] Vizzotto, M. , Cisneros - Zevallos, L. & Byrne, D. H. (2007) Large variation found in the phytochemical and antioxidant activity of peachand plum germplasm. Journal of the American Society for Horti Cultural Science, 132, 334 - 340.

[22] Díaz - Mula, H. M. , Zapata, P. J. , Guillén, F. , Castillo, S. , Martínez - Romero, D. , Valero, D. & Serrano, M. (2008) Changes in physicochemical and nutritive parameters and bioactive compounds during development and on - tree ripening of eight plum cultivars. Journal of the Science of Food and Agriculture, 88, 2499 - 2507.

[23] Serratosa, M. P. , Marquez, A. , Lopez - Toledano, A. , Medina, M. & Merida, J. (2011) Changes in hydrophilic and lipophilic antioxidant activity in relation to their phenolic composition during the chamber drying of red grapes at a controlled temperature. Journal of Agricultural and Food Chemistry, 59, 1882 - 1892.

[24] Rababah, T. M. , Ereifej, K. I. & Howard, L. (2005) Effect of ascorbic acid and dehydration on concentrations of total phenolics, antioxidant capacity, anthocyanins, and color in fruits. Journal of Agricultural and Food Chemistry, 53, 4444 - 4447.

[25] Slatnar, A. , Klancar, U. , Stampar, F. & Veberic, R. (2011) Effect of drying of figs (Ficuscarica L.) on the contents of sugars, organic acids, and phenolic compounds. Journal of Agricultural and Food Chemistry, 59, 11696 - 11702.

第17章 桃制品：植物化学成分及其保健作用

Emilio Alvarez‒Parrilla, Laura A. de la Rosa, Gustavo A. González‒Aguilar, and Jesús F. Ayala‒Zavala

17.1 简介

桃（Prunus persica）为蔷薇科核果类植物，果实味甜多汁。因其种子外被坚硬如石的内果皮而被归为核果类。桃起源于中国，被罗马人经波斯传到欧洲，后被西班牙人传播到世界各国。按照果肉是否与果核黏附，可将商品桃分为离核桃与黏核桃两类；也可按果肉颜色分为黄桃和白桃。黏核桃主要用于加工，离核桃则主要用于鲜食[1]。

1999～2009年，全球桃产量增长52%，2009年已超过20Mt。据Konopacka等人[2]最近的一项研究，在4271名欧洲消费者中，39%的人每周消费3～5个桃子，且有23.8%的人每周至少消费5个。中国作为主产国，其2009年桃产量占全球的50%；其次为意大利、美国、西班牙、希腊和土耳其，五国产量合计占全球的26.5%[3]。2008年，美国桃产量的48%被用于鲜食。桃罐头（占37.6%）和速冻桃（占9.8%）是美国桃消费市场中主要的加工产品，桃干约占1%，果汁、果酱及果冻等其他桃制品合计约占3%。由于食用新鲜水果有利于健康的科学知识不断增加，桃罐头消费量比1980年下降了近10%、鲜桃消费量上升约2%、速冻桃上升约7%、桃汁上升约2%，桃干的消费量仅略有下降（0.27%）[4]。

美国标准中将桃干定义为"对半切开、去核后脱除了大部分水分的桃，包装前需经清洗加工，也可用二氧化硫做护色处理。"联邦检验证书要求，桃干成品的水分含量（重量比）不得超过25%[5]。桃干的生产过程包括：清洗、去皮、切分、热烫和/或护色（用抗坏血酸或其他抗氧化剂）、干制（晒干或烘干）。通常认为，干制产品的植物化学成分会在加工时减少。本章概述了干制对鲜桃及桃干的植物化学成分含量与抗氧化性的影响，并探讨了桃干及其他产量较小的桃制品可能具备的保健作用。

17.2 桃在脱水时的成分与营养变化

USDA在其最完整的桃成分资料库中给出了鲜桃（可食部分）的营养成分数据。表17.1列出了鲜桃、桃干与脱水桃的成份与营养特性[6]。桃（可食部分）的含水量为88.7%，热量为39kcal/100g。而干制后的含水量分别为31.8%（未烹制、经二氧化硫处理的桃干）和7.5%（脱水桃），所有营养成分的含量均受到干制的影响[6]。桃干和脱水桃的热量（kcal/100g）分别上升到239和325（表17.1）。

鲜桃的蛋白含量（g/100g）约为 0.91，天冬氨酸是其主要的氨基酸。干制或脱水后，蛋白含量分别上升到 3.61 和 4.89。但若以干基计，则蛋白含量从鲜桃的 8.18 降为桃干的 5.29。下降原因可能是在干制时发生了降解或浸出。天冬氨酸和谷氨酸是各种桃及其制品中主要的氨基酸。鲜桃的脂质含量为 0.25g/100g，其中 7.6% 为饱和脂肪酸（SFA）、26.8% 为单不饱和脂肪酸（MUFA）、34.4% 为多不饱和脂肪酸（PUFA）。该组分比例在干制过程中几乎不变。上述数据同时还表明，桃是 PUFA 的良好来源。干制或脱水的桃，其脂质含量的变化与蛋白的情况类似，分别为 0.76g/100g 和 1.03g/100g。鲜桃的总糖与膳食纤维含量分别为 9.54g/100g 和 1.5g/100g。蔗糖最多，其次为葡萄糖和果糖。干制的桃中同样以这 3 种糖为主（表 17.1）。

表 17.1　鲜桃、桃干与脱水桃的成分与营养特征（以每 100g 可食部分计）

营养素	单位	鲜桃	桃干	脱水桃
常规组分				
水分	g	88.87	31.8	7.5
热量	kcal	39	239	325
蛋白质	g	0.91	3.61	4.89
脂质	g	0.25	0.76	1.03
SFA	g	0.02	0.08	0.11
MFA	g	0.07	0.28	0.38
PUFA	g	0.09	0.37	0.5
灰分	g	0.43	2.5	3.39
碳水化合物	g	9.54	61.33	83.18
膳食纤维	g	1.5	8.2	nr
糖类	g	8.39	41.74	nr
果糖	g	1.53	13.49	nr
葡萄糖	g	1.95	12.83	nr
蔗糖	g	4.76	15.42	nr
矿物质				
钙	mg	6	28	38
铜	mg	0.07	0.36	0.493
氟化物	μg	4	nr	nr
铁	mg	0.25	4.06	5.51
镁	mg	9	42	57
锰	mg	0.06	0.3	0.41
磷	mg	20	119	162

表 17.1（续）

营养素	单位	鲜桃	桃干	脱水桃
钾	mg	190	996	1351
硒	μg	0.1	0.5	nr
钠	mg	nd	7	10
锌	mg	0.17	0.57	0.78
维生素类				
甜菜碱	mg	0.3	nr	nr
胆碱	mg	6.1	12.7	nr
叶酸	μg	4	nd	7
烟酸	mg	0.81	4.38	4.82
泛酸	mg	0.15	0.56	0.52
吡哆醇	mg	0.03	0.07	0.16
核黄素	mg	0.03	0.21	0.07
硫胺素	mg	0.02	tr	0.04
维生素 A（RAE）	μg	16	108	71
维生素 C	mg	6.6	4.8	10.6
维生素 E（ATE）	mg	0.73	0.19	nr
维生素 K	μg	2.6	15.7	nr
氨基酸类				
苯丙氨酸	g	0.028	0.215	0.292
精氨酸	g	0.018	0.092	0.124
天（门）冬氨酸	g	0.418	0.602	0.817
胱氨酸	g	0.012	0.029	0.040
谷氨酸	g	0.056	0.548	0.743
甘氨酸	g	0.021	0.126	0.171
组氨酸[a]	g	0.013	0.067	0.091
异亮氨酸[a]	g	0.017	0.104	0.141
亮氨酸[a]	g	0.027	0.204	0.277
赖氨酸[a]	g	0.030	0.116	0.157
蛋氨酸[a]	g	0.010	0.087	0.118
苯丙氨酸[a]	g	0.019	0.114	0.154
脯氨酸	g	0.018	0.152	0.206
丝氨酸	g	0.038	0.167	0.226

表 17.1（续）

营养素	单位	鲜桃	桃干	脱水桃
苏氨酸[a]	g	0.016	0.141	0.192
色氨酸[a]	g	0.010	0.010	0.014
酪氨酸	g	0.014	0.094	0.128
缬氨酸[a]	g	0.022	0.197	0.267

资料来源：据 USDA 的资料改编[6]。

部分数据修约至小数点后第 2 位。

SFA：饱和脂肪酸；MUFA：单不饱和脂肪酸；PUFA：多不饱和脂肪酸；RAE：维生素 A 活性当量；ATE：α-生育酚当量；nr：无报道；nd：未检出；tr：痕量；a：非必需氨基酸。

桃中的矿物质主要有钾、磷、镁、钙、铁、锌、铜和锰。干制和脱水后矿物质均被浓缩。鲜桃的可食部分含有多种脂溶性与水溶性维生素。大部分维生素的结构都不稳定，对光和高温等脱水工艺涉及的因素敏感。虽然 USDA 数据库并未提到干制条件，但干制明显使维生素 E 含量大幅下降（表 17.1）。硫胺素、叶酸和抗坏血酸在桃干中的含量也有下降，但在脱水桃中又有所恢复，这可能是失水的缘故。硫胺素含量下降与使用二氧化硫（已知可破坏硫胺素）有关[7]。

鉴于干制工艺对鲜桃的天然活性成份有巨大影响，故需采用多种机制加以预防[8]。二氧化硫多年来一直在桃的干制工艺中充当抗氧化剂，以免损失类胡萝卜素和抗血酸。包装材料与包装用气可用于调控长期保存的桃干中二氧化硫的下降；氮气包装也能减少桃干中二氧化硫的下降，并有助于保持较高水平的抗氧化成分。上述资料提示，桃干以其富含膳食纤维与生物活性成分的特点，而成为健康饮食的选项之一，且对开发功能性食品的农业经营者也是个不错的选择。

17.3　鲜桃与加工桃中的植物化学成分

植物化学物质被定义为水果、蔬菜、谷物及其他植源性食品中与降低主要慢性病发病率相关的具有生物活性的非营养性植物成分[9]。桃中发现的植物化学物质主要有多酚、类胡萝卜素和不易消化的碳水化合物（如膳食纤维和果胶）。

17.3.1　多酚化合物与抗氧化性

多酚是植物的次生代谢物，结构特点为芳环上带有一个或多个羟基。多酚通常被分为两大类，即类黄酮与非黄酮类，按碳原子数、苯环数及其键合物还可进一步细分[10]。类黄酮中主要有黄酮类、黄酮醇类、黄烷酮类、黄烷-3-醇类、花色素类（糖苷化后称为花青素类）和异黄酮类等。非黄酮类主要为对羟基苯甲酸和羟基肉桂酸类衍生物。多酚的强抗氧化性已被公认，单酚的抗氧化性与其羟基位置和数量等结构特征有关[11]。水果的总抗氧化能力通常与其总酚或个别多酚的含量高度相关，说明主要是此类成分为水果提供了抗氧化性[9]。

表 17.2　鲜桃与加工桃的酚类、抗氧化能力和类胡萝卜素含量（以每 100g 可食部分计）

成分	鲜桃	鲜桃（白肉）	罐头	桃干（水分 40%）	参考文献
总酚/（mg GAE/100g）	133（$n=15$）	未报道	73（$n=2$）	283（$n=4$）	[15]
总抗氧化能力/（μmol TE/100g）	1922（$n=15$）	未报道	436（$n=2$）	4222（$n=4$）	[15]
具体类黄酮/（mg/100g）					
儿茶酸	4.92（$n=49$）	12.25（$n=30$）	1.87（$n=1$）	未报道	[12]
表儿茶酸	2.34（$n=49$）	4.09（$n=30$）	未检出	未报道	[12]
表没食子儿茶素	1.04（$n=14$）	未报道	未报道	未报道	[12]
矢车菊素	1.61（$n=45$）	0.97（$n=30$）	未检出	未报道	[12]
槲皮素	0.66（$n=40$）	0.45（$n=30$）	未检出	未报道	[12]
山萘酚	0.22（$n=3$）	未报道	未检出	未报道	[12]
具体类胡萝卜素（μg/100g）					
α-胡萝卜素	未检出	未报道	未检出	3（$n=0$）	
β-胡萝卜素	162（$n=32$）	未报道	333（$n=6$）	1074（$n=0$）	[6]
β-隐黄素	67（$n=32$）	未报道	85（$n=6$）	444（$n=0$）	[6]
叶黄素＋玉米黄素	91（$n=8$）	未报道	33（$n=1$）	559（$n=0$）	[6]

部分数据修约至小数点后两位；括号内的数字为样本数；GAE：没食子酸当量；TE：水溶性维生素 E 当量。

表 17.2 列出了鲜桃与加工桃中总酚、总抗氧化能力、主要的类黄酮和类胡萝卜素含量[12]。鲜桃的总酚含量（mg GAE/100g，以鲜重计）介于 38[13] 到大于 300[14] 之间不等，均值为 133[15]。可能是自然因素造成了如此大的变化区间，诸如品种、地理条件、成熟期、耕作技术与采后技术的差异等；但也有可能由分析方法的差异造成，尤其是提取步骤和溶剂的差异。桃中检出的酚类化合物主要为黄烷-3-醇类（儿茶酸、原花青素 B₁ 和表儿茶酸），其次为羟基肉桂酸类衍生物（如绿原酸和新绿原酸）。图 17.1 是桃中检出的部分植物化学物质的分子结构图。某些红色桃品种的果皮也富含花青素类[16]。桃的黄烷醇类（槲皮素糖苷）含量相对较低。鲜桃的总抗氧化能力（以鲜重计）为 1922μmol TE/100g[15]。

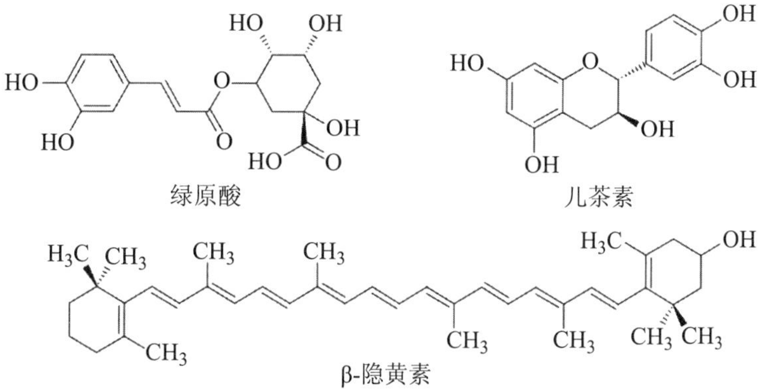

绿原酸　　　儿茶素

β-隐黄素

图 17.1　桃中检出的几种植物化学物质的结构

加工技术会在一定程度上改变桃制品的酚类成分含量与抗氧化性，变化程度因工艺类型和加工强度而异。罐装是最常见的桃加工方式，但其对桃中多酚成分影响的研究却很少。罐装时采用的热处理工艺使桃的总酚和原花青素（多聚黄烷-3-醇）含量下降[17,18]。但下降幅度与处理温度有关。90℃加热40min，并不会使多酚总量明显减少[17]。就原花青素而言，其损失程度还与多酚分子的聚合度有关。罐装加工后，八聚体完全损失，而单体～七聚体则损失6%～30%，且在桃罐头的糖水中可检出的量也计入桃组织的损失[18]。4℃冷藏14d，或速冻后-12℃冷藏3个月，桃中的多酚总量没有减少[17]。

桃汁也是常见的桃制品；鲜桃汁的总酚含量（mg GAE/100g）介于68.8～75.4 E之间，可定量的成分主要为儿茶素（2.0～3.4mg/100g，桃汁）和绿原酸（1.2～1.9mg/100g，桃汁），其次为异槲皮素（槲皮素-3-葡萄糖苷，0.52～0.71mg/100g，桃汁）[19]。果泥和浓缩汁是加工商品化果汁时的半成品。不同研究人员测定了此类产品的酚类化合物类型与含量。Bengoechea等人[20]发现，桃汁原浆中的多酚以绿原酸和儿茶素为主，而桃浓缩汁中则以绿原酸和新绿原酸为主。此类产品中未测出黄酮醇类。研究人员就此得出结论，酚类成分有助于果泥和浓缩汁的鉴别，并可用于检测果汁商品是否掺假。Talcott等人[21]的研究表明，生产桃汁原浆时不作去皮处理，既提高了产量，又提高了酚类成分含量与抗氧化能力，而且对产品质量没有显著影响。检出的主要多酚为绿原酸和新绿原酸，其次为儿茶素。他们还发现，热烫时间对果泥的抗氧化性和酚类含量有影响。不过，加工（热烫、混料和巴氏杀菌）或贮藏时酚类含量损失很小的原因，其实是由于长时间热烫（20min）提高了果泥中某些酚类成分的产量。桃汁原浆的抗氧化能力与绿原酸含量高度相关[21]。在室温下生产再经热处理的桃汁原浆，其多酚含量低于传统热破或精加工的桃汁原浆，原因可能是提取率较低[22]。具体多酚的损失率（换算为对鲜果中含量的占比）介于5%～82%之间，因具体多酚、桃品种和工艺类型而异。矢车菊素-3-葡萄糖苷的损失被认为有利，原因是这种花青素会使果泥颜色不佳[22]。

表17.3　干制对桃的酚类成分与抗氧化能力的影响

成分	鲜桃	桃干
总酚/（mg GAE/100g）	197.3	759.0
总抗氧化能力/（μmol TE/100g）	1140	6760
总花青素/（mg cyn-3-glu/100g）	1.9	5.1

资料来源：经Rababah[23]等人同意后编辑；数据表示为均值（n=3）以干基计；GAE：没食子酸当量；TE：水溶性维生素E当量；cyn-3-glu：矢车菊素-3-葡萄糖苷。

只有极个别的研究分析了桃干的酚类植物化学成分含量与抗氧化性，或脱水对其影响（表17.2）。Rababah等人[23]研究了添加抗坏血酸对鲜桃或干桃中总酚含量、抗氧化性和花青素的影响。结果发现，添加抗坏血酸对总酚含量、抗氧化性和花青素含量的影响很小，而脱水则使这些指标显著提高（表17.3）。这也可以理解，因为鲜果中的水脱除后果肉中所有的成分都被浓缩了。Threlfall等人[24]也发现，桃干的多酚、抗氧化能力和花青素含量均高于其鲜果。有关干制技术对桃的多酚类成分和抗氧化能力的影响方面还需开展更多研究。不过目前仍然可以说，干制是很方便的一种桃加工方法，可有效浓缩酚类成分并提高桃干的抗氧化能力。

17.3.2 类胡萝卜素

果蔬中已知的类胡萝卜素已超过 600 种[25]。类胡萝卜素和花青素都是桃中主要的色素。与其他植物化学成分（如多酚）一样，桃中的类胡萝卜素含量因栽培品种（基因型）、成熟期、气候条件、采收技术等因素的不同而差异很大。成熟度是桃中类胡萝卜素含量的主要影响因素，原因是类胡萝卜素的合成在成熟期时增加[26]。据报道，黄肉桃的类胡萝卜素含量（$0.1\sim2.8$mg β-胡萝卜素当量/100g）高于白肉桃（$0.025\sim0.08$mg β-胡萝卜素当量/100g）[27,28]。β-胡萝卜素（$0.004\sim0.31$mg/100g）和 β-隐黄素（$0.04\sim0.34$mg/100g）[22,29-32]是桃中检出的最主要的前维生素 A 类胡萝卜素。其他类胡萝卜素还有 α-胡萝卜素（0.0082mg/100g）、叶黄素（0.075mg/100g）和玉米黄素（0.025mg/100g）[29]。Khachik 等人[33]报道，鲜桃和桃干的类胡萝卜素含量有巨大差异（分别为 0.122 和 4.47mg/100g）。据 USDA 营养数据库[6]的资料，鲜桃和桃干主要的类胡萝卜素为 β-胡萝卜素、β-隐黄素和叶黄素＋玉米黄质。其含量（μg/100g）在鲜桃中的依次为 162、67、91，在桃干中依次为 1074、444、559（表 17.2）。该结果表明，干制因脱水而使植物化学成分浓缩，从而提高了类胡萝卜素含量。

Gil 等人[30]报道，类胡萝卜素主要集中于果皮，其 β-胡萝卜素含量比果肉高 $2\sim6$ 倍。Caprioli 等人[34]用 HPLC 法分析发现，桃的总类胡萝卜素含量高于各胡萝卜素含量之和，原因可能在于各类胡萝卜素分子的最大吸收波长不同，而光谱法并未考虑该因素。Tavarini 等人[27]发现，桃的类胡萝卜素含量与其抗氧化能力（以 FRAP 法测量）间无相关性。

桃加工技术与类胡萝卜素含量下降及桃制品色度值下降相关[32]。McHugh 和 Huxsoll[35]报道，受挤压的桃，其颜色变化原因是类胡萝卜素的降解与非酶褐变。对鲜切桃进行预热处理（50℃，10min）时也可观察到这种现象[36]，其色度值与 β-胡萝卜素含量均有下降。

桃罐头是美国人目前消费量最大的加工桃制品。而罐装对桃的类胡萝卜含量影响的研究则鲜有报道。Khachik 等人[33]报道，桃罐头的总类胡萝卜素含量升高（每百克可食部分）；但他们认为该结果可能并未反映出类胡萝卜素在加工过程中的预期损失，因为缺乏桃在加工前的含水量或类胡萝卜素含量的相关资料。有人在分析了鲜桃与桃罐头中类胡萝卜素的含量变化后发现，β-胡萝卜素和 β-隐黄素下降了 50%[37,38]。有人在稍后的一项研究中发现，受光、热和酸等加工条件的影响，加工过程中类胡萝卜素的顺式异构体含量上升了 10%[25]。据报道，这种异构化作用改变了类胡萝卜素的生物利用度与生物活性，因为其顺式异构体被人体吸收较少[25]。诸如罐装材料和贮藏条件等其他因素也可改变类胡萝卜素的含量。Kaushal 等人[39]发现，相同工艺的瓶装产品的类胡萝卜素含量低于罐装产品。类胡萝卜素含量在加工过程中下降的原因可能是发生了分解，其程度与类胡萝卜素分子结构、自然生态系统、氧、光照、含水量、温度、空气、抗氧化剂、助氧化剂和自由基等因素相关[26]。

常见的其他桃制品还有桃汁原浆和桃饮料。原浆桃汁是用于调制桃饮料的中等含水量的产品。Lavelli 等人[22]报道，在原浆桃汁加工过程中，类胡萝卜素含量下降48%～65%，具体差异与桃品种和加工步骤有关。他们发现，Elegant Lady（较易发生酶促褐变的品种）的类胡萝卜素含量下降幅度大于 Redhaven（常用于加工原浆桃汁和桃饮料的品种）。而在桃饮料生产过程与其长达 3 个月的贮藏期内，类胡萝卜含量没有进一步下降（相对于原浆桃汁而言）。但用碱液去皮后加工的桃汁饮料，其类胡萝卜素含量低于全汁（未去皮加工）饮料[22,31]。该结果与 Gil 等人[30]的观察结果（果皮的类胡萝卜素含量高于果肉）相一致。

众所周知，风干产品的类胡萝卜素含量会有明显下降。据报道，箱式法比日晒法干制的蔬菜的类胡萝卜素含量高[25]。但有关桃干中类胡萝卜素含量的资料极少。两项早期研究表明，在脱水过程中，桃的类胡萝卜素保留率仅有 42%[37,40]。Mackinney 等人[40]发现，二氧化硫处理降低了干制造成的类胡萝卜素损失。

分析干果的类胡萝卜素含量的本意是为了避免其损失；但在过去几年中，研究加工技术对类胡萝卜素生物利用度的影响的兴趣却不断升温，且表明加工产品的类胡萝卜素生物利用度高于未加工产品[26]。

17.3.3　果胶及其他不易消化的碳水化合物

果胶或果胶类物质是指大部分半乳糖醛酸残基被甲基化的一类杂多糖[41]。果胶、纤维素和半纤维素是植物细胞壁的主要组成部分，它们的分子构型是鲜桃与加工桃质地的决定因素[42]。果胶在人体小肠内不被消化吸收，因此桃及其他水果中的果胶成为膳食纤维的组分。鲜桃可食部分的膳食纤维含量为 1.5g/100g（表 17.1），桃干为 8.2g/100g[6]。总膳食纤维通常由两类组成：不溶性膳食纤维（纤维素、半纤维素和非多聚糖木质素）和可溶性膳食纤维（果胶、β-葡聚糖和阿糖基木聚糖）。水果、蔬菜和豆类植物中的可溶性膳食纤维含量较高，并与结肠内降解和高发酵度、益生性、葡萄糖吸收少、较低的血胆固醇水平、免疫力增强等保健性相关联[43]。鲜桃和加工桃是可溶性膳食纤维（以果胶为主）的良好来源。鲜桃和桃罐头的可溶性膳食纤维含量（g/100g,以可食部分计）分别为 0.6 和 0.49[44]。桃浓缩汁富含总膳食纤维（33.2g/100g），其中可溶性膳食纤维 11.3g/100g，不溶性膳食纤维 21.9g/100g[45]。

果胶是桃中被研究得最多的膳食纤维成分（图 17.2），主要原因是它对食品的质地影响深远。有人研究了桃中果胶的理化特征在桃脱水过程中的变化及其与桃干产品质地变化间的关系[46]。结果发现，鲜桃（品种：Carson）的果胶含量（以干重计）为 2.64%，以渗透法干制后，其总果胶与草酸溶性果胶（以 0.005mol 的草酸钠溶液提取，pH 为 5.6）含量上升，而水溶性果胶和原果胶含量下降。但原果胶的下降幅度极少，故未影响桃干的硬度和感官性状。Forni 等人[46]发现，桃的渗透法干制效果比杏的好。Levi 等人[42]研究了热烫和烘干（箱式）对桃中果胶成分的影响后发现，充分的热烫可使脱水桃的果胶保持稳定，热烫 5min 可使桃的复水容量较大且复水损失较小。鲜桃的总果胶含量为 509mg/100g，其中 60% 为可溶性果胶、25% 为原果胶、15% 为果胶酸钙。脱水后的总果胶与可溶性果胶含量下降，但原果胶含量较稳定。原果胶的稳定性对桃的复水性也很重要[42]。

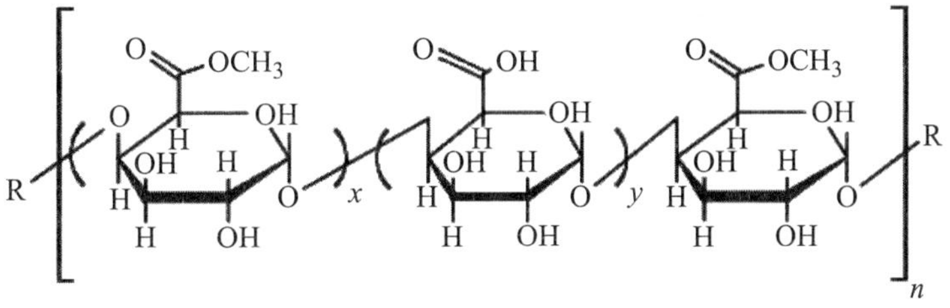

图 17.2 桃中检出的果胶的分子架构

［果胶的可溶性和功能性取决于链长度（n）及甲基化半乳糖醛酸残基（x）与自由半乳糖醛酸残基（y）之比］

果胶的保健作用正倍受关注。有证据表明，果胶可降低血胆固醇与血糖水平，甚至还有抗癌活性[47]。但据我们所知，目前尚无有关桃果胶的保健作用或生物活性方面的研究报道。

17.4 桃的保健作用

鲜桃和加工桃是多种营养素（如碳水化合物、蛋白质、氨基酸、维生素和矿物质）与多种对健康有益的活性物质（如植物化学成分与可溶性膳食纤维）的良好来源。因此，桃产品对多种具有人体保健作用的植物化学成分的摄入功不可没。桃可对提升类胡萝卜素与多酚的日膳食摄入量有很大帮助。桃的消费量大[2]，且其单次食用量也往往大于其他水果[48]。

众所周知，类胡萝卜素和多酚的摄入量高与某些疾病的有效预防或发病风险下降有关，如心血管病[49]和某些癌症[50]。因此，吃桃可能有助于此类疾病的预防。但有关鲜桃和加工桃保健性方面的研究极少。

从鲜桃的果皮和果肉中提取的酚类成分在体外试验中抑制了铜离子催化的人低密度脂蛋白的氧化，并抑制了 HepG2 肝癌细胞的扩散[52]。黄肉桃的富多酚提取物成分还抑制了一种非激素依赖性乳腺癌细胞系（MDA - MB - 435）的扩散，其半抑制浓度（IC_{50}）比对非癌变乳腺细胞系（MCF - 10A）的低三倍[53]。

有人用大鼠做了一项体内研究，在其饲料中添加或不添加 1% 的胆固醇和 10% 的干果（桃干、苹果干和梨干）。结果发现：添加桃干但不添加胆固醇的饲料组，大鼠的血脂或肝脏脂质水平不受影响。而在饲料中添加胆固醇，则血清总胆固醇、LDL 胆固醇与甘油三脂（TAG）水平明显升高，且肝脏的总胆固醇水平也有明显上升。在含胆固醇饲料中添加桃干，明显妨碍了血脂与肝脏脂质水平的上升，尽管脂质水平仍高于不含胆固醇饲料组的大鼠[54]。血脂氧化程度以 TBARS 法（硫代巴比妥酸反应物）测量，并将血浆抗氧化能力作为体内氧化状态的指标来测量。在含或不含胆固醇的饲料中添加桃干对大鼠均无影响，说明桃干对调节体内氧化状态没有作用[54]。与桃干和梨干相比，苹果干在调节脂质水平与氧化状态指标方面较为有效[54]。研究人员认为，其原因可能与苹果中酚类成分含量较高有关，也有可能与膳食纤维含量有关，因为 3 种果干的膳食纤维含量均很高[54]。如前所述，桃是可溶性膳食纤维的良好来源[45]，而摄入膳食纤维有益健康（如降低冠心病、中风及胃肠功能紊乱等疾病的发病危险）已是众所周知[55]。在另一项体内研究中，饮用桃汁对人血浆的抗氧化状态（以二氯荧光素法评估）有短期影响。饮用 120mL 桃汁（及其他果汁），30min 后，血浆抗氧化状态上升，但 2h 后失效[56]。

一项横断面队列研究发现，吃桃有一种特定的保健作用[57]。在研究骨质疏松性骨折时，探讨了 65 岁及以上老年妇女受试人群的青光眼与食用特定果蔬之间的关系。桃罐头或桃干食用量每周至少一份的妇女，其青光眼发病率比食用量每月少于一份的妇女低 47%。每周鲜桃食用量为一份、两份或更多份，与每周食用量少于一份没什么差别[57]。桃罐头或桃干的这种保护作用可能在于其维生素 A 或维生素原 A 类胡萝卜素的含量（尤其是隐黄素的含量），而加工过程有可能使其更具生物活性[25,27]。

吃桃有可能还对健康有一些潜在的负面作用。鲜桃有可能致敏，原因在于有些人对桃中的脂质转运蛋白（Pru p3）过敏[58]。桃干的生产方法通常为热力干燥法，如晒干法[60]或烘干法，且以亚硫酸盐（二氧化硫或焦亚硫酸钾）为防腐剂和抗氧化剂[59,60]。但若误食亚硫酸盐，则会对哮喘人群造成轻重不等乃至致命的伤害，如支气管缩小、荨麻疹和过敏反应等[61]。因此，食用含有大量亚硫酸盐的桃干（及其他干果）有可能对敏感个体构成威胁，而采用有助于在脱水和贮藏过程中保持水果品质的替代处理方法则是明智之举[62,63]。

17.5 桃干及其副产品

干制法很少用于桃的加工。大部分桃被加工成罐头，少数加工为速冻桃和桃干，或用于加工果酱、蜜饯或饮料等其他产品。桃的预干制步骤通常包括：按果实大小、成熟度和硬度分类拣选→清洗→手工去皮、溶液去皮、机械磨皮→对半切分、切片、切块、分割→硫酸盐处理[8]。脱水桃的品质取决于原料、干制温度、加工时间、含水量、二氧化硫浓度等诸多因素。桃干常用作馅饼、果馅饼与半圆卷饼的馅料，而经过适当脱水和处理的桃粉则可制成极佳的果泥、涂抹酱或浇头浆汁[8]。

在桃的去皮、去核与修整加工时会产生废料。过去，通过加工废弃物较少的副产品，或一些具有边际经济效益的副产品的方式，已使此类浪费问题得到一定程度的缓解[64]。若能开发出较高的副产品利用价值，则可对桃干生产工艺做出相应改进。例如：已发布多项涉及将桃用作营养成分和化妆品成分的专利[65,66]。有研究发现，水果副产品中含有大量的各种保健成分，从副产品中提取此类成分可生产保健品[54,67,68]。

桃核一直被当作一种无用的工农业废渣。要想最大限度地利用桃核，并从中获取最大的经济效益，则需对其品种、特性及组成有更多的认识[69]。桃仁中的氰基糖苷也称为苦杏仁苷，相当于含有 71~72mg/100g 氰氢酸[70]。桃仁是中药里用于治疗心血管病的 9 种植物方剂之一[71]。桃仁含有 63.8% 的油酸、15.4% 亚油酸、20.7% 的饱和脂肪酸与 27.5% 的蛋白质[72]。杏仁中的必需氨基酸含量占其总氨基酸含量的 32~34%[69]。其蛋白含量介于 17.11~21.33g/100g 之间，与黑豆、黄豆和花生的蛋白含量相当[73]。桃核是一种工农业废渣，重量约占鲜桃的 10%。桃仁粉在 45℃、55℃和 65℃下干制生产，麦芽糊精可加可不加。

桃干副产品有几种潜在用途，利润最高的一种是用作食品添加剂（抗氧化剂、抗菌剂、着色剂、增味剂和增稠剂）。也可以说，富含生物活性成分的桃副产品可用作天然食品添加剂。如果这种方法得以实现，必能满足消费者对天然保健性加工食品的需要。此外，对桃的充分利用可将桃产业向低废弃物工农业引导，并提高产业盈利性。

17.6　总结

桃是植物化学物质（主要是多酚类成分和类胡萝卜素）的良好来源。桃既可鲜食，亦可用于加工。按现有工艺，干制或脱水并非桃的常见保存方式。但此类工艺的优点是会使成品的植物化学物质得到浓缩。一般来说，加工会使植物化学物质降解，其程度因水果品种、加工技术与植物化学物质的类型而异。不过，干制工艺影响桃中酚类成分与类胡萝卜素降解的相关研究报道极少。有关桃制品保健作用的研究也很少。相关度最高的一项研究表明，食用桃干或桃罐头（而不是鲜桃），可使个体免受青光眼之害。该研究可能会引发人们的研究兴趣，不仅是对桃浓缩液，也包括对桃干中的植物化学物质的生物利用度，及其对不同人类和动物实验模型的影响。最后，桃干生产时产生的大量副产品（主要是桃仁）可用作经济效益很高的天然产品的生产原料。

致谢

衷心感谢 Autónoma de Ciudad Juárez 的经费支持（内部项目编号：PIFI - 2011 - CA - 03）。

参考文献

[1] Siddiq, M. (2006) Peach and nectarine. In: Handbook of Fruits and Fruit Processing (eds Y. H. Hui, J. Barta, M. P. Cano, T. Gusek, J. S. Sidhu & N. Sinha). Wiley - Blackwell, Oxford, UK, pp. 519 - 531.

[2] Konopacka, D., Jesionkowska, K., Kruczy′nska, D., Stehr, R., Schoorl, F., Buehler, A., Egger, S., Codarin, S., Hilaire, C., Höller, I., Guerra, W., Liverani, A., Donati, F., Sansavini, S., Martinelli, A., Petiot, C., Carbó, J., Echeverria, G., Iglesias, I. & Bonany, J. (2010) Apple and peach consumption habits acrossEuropean countries. Appetite, 55, 478 - 483.

[3] FAO (2009) FAOSTAT. Published online at: http://faostat.fao.org/site/567/default.aspx♯ancor, lastaccessed October 28, 2011.

[4] USDA (2009) USDA Economics, Statistics, and Market Information System. Published online at: http://usda.mannlib.cornell.edu/Mann Usda/view Static Page.do? url=http://usda.mannlib.cornell.edu/ usda/ ers/./89022/ 2009/ index.html, last accessed October 28, 2011.

[5] USDA (1967) United States Standards for Grades of Dried Peaches. USDA,

Washington, DC.

[6] USDA (2011) National Nutrient Database for Standard Reference, Release 24. Published online at: http: //www. nal. usda. gov/fnic/foodcomp/search/, last accessed October 28, 2011.

[7] Komarnisky, L. A., Christophenrson, R. J. & Basu, T. K. (2003) Sulfur: its clinical and toxicologicaspects. Review article. Nutrition, 19, 54 – 61.

[8] Salunkhe, D. K. & Kadam, S. (1995) Handbook of Fruit Science and Technology: Production, Composition, Storage, and Processing. CRC Press Taylor & Francis Group, Boca Raton, FL.

[9] Liu, R. H. (2004) Potential synergy of phytochemicals in cancer prevention: mechanism of action. Journalof Nutrition, 134, 3479S – 3485S.

[10] Andres – Lacueva, C., Medina – Remon, A., Llorach, R., Urpi – Sarda, M., Khan, N., Chiva – Blanch, G., Zamora – Ros, R., Rotches – Ribalta, M. & Lamuela – Raventós, R. M. (2010) Phenolic compounds: chemistryand occurrence in fruits and vegetables. In: Fruit and Vegetables Phytochemicals: Chemistry, Nutritional Value and Stability (eds L. A. De la Rosa, E. Alvarez – Parrilla& G. A. González – Aguilar). Willey – Blackwell, Oxford, UK, pp. 53 – 88.

[11] Rice – Evans, C. A., Miller, N. J. & Paganga, G. (1996) Structure – antioxidant activity relationship offlavonoids and phenolic acids. Free Radical Biology and Medicine, 20, 933 – 956.

[12] USDA (2011) USDA Database for the Flavonoid Content of Selected Foods, Release 3. Published onlineat: http: //www. ars. usda. gov/nutrientdata, last accessed October 28, 2011.

[13] Proteggente, A. R., Pannala, A. S., Paganga, G., Van Buren, L., Wagner, E., Wiseman, S., Van de Put, F., Dacombe, C. & Rice – Evans, C. A. (2002) The antioxidant activity of regularly consumed fruit andvegetables reflects their phenolic and vitamin C composition. Free Radicals Research, 36, 217 – 233.

[14] Imeh, U. & Khokhar, S. (2002) Distribution of conjugated and free phenols in fruits: antioxidant activityand cultivar variations. Journal of Agricultural and Food Chemistry, 50, 6301 – 6306.

[15] USDA (2010) USDA Database for the Oxygen Radical Absorbance Capacity (ORAC) of SelectedFoods, Release 2. 0. Published online at: http: //www. ars. usda. gov/ nutrientdata, last accessed October 28, 2011.

[16] Tomás – Barberán, F. A., Gil, M. I., Cremin, P., Waterhouse, A. L., Hess – Pierce, B. & Kader, A. A. (2001) HPLC – DAD – ESIMS analysis of phenolic compounds in nectarines, peaches, and plums. Journal ofAgricultural and Food Chemistry, 49, 4748 – 4760.

[17] Asami, D. K., Hong, Y. – J., Barrett, D. M. & Mitchell, A. E. (2003)

Processing – induced changes in totalphenolics and procyanidins in clingstone peaches. Journal of the Science of Food and Agriculture, 83, 56 – 63.

[18] Hong, Y. – J., Barrett, D. M. & Mitchell, A. E. (2004) Liquid chromatography/mass spectrometry investigationof the impact of thermal processing and storage on peach procyanidins. Journal of Agriculturaland Food Chemistry, 52, 2366 – 2371.

[19] Versari, A., Castellari, M., Parpinello, G. P., Riponi, C. &Galassi, S. (2002) Characterisation of peachjuices obtained from cultivars Redhaven, Suncrest and Maria Marta grown inItaly. Food Chemistry, 76, 181 – 185.

[20] Bengoechea, M. L., Sancho, A. I., Bartolomé, B., Estrella, I., Gómez – Cordovés, C. &Hernández, M. T. (1997) Phenolic composition of industrially manufactured purees and concentrates from peach and applefruits. Journal of Agricultural and Food Chemistry, 45, 4071 – 4075.

[21] Talcott, S. T., Howard, L. R. &Brenes, C. H. (2000) Contribution of periderm material and blanching timeto the quality of pasteurized peach puree. Journal of Agricultural and Food Chemistry, 48, 4590 – 4596.

[22] Lavelli, V., Pompei, C. &Casedei, M. A. (2008) Optimization of color and antioxidant activity of peachand nectarine puree: scale – up study from pilot to industrial plant. Journal of Agricultural and FoodChemistry, 56, 7091 – 7099.

[23] Rababah, T. M., Ereivej, K. I. & Howard, L. R. (2005) Effect of ascorbic acid and dehydration on concentrationsof total phenolics, antioxidant capacity, anthocyanins, and color in fruits. Journal of Agriculturaland Food Chemistry, 53, 4444 – 4447.

[24] Threlfall, R., Morris, J. &Meullenet, J. – F. (2007) Product development and nutraceutical analysis toenhance the value of dried fruit. Journal of Food Quality, 30, 552 – 566.

[25] Namitha, K. K. & Negi, P. S. (2010) Chemistry and biotechnology of carotenoids. Critical Reviews inFood Science and Nutrition, 50, 728 – 760.

[26] Rodriguez – Amaya, D. B. (1999) Changes in carotenoids during processing and storage of foods. ArchivosLatinoamericanos de Nutrición, 49, 38S – 47S.

[27] Tavarini, S., Degl' Innocenti, E., Remorini, D., Massai, R. &Guidi, L. (2008) Preliminary characterizationof peach cultivars for their antioxidant capacity. International Journal of Food Science & Technology, 43, 810 – 815.

[28] Vizzotto, M., Cisneros – Zevallos, L. & Byrne, D. (2007) Large variation found in the phytochemical andantioxidant activity of peach and plum germplasm. Journal of the American Society of HorticulturalScience, 132, 334 – 340.

[29] Dias, M. G., Camões, M. F. G. F. C. & Oliveira, L. (2009) Carotenoids in traditional Portuguese fruits andvegetables. Food Chemistry, 113, 808 – 815.

[30] Gil, M. I., Tomás – Barberán, F. A., Hess – Pierce, B. & Kader, A. A. (2002) Antioxidant capacities, phenoliccompounds, carotenoids, and vitamin C

contents of nectarine, peach, and plum cultivars from California. Journal of Agricultural and Food Chemistry, 50, 4976 – 4982.

[31] Lavelli, V., Pompei, C. &Casedei, M. A. (2009) Quality of nectarine and peach nectars as affected bylye – peeling and storage. Food Chemistry, 115, 1291 – 1298.

[32] Tourjee, K. R. , Barrett, D. M. &Romero, M. V. (1998) Measuring flesh color variability among processingclingstone peach genotypes differing in carotenoid composition. Journal of the American Society of Horticultural Science, 123, 433 – 437.

[33] Khachik, F. , Beecher, G. R. & Lusby, W. R. (1989) Separation, identification, and quantification of themajor carotenoids in extracts of apricots, peaches, cantaloupe, and pink grapefruit by liquid chromatography. Journal of Agricultural and Food Chemistry, 37, 1465 – 1473.

[34] Caprioli, I., Lafuente, M. T. , Rodrigo, M. J. &Mencarelli, F. (2009) Influence of postharvest treatmentson quality, carotenoids, and abscisic acid content of stored "Spring Belle" peach (Prunuspersica) fruit. Journal of Agricultural and Food Chemistry, 57, 7056 – 7063.

[35] McHugh, T. H. &Huxsoll, C. C. (1999) Extrusion processing of restructured peach and peach/starch gels. LWT – Food Science and Technology, 32, 513 – 520.

[36] Koukounaras, A. , Diamantidis, G. &Stakiotakis, E. (2008) The effect of heat treatment on qualityretention of fresh – cut peach. Postharvest Biology and Technology, 48, 30 – 36.

[37] Eheart, M. S. & Sholes, M. L. (1946) Effects of method of sulfuring, dehydration, and temperature of storage on ascorbic and carotene content of dehydrated peaches. Virginia Agricultural Experiment StationScientific Paper, 8, 332 – 340.

[38] Lessin, W. J. , Catigani, G. L. & Schwartz, S. J. (1997) Quantification of cis – trans isomers of provitaminA carotenoids in fresh and processed fruits and vegetables. Journal of Agricultural and Food Chemistry, 45, 3728 – 3732.

[39] Kaushal, M. , Sharma, K. D. , Kaushal, B. B. L. & Vaidya, D. (2003) Effect of peach juice as coveringmedium on the quality of canned peach halves. Acta- Horticulturae (ISHS), 696, 503 – 508.

[40] Mackinney, G. , Aronoff, S. &Bornstein, B. T. (1940) Some assays of provitaminAcarotenoids. Industrialand Engineering Chemistry, 14, 391 – 395.

[41] Faravash, R. S. &Ashtiani, F. Z. (2008) The influence of acid volume, ethanol – to – extract ratio and acidwashingtime on the yield of pectic substances extraction from peach pomace. Food Hydrocolloids, 22, 196 – 202.

[42] Levi, A. , Ben – Shalom, N. , Plat, D. & Reid, D. S. (1988) Effect of blanching and drying on pectinconstituents and related characteristics of dehydrated peaches. Journal of Food Science, 53, 1187 – 1190.

［43］Saura‐Calixto，F.，Pérez‐Jiménez，J. &.Go ñi，I.（2009）Dietary fiber and associated antioxidants in fruitsand vegetables. In： Fruit and Vegetable Phytochemicals：Chemistry，Nutritional Value，and Stability（edsL. A. De la Rosa，E. Alvarez‐Parrilla&. G. A. González‐Aguilar）. Wiley‐Blackwell，Oxford，UK，pp. 223‐234.

［44］Marlett，J. A. &.Vollendorf，N. W.（1994）Dietary fiber content and composition of different forms offruits. Food Chemistry，51，39‐44.

［45］Grigelmo‐Miguel，N.，Gorinstein，S. &.Martin‐Belloso，O.（1999）Characterisation of peach dietary fibreconcentrate as a food ingredient. Food Chemistry，65，175‐181.

［46］Forni，E.，Torreggiani，D.，Battiston，P. &.Polesello，A.（1986）Research into changes of pectic substancesin apricots and peaches processed by osmotic dehydration. Carbohydrate Polymers，6，379‐393.

［47］Willats，W. G. T.，Knox，P. &.Mikkelsen，D.（2006）Pectin：new insights into an old polymer are startingto gel. Trends in Food Science &. Technology，17，97‐104.

［48］Remorini，D.，Tavarini，S.，Degl' Innocenti，E.，Loreti，F.，Massai，R. &.Guidi，L.（2008）Effect ofrootstocks and harvesting time on the nutritional quality of peel and flesh of peach fruits. Food Chemistry，110，361‐367.

［49］Erdman，J. W.，Balentine，D.，Arab，L.，Beecher，G.，Dwyer，J. T.，Folts，J.，Harnly，J.，Hollman，P.，Keen，C. L.，Mazza，G.，Messina，M.，Scalbert，A.，Vita，J.，Williamson，G. &.Burrowes，J.（2007）Flavonoidsand heart health. Journal of Nutrition，137，718S‐737S.

［50］Nishino，H.，Murakoshi，M.，Tokuda，H. &. Satomi，Y.（2009）Review：cancer prevention by carotenoids. Archives of Biochemistry and Biophysics，483，165‐168.

［51］Chang，S.，Tan，C.，Frankel，E. N. &. Barrett，D. M.（2000）Low‐density lipoprotein antioxidant activityof phenolic compounds and polyphenol oxidase activity in selected clingstone peach cultivars. Journalof Agricultural and Food Chemistry，48，147‐151.

［52］Sun，J.，Chu，Y.‐F.，Wu，X. &. Liu，R. H.（2002）Antioxidant and antiproliferative activities of commonfruits. Journal of Agricultural and Food Chemistry，50，7449‐7454.

［53］Noratto，G.，Porter，W.，Byrne，D. &. Cisneros‐Zevallos，L.（2009）Identifying peach and plum polyphenolswith chemopreventive potential against estrogen‐independent breast cancer cells. Journal of Agriculturaland Food Chemistry，57，5219‐5226.

［54］Gorinstein，S.，Martin‐Belloso，O.，Lojek，A.，Ciz，M.，Soliva‐Fortuny，R.，Park，Y. S.，Caspi，A.，Libman，I. &.Trakhtenberg，S.（2002）Com-

359

parative content of some phytochemicals in Spanish apples, peachesand pears. Journal of the Science of Food and Agriculture, 82, 1166 - 1170.

[55] Anderson, J. W., Baird, P., Davis, R. H., Ferreri, S., Knudtson, M., Koraym, A., Waters, V. & Williams, C. L. (2009) Health benefits of dietary fiber. Nutrition Reviews, 67, 188 - 205.

[56] Ko, S. H., Choi, S. - W., Ye, S. K., Kim, H. S. & Chung, M. H. (2005) Comparison of the antioxidantactivities of nine different fruits in human plasma. Journal of Medicinal Food, 8, 41 - 46.

[57] Coleman, A. L., Stone, K. L., Kodjebacheva, G., Yu, F., Pedula, K. L., Ensrud, K. E., Cauley, J. A., Hochberg, M. C., Topouzis, F., Badala, F. &Mangione, C. M. (2008) Glaucoma risk and the consumptionof fruits and vegetables among older women in the study of osteoporotic fractures. American Journal of Ophthalmology, 145, 1081 - 1089.

[58] Fernandez - Rivas, M. & Cuevas, M. (1999) Peels of rosaceae fruits have a higher allergenicity than pulps. Clinical & Experimental Allergy, 29, 1239 - 1247.

[59] Joubert, E., Wium, G. L. & Sadie, A. (2003) Discoloration of sun - dried and processed Elderta peachesduring storage. Journal of Food Processing and Preservation, 27, 351 - 364.

[60] DiPersio, P. A., Kendall, P. A. &Sofos, J. N. (2004) Inactivation of Listeria monocytogenes during dryingand storage of peach slices treated with acidic or sodium metabisulfite solutions. Food Microbiology, 21, 641 - 648.

[61] Lester, M. R. (1995) Sulfite sensitivity: significance in human health. Journal of the American College of Nutrition, 14, 229 - 232.

[62] DiPersio, P. A., Kendall, P. A. &Sofos, J. N. (2005) Sensory evaluation of home dried fruit prepared usingtreatments that enhance destruction of pathogenic bacteria. Journal of Food Quality, 29, 47 - 64.

[63] Urfalino, D. P. &Quiroga, A. (2011) Desarrollo de técnicascombinadas de secado para la obtenciónde duraznosdeshidratados con bajocontenido de sulfitos. Revista de InvestigacionesAgropecuarias. Published online at: http: //ria. inta. gov. ar/? p = 914 (online journal).

[64] Sun - Waterhouse, D., Wen, I., Wibisono, R., Melton, L. D. &Wadhwa, S. (2009) Evaluation of theextraction efficiency for polyphenol extracts from by - products of green kiwifruit juicing. International Journal of Food Science & Technology, 44, 2644 - 2652.

[65] Juillerat, M. A. &Perrinjaquet, J. (2002) Fruit Kernel Protein and Lipid Extract Compositions. USAPatent, US 6383550 B1. Nestec S. A., Vevey, Switzerland.

[66] Tanaka, K., Matsukuma, S. & Suzuki, T. (2006) Cosmetics. USA Patent, US 2006/0165644 A1. FanelCorporation, Washington, DC.

［67］Ayala－Zavala，J. F.，Rosas－Dominguez，C.，Vega－Vega，V. & Gonzalez－Aguilar，G. A.（2010）Antioxidantenrichment and antimicrobial protection of fresh－cut fruits using their own byproducts：looking forintegral exploitation. Journal of Food Science，75，R175－R181.

［68］Ayala－Zavala，J. F.，Vega－Vega，V.，Rosas－Dominguez，C.，Palafox－Carlos，H.，Villa－Rodriguez，J. A.，Siddiqui，M. W.，Davila－Avina，J. E. & Gonzalez－Aguilar，G. A.（2011）Agro－industrial potential of exoticfruit byproducts as a source of food additives. Food Research International，44，1866－1874.

［69］Femenia，A.，Rossello，C.，Mulet，A. & Canellas，J.（1995）Chemical composition of bitter and sweetapricot kernels. Journal of Agricultural and Food Chemistry，43，356－361.

［70］Haque，M. R. & Bradbury，J. H.（2002）Total cyanide determination of plants and foods using the picrateand acid hydrolysis methods. Food Chemistry，77，107－114.

［71］Tu，Z.，Han，X.，Wang，X.，Hou，Y.，Shao，B.，Zhou，Q. & Fan，Q.（2003）Protective effects of CVPM onvascular endothelium in rats fed cholesterol diet. ClinicaChimicaActa，333，85－90.

［72］Rahma，E. & El－Aal，M.（1988）Chemical characterization of peach kernel oil and protein：functionalproperties，in vitro digestibility and amino acids profile of the flour. Food Chemistry，28，31－43.

［73］Pelentir，N.，Block，J. M.，Monteiro，F.，Reginatto，V. & Amante，E. R.（2009）Production and chemicalcharacterization of peach（Prunuspersica）kernel flour. Journal of Food Process Engineering，34，1253－1265.

第18章 梨干植物化学成分及其潜在保健作用

Lisete Silva, Fereidoon Shahidi, and Manuel A. Coimbra

18.1 简介

梨（Pyrus communis L.）为梨属（Pyrus）仁果类乔木，在北温带的西欧等地均有生长。梨有2000多个品种，但商业化品种很少[1]。梨树往往生长在气候较冷的地区，开花后结果，果实有红、绿、黄、白等多种颜色；果型有扁圆形、球形和梨形（这是最易识别的栽培品种的果型：尾部球根状、茎部细长)[2]。以均值计，梨中含有11%的碳水化合物，其中包括还原糖和膳食纤维（纤维素、半纤维素和果胶）；还有蛋白质（1.5%）和脂肪（0.1%～0.5%）。梨是人类膳食的重要成员[1,3-5]。正如Anderson等人[6]的近期评论所述，膳食纤维的保健作用已是尽人皆知。此外，梨还含有维生素、矿物质、有机酸和能够促进人体健康的酚类化合物。梨的消费以鲜食为主，但也有梨酸奶、梨果汁、速冻梨和梨干等其他多种形式，以获得品质更为稳定和优良的脱水产品。

仙人掌果（opuntia matudae）的果实也被称为梨（pear），确切名称为刺梨（prickly pear），其实是一种仙人掌，也有很多保健作用。其起源、外观和成分与梨的果实毫无相似之处。该植物在沙漠气候下生长，果实可鲜食，某些酸味品种亦可捣碎后搅入醮料和沙拉酱[7]。它们是纤维和矿物质（如铁、锌、钙、钾、镁）的良好来源[8,9]；果皮或表皮富含酚类化合物，包括没食子酸、香草酸、对-羟基苯甲酸、香草醛和儿茶酸；果实中还含有甜菜红素和甜菜黄素等吲哚类色素。不能把这种仙人掌属水果与本章的主题（梨属水果）混为一谈。

具有独特弹性的红褐色晒干小梨（S. Bartolomeu）是备受赞誉的葡萄牙传统食品之一[4,5]。传统的小梨晒干法在葡萄牙至今仍在沿用，尽管已开发出不少新的干制方法，如温室法（带或不带空气对流）和最近测试的热风隧道法[10]（图18.1）。梨中富含酚类成分，它们是鲜梨和梨干中主要的植物化学物质[11]，并与梨的强抗氧化性相关联[12]。但梨的植物化学成分总量受许多因素的影响而有所不同，如栽培品种、生长环境、采摘方式、成熟度、干制方法和贮藏条件等[1,11,13]。此外，在干制过程中，还原糖与蛋白质/胺类的酶促褐变与非酶褐变反应促进了挥发性风味成分与褐色成分的生成，从而改变小梨干的颜色、风味和质地[14]。酚类成分（即咖啡酰奎尼酸、（＋)-儿茶酸、（－)-表儿茶酸和原花青素）对梨在干制过程中感官性状的改变（颜色和特有风味）也有一定贡献[4,11,15]。梨干质地的变化原因还与细胞壁多糖的化学改性有关[1,4,15]。

干制时发生的化学变化与感官变化影响着成品质量，在外观和营养性方面决定着对消费者的吸引力。故本章旨在探讨梨干中植物化学主要成分的作用，并了解它们与梨干的潜在保健作用是否相关。

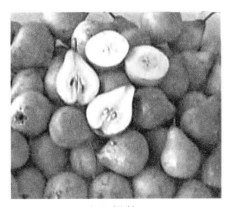

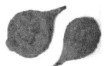
（b）传统法干制

（c）空气对流的大玻璃
温室干制（GH1）

（d）自然通风的小
温室干制（GH2）

（e）避光热风隧道法
干制（HAT）

（a）鲜梨

图 18.1　鲜梨和不同方法干制的梨干（S. bartolomeu）

（注：经 Coimbra 等人[14]同意后编辑。）

18.2　梨的植物化学成分

由于梨中植物化学成分与人体健康正相关，因而近来倍受关注[16]。随后几节将讨论碳水化合物、蛋白质和酚类成分的含量与结构。

18.2.1　碳水化合物

梨中含有果胶多糖（36%）、纤维素（31%）和半纤维素（其中包括 27% 的葡糖醛酸木聚糖、4% 的木葡聚糖和 2% 的甘露聚糖）（图 18.2）[17]。果胶多糖是一类富含半乳糖醛酸（GalA）的复杂多糖，还含有鼠李糖（Rha）、阿拉伯糖（Ara）和半乳糖（Gal）残基。包括梨在内的不同水果中均已发现葡萄糖（Glc）残基以糖苷与 GalA 主链键合的物质。因此，这种结构特征在其他果胶多糖中也应该很常见。

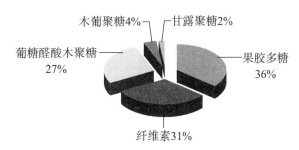

图 18.2　鲜梨（S. bartolomeu）果肉中细胞壁多糖的相对含量

（注：改编自 Ferreira[17]）

果胶多糖中含有多种聚合度的多糖，如：同型半乳糖醛酸聚糖（HG）、木糖半乳糖醛酸聚糖（XGA）、Ⅰ型鼠李半乳糖醛酸聚糖（RG-Ⅰ）、Ⅱ型鼠李半乳糖醛酸聚糖

（RG-Ⅱ）、阿拉伯聚糖和阿拉伯半乳聚糖[18,19]，这些多糖结构在梨中均有发现[4,20]。HG 是梨中含量最高的果胶多糖，是以 α-1，4 吡喃糖键合的半乳糖醛酸（GalpA）线性同聚体，占果胶多糖总量的 60%～70%。在不同植物中，HG 的部分 C-6 羧基可被甲酯化、O-2 和/或 O-3 可被乙酰化（图 18.3）[21-23]。果胶多糖中还含有 GalpA 主链在 C-3 位被木糖（β-D-Xylp）残基取代而生成的 XGA（图 18.3）。虽然木糖主要以残基单体存在，但偶尔也有 β-2 或 β-4 交联的 Xylp，生成二糖[21-24]。此外，构成 XGA 骨架的 GalpA 残基可被部分甲酯化，且甲基酯均匀分布于 GalpA 残基中（取代和未取代的残基）[25]。与多聚糖分子一样，RG-Ⅰ 也有一个由 α-2-Rhap 和 α-4-GalpA 重复单元组成的骨架结构，即 [→2)-α-L-Rhap-(1→4)-α-D-GalpA-(1→]。Rha 残基可在 O-4 位被 Gal 残基和/或 Ara 残基取代（20%～80%）。侧链中的 β-D-Galp 残基单体也是阿拉伯半乳聚糖和/或阿拉伯聚糖的直链或支链多聚体[4,20]。此外，RG-Ⅰ 主链上的 GalpA 残基在 O-2 和/或 O-3 位可被高度乙酰化（图 18.3）[26]。RG-Ⅱ 是最复杂的果胶多糖，其 HG 主链上至少有 8 个 1→4-键相连的 α-D-GalpA 残基与由 12 种不同的糖以 20 多种不同方式键合的支链。图 18.3 列出了 RG-Ⅱ 结构中带有特定糖苷残基的四种不同侧链，即芹菜糖（Api）、槭汁酸（AceA）、3-脱氧-来苏-2-庚醛糖酸（DHA）及 3-脱氧-甘露-2-辛酮糖酸（KDO）[18,19,26]。

　　纤维素是梨中发现的第二大碳水化合物。该多糖由以 β-4-键相连的 Glc 残基构成，[→4)-β-D-Glcp-(→1]，再与其他纤维素链通过氢键和范德华力结合，形成微纤维[19]。

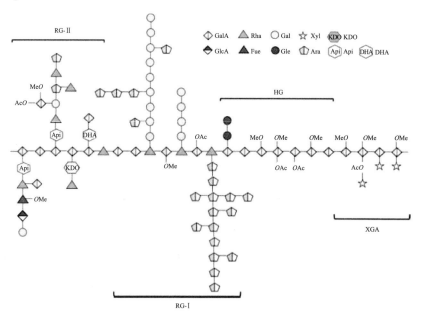

图 18.3　果胶多糖结构示意图

　　HG：同型半乳糖醛酸聚糖；XGA：木糖半乳糖醛酸聚糖；RG-Ⅰ：Ⅰ型鼠李半乳糖醛酸聚糖；RG-Ⅱ：Ⅱ型鼠李半乳糖醛酸聚糖；GalA：半乳糖醛酸；GlcA：葡萄糖酸；Rha：鼠李糖；Xyl：木糖；Ara：阿拉伯糖；Fuc：岩藻糖；Gal：半乳糖；KDO：3-脱氧-甘露-2-辛酮糖酸；DHA：3-脱氧-来苏-2-庚醛糖酸；Api：芹菜糖。

葡糖醛酸木聚糖、木葡聚糖和甘露聚糖被认为是梨中的半纤维素成分，但含量低于果胶多糖和纤维素。葡糖醛酸木聚糖占 S. Bartolomeu 鲜梨果肉细胞壁多糖的 27%。其结构为 β-（1→4）-D-Xylp 主链在 O-2 位带有 α-D-GalpA 残基和/或其 4-O-甲基化衍生物。有研究发现，上述半纤维素成分在 Branquilla 梨中的含量也很高，它们有可能是石质细胞的次生壁衍生物[27]。木葡聚糖分子为以 1→4 相连的 β-D-Glcp 残基为骨干，在 α-D-Xylp 残基的 O-6 位带有规则的分支。有人在 S. Bartolomeu 梨中，也发现带有 Gal 和 Fuc（岩藻糖）残基，形成 XXFG-与 XLFG-型结构的木葡聚糖成分。其中，G＝Glcp；X＝Xyl-（1→6）-Glcp-；L＝Galp-（1→2）-Xylp-（1→6）-Glcp-；F＝Fucp-（1→2）-Galp-（1→2）-Xylp-（1→6）-Glcp-（图 18.4）[17]。梨中甘露聚糖（1→4 相连的 α-D-Manp 残基）的出现可能与石质细胞次生壁中的葡甘露聚糖有关，尽管量很少[17]。

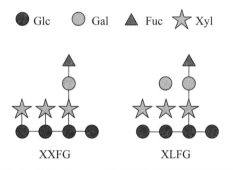

图 18.4　S. Bartolomeu 梨中的木葡聚糖结构示意图

XXFG，G＝Glc；X＝Xyl-（1→6）-Glc-；L＝Gal-（1→2）-Xyl-（1→6）-Glc-；F＝Fuc-（1→2）-Gal-（1→2）-Xyl-（1→6）-Glc-。

Glc：葡萄糖；Gal：半乳糖；Fuc：岩藻糖；Xyl：木糖。

（改编自 Ferreira[17]。）

18.2.2　蛋白质

梨的蛋白含量因品种而异，介于 1.5%～2.6% 之间（以干物质计）[5]。梨中含有的氨基酸主要为谷氨酸（Glu）或谷氨酸盐（Gln）（以 Glx 计）和亮氨酸（Leu），相对占比均为 20%～19%（摩尔分数）；其次为天冬氨酸（Asp）或天冬酰胺（Asn）（以 Asx 计），在 S. bartolomeu 梨中的占比为 17%～13%（摩尔分数）[14]。之所以按 Asx 和 Glx 计，原因是测量方法难以区分 Asn 和 Asp 的酰胺官能团与羧酸官能团，Gln 和 Glu 也是如此。此外，梨中还有异亮氨酸（Ile）、丙氨酸（Ala）和缬氨酸（Val），占比分别为 10%～7%（摩尔分数）、8%～7%（摩尔分数）和 7%（摩尔分数）[14,28]。除上述蛋白质（氨基酸）外，有人在 Beurré 梨中还检出了 4-羟脯氨酸（Hyp），而 S. Bartolomeu 梨中则未检出[14]。在西洋梨（P. communis L.）的伸展蛋白（富含羟脯氨酸的蛋白质）及其富含阿拉伯半乳聚糖的糖蛋白中含有 Hyp[10]。此外，一些中国的梨品种中含有丝氨酸（Ser）[29]。

　　氨基酸还以游离态存在。梨中含量最多的游离氨基酸是 Asx 和 Glx，相对占比分别为45％～20％（摩尔分数）和38％～29％（摩尔分数）；Ala 和 Val 也有发现，尽管占比较小（分别为17％～9％（摩尔分数）和9％～7％（摩尔分数））；脯氨酸（Pro）和甘氨酸（Gly）也是如此[14,28]。

18.2.3　酚类化合物

酚类化合物在梨中普遍存在[11]。鲜梨果肉的酚类含量为 3.7g/kg，主要为平均聚合度（mDP）13～14 的原花青素（96％）。这些原花青素分子中的绝大部分单体结构为（-）-表儿茶素（99％），其余1％为（＋）-儿茶素。此外，还含有羟基肉桂酸、熊果苷和儿茶素单体，在酚类的占比分别为 2.0％、0.8％和 0.7％[11]。

18.2.3.1　熊果苷

熊果苷和 4-羟苯基-β-D-吡喃葡萄糖苷（图 18.5）是 P. communis L.、S. Bartolomeu[11]、d′Anjou、Red Williams、Alexander Lucas[30] 和 Decana[31] 等梨品种的特征性氢醌葡糖苷。这两种单酚可存在于西洋梨的叶片[32] 和梨汁中[33]。它们是水果原浆中是否含有梨浆的鉴别指标（30mg/kg，以果浆鲜重计），可据以区分其他梨果类水果（如苹果）[34,35]。鲜梨与梨干的熊果苷含量差异很小[14]。

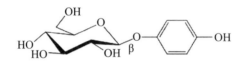

图 18.5　熊果苷的结构

18.2.3.2　酚酸

酚酸包括在植物组织中广泛分布的羟基苯甲酸与羟基肉桂酸。梨中的酚酸以羟基肉桂酸为主，含量（以果肉鲜重计）约为 85mg/kg[11]。此类物质具有 C6-C3 结构，含量以对-香豆酸或咖啡酸（图 18.6）居多。有些梨品种的果肉中检出了咖啡酸[12,31,36]；梨汁中也有检出，同时还在梨汁中检出了对-香豆酸[33]。羟基肉桂酸主要以衍生物形式存在，如以咖啡酸酯和香豆酸酯的形式与奎尼酸或苹果酸的羟基相连，生成香豆酰基奎尼酸、咖啡酰基奎尼酸和香豆酰基苹果酸。5-咖啡酰基奎尼酸（鲜果肉中含 40～141mg/kg）是一种绿原酸（图 18.7），是梨中主要的羟基肉桂酸，有检出报道的梨品种包括 S. Bartolomeu[11]、d′Anjou、Bosc[37]、Williams、Guyot、Conference[38]、Comice and Abbe Fetel[39]、Decana、Prassagrana[31]、Alexander Lucas[30]，还有一些中国的梨品种[12]。另外，梨汁中也有绿原酸[40]。在 S. Bartolomeu 梨中检出了 5-对-香豆酰基奎尼酸[11]（图 18.7），而在 Guyot 梨中检出了 2-对-香豆酰基苹果酸（图 18.7）[41]。在 S. Bartolomeu 梨[11]、Conference 梨[38]、Comice 梨汁和 d′Anjou 梨汁[33] 中也检出了 2-对-香豆酰基苹果酸（图 18.7）（鲜果肉约含 15g/kg）。其他梨品种中还发现了上述各种羟基肉桂酸的酯类成分[41]。

18.2.3.3　黄酮类和原花青素类

黄烷-3-醇属于黄酮类物质，以单体（即儿茶素）、低聚体和多聚体形式存在。多种梨中均有检出单体儿茶素的报道，即（＋）-儿茶素和（-）-表儿茶素（图 18.8），如 S. Bartolomeu[11]、Guyot、Comice、Conference、Williams（鲜果肉中含 13～26mg/kg）等品种[39][30,42]。（-）-表儿茶素是其中主要的单体（约 88%）。另据 Schieber 等人[30]报道，Red Williams 梨的表儿茶素含量最高。

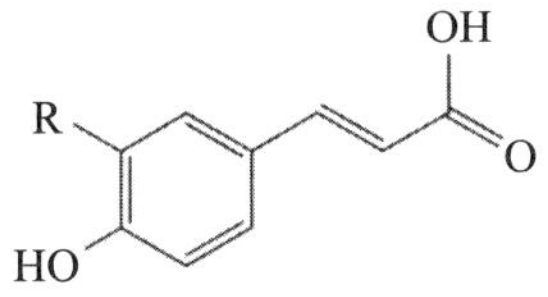

R=H，对香豆酸
R=OH，咖啡酸

图 18.6 羟基肉桂酸的结构

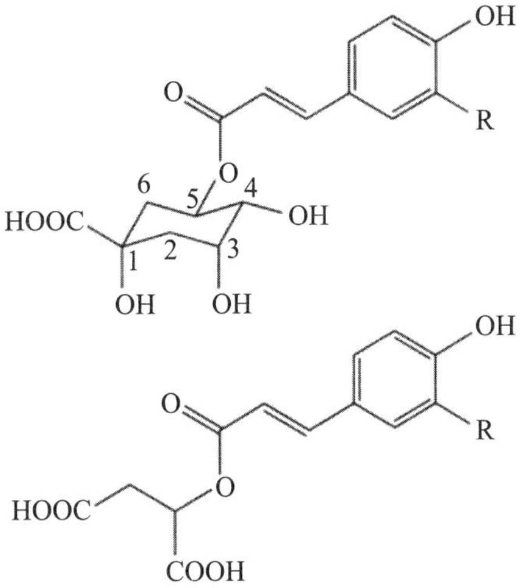

R=H，5-对-香豆酰基奎尼酸
R=OH，5-咖啡酰基奎尼酸

R=H，2-对-香豆酰基苹果酸

图 18.7 羟基肉桂酸酯的结构

黄烷-3-醇的低聚物和多聚物以原花色素（缩合单宁）而知名。原花色素是花色素的无色前体，也是花青素（呈红、蓝或紫色的色素）的苷元（糖苷配基）态，于 C—C 键断裂（在酸性溶液中受热而断裂）时形成。末端的黄烷单元以此方式从低聚物上脱落，成为碳正离子，继而被空气中的氧气氧化，生成有色的花色素[3]。原花色素由（+）-儿茶素和/或（-）-表儿茶素单元构成，以原花色素而知名的原因是当它在酸性溶液中受热时可释放出花青素单元。在原花青素结构中，C—C 和 C—O 键都有可能断裂（A 类原花青素），但在梨中发现的断裂通常是发生在一个单元的 C-4 位与其他单元的 C-6 位或 C-8 位的 C—C 键之间（B 类原花青素）（图 18.9）。不同品种的梨中均有对带 C4—C8 键的 B 类原花青素二聚体的报道，如 B$_1$[43]、B$_2$[33,43]和 B$_4$[33]，多聚体的例子也有报道[11]。例如，鲜梨的原花青素 B$_2$ 含量约为 3.6g/kg（新鲜果肉），其中（-）-表儿茶素占比（99%）远高于（+）-儿茶素（仅占总原花青素单体的 1%）[11]。原花青素的高聚合度似乎对梨的感官性状有影响，如使涩味加重[44,45]，正如在 S. Bartolomeu 鲜梨中观察到的结果[11]。产生涩味感的原因是酚类化合物在口腔中与蛋白质的特异性结合[46]使唾液蛋白沉淀所致[47]。此外，低聚态原花青素似乎与梨的苦味有关[44]。梨中还鉴别出一些黄酮醇类成分及其糖苷态成分。槲皮素（同时以苷元态和糖苷态存在）是梨中检出的主要的黄酮醇（图 18.10），异鼠李素糖苷也有检出[41,48]。

在 Bartlett、BonChretien 和 Packingham 梨中已鉴定出的槲皮素 3-O-糖苷有：芸香糖苷、葡萄糖苷、丙二酰葡糖苷；异鼠李素 3-O-糖苷有：芸香糖苷、半乳鼠李糖甙、葡萄糖苷、丙二酰半乳糖苷和丙二酰葡糖苷[41,48]。此外，梨中还检出了异鼠李素-3-鼠李半乳糖苷、异鼠李素-3-葡萄糖苷衍生物，以及异槲皮苷（槲皮素-3-葡萄糖苷）[48,49]。山萘酚是梨中检出的另一种黄酮醇，但含量很低[12,48]。

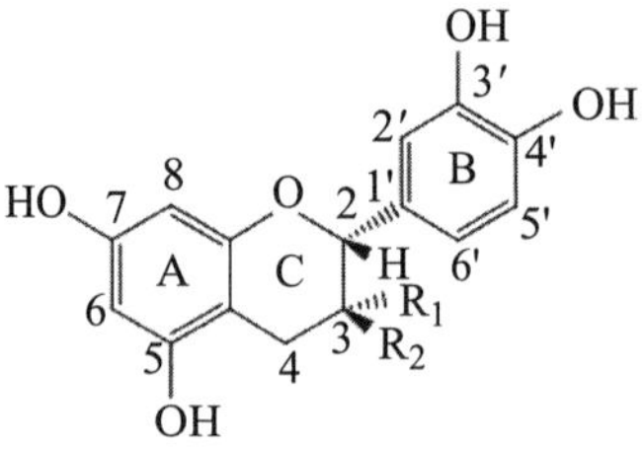

$R_1=H$、$R_2=OH$：（+）-儿茶素

$R_1=OH$、$R_2=H$：（-）-表儿茶素

图 18.8　单体儿茶素的结构

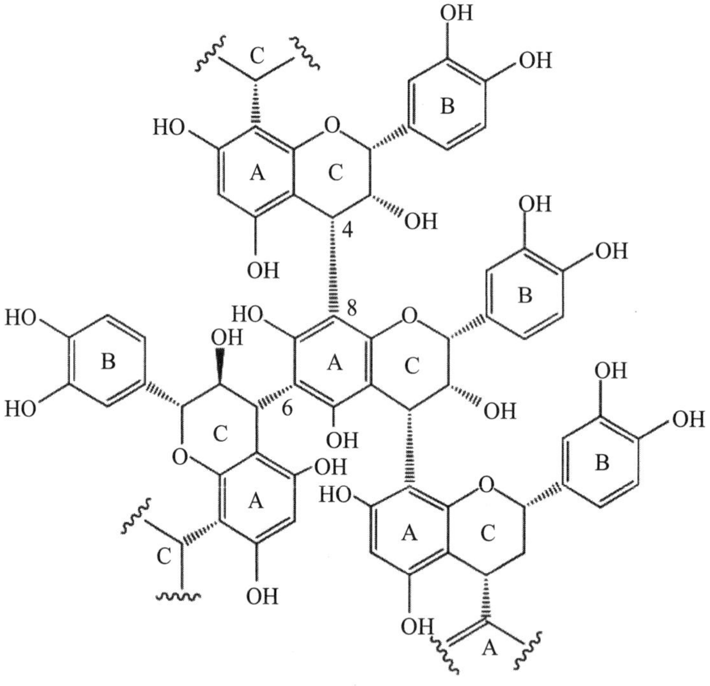

图 18.9　B 类原花青素的部分结构

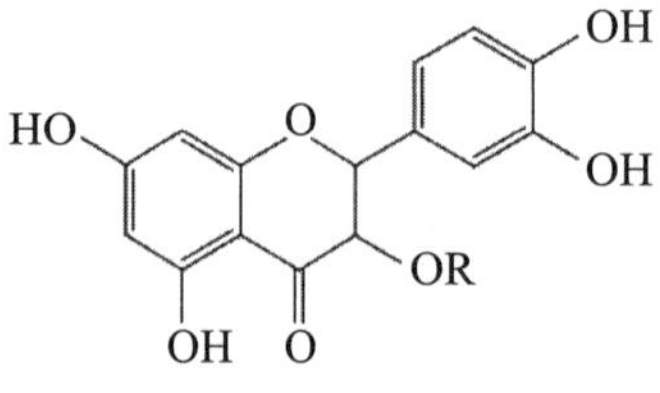

R=H：槲皮素

R=糖：槲皮素糖苷

图 18.10　槲皮素及其 O-3-衍生物的结构

18.3 梨中植物化学成分在干制时的变化

水果干制法可能是最古老的食品保存技术。葡萄牙仍在采用日晒法这一传统的 S. Bartolomeu 梨干制法。将梨摘下后去皮,于通风处晒干(约 5d);再叠放于篮子中,用布覆盖(约 2d),便可得到弹性适中的扁平状梨干,且不至于破裂;然后即可用于二次晒干处理[4]。制成品是一种非常诱人的晒干小梨,具有非凡的感官性状,如红褐色(图 18.1)和独特的弹性[4,5]。梨的涩味在干制过程中消失,并获得了特有的甜味和口感(耐咀嚼质地)[5]。

本节综述了梨中细胞壁多糖、蛋白质和游离氨基酸在干制时的变化,以及与非酶褐变反应(美拉德反应)相关的变化,并兼顾了酚类成分的变化。

18.3.1 碳水化合物

干制后,梨的水分含量约为 20%,意味着比鲜梨的水分含量下降了 75%[17,50]。梨干的碳水化合物主要有纤维素(33%)、果胶多糖(32%)和葡糖醛酸木聚糖(30%),以及木葡聚糖(3%)和甘露聚糖(1%)[17]。梨干的果胶多糖、木葡聚糖和甘露聚糖的相对含量比鲜梨略有下降。而在日晒法加工的梨干中,纤维素和葡糖醛酸木聚糖的相对含量则略有增加。葡糖醛酸木聚糖相对量的增加可解释为分子聚合度提高之故,原因可能是在晒干过程中细胞不断石质化,正如在 Blanquila 梨成熟时所观察的结果[27]。若以果肉的干重计算,则日晒法梨干的细胞壁多糖总量下降 36%,其中木葡聚糖下降幅度最大(49%,图 18.11)[17]。这种情况可能与木葡聚糖主链解聚、和/或侧链上的残基丢失,并影响了这些化合物的溶解性有关。此外,与鲜果相比,以果肉干重计的纤维素含量下降 32%,说明纤维素微纤维发生了降解、且葡聚糖增溶。葡糖醛酸木聚糖和甘露聚糖的含量分别下降 28% 和 43%。梨干的果胶多糖含量下降 43%,这可以用半乳糖醛酸主链降解,主要是阿拉伯聚糖、和/或半乳聚糖、和/或阿拉伯半乳聚糖侧链降解来解释,因为它们也依次大幅减少(52%)。此类多糖糖类成分的变化可能有助于改变它们在梨干细胞壁中的溶解度[17]。对日晒法 Bartlettpears 梨干的研究发现了相同的结果[1],阿拉伯聚糖侧链上 RG-1 的下降与果胶多糖的溶解度正相关。

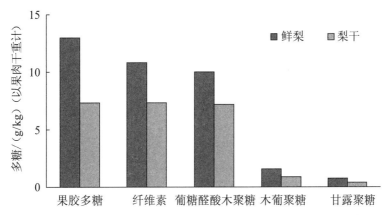

图 18.11 鲜梨 (**S. Bartolomeu**) 和梨干的细胞壁多糖含量 (g/kg,以果肉干重计) (改编自 Ferreira[17]。)

18.3.2　蛋白质

不同干制方法似乎对梨的蛋白质氨基酸成分无明显改变（与鲜梨相比），如葡萄牙传统晒干法、带空气对流的大玻璃温室法（GH1）、带自然通风的小温室法（GH2）、或避光的热风隧道法（HAT）[14]。Glx（26%～22%）、Leu（19%～17%）和 Asx（14%～13%）是各种梨干蛋白中主要的氨基酸；相比之下，鲜梨（西洋梨）的 Asx 含量高（35%）、Glx（8%）和 Leu（5%）含量低[28]。S. Bartolomeu 梨干的 Glx 含量高，似乎与其富阿拉伯半乳聚糖糖蛋白有关[10]。此外，Ile、Ala 和 Val 等氨基酸在梨干中的含量也较高，分别为 11%～8%、9%～5% 和 8%～7%。鲜梨与传统梨干间差异较大的原因是 Pro 含量下降与 Glx 含量上升。此外，苯丙氨酸（Phe）、赖氨酸（Lys）和苏氨酸（Thr）的相对含量也有所降低[14]。其他干制法的 Pro 和 Lys 含量也有下降，但不同方法的下降幅度不同。GH1 法和传统法梨干的 Lys 损失最大、其次为 GH2 法，而 HAT 法则未见明显损失。此外，用所有方法干制的 S. Bartolomeu 梨干，其 Glx 相对含量均有增加[14]。

与 S. Bartolomeu 鲜梨的观察结果相似，用不同方法加工的梨干中也含有 Ala、Gly、Val、Pro、Asx 和 Glx 等可定量测定的游离氨基酸。Thr、Leu、Ile、Phe 和 Lys 也有检出，但含量较低。Pro 是梨干中含量最高的游离氨基酸，但 GH1 法干制的梨干例外（其 Glx 含量最高）[14]。在所有干果中，Pro、Glx 和 Ala 分别占游离氨基酸总量的 48%～21%、24%～12% 和 17%～8%。各种梨干中都含有 Val、Asx 和 Gly，分别占 15%～9%、15%～8% 和 12%～3%。总体而言，其他所有游离氨基酸在干制过程中均有下降。游离氨基酸总量下降与梨的水分活度降低有关（促进了室温下的美拉德反应）。与鲜梨（S. Bartolomeu）的游离氨基酸成分特点相比，所有干制工艺均使 Pro 的含量上升。有报道称，Pro 合成增加实际上是水果对应激状况的一种反应[51-53]，即归因于对富脯氨酸糖蛋白（伸展蛋白）表达的调节[14]。此外，Pro 的大幅上升与含 Pro 蛋白的大幅下降相伴；且当游离态 Glx 含量较低时，含 Glx 的蛋白质的含量就会较高。

18.3.3　酚类化合物

与在多糖和蛋白质中观察到的情况相似，日晒法干制会使梨的酚类成分略有改变[11]。与新鲜果肉相比，S. Bartolomeu 梨干的总酚含量比其鲜梨下降约 64%（以果肉干重计）。干制工艺似乎对所有酚类成分都有影响（熊果苷除外）[11]。干制后，梨的原花青素下降 68%，但仍是梨干中含量最高的酚类成分，且其聚合度不受影响。（-）-表儿茶素是鲜梨中含量最高的黄烷-3-醇单体（占 77%）。晒干的梨中不含原花青素 B2 二聚物。羟基肉桂酸（即绿原酸）与儿茶素单体受到的影响似乎最大（分别下降 96% 和 91%，以干基计）[11]。

日晒法对梨的熊果苷含量没有影响[11]。对梨汁的观察结果与此相近[33]。实际上，多酚氧化酶（PPO）对熊果苷含量的影响小于对绿原酸和儿茶素的影响这一假设，在 d'Anjou 和 Bosc 梨中得到了印证[37]。

晒干的梨中，多聚原花青素含量下降、原花青素 B$_2$ 缺失、不溶解性升高[11]，原因可能是它们参与了偶合氧化反应。苹果汁中也有类似观察结果[54]。例如，苹果汁中的原花青素被氧化，其高度反应性氧化中间体发生了不可逆的相互反应，并可与蛋白质生成不溶性复合物[54]。多聚原花青素对感官性状（如涩味）有影响[44]。某些品种的鲜梨（如 S. bartolomeu 梨）在干制过程中涩味消失，可能的原因是多聚原花青素及其不溶性成分含量下降[11]。此外，这些化合物与细胞壁中其他组分（如多糖）的反应可解释日晒梨干的物理性状，因为酚类化合物在果实组织中形成了额外的、亲水性差的网状物[11]。

水果在加工过程中还会发生颜色变化。绿原酸和儿茶素（邻苯二酚）参与了梨的酶促褐变[38,55]。梨在晒干过程中的褐变似乎与梨中的 PPO 儿茶酚氧化酶催化了这些化合物的氧化反应有关。邻苯二酚的氧化产物继而生成可快速聚合的邻醌，形成褐色色素[34,56]。上述酚类化合物被 PPO 的氧化可能是导致其在梨干果肉中含量下降的原因。此外，由于 PPO 对绿原酸的亲和性强于儿茶素，故 S. Bartolomeu 梨干中咖啡酰奎尼酸的下降幅度较大就有了合理的解释[57,58]。

18.3.4 美拉德反应

非但酶促褐变反应涉及酚类化合物和多酚氧化酶，近来还有报道认为日晒法梨干的褐变与存在美拉德反应产物（MRPs）有关[14]。美拉德反应（也称非酶褐变反应或糖基化反应）是还原糖与氨基酸、多肽或蛋白质的游离氨基之间发生的反应[59]，已被证实在食品干制过程中对褐变的发生和蛋白质（如赖氨酸的损失）营养价值的损失起主要作用[14,60]。此外，美拉德反应产物对加工食品或仓储食品的滋味和气味既可能有益[61,62]也可能有害[56,63,64]。脱水加工时（加工条件：pH 5～7、中等湿度、50℃以上的温度、长加工时间[66]）的褐变反应是有益的[65]。将 S. Bartolomeu 冻干鲜梨块浸入不同 pH 的缓冲溶液，结果发现梨块在 pH 较高的溶液中快速变黑[14]。观察结果表明，pH 4～6 为主要变色区间，pH 5.0 时的组织颜色接近传统产品的红褐色特征［图 18.12（a）］。此外，经日晒的梨组织的色度值高于避光保存的梨组织［图 18.12（b）］。高温高湿条件也会促使梨组织变为红褐色［图 18.12（c）］[14]。

美拉德反应可分为 3 期：早期、晚期和末期，3 期反应可同时发生[67]。梨干中检出了美拉德反应早期产物糖胺化合物[68,69]糠氨酸（2 -呋喃甲基赖氨酸）（图 18.13）[14]，这是乳品初步美拉德反应良好的指标[70,71]。有人评价了不同方法（见 18.2.2）干制的 S. Bartolomeu 梨干的糠氨酸含量（mg/100g，以蛋白质计），传统日晒法较高（247）、HAT 法较低（80）、GH1 法与 GH2 法居中（分别为 182 和 136）。该糠氨酸含量水平与适度热处理的食品相近，如超高温（UHT）乳制品[72,73]、果酱、水果基婴儿食品[71]和熟鲑鱼[74]。食品在猛火加热或长时间储存过程中，糖胺化合物可能会发生多种重排反应和降解反应，生成所谓的晚期糖基化最终产物，即 AGEs（晚期）[67]。

羧甲基赖氨酸（CML）和羧乙基赖氨酸（CEL）可用于标识褐变反应期（图 18.13）[75-77]。梨干中同时检出了 CML 和 CEL 这两种 AGEs，其合计含量（mg/g，以蛋白质计）在传统日晒法梨干中为 96、HAT 法梨干中为 37、GH1 法和 GH2 法梨干的含量中等，分别为 94 和 71。说明日晒法对梨的加工强度高于 HAT 法。梨干的 MRPs 含量对其颜色似乎有影响，因为传统法梨干的红褐色［图 18.1（b）］与其 MRPs 含量高相对应。换言之，HAT 法梨干颜色较浅［黄-橙色，图 18.1（e）］的原因可能与其 MRPs 含量低有关[14]。当权衡了不同方法干制的梨干中各种氨基酸含量的下降幅度与 MRPs 生成量后就会发现，MRPs 含量与 Lys 相对量的下降正相关。

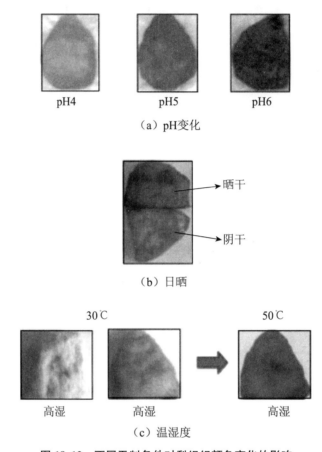

（a）pH变化

（b）日晒

（c）温湿度

图 18.12　不同干制条件对梨组织颜色变化的影响

（经 Coimbra 等人同意后改编[14]。）

　　Lys 的损失量可用作美拉德反应指标[78]，因为它是在经受了上述干制条件的化学变化后最具反应性的残基[68]。而用 HAT 法干制时，S. Bartolomeu 梨的营养价值未受影响，因其 Lys 未受损失[14]。类黑精的出现标志着美拉德反应已进入末期[68]。类黑精是糖胺化合物及 AGEs 经多次重组与聚合后的反应产物，通常被描述为褐色的高分子-重肽键 MRPs，原因是其确切的化学结构尚未明了[68]。多种热加工食品中均有发现类黑精的报道，如咖啡、面包[79,80]、肉[81]和番茄沙司[82]。但据我们所知，梨干中尚无有关类黑精的报道。

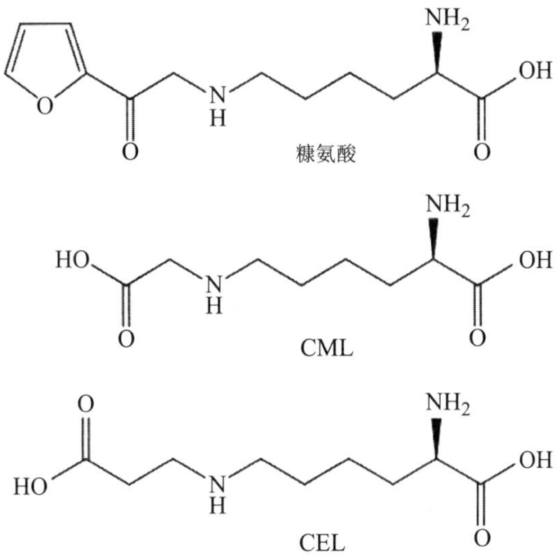

图 18.13 梨干中检出的美拉德反应产物

CML：羧甲基赖氨酸；CEL：羧乙基赖氨酸。

18.4 生物利用度与潜在保健作用

流行病学调查与临床研究成果表明，食用水果（包括梨）与多种慢性病的发病率下降有关（如心血管病、癌症和其他疾病）[83-86]。发病率较低的主要原因已归功于水果中的酚类成分（因其强抗氧化活性）[16,87]。此外，摄入膳食纤维（梨中大量存在）有益健康已成为常识[88,89]。植物化学物质的潜在保健作用有赖于其生物利用度，包括在人体胃肠道的吸收、代谢和排泄[87]。

梨的消费遍及全球，有鲜果和干果两种消费形式。仅有少数几项研究探讨了晒干工艺对梨的化学物质与感官属性的影响[11,14]。据我们所知，目前未见对梨干中的植物化学物质进行体外/体内研究，以评估其对人体健康影响的报道。由于梨中存在的化合物在其他水果中也同样存在，且其中有些成分已得到分离，并用于评价生物利用度和潜在保健作用，故对涉及上述化合物潜在保健康作用的报道均加以讨论（以酚类成分和膳食纤维为因变量，见表 18.1 和表 18.2），并与梨有相关性。

表 18.1 梨干中酚类成分的部分潜在保健作用汇总表

生物活性	植物化学物质	生物学试验	结果	参考文献
抗氧化	酚酸和类黄酮	体外	梨的酚类提取物有抗氧化活性	[12]
		体内	对大鼠的血浆脂质水平和血浆抗氧化能力有积极影响	[112]
抗炎	槲皮素	体外	剂量为 $20\mu mol$ 时，抑制 LPS 诱导的 NO；剂量为 $50\mu mol$ 时，抑制 RAW 细胞产生 TNF-α	[124]

表 18.1（续）

生物活性	植物化学物质	生物学试验	结果	参考文献
			在膳食水平下抑制了胶原蛋白诱导的血小板凝集	[126]
	酚酸和类黄酮	体内	高含量的植物化学物质与抗炎活性之间无相关性	[12]
防 CVD	类黄酮	体外	抑制 LDL 氧化（槲皮素是最有效的抑制剂）	[119]
	羟基肉桂酸类	体外	抑制血小板凝集（IC_{50} 556μmol；人血浆约为 3μmol）	[126]
	原花青素	体外和/或体内	对血管功能无直接影响	[107，133]
对癌的影响	咖啡酸	体内	含量达 2% 时致癌	[136]
			含量达 0.5%～1.0% 时促癌	[137，138]
			含量达 0.05%～0.5% 时抗癌	[135，139]
	绿原酸	体内	对大鼠结肠癌有化学预防潜力	[140]
			无明显抗癌作用	[86，141]
	熊果苷	体内	含量为 50μmol 时有抑制作用；细胞黑色素减少（39%）；酪氨酸酶活性下降	[145]
			浓度低于 500μg/mL 时，减少 TCCSUP 人膀胱癌细胞的扩散	[146]
	原花青素	体内	对胃损伤有强保护作用（抗溃疡作用）	[86]

CVD：心血管病；LPS：脂多糖；NO：一氧化氮；TNF-α：肿瘤坏死因子；LDL：低密度脂蛋白。

表 18.2　梨干中膳食纤维的部分潜在保健作用汇总表

生物活性	植物化学物质	生物试验	结果	参考文献
预防 CVD	膳食纤维	体内	日摄取量 2～10g，可降低总血浆胆固醇与 LDL 胆固醇水平；对血中 HDL 胆固醇或 TAG 无影响	[162]
			日摄取量约 6g，使血清 LDL 胆固醇水平下降约 5.4%，CHD 风险下降约 9%	[6]
			改善 1 型糖尿病人的血糖控制水平	[169]
	果胶（HMP、LMP）和纤维素	体内	10% 与 15% 的 HMP 可使体重下降；HMP 可能与血黏度高有关	[163]

表18.2（续）

生物活性	植物化学物质	生物试验	结果	参考文献
	水果中可溶性纤维	前瞻性研究	与2型糖尿病风险下降无关	[173]
	可溶性纤维与不溶性纤维	体内	日摄入26g膳食纤维（约为6个日晒法梨干），糖尿病发病率下降22%	[172]
		体内	减肥效果（1.22kg）优于燕麦饼纤维（0.88kg）	[175]
		元分析	降血压	[179]
		随机试验	日纤维摄入量约30克，CRP水平下降	[186]
	丙酸酯（SCFA）	体内	通过抑制胆固醇的合成使血胆固醇水平下降	[177]
抗炎活性	丁酸酯（SCFA）	体内	通过影响人结肠上皮细胞系中NF-κB的活性发挥抗炎作用	[178]
癌症作用	果胶	体内	喂养改性柑橘果胶的大鼠，其肿瘤生长减缓、癌细胞转移减少	[192]
	可溶性纤维与不溶性纤维	体内	增加大便量，进而促进正常排便	[196]
		病例对照研究	与胰腺癌和乳腺癌发病率低正相关	[193，194]
		队列研究	与乳腺癌和结直肠癌发病率低无相关性	[191，195]

CVD：心血管病；HMP：高甲氧基果胶；LMP：低甲氧基果胶；SCFA：短链脂肪酸；LDL：低密度脂蛋白；HDL：高密度脂蛋白；TAG：甘油三酯；CRP：C-反应蛋白；NF-κB：核转录因子κB。

18.4.1 酚类化合物

18.4.1.1 生物利用度

酚类化合物是梨中主要的抗氧化剂，只有被吸收、代谢并分布于人体，才能发挥其生物效应[90]。但各类食品（包括梨）中有关酚类物质生物利用度的资料很少。据我们所知，有关熊果苷（梨中特征性植物化学物质）生物利用度方面的知识仍属未知。

据估计，人们每天从水果和饮料（果汁、葡萄酒、茶、咖啡、巧克力和啤酒）中摄取的酚类化合物总量约为1g[91]。其中，类黄酮总量约为650mg。类黄酮中的黄酮醇类的膳食日摄取量约为23mg，其中近70%（16mg）为槲皮素、17%为山柰酚(4mg)。食品中原花青素的含量因来源不同而异。苹果是原花青素的主要来源之一，含量范围介于12.3～252.4mg/餐份之间，因品种而异。按日均摄入量计算，苹果可提供约

147.1mg 的原花青素[92]。而黄烷-3-醇（儿茶素和表儿茶素）的日均摄入量在 10～500mg 之间，因食用的水果和饮料而异[43,91]。无论吃下多少水果，仅有约 5％～10％的总酚能被小肠吸收[91,93]。未吸收的酚类化合物则进入大肠，成为细菌的发酵底物。未发酵的部分仍保留在结肠菌群中，凭借其自由基清除能力及对膳食中氧化强化剂的抵消作用，而成为对健康有利的抗氧化环境的组成部分[94]。多项研究报道了此类植物化学物质在人与动物小肠中的吸收情况。一项对大鼠肠道模型的体外研究揭示了绿原酸和咖啡酸的吸收情况[95]。另一项研究中，向回肠切除术病人的小肠内注入绿原酸和咖啡酸，其吸收率分别为 33％和 95％[96]。24h 后，受试者的尿中检出了痕量的绿原酸及 11％的咖啡酸。表明有部分来自食物的绿原酸已被吸收而进入血液，但大部分都将进入大肠而被肠道菌群所代谢[96]。此外，喂以绿原酸的大鼠，通过尿液排泄的绿原酸极少，其主要排泄物为绿原酸的微生物代谢物，如马尿酸和间-香豆酸[97]。多项研究论证了人体对黄酮醇的吸收[98,99]，但其究竟是以何种形式被吸收（如糖苷配基、糖苷还是二者兼具）则仍未可知。有报道称，槲皮素-3-芸香糖苷（芸香苷）在胃肠道中被肠道菌群释放的糖苷酶水解为槲皮素糖苷配基[100]。另有报道指出，槲皮素葡萄糖苷在小肠中被葡萄糖苷酶充分水解为槲皮素后才被吸收[101]。之前对回肠切除术患者施以不同形式槲皮素的研究称，糖苷（槲皮素在饮食中主要的存在形式）的吸收率为 52％，糖苷配基的吸收率为 24％，槲皮素-3-芸香糖苷的吸收率为 17％[98]。此外，另一项涉及人体实验的研究表明，苹果（富含槲皮素葡萄糖苷及其糖苷配基）中槲皮素以及芸香苷纯品的生物利用度，仅为洋葱（富含槲皮素葡萄糖苷）中槲皮素生物利用度的 30％[99]。因此，可以推断，槲皮素可被人体吸收，且槲皮素葡萄糖苷更易被人体吸收。

原花青素（梨中主要的酚类成分）与黄烷-3-醇单体（儿茶素和表儿茶素）可被小肠上皮细胞吸收，但吸收浓度有限[102,103]。有报道称，黄烷-3-醇单体和原花青素的体内生物活性形态主要为其代谢产物和/或与表儿茶素的结合物[104]。实际上，（-）-表儿茶素单体在被吸收进入循环系统时，已被彻底代谢为 O-甲基化态和/或与葡糖苷酸或硫酸盐的结合物，在饲以葡萄籽提取物大鼠的血浆、肝脏、肾脏和尿中均检出了上述成分[103]。（＋）-儿茶素与（-）-表儿茶素代谢物在尿中的排泄量（24h 后）分别占其单体摄入量的 27％和 36％。大鼠尿液中还检出了少量原花青素，说明原花青素在胃肠道中未解聚为单体，且在胃中高度稳定[105]。该结论与 Donovan 等人的研究结果一致[106]，他们在饲以（-）-表儿茶素大鼠的尿液中检出的排泄量为 37％，支持了原花青素在摄入后未解聚的理论。体外与体内试验模型的研究中也有类似发现[107]。

有证据表明，膳食纤维[107-109]和蛋白质[110,111]会与食品中的抗氧化剂发生相互作用，影响人体对它们的吸收，进而影响其在血液中的生物利用度。

18.4.1.2 抗氧化活性

多年以来，水果酚类成分抗氧化能力方面已被广泛研究，并已提出其对降低人类病患的潜在作用[16,87,112-114]。此外，酚类化合物的体外抗氧化性强于维生素 C 和维生素 E，说明它们也具有潜在的体内保护作用[115,116]。此类植物化学物质的抗氧化作用机制基于其自由基清除能力、氢原子/电子供体、金属离子螯合能力，这些能力均与其化学结构有关[87]。最近一项对 5 种中国商业化梨品种抗氧化活性的研究表明，不同品种梨的提取物，其抗氧化能力差异很大[12]。该抗氧化活性与酚酸和类黄酮含量高度相关。水果酚类的抗氧化活性似乎高于常见的合成抗氧化剂。有人还开展了一项旨在评价地中海水果（含四种梨）和热带水果与常见食品添加剂（包括 BHA、BHT 和 PG）抗氧化活性的研究[117]。结果表明，所有地中海水果和热带水果均有极好的羟基自由基（HO·）清除能力，且脱氧核糖保护能力强于 BHA 和 BHT。但四种梨的次氯酸（HOCl）清除能力弱于其他水果。其氧化抑制力和 DNA 损伤预防作用对降低人类疾病（如动脉粥样硬化[118-120]和某些癌症[84]）的患病风险至关重要。梨和苹果（果皮和果肉）中的酚酸和类黄酮对大鼠的血脂水平和血浆抗氧化能力有积极影响[112]。

18.4.1.3　抗炎性

众多研究表明，水果中酚类化合物的自由基清除能力与其抗炎性正相关[121,122]。但 Li 等人的报道则与之相反[12]，他们发现 5 种梨的总酚含量（主要为酚酸和类黄酮）与其体内试验模型的抗炎能力间无相关性。作者指出，提取物抗炎作用的观察结果可能来自诸如甾醇和三萜（植物甾醇）等其他植物化学物质[123]。体外研究表明，一定剂量的槲皮素具有抗炎活性，可抑制脂多糖（LPS）诱导的一氧化氮（NO）和肿瘤坏死因子（TNF-α）的产生[124]。

一定浓度的槲皮素（20μmol 和 50μmol）对于抑制 RAW 细胞中产生 LPS 诱导的 NO 与 TNF-α 的贡献率分别高达 75% 和 80% 以上。急性炎症期中，TNF-α（一种抗肿瘤细胞因子）和 NO（炎症介质）具有重要病理作用[124]。但在急慢性炎症期中，由活性巨噬细胞过度产生的 TNF-α 和 NO 则有可能造成多种病理生理状况[124]。

18.4.1.4　预防心血管病

心血管病（CVD）是全球主要致死与致残因素[125]。体外研究[126-128]与体内研究[129-131]均表明，某些酚类化合物（如原花青素、黄烷-3-醇和槲皮素）可抑制血小板凝集，提示可降低血栓风险。有人还在体外研究中评价了羟基肉桂酸类化合物和槲皮素对血小板活化与细胞信号传导的影响[126]。

羟基肉桂酸类化合物与胶原蛋白以抗结剂形式抑制了血小板的功能，但通过饮食并不能使其血浆含量达到所需的抑制浓度（IC50 为 556μmol；而人体血浆含量仅为 3μmol 左右）[132]。因此，在对血小板凝集抑制剂的体内研究中，此类化合物似乎无效。但槲皮素则在饮食可达到的水平上抑制了胶原蛋白诱导的血小板体外凝集。说明槲皮素或可充当血小板体内凝集抑制剂[126]。由于原花青素在胃肠道中不会分解为黄烷醇单体[107,133]，故食物中的原花青素对人体的黄烷醇总量并无显著影响；由于不被人体吸收，故其对血管功能的直接影响也很有限[133]。众多研究表明，类黄酮对低密度脂蛋白（LDL）的氧化有抑制作用，而 LDL 的氧化则与细胞衰老和慢性病（如动脉粥样硬化）有关[134]。

18.4.1.5　对癌症的影响

许多研究（包括体外和体内研究）均指出：水果中的某些酚类成分具有抗癌作用。但也有研究表明，此类植物化学物质并无抗癌效果，甚至还有致癌性[135]。例如，体内研究表明，咖啡酸兼具致癌与抗癌作用[135]。含量为 2% 时致癌[136]、0.5%～1% 时促癌[137,138]、0.05%～0.5% 时抗癌[135,139]。由于梨干中检出的此类成分含量较低，故或可推断它们具有保护作用。

有研究表明，绿原酸对大鼠结肠癌有化学预防作用[140]。但其他同类研究则未发现明显的抗癌作用[86,141]。有人研究了从 Winter Nelis 梨中提取的原花青素和绿原酸对乙醇诱导的大鼠胃溃疡的影响[86]。为大鼠口服 20mg 提取物后，以 60% 的乙醇处理，原花青素表现出了较强的抗溃疡能力，原因可能在于其强抗氧化活性。有趣的是，绿原酸虽然也是一种抗氧化剂，但对乙醇诱导的溃疡却无保护作用[86]。此外，有研究认为，绿原酸对人类免疫缺陷病毒（HIV）有抑制活性[142]。

大量研究表明，熊果苷可抑制酪氨酸酶（黑色素细胞中黑色素生物合成的关键酶）[143-145]。黑色素是形成肤色的主要色素，故熊果苷在化妆品中被用作一种增白剂。熊果苷还是与黑色素有关的色素沉着失调症的潜在治疗药物。最近有研究报道了熊果苷抑制褐色豚鼠的 B16 细胞产生黑色素，以及通过降低无细胞体系中酪氨酸酶的活性使经 α-黑色素细胞激素（α-MSH）诱导的人皮肤组织的黑色素产生受到抑制[143]。熊果苷对 B16 黑素瘤细胞的最大无效生长抑制浓度为 $50\mu mol$[145]。该浓度下，每个细胞的黑色素含量均有明显下降（约 39%），同时伴以酪氨酸酶的活性下降[145]。当浓度低于 $500\mu g/mL$ 时，熊果苷明显降低了 TCCSUP 人膀胱癌细胞的增殖，并呈剂量反应与时间反应关系[146]。若以梨干及其食用量计算，则通过饮食摄入的熊果苷不大可能产生任何抗癌作用，但其局部外用或许有效。此外，熊果苷还有利尿和抗尿路感染的用途[147]。

18.4.2 膳食纤维

18.4.2.1 生物利用度

据流行病学研究估计，为有效预防心血管病，成人的膳食纤维日参考摄入量应达到女性 25g、男性 38g[148]。梨的膳食纤维（1 个梨相当于 4g 总膳食纤维）包括可溶性纤维（果胶多糖或果胶）和不溶性膳食纤维（纤维素、葡糖醛酸木聚糖和木葡聚糖）[4,148,119]。其生物利用度的定义为食用碳水化合物的利用度与潜在生物学作用[150]。受糖苷键性质的影响，此类化合物无法被小肠中的内源酶水解，而是直接进入大肠。在结肠中，可溶性膳食纤维可成为肠道菌群的发酵底物，生成副产物短链脂肪酸（SCFA），可被宿主作为能量来源吸收和利用[150]。最近有人开展了一项研究，让短肠综合征患者服用常规果胶补充剂（4g）来评价其小肠吸收能力。结果显示，80% 的果胶被肠道菌群发酵，同时伴以粪便中的 SCFA 含量上升，表明可溶性纤维的摄入使结肠的 SCFA 产量增加[151]。研究表明，SCFA 参与了众多有益健康的生理过程[152]，部分生理过程在下面的段落中会被提到。不溶性纤维更难被发酵，但吸水后有膨胀作用，它在消化系统的移动有利于排便。

18.4.2.2 预防心血管病

高血压、高胆固醇血症、肥胖[153]和糖尿病[153,154]是与心血管病（CVD）有关的主要危险因子。较高的膳食纤维摄入量（尤其是可溶性纤维）降低了罹患 CVD 和冠心病（CHD）的风险[155]。且有报道称，从水果中摄取的膳食纤维量与 CHD 发病风险呈反比[156]。为阐明膳食纤维摄入的抗 CVD 保护作用，人们提出了多种作用机制。黏性纤维（尤其是可溶性纤维，如果胶）似乎可改善血脂状况[157-160]，从而避免其他炎性病变（如动脉粥样硬化）[160]。膳食纤维的摄入已被认为与其降血清 LDL -胆固醇（CVD 的主要危险因子）的能力有关[161]。Brown 等人[162]评估了多种可溶性纤维（包括果胶和燕麦麸）的降胆固醇作用，及其对成人血脂变化的影响。作者指出，日摄入 2～10g 不同的可溶性纤维（等量摄入）与血清总胆固醇含量及 LDL -胆固醇含量明显下降之间相关性良好。此外，他们还观察到，受试者的血 HDL -胆固醇或甘油三酯（TAG）水平没有变化。据一些随机性研究估算，每天分数次累计摄入 12～24g 果胶（约 3 个梨）则 LDL -胆固醇下降 13%[6,162]。每天摄入约 6g 可溶性纤维，则血 LDL -胆固醇水平下降约 5.4%，且 CHD 风险估计约下降 9%[6]。血粘度被认为是降胆固醇的一项基本指标，但膳食纤维的溶解度和分子量也是降胆固醇能力的决定因素。Fietz 等人[163]评价了 HMP、LMP 和纤维素对高脂血症大鼠的血清胆固醇水平与 TAG 的短期影响（30d 以上）。HMP 饲喂组大鼠的体重随膳食纤维量的增加而有明显下降（10% 和 15%），提示相对分子质量较大的纤维与血黏度上升有关。可溶的黏性纤维易与小肠内的胆汁酸结合，使其不大可能被身体吸收[6]。体内实验结果表明，血液中减少的 LDL -胆固醇实际上被肝脏转化为胆汁酸或其盐，填补了粪便中减少的胆汁酸（35%～65%）[164,165]。因此，尽管血浆总胆固醇与 LDL -胆固醇水平下降，但 HDL -胆固醇水平则未改变[166,167]。相同的黏度似乎改善了 I 型糖尿病人的血糖控制水平[168,169]，机理是通过延缓[170]或减少葡萄糖在肠内的吸收，从而降低餐后血糖并减弱胰岛素的响应。日均摄入 26g 膳食纤维（相当于 6 个日晒法梨干）使糖尿病发病率下降 22%[172]。但近期也一些相反的报道（谷物纤维除外），即从水果和蔬菜中摄入的可溶性纤维与 Ⅱ 型糖尿病（非胰岛素依赖型）的发病率下降无相关性[173,174]。膳食纤维还可调节能量摄入[171]，从而有利于减肥[175]或保持较健康的体重。在一项针对中年妇女（30～50 岁）的研究中，受试者随机获得 3 种膳食补充品之一（苹果、梨或燕麦饼干），一天 3 次（每天共 6 餐），以评价吃水果对体重变化的影响[175]。12 周后，水果组体重下降 1.22kg，燕麦组体重下降则不明显（仅为 0.88kg）。此外，水果组的血糖下降幅度明显大于燕麦组，但受试组的葡萄糖/胰岛素比值则与人群本底值无统计学差异。膳食纤维的促减肥机制尚不明了。不过，也有人提出一种解释，认为是胰高血糖素样肽（一种激素，是可溶性纤维在大肠中的发酵产物）引起的饱腹感使机体进入了进食抑制状态（吃饱了，不能再吃）[148]。

膳食纤维发酵使乙酸盐、丙酸盐和丁酸盐等短链脂肪酸类（SCFAs）肠道菌群代谢产物增多。这些 SCFAs（尤其是丙酸盐）可抑制胆固醇的合成，从而降低血胆固醇水平[176,177]。此外，丁酸盐还与抗炎作用有关[178]。膳食纤维对血压和 C 反应蛋白（CRP）也有影响。诸多研究表明，服用膳食纤维具有防止高血压的效果[179-181]。且其降血压效果对老年人和高血压人群更为明显[179]。CRP 是炎症的一项敏感指标，在临床应用中对 CVD 有很强的预测性[182,183]。CRP 由肝脏分泌，在健康人血液中的含量低（≤1mg/L）。调查结果显示，膳食纤维摄入量与 CRP 负相关[184,185]。有人还提出，每天摄入 30g 纤维（无论是富纤维饮食还是纤维补充剂）可降低 CRP 水平[186]。

18.4.2.3　对癌症的影响

从水果中摄入的膳食纤维量与患癌风险的关系尚无定论。虽然已有几项流行病学研究指出，食用水果膳食纤维与患癌风险负相关[187-189]，但也有未发现这种相关性的研究[190,191]。例如，Terry 等人[188]认为，果蔬日消费量少于 1.5 餐份的人患结肠直肠癌的风险高于果蔬日消费量 2.5 餐份以上的人。果胶是梨干中主要的可溶性纤维，可能是梨干防癌的主要因素。而 Nangia-Makker 等人[192]证实了果胶与半乳凝素-3 的结合能力，该结合减少了以改良柑橘果胶饲喂大鼠的肿瘤生长与癌细胞转移，表明膳食纤维具有预防和/或治疗癌症的重要作用。另据报道，乳腺癌发病率下降与多吃膳食纤维有关[193]。胰腺癌也有类似报道，从水果摄入的纤维使胰腺癌发病率下降[194]。

但也有多项研究结果与上述满意结果相左。一项乳腺癌队列研究的集合分析发现，成人果蔬摄入量与乳腺癌风险较低之间无相关性[191]。近期一项对 58279 名男性参与者的类似调查发现，膳食纤维与结肠直肠癌无关联性[195]。尽管在膳食纤维对癌症的潜在影响方面还存在上述争议性结果，但其潜在保健性已得到证实，如增加大便量，从而促进正常排便[196]。

18.5　总结

梨（P. communis L.）是优质的营养素与植物化学物质来源，有助于保持身体健康并抵御许多疾病。由于富含纤维，故有助于防止便秘和降低胆固醇。其酚类成分还有助于改善心血管病、神经退行性疾病及某些癌症。

S. Bartolomeu 梨仍采用传统的日晒法干制，以期获得深受消费者喜爱的红褐色且有独特弹性的小巧玲珑的晒干食品。与梨干的诱人外观有关的多种化学变化与感官变化方面的研究很少。干制后的水果中，各种植物化学成分的含量均有下降。未查到梨干中植物化学物质的体外研究和/或体内研究方面的报道。不过，我们提供了一种基于文献资料中已有的其他果蔬基质中此类物质对人体的保健作用方面的信息来分析梨干中植物化学物质生物利用度与潜在保健作用的类推法。从而有可能推断出，梨干中的某些酚类成分和膳食纤维对人体应当具有的保健作用。为证实梨干成分的实际保健作用，还需要开展更深入的研究。

参考文献

［1］Raffo, M. D., Ponce, N. M., Sozzi, G. O., Vicente, A. R. & Stortz, C. A. (2011) Compositional changesin "Bartlett" pear (Pyrus communis L.) cell wall poly-saccharides as affected by sunlight conditions. Journal of Agricultural and Food Chemistry, 59, 12155-12162.

［2］Pear Bureau Northwest (2012) Pear Varieties, USA Pears. Published on-line at: http://usapears.com/Recipes%20And%20Lifestyle/Now%20Serving/Pears%20and%20Varieties.aspx, last accessed March 26, 2012.

［3］Belitz, H.-D., Grosch, W. & Schieberle, P. (2004) Food Chemistry, 3rd edn. Springer, Berlin, Germany.

［4］Ferreira, D., Barros, A., Coimbra, M. A. & Delgadillo, I. (2001) UseofFT-IRspectroscopytofollowtheeffect of processing in cell wall polysaccharide extracts of a sun – dried pear. Carbohydrate Polymers，45，175 – 182.

［5］Barroca，M. J.，Guiné，R. P. F.，Pinto，A.，Gonc，alves，F. M. & Ferreira，D. M. S.（2006）Chemical andmicrobiological characterization of Portuguese varieties of pears. Food and Bioproducts Processing，84，109 – 113.

［6］Anderson，J. W.，Baird，P.，Davis，R. Jr.，Ferreri，S.，Knudtson，M.，Koraym，A.，Waters，V. & Williams，C.（2009）Health benefits of dietary fiber. Nutrition Reviews，67，188 – 205.

［7］What's Cooking，Mexico（2012）Xoconostle and Tomatillo Salsa，What's Cooking，MexicoPublishedon – line at：http：//whatscookingmexico. com/2011/03/29/xoconostleandtomatillosalsa/，last accessedMarch 26，2012.

［8］Guzmán – Maldonado，S.，Morales – Montelongo，A.，Mondragón – Jacobo，C.，Herrera – Hernández，G.，Guevara – Lara，F. & Reynoso – camacho，R.（2010）Physicochemical，nutritional，and functional characterization of fruits xoconostle（O-puntia matudae）pears from central – México region. Journal of FoodScience，75，C485 – C492.

［9］HealthCanada（2012）The％DailyValue，HealthCanada. Publishedon – lineat：http：//www. hc – sc. gc. ca，last accessed March 29，2012.

［10］Webster，J. M.，Oxley，D.，Pettolino，F. A. & Bacic，A.（2008）Characterisation of secreted polysaccharides and（glyco）proteins from suspension cultures of Pyrus communis. Phytochemistry，69，873 – 881.

［11］Ferreira，D.，Guyot，S.，Marnet，N.，Delgadillo，I.，Renard，C. M. & Coimbra，M. A.（2002）Compositionof phenolic compounds in a Portuguese pear（Pyrus communis L. var. S. Bartolomeu）and changes aftersun – drying. Journal of Agricultural and Food Chemistry，50，4537 – 4544.

［12］Li，X.，Gao，W. Y.，Huang，L. J.，Zhang，J. Y. & Guo，X. H.（2011）Antioxidant and antiinflammationcapacities of some pear cultivars. Journal of Food Science，76，C985 – C990.

［13］Tiwari，U. & Cummins，E.（2012）Factors influencing levels of phytochemicals in selected fruit andvegetables during pre – and post – harvest food processing operations. Food Research International（inpress）.

［14］Coimbra，M. A.，Nunes，C.，Cunha，P. & Guiné，R.（2011）Amino acid profile and Maillard compoundsof sun – dried pears. Relation with the reddish brown colour of the dried fruits. European Food Researchand Technology，233，637 – 646.

［15］Ferreira，D.，Silva，J.，Pinto，G.，Santos，C.，Delgadillo，I. & Coimbra，M. A.（2008）Effect of sun – dryingon microstructure and texture of S. Bartolomeu pears（Pyrus communis L.）. European Food Researchand Technology A，226，1545 – 1552.

［16］Sun，J.，Chu，Y. F.，Wu，X. & Liu，R. H.（2002）Antioxidant and antiproliferative activities of commonfruits. Journal of Agricultural and Food Chemistry，50，7449 - 7454.

[17] Ferreira，D. S. M. （2003）Estudodas Transformac，õesBioquí micaseQuí micasdaPêradeS. BartolomeuDurante o Processo de Secagem—Recurso Endógeno da Regi ão de Viseu，PhD Thesis，University ofAveiro，Aveiro，Portugal （in Portuguese）.

[18] Voragen，A. G. J.，Coenen，G. J.，Verhoef，R. P. &. Schols，H. A. （2009） Pectin，a versatile polysaccharidepresent in plant cell walls. Structural Chemistry，20，263 - 275.

[19] Caffall，K. H. &. Mohnen，D. （2009）The structure，function，and biosynthesis of plant cell wall pecticpolysaccharides. Carbohydrate Research，344，1879 - 1900.

[20] Dick，A. J. &. Labavitch，J. M. （1989）Cell - wall metabolism in ripening fruit. 4. Characterization ofthe pectic polysaccharides solubilized during softening of bartlett pear fruit. Plant Physiology，89，1394 - 1400.

[21] LeGoff，A.，Renard，C. M. G. C.，Bonnin，E. &.Thibault，J. F. （2001） Extraction，purificationandchemicalcharacterisation of xylogalacturonans from pea hulls. Carbohydrate Polymers，45，325 - 334.

[22] Oechslin，R.，Lutz，M. V. &. Amado，R. （2003）Pectic substances isolated from apple cellulosic residue：structural characterisation of a new type of rhamnogalacturonan I. Carbohydrate Polymers，51，301 - 310.

[23] Zandleven，J.，Beldman，G.，Bosveld，M.，Schols，H. A. &.Voragen，A. G. J. （2006）Enzymaticdegradationstudies of xylogalacturonans from apple and potato，using xylogalacturonan hydrolase. CarbohydratePolymers，65，495 - 503.

[24] Nunes，C.，Silva，L.，Fernandes，A. P.，Guiné，R. P. F.，Domingues，M. R. M. &. Coimbra，M. A. （2012）Occurrence of cellobiose residues directly linked to galacturonic acid in pectic polysaccharides. Carbohydrate Polymers，87，620 - 626.

[25] Strasser，G. R. &. Amado，R. （2001）Pectic substances from red beet （Beta vulgaris conditiva）. PartI. Structural analysis of rhamnogalacturonan I using enzymic degradation and methylation analysis. Carbohydrate Polymers，44，63 - 70.

[26] Ridley，B. L.，O'Neill，M. A. &. Mohnen，D. A. （2001）Pectins：structure，biosynthesis，andoligogalacturonide - related signaling. Phytochemistry，57，929 - 967.

[27] Martin Cabrejas，M. A.，Waldron，K. W.，Selvendran，R. R.，Parker，M. L. &. Moates，G. K. （1994）Ripening - related changes in the cell - walls of Spanish pear （Pyrus communis）. Physiologia Plantarum，91，671 - 679.

[28] Pilipenko，L.，Kalinkov，A. &. Spektor，A. （1999）Amino acid composition of fruit in the manufactureof sedimentation - stabilized dispersed products. Chemistry of

Natural Compounds, 35, 208 - 211.

[29] Chen, J. L., Wang, Z. F., Wu, J. H., Wang, Q. & Hu, X. S. (2007) Chemicalcompositionalcharacterizationof eight pear cultivars grown in China. Food Chemistry, 104, 268 - 275.

[30] Schieber, A., Keller, P. & Carle, R. (2001) Determination of phenolic acids and flavonoids of apple andpear by high - performance liquid chromatography. Journal of Chromatography A, 910, 265 - 273.

[31] Escarpa, A. & Gonzalez, M. C. (1999) Fast separation of (poly) phenolic compounds from apples andpears by high - performance liquid chromatography with diode - array detection. Journal of Chromatography A, 830, 301 - 309.

[32] Challice, J. S. & Westwood, M. N. (1972) Phenolic compounds of the genus Pyrus. Phytochemistry, 11, 37 - 44.

[33] Spanos, G. A. & Wrolstad, R. E. (1990) Influence of variety, maturity, processing, and storage on thephenolic composition of pear juice. Journal of Agricultural and Food Chemistry, 38, 817 - 824.

[34] Spanos, G. A. &Wrolstad, R. E. (1992) Phenolicsofapple, pearandwhitegrapejuicesandtheirchangeswith processing and storage—a review. Journal of Agricultural and Food Chemistry, 40, 1478 - 1487.

[35] Williams, A. H. (1957) The simpler phenolic substances of plants. Journal of the Science of Food andAgriculture, 8, 385 - 389.

[36] Mosel, H. D. &Herrmann, K. (1974) Changesincatechinsandhydroxycinnamicacid - derivativesduringdevelopment of apples and pears. Journal of the Science of Food and Agriculture, 25, 251 - 256.

[37] Blankenship, S. M. & Richardson, D. G. (1985) Changes in phenolic - acids and internal ethylene duringlong - term cold - storage of pears. Journal of the American Society for Horticultural Science, 110, 336 - 339.

[38] Amiot, M. J., Aubert, S. & Nicolas, J. (1992) Phenolic composition and browning susceptibility ofvarious apple and pear cultivars at maturity. In: International Symposium on the Physiological Basis of Postharvest Technologies (ed. M. E. Saltveit). International Society for Horticultural Science, Wageningen, The etherlands, pp. 67 - 69.

[39] Amiot, M. J., Tacchini, M., Aubert, S. Y. & Oleszek, W. (1995) Influence of cultivar, maturity stage, and storage - conditions on phenolic composition and enzymatic browning of pear fruits. Journal of Agricultural and Food Chemistry, 43, 1132 - 1137.

[40] Tanrioven, D. & Eksi, A. (2005) Phenolic compounds in pear juice from different cultivars. FoodChemistry, 93, 89 - 93.

[41] Oleszek, W., Amiot, M. J. & Aubert, S. Y. (1994) Identification of some

phenolics in pear fruit. Journal of Agricultural and Food Chemistry, 42, 1261 - 1265.

[42] Escarpa, A. & González, M. C. (2001) Approach to the content of total extractable phenolic compoundsfrom different food samples by comparison of chromatographic and spectrophotometric methods. Analytica Chimica Acta, 427, 119 - 127.

[43] de Pascual - Teresa, S., Santos - Buelga, C. & Rivas - Gonzalo, J. C. (2000) Quantitative analysis of flavan - 3 - olsinSpanishfoodstuffsandbeverages. Journal of Agricultural and Food Chemistry, 48, 5331 - 5337.

[44] Lea, A. G. (1978) The phenolics of ciders: oligomeric and polymeric procyanidins. Journal of theScience of Food and Agriculture, 29, 471 - 477.

[45] Sarni - Manchado, P., Cheynier, V. & Moutounet, M. (1999) Interactions of grape seed tannins withsalivary proteins. Journal of Agricultural and Food Chemistry, 47, 42 - 47.

[46] Mcmanus, J. P., Davis, K. G., Beart, J. E., Gaffney, S. H., Lilley, T. H. & Haslam, E. (1985) Polyphenolinteractions. 1. Introduction—some observations on the reversible complexation of polyphenols withproteins and polysaccharides. Journal of the Chemical Society, Perkin Transactions, 2, 1429 - 1438.

[47] Luck, G., Liao, H., Murray, N. J., Grimmer, H. R., Warminski, E. E., Williamson, M. P., Lilley, T. H. &Haslam, E. (1994) Polyphenols, astringency and proline - rich proteins. Phytochemistry, 37, 357 - 371.

[48] Duggan, M. B. (1969) Identity and occurrence of certain flavonol glycosides in four varieties of pears. Journal of Agricultural and Food Chemistry, 17, 1098 - 1101.

[49] Nortje, B. K. (1965) The flavonol glycosides in the fruit of Pyrus communis L. cultivar Bon Chretien. Biochemical Journal, 97, 209 - 213.

[50] McCance & Widdowson's (1992) Fruits and Nuts. The Composition of Foods. Royal Society ofChemistry, Cambridge, UK.

[51] Shirsat, A. H., Bell, A., Spence, J. & Harris, J. N. (1996) The Brassica napus extA extensin gene isexpressed in regions of the plant subject to tensile stresses. Planta, 199, 618 - 624.

[52] Huxham, I. M., Jarvis, M. C., Shakespeare, L., Dover, C. J., Johnson, D., Knox, J. P. & Seymour, G. B. (1999) Electron - energy - loss spectroscopic imaging of calcium and nitrogen in the cell walls of applefruits. Planta, 208, 438 - 443.

[53] Josè, M. & Puigdomènech, P. (1993) Structure and expression of genes coding for structural proteinsof the plant cell wall. New Phytologist, 125, 259 - 282.

[54] Lea, A. G. H. (1984) Tannin and colour in English apple cider. Flüssiges Obst, 8, 356 - 361.

[55] Vamosvigyazo, L. &Nadudvarimarkus, V. (1982) Enzymaticbrowning, polyphenolcontent, polyphenoloxidase and peroxidase - activities in pear cultivars. Acta Alimentaria Hungarica, 11, 157 - 168.

［56］Nicolas，J. J.，Richard － Forget，F. C.，Goupy，P. M.，Amiot，M. J. & Aubert，S. Y. （1994） Enzymatic browning reactionsinapple and apple products. CriticalReviewsin Food Science and Nutrition，34，109 – 157.

［57］Gauillard，F. & Richard － Forget，F. （1997） Polyphenoloxidases from Williams pear （Pyrus communisL，cv Williams）：activation，purification and some properties. Journal of the Science of Food and Agriculture，74，49 – 56.

［58］Richard － Forget，F. C. & Gauillard，F. A. （1997） Oxidation of chlorogenic acid，catechins，and 4 － methylcatechol in model solutions by combinations of pear （Pyrus communis Cv Williams ） polyphenoloxidase and peroxidase：a possible involvement of peroxidase in enzymatic browning. Journal of Agricultural and Food Chemistry，45，2472 – 2476.

［59］Hodge，J. E. （1953） Dehydrated foods—chemistry of browning reactions in model systems. Journal of Agricultural and Food Chemistry，1，928 – 943.

［60］Moreno，J.，Peinado，J. & Peinado，R. A. （2007） Antioxidant activity of musts from Pedro Ximenezgrapes subjected to off － vine drying process. Food Chemistry，104，224 – 228.

［61］Arnoldi，A.，Arnoldi，C.，Baldi，O. & Griffini，A. （1988） Flavor components in the Maillard reactionof different amino acids with fructose in cocoa butter water—qualitative and quantitative analysis of pyrazines. Journal of Agricultural and Food Chemistry，36，988 – 992.

［62］Umano，K.，Hagi，Y.，Nakahara，K.，Shyoji，A. & Shibamoto，T. （1995） Volatile chemicals formed in the headspace of a heated d – glucose/l – cysteine Maillard model system. Journal of Agricultural and Food Chemistry，43，2212 – 2218.

［63］Cornwell，C. J. & Wrolstad，R. E. （1981） Causes of browning in pear juice concentrate during storage. Journal of Food Science，46，515 – 518.

［64］Toribio，J. L. & Lozano，J. E. （1984） Nonenzymatic browning in apple juice concentrate during storage. Journal of Food Science，49，889 – 892.

［65］Rufian － Henares，J. A.，Garcia － Villanova，B. & Guerra － Hernandez，E. （2008） Occurrence of furosineand hydroxymethylfurfural as markers of thermal damage in dehydrated vegetables. European FoodResearch and Technology，228，249 – 256.

［66］Hidalgo，F. J.，Alaiz，M. & Zamora，R. （1999） Effect of pH and temperature on comparative nonen － zymatic browning of proteins produced by oxidized lipids and carbohydrates. Journal of Agriculturaland Food Chemistry，47，742 – 747.

［67］Silvan，J. M.，van de Lagemaat，J.，Olano，A. & Del Castillo，M. D. （2006） Analysis and biologicalproperties of amino acid derivates formed by Maillard reaction in foods. Journal of Pharmaceuticaland Biomedical Analysis，41，1543 – 1551.

［68］Ledl，F. & Schleicher，E. （1990） New aspects of the Maillard reaction in foods and in the human body. Angewandte Chemie International Edition，29，565 – 594.

[69] John, E. H. (1955) The amadori rearrangement. In: Advances in Carbohydrate Chemistry (ed. L. W. Melville). Academic Press, New York, NY, pp. 169 – 205.

[70] Erbersdobler, H. F. & Somoza, V. (2007) Fortyyearsof furosine—forty yearsofusing Maillardreactionproducts as indicators of the nutritional quality of foods. Molecular Nutrition & Food Research, 51, 423 – 430.

[71] Rada – Mendoza, M., Olano, A. & Villamiel, M. (2002) Furosine as indicator of Maillard reaction injams and fruit – based infant foods. Journal of Agricultural and Food Chemistry, 50, 4141 – 4145.

[72] Vallejo – Cordoba, B., Mazorra – Manzano, M. A. & Gonzalez – Cordova, A. F. (2004) New capillary electrophoresis method for the determination of furosine in dairy products. Journal of Agricultural and Food Chemistry, 52, 5787 – 5790.

[73] VanRenterghem, R. & DeBlock, J. (1996) Furosine in consumption milk and milk powders. International Dairy Journal, 6, 371 – 382.

[74] Charissou, A., Ait – Ameur, L. & Birlouez – Aragon, I. (2007) Evaluation of a gas chromatography/massspectrometry method for the quantification of carboxymethyllysine in food samples. Journal of Chromatography A, 1140, 189 – 194.

[75] Hartkopf, J. & Erbersdobler, H. F. (1995) Experimentswithsausage-meatontheformationofNepsilon – carboxymethyllysine. Zeitschrift fur Lebensmittel – Untersuchung und – Forschung, 201, 27 – 29.

[76] Hartkopf, J. & Erbersdobler, H. F. (1994) Model experiments of the formation of N epsiloncarboxymethyllysine in food products. Zeitschrift fur Lebensmittel – Untersuchung und – Forschung, 198, 15 – 19.

[77] Srey, C., Hull, G. L., Connolly, L., Elliott, C. T., del Castillo, M. D. & Ames, J. M. (2010) Effect ofinhibitor compounds on Nepsilon – (carboxymethyl) lysine (CML) and Nepsilon – (carboxyethyl) lysine (CEL) formation in model foods. Journal of Agricultural and Food Chemistry, 58, 12036 – 12041.

[78] Ferrer, E., Alegria, A., Farre, R., Abellan, P. & Romero, F. (1999) Review: indicators of damage ofprotein quality and nutritional value of milk. Food Science and Technology International, 5, 447 – 461.

[79] Fogliano, V. & Morales, F. J. (2011) Estimation of dietary intake of melanoidins from coffee and bread. Food & Function, 2, 117 – 123.

[80] Nunes, F. M. & Coimbra, M. A. (2007) Melanoidins from coffee infusions. Fractionation, chemicalcharacterization, and effect of the degree of roast. Journal of Agricultural and Food Chemistry, 55, 3967 – 3977.

[81] Obretenov, T. D., Ivanova, S. D., Kuntcheva, M. J. & Somov, G. T. (1993) Melanoidin formation incooked meat products. Journal of Agricultural and Food Chemistry, 41, 653 – 656.

［82］Adams，A.，Borrelli，R. C.，Fogliano，V. & De Kimpe，N.（2005）Thermal degradation studies of foodmelanoidins. Journal of Agricultural and Food Chemistry，53，4136 – 4142.

［83］Hertog，M. G.，Bueno – de – Mesquita，H. B.，Fehily，A. M.，Sweetnam，P. M.，Elwood，P. C. & Kromhout，D.（1996）Fruit and vegetable consumption and cancer mortality in the Caerphilly Study. Cancer Epidemiology，Biomarkers & Prevention：a Publication of the American Association for Cancer Research，Cosponsored by the American Society of Preventive Oncology，5，673 – 677.

［84］Block，G.，Patterson，B. & Subar，A.（1992）Fruit，vegetables，and cancer prevention：a review of theepidemiological evidence. Nutrition and Cancer，18，1 – 29.

［85］Ko，S. H.，Choi，S. W.，Ye，S. K.，Cho，B. L.，Kim，H. S. & Chung，M. H.（2005）Comparison of the antioxidant activities of nine different fruits in human plasma. Journal of Medicinal Food，8，41 – 46.

［86］Hamauzu，Y.，Forest，F.，Hiramatsu，K. & Sugimoto，M.（2007）Effect of pear（Pyrus communis L.）procyanidins on gastric lesions induced by HCl/ethanol in rats. Food Chemistry，100，255 – 263.

［87］Rice – Evans，C.，Miller，N. & Paganga，G.（1997）Antioxidantpropertiesofphenoliccompounds. Trendsin Plant Science，2，152 – 159.

［88］Rimm，E. B.，Ascherio，A.，Giovannucci，E.，Spiegelman，D.，Stampfer，M. J. & Willett，W. C.（1996）Vegetable，fruit，and cereal fiber intake and risk of coronary heart disease among men. Journal of the American Medical Association，275，447 – 451.

［89］Anderson，J. & Bridges，S.（1988）Dietary fiber content of selected foods. American Journal of Clinical Nutrition，47，440 – 447.

［90］Watkins，C. B. & Liu，R. H.（2011）Pomefruit. In：Health – Promoting-Properties of Fruitsand Vegetables（ed. L. A. Terry）. CABI Publishing，Oxford，UK，pp. 196 – 217.

［91］Scalbert，A. & Williamson，G.（2000）Dietary intake and bioavailability of polyphenols. Journal of Nutrition，130，2073S – 2085S.

［92］Hammerstone，J. F.，Lazarus，S. A. & Schmitz，H. H.（2000）Procyanidin content and variation in somecommonly consumed foods. Journal of Nutrition，130，2086S – 2092S.

［93］Palafox – Carlos，H.，Ayala – Zavala，J. F. & Gonzalez – Aguilar，G. A.（2011）The role of dietary fiber in the bioaccessibility and bioavailability of fruit and vegetable antioxidants. Journal of Food Science，76，R6 – R15.

［94］Goni，I. & Serrano，J.（2005）The intake of dietary fiber from grape seeds modifies the antioxidantstatus in rat cecum. Journal of the Science of Food and Agriculture，85，1877 – 1881.

［95］Spencer，J. P.，Chowrimootoo，G.，Choudhury，R.，Debnam，E. S.，Srai，S. K. & Rice - Evans，C.（1999）The small intestine can both absorb and glucuronidate luminal flavonoids. FEBS Letters，458，224－230.

［96］Olthof，M. R.，Hollman，P. C. & Katan，M. B.（2001）Chlorogenic acid and caffeic acid are absorbed inhumans. Journal of Nutrition，131，66－71.

［97］Gonthier，M. P.，Verny，M. A.，Besson，C.，Remesy，C. & Scalbert，A.（2003）Chlorogenic acid bioavailability largely depends on its metabolism by the gut microflora in rats. Journal of Nutrition，133，1853－1859.

［98］Hollman，P. C.，de Vries，J. H.，van Leeuwen，S. D.，Mengelers，M. J. & Katan，M. B.（1995）Absorptionof dietary quercetin glycosides and quercetin in healthy ileostomy volunteers. American Journal of Clinical Nutrition，62，1276－1282.

［99］Hollman，P. C.，van Trijp，J. M.，Buysman，M. N.，van der Gaag，M. S.，Mengelers，M. J.，de Vries，J. H. &Katan，M. B.（1997）Relative bioavailability of the antioxidant flavonoid quercetin from various foodsin man. FEBS Letters，418，152－156.

［100］Hawkswor，G.，Drasar，B. S. & Hill，M. J.（1971）Intestinal bacteria and hydrolysis of glycosidic bonds. Journal of Medical Microbiology，4，45－459.

［101］Walle，T.，Otake，Y.，Walle，U. K. &Wilson，F. A.（2000）Quercetinglucosidesarecompletelyhydrolyzedin ileostomy patients before absorption. Journal of Nutrition，130，2658－2661.

［102］Spencer，J. P.（2003）Metabolism of tea flavonoids in the gastrointestinal tract. Journal of Nutrition，133，3255S－3261S.

［103］Tsang，C.，Auger，C.，Mullen，W.，Bornet，A.，Rouanet，J. M.，Crozier，A. & Teissedre，P. L.（2005）Theabsorption，metabolism and excretion of flavan－3－ols and procyanidins following the ingestion of agrape seed extract by rats. British Journal of Nutrition，94，170－181.

［104］Spencer，J. P. E.，Schroeter，H.，Rechner，A. R. & Rice - Evans，C.（2001）Bioavailability of flavan－3－ols and procyanidins：gastrointestinal tract influences and their relevance to bioactive forms in vivo. Antioxidants & Redox Signaling，3，1023－1039.

［105］Rios，L. Y.，Bennett，R. N.，Lazarus，S. A.，Remesy，C.，Scalbert，A. & Williamson，G.（2002）Cocoaprocyanidins are stable during gastric transit in humans. American Journal of Clinical Nutrition，76，1106－1110.

［106］Donovan，J. L.，Manach，C.，Rios，L.，Morand，C.，Scalbert，A. & Remesy，C.（2002）Procyanidins arenot bioavailable in rats fed a single meal containing a grapeseed extract or the procyanidin dimer B3. British Journal of Nutrition，87，299－306.

［107］Serra，A.，Macia，A.，Romero，M. P.，Valls，J.，Blade，C.，Arola，

L. &Motilva，M. J. （2010）Bioavailabilityof procyanidin dimersand trimersand matrixfood effectsininvitroand invivomodels. British Journal of Nutrition，103，944－952.

［108］Parada，J. & Aguilera，J. M. （2007）Food microstructure affects the bioavailability of several nutrients. Journal of Food Science，72，R21－R32.

［109］Perez－Jimenez，J.，Serrano，J.，Tabernero，M.，Arranz，S.，Diaz－Rubio，M. E.，Garcia－Diz，L.，Goni，I. &Saura－Calixto，F. （2009）Bioavailability of phenolic antioxidants associated with dietary fiber：plasmaantioxidant capacity after acute and long－term intake in humans. Plant Foods for Human Nutrition，64，102－107.

［110］Carbonaro，M.，Grant，G. & Pusztai，A. （2001）Evaluation of polyphenol bioavailability in rat smallintestine. European Journal of Nutrition，40，84－90.

［111］Kosinska，A.，Karamac，M. &Amarowicz，R. （2009）Study oninteractionbetweenbroad beanphenoliccompounds and proteins using fluorescence method. Czech Journal of Food Science，27，S119－S119.

［112］Leontowicz，M.，Gorinstein，S.，Leontowicz，H.，Krzeminski，R.，Lojek，A.，Katrich，E.，Ciz，M.，Martin－Belloso，O.，Soliva－Fortuny，R.，Haruenkit，R. & Trakhtenberg，S. （2003）Apple and pear peel and pulpand their influence on plasma lipids and antioxidant potentials in rats fed cholesterol－containing diets. Journal of Agricultural and Food Chemistry，51，5780－5785.

［113］Adisakwattana，S.，Moonsan，P. & Yibchok－Anun，S. （2008）Insulin－releasing properties of a seriesof cinnamic acid derivatives in vitro and in vivo. Journal of Agricultural and Food Chemistry，56，7838－7844.

［114］Graziani，G.，D'Argenio，G.，Tuccillo，C.，Loguercio，C.，Ritieni，A.，Morisco，F.，Blanco，C. D.，Fogliano，V. & Romano，M. （2005）Apple polyphenol extracts prevent damage to human gastricepithelial cells in vitro and to rat gastric mucosa in vivo. Gut，54，193－200.

［115］Rice－Evans，C. A.，Miller，N. J. & Paganga，G. （1996）Structure－antioxidant activity relationships of flavonoids and phenolic acids. Free Radical Biology and Medicine，20，933－956.

［116］Rice－Evans，C. A.，Miller，N. J.，Bolwell，P. G.，Bramley，P. M. & Pridham，J. B. （1995）The relativeantioxidant activities of plant－derived polyphenolic flavonoids. Free Radical Research，22，375－383.

［117］Murcia，M. A.，Jimenez，A. M. & Martinez－Tome，M. （2001）Evaluation of the antioxidant properties ofMediterranean and tropical fruits compared with common food additives. Journal of Food Protection，64，2037－2046.

［118］Auger，C.，Al－Awwadi，N.，Bornet，A.，Rouanet，J. M.，Gasc，F.，Cros，G. & Teissedre，P. L. （2004）Catechins and procyanidins in Mediterranean diets. Food Research International，37，233－245.

[119] Suda, I., Oki, T., Nishiba, Y., Masuda, M., Kobayashi, M., Nagai, S., Hiyane, R. & Miyashige, T. (2005) Polyphenol contents and radical – scavenging activity of extracts from fruits and vegetables in cultivatedin Okinawa, Japan. Journal of Japan Society of Nutrition and Food Sciences, 52, 462 – 471.

[120] Maxwell, S. R. J. (1995) Prospects for the use of antioxidant therapies. Drugs, 49, 345 – 361.

[121] Conforti, F., Sosa, S., Marrelli, M., Menichini, F., Statti, G. A., Uzunov, D., Tubaro, A. & Loggia, R. D. (2008) In vivo anti – inflammatory and in vitro antioxidant activities of Mediterranean dietary plants. Journal of Ethnopharmacology, 116, 144 – 151.

[122] Rahman, I., Biswas, S. K. & Kirkham, P. A. (2006) Regulation of inflammation and redox signaling bydietary polyphenols. Biochemical Pharmacology, 72, 1439 – 1452.

[123] Huang, L. – J., Gao, W. – Y., Li, X., Zhao, W. – S., Huang, L. – Q. & Liu, C. – X. (2010) Evaluation of the invivo anti – inflammatory effects of extracts from Pyrus bretschneideri Rehd. Journal of Agricultural and Food Chemistry, 58, 8983 – 8987.

[124] Nathan, C. (1992) Nitric oxide as a secretory product of mammalian cells. FASEB Journal, 6, 3051 – 3064.

[125] WHO (2011) Cardiovascular Disease. Published on – line at: http://www.who.int/cardiovascular _ diseases/en/, last accessed March 20, 2012.

[126] Hubbard, G. P., Wolffram, S., Lovegrove, J. A. & Gibbins, J. M. (2003) The role of polyphenolic compounds in the diet as inhibitors of platelet function. Proceedings of the Nutrition Society, 62, 469 – 478.

[127] Landolfi, R., Mower, R. L. & Steiner, M. (1984) Modification of platelet function and arachidonicacid metabolism by bioflavonoids. Structure – activity relations. Biochemical Pharmacology, 33, 1525 – 1530.

[128] Chang, W. – C. & Hsu, F. – L. (1989) Inhibition of platelet aggregation and arachidonate metabolism inplatelets by procyanidins. Prostaglandins, Leukotrienes and Essential Fatty Acids, 38, 181 – 188.

[129] Keevil, J. G., Osman, H. E., Reed, J. D. & Folts, J. D. (2000) Grapejuice, butnotorangejuiceorgrapefruitjuice, inhibits human platelet aggregation. Journal of Nutrition, 130, 53 – 56.

[130] Tzeng, S. H., Ko, W. C., Ko, F. N. & Teng, C. M. (1991) Inhibition of platelet aggregation by someflavonoids. Thrombosis Research, 64, 91 – 100.

[131] Heiss, C., Jahn, S., Taylor, M., Real, W. M., Angeli, F. S., Wong, M. L., Amabile, N., Prasad, M., Rassaf, T., Ottaviani, J. I., Mihardja, S., Keen, C. L., Springer, M. L., Boyle, A., Grossman, W., Glantz, S. A., Schroeter, H. &

Yeghiazarians，Y. (2010) Improvement of endothelial function with dietary flavanolsis associated with mobilization of circulating angiogenic cells in patients with coronary artery disease. Journal of the American College of Cardiology，56，218 - 224.

[132] Bourne，L. C. & Rice - Evans，C. A. (1998) Urinary detection of hydroxycinnamates and flavonoids inhumans after high dietary intake of fruit. Free Radical Research，28，429 - 438.

[133] Ottaviani，J. I.，Kwik - Uribe，C.，Keen，C. L. & Schroeter，H. (2012) Intake of dietary procyanidins doesnot contribute to the pool of circulating flavanols in humans. American Journal of Clinical Nutrition，95，851 - 858.

[134] Cook，N. C. & Samman，S. (1996) Flavonoids—chemistry，metabolism，cardioprotective effects，anddietary sources. Journal of Nutritional Biochemistry，7，66 - 76.

[135] Nichenametla，S. N.，Taruscio，T. G.，Barney，D. L. & Exon，J. H. (2006) A review of the effects and mechanisms of polyphenolics in cancer. Critical Reviews in Food Science and Nutrition，46，161 - 183.

[136] Hagiwara，A.，Hirose，M.，Takahashi，S.，Ogawa，K.，Shirai，T. & Ito，N. (1991) Forestomachandkidneycarcinogenicity of caffeic acid in F344 rats and C57BL/6N x C3H/HeN F1 mice. Cancer Research，51，5655 - 5660.

[137] Hirose，M.，Mutai，M.，Takahashi，S.，Yamada，M.，Fukushima，S. & Ito，N. (1991) Effects of phenolicantioxidants in low dose combination on forestomach carcinogenesis in rats pretreated with N - methyl - N - nitro - N - nitrosoguanidine. Cancer Research，51，824 - 827.

[138] Hirose，M.，Kawabe，M.，Shibata，M.，Takahashi，S.，Okazaki，S. & Ito，N. (1992) Influence of caffeicacid and other o - dihydroxybenzene derivatives on N -methyl - N ? - nitro - N - nitrosoguanidine - initiated ratforestomach carcinogenesis. Carcinogenesis，13，1825 - 1828.

[139] Tanaka，T.，Kojima，T.，Kawamori，T.，Wang，A.，Suzui，M.，Okamoto，K. & Mori，H. (1993) Inhibitionof4 - nitroquinoline - 1 - oxide - induced rat tongue carcinogenesis by the naturally occurring plant phenolicscaffeic，ellagic，chlorogenic and ferulic acids. Carcinogenesis，14，1321 - 1325.

[140] Matsunaga，K.，Katayama，M.，Sakata，K.，Kuno，T.，Yoshida，K.，Yamada，Y.，Hirose，Y.，Yoshimi，N. & Mori，H. (2002) Inhibitory effects of chlorogenic acid on azoxymethane - induced colon carcinogenesisin male F344 rats. Asian Pacific Journal of Cancer Prevention，3，163 - 166.

[141] Exon，J. H.，Magnuson，B. A.，South，E. H. & Hendrix，K. (1998) Effect of dietary chlorogenic acidon multiple immune functions and formation of aberrant crypt foci in rats. Journal of Toxicology and Environmental Health Part A，53，375 - 384.

[142] Soh, Y. , Kim, J. A. , Sohn, N. W. , Lee, K. R. & Kim, S. Y. (2003) Protective effects of quinic acid derivatives on tetrahydropapaveroline – induced cell death in C6 glioma cells. Biological & Pharmaceutical Bulletin, 26, 803 – 807.

[143] Lim, Y. J. , Lee, E. H. , Kang, T. H. , Ha, S. K. , Oh, M. S. , Kim, S. M. , Yoon, T. J. , Kang, C. , Park, J. H. & Kim, S. Y. (2009) Inhibitory effects of arbutin on melanin biosynthesis of alpha – melanocyte stimulating hormone – induced hyperpigmentation in cultured brownish guinea pig skin tissues. Archives of Pharmacal Research, 32, 367 – 373.

[144] Chakraborty, A. K. , Funasaka, Y. , Komoto, M. & Ichihashi, M. (1998) Effect of arbutin on melanogenicproteins in human melanocytes. Pigment Cell Research, 11, 206 – 212.

[145] Akiu, S. , Suzuki, Y. , Asahara, T. , Fujinuma, Y. & Fukuda, M. (1991) Inhibitory effect of arbutin onmelanogenesis – biochemical study using cultured B16 melanoma cells. Nihon Hifuka Gakkai Zasshi, 101, 609 – 613.

[146] Li, H. , Jeong, Y. M. , Kim, S. Y. , Kim, M. K. & Kim, D. S. (2011) Arbutin inhibits TCCSUP humanbladder cancer cell proliferation via up – regulation of p21. Pharmazie, 66, 306 – 309.

[147] Lukas, B. , Schmiderer, C. , Mitteregger, U. & Novak, J. (2010) Arbutin in marjoram and oregano. Food Chemistry, 121, 185 – 190.

[148] Slavin, J. L. (2008) Position of the American Dietetic Association: health implications of dietary fiber. Journal of the American Dietetic Association, 108, 1716 – 1731.

[149] Tungland, B. C. & Meyer, D. (2002) Nondigestible oligo – and polysaccharides (dietary fiber): theirphysiology and role in human health and food. Comprehensive Reviews in Food Science and Food Safety, 1, 90 – 109.

[150] Englyst, K. N. & Englyst, H. N. (2005) Carbohydrate bioavailability. British Journal of Nutrition, 94, 1 – 11.

[151] Atia, A. , Girard – Pipau, F. , Hebuterne, X. , Spies, W. G. , Guardiola, A. , Ahn, C. W. , Fryer, J. , Xue, F. , Rammohan, M. , Sumague, M. , Englyst, K. & Buchman, A. L. (2011) Macronutrient absorptioncharacteristics in humans with short bowel syndrome and jejunocolonic anastomosis: starch is themost important carbohydrate substrate, although pectin supplementation may modestly enhance shortchain fatty acid production and fluid absorption. Journal of Parenteral and Enteral Nutrition, 35, 229 – 240.

[152] Wong, J. M. , deSouza, R. , Kendall, C. W. , Emam, A. & Jenkins, D. J. (2006) Colonichealth: fermentationand short chain fatty acids. Journal of Clinical Gastroenterology, 40, 235 – 243.

[153] Ogden, C. L. , Carroll, M. D. , Curtin, L. R. , McDowell, M. A. , Tabak, C. J. & Flegal, K. M. (2006) Prevalence of overweight and obesity in the United

States，1999—2004. Journal of the American Medical Association，295，1549 - 1555.

[154] Mokdad，A. H.，Ford，E. S.，Bowman，B. A.，Dietz，W. H.，Vinicor，F.，Bales，V. S. & Marks，J. S. (2003) Prevalence of obesity，diabetes，and obesity - related health risk factors，2001. Journal of the American Medical Association，289，76 - 79.

[155] Bazzano，L. A.，He，J.，Ogden，L. G.，Loria，C. M. & Whelton，P. K. (2003) Dietaryfiberintakeandreducedrisk of coronary heart disease in US men and women—the National Health and Nutrition Examination Survey I Epidemiologic Follow -up Study. Archives of Internal Medicine，163，1897 - 1904.

[156] Pereira，M. A.，O' Reilly，E.，Augustsson，K.，Fraser，G. E.，Goldbourt，U.，Heitmann，B. L.，Hallmans，G.，Knekt，P.，Liu，S.，Pietinen，P.，Spiegelman，D.，Stevens，J.，Virtamo，J.，Willett，W. C. & Ascherio，A. (2004) Dietary fiber and riskof coronary heart disease：a pooled analysis of cohort studies. Archivesof Internal Medicine，164，370 - 376.

[157] Babio，N.，Balanza，R.，Basulto，J.，Bullo，M. & Salas - Salvado，J. (2010) Dietary fibre：influence onbody weight，glycemic control and plasma cholesterol profile. Nutrición Hospitalaria，25，327 - 340.

[158] Jenkins，D. J. A.，Kendall，C. W. C.，Vuksan，V.，Vidgen，E.，Parker，T.，Faulkner，D.，Mehling，C. C.，Garsetti，M.，Testolin，G.，Cunnane，S. C.，Ryan，M. A. & Corey，P. N. (2002) Soluble fiber intake at adose approved by the US Food and Drug Administration for a claim of health benefits：serum lipidrisk factors for cardiovascular disease assessed in a randomized controlled crossover trial. AmericanJournal of Clinical Nutrition，75，834 - 839.

[159] Jenkins，D. J. A.，Newton，C.，Leeds，A. R. & Cummings，J. H. (1975) Effect of pectin，guar gum，andwheat fiber on serum - cholesterol. Lancet，1，1116 - 1117.

[160] Fisher，H.，Griminger，P. & Siller，W. G. (1967) Effect of pectin on atherosclerosis in the cholesterol - fedrabbit. Journal of Atherosclerosis Research，7，381 - 386.

[161] Pearson，T. A.，Blair，S. N.，Daniels，S. R.，Eckel，R. H.，Fair，J. M.，Fortmann，S. P.，Franklin，B. A.，Goldstein，L. B.，Greenland，P.，Grundy，S. M.，Hong，Y. L.，Miller，N. H.，Lauer，R. M.，Ockene，I. S.，Sacco，R. L.，Sallis，J. F.，Smith，S. C.，Stone，N. J. & Taubert，K. A. (2002) AHA Circulation，106，388 - 391.

[162] Brown，L.，Rosner，B.，Willett，W. W. & Sacks，F. M. (1999) Cholesterol - lowering effects of dietaryfiber：a meta - analysis. American Journal of Clinical Nutrition，69，30 - 42.

[163] Fietz，V. R. & Salgado，J. M. (1999) Efeito da pectina e da celulose nos

níveis séricos de colesterol etriglicerídeos em ratos hiperlipidêmicos. Ciência e Tecnologia de Alimentos, 19, 318 – 321.

[164] Everson, G. T., Daggy, B. P., Mckinley, C. & Story, J. A. (1992) Effect-sofpsylliumhydrophilicmucilloidon LDL – cholesterol and bile – acid synthesis in hyper-cholesterolemic men. Journal of Lipid Research, 33, 1183 – 1192.

[165] Lia, A., Hallmans, G., Sandberg, A. S., Sundberg, B., Aman, P. & Andersson, H. (1995) Oat beta – glucanin creases bile – acid excretion and a fiber – rich barley fraction increases cholesterol excretion in ileostomy subjects. American Journal of Clinical Nutrition, 62, 1245 – 1251.

[166] Arjmandi, B. H., Craig, J., Nathani, S. & Reeves, R. D. (1992) Soluble dietary fiber and cholesterolinfluence in vivo hepatic and intestinal cholesterol biosynthesis in rats. Journal of Nutrition, 122, 1559 – 1565.

[167] Moundras, C., Behr, S. R., Remesy, C. & Demigne, C. (1997) Fecal losses of sterols and bile acidsinduced by feeding rats guar gum are due to greater pool size and liver bile acid secretion. Journal of Nutrition, 127, 1068 – 1076.

[168] Anderson, J. W., Randles, K. M., Kendall, C. W. & Jenkins, D. J. (2004) Carbohydrate and fiber recommendations for individuals with diabetes: a quantitative assessment and meta – analysis of the evidence. Journal of the American College of Nutrition, 23, 5 – 17.

[169] Giacco, R., Parillo, M., Rivellese, A. A., Lasorella, G., Giacco, A., D' Episcopo, L. & Riccardi, G. (2000) Long – term dietary treatment with increased amounts of fiber – rich low – glycemic index Diabetes Care, 23, 1461 – 1466.

[170] Weickert, M. O. & Pfeiffer, A. F. H. (2008) Metabolic effects of dietary fiber consumption and prevention of diabetes. Journal of Nutrition, 138, 439 – 442.

[171] Tucker, L. A. & Thomas, K. S. (2009) Increasing total fiber intake reduces risk of weight and fat gainsin women. Journal of Nutrition, 139, 576 – 581.

[172] Lattimer, J. M. & Haub, M. D. (2010) Effects of dietary fiber and its components on metabolic health. Nutrients, 2, 1266 – 1289.

[173] Meyer, K. A., Kushi, L. H., Jacobs, D. R., Slavin, J., Sellers, T. A. & Folsom, A. R. (2000) Carbohydrates, dietary fiber, and incident type 2 diabetes in older women. American Journal of Clinical Nutrition, 71, 921 – 930.

[174] Salmeron, J., Ascherio, A., Rimm, E. B., Colditz, G. A., Spiegelman, D., Jenkins, D. J., Stampfer, M. J., Wing, A. L. & Willett, W. C. (1997) Dietary fiber, glycemic load, and risk of NIDDM in men. DiabetesCare, 20, 545 – 550.

[175] Conceic , ~ao de Oliveira, M., Sichieri, R. & Sanchez Moura, A. (2003) Weight loss associated with adaily intake of three apples or three pears among overweight women. Nutrition, 19, 253 – 256.

[176] Bridges, S. R., Anderson, J. W., Deakins, D. A., Dillon, D. W. & Wood,

C. L. （1992）Oat bran increasesserum acetate of hypercholesterolemic men. American Journal of Clinical Nutrition，56，455－459.

［177］Wright，R. S. ，Anderson，J. W. & Bridges，S. R. （1990）Propionate inhibits hepatocyte lipid synthesis. Proceedings of the Society for Experimental Biology and Medicine，195，26－29.

［178］Inan，M. S. ，Rasoulpour，R. J. ，Yin，L. ，Hubbard，A. K. ，Rosenberg，D. W. & Giardina，C. （2000）Theluminal short－chain fatty acid butyrate modulates NF－kappaB activity in a human colonic epithelialcell line. Gastroenterology，118，724－734.

［179］Streppel，M. T. ，Arends，L. R. ，van't Veer，P. ，Grobbee，D. E. & Geleijnse，J. M. （2005）Dietary fiber andblood pressure：a meta－analysisof randomized placebo－controlled trials. Archivesof Internal Medicine，165，150－156.

［180］Brussaard，J. H. ，Vanraaij，J. M. A. ，Stassewolthuis，M. ，Katan，M. B. & Hautvast，J. G. A. J. （1981）Blood－pressure and diet in normotensive volunteers— absence of an effect of dietary fiber，protein，or fat. American Journal of Clinical Nutrition，34，2023－2029.

［181］Kelsay，　J. L. ，Behall，K. M. &Prather，E. S. （1978）Effect of fiber from fruits and vegetables on metabolic responses of human subjects 1. Bowel transit－time， number of defecations，fecal weight，urinaryexcretions of energy and nitrogen and apparent digestibilities of energy，nitrogen，and fat. American Journal of Clinical Nutrition，31，1149－1153.

［182］Kuller，L. H. ，Tracy，R. P. ，Shaten，J. &Meilahn，E. N. （1996）Relation of C－reactive protein and coronaryheartdisease in the MRFI Tnestedcase－control study. Multiple Risk Factor Intervention Trial. AmericanJournal of Epidemiology，144， 537－547.

［183］Ridker，P. M. ，Hennekens，C. H. ，Buring，J. E. & Rifai，N. （2000）C－ reactive protein and other markers of inflammation in the prediction of cardiovascular disease in women. New England Journal of Medicine，342，836－843.

［184］Ajani，U. A. ，Ford，E. S. & Mokdad，A. H. （2004）Dietary fiber and C－ reactive protein：findings from National Health and Nutrition Examination Survey Data. Journal of Nutrition，134，1181－1185.

［185］Ma，Y. ，Griffith，J. A. ，Chasan－Taber，L. ，Olendzki，B. C. ，Jackson， E. ，Stanek，E. J. ，Li，W. ，Pagoto，S. L. ，Hafner，A. R. & Ockene，I. S. （2006） Association between dietary fiber and serum C－reactive protein. American Journal of Clinical Nutrition，83，760－766.

［186］King，D. E. ，Egan，B. M. ，Woolson，R. F. ，Mainous，A. G. ，Al－Solaiman，Y. & Jesri，A. （2007）Effect of ahigh－fiber diet vs a fiber－supplemented diet on C－reactive protein level. Archives of Internal Medicine，167，502－506.

〔187〕Cummings, J. H., Bingham, S. A., Heaton, K. W. & Eastwood, M. A. (1992) Fecal weight, colon cancerrisk (dietaryfiber). Gastroenterology, 103, 1783 - 1789.

〔188〕Terry, P., Giovannucci, E., Michels, K. B., Bergkvist, L., Hansen, H., Holmberg, L. & Wolk, A. (2001) Fruit, vegetables, dietary fiber, and risk of colorectal cancer. Journal of the National Cancer Institute, 93, 525 - 533.

〔189〕Prentice, R. L. (2000) Future possibilities in the prevention of breast cancer: fat and fiber and breastcancer research. Breast Cancer Research, 2, 268 - 276.

〔190〕Schatzkin, A., Lanza, E., Corle, D., Lance, P., Iber, F., Caan, B., Shike, M., Weissfeld, J., Burt, R., Cooper, M. R., Kikendall, J. W. & Cahill, J. (2000) Lack of effect of a low - fat, high - fiber diet on therecurrence of colorectal adenomas. Polyp Prevention Trial Study Group. New England Journal ofMedicine, 342, 1149 - 1155.

〔191〕Smith - Warner, S. A., Spiegelman, D., Yaun, S. S., Adami, H. O., Beeson, W. L., van den Brandt, P. A., Folsom, A. R., Fraser, G. E., Freudenheim, J. L., Goldbohm, R. A., Graham, S., Miller, A. B., Potter, J. D., Rohan, T. E., Speizer, F. E., Toniolo, P., Willett, W. C., Wolk, A., Zeleniuch - Jacquotte, A. & Hunter, D. J. (2001) Intake of fruits and vegetables and risk of breast cancer: a pooled analysis of cohort studies. Journal of the American Medical Association, 285, 769 - 776.

〔192〕Nangia - Makker, P., Hogan, V., Honjo, Y., Baccarini, S., Tait, L., Bresalier, R. & Raz, A. (2002) Inhibition of human cancer cell growth and metastasis in nude mice by oral intake of modified citruspectin. Journal of the National Cancer Institute, 94, 1854 - 1862.

〔193〕Howe, G. R., Hirohata, T., Hislop, T. G., Iscovich, J. M., Yuan, J. M., Katsouyanni, K., Lubin, F., Marubini, E., Modan, B. & Rohan, T. (1990) Dietary factors and risk of breast cancer: combined analysis of 12case - control studies. Journal of the National Cancer Institute, 82, 561 - 569.

〔194〕Howe, G. R., Jain, M. & Miller, A. B. (1990) Dietary factors and risk of pancreatic cancer: results of a Canadian population - based case - control study. International Journal of Cancer, 45, 604 - 608.

〔195〕Simons, C. C. J. M., Schouten, L. J., Weijenberg, M. P., Goldbohm, R. A. & van den Brandt, P. A. (2010) Bowel movement and constipation frequencies and the risk of colorectal cancer among men in the Netherlands Cohort Study on Diet and Cancer. American Journal of Epidemiology, 172, 1404 - 1414.

〔196〕Haack, V. S., Chesters, J. G., Vollendorf, N. W., Story, J. A. & Marlett, J. A. (1998) Increasing amounts of dietary fiber provided by foods normalizes physiologic response of the large bowel without alteringcalcium balance or fecal steroid excretion. American Journal of Clinical Nutrition, 68, 615 - 622.

第 19 章　西梅干是不是功能性食品？

Alessandra Del Caro and Antonio Piga

19.1　简介

当今社会普遍认为，常吃不同食物（尤其是水果和蔬菜）可提升健康水平并降低或减少多种慢性病的发病风险。食品的上述功效与其天然成分或加工后产生的生物活性成分有关。具备上述特征的食品常被归类为功能性食品。西梅干历来都被认为具有人体保健作用，因此当然属于功能性食品[1]。西梅干是用李（Prunus domestica L.）的鲜果干制而成（高加索山脉被认为是李的原产地）。目前的多倍体品种实际上是两种野生李杂交的结果，即二倍体的樱桃李（Prunus cerasifera Ehrh）和四倍体的黑刺李（Prunus spinosa L.）[2]。杂交育种法创造的水果新品种数百年来广为传播。西梅干的工业化生产方法是用隧道热风干燥法在 60～85℃下将水分降至 20%～24%[3]。也可将产品复水至湿度达 35%。用水煮法将李的固形物含量浓缩至 18.5% 即为西梅汁。李还可加工为果汁原浆和果粉等其他产品。大部分西梅干均以栽培种 D′Agen 李为原料，2000 年后加利福尼亚州成为全球占主导地位的供应商，市场份额超过 70%。如今，其他西梅干生产国不断涌现，并加入市场竞争[3]。智利便是其中之一，其西梅干产量位居第二，2009 年产量估计为 55000t，美国为 139000t。阿根廷位居第三，其产量在未来5 年预计增长 25%，达 50000t。

有关西梅干对人体健康生物学效应的文章已发表了不少。其中涉及的具有保健作用的成分主要为植物化学物质。本章概括了西梅干及其副产品在组成成分、营养特征、植物化学成分、保健作用及食品应用方面的研究现状。

19.2　西梅干的成分与营养特征

19.2.1　常规组分

大量文献报道了西梅的常规组分[1]，但多数主要涉及鲜李栽培品种[4-13]和西梅汁[14-16]，其余的才是西梅干[17-19]。

表 19.1 是西梅干的营养成分表。其含量变化很大，即便同一品种，当生长条件、产地和成熟度不同时，营养成分的含量也不同。脱水加工使西梅干的含糖量明显高于其鲜果，因而可称为一种良好的能量来源。

19.2.2　膳食纤维

据报道，膳食纤维具有降血清胆固醇和餐后血糖等生物活性[20,21]，并可减少冠心病、糖尿病、癌症[22-25]和肠易激综合征[26,27]等慢性病的发生。

西梅干含有 6.0～16.1g/100g 膳食纤维（表 19.1）。含量范围之所以这么大，原因可能是分析方法和品种不同所致。据 USDA 食品成分表[28]，西梅干的膳食纤维含量为 7.0g/100g。Tinker 等人[29]报道，西梅干的膳食纤维含量为 6.0g/100g，Labavitch 等人[30]检出的膳食纤维含量则为 6.2g/100g。最近，Cheryl 等人[31]分析了西梅干和西梅干制品的膳食纤维含量（以干重计的含量/％）。将结果换算为鲜重后得到以下含量（g/100g）：西梅粉（10.8）、西梅干（8.4）、去核西梅干（8.0）、西梅原浆（5.3）。上述结果均低于欧洲食品成分表[32]的记录值（16.1g/100g）。法国西梅协会[33]公布的结果与之相近（13～16g/100g）。这些数据表明，西梅干和无花果干可能是膳食纤维含量最高的水果。

有关膳食纤维成分的资料显示，西梅的可溶性纤维和不溶性纤维含量也有差异。有报道称，西梅的乙醇提取物中含有 49％的可溶性膳食纤维和 51％的不溶性膳食纤维[34]，而其甲醇提取物中则含有 42％的不溶性膳食纤维和 58％的可溶性膳食纤维[35]。

西梅汁的膳食纤维含量较低，介于 0.01～1.1g/100g 之间[31,36]。某些西梅副产品如废渣饼和西梅废料的膳食纤维含量（g/100g）分别为 6.0 和 70.4[31]。

表 19.1　西梅干的营养成分（以每 100g 可食部分计）

营养素	单位	西梅干	参考文献
常规组分			
水分	g	30.9～32.4ᵃ	[37，47]
热量	kcal	240	[47]
蛋白质	g	2.2～2.6	[37，47]
脂肪	g	0.4～0.5	[37，47]
碳水化合物	g	62.7～63.9	[37，47]
膳食纤维	g	6.0～16.1	[32，47，48]
糖类			
果糖	g	13.1	[11，38，39]
葡萄糖	g	23.1	[11，38，39]
蔗糖	g	0.6	[11，38，39]
山梨醇	g	14.7	[11，38，39]
矿物质			
硼	mg	2.2	[48]
钙	mg	43～78	[42，43，47，48]
铜	mg	0.3～0.4	[47，48]
氟化物	μg	4.0	[47]
铁	mg	0.9～3.9	[42，47，48]

表 19.1（续）

营养素	单位	西梅干	参考文献
镁	mg	41～45	[47，48]
锰	mg	0.2～0.3	[47，48]
磷	mg	69～85	[42，47，48]
钾	mg	732～990	[42，43，47，48]
硒	μg	0.3	[47]
钠	mg	2～8	[42，47，48]
锌	mg	0.4～0.5	[42，47，48]
维生素			
甜菜碱	mg	0.4	[47]
胆碱	mg	10.1	[47]
叶酸	μg	3.7～4.0	[47，50]
烟酸	mg	2.0	[50]
泛酸	mg	0.46	[50]
吡哆醇	mg	0.21～0.28	[47，50]
核黄素	mg	0.16～0.19	[47，50]
硫胺素	mg	0.05～0.08	[47，50]
维生素 A（RAE）	μg	39	[47]
维生素 C	mg	0.6～4.0	[47，48，50]
维生素 E（ATE）	mg	0.43	[47]
维生素 K	μg	5.5～59.5	[47，50]

RAE：维生素 A 活性当量；ARE：α-生育酚当量；ᵃ范围（最小值～最大值）。

19.2.3　糖类

多项研究[11,37-39]中报道的具体糖含量（表 19.1）范围较宽，原因可能是干制条件有所不同。糖含量在水果品种间有一定差异，例如，杏干与西梅干相比，含有较高的蔗糖和较低的山梨醇[39]。鲜果中也含有这些糖类，但干制后其百分比发生改变[17]。在加工过程中，蔗糖被水解成果糖和葡萄糖（可经受美拉德反应，且一并计入干制造成的糖类总损失量中）。山梨醇是一项非常重要的指标，因为它可作为制干李栽培品种的选择标准之一[40]。事实上，这些糖是低剂量（70g/d）西梅干具有通便作用的主要原因，还因其具有抗焦糖化作用且不参与美拉德反应而能防止西梅干的过度褐变[41]。

19.2.4　矿物质

表 19.1 列出了西梅干的矿物质含量。制干的李脱水加工后，其矿物质含量与其鲜

果相同[1,42]。一项对加利福尼亚西梅干的研究表明，含水量19%的西梅干，其铁含量（以干重计）为3.2mg/100g、钾为990mg/100g、钙为78mg/100g[43]。复水不会造成任何明显的矿物质损失。因此，食用100g西梅干可满足钾日饮食标准（DRV）的20%、铜日参考摄入量（RDI）的20%、铁RDI的14%、锌和镁RDI的约10%，以及锰摄入量的10%。此外，西梅干的硼含量也较高[44]。食用100g西梅干相当于成年男性日均摄入约2.2mg的硼[45]，而硼的日膳食需要量应为1mg。

19.2.5　维生素

表19.1列出了西梅干的维生素含量。正如文献[19,46]所述，脱水时的高温使部分维生素（尤其是抗坏血酸）发生损失。文献中西梅干的维生素C含量在美国（0.6mg/100g）[47]与欧洲（4.0mg/100g）[48]之间存在很大差异。一大餐份西梅干提供的维生素C可达其RDI的6%～10%，维生素E达RDI的9%。还有其他生育酚，但仅为痕量的β-生育酚和γ-生育酚。西梅干的维生素K含量（近59.5mg叶绿醌/100g）在常见食品中相对较高[49]。

19.3　西梅干及其副产品的植物化学成分

植物化学物质通常是指非营养性植物成分，可凭借其保护性或防病性来影响人体健康。目前有报道的植物化学物质已达数千种。其中知名的有酚类、类胡萝卜素、有机硫化合物、含氮化合物和生物碱类。西梅干及其副产品富含植物化学成分，主要为多酚，也有少量类胡萝卜素及其他化合物。

表 19.2　西梅干和西梅汁中酚类化合物的含量（以干基计）

酚类	西梅干/（mg/kg）	西梅汁/（mg/kg）	参考文献
新绿原酸	928～3045[a]	225	[15, 19, 51, 53]
绿原酸	67～562	193～335	[14, 15, 19, 51, 53]
咖啡酸	1～35	3～45	[14, 15, 19, 51, 53]
对-香豆酸	2～43	4	[15, 19, 51-53]
原儿茶酸	0.5～2	—	[52]
矢车菊素-3-芸香糖苷	15	—	[19, 53]
芸香苷	3～89	4	[15, 19, 51-53]
（-）-表儿茶素	7.2	—	[52]
儿茶素	—	126～169	[14]

[a] 范围（最小值～最大值）。

19.3.1　多酚

此类化合物是制干用鲜李中的代表性植物化学成分，尽管会因干制工艺而受热破坏，但仍有不少保留。西梅干含有大量多酚，主要为羟基肉桂酸类，即3-O-咖啡酰奎尼酸(新绿原酸)和5-O-咖啡酰奎尼酸(绿原酸)。表19.2列出了西梅干和西梅汁的多酚含量。

多位学者分别在西梅干中检出了羟基肉桂酸类化合物[15,19,50-53],均发现其绿原酸含量高于新绿原酸。这两种酸合计约占羟基肉桂酸类总量的95%~98%;但当另一种异构体(4-O-咖啡酰奎尼酸,隐绿原酸)存在时,则该占比降至75%[51]。Piga等人[19]在高温干制的'大总统西梅干'中检出了含量较高的新绿原酸和绿原酸。据称,西梅干是新绿原酸含量最高的水果。必须强调的是,采用高于75℃的干制温度明显减少了这两种酚酸的损耗,原因是降解过程受多酚氧化酶的调节[19,50]。Kayano等人[54]首次报道了西梅干中的不同咖啡酰奎尼酸异构体。咖啡酸和香豆酸在鲜李中未检出,但在西梅干中却有检出[15,19,51-53],可能是在干制时由肉桂酸水解而来。

西梅中发现的其他酚类化合物还有芸香苷、(-)-表儿茶素、原儿茶酸、松柏苷、香草酸、东莨菪亭、七叶苷甲基醚、花色素类和原花色素类[15,19,51-55]。Raynal等人[50]在干果中检出了儿茶素,但他们分别提供了果肉和外果皮的数据,因此不能简单地报告干果中酚类的确切含量。芸香苷约占多酚总量的2%~4%。西梅干中检出的花色素类含量极低,原因是在干制初期快速降解[55]。芍药素-3-芸香糖苷、芍药素-3-葡萄糖苷、矢车菊素-3-芸香糖苷和矢车菊素-3-葡萄糖苷虽有文献报道[19,55],但仅可查到矢车菊素-3-芸香糖苷的数据[19,53],正如Raynal等人之前注释的原因一样[50]。Kayano等人首次报道了松柏苷、香草酸、东莨菪亭和七叶苷甲基醚[56]。最近,Kimura等人[57]在西梅干提取物中发现了一种低聚原花色素。该低聚物主要由以儿茶素为末端单元的表儿茶素单元组成。西梅干中发现的其他重要组分还包括两种木脂素类成分[58]。

西梅汁是用西梅干加工的主要产品。西梅汁的加工技术不同于其他果汁。它实际上未经压榨和精制,仅需将西梅干煮至含糖量达18.5%即可。该工艺的确会导致多酚的更多损耗。Donovan等人[15]发现,西梅汁的多酚含量明显低于西梅干。他们还注意到,新绿原酸与绿原酸的比值也有所下降。除这两种化合物之外,他们还检出了少量的咖啡酸、香豆酸和芸香苷。值得注意的是,煮沸处理使羟甲基糠醛(美拉德反应中间产物)被浓缩。西梅汁中的儿茶素也有报道[14]。据我们所知,目前尚无其他西梅衍生品或副产品的公开资料。

19.3.2 类胡萝卜素

类胡萝卜素为黄色至红色脂溶性色素,可在体内转化为维生素A(只要提供β-紫罗酮环)。表19.3列出了西梅干中的类胡萝卜素与叶黄素(α-胡萝卜素、β-胡萝卜素、β-隐黄素和叶黄素+玉米黄素)。其中,β-胡萝卜素充当了维生素A原。芬兰研究人员在西梅干中检出了极少量的α-胡萝卜素、β-胡萝卜素和叶黄素,该含量远低于鲜李中的含量[59]。每100g西梅干仅能提供类胡萝卜素RDI的5%。该值分别仅占欧洲和美国RDI推荐值的22%和25%[1,32]。另据Bolin[43]报道,以蒸汽复水的加利福尼亚西梅干含0.56mg/100g β-胡萝卜素(以鲜重计),该值还不足USDA食品成分表中维生素A活性的一半[28]。Korobkina[60]对四种乌兹别克西梅干的报道也有类似结果。

表 19.3　西梅干的类胡萝卜素成分（以每 100g 可食部分计）

营养素	西梅干/（μg/100g）	参考文献
α-胡萝卜素	31～57	[47，59]
β-胡萝卜素	140～394	[47，59]
β-隐黄素	93	[47]
叶黄素＋玉米黄素	148	[47]

Moutounet[61]探讨了鲜李干制前后的类胡萝卜素含量变化。结果表明，干制后总类胡萝卜素损失 45%～75%，β-胡萝卜素变化较小。有趣的是，该报道称，两个采摘季节干制的西梅干，其类胡萝卜素含量有很大差异。

西梅汁仅有痕量的维生素 A 活性[47]，可能是用热水提取之故。

19.4　西梅干中的天然抗氧化剂

西梅干中已发现一大类具有抗细胞氧化保护作用的植物化学物质。此类天然成分通过清除有害的自由基（与大多数退行性疾病有关）而在体内充当了抗氧化剂。因此，它们更适合被称为可抑制或稳定自由基的物质。流行病学研究成果已确定，果蔬摄入量与疾病预防（如动脉粥样硬化、癌症、糖尿病、关节炎和衰老）之间存在正相关关系。西梅干中的维生素（A、C 和 E）均属天然抗氧化剂，西梅干中其他天然抗氧化剂还包括酚类化合物，如类黄酮和酚酸等。酚类的抗氧化性主要源于其氧化还原性，使其可充当还原剂、氢供体和单线态氧猝灭剂。西梅干和西梅汁是膳食抗氧化剂的优质来源[15]；事实上，高浓度的羟基肉桂酸（尤以新绿原酸和绿原酸为主）正是其主要特点。西梅干提取物、新绿原酸和绿原酸的抗氧化活性通过抑制 LDL 的体外氧化而有所呈现。西梅干中其他酚类成分（如芸香苷和咖啡酸）充当对人 LDL 氧化反应活性抑制剂的文章也有报道[62]。

19.5　西梅干的保健作用

众所周知，有些食品有助于保持健康并能预防慢性疾病[63]。首先，食用水果和蔬菜可降低癌症、心脏病和中风的风险[64]。此类食品常被归类为功能性食品，西梅干正属于这一类。文献中报道了西梅干的许多生物学作用，而最知名的当属其通便作用。

西梅干是如何对肠道施加影响从而缓解便秘的，目前尚不明确。较合理的解释是将其归因于西梅的纤维含量。很可能是可溶性纤维与不溶性纤维以温和的方式在小肠中起到软化粪便、增加粪便体积、促进肠蠕动等作用。此外，西梅干中的山梨醇是已知的对动物和人具有通便作用的物质[65]。酚类成分也可对通便有一定作用。

西梅干可降低人体的血糖指数（GI）[66,67]。它含糖量高，但 GI 值中等（54，葡萄糖为 100），能在提供适量热量（239kcal/100g）的同时，不使血糖水平上升[67]。此外，西梅干还能降低血浆胰岛素与 C 肽水平（胰岛素降解产物）。该作用可降低西梅干食用者的胰岛素分泌水平。该反应与西梅干的含糖量及纤维含量有关；实际上，正是葡萄糖、果糖、山梨醇与大量膳食纤维的共同作用，对葡萄糖代谢和糖尿病治疗产生了有利影响[66]。

Welsch 等人报道,酚类成分似乎对葡萄糖的吸收和代谢有一定影响[68],有效成分为绿原酸,可使葡萄糖的主动运输能力下降 80%。酚类化合物还具有抑制肝脏中内源性葡萄糖生成的能力,起作用的成分依然是绿原酸,它抑制了大鼠肝细胞微粒体酶系统中葡萄糖-6-磷酸转位酶的活性[69]。

西梅干对骨代谢有重大影响。多项研究表明,食用西梅干阻止甚至逆转了雄性和雌性骨质疏松症动物模型的骨流失[70]。除动物实验外,一项短期临床试验结果表明,绝经妇女食用西梅干(每天 100g)后,其血清总碱性磷酸酶(ALP)活性、骨特异性 ALP 活性和胰岛素样生长因子 I(IGF-I)等据报道与妇女骨生成及骨量有关的指标均有明显上升[71]。每百克西梅干中约含 50mg 钙、50mg 镁和 80mg 磷。即便该矿物质浓度与其 RDI 相比并不算高,但西梅干的高有机酸含量可促进这些成骨元素的吸收。此外,西梅干含有硼和维生素 K[49],它们对成骨过程也有影响。在人体试验和动物实验中,硼可提高血浆类固醇激素的浓度并降低钙的尿排泄量[72,73]。因此,硼可视为预防骨质疏松的一个重要营养素。有文献报道,维生素 K 可改善钙平衡从而影响骨健康。维生素 K 还被认为是骨钙蛋白 γ-羧基化的必需辅助因子。γ-羧化骨钙蛋白通过调节羟磷灰石晶体的生长而促进正常的骨盐沉积[74]。

许多研究报道了具生物活性的酚类化合物(异黄酮和木脂素)对骨健康的影响[75,76]。西梅干是新绿原酸和绿原酸等酚类化合物的重要来源,它们既是抗氧化剂又能抑制骨吸收并促进骨生成[77]。因此,西梅干对骨骼的保健作用在一定程度上受其抗氧化性的调节。体外试验中,在正常状态、氧化应激状态和炎症状态下,西梅干中的多酚似乎都能抑制破骨细胞的分化和活性[78]。另一项对卵巢切除术大鼠的研究表明,西梅干在骨代谢中的作用[79]与其酚类化合物的高含量有关。但有些研究人员指出,是硼的存在阻止了骨流失[1]。

西梅干还有益于心血管健康。它对与心血管病有关的 3 个主要风险因子(如高血压、血脂异常和氧化应激)均有作用[1]。西梅干为高钾低钠食品,可防止高血压,尤其可防止高钠饮食的不良影响[80]。

西梅干还能控制血脂异常,原因在于其以果胶形式存在的含量较高的可溶性纤维具有降血浆胆固醇的作用[29]。对卵巢切除术雌性大鼠喂以西梅粉的研究表明[81],其降胆固醇作用可能是其高纤维含量与某些类雌激素的作用[82]。西梅干还有胆汁酸结合能力。与胆汁酸结合并增加其粪便排泄量,已被假定为膳食纤维降胆固醇作用的可能机制[83]。

体外研究中,西梅干可抑制人 LDL 氧化作用[84,85]。特别是在以氧自由基吸收能力(ORAC)比较果蔬的抗氧化活性时,西梅干的 ORAC 值极高[86]。众所周知,新绿原酸、绿原酸和隐绿原酸具有防止人 LDL 氧化的抗氧化活性[62]、清除活性氧自由基和活性氮自由基[51]及抑制亚油酸氧化生成共轭二烯等能力。据报道,西梅干的抗氧化活性高度依赖于其咖啡酰奎尼酸异构体[1,87]。但 Kayano 等人[54]报道,咖啡酰奎尼酸异构体对西梅干抗氧化活性的贡献尚未证实。另一项近期研究[57]表明,原花色素低聚物也对西梅干的抗氧化活性有所贡献。该项研究结果指出,西梅干的强抗氧化活性取决于原花色素低聚物与咖啡酰奎尼酸的共同作用。西梅干还含有少量类黄酮成分（尤其是槲皮素），槲皮素可减少前列腺素合成、抑制组胺释放、减少细胞聚集或黏附在各种细胞上，从而影响参与免疫应答和炎症反应的酶系统。此外，类黄酮可发挥抗血栓形成作用，减少心脏病突发和中风[88]。西梅干中的铜可被视为心血管健康的有利因子，因为铜是保障血管完整性及血红蛋白形成的必需元素。许多氧化酶和抗氧化酶均对铜有依赖性，因此铜可用于维持氧化剂与抗氧化剂的平衡。

西梅干还有抗癌作用。酚类化合物是已知的对许多化学致癌物的致癌作用有抑制能力的植物化学成分。特别是咖啡酸和绿原酸，它们在鼠伤寒沙门氏菌试验中抑制了 N-甲基-N′-硝基-N′-亚硝基胍（MNNG）的诱变活性[89]。绿原酸可使注射甲基氧化偶氮甲醇仓鼠的肿瘤（如腺癌、血管瘤和肝细胞腺瘤）缩小[90]。食用富含纤维的食物可降低结肠癌和直肠癌的发病风险[91]。体外研究评估了西梅提取物的抗病毒、抗细菌和抗真菌活性，但活性水平远低于其他水果[92-95]。

19.6 西梅干及其副产品的食品应用

西梅干的食品应用包括西梅干自身及其衍生品。

19.6.1 整西梅干

整西梅干可直接出售，也可用于加工果汁和浓缩果汁。将整西梅干在水中煮沸，经提取、压榨或离心、澄清，浓缩至可溶性固形物浓度大于 18.5%，再经巴氏杀菌后装瓶，即为西梅汁。该果汁脱胶处理后，可于低温（48℃）下真空浓缩至 60°（Brix 糖度），然后装罐、冷冻保存[96]。还可生产一种工业用的糖度高达 72°（Brix 糖度）的浓缩果汁。浓缩果汁兑水后即可生产出西梅汁。除直接饮用外，文献中还报道了西梅汁的许多其他用法，如下所示：

①用于制作面包[97]；

②用于制作调味汁[98]；

③用于延长烘焙食品的保质期[99]。因为苹果酸可抑制霉菌生长；山梨醇、纤维和单糖有保湿作用，可使产品保持松软且潮湿的质地；

④在熟制烤牛肉中用作抗氧化剂[100]；

⑤在全麦面包中用作天然防腐剂[101]；

⑥用来抑制病原体生长[102]。

19.6.2 去核西梅干

市售的去核西梅干产品包括整粒去核西梅干、去核西梅干罐头、碎粒去核西梅干和骰粒去核西梅干，并可用于加工西梅干果酱、西梅干果泥、西梅干果粒和果粉（低水含量）、西梅干纤维、西梅干馅料和西梅干浇头等。

西梅干产品的主要销售对象为机构用户。其衍生产品可有多种不同的食品应用领域。去核西梅干罐头有 3 种产品类型：（a）常规型，以糖浆灌装；（b）甘露型，以水灌装；（c）保湿型，常规的高含水量去核西梅干。上述产品用于直接食用。主要的食品应用则来自其果泥、纤维、馅料和浇头。西梅干果泥是用整西梅干挤压制得，产品形态为均匀的酱状，有许多方面的应用，例如用作脂肪替代物以降低一系列食品的脂肪含量。西梅干果泥在食品工业用色素方面的主要应用方面，目前已完成了在面包房、糖果店和肉店的试验。实际上，独特的多功能"聚花果"赋予了西梅干独特的抽脂能力。其原因在于：

（1）果胶，混合时可形成一层稳定的膜，且在咀嚼时能够锁住西梅干的风味使其缓慢释放；

（2）极高的山梨醇和还原糖含量，为其提供了保湿性；

（3）苹果酸，充当了风味增强剂。

上述特征迎合了在降低食品脂肪含量的同时赋予其美味的需要。因此，果泥才被推荐用作熟制牛肉、猪肉、羊肉、火鸡肉和鸡肉产品的增湿剂，以保持其水分，尤其是在冷冻、重复加热和保温后[103]，对热狗也是如此[104]；还在学校午餐汉堡中用作碎牛肉的脂肪替代品与增湿剂[105]；用于替代起酥油以减少烘焙食品中的反式脂肪[106]；用于减少烘焙食品与肉制品的食盐用量[107]，用于提高利用率不足的肉类的蛋白价[108]，当然也包括果汁所拥有的全部产品特点。此外，西梅干果粉已被证明可减少肉类的脂质氧化[109]。上述所有文献报道证实了西梅干衍生品的重要工艺用途。

19.7　总结

西梅干因其肠功能而吸引了消费者的关注，但如今有关其营养性与工艺用途的科学依据越来越多。西梅干因富含膳食纤维、山梨醇、硼、钾和酚类成分，而可能有助于调节消化和糖代谢、降低血浆胆固醇浓度和肠癌风险、维持心血管健康、改善骨代谢。另外，酚类化合物因其抗氧化性而有可能在预防或降低多种疾病的发病风险中发挥一定作用。

西梅干的特定组分为其赋予了工艺用途，诸如在肉制品和烘焙产品中用作脂肪替代物、在烤牛肉中用作抗氧化剂、在面包中用作防腐剂、或用于抑制病原体生长。除上述列举的功能外，还需就其组成（尤其是类胡萝卜素、维生素 E 及其他维生素的含量）以及西梅干食用量与疾病风险间的关系开展更多研究。因此，只有通过开展多学科的研究计划才可揭示与西梅干功能性有关的确切潜力。

参考文献

[1] Stacewicz‑Sapuntzakis，M.，Bowen，P.E.，Hussain，E.A.，Damayanti‑Wood，B.I. & Farnsworth，N.R.（2001）Chemicalcom position and potential heal the ffectsof prunes：afunctional food? Critical Reviewsin Food Science，41，251‑286.

[2] Groh，B.，Bauer，H. & Treutter，D（1994）Chemotaxonomical investigations of Prunusdomestica byisoenzyme markers and phenolic compounds. Scientia Horticulturaee，58，41‑55.

[3] Sabarez，H.T. & Price，W.E.（1999）A diffusion model for prune dehydration. Journal of Food Engineering，42，167‑172.

［4］Wrolstad，R. E. &.Shallenberger，R. S. （1981）Free sugars and sorbitol in fruits—a compilation from theliterature. Journal of Association of Official Analytical Chemistry，64，91－103.

［5］Wehmeyer，A. S. &.Nortje，B. K. （1980）Nutrient composition of single soft fruit cultivars. South African Food Review，7，98－99.

［6］Nergiz，C. &.Yildiz，H. （1997）Research on chemical composition of some varieties of Europeanplums（Prunusdomestica）adapted to the Aegean district of Turkey. Journal of Agricultural and Food Chemistry，45，2820－2823.

［7］Renard，C. M. G. C. &.Ginies，C. （2009）Comparison of the cell wall composition for flesh and skin fromfive different plums. Food Chemistry，114，1042－1049.

［8］Fernandez－Flores，E. ，Kline，D. ，Johnson，A. R. &.Leber，B. L. （1970）GLC determination of free aminoacids in fruits and fruit juice. Journal of the Association of Official Analytical Chemists，53，1203－1208.

［9］Usenik，V. ，Kastelec，D. ，Veberic，R. &.Stampar，F. （2008）Quality changes during ripening of plums（Prunusdomestica L. ）. Food Chemistry，111，830－836.

［10］Kristl，J. ，Slekovec，M. ，Tojinko，S. &.Unuk，T. （2011）Extractable antioxidants and non－extractablephenolics in the total antioxidant activity of selected plum cultivars（Prunusdomestica L. ）：evolutionduring on－tree ripening. Food Chemistry，125，29－34.

［11］Hansmann，C. F. &. Nortje，B. K. （1980）Sugars in stone fruits. South African Food Review，7，96－97.

［12］Jouret，C. ，Maugenet，J. &.Mesnier，Y. （1969）Maturation of plums d'Ente：chemical composition changes in fruits. Industrie Alimentaireet Agro－industrielle，86，795－799（in French）.

［13］Fusi，P. ，Bosetto，F. M. &.Cecconi，S. （1981）Study of the dynamics of sugars in fruit and leaves ofprunes d'Ente P707 during the maturation process. Agrochimica，25，492－500（in Italian）.

［14］van Gorsel，H. ，Li，C. ，Kerbel，E. L. ，Smits，M. &. Kader，A. A. （1992）Compositional characterization of prune juice. Journal of Agricultural and Food Chemistry，40，784－789.

［15］Donovan，J. L. ，Meyer，A. S. &. Waterhouse，A. L. （1998）Phenolic composition and antioxidant activityof prunes and prune juice（Prunusdomestica）. Journal of Agricultural and Food Chemistry，46，1247－1252.

［16］Dikeman，C. L. ，Bauer，L. L. &. Fahey Jr，G. C. （2004）Carbohydrate composition of selected plum/prunepreparations. Journal of Agricultural and Food Chemistry，52，853－859.

［17］Wilford，L. G. ，Sabarez，H. &. Price，W. E. （1997）Kinetics of carbohydrates change during dehydration of d'Agen prunes. Food Chemistry, 59, 149 - 155.

[18] Fang, N., Yu, S. & Prior, R. L. (2002) LC/MS/MS characterization of phenolic constituents in driedplums. Journal of Agricultural and Food Chemistry, 50, 3579 - 3585.

[19] Piga, A., Del Caro, A. & Corda, G. (2003) From plums to prunes: influence of drying parameters onpolyphenols and antioxidant activity. Journal of Agricultural and Food Chemistry, 51, 3675 - 3681.

[20] Schafer, G., Schenk, U., Ritzel, U., Ramadori, G. &Leonhardt, U. (2003) Comparison of the effectsof dried peas with those of potatoes in mixed meals on postprandial glucose and insulin concentrationsin patients with type 2 diabetes. American Journal of Clinical Nutrition, 78, 99 - 103.

[21] Naumann, E., van Rees, A. B., Onning, G, Oste, R., Wydra, M. &Mensink, R. P. (2006) ß - Glucanincorporated into a fruit drink effectively lowers serum LDL - cholesterol concentrations. AmericanJournal of Clinical Nutrition, 83, 601 - 606.

[22] Mozaffarian, D., Micha, R. & Wallace, S. (2003) Effects on coronary heart disease of increasingpolyunsaturated fat in place of saturated fat: a systematic review and meta - analysis of randomizedcontrolled trials. PLoS Medicine, 7, 1 - 10.

[23] Gross, L. S., Li, L., Ford, E. S & Liu, S. (2004) Increased consumption of refined carbohydrates and theepidemic of type 2 diabetes in the United States: an ecologic assessment. American Journal of Clinical Nutrition, 79, 774 - 779.

[24] Shin, A., Li, H., Shu, X. O., Yang, G., Gao, Y. T. &Zheng, W. (2006) Dietaryintakeofcalcium, fiberandother micronutrients in relation to colorectal cancer risk: results from the Shanghai Women's HealthStudy. International Journal of Cancer, 119, 2938 - 2942.

[25] Holmes, M. D., Liu, S., Hankinson, S. E., Colditz, G. A., Hunter, D. J. & Willett, W. C. (2004) Dietarycarbohydrates, fiber, and breast cancer risk. American Journal of Epidemiology, 159, 732 - 739.

[26] Giacco, R., Parillo, M., Rivellese, A. A., Lasorella, G., Giacco, A., D'Episcopo, L. &Riccardi, G. (2000) Long - term dietary treatment with increased amounts of fiber - rich low - glycemic index natural foods improves blood glucose control and reduces the number of hypoglycemic events intype 1diabetic patients. Diabetes Care, 23, 1461 - 1466.

[27] Ford, A. C., Forman, D., Bailey, A. G., Axon, A. T. R. &Moayyedi, P. (2008) Irritable bowel syndrome: a 10 - year natural history of symptoms, and factors that influence consultation behavior. American Journal of Gastroenterology, 103, 1229 - 39.

[28] USDA (1988) Provisional Table on the Dietary Fiber Content of Selected

Foods. US Department of Agriculture, Washington, DC.

[29] Tinker, L. F., Davis, P. A., Schneeman, B. O., Gallaher, D. D. & Waggoner, C. R. (1991) Consumption of prunes as a source of dietary fiber in men with mild hypercholesterolemia. American Journal ofClinical Nutrition, 53, 1259 – 1265.

[30] Labavitch, J. M., Rae, H. L. &Sessoms, D. (1986) Dietary Fiber of Prunes. California Prune Board Annual Report, Pleasanton, CA.

[31] Cheryl, L., Dikeman, L., Bauer, L. & Fahey Jr, G. C. (2004) Carbohydrate composition of selectedplum/prune preparations. Journal of Agricultural and Food Chemistry, 52, 853 – 859.

[32] California Prune Board (1993) Technical Bulletin ♯ 5. California Prune Board, Pleasanton, CA.

[33] Bureau National Interprofessionnel du Pruneau (BIP) (1998) An Outstanding Profile. Villeneuve surLot, France.

[34] Tinker, L. F., Davis, P. A. &Schneeman, B. O. (1994) Prune fiber or pectin compared with celluloselowers plasma and liver lipids in rats with diet – induced hyperlipidemia. Journal of Nutrition, 124, 31 – 40.

[35] Prosky, L. (1990) Collaborative study of a method for soluble and insoluble dietary fiber. Advances in Experimental and Medical Biology, 270, 193 – 203.

[36] Dreher, M. (1999) Food sources and uses of dietary fiber. In: Complex Carbohydrates in Foods (edsS. S. Cho, L. Prosky& M. Dreher). Marcel Dekker, New York, pp. 334 – 335.

[37] California Prune Board (1997) Buyer's Guide. California Prune Board, Pleasanton, CA.

[38] Kline, D. A., Fernandez – Flores, E. &Johnson, A. R. (1970) Quantitative determination of sugars infruits by GLC separation of TMS derivatives. Journal of the Association of Official Analytical Chemists, 53, 1198 – 1202.

[39] Ishii, Y. (1983) Sugar components of some dry fruits. Nippon Eiyo, Shokuryo Gakkaishi, 36, 53 – 55 (inJapanese).

[40] Forni, E., Erba, M. L., Maestrelli, A. &Poleselli, A. (1992) Sorbitol and free sugar content in plums. Food Chemistry, 44, 269 – 275.

[41] Cinquanta, L., Di Matteo, M. &Esti, M. (2002) Physical pre – treatment of plums (Prunusdomestica). Part 2. Effect on the quality characteristics of different prune cultivars. Food Chemistry, 79, 233 – 238.

[42] Salvini, S., Parpinel, M., Gnagnarella, P., Maisonneuve, P. &Turrini, A. (1998) Banca Dati di Composizione Degli Alimenti per StudiEpidemiologici in Italia. Istituto Europeo di Oncologia, Milan, Italy (in Italian).

[43] Bolin, H. R. (1977) Effects of processing on nutrient composition and texture of prunes. Journal of Food Quality, 1, 123 – 133.

[44] Naghii, M. R., Lyons Wall, P. M. &Samman, S. (1996) The boron content of selected foods and theestimation of its daily intake among free – living subjects. Journal of the American College of Nutrition, 15, 614 – 619.

[45] Nielsen, F. H. (1996) Other trace elements. In: Present Knowledge in Nutrition, 7th edn. (eds E. E. Ziegler & L. J. Filer Jr). ILSI Press, Washington, DC, pp. 355 – 358.

[46] Ryley, J. &Kayda, P. (1993) Vitamins in thermal processing. Food Chemistry, 49, 119 – 129.

[47] USDA (2010) National Nutrient Database for Standard Reference, Release 23. Published on – line at: http: //www. nal. usda. gov/fnic/foodcomp/search/, last accessed March 7, 2011.

[48] Souci, S. W., Fachmann, W. & Kraut, H. (1982) Food Composition and Nutrition Tables (1981—1982) .Wissenschaftliche Verlagsgesell schaftmbH, Stuttgart, Germany.

[49] Dismore, M. L., Haytowitz, D. B., Gebhardt, S. E., Peterson, J. W. & Booth, S. W. (2003) Vitamin Kcontent of nuts and fruits in theUS diet. Journal of the American Dietetics Association, 103, 1650 – 1652.

[50] Raynal, J., Moutounet, M. &Souquet, J. M. (1989) Intervention of phenolic compounds in plumtechnology. 1. Changes during drying. Journal of Agricultural and Food Chemistry, 37, 1046 – 1050.

[51] Nakatani, N., Kayano, S., Kikuzaki, H., Sumino, K., Katagiri, K. &Mitani, T. (2000) Identification, quantitative determination, and antioxidative activities of chlorogenic acid isomers in prune (Prunusdomestica L.) . Journal of Agricultural and Food Chemistry, 48, 5512 – 5516.

[52] Kayano, S., Yamada, N. F., Suzuki, T., Ikami, T., Shioaki, K., Kikuzaki, H., Mitani, T. &Nakatani, N. (2003) Quantitative evaluation of antioxidant components in prunes (Prunusdomestica L.) . Journal of Agricultural and Food Chemistry, 51, 1480 – 1485.

[53] Del Caro, A., Piga, A., Pinna, I., Fenu, P. M. &Agabbio, M. (2004) Effect of drying conditions andstorage period on polyphenolic content, antioxidant capacity, and ascorbic acid of prunes. Journal of Agricultural and Food Chemistry, 52, 4780 – 4784.

[54] Kayano, S., Kikuizaki, H., Fukutsuka, N., Mitani, T. &Nakatani, N. (2002) Antioxidantactivity of prune (Prunusdomestica L.) constituents and a new synergist. Journal of Agricultural and Food Chemistry, 50, 3708 – 3712.

[55] Raynal, J. &Moutounet, M. (1989) Intervention of phenolic compounds in plum technology: II. Mechanisms of anthocyanin degradation. Journal of Agricultural and Food Chemistry, 37, 1051 – 1053.

［56］Kayano，S.，Kikuizaki，H.，Ikami，T.，Suzuki，T.，Mitani，T. &. Nakatani，N.（2004）A new bipyrroleand some phenolics constituents in prunes（Prunusdomestica L.）and their oxygen radical absorbancecapacity（ORAC）. Bioscience，Biotechnology and Biochemistry，68，942－944.

［57］Kimura，Y.，Ito，H.，Kawaji，M.，Ikami，T. &. Hatano，T.（2008）Characterization and antioxidativeproperties of oligomeric proanthocyanidin from prunes，dried fruit of Prunusdomestica L. Bioscience，Biotechnology and Biochemistry，72，1615－1618.

［58］Kikuzaki，H.，Kayano，S.，Fuktsuka，N.，Aoki，A.，Kasamatsus，K.，Yamasaki，Y.，Mitani，D. &. Nakatani，N.（2004）Abscisic acid related compounds and lignans in prunes（Prunusdomestica L.）and theiroxygen radical absorbance capacity（ORAC）. Journal of Agricultural and Food Chemistry，52，344－349.

［59］Heinonen，M. I.，Ollilainen，V.，Linkola，E. K.，Varo，P. T. &. Koivistoinen，P. E.（1989）Carotenoids in Finnish foods：vegetables，fruits，and berries. Journal of Agricultural and Food Chemistry，37，655－659.

［60］Korobkina，Z. V.（1968）Food and biologicalvalue of sundried fruits and grapes. Konserv Ovoshchesush Prom，23，14－16.

［61］Moutounet，M.（1976）Loss of carotenoids during processing of plums to make prunes. Annals of Technology and Agriculture，25，73－84.

［62］Nardini，M.，D'Aquino，M.，Tomassi，G.，Gentili，V.，Di Felice，M. &. Scaccini，C.（1995）Inhibition ofhuman low－density lipoprotein oxidation by caffeic acid and other hydroxycinnamic acid derivatives. Free Radical Biology &. Medicine，19，541－552.

［63］Ames，B. N.（1983）Dietary carcinogens and anticarcinogens：oxygen radicals and degenerative diseases. Science，221，1256－1264.

［64］Vinson，J. A.，Zubik，L.，Bose，P.，Samman，N. &. Proch，J.（2005）Dried fruits：excellent in vitro and invivo antioxidants. Journal of the American College of Nutrition，24，1，44－50.

［65］Ellis，F. W. &. Krantz，J. C.（1941）Sugar alcohols. XII. Metabolism and toxicity studies with mannitoland sorbitol in man and animals. The Journal of Biological Chemistry，141，147－154.

［66］Brand－Miller，J. C.（1994）Importance of glycemic index in diabetes. American Journal of Clinical Nutrition，59，747－752.

［67］Iron，A.，Rigalleau，V.，Bignon，J.，Dubroca，H.，Aubertin，J. &. Gin，H.（1998）Effect of prunes oninsulin secretion in healthy young men. An Outstanding Profile. Villeneuve surLot，France.

［68］Welsch，C. A，Lachance，P. A. &. Wasserman，B. P.（1989）Dietary phenolic compounds：inhibitionof Na＋－dependent D－glucose uptake in rat intestinal brush border membrane vescicles. Journal of Nutrition，119，1698 – 1704.

［69］Hemmerle，H.，Burger，H. J.，Below，P.，Schubert，G.，Rippel，R.，Schindler，P. W.，Paulus，E. & Herling，A. W. （1997）Chlorogenic acid and synthetic chlorogenic acid derivatives：novel inhibitors of hepaticglucose – 6 – phosphate translocase. Journal of Medicinal Chemistry，40，137 – 145.

［70］Hooshmand，S. & Arjmandi，B. H. （2009）Viewpoint：dried plum，an emerging functional food that mayeffectively improve bone health. Ageing Research Reviews，8，122 – 127.

［71］Arjmandi，B. H.，Khalil，D. A.，Lucas，E. A.，Georgis，A.，Stoecker，B. J.，Hardin，C.，Payton，M. E. & Wild，R. A. （2002）Dried plums improve indices of bone formation in postmenopausal women. Journalof Womens Health Gender Based Medicine，11，61 – 68.

［72］Chapin，R. E.，Ku，W. W.，Kenny，M. A.，McCoy，H.，Gladen，B.，Wine，R. N.，Wilson，R. & Elwell，M. R. （1997）The effects of dietary boron on bone strength in rats. Fundamental Applied Toxicology，35，205 – 215.

［73］Naghii，M. R.，Torkaman，G. & Mofid，M. （2006）Effects of boron and calcium supplementation onmechanical properties of bone in rats. Biofactors，28，195 – 201.

［74］Iwamoto，J.，Takeda，T. & Sato，Y. （2004）Effects of vitamin K2 on osteoporosis. Current Pharmaceutical Design，10，2557 – 2576.

［75］Arjmandi，B. H.，Alekel，L.，Hollis，B. W.，Amin，D.，Stacewicz – Sapuntzakis，M.，Guo，P. & Kukreja，S. C. （1996）Dietary soybean protein prevents bone loss in an ovariectomized rat model of osteoporosis. Journal of Nutrition，126，161 – 167.

［76］Arjmandi，B. H.，Khalil，D. A.，Smith，B. J.，Lucas，E. A.，Juma，S.，Payton，M. E. & Wild，R. A. （2003）Soy protein has a greater effect on bone in postmenopausal women not on hormone replacementtherapy，as evidenced by reducing bone resorption and urinary calcium excretion. Journal of Clinical Endocrinology & Metabolism，88，1048 – 1054.

［77］Basu，S.，Michaelsson，K.，Olofsson，H.，Johansson，S. & Melhus，H. （2001）Association betweenoxidative stress and bone mineral density. Biochemical and Biophysical Research Communication，288，275 – 279.

［78］Bu，S. Y.，Lerner，M.，Stoecker，B. J.，Boldrin，E.，Brackett，D. J.，Lucas，E. A. & Smith，B. J. （2008）Driedplum polyphenols inhibit osteoclastogenesis by downregulating NFATc1 and inflammatory mediators. Calcified Tissue International，82，475 – 488.

［79］Arjmandi，B. H.，Lucas，E. A.，Juma，S. & Soliman，A. （2001）Prunepreventsovariectomy – inducedboneloss in rats. JANA，4，50 – 56.

［80］Luft，F. C. (1996) Potassium and its regulation. In: Present Knowledge in Nutrition (eds E. E. Ziegler & L. J. Filer Jr). ILSI Press, Washington, DC, pp. 272 - 276.

［81］Lucas, E. A. , Juma, S. , Stoecker, B. J. & Arjmandi, B. H. (2000) Prune suppresses ovariectomy - inducedhypercholesterolemia in rats. Journal of Nutritional Biochemistry, 11, 255 - 259.

［82］Bradbury, R. B. & White, DE. (1954) Estrogens and related substances in plants. Vitamins and Hormones, 12, 207 - 233.

［83］Anderson, J. W. & Siesel, A. E. (1990) Hypocholesterolemic effects of oat products. In: New Developments in Dietary Fiber: Physiological, Physiochemical, and Analytical Aspects (eds I. Furda & C. J. Brine). Plenum Press, New York, pp. 17 - 36.

［84］Vinson, J. A. , Jang, J. , Dabbagh, Y. A. & Serry, M. M. (1995) Plant flavonoids, especially tea flavonoids, are powerful antioxidants using an in vitro oxidation model for hearth disease. Journal of Agriculturaland Food Chemistry, 43, 2800 - 2802.

［85］Meyer, A. , Donovan, J. L. , Pearson, D. A. , Waterhouse, A. L. & Frankel, E. N. (1998) Fruit hydroxycinnamic acids inhibit human low - density lipoprotein oxidation in vitro. Journal of Agricultural and Food Chemistry, 46, 1783 - 1787.

［86］Mc Bride, J. (1999) Can foods forestall aging? Agricultural Research, 47, 15 - 17.

［87］Gallaher, C. M. & Gallaher, D. D. (2009) Dried plums (prunes) reduce atherosclerosis lesion area inapolipoprotein E - deficient mice. British Journal of Nutrition, 101, 233 - 239.

［88］Gryglewsky, R. J. , Korbut, R. , Robak, J. & Swies, J. (1987) On the mechanism of antithrombotic action of flavonoids. Biochemical Pharmacology, 36, 317 - 322.

［89］Chan, R. I. M. , San, R. C. H. & Stich, H. F. (1986) Mechanism of inhibition of N - methyl - N' - nitro - nitroso - guanidine induced mutagenesis by phenolic compounds. Cancer Letters, 31, 27 - 34.

［90］Mori, H. , Tanaka, T. , Shima, H. , Kuniyasu, T. & Takahashi, M. (1986) Inhibitory effect of chlorogenicacid on methylazoxymethanol acetate - induced carcinogenesis in large intestine and liver of hamsters. Cancer Letters, 30, 49 - 54.

［91］Mathew, A. , Peters, U. , Chatterjee, N. , Kulldorff, M. & Sinha, R. (2004) Fat, fiber, fruits, vegetables, and risk of colorectal adenomas. International Journal of Cancer, 108, 287 - 292.

［92］Dornberger, K. & Lich, H. (1982) Screening for antimicrobial and presumed cancerostatic plantmetabolites. Pharmazie, 37, 215 - 221 (in German).

［93］Gaworski, C. L. , Vollmuth, T. A. , Dozier, M. M. , Heck, J. D. , Dunn, L. T. , Ratajczak, H. V. & Thomas, P. T. （1994）An immunotoxicity assessment of food flavoring ingredients. Food and Chemical Toxicology, 32, 409 - 415.

［94］Gottshall, R. Y. , Lucas, E. H. , Lickfeldt, A. & Roberts, J. M. （1949） Theoccurrence of antibacterial substances active against Mycobacterium tuberculosis inseed plants. The Journal of Clinical Investigation, 28, 920 - 923.

［95］Sauter, C. & Wolfensberger, C. （1989）Anticancer activities as well as anti-viral and virus enhancingproperties of aqueous fruit extracts from 56 European plant species. European Journal of Cancer and Clinical Oncology, 25, 987 - 990.

［96］Luh, B. S. , Kean, C. E. & Woodroof, J. G. （1986）Canning of fruits. In: Commercial Fruit Processing, 2nd edn. （eds J. G. Woodroof & B. S. Luh）. AVI Publishing, Westport, CT, pp. 163 - 262.

［97］Anonymous （1993）Prune preparation as raw material for the food industry. Gordian, 93, 169.

［98］CaliforniaPruneBoard （2009）DriedPlumRubs, Marinades and Sauces Achieve Deeper Flavor, Added Moisture, Extended Shelf Life... Naturally. Technical Bulletin, California Prune Board, Pleasanton, CA.

［99］California Prune Board （2005）California Dried Plums Offer Bakers Innovative Solutions to Controland Reduce Fat, Calories, Sugar and Carbohydrates While Extending Shelf Life. Technical Bulletin, California Prune Board, Pleasanton, CA.

［100］Nu nez de Gonzalez, M. T. , Hafley, B. S. , Boleman, R. M. , Miller, R. K. , Rhee, K. S. & Keeton, J. T. （2008）Antioxidant properties of plum concentrates and powder in precooked roast beef to reduce lipidoxidation. Meat Science, 80, 997 - 1004.

［101］Sanders, S. W. （1993）Dried Plums: A Multi - functional Bakery Ingredient. Bulletin No. 228, American Society of Bakery Engineers, Swedesboro, NJ.

［102］Fung, D. Y. C. & Thompson, L. K. （2009）"Natural" suppression of the growth of foodborne pathogensin meat products. International Review of Food Science and Technology, 2, 80 - 81.

［103］California Prune Board （2007）USDA Puree/Plum Plum Juicy TM 100 Meat Moisture Enhancer. Technical Bulletin, California Prune Board, Pleasanton, CA.

［104］California Prune Board （2007）Dried Plum Puree Helps Retain the Moisture and Flavor of Hot Dogs While Lowering Cost. Technical Bulletin, California Prune Board, Pleasanton, CA.

［105］California Prune Board （2007）Dried Plum Puree Increases the Moisture and Yield of School Lunch Hamburgers Thus Lowering Cost - and They Taste Fast Food Good. Technical Bulletin, California Prune Board, Pleasanton, CA.

［106］California Prune Board（2006）California Dried Plums. Natural Alternative to Reduce Trans Fat inBaked Goods. Technical Bulletin，California Prune Board，Pleasanton，CA.

［107］California Prune Board（2010）Limit Added Salt in Formulas Naturally with Dried Plums. Technical Bulletin，California Prune Board，Pleasanton，CA.

［108］California Prune Board（2008）Dried Plums Naturally Raisethe Valueof Underutilized Meats. Technical Bulletin，California Prune Board，Pleasanton，CA.

［109］Osburn，W. N.（2009）Evaluation of Dried Plum Powder in Meat Products Destined for Convenienceand Foodservice Outlets. Final Report，California Prune Board，Pleasanton，CA.

第 20 章　葡萄干加工、植物化学成分及其保健作用

Fereidoon Shahidi and Zhuliang Tan

20.1　简介

干制的葡萄，味道甘甜，表面皱缩，名为葡萄干（raisin）。该词源于法语"raisin sec"，直译为"干葡萄"；该法语词又来自拉丁文"racemes"，意为"一串葡萄"[1]。葡萄干营养丰富，并富含微量营养素，其食用历史可追溯到公元前 1490 年[2]。它以天然糖果著称，是全球最有营养的干果之一；既有营养还很好吃，是已流行数千年的健康食品；既可直接食用，又可添加在早餐麦片、乳品、面包、糖果制品和营养棒中食用[3]。

葡萄干是最重要的园艺产品，商业价值巨大，是除葡萄酒外的第二大葡萄制品。表 20.1 列出了全球不同国家 2005～2010 年的葡萄干产量[4]。美国第一，土耳其第二；表中各国的总产量约占北半球主要生产国的 95% 以上，并占全球总产量的 80%；其他主要生产国有伊朗、中国、智利、南非和阿富汗等。

表 20.1　全球主要葡萄干生产国的产量（以干重计）

国别	产量/t				
	2005/2006	2006/2007	2007/2008	2008/2009	2009/2010
美国	316245	274877	321143	347452	294835
土耳其	250000	280000	250000	310000	260000
伊朗	155000	130000	150000	60000	100000
中国	105000	125000	150000	135000	150000
智利	65500	61500	67350	80000	67000
南非	36000	41800	40200	28000	43000
阿富汗	31000	20000	25000	25300	29000
澳大利亚	30400	15000	12000	16000	14000
欧盟 27 国	30000	20000	10000	10000	12000
乌兹别克斯坦	26000	30000	37000	25700	26000
阿根廷	25000	36000	33000	30000	36000
墨西哥	8200	8500	8500	8500	8300
总计	1078345	1042677	1104193	1075952	1040135

资料来源：据美国农业部的资料编辑[4]。

研究表明，葡萄干富含天然生物活性成分[5,6]。本章将介绍葡萄干的加工工艺，概括其植物化学成分的性质，并讨论其生物活性与保健作用。

20.2 葡萄干的种类

用于加工葡萄干的 4 个主要葡萄品种包括：汤姆逊无核（Thompson seedless）、麝香（Muscat）、苏丹娜（Sultana）和黑科林斯（black Corinth）。汤姆逊无核是美国最常见的品种，占美国葡萄干市场的 90％以上[7]。黑葡萄干（Dark Raisins）、金葡萄干（golden raisins）、苏丹娜葡萄干（Sultanas）、赞提无核小葡萄干（Zante currants）和马纽卡葡萄干（Monukka Raisins）也很受欢迎[7]。黑葡萄干在市场上最常见，一般由汤姆逊无核制成。其实它本身是绿色的葡萄，干制后会自然变黑。金葡萄干（也称麝香葡萄干）一般是用白麝香葡萄制成；常用烘干法而不是晒干法加工，然后用二氧化硫处理，以保持其明亮的颜色；部分金葡萄干也由汤姆逊无核制成。苏丹娜葡萄干由无核黄葡萄制成，比其他品种软，且更甜，在欧洲较为流行。汤姆逊无核是苏丹娜葡萄的美国变种。赞提无核小葡萄干（俗称黑加仑葡萄干）由黑科林斯葡萄制成，非常甜，且有香味[7]。其他分类标准也可用于葡萄干产品的分类和辨识，如按干制方法可分为：自然干、金色-漂白、硫漂白和苛性碱促干；按产地可分为：希腊 Vostizza、希腊 Patras、希腊 Pyrgos、土耳其 Smyrne、西班牙 Malaga、西班牙 Valencia；按出售时的产品状态可分为：堆垛、散装、去籽；按大小等级可分为：4 星级、3 星级、2 星级；按美国成熟等级可分为：B 级品、B+ 级品、C 级品、次品；按质量等级可分为：超标品、标品、次品、特级品、精品等[1]。

20.3 葡萄干的加工

干制是通过传热和传质工艺脱去水分的过程，是经典的食品保存方法，可延长食品的货架期，但会损失重量和体积[8]；有可能是水果（包括葡萄）保存最古老且最经济的方法。干制保存是全球多数葡萄产区的一大主要产业。葡萄干制技术古已有之。据《旧约》记载，波斯和埃及早在公元前 2000 年已有葡萄干生产[9]。图 20.1 是葡萄干现代生产工艺的典型框图。

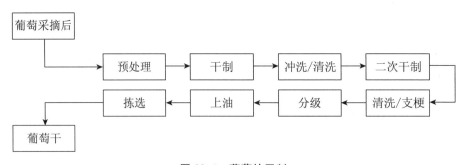

图 20.1 葡萄的干制

葡萄的浆状果肉被外皮包裹，皮上有蜡质层，以免水分过快蒸发，故其脱水技术较为复杂[1]。低扩散率意味着难以使葡萄表皮的干燥程度保持一致，从而导致干制过程较长[10]。因此，通常采用化学法或物理法对葡萄进行前处理，以降低表面阻力，促进水分透过果蜡向外扩散[11]。常见的化学处理法有热水浸渍法和化学药剂法（如二氧化硫、苛性钠、油酸乙酯或油酸甲酯乳剂）[1]。物理方法的报道也有不少，如表皮磨损法[12]、微波加热法[13]和电热法等[14]。

因栽培条件不同，世界各地的葡萄干制传统和方法有很大差异。广泛采用的方法主要有 3 种，即日晒法、太阳能制干法与机械制干法[15]。表 20.2 比较了不同的制干技术。

表 20.2 葡萄干不同干制技术对比

干制方法	优点	缺点
日晒法	简单	干制时间长（8～10d）
	经济	易受玷污
	利用太阳能最为高效	干制条件难以控制
太阳能制干法	能源可再生	干燥器需特殊设计
	工艺可控	设备投资额中等
	干制时间短（4d 以内）	干制能力小
机械制干法	干制速度快（数小时内）	初期投资额高
	工艺可控	运行成本明显较高
	成分、质地和色泽的变化最小	高能耗
	略高于风干的产品等级	仅在生产高附加值产品（如金葡萄干）和特殊产品（如修复受雨水灾害的葡萄干）时较划算

影响葡萄干产品质量最直接的因素是葡萄的成熟度，它是葡萄可溶性固形物含量的决定性因素。

用暴晒法加工葡萄干的历史可追溯到公元前 1490 年的希腊，原因是简单且经济[16]。传统的日晒法有曝晒法（无遮盖）、晾晒法（有遮盖）和天然晒架法[11]。传统的天然日晒法是将葡萄装在托盘里晒干。最近诞生了一种名为 WRABDOV（田间枝上干）的新型天然日晒法。与传统的人工采摘法相比，枝上干的葡萄干采用机械采摘，从而减少了人的参与并降低了生产成本。该法还可避免沟壕培土的精耕细作[17]。日晒法虽然是一种既普及又廉价的方法，但因易受尘土和昆虫污染、不良变色和外来杂质的影响，而存在较大的质量隐患。日晒法的其他缺点主要是干制条件不可控，如气候、日照强度和通风等。太阳能干燥器的基本原理是，利用太阳能集热管加热空气，然后用热风将葡萄吹干。对大多数发展中国家（尤其是那些位于日照强度良好地带的国家）而言，太阳能制干法在技术上和经济上都最为可行[18]。葡萄干生产所用太阳能干燥器可大致分为 3 种类型：直接型、间接型和混合型。直接型是将葡萄直接用阳光曝晒；而间接型则利用阳光加热的空气吹干葡萄。按照气流方式的不同，间接型太阳能干燥器还可细分为自然对流式和强制对流式两种。混合型则结合了上述两类太阳能干燥器的优点，同时利用阳光晒干和热风吹干[19]。Pangavhane、Sawhney 和 Jairaj 等人研究了现有的各种太阳能干燥系统的优缺点，对其进行组合，并测试了其干制效率[15,19]。机械制干法安全、快速、可控，对产量需求高的葡萄干生产企业很有吸引力。冻干法与微波真空干燥法也有应用，以最大限度地减少葡萄在干制过程中的成分变化[20-22]。微波加热法在葡萄干工业化生产方面也有文献报道[23]。机械制干法的主要缺点是初期投资额高，且有额外的运营成本和运行能耗。

无论晒干的葡萄干还是用其他技术干制的葡萄干，都需要用适当的设备做深加工。第一步是用水清洗，以除去外来杂质（如尘土）。清洗步骤还包括使葡萄干颗粒分散、去梗、除杂和除去等外品。在上述两个步骤中，复水、葡萄干糖分溶解流失、葡萄干表面裂纹和伤痕扩大，是可能影响葡萄干质量的主要变化[11]。为了控制成品的水分含量，必须增加一个步骤，即二次干制，尤其是对清洗时复水的葡萄干、或未完全干制的葡萄干，或对包装前再清洗的葡萄干。二次干制的效能和质量会明显影响葡萄干的生物力学性质和物理性质[24]。

Winkler 等人[25]综述了葡萄干的质量判定标准，包括颜色、外观、质地、流动性（颗粒表面不粘连）、风味和营养价值等，这些主要指标既可用于葡萄干的质量评价，也代表消费者的接受度。美国加工葡萄干分级标准（1978 年 12 月 1 日生效）[26]列出了葡萄干质量和分级的影响因素，包括葡萄的成熟度、大小、颜色（色调、一致性和亮度）、果皮的健康状况、果皮与果肉的纹理、水分含量、化学成分、坏果或霉变果、霉菌、酵母、异物、虫害、预处理方法，以及干制和贮藏条件等[1,11]。

20.4　葡萄干的成分

葡萄干与其他干果类似，有诱人的甜味和很高的营养价值。可提供必需营养素、膳食纤维及其他生物活性成分。表 20.3 是鲜葡萄与葡萄干的营养成分列表，包括常规理化成分、矿物质和维生素[27]。葡萄干的成分本质上与葡萄相同，因为葡萄干就是脱水的葡萄。鲜葡萄的水分含量一般为 80%，干制后（葡萄干）降到 15%。因此，常量营养素（如总蛋白、总碳水化合物、总糖和膳食纤维）的含量因被浓缩而高于鲜葡萄。葡萄干因糖分高、水分低而在贮藏时耐腐。需要特别提示的是，葡萄干的高膳食纤维含量（3.7～4g/100g）有助于满足膳食纤维的日常推荐摄入量（每 1000 卡食物建议含 14g 膳食纤维）[28]。纤维含量更高的葡萄干（5.05～5.37g/100g）也有报道[29]。高纤维膳食有助于降低多种疾病的发病风险，如便秘、心脏病、糖尿病、结肠癌和肥胖[30]。如表 20.3 所示，葡萄干的矿物质含量一般是其鲜葡萄的 3～7 倍。葡萄干富含钾、磷、镁、钙，但钠含量很低。众所周知，干制过程会导致某些与糖分、酶和颜色改变有关的成分变化。葡萄中主要的糖类是戊糖和呋喃糖，葡萄干中的糖以己糖为主。葡萄中含有多酚氧化酶，而葡萄干则不含。叶绿素 A、叶绿素 B、叶黄素和胡萝卜素是葡萄中检出的主要色素，而葡萄干中则不含[31]。葡萄干中含有的维生素 C、维生素 E 和维生素 K 低于鲜葡萄，但其他维生素（即硫胺素、核黄素、烟酸、维生素 B_6、叶酸和胆碱）的含量则与其鲜葡萄相当，或有所增加。维生素含量下降的原因可能在于干制过程或化学预处理[32]。与其他干果一样，葡萄干也属低脂食品，并缺乏胆固醇。葡萄干还是硼的主要膳食来源，但表 20.3 并未列出。据 Rainey 等人研究[33]，在美国人 50 种主要食物中，葡萄干以 2.2mg/100g 的硼含量而高居榜首。

表 20.3　葡萄与葡萄干的营养成分

营养素	单位	葡萄（美式）	葡萄（欧式）	葡萄干（金无核）	葡萄干（无核）
常规理化成分					
水分	g/100g	81.30	80.54	14.97	15.43
蛋白	g/100g	0.63	0.72	3.39	3.07
总脂	g/100g	0.35	0.16	0.46	0.46
灰分	g/100g	0.57	0.48	1.66	1.85
碳水化合物	g/100g	17.15	18.10	79.52	79.18
膳食纤维	g/100g	0.90	0.90	4.00	3.70
糖分	g/100g	16.25	15.48	59.19	59.19
矿物质					
钙	mg/100g	14.00	10.00	53.00	50.00
铁	mg/100g	0.29	0.36	1.79	1.88
镁	mg/100g	5.00	7.00	35.00	32.00
磷	mg/100g	10.00	20.00	115.00	101.00
钾	mg/100g	191.00	191.00	746.00	749.00
钠	mg/100g	2.00	2.00	12.00	11.00
锌	mg/100g	0.04	0.07	0.32	0.22
铜	mg/100g	0.04	0.13	0.36	0.32
锰	mg/100g	0.72	0.07	0.31	0.30
硒	μg/100g	0.10	0.10	0.70	0.60
维生素类					
维生素 C	mg/100g	4.00	10.80	3.20	2.30
硫胺素	mg/100g	0.09	0.07	0.01	0.11
核黄素	mg/100g	0.06	0.07	0.19	0.13
烟酸	mg/100g	0.30	0.19	1.14	0.77
维生素 B_6	mg/100g	0.11	0.09	0.32	0.17
叶酸	μg/100g	4.00	2.00	3.00	5.00
胆碱	mg/100g	5.60	5.60	11.10	11.10
维生素 E	mg/100g	0.19	0.19	0.12	0.12
维生素 K	μg/100g	14.60	14.60	3.50	3.50

资料来源：据美国农业部资料编辑[27]；所有数据均修约到小数点后 2 位。

20.5 葡萄干的植物化学成分

植物素或植物中的化学物质以具有某些生物活性与生理活性而著称。包括抗氧化、抑制胆固醇吸收、阻断细菌性或病毒性毒素的活性、减少血小板凝集、或消灭有害的消化道细菌[34]。近年来，源于水果、蔬菜、坚果、粮谷和其他植物性食品的植物化学物质，因具有保健作用和药用价值，而引起了功能性食品和营养品市场的极大关注[35]。除可提供必需营养素外，葡萄干还富含植物化学物质。葡萄干中目前已知的植物化学物质包括：酚类物质、益生元、酒石酸，以及其他一些具有保健作用的微量植物化学物质。

20.5.1 酚类物质

酚类成分及其代谢物在植物界中普遍存在，并广泛分布。其分子中至少含有一个带有单个或多个羟基的芳香环结构，并在植物及植物性食品中发挥着重要作用[36]。酚类具有许多保健作用，如抗过敏、抗动脉粥样硬化、抗炎、抗菌、抗血栓形成、保护心脏、舒张血管等[37]。酚类成分可能是食品抗氧化能力的主要决定性因素，因为它们可以充当氢原子或电子供体，有利于生成稳定的自由基中间体。有多种不同机制用于解释它们的抗氧化活性，包括清除自由基、淬灭活性氧、抑制氧化酶、螯合过渡金属元素，或与生物膜发生交互作用等[38]。葡萄干中检出的主要酚类成分包括酚酸类、黄酮醇类和异黄酮类，以及它们的衍生物。图20.2给出了葡萄干中发现的代表性酚类物质的化学结构。

葡萄、葡萄汁和葡萄酒中的酚类成分已有广泛研究，但葡萄干酚类成分的研究则很少。表20.4列出了部分干果与葡萄的总酚含量（TPC）与抗氧化性。葡萄干的TPC高于鲜葡萄，原因是在干制过程中酚类成分被浓缩，并有可能被部分改性[39]。

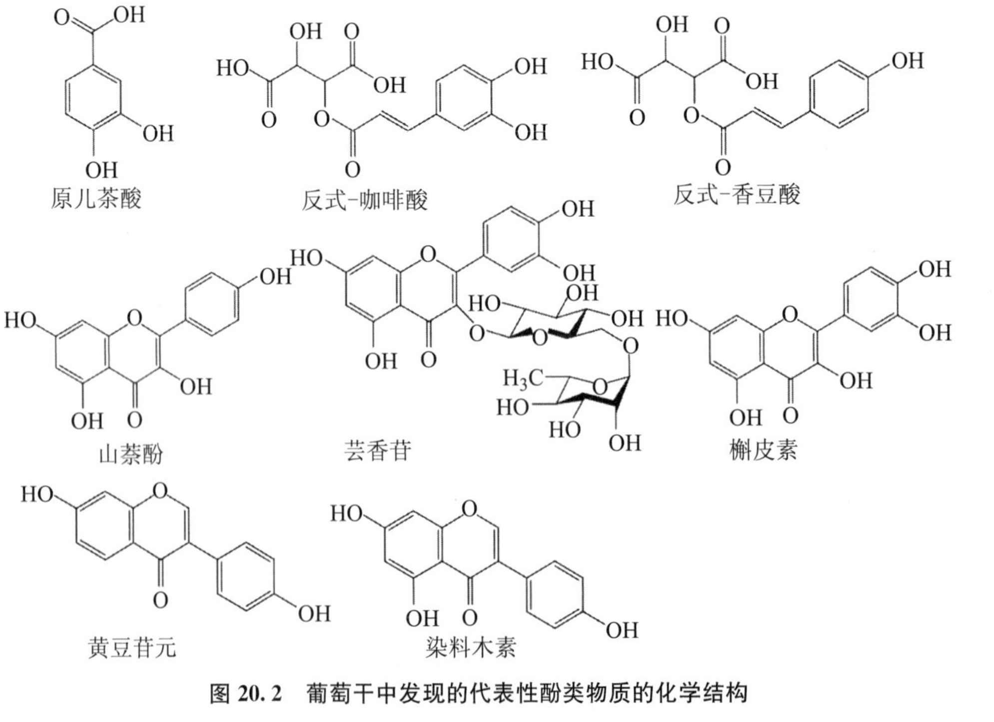

原儿茶酸   反式-咖啡酸   反式-香豆酸

山萘酚   芸香苷   槲皮素

黄豆苷元   染料木素

图20.2 葡萄干中发现的代表性酚类物质的化学结构

表 20.5 概括了由 Karadeniz 等人[40]和 Parker 等人[41]报道的葡萄干中酚类的成分特点。葡萄干与鲜葡萄的酚类物质含量差异显著,部分原因在于干制过程中发生了酶促氧化与非酶褐变反应。上述两项研究均有类似趋势的报道;如,葡萄干的酚含量往往高于葡萄。酚酸类和黄酮醇类是葡萄干与葡萄中的两大主要酚类成分。酚酸类(即咖啡酸和香豆酸)主要以反式异构体形式存在。金葡萄干因采用了二氧化硫处理,故其反式咖啡酸与反式香豆酸的含量更高。原儿茶酸仅在日晒葡萄干和促干葡萄干中有检出。槲皮素糖苷是含量最高的黄酮醇类成分,其次为山柰酚糖苷和芸香苷。除前述类似趋势外,这两项研究的结果也存在某些矛盾之处。例如,部分酚类成分的含量差异巨大,如鲜葡萄中反式咖啡酸的含量差异高达 12 倍。在 Karadeniz 等人[40]的报道中,鲜葡萄被加工成日晒葡萄干、促干葡萄干或金葡萄干后,其咖啡酸和香豆酸的损失率达 90%;而 Parker 等人[41]的报道则称,葡萄干中这两种酚酸的含量高于其鲜葡萄。另据 Karadeniz 等人的研究,原花青素类和黄烷醇类成分在葡萄干制过程中完全降解。这与美国农业部数据库的资料(葡萄干中儿茶酸、表儿茶酸和矢车菊素的含量分别为 0.42mg/100g、0.10mg/100g、0.03mg/100g)不符[42]。对该矛盾结果的解释有:两项研究所用的葡萄和葡萄干样品不同、干制时产生了高分子复合物、葡萄干基质检测难度大且存在非酚类成分的干扰[43]。另外,提取条件的不同也有可能造成上述矛盾结果。Zhao 和 Hall[44]研究了葡萄干酚类物质提取溶剂的优化条件。结果表明,提取方法参数(包括溶剂类型、pH、温度及其他因素)对酚类物质的回收率都有重要影响,并进而影响到其表观检出值。该研究在葡萄干提取物中不仅检出了前述酚类物质,还检出了没食子酸、阿魏酸、绿原酸和(+)-儿茶酸。但据 Ong 和 Nagel[45]报道,葡萄中不含绿原酸,且其酚酸主要为酒石酸而非奎尼酸酯类。因此,葡萄干中是否存在绿原酸仍不清楚,还需要开展更多研究来揭示葡萄干中酚类物质的组成。

表 20.4 干果和葡萄的总酚含量与抗氧化性

食品	TPC mg GAE/g	TAC μmol TE/g	L-ORAC$_{FL.}$ μmol TE/g	H-ORAC$_{FL.}$ μmol TE/g
海枣	5.72	23.87	0.27	23.60
无花果	9.60	33.83	1.83	32.00
西梅	11.95	85.78	1.79	83.99
葡萄干	10.65	30.37	0.35	30.02
绿葡萄	1.45	11.18	无效数据	未计算
红葡萄	1.75	12.60	无效数据	未计算

资料来源:据 Wu 等人[39]的报道编辑。

TPC:总酚含量;TAC:总抗氧化性;L-ORAC$_{FL.}$:亲脂性氧自由基吸收活性;H-ORAC$_{FL.}$:亲水性氧自由基吸收活性;GAE:没食子酸当量;TE:水溶性维生素 E 当量。

葡萄干中有报道的其他微量酚类物质包括:异黄酮类、2-S-谷胱甘肽咖啡酸(2-S-GCA)及其他肉桂酸氧化物。西方国家普遍认为,异黄酮类(如黄豆苷元和染料木素）可用于预防癌症、骨质疏松和冠心病等慢性病[46]。在 36 种水果和坚果中，加州葡萄干的黄豆苷元和染料木素含量最高，分别达 2.25 和 1.84mg/kg[47]。葡萄中的谷胱甘肽与酒石酸在干制过程中结合，生成 2-S-GCA（以葡萄反应产物著称，其结构如图 20.3 所示）[48]。葡萄酒中 2-S-GCA 的含量可反映葡萄酒在酿造和陈化过程中的氧化进度[49]。表 20.5 是两组不同资料来源的葡萄干和葡萄样品中 2-S-GCA 的含量对比。Karadenizet 等人[40]报道，仅促干葡萄干中含有 2-S-GCA。该结果提示，在葡萄干制过程中，造成酶促氧化反应的多酚氧化酶很可能在促干剂的作用下被部分灭活；而在日晒葡萄干中，由于果肉中的谷胱甘肽和酒石酸没有机会相遇，故通常也不会生成 2-S-GCA；在金葡萄干中，二氧化硫预处理抑制了酚类物质的氧化。但 Parker 等人[41]对 2-S-GCA 含量结果的报道则有所不同，不同葡萄中的 2-S-GCA 含量相近，且冻葡萄高于鲜葡萄。Parker 等人认为，造成该结果差异的原因是样品制备方法不同[41]。

表 20.5　葡萄干与鲜葡萄的酚类成分　　　　　　　　　　（mg/kg）

食品	参考文献	CAA		COA		2-S-GCA	PA	RU	QG		KG	
		反式	顺式	反式	顺式				A	B	A	B
日晒葡萄干	[40]	39.6	未检出	6.7	未检出	未检出	6.8	5.2	7.3	34.7	11.2	23.7
	[41]	41.4	未报告	未检出	未报告	未检出	4.4	8.3	15.6	6.5	7.0	9.3
金葡萄干	[40]	84.3	未检出	27.3	未检出	未检出	未检出	3.5	41.5	37.1	6.5	7.6
	[41]	130.4	未报告	31.4	未报告	未检出	未检出	14.4	65.7	43.4	9.8	14.3
促干葡萄干	[40]	45.2	未检出	7.7	未检出	8.1	2.8	6.5	20.6	39.0	16.7	29.5
鲜葡萄	[40]	100.7	2.7	31.8	8.0	未检出	未检出	0.9	21.9	3.9	未检出	19.4
	[41]	7.9	未报告	14.8	未报告	8.8	未检出	痕量	15.2	25.6	痕量	痕量
速冻葡萄	[40]	18.2	未检出	1.2	未检出	未检出	未检出	0.9	21.9	3.9	未检出	19.4
	[41]	7.9	未报告	未检出	未报告	12.1	未检出	痕量	21.5	27.7	痕量	痕量

　　CAA：咖啡酸；COA：香豆酸；2-S-GCA：2-S-谷胱甘肽咖啡酸；PA：原儿茶酸；RU：芸香苷；QG：槲皮素糖苷；KG：山柰酚糖苷。

　　据报道，葡萄和葡萄酒中均有高含量的白藜芦醇[50-52]；但 Karadeniz 等人[40]与 Parker 等人[41]则报道，葡萄干中不含白藜芦醇。其原因可能在一定程度上与以下事实有关，即生产葡萄干时通常都选用熟透的葡萄；而我们知道，葡萄即便会被真菌感染，也会在成熟过程中逐渐丧失其产生白藜芦醇的能力[53,54]，并造成其白藜芦醇含量不断下降。不过，据 Zhaoand 和 Hall 报道[44]，他们在混合溶剂（不同溶剂、不同浓度的组合）提取的葡萄干提取物中检测出的白藜芦醇含量介于 40~1088μg/g 之间。

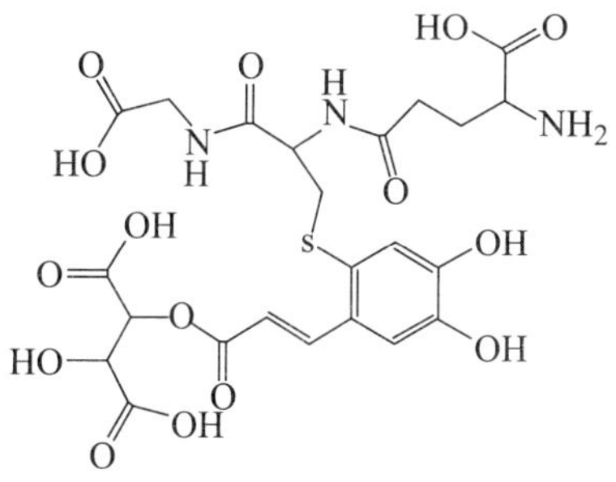

图 20.3 谷胱甘肽与咖啡酸的氧化产物 2‑S‑谷胱甘肽咖啡酸的化学结构

20.5.2 益生元

益生元（Probiotics）被定义为一种非活性食品成分，通过改变微生物群而对寄主产生保健作用[55]。常用的益生元包括菊糖、低聚果糖（FOS）、低聚半乳糖（GOS）、大豆低聚糖、低聚木糖、焦糊精、异麦芽低聚糖和乳果糖。对益生元的研究目前大多关注菊粉、FOS 和 GOS[56,57]。菊粉和 FOS 是果聚糖类的两个子类，又称多聚果糖（图 20.4），区别是分子大小不同。相对分子质量较大的多聚果糖（超过 10 个果糖单位，$m > 10$）被称为菊粉，相对分子质量较小的（链长度为 3～10 个果糖单位，$m = 3～10$）则被称为 FOS[58]。多聚果糖几乎可以完好无损地抵达大肠，然后被细菌发酵，从而使果糖基单元间的 β（2‑1）‑糖苷键断裂，生成对肠道菌群（即双歧杆菌和乳酸杆菌）的健康成长有选择性刺激作用的益生元类化合物。临床研究表明，摄入多聚果糖强化食物时，其中的多聚果糖使结肠黏膜上的益生菌数量上升[59]。益生元类成分（如多聚果糖）不仅有助于保持肠道菌群的平衡，还可通过通过降低甘油三酯（TAG）和胆固醇而发挥心血管保护作用。此外，还能增加钙、镁的吸收，从而在骨骼生长阶段增强骨质，并预防成人骨质疏松[60]。

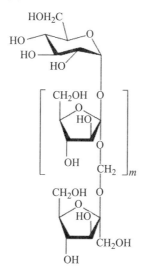

图 20.4 多聚果糖的化学结构

虽然鲜葡萄的多聚果糖含量低于检出限，但干制过程使葡萄中的糖类转化成了多聚果糖。因此，与葡萄不同，葡萄干属于富含益生元的食物。日晒葡萄干的多聚果糖含量（以鲜重计）达 5.7g/100g[29]，在常见水果中含量最高[61]。据 Carughi 报道[62]，葡萄干的菊粉含量为 0.7%～1.2%，FOS 含量为 0.78%～0.96%，该益生元含量在常见水果中居首。脱水方式、存储方式和葡萄品种均会影响葡萄干的多聚果糖含量。

20.5.3　其他微量植物化学成分

三萜类化合物是含有 30 个碳原子的萜类衍生物。桦木醇、桦木酸和齐墩果酸都属于此类物质（其结构如图 20.5 所示）。此类化合物具有许多生物活性，包括抗逆转录病毒、抗疟疾、抗炎和抗癌等。三萜类化合物的主要植物来源有：桦树皮、迷迭香叶、苹果皮和槲寄生的嫩枝[63-65]。葡萄干中已分离鉴定出的三萜类化合物有：齐墩果酸、齐墩果醛、桦木醇和桦木酸。但仅限于定性报告，缺乏在葡萄干中的定量报告[66,67]。酒石酸（图 20.5）是一个二元有机酸，天然存在于许多植物，特别是葡萄，葡萄干，香蕉，和罗望子树，并且被用作香料和食品工业中的抗氧化剂。酒石酸也受到了膳食纤维研究者的关注，因为它是已知的对结肠功能有影响的物质。葡萄干中的酒石酸与膳食纤维协同作用，可使消化系统保持健康[68]。葡萄和葡萄干中的酒石酸含量（g/100g）分别为 0.6～0.9 和 2～3.5[69]。

据报道，葡萄的植物甾醇含量高（200mg/kg，以鲜重计），并以 β-谷甾醇为主[70]。但目前尚无有关葡萄干中植物甾醇的报道，这是个值得关注的课题。

20.6　葡萄干的生物活性与保健作用

20.6.1　抗氧化

酚类化合物被认为是许多植物中主要的抗氧化成分[71]。由于抗氧化性是葡萄干中酚类成分最显著的生物活性，故多个研究团队均就此开展了相关研究。他们采用多种抗氧化活性试验（如 ORAC 法、TRAP 法、TEAC 法、FRAP 法和 CAA 法）评估了葡萄干的抗氧化能力[39,41,72,74]。表 20.6 对比了两种葡萄干与汤姆逊无核葡萄的抗氧化活性。总体而言，葡萄干的抗氧化活性强于鲜葡萄，原因是抗氧化剂在干制过程中因脱水而被浓缩。Parker 等人[41]指出，金葡萄干的 ORAC 值远高于日晒葡萄干的原因，可能是金葡萄干的二氧化硫预处理工艺抑制了多酚氧化酶的活性，并扼制了非酶褐变，从而使较多的酚类物质在干制过程中得以保留。表 20.4 列出了枣、西梅干和葡萄干等干果中的亲脂性与亲水性抗氧化剂成分，这些干果的亲水性抗氧化剂的作用在其总抗氧化性中的占比高达 94% 以上[39]。Pellegrini 等人用 FRAP、TRAP 和 TEAC 法测量了葡萄干、李子干、杏干、栗子干和无花果干等多种干果的抗氧化性[73]，结果表明，3 种方法的测量结果中，葡萄干的抗氧化活性均为适中。

有人用 TBARS 法评估了抗氧化剂对铜诱导的人 LDL（低密度脂蛋白）与 VLDL（极低密度脂蛋白）质点氧化反应的抑制作用[75]。该报道还用此法评估了以 IC_{50}（对 LDL 质点体外氧化反应抑制率达 50% 时的浓度）表示的葡萄干提取物中抗氧化剂的质量。蔓越莓、绿葡萄和西梅（李子）等鲜果的 $1/IC_{50}$ 值（氧化抑制率达 50% 所需量的倒数值）分别为 1.16、1.32 和 1.42[76]；而蔓越莓干、葡萄干和西梅干的 $1/IC_{50}$ 值则分别为 2.38、3.45 和 4.38[77]。这一结果与 Wu 等人报道的结论[39]一致，即抗氧化活性在干制过程中有所提高。

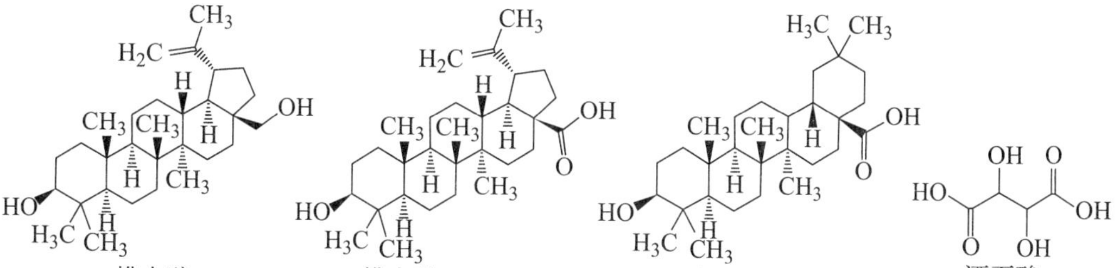

图 20.5　葡萄干中部分微量植物化学物质的结构

据报道，食用富含酚类成分的食物可提高人的血清抗氧化性[78]。Parker 等人[41]研究了食用鲜葡萄和葡萄干后的血清抗氧化性。长期（4 周）食用鲜葡萄或葡萄干，受试者的血清抗氧化性自第 2 周和第 3 周起上升，但到第 4 周时又开始回落。据推测，持续食用约 2 周或 3 周后，血清抗氧化性会达到生理峰值。Cao 等人也报道了近似的结果[79]。但在每个食用周期（4 周）中，受试者每次食用鲜葡萄或葡萄干后 $1\sim 2h$，其血清 ORAC 值均会升高，表明抗氧化能力增强。文章作者推测，有可能是葡萄/葡萄干的高含糖量造成的餐后氧化应激影响了血液的抗氧化性[41]。最新研究发现，血清抗氧化能力随葡萄干每日食用量的增加而有一定程度的增强；但对那些相对健康却超重的人而言，增加葡萄干每日食用量并不会改变其禁食（斋戒）或餐后的炎性反应[80]。

富含酚类抗氧化剂的食物，通过消除氧化应激，可保护 DNA 免受剧烈运动造成的损伤。尿液或白细胞中出现 8-羟基-2-脱氧鸟苷（8OHdG），是 DNA 发生自由基氧化损伤的一项指标[81]。让铁人三项运动员在训练前或训练时食用 170g 日晒葡萄干，与饮用热量相当的葡萄糖饮料相比，其尿中 8OHdG 的含量明显较低。说明在剧烈运动中，葡萄干可使 DNA 免受氧化应激造成的损伤[82]。因此，葡萄干在体外和体内试验中均表现出了极好的抗氧化活性。

表 20.6　用不同方法测定的葡萄干与葡萄的抗氧化性

食品	ORAC/（μmol TE/g）		FRAP/（mmol 抗氧化剂/100g）[72]
日晒法葡萄干	无效数据[39]	37.4[40]	0.78
金葡萄干	30.37	104.5	无效数据
汤姆逊无核葡萄	11.80	10.8	0.13

ORAC：氧自由基吸收能力；FRAP：铁离子还原抗氧化能力；TE：水溶性维生素 E 当量。

20.6.2　保护心脏

心血管病（CVD 的全球死亡率和发病率均排名第一。CVD 是加拿大人的第一大死因，占人口总死亡数的 36%[83]。动脉粥样硬化是 CVD 的最大诱因。血中总胆固醇与 LDL 胆固醇含量高是造成动脉粥样硬化的主要原因。

葡萄干是膳食纤维和其他植物化学物质的重要来源，这些物质可通过影响脂蛋白代谢和炎症反应来降低 CVD 的发病风险。植物化学物质（特别是酚类物质）具有抗氧化性和抗炎性，可预防动脉粥样硬化[84]。前述章节已讨论过葡萄干的抗氧化性。不同的研究团队均报道了含葡萄干饮食（单独食用或与其他植物性食物一起食用）对血脂的影响。采用地中海式饮食（以全谷食物和坚果为主），每天加 84g 葡萄干；4 周后，高胆固醇血症成人的总胆固醇和 LDL（低密度脂蛋白）胆固醇水平分别下降了 9% 和 15%；而 HDL（高密度脂蛋白）胆固醇却无明显变化[85]。一项交叉对照研究也得到了相似的结果[86]。该研究为高脂血症志愿者提供日食谱中含 126g 葡萄干的未精练饮食，到研究结束时，与正常人群的平均水平相比，志愿者的总胆固醇和 LDL 胆固醇分别下降了 13% 和 16%。

Puglisi 等人最近指出[87]，生活方式的简单改变（例如在饮食中加入葡萄干，或多走路）对预防 CVD 有明显保健作用。将志愿者分组，一组每天食用 160g 葡萄干，二组每天增加走路步数，三组联合采用前两组的干预措施；6 周后，所有志愿者的总胆固醇和 LDL 胆固醇水平分别下降了 9.4% 和 13.7%。葡萄干食用组的肿瘤坏死因子（TNF - α）和可溶性细胞间黏附分子-1（sICAM - 1）水平明显较低。TNF - α 是一种强致炎因子，降低 TNF - α 水平可潜在地预防炎性损伤的恶化。较低的 sICAM - 1 水平可减少单核细胞在血管内皮的黏附，从而预防动脉粥样硬化。

在日常饮食中添加葡萄干，可提高血浆抗氧化能力、降低总胆固醇和 LDL 胆固醇浓度、减少炎症反应，从而降低 CVD 发病风险。

20.6.3　抗糖尿病

糖尿病是以高血糖为特征的一种慢性病。不但病死率高，而且还会导致心脏病、肾病、眼病、勃起障碍和神经损伤等多种并发症[88]。以不同治疗策略将血糖降至正常水平，可降低发病率与并发症的死亡风险。

由于葡萄干是一种天然的浓缩糖源，食用后会使血糖升高，故需引起消费者的注意，糖尿病人和糖尿病前期患者尤其需要当心。不过，除绝对含糖量外，食物中还有很多其他因素也对餐后血糖反应有重要影响，如糖源升糖指数（GI）以及其他一些抗糖尿病活性成分的存在等[89]。尽管葡萄干是一种浓缩糖源，其有效糖中近半数都是 GI 值较低的果糖（仅为 19，葡萄糖为 100）[90]。葡萄干对健康成人与患有妊娠期糖尿病妇女的 GI 值分别为 64 和 65.7[91,92]。近期有报道称，与胰岛素指数 47.3～54.4 对应的葡萄干 GI 值为 49.4～69[89]。

葡萄干的低 GI 值、高膳食纤维含量和高抗氧化剂含量（尤其是酚类，如类黄酮），都是糖尿病管理的重要影响因素。据假设，通过减少氧化应激所致的组织损伤，类黄酮（作为自由基清除剂和金属螯合剂）可对 β-细胞起到保护作用，并防止胰岛素耐受性糖尿病恶化为 2-型糖尿病。但现有的有关食源性类黄酮与 2-型糖尿病发展相关性的流行病学研究结果尚有争议[93-95]。因此，还需要开展更多研究，以确定食源性类黄酮是否对 2-型糖尿病有控制作用。

20.6.4 抗癌

癌症是当今世界继心脏疾病之后的第二大死因。众多流行病学研究一致表明，多吃水果和蔬菜有助于预防多种癌症[96]。虽然还没有关于含葡萄干饮食的抗癌作用方面的研究，但由于葡萄干的纤维含量（果聚糖）和酚含量（类黄酮）较高，因而可作为有助于预防癌症的健康饮食的一种重要配料。果聚糖类与黄酮醇类的抗癌作用有据可查。动物模型研究表明，果聚糖类具有抗癌性。例如，果聚糖饮食抑制了化学品诱导的大鼠畸形腺窝灶的形成。此类病灶是结肠上发生的肿瘤性病变，并可进一步恶化为腺瘤和癌[97-99]。研究发现，大量摄入特定的类黄酮（包括黄酮醇类），可降低几种癌症的恶化风险，包括卵巢癌[100]、乳腺癌[101]、口腔癌和鼻咽癌[102]、结直肠癌[103]和胰腺癌[104]。有关葡萄干抗癌作用方面的研究还需要更多的探索。

20.6.5 健齿

传统观点认为，葡萄干属于致龋食品，原因是含糖量高且质地较黏。但多项研究表明，感官"黏性"与牙齿表面滞留的食物碎屑并无多大联系。实际上，在 21 种被测试的商品化休闲食品中，葡萄干是滞留最少的食品之一，因为吃过之后它们很快就能被清除干净[105]。葡萄干的糖类组分也可能对牙齿健康有益。与大多数商品化甜点相比，葡萄干含有大量的果糖和葡萄糖，而不是蔗糖。在 5 种被测试的糖中（即蔗糖、麦芽糖、乳糖、果糖和葡萄糖），蔗糖最易形成表面光滑型龋齿和裂隙型龋齿[74]。

葡萄干中的三萜类化合物（如齐墩果酸、齐墩果醛、桦木醇和桦木酸）抑制了两种可造成龋齿和牙周病的口腔细菌（变形链球菌和牙龈卟啉单胞菌）的生长[66]。齐墩果酸还可阻碍变形链球菌在实验对象表面的黏附，降低了出现牙菌斑的可能性[67]。因此，通过上述不同方式，葡萄干可对牙齿和牙龈起到保护作用。

20.7 总结

葡萄干之所以成为可提高膳食品质的重要干果，一是有良好的风味（口感和香气），二是有营养价值和生理功效。葡萄干富含植物化学物质（包括酚类、益生元、酒石酸及其他微量成分），这些成分为葡萄干提供了多种生物活性和保健作用。

葡萄干的生产中已开发并应用了多种干制技术，但仍需开展更多研究，以使其干制工艺得到不断的完善和优化。应避免采用化学处理法（如二氧化硫）。并尽可能在工艺过程中减少葡萄干在颜色、风味和成分上的不良改变。此外，总酚含量高且多酚氧化酶活性低的制干用葡萄新品种，对种植者和消费者而言，都很有开发价值。

尤其在有关葡萄干植物化学物质的领域，如微量植物化学成分与类黄酮成分（而非黄酮醇类）的提取和分析，以及葡萄干中某些特定植物化学物质的生物利用度，特别是酒石酸酯的吸收和代谢等方面，都需要开展更多研究。

参考文献

[1] Bhat，N. R.，Desai，B. B. & Suleiman，M. K.（2006）Grapes and raisins.

In: *Handbook of Fruits and Fruit Processing* (ed. Y. H. Hui). Blackwell Publishing, Ames, IA, pp. 439 – 452.

[2] Witherspoon, B. (2000) Raisins to the rescue. *School Food Service and Nutrition*, 54, 60 – 63.

[3] Ramos, I. N., Silva, C. L. M., Sereno, A. M. & Aguilera, J. M. (2004) Quantification of microstructural changes during first stage air drying of grape tissue. *Journal of Food Engineering*, 62, 159 – 164.

[4] USDA (2010) *Raisin Situation and Outlook in Selected Countries*. Published on – line at: http://www.fas.usda.gov/psdonline/circulars/raisins.pdf, last accessed December 12, 2010.

[5] Karakaya, S., El, S. N. & Tas, A. A. (2001) Antioxidant activity of some foods containing phenolic compounds. *International Journal of Food Sciences and Nutrition*, 52, 501 – 508.

[6] Yeung, C. K., Glahn, R., Wu, X., Liu, R. H. & Miller, D. (2003) *In vitro* iron bioavailabilty and antioxidant activity of raisins. *Journal of Food Science*, 68, 701 – 705.

[7] Christensen, L. P. (2000) Raisin grape varieties. In: *Raisin Production Manual*. University of California, Agricultural, and Natural Resources Publication 3393, Oakland, CA, pp. 38 – 47.

[8] Yaldiz, I. (2004) Drying characteristics and kinetics of okra. *Journal of Food Engineering*, 69, 275 – 279.

[9] Savoy, E. F., Morris, J. R. & Petrucci, V. E. (1983) Processing muscadine grapes into raisins. *Proceedings for Florida State Horticultural Society*, 96, 355 – 357.

[10] Casado, C. G. & Heredia, A. (1999) Structure and dynamic of reconstituted cuticular waxes of grape berry cuticle (*Vitis vinifera L.*). *Journal of Experimental Botany*, 50, 175 – 182.

[11] Esmaiili, M., Sotudeh – Gharebagh, R., Cronin, K., Mousavi, M. A. E. & Rezazadeh, G. (2007) Grape drying: a review. *Food Reviews International*, 23, 257 – 280.

[12] Di Matteo, M., Cinquanta, L., Galiero, G. & Crescitelli, S. (2000) Effect of a novel physical pretreatment process on the drying kinetics of seedless grapes. *Journal of Food Engineering*, 46, 83 – 89.

[13] Kostaropoulos, A. E. & Saravacos, G. D. (1995) Microwave pretreatment for sun – dried raisins. *Journal of Food Science*, 60, 344 – 347.

[14] Salengke, S. & Sastry, S. K. (2005) Effect of ohmic pretreatment on drying rate of grapes and adsorption isotherm of raisins. *Drying Technology*, 23, 551 – 564.

[15] Pangavhane, D. R. & Sawhney, R. L. (2002) Review of research and devel-

opment work on solar dryers for grape drying. *Energy Conversion and Management*, 43, 45 – 61.

[16] Sharma, A. K. & Adulse, P. G. (2007) *Raisin Production in India*. National Research Centre (NRC) for Grapes, Pune, India.

[17] Peacock, W. L. & Swanson, F. H. (2005) The future of California raisins is drying on the vine. *California Agriculture*, 59, 70 – 74.

[18] Wakjira, M. (2010) Solar drying of fruits and windows of opportunities in Ethiopia. *African Journal of Food Science*, 4, 790 – 802.

[19] Jairaj, K. S., Singh, S. P. & Srikand, K. (2009) A review of solar dryer developed for grape drying. *Solar Energy*, 83, 1698 – 1712.

[20] Clary, C. D. & Ostrom, G. A. (1995) *Use of Microwave Vacuum for Dehydration of Thompson Seedless Grapes*. Research Bulletin, California Agricultural Technology Institute (CATI) Publication No. 950405, Fresno, CA.

[21] King, C. J. (1973) Freeze drying. In: *Food Dehydration*, 2nd edn. (eds W. B. Van Arsdel, M. J. Copley & A. I. Morgan, Jr). AVI Publication Company Inc., Westport, CT, pp. 161 – 200.

[22] Tulasidast, T. N., Ratti, C. & Raghavan, G. S. V. (1997) Modelling of microwave drying of grapes. *Canadian Agricultural Engineering*, 39, 57 – 67.

[23] Yaldiz, O., Ertekin, C. & Uzun, H. I. (2001) Mathematical modelling of thin layer solar drying of Sultana grapes. *Energy*, 26, 457 – 465.

[24] Kostaropoulos, A. E., Mandala, J., Spiess, W. E. L. & Saravacos, G. D. (1997) Factors influencing the friction of raisins during processing and handling. *Journal of Food Engineering*, 33, 385 – 393.

[25] Winkler, A. J., Cook, J. A., Kliewer, J. A. & Lider, L. A. (1974) *General Viticulture*. University of California Press, Berkeley, CA.

[26] USDA (1978) *United States Standards for Grades of Processed Raisins*. Agricultural Marketing Service, Fruit and Vegetable Division, Processed Products Branch, Washington, DC.

[27] USDA (2010) *National Nutrient Database for Standard Reference, Release 23*. Published on – line at: http://www.nal.usda.gov/fnic/foodcomp/search/, last accessed January 14, 2011.

[28] USDA (2005) *Carbohydrates. Dietary Guidelines for Americans*. US Department of Agriculture and US Department of Health and Human Services, Government Printing Office, Washington, DC.

[29] Camire, M. E. & Dougherty, M. P. (2003) Raisin dietary fiber composition and *in vitro* bile acid binding. *Journal of Agricultural and Food Chemistry*, 51, 834 – 837.

[30] Kay, R. M. (1982) Dietary fiber. *Journal of Lipid Research*, 23, 221 – 242.

[31] Krueger, J., Kuelbs, M., May, L. & Wolcott, J. (2003) *Carbohydrate, Paper Chromatography, and Enzyme Tests Distinguish Chemical Differences Between Grapes and Raisins.* Published on-line at: https://www.msu.edu/course/lbs/145/luckie/inquiriesf2003/cellular4.html, last accessed January 16, 2011.

[32] Moegan, A.F., Kimmel, L., Field, A. & Nichols, P.F. (1934) The vitamin content of sultanina (Thompson seedless) grapes and raisins. *Journal of Nutrition*, 9, 369 – 382.

[33] Rainey, C.J., Nyquist, L.A., Christensen, R.E., Strong, P.L., Culver, B.D. & Coughlin, J.R. (1999) Daily boron intake from the American diet. *Journal of American Dietetic Association*, 99, 335 – 340.

[34] Shahidi, F. & Tan, Z. (2010) Physiological effects of sesame: bioactive and antioxidant compounds. In: *Sesame: The Genus Sesamum* (ed. B. Dorothea). CRC Press, Taylor & Francis Group, Boca Raton, FL, pp. 139 – 154.

[35] Shahidi, F. & Tan, Z. (2009) Bioactives and health benefits of Brazil nut. In: *Tree Nuts: Composition, Phytochemicals, and Health Effects* (eds C. Alasalvar & F. Shahidi). CRC Press, Taylor & Francis Group, Boca Raton, FL, pp. 143 – 156.

[36] Shahidi, F. & Wanasundara, P.K.J.P.D. (1992) Phenolic antioxidants. *Critical Reviews in Food Science and Nutrition*, 32, 67 – 103.

[37] Shahidi, F. & Naczk, M. (2004) *Phenolics in Food and Nutraceuticals.* CRC Press, Boca Raton, FL.

[38] Antolovish, M., Prenzler, P.D., Patsalides, E., Mcdonald, S. & Robards, K. (2002) Methods for testing antioxidant activity. *Analysis*, 127, 183 – 197.

[39] Wu, X., Beecher, G.R., Holden, J.M., Haytowitz, D.B., Gebhardt, S.E. & Prior, R. (2004) Lipophilic and hydrophilic antioxidant capacities of common foods in the United States. *Journal of Agriculture and Food Chemistry*, 52, 4026 – 4037.

[40] Karadeniz, F., Durst, R.W. & Wrolstad, R.E. (2000) Polyphenolic composition of raisins. *Journal of Agricultural and Food Chemistry*, 48, 5343 – 5350.

[41] Parker, T.L., Wang, X.H., Pazmino, J. & Engeseth, N.J. (2007) Antioxidant capacity and phenolic content of grapes, sun-dried raisins & golden raisins & their effect on *ex vivo* serum antioxidant capacity. *Journal of Agricultural and Food Chemistry*, 55, 8472 – 8477.

[42] USDA (2007) *United States Department of Agriculture Database for the Flavonoids Content of Selected Foods, Release 2.1.* Published on-line at: http://www.nal.usda.gov/fnic/foodcomp/data/flav/flav02 – 1.pdf, last accessed January 16, 2011.

[43] Williamson, G. & Carughi, A. (2010) Polyphenol content and health benefits of raisins. *Nutrition Research*, 30, 511 - 519.

[44] Zhao, B. & Hall III, C. A. (2008) Composition and antioxidant activity of raisin extracts obtained from various solvents. *Food Chemistry*, 108, 511 - 518.

[45] Ong, B. Y. & Nagel, C. W. (1978) High - pressure liquid chromatographic analysis of hydroxycinnamic acid - tartaric acid esters and their glucose esters in *Vitis vinifera*. *Journal of Chromatography A*, 157, 345 - 355.

[46] Reinli, K. & Block, G. (1996) Phytoestrogen content of foods: a compendium. *Nutrition and Cancer*, 26, 123 - 148.

[47] Liggins, J., Bluck, L. J. C. & Runswick, S. (2000) Daidzein and genistein content of fruits and nuts. *Journal of Biochemistry*, 11, 326 - 331.

[48] Singleton, V. L. & Trousdale, E. (1983) White wine phenolics: varietal and processing differences as shown by HPLC. *American Journal of Enology and Viticulture*, 34, 27 - 34.

[49] Cejudo - Bastante, M. J., Perzcoello, M. S. & Hermosin - Guntierrez, I. (2010) Identification of new derivatives of 2 - S - glutathionylcaftaric acid in aged white wines by HPLC - DAD - ESI - MSn. *Journal of Agricultural and Food Chemistry*, 58, 11483 - 11492.

[50] Burns, J., Yokota, T., Ashihara, H., Lean, M. E. & Crozier, A. (2002) Plant foods and herbal sources of resveratrol. *Journal of Agricultural and Food Chemistry*, 50, 3337 - 3340.

[51] Pezet, R. & Cuenat, P. H. (1996) Resveratrol in wine: extraction from skin during fermentation and post - fermentation standing of must from Gamay grapes. *American Journal of Enology and Viticulture*, 47, 287 - 290.

[52] Siemann, E. H. & Creasy, L. L. (1992) Concentration of the phytoalexin resveratrol in wine. *American Journal of Enology and Viticulture*, 43, 49 - 51.

[53] Jeandet, P., Bessis, R. & Gautheron, B. (1991) The production of resveratrol (3, 5, 4' - trihydroxystilbene) by grape berries in different developmental stages. *American Journal of Enology and Viticulture*, 42, 41 - 46.

[54] Lamuela - Raventos, R. M. & Waterhouse, A. L. (1993) Occurrence of resveratrol in selected California wines by a new HPLC method. *Journal of Agricultural and Food Chemistry*, 41, 521 - 523.

[55] FAO (2007) *FAO Technical Meeting on Prebiotics*. Published on - line at: http://www.fao.org/ag/agn/agns/files/prebiotics_tech_meeting_report.pdf, last accessed January 10, 2011.

[56] Hu, B. (2003) Vegetarian diets and risk of selected chronic diseases: plant based foods and prevention of cardiovascular disease: an overview. *American Journal of Clinical Nutrition*, 78, 544 - 551.

［57］Ness，A. R. & Powles，J. W. （1997）Fruit and vegetables, and cardiovascular disease: a review. *International Journal of Epidemiology*, 269, 1 – 12.

［58］Gibson，G. R.，Probert，H. M.，Van Loo，J.，Rastall，R. A. & Roberfroid，M. (2004) Dietary modulation of the human colonic microbiota: updating the concept of prebiotics. *Nutrition Research Reviews*, 17, 259 – 275.

［59］Langlands，S. J.，Hopkins，M. J.，Coleman，N. & Cummings，J. H. (2004) Prebiotic carbohydrates modify the mucosa – associated microflora of the human large bowel. *Gut*, 53, 1610 – 1616.

［60］Roberfroid，M. B. & Delzenne，N. M. (1998) Dietary fructans. *Annual Review of Nutrition*, 18, 117 – 143.

［61］Gibson，G. R. & Roberfroid，M. B. (1995) Dietary modulation of the human colonic microbiota: introducing the concept of prebiotics. *Journal of Nutrition*, 125, 1401 – 1412.

［62］Carughi，A. （2009）Raisins as source of prebiotic compounds in the diet. *Journal of Federation of American Societies for Experimental Biology*, 23, 716. 9.

［63］Laszczyk，M. N. (2009) Pentacyclic triterpenes of the lupane, oleanane, and ursane group as tools in cancer therapy. *Planta Medica*, 75, 1549 – 1560.

［64］Liu，J. （1995）Pharmacology of oleanolic acid and ursolic acid. *Journal of Ethnopharmacology*, 49, 57 – 68.

［65］Wick，W.，Grimmel，C.，Wagenknecht，B.，Dichgans，J. & Weller，M. (1999) Betulinic acid – induced apoptosis in glioma cells: a sequential requirement for new protein synthesis, formation of reactive oxygen species, and caspase processing. *Journal of Pharmacology and Experimental Therapeutics*, 289, 1306 – 1312.

［66］Rivera – Cruz，J. F.，Zhu，M.，Su，B.，Kinghorn，A. D. & Wu，C. D. (2005) Antimicrobial phytochemicals in Thompson seedless raisins (*Vitis vinifera* L.) inhibit dental plaque bacteria. Paper given at *the American Society of Microbiology Meeting*, Atlanta, GA, 5 – 9 June 2005 (Abstract No: O – 068).

［67］Wu，C. D.，Zhu，M.，Su，B. N.，Workman，J. T. & Kinghorn，A. D. (2003) Phytochemicals in raisins inhibit growth and adherence of plaque bacteria. Paper given at *81st General Session of the International Association for Dental Research*, Guthenburg, Sweden, 25 – 28 June 2003 (Abstract No: 2053).

［68］Spiller，G. A.，Story，J. A.，Furumoto，E. J.，Chezem，J. C. & Spiller，M. (2003) Effect of tartaric acids and dietary fiber from sun – dried raisins on colonic function and on bile acid and volatile fatty acid excretion in healthy adults. *British Journal of Nutrition*, 90, 803 – 807.

［69］Spiller，G. A. & Spiller，M. (2001) Tartaric acid content of foods. In: *Handbook of Dietary Fiber in Human Nutrition*, 3rd edn. (ed. G. A. Spiller). CRC

Press，Boca Raton，FL，pp. 681－882.

［70］Piironen，V.，Toivo，J.，Puupponen－Pimia，R. & Lampi，A. M.（2003）Plant sterols in vegetables，fruits，and berries. *Journal of the Science of Food and Agriculture*，83，330－337.

［71］Duthie，G. & Crozier，A.（2000）Plant－derived phenolic antioxidants. *Current Opinion in Lipidology*，11，43－47.

［72］Halvorsen，B. E.，Carlsen，M. H.，Phillips，K. M.，Bohn，S. K.，Holte，K.，Jacobs Jr，D. R. & Blomhoff，R.（2006）Content of redox active compounds（ie，antioxidants）in foods consumed in the United States. *American Journal of Clinical Nutrition*，84，95－135.

［73］Pellegrini，N.，Serafini，M.，Salvatore，S.，Del Rio，D.，Bianchi，M. & Brighenti，F.（2006）Total antioxidant capacity of spices，dried fruits，nuts，pulses，cereals and sweets consumed in Italy assessed by three different *in vitro* assays. *Molecular Nutrition* & *Food Research*，50，1030－1038.

［74］Wolfe，K. L. & Liu，R. H.（2007）Cellular antioxidant activity（CAA）assay for assessing antioxidants，foods，and dietary supplements. *Journal of Agricultural and Food Chemistry*，55，8896－8907.

［75］Vinson，J. A.，Proch，J. & Bose，P.（2001）Determination of the quantity and quality of polyphenol antioxidants in foods and beverages. *Methods in Enzymology*，335，103－114.

［76］Vinson，J. A.，Xuehui，S.，Zubik，L. & Bose，P.（2001）Phenol antioxidant quantity and quality in foods：fruits. *Journal of Agricultural and Food Chemistry*，49，5315－5321.

［77］Vinson，J. A.，Zubik，L.，Bose，P.，Samman，N. & Proch，J.（2005）Dried fruits：excellent *in vitro* and *in vivo* antioxidants. *Journal of the American College of Nutrition*，24，44－50.

［78］Cao，G.，Russell，R. M.，Lischener，N. & Prior，R. L.（1998）Serum antioxidant capacity is increased by consumption of strawberries，spinach，red wine or vitamin C in elderly women. *Journal of Nutrition*，128，2383－2390.

［79］Cao，G.，Booth，S. L.，Sadowski，J. A. & Prior，R. L.（1998）Increases in human plasma antioxidant capacity after consumption of controlled diets high in fruit and vegetables. *American Journal of Clinical Nutrition*，68，1081－1087.

［80］Rankin，J. W.，Andreae，M. C.，Chen，O. & O'Keefe，S. F.（2008）Effect of raisin consumption on oxidative stress and inflammation in obesity. *Diabetes，Obesity and Metabolism*，10，1086－1096.

［81］Halliwell，B.（2002）Effect of diet on cancer development：is oxidative DNA damage a biomarker？*Free Radical Biology* & *Medicine*，32，968－974.

［82］Spiller，G. A.，Schultz，L.，Spiller，M. & Ou，B.（2002）Sun－dried raisins help prevent oxidative DNA damage during intense athletic activity. *Journal of the American College of Nutrition*, 21, 482 (Abstract 64).

[83] StatisticsCanada. (2007) *Table* 102 – 0529—*Deaths by Cause: Diseases of the Circulatory System* (100 to 199), *Age Group*, *and Sex. CANSIM* (*Database*). Published on – line at: http: //www5. statcan. gc. ca/cansim/a01? lang＝eng, last accessed March 7, 2011.

[84] Graf, B. A., Milbury, P. E. & Blumberg, J. B. (2005) Flavonols, flavones, flavanones, and human health: epidemiological evidence. *Journal of Medicinal Food*, 8, 281 – 290.

[85] Bruce, B., Spiller, G. A. & Farquhar, J. W. (1997) Effects of a plant – based diet rich in whole grains, sun – dried raisins, and nuts on serum lipoproteins. *Vegetarian Nutrition: An International Journal*, 1, 58 – 63.

[86] Bruce, B., Spiller, G. A., Klevay, L. M. & Gallagher, S. K. (2000) A diet high in whole and unrefined foods favorably alters lipids, antioxidant defences, and colon function. *Journal of the American College Nutrition*, 19, 61 – 67.

[87] Puglisi, M. J., Vaishnav, U., Shrestha, S., Torres – Gonzalez, M., Wood, R. J., Volek, J. S. & Fernandez, M. L. (2008) Raisins and additional walking have distinct effects on plasma lipids and inflammatory cytokines. *Lipids in Health and Disease*, 7, 14 – 18.

[88] The Canadian Diabetes Association. (2010) *Diabetes Facts*. Published on – line at: http: //www. diabetes. ca/files/diabetes _ fact _ sheet. pdf, last accessed February 8, 2011.

[89] Kim, Y., Hertzler, S. R., Byrne, H. K. & Mattern, C. O. (2008) Raisins are a low to moderate glycemic index food with a correspondingly low insulin index. *Nutrition Research*, 28, 304 – 308.

[90] Foster – Powell, K., Holt, S. H. A. & Brand – Miller, J. C. (2002) International table of glycemic index and glycemic load values. *American Journal of Clinical Nutrition*, 76, 55 – 56.

[91] Jenkins, D. J., Wolever, T. M., Taylor, R. H., Barker, H., Fielden, H., Baldwin, J. M., Bowling, A. C., Newman, H. C., Jenkins, A. L. & Goff, D. V. (1981) Glycemic index of foods: a physiological basis for carbohydrate exchange. *American Journal of Clinical Nutrition*, 34, 362 – 366.

[92] Lock, D. R., Bar – Eyal, A., Voet, H. & Madar, Z. (1988) Glycemic indices of various foods given to pregnant diabetic subjects. *Obstetrics and Gynaecology*, 71, 180 – 183.

[93] Knekt, P., Kumpulainen, J., Jarvinen, R., Rissanen, H., Heliovaara, M., Reunanen, A., Hakulinen, T. & Aromaa, A. (2002) Flavonoid intake and risk of chronic diseases. *American Journal of Clinical Nutrition*, 76, 560 – 568.

［94］Nettleton，J. A.，Harnack，L. J.，Scrafford，C. G.，Mink，P. J.，Barraj，L. M. & Jacobs Jr，D. R.（2006）Dietary flavonoids and flavonoid‐rich foods are not associated with risk of type 2 diabetes in postmenopausal women. *Journal of Nutrition*，136，3039‐3045.

［95］Song，Y.，Manson，J. E.，Buring，J. E.，Sesso，H. D. & Liu，S.（2005）Associations of dietary flavonoids with risk of type 2 diabetes，and markers of insulin resistance and systemic inflammation in women：a prospective study and cross‐sectional analysis. *Journal of the American College of Nutrition*，24，376‐384.

［96］Steinmetz，K. A. & Potter，J. D.（1996）Vegetables，fruit，and cancer prevention：a review. *Journal of the American Dietetic Association*，96，1027‐1039.

［97］Reddy，B. S.（1999）Possible mechanisms by which pro‐ and prebiotics influence colon carcinogenesis and tumor growth. *Journal of Nutrition*，129（Suppl.），1478S‐1482S.

［98］Reddy，B. S.，Hamid，R. & Rao，C. V.（1997）Effect of dietary oligofructose and inulin on colonic preneoplastic aberrant crypt foci inhibition. *Carcinogenesis*，18，1371‐1374.

［99］Poulsen，M.，Molck，A. M. & Jacobsen，B. L.（2002）Different effects of short and long chained fructans on large intestinal physiology and carcinogen‐induced aberrant crypt foci in rats. *Nutrition and Cancer*，42，194‐205.

［100］Rossi，M.，Negri，E.，Lagiou，P.，Talamini，R.，Dal Maso，L.，Montella，M.，Franceschi，S. & La Vecchia，C.（2008）Flavonoids and ovarian cancer risk：a case control study in Italy. *Epidemiology*，123，895‐898.

［101］Bosetti，C.，Spertini，L.，Parpinel，M.，Gnagnarella，P.，Lagiou，P.，Negri，E.，Franceschi，S.，Montella，M.，Peterson，J.，Dwyer，J.，Giacosa，A. & La Vecchia，C.（2005）Flavonoids and breast cancer risk in Italy. *Cancer Epidemiology，Biomarkers & Prevention*，14，805‐808.

［102］Rossi，M.，Garavello，W.，Talamini，R.，Negri，E.，Bosetti，C.，Dal Maso，L.，Lagiou，P.，Tavani，A.，Polesel，J.，Barzan，L.，Ramazzotti，V.，Franceschi，S. & La Vecchia，C.（2007）Flavonoids and the risk of oral and pharyngeal cancer：a case control study in Italy. *Cancer Epidemiology，Biomarkers & Prevention*，16，1621‐1625.

［103］Rossi，M.，Negril，E.，Talamini，R.，Bosetti，C.，Parpinel，M.，Gnagnarella，P.，Franceschi，S.，Dal Maso，L.，Montilla，M.，Giacosa，A. & La Vecchia，C.（2006）Flavonoids and colorectal cancer in Italy. *Cancer Epidemiology，Biomarkers & Prevention*，15，1555‐1558.

［104］Nothlings，U.，Murphy，S. P.，Wilkens，L. R.，Henderson，B. R. & Kolonel，L. N.（2007）Flavonols and pancreatic cancer risk：the multiethnic cohort study. *American Journal of Epidemiology*，166，924‐931.

［105］Kahket，S.，Van Houte，L. R. & Stocks，S. （1991）Lack of correlation between food retention on the human dentition and consumer perception of food stickiness. *Journal of Dental Research*，70，1314 – 1319.

［106］Newbrun，E. （1991）Dental effects of sugars and sweeteners. In：*Sugars and Sweeteners* （eds N. Kretchmer & C. B. Hollenbeck）. CRC Press，Boca Raton，FL，pp. 175 – 202.

第四篇　热带干果

第 21 章　超级水果阿萨伊植物化学成分及其保健作用

Alexander G. Schauss

21.1　简介

21 世纪初首次出现在食品广告中的"超级食品"或"超级水果"一词，是指兼具营养性和保健性的食品。首批列入超级食品的，有大家熟悉的蓝莓[1]、草莓[2,3]、蔓越橘[4,5]、核桃[6]和石榴[7]，结果使其消费量大增。其理论基础是一个假设，即含有外源性营养素和/或植物化学性抗氧化剂的食物，可使机体免受由体内自由基过量而导致的慢性氧化应激反应的伤害。然而，研究者对基于临床试验结果的超级食品保健作用的初步临床证据还有一定争议。例如，在一项针对营养状况良好的健康老年人的核桃食用量随机交叉试验中，其血浆抗氧化能力并无明显改变[8]；而在一项采用双盲法与安慰剂对照组的、针对代谢综合症女性患者的蔓越橘果汁随机实验中，受试者的脂质氧化作用明显下降、血浆抗氧化能力显著提高[9]。超级食品的有关证据还在不断增加，正如本章的主题——阿萨伊，它不仅具有抗氧化剂的生物活性，还有抗炎作用。

医学界正在形成一个共识，即迁延不愈的炎症是许多疾病的重要诱因，包括动脉粥样硬化[10-12]、缺血性心脏病[13,14]、高血压[15]、癌症[16]、肥胖[19]、炎性肠病[20,21]、克罗恩氏病[19,22]、Ⅱ型糖尿病[23,24]、晚期肾病[25]、自体免疫病[26]等。

2010 年，所有被认定为"超级水果"的水果，其年消费量均比往年有所增加，而其中一种名为"açai"（音译：阿萨伊）的小亚马逊棕榈果，则受到了食品科学家们的格外关注[27]。阿萨伊果在 20 世纪 90 年代还默默无闻，10 年后竟荣升为超级水果[28]。凭借体外与体内研究成果，这个小而无味却营养丰富的水果，以其卓越的抗氧化性和抗炎性诠释了"超级水果"的含义。

21.1.1　阿萨伊棕榈树

棕榈为棕榈科植物。棕榈科有 200 余属，近 4000 个种，主要生长在热带和亚热带地区。亚马逊地区生长的棕榈树已鉴定出近 220 个不同的种，其中只有 40 种纳入菜椰属（*Euterpe*）。仅有 3 种阿萨伊经济树种（千叶菜棕、哥伦比亚埃塔棕和可食埃塔棕）（*Euterpe oleracea*，*Euterpe precatoria*，*Euterpe edulis*）生长在地理上通常所指的南半球亚马逊地区的不同海拔处。

"*Euterpe*"的词源为希腊语"森林的恩典"，喻其外观优雅。低垂的小叶瓣悬挂在它长垂的复叶下，恰似雨打芭蕉。在 3 种阿萨伊棕榈中，可食埃塔棕主要采摘的是棕心而非果实。千叶菜棕最受研究者关注，原因是量大易得，且在亚马逊河流域及其冲积平原（巴西）均有传统食用的记载。在巴西的帕拉州，每到阿萨伊果采摘期（为期 8 个月），都有超过 3.5 万不同行业的人聚集到该州最大的城市——贝伦，从事收购、批发、零售等工作，或把它加工成冷冻果肉、喷雾干粉或冻干粉，供国内消费或出口。近来有人发现，哥伦比亚埃塔棕的抗氧化活性与抗炎活性比千叶菜棕更强，因而倍受关注。美国农业部曾用 ORAC 法测试了几乎所有食品的抗氧化活性，而千叶菜棕曾被公认为抗氧化活性最强[29]。

21.2　阿萨伊果的成分和营养特性

21.2.1　千叶菜棕阿萨伊果

千叶菜棕（*Euterpe oleracea*）阿萨伊果的一系列营养素含量均十分可观，包括极其丰富的单不饱和脂肪酸（MUFA）与多不饱和脂肪酸（PUFA），其含量与橄榄和鳄梨接近；且含有植物甾醇、氨基酸、可溶性纤维与不溶性纤维、维生素、矿物质和微量元素等[30,31]。表 21.1 列出了冻干阿萨伊果的成分和营养特性。

现已证明，千叶菜棕阿萨伊果的植物化学成分与其他富含抗氧化剂的浆果类似。花青素类被认为是其抗氧化活性的主要来源。其花青素主要有 2 种：矢车菊素-3-葡萄糖苷和矢车菊素-3-芸香糖苷；另有 3 种含量较少的花青素：矢车菊素-3-桑布双糖苷、芍药花青素-3-葡萄糖苷、芍药花青素-3-芸香糖苷[30]。但其花青素总量则低于其他深色浆果，如黑莓、蓝莓和蔓越橘。说明其非凡的抗氧化活性可能还来源于其他成分，或源于花青素与其他成分的化合物。原花青素也有很强的抗氧化能力，因而也对其做了定性和定量分析。阿萨伊果中含有单体原花青素（儿茶素和表儿茶素）与 B 型原花青素（从二聚体到多聚体）。后者是其主要的原花青素，含量达 12.89mg/g（以干重计）[30]。有趣的是，阿萨伊果的原花青素组成特点与蓝莓接近。

表 21.1　冻干阿萨伊果的成分与营养特性

营养素	单位	[a]冻干阿萨伊果[31]
常规理化成分		
水	g	3.4
热量	kcal	534
蛋白质	g	8.1
脂肪	g	32.5
灰分	g	3.8
碳水化合物	g	52.2
膳食纤维	g	44.2
糖	g	1.3
矿物质		
钙	mg	260

表 21.1 （续）

营养素	单位	a 冻干阿萨伊果[31]
铁	mg	4.4
钾	mg	无效数据
钠	mg	30.4
维生素		
β-胡萝卜素	IU	<5.0
维生素 A	IU	1002
维生素 C	mg	<0.1
维生素 E（ATE）	mg	无效数据
氨基酸		
丙氨酸	g	0.46
精氨酸	g	0.42
天（门）冬氨酸	g	0.83
胱氨酸	g	0.18
谷氨酸	g	0.80
甘氨酸	g	0.39
b 组氨酸	g	0.17
羟脯氨酸	g	<0.01
b 异亮氨酸	g	0.38
b 亮氨酸	g	0.65
b 赖氨酸	g	0.66
b 蛋氨酸	g	0.12
b 苯丙氨酸	g	0.43
脯氨酸	g	0.53
丝氨酸	g	0.32
b 苏氨酸	g	0.31
b 色氨酸	g	0.13
酪氨酸	g	0.29
b 缬氨酸	g	0.51
脂肪酸		
饱和脂肪酸（SFA）	g/100g（以油脂计）	26.1
单不饱和脂肪酸（MUFA）	g/100g（以油脂计）	60.6
多不饱和脂肪酸（PUFA）	g/100g（以油脂计）	13.3

表 21.1（续）

营养素	单位	ªᵃ冻干阿萨伊果[31]
植物甾醇		
β-谷甾醇	mg/g	0.44
菜油甾醇	mg/g	<0.03
豆甾醇	mg/g	0.04

注：部分数据修约到小数点后第 2 位；ATE：α-生育酚当量；ªᵃ 除非另有说明，否则表示以干重计的每 100g 中的含量；ᵇᵇ 非必需氨基酸。

21.3 阿萨伊果的抗氧化性和抗炎活性

ORAC 法最早被用来测定食品中亲水或亲脂性成分对过氧自由基诱导的氧化反应的抗氧化抑制能力[32]。后来，在最初的 ORAC 过氧自由基清除试验基础上又派生出一系列方法，用于测定针对其他活性氧/活性氮自由基（ROS/RNS）的抗氧化抑制能力，包括 •OH、O_2•−、ONOO− 和 $^1O_2$[33]，并分别命名为羟基-ORAC 法（HORAC）、超氧-ORAC 法（SORAC）、过氧亚硝基-ORAC 法（NORAC）和单线态氧-ORAC 法（SOAC），以示区别。因为有多种活性氮或活性氧自由基参与了人体疾病的病理生理活动。大量实验研究评估了阿萨伊果的抗氧化与抗炎活性。除 ORAC 法外，很多文献还采用了 DPPH 法[34]。

表 21.2 阿萨伊果（果肉）与其他富含抗氧化剂食品的对照表

食品	ORAC 值 μmol（TE）/g（干重）	参考文献
漆树皮	3124	[29]
阿萨伊果肉（哥伦比亚埃塔棕）	1824	[38]
阿萨伊果肉（可食埃塔棕）	1193	未发表的数据
阿萨伊果肉（千叶菜棕）	1027	[29，30]
高粱（麸、黑色）	1008	[29]
可可（干粉、未加糖）	557	[29]
巧克力（未加糖）	499	[29]
黑树莓	192	[29]
美洲山核桃	179	[29]
北美沙果	160	[29]
接骨木果	147	[29]
胡桃	135	[29]
蔓越橘	91	[29]
蓝莓（野生）	96	[29]

表 21.2（续）

食品	ORAC 值 μmol（TE）/g（干重）	参考文献
李	76	[29]
黑莓	59	[29]
石榴	45	[29]
草莓	43	[29]

TE：水溶性维生素 E 当量。

哥伦比亚埃塔棕阿萨伊果的植物化学特性直到最近才受到关注。与千叶菜棕阿萨伊果一样，花青素是其主要的多酚成分，如多种黄酮类、黄烷醇衍生物类（包括原花青素二聚体及三聚体）和酚酸类。因此得出结论，即两种阿萨伊果具有相近的多酚成分与抗氧化活性，并以此为其共同特征。但近期研究表明，哥伦比亚埃塔棕的抗氧化活性强于千叶菜棕[36]。正如表 21.2 所示（表中数据为亲水性 ORAC 值与亲脂性 ORAC 值之和），千叶菜棕阿萨伊果的自由基清除能力（ORAC 值，μmol（TE）/g）为 1027，而哥伦比亚埃塔棕阿萨伊果则为 1824，并有显著性差异。据美国农业部'食品 ORAC 值数据库'[29]，哥伦比亚埃塔棕阿萨伊果的过氧自由基清除能力优于千叶菜棕阿萨伊果，并远胜于其他富含抗氧化剂的水果、浆果、坚果、蔬菜和谷物，仅低于漆树皮。

为进一步比较两种阿萨伊果的自由基清除能力，研究者们采用 ORAC 法、HORAC 法、SORAC 法、NORAC 法和 SOAC 法做了大量试验，对其自由基清除活性有了更全面的认识，也对人体抗氧化防御体系的复杂性有了更多了解。上述方法现已成为评估体外抗氧化清除能力的标准方法，因为采用单一的抗氧化试验无法全面反映食品的自由基清除活性。如表 21.3 所示，体外研究结果显示，哥伦比亚埃塔棕阿萨伊果对多重自由基的总 ORAC 值约为千叶菜棕阿萨伊果的近 3 倍。

表 21.3　两种冻干阿萨伊果（哥伦比亚埃塔棕和千叶菜棕）的 ORAC 值

ORAC 系列试验	哥伦比亚埃塔棕 μmol（TE）/g（干重）	千叶菜棕 μmol（TE）/g（干重）
ORAC 法（抗过氧自由基）	1828	1014
H-ORAC 法（亲水性组分）	1792±90	986±57
L-ORAC 法（亲脂性组分）	36±2.6	28±2.1
HORAC 法（抗过氧自由基）	4114±313	1357±68
SORAC 法（抗超氧阴离子自由基）	1040±55	169±12
NORAC 法（抗过氧亚硝基阴离子）	87±5.9	37.2±2.6
SOAC 法（抗单线态氧）	629±33.4	71.6±8.8
总 ORAC 值	7698	2649

资料来源：经 Kang 等人同意后编辑[38]。
注：部分数据修约到小数点后第 2 位；TE：水溶性维生素 E 当量。

在对具体食品或植物产品进行抗氧化活性评估时，联合采用化学试验与细胞试验，不失为一种了解食品中抗氧化剂的作用效果，以及与该成分在动物实验中呈现出的保健作用相关的生物学作用的有效方法[37]。细胞试验与当前的化学试验（如 ORAC 法和 DPPH 法）相比，有很多优势。因为化学试验有赖于有限的几种试剂所发生的化学反应，而细胞试验则能兼顾多重生物学体系中复杂的酶促反应，除能够定量评估外，还可得到定性评价结果。利用此法，可将参与红细胞（RBCs）、中性粒细胞（PMN）或其他多种活体细胞中氧化还原反应的各种酶都整合到细胞试验中。

有人采用多种试验方法比较了两种阿萨伊果（哥伦比亚埃塔棕与千叶菜棕）的抗氧化活性，包括 ORAC 法、DPPH 法与 CAP - e 法（红细胞抗氧化保护试验）。CAP - e 法试验结果表明，两种阿萨伊果均能保护人体细胞免受氧化损伤[38]。此外，还有人利用脂多糖（LPS）诱导的分泌型碱性磷酸酶（SEAP）报道基因试验（旨在测定细胞核转录因子 NF - κB 的激活），评价了它们的潜在抗炎活性[39,40]。与千叶菜棕阿萨伊果相比，哥伦比亚埃塔棕阿萨伊果所含的抗氧化剂水溶性较强，可以进入肝细胞，并有效抑制 ROS（活性氧自由基）的形成。按 SEAP 报道基因试验的评价结果，哥伦比亚埃塔棕阿萨伊果可抑制 NF - κB 的激活，而千叶菜棕阿萨伊果则不能。故哥伦比亚埃塔棕阿萨伊果具有潜在抗炎作用。NF - κB 是炎症和免疫应答的主要诱发机制。

由表 21.3 可见，哥伦比亚埃塔棕阿萨伊果的 SOAC 值极高。基于此，研究人员对其类胡萝卜素进行了定性与定量分析，共检出 5 种：即 β-胡萝卜素、番茄红素、虾青素、叶黄素和玉米黄质。其中，虾青素含量最低（$18.7\mu g/g$，以干重计），叶黄素含量最高（$483.0\mu g/g$，以干重计），类胡萝卜素总量合计为 $963.7\mu g/g$（干重）；千叶菜棕阿萨伊果中只检出了 β-胡萝卜素（$10.8\mu g/g$，以干重计）[38]。上述结果的差异或可在一定程度上解释两种阿萨伊果的 SOAC 值差异巨大的原因，并凸显出类胡萝卜素对清除单线态氧自由基的重要作用。

据报道，阿萨伊果延长了高脂饮食雌性黑腹果蝇的寿命，并增强了其生存能力。机理是激活了应激反应途径、抑制了磷酸烯醇丙酮酸羧激酶（$Pepck$）的表达/转录水平、增强了一种与热休克相关的小分子蛋白基因及两种解毒基因的转录[41]。该项研究证明了一种缓解氧化应激影响衰老的潜在保健性，因为随年龄增长而日积月累的细胞氧化损伤被认为是导致衰老的原因之一[42]。

阿萨伊果的心血管保护作用已被多项动物实验研究证实，方法是以高脂高胆固醇饲料饲喂实验组动物，而以标准饲料饲喂对照组。DeSouza 等人[43]对大鼠以高胆固醇饲料喂养 6 周后，其血清中羰基化蛋白浓度、总蛋白巯基数量、游离巯基数量及超氧化物歧化酶（SOD）活性均有所下降。Feio 等人[44]证实了用阿萨伊果饲喂新西兰兔可延缓其动脉粥样硬化的假设（前 12 周喂以高胆固醇饲料，后 12 周喂以含阿萨伊果提取物的饲料，应能减少胆固醇的吸收与合成）。在后 12 周，阿萨伊果试验组兔子的血脂水平显著改善、主动脉粥样硬化斑块面积明显减小、血管内膜与中膜的比例明显改善，且主动脉斑块的组成也与对照组出现明显差异。上述心血管指标改善的原因，在一定程度上可归功于阿萨伊果中的多酚成分对内皮细胞的抗炎作用。该作用在另一项研究中则表现为，阿萨伊果在氧化应激过程中抑制了黏附因子的基因表达及 NF - κB 的激活[45]。

　　一种阿萨伊果强化果汁/浆果汁凭借其抗氧化性与抗炎性延缓了载脂蛋白 E（apoE⁻）缺乏症小鼠的动脉粥样硬化[46]。喂以阿萨伊果汁的实验组小鼠，其主动脉病斑的平均面积比对照组减小了 58%（$P<0.001$）。且实验组小鼠的高密度脂蛋白（HDL）胆固醇相对较高、脂质过氧化水平明显较低（包括其血清与肝脏中的 F2 -异前列素及羟基化十八碳二烯酸（HODEs）与羟基化二十碳四烯酸（HETEs）的异构体）。实验动物（喂以阿萨伊果汁的小鼠）主动脉中两种抗氧化酶的基因表达均有明显增加，且其血清和肝脏中谷胱甘肽过氧化物酶（GPX）与谷胱甘肽还原酶（GSR），以及血清中对氧磷酯酶-1（PON1）的活性均有所增强。而在其组织驻留的巨噬细胞（无论是否以脂多糖刺激）中，肿瘤坏死因子（TNF-α）与白细胞介素 6（IL-6）的含量也有所下降。阿萨伊强化果汁已构建出完整的有关安全性的实验证据[47]，从而为进一步研究它如何影响各种疾病的发生和发展奠定了基础。

　　许多体外研究探讨了阿萨伊果提取物对脑细胞的影响。Poulose 等人[48]评估了阿萨伊果的乙醇、甲醇、丙酮和乙酸乙酯提取物对多巴胺引起的原代大鼠海马细胞在复苏、活性氧自由基的产生，以及存活能力等方面的影响。结果表明，用乙醇提取物（50μg/mL）和丙酮提取物（10μg/mL）预处理 1h，可有效防止钙复苏的下降。在 BV-2 小神经胶质细胞中，上述所有提取物均可有效阻止脂多糖诱导的亚硝酸盐的增加。阿萨伊果的乙醇、甲醇、丙酮提取物对小神经胶质细胞的保护作用伴随着 NF-κB、TNF-α、COX-2 和 p38-MAPK（p38 分裂原活化的蛋白激酶）含量的明显下降（幅度与浓度相关）。上述成果表明，阿萨伊果可能有助于缓解衰老时炎性与氧化性介质对老化的脑细胞在分子水平上带来的不利影响。

　　Poulose 等人[48]还研究了阿萨伊果提取物对 BV-2 小神经胶质细胞和 HT-22 海马细胞自噬作用的影响。该作用是细胞内降解或回收有毒蛋白与细胞碎片的关键。随着脑细胞的老化，其自噬功能下降，有毒碎片不断积累，从而引发与年龄相关的神经退行性疾病。用 6-羟多巴胺（HDA）预处理的细胞，其泛素化蛋白聚合物大量积累。阿萨伊果提取物可以激活神经元管家（启动自噬），并抑制一种在小神经胶质细胞与海马细胞中负责中止自噬过程的蛋白质的功能。小神经胶质细胞可被慢性炎症激活，并排出有毒蛋白。在激活过程中，炎性基因产物积聚使氧化应激增加并促使细胞死亡。

　　该研究成果是对阿萨伊果提取物对特定脑细胞具有神经保护作用的宝贵发现，意味着阿萨伊果或可用于缓解神经退行性疾病，也可用于维护人体的认知和运动机能。

　　阿萨伊果中除花青素外的其他成分对 C-6 大鼠脑胶质瘤细胞（C-6）的增殖活性也有"显著的抑制性"[49]。研究发现，在多种富含花青素水果的提取物中，只有阿萨伊果提取物对 C-6 细胞表现出了抗增殖活性，且抑制性与提取物浓度之间存在剂量关系，IC_{50}（半抑制浓度）为 121μg/mL；而其他水果（包括蓝莓、草莓、树莓、黑莓和西方雪果）的提取物则未表现出抗增殖活性。该研究结果表明，提取物中具有抗增殖活性的成分并非花青素。因此，有必要开展进一步的研究，以鉴别抗增殖活性成分的化学结构以及细胞凋亡途径。

　　综述阿萨伊果的所有研究成果并非本章的讨论范围。一个值得追加讨论的领域是，近期一些有关阿萨伊种子潜在保健作用的研究报告将其列入了新型食品。

21.3.1 阿萨伊种子的抗氧化性与抗炎性

阿萨伊果的种子一直被阿萨伊果生产者们视为"废品",这一成见已被最近的研究成果打破。有证据表明,阿萨伊种子水醇提取物可减轻短期或长期吸烟小鼠的肺损伤。

De Moura 等人[50]在巴西医学院实验室所做的实验表明,为短期(5d)吸烟的小鼠口服阿萨伊种子水醇提取物后,减少了小鼠因吸烟引起的炎症和氧化损伤。而短期吸烟会因氧化应激而导致急性肺炎则早有报道[51]。

在一项 60d 的慢性吸烟研究中,口服阿萨伊种子提取物有效抑制了小鼠肺气肿的恶化[52]。与未食用该提取物的对照组相比,氧化应激水平因抗氧化酶活性不同而产生的差异,导致了巨噬细胞的减少和中性粒细胞弹性蛋白酶的水平下降。这种机制可在一定程度上解释阿萨伊种子提取物对吸烟损伤的保护作用。有关阿萨伊种子中的化合物是否能够减少吸烟或其他烟草产品带来的有害影响,以及是否能够阻止诸如慢阻肺(COPD)等烟草相关性疾病的恶化,还需做进一步研究和独立的确认。

21.4 阿萨伊果的植物化学成分

研究者们对阿萨伊果中的花青素及其他类黄酮开展了许多定量与定性分析工作。早期的研究对阿萨伊果中以何种花青素为主产生了分歧。Bobbio 等人[53]认为是矢车菊素-3-阿拉伯糖苷和矢车菊素-3-阿拉伯糖阿拉伯糖苷,Lichtenthaler 等人[54]则认为是矢车菊素-3-葡萄糖苷和矢车菊素-3-芸香糖苷。2005 年之前,有关阿萨伊果营养成分的许多文献对此均有争议。为此,自 2000 年起,我们启动了一项旨在鉴别和阐明阿萨伊果中所有生物活性成分的研究,不仅要确定其营养成分,还要确认其花青素的主次。

几年之内,对阿萨伊果的特性研究已确定,在其中果皮/外果皮中含有多种植物化学成分,包括:

(1) 异荭草苷、花旗松素脱氧己糖、异牡荆苷、矢车菊素-3-葡萄糖苷、矢车菊-3-芸香糖苷[55,56];

(2) 矢车菊素-3-桑布双糖苷、芍药花青素-3-葡萄糖苷、芍药花青素-3-芸香糖苷、反式-白藜芦醇、羟基苯甲酸、异槲皮素、芹黄素、圣草酚、圣草酚-7-葡萄糖苷、木犀草素-4′-葡萄糖苷、半齿泽兰素、儿茶酸、原儿茶酸、槲皮素-3-阿拉伯糖苷、山奈酚和金圣草黄素[30];

(3) 木犀草素、槲皮素、荭草苷、牡荆苷和二氢山萘酚[57];

(4) 新型二氢黄酮葡萄糖苷、(2S,3S)-二氢山萘酚-3-O-β-D-葡萄糖苷及其异构体(2R,3R)-二氢山萘酚-3-O-β-D-葡萄糖苷、毡毛美洲茶素和 5,4′-二羟基-7,3′,5′-三甲氧基黄酮[58]。

Agawa 等人[59]用 ORAC 法、DPPH 法、ABTS 法【2,2′-连氮-二(3-乙基苯并噻唑啉-6-磺酸)】、FRAP 法和 SOD 法测定了新鲜阿萨伊果(中果皮、外果皮和内果皮)中各种花青素的浓度及其抗氧化活性。上述方法的测试结果显示,阿萨伊果中果皮/外果皮提取物的抗氧化活性均强于蓝莓提取物。其花青素主要为矢车菊-3-葡萄糖苷和矢车菊素-3-芸香糖苷，且从其中果皮/外果皮中提取的花青素具有极强的抗氧化性。总之，上述发现支持了前述有关千叶菜棕阿萨伊果中多酚类成分的报道[55]。

　　Kang 等人[57,58]所做的分离与鉴定研究证实，类黄酮是阿萨伊果中主要的多酚类化合物。他们采用 ORAC 法、CAP-e 法、ROS 法和 PMN 法评价了这些类黄酮的抗氧化活性、生物活性和生物利用度。结果显示，阿萨伊果中各种类黄酮的抗氧化活性差异很大；糖苷配基的抗氧化活性远强于其相应的 C-糖苷。分子中甲氧基的位置对类黄酮的抗氧化活性有明显影响。而 CAP-e 试验则证实，多酚类成分可渗入活体细胞。

　　表 21.4 列出了黄酮类纯物质的抗氧化活性 ORAC 值，其活性差异与羟基和/或其他取代基的数量和位置有关。以金圣草黄素与木犀草素间的 ORAC 值差异为例，羟基的 O-甲基化使金圣草黄素的 ORAC 值下降了近 50%。

表 21.4　阿萨伊果黄酮类化合物的抗氧化活性值（ORAC）

化合物	ORAC/（μmol（TE）/g）[57,58]
异牡荆苷	22，404±1322
(2S，3S)-二氢山萘酚-3-O-β-D-葡萄糖苷	15，199±503
(2R，3R)-二氢山萘酚-3-O-β-D-葡萄糖苷	11，219±433
牡荆苷	14，800±451
毡毛美洲茶素	13，643±1119
槲皮素	12，300±1070
二氢山萘酚	8390±94
木犀草素	7870±350
5，4′-二羟基-7，3′，5′-三甲氧基黄酮	4458±409
金圣草黄素	4400±189
荭草苷	1700±79
异荭草苷	1420±63

注：部分数据修约至小数点第二位；TE：水溶性维生素 E 当量。

　　CAP-e 试验结果显示，能够进入红细胞的黄酮类物质均为糖苷配基（金圣草黄素除外，可能是因其带有一个甲氧基的缘故）。

　　分离并鉴定阿萨伊果中的毡毛美洲茶素具有重大意义，因为在迄今发表的有关黄酮类化合物的所有文献中，它的抗炎生物活性最强（IC_{50} 为 $2.0\mu mol$）[36]。此外，阿萨伊果中鉴别出的另外 4 种黄酮类化合物也有很强的抗炎性。包括木犀草素（$12.4\mu mol$），它与毡毛美洲茶素在分子结构上的差别仅在于羟基/甲氧基的位置。毡毛美洲茶素的 7′-和 3′-位是两个甲氧基，而木犀草素的 7′-和 3′-位是两个羟基。甲氧基取代羟基的确是造成毡毛美洲茶素具有更强抗氧化性与抗炎性的原因。异牡荆苷也有一定的抗炎生物活性（IC_{50}计算结果为 $58.5\mu mol$），并对 NF-κB 的迁移（从细胞质到细胞核）发挥了抑制作用[60]。毡毛美洲茶素的强抗炎生物活性还表现为可减少 NF-κB 的激活。而作为一种转录因子，NF-κB 对调控许多促炎性细胞因子基因发挥着重要作用[61,62]。阿萨伊黄酮的抗氧化性与抗炎性很可能具有协同性，该理论还处于研究阶段，以确定它们究竟是以协同方式还是以自然叠加方式发生作用。至于甲氧基和分子立体构型对黄酮类化合物的抑制性具体有多大程度的影响尚未确定。图 21.1 是阿萨伊果中检出的黄酮类化合物的化学结构。

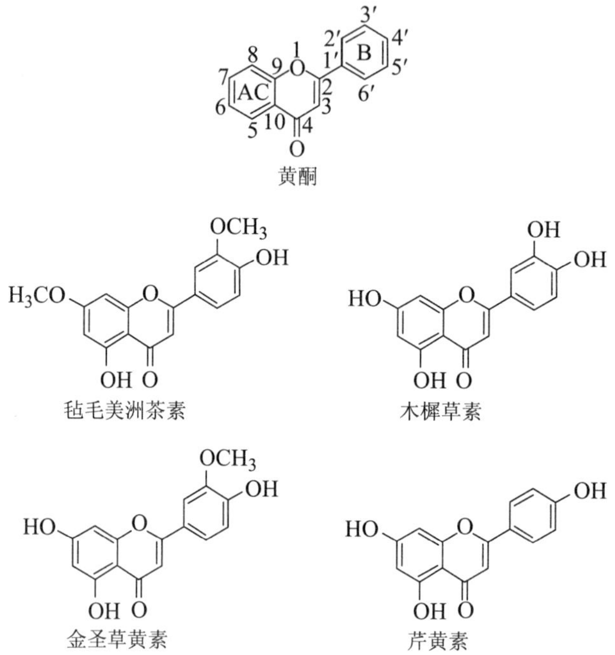

图 21.1　阿萨伊果中检出的主要的黄酮类化合物

以阿萨伊果中发现的毡毛美洲茶素及其他黄酮类化合物为观测对象的 SEAP 报告基因试验结果揭示，上述成分对缓解动脉粥样硬化具有潜在保护作用。该项研究还测定了毡毛美洲茶素对由氧化低密度脂蛋白（oxLDL）诱导的 NF-κB 激活过程的抑制作用，并取得了肯定性结果。众所周知，oxLDL 对动脉粥样硬化的发生和发展起关键作用[63]。综合上述发现，以及不断增多的体内研究证据（对实验动物喂以高脂/高胆固醇饲料，继而喂以阿萨伊果）后可知，阿萨伊果中的黄酮类成分对于减缓动脉粥样硬化的渐进式发展可能具有重要作用。

除花青素外，阿萨伊果中包括原花青素在内的其他多酚类成分也有很强的抗氧化性[31]，如黄烷-3-醇（表儿茶素），以及如表 21.5 所示的原花青素成分。它们也都表现出了抵消高脂饮食对动脉有害作用的能力[64]。

表 21.5 冻干阿萨伊果的原花青素含量

原花青素	mg/g（干重）
单体	0.21
二聚物	0.30
三聚物	0.25
四聚物	0.32
五聚物	0.31
六聚物	0.52
七聚物	0.32
八聚物	0.39
九聚物	0.64
十聚物	0.34
高聚物	9.28
总计	12.98

资料来源：经 Schauss 等人[31]同意后编辑。

阿萨伊果中的多酚类化合物已与细胞的抗氧化保护作用及血管保护作用的增强相关联。在一项人体药物代谢动力学研究中，从阿萨伊果提取的花青素在健康志愿者体内具有生物相容性[65]。阿萨伊果使血浆（病人外周血单核细胞，即 PBMC，每 4h 抽取一次）的抗氧化活性明显增强。但研究人员使用的是从巴西进口的含冷冻阿萨伊果的阿萨伊果汁饮料，该饮料中添加了蔗糖。虽然 PBMC 的抗氧化活性增强，但所有志愿者血浆中的多酚类抗氧化剂的浓度并未上升到足以减少过氧化氢诱导产生活性氧自由基（ROS）的程度，有可能是与使用了冷冻阿萨伊果并加了糖有关。应激状态（如打寒颤时，有可溶性糖的参与）往往与 ROS 严重失衡有关[66]。高糖量饮食可增加 ROS 的产量[67]。与此相反，在另外两项让志愿者在氧化应激状态下饮用富含阿萨伊的其他饮料的研究中，受试者血浆中红细胞和中性粒细胞的抗氧化活性均有所增强[68,69]，对红细胞采用了 CAP‑e 法，对中性粒细胞则用 ROS 产率抑制性来评估[37]。两项研究所用饮料同是名为"MonaVie açai beverage"的饮料，但配方不同（由冻干或冷冻阿萨伊果与更多其他多酚类抗氧化剂组合而成，以满足既可抑制 ROS 产量又可间接增强内源性抗氧化剂活性的需要）。以搭配了上述果汁饮料的食谱为试验材料，采用随机法、双盲法、安慰剂对照、临床交叉试验以及关节活动度（ROM）测量等多种方法，以 48～84 岁的成人为研究对象。那些起初关节活动受限、并已对生活质量有影响的受试者，在经历了数周的实验、并坚持完成了为期 12 周的研究过程之后，其关节的活动范围明显扩大，且重要关节的疼痛明显减轻[68]。

食品中已发现无数化合物，其中许多都有生物活性并具有保健作用，识别和鉴定这些成分可确定哪些食品对疾病的预防、缓解和治疗益处最大。因此，探明阿萨伊果有多少种成分也同样重要，当然不仅仅包括维生素、矿物质、蛋白质、脂肪、碳水化合物，以及可溶性与不溶性纤维的含量。这是因为，食物（如阿萨伊果）中任何几种成分都可能有食疗价值，当然要有足够的证据支持。例如，研究发现，阿萨伊果中的某些蛋白质有很强的抗胰蛋白酶活性，而另一些则对人体唾液淀粉酶的过量分泌可能有抑制作用[70]。有报道称，阿萨伊提取物具有抗增殖作用，并可诱导 HL－60 人白血病细胞的凋亡[56]。

为确定阿萨伊果中的植物化学成分，威斯康星大学的研究者们采用了半定量的基体辅助激光解吸飞行时间质谱法（MALDI－TOF MS 法，未发表）。该法可识别各种复杂基质食品（如水果、浆果和谷物）中的低聚多酚类化合物[71]。质谱法（MS）不能区分同分异构体（虽然各种立体异构体和结构异构体可用二聚体和三聚体描述）。MALDI－TOF MS 法测到的每个质量数对应的化合物，其分子构型的数量会随着异构化可能性的增多而显著增加。根据 MALDI－TOF MS 分析结果，阿萨伊果中未检出经典的原花青素类成分（儿茶素/表儿茶素重复单元的同聚物）。光谱分析结果显示，阿萨伊中的化合物超过 3000 种，说明其成分远比蔓越莓和蓝莓等水果复杂，并提示其中的多酚类化合物还有很多结构异质性特征有待阐明[72]。

21.5　阿萨伊果增值产品的加工

阿萨伊棕榈树在亚马逊河口两岸及附近岛屿的沟谷中生长茂盛。帕拉州冲积平原（约 1100 万公顷）上，阿萨伊棕榈树森林密布，密度至少为每公顷 2000 株，甚至高达 7000 株以上。据官方农业调查估算，一棵 5～7 年龄阿萨伊棕榈树在成熟期的果实年产量可达 1000 多千克（与降雨量有关）。实际上，这块冲积平原上阿萨伊果的产量多到几乎难以计数。其采摘期长达 8 个月，在相对干燥的月份均可采摘，且每棵树最多可采到 4 次。每年从 6 月到 12 月底相对干燥，但几乎每天仍会下雨。因此，在雨季（1 月份）到来之前，阿萨伊果唾手可得，当地人差不多每天都可以吃到。

21.5.1　传统加工方法

阿萨伊果多结在树冠部，序状结果，每序 200～500 粒果实。采摘后将果实一粒粒剥下、挑选。摘满一篮即可拿回家中，放入大碗，加热水浸泡 0.5～1h，以软化外果皮、中果皮和内果皮，然后滤除水面和碗底的渣子。在亚马逊冲积平原最偏僻的地区，人们把剥了皮的 Aruma 树枝做成一种称为"caroceiro"的方形工具，先把阿萨伊果的种子从交织的树枝缝中挤出，再用大萝筛反复地揉搓留下的果肉和果皮，使浆液从下层细萝筛中滤出（留下近 80%～90% 的固形物），得到果汁。近年来，很多家庭都有了手持式脱籽机，可轻易地取出阿萨伊的种子。这些种子要么被丢进花园为土壤增肥（2～3 个月内变成腐植层），要么用来喂猪。

大多数家庭都在采后 2h 内完成阿萨伊果的加工。或做成汤在早餐时用汤匙食用；或做成原汁饮料（类似于含有果肉的橙汁）。有些人爱喝浓稠的阿萨伊果汁。据估计，在遍布阿萨伊棕榈树的亚马逊冲积平原，采摘期时，城镇居民平均每人每天饮用 2L 鲜榨阿萨伊果汁。阿萨伊和木薯粉已成为当地居民的主粮，即便各种食物都能买到时也是如此。据报道，阿萨伊果和木薯粉在当地人食谱中的占比高达 65%[27,73]，通过营养成分分析已确定其营养密度[30]。

为本地生产的阿萨伊果仅在当地水果批发市场有售。零售商或当地人买回家后，按传统方法加工成自制饮料。

21.5.2 高附加值的阿萨伊果商品

大型加工厂多位于亚马逊冲积平原上的大城市中，他们通过大批发商收购阿萨伊果原料，并按品质分级。要生产出数以吨计的果肉产品，原料需经分拣、洗涤，并浸入大水箱内泡软；然后去除杂质、坏果、生果或青果；再用机械磨脱去种子和部分外果皮，保留带有部分外果皮色素的中果皮（果肉）；加入紫外线灭菌水，匀浆，此时还需加入柠檬酸以稳定酸度并抑制微生物的生长（按消费需求确定浓度，常见标准是将果浆的总固形物控制在 $10\% \sim 12\%$）；经巴氏杀菌（85℃，约 1min）后封入聚丙烯大包装袋（预置于钢桶内），盖上桶盖；成列的钢桶被运到室内速冻，然后转运到冷库冷藏（17℃左右）。出口阿萨伊果肉的生产设施须经政府认证，符合危害分析关键控制点（HACCP）的要求，卫生设备的操作程序应遵循良好的生产规范（GMP）。

可用喷雾干燥法或冷冻干燥法将冷冻果肉加工成粉，用聚丙烯无菌袋密封保存，以免吸潮。上述果肉粉主要用于生产阿萨伊果汁饮料。由于阿萨伊果味道较平淡，故常在其果肉粉中加入其他水果或浆果，以生产出更符合消费者口味的果汁饮料。几乎所有针对阿萨伊果的研究项目，都以冻干阿萨伊果肉粉或含冻干阿萨伊果肉粉的饮料为试验材料，原因是其保质期长且保留了果肉的营养成分和生物活性。ORAC 试验结果显示，冻干法阿萨伊果肉粉的抗氧化活性强于喷雾干燥法阿萨伊果肉粉[31]。

Nindo 等人[74]研究了阿萨伊果浆的流变性，发现在脱籽、去皮及后续加工过程中，合并采用连续剪切和热处理工艺，会对产品造成不可逆的结构性破坏。TONON 等人[75]发现，在 $10 \sim 70$℃内，在稳态剪切力测量时，阿萨伊果肉表现出了带有屈服应力的剪切稀释性，以及不同于多数水果果肉的其他特性。阿萨伊果浆的流变性特点在一定程度上源于其非同寻常的化学成分，如高含量的脂质、蛋白质和纤维。

21.6 总结

对亚马逊阿萨伊果的研究兴趣最近才刚刚兴起，且热点紧随之前发现的强抗氧化和抗炎特性方面。两种阿萨伊果（千叶菜棕和哥伦比亚埃塔棕）因具有几乎所有食品都无法比拟的强抗氧化性与商业价值而受到了格外关注，亚马逊土著将其统称为"阿萨伊"。

数年的定性和定量分析已使人们对阿萨伊果的化学成分和生物活性成分有了更清晰的认识。体外研究结果表明，3 种阿萨伊果的过氧自由基清除能力（5 项 ORAC 测定值）在所有食品中均位列前 4 名。阿萨伊果中含有一类目前已知的具有最强抗炎活性的黄酮类化合物，其中多数兼具生物相容性、细胞保护性（免受氧化损伤与慢性炎症的伤害）和协同性。说明阿萨伊果不仅营养价值较高，且有治疗作用；还说明阿萨伊果中的许多化合物之间存在协同作用，包括花青素、原花青素、脂肪酸（促进肠吸收），以及大量的多酚类化合物，还有阿萨伊果中的某些独有成分。

初步证据显示，阿萨伊果可降低促炎因子和/或炎性介质的产量或信号。分离并鉴定阿萨伊果中所有的活性化合物（如抑制或减少炎症和氧化应激、增强诸如诱发细胞自噬之类的保护机制等）还有待时日。

支持阿萨伊中的成分具有心血管保护作用的证据比较让人信服，因为这些证据以大量具有良好对照的动物实验为基础，从而比较出在高胆固醇饮食和/或高脂饮食中是否添加阿萨伊成分对实验动物所带来的不同影响。所有实验观察到一致的结果，即多种促炎因子（如 NF-κB）含量下降。由于动脉粥样硬化已日益常见，故将阿萨伊果列入食谱极为必要。

阿萨伊的种子一度被认为是废品，有趣的是，一个意外出现的证据却表明它可能对减轻吸烟危害有潜在作用。应投入足够的资金用于探讨其作用机制，虽然无法阻止吸烟，但可对观察到的干预结果做出解释。如给短期和长期吸烟的啮齿动物吸入或口服阿萨伊种子水醇提取物，然后观察对肺组织的保护作用。

幸运的是，阿萨伊果的年产量足以满足全球消费者的需要。仅亚马逊冲积平原上就有数百万公顷的阿萨伊棕榈树，而玻利维亚等亚马逊高海拔地区还有数量相当多的其他阿萨伊品种。

文献数据库（如 PubMed）中有关阿萨伊果潜在保健作用的文章呈指数级增长。2005 年时，PubMed 中的相关文献只有 2 篇；2012 年年初，相关文献已超过 100 篇，其中包括一份 2012 年学术报告。该报告称，对高胆固醇血症斑马鱼喂食 4 周阿萨伊果，以评估其降脂活性，结果发现阿萨伊抑制了胆固醇酯转移蛋白（CETP）的生成[76]。食用了阿萨伊果的鱼，其血中甘油三酯和总胆固醇水平下降、脂肪肝减轻、氧化型物质含量下降、肝脏炎症明显减少。该研究会同之前讨论过的研究一道，使阿萨伊具有抗氧化性、抗炎性和抗动脉粥样硬化等活性在细胞试验与动物实验中的证据越来越完善。科学家们对阿萨伊的研究兴趣（包括其特征和属性）和研究步伐仍在持续。主要研究机构有：美国国立卫生研究院国家老龄问题研究所、美国农业部各研究中心（如塔夫茨大学人类营养研究中心老龄化研究所）、阿肯色州儿童营养研究中心、美国 FDA 生物制品评价和研究中心，以及众多大学和研究基金。

在科学家们对各种阿萨伊果的属性、特性和应用的研究兴趣呈指数型增长的同时，也期待消费者们对阿萨伊引起足够的重视。作为货真价实的"超级食品"，阿萨伊果值得列入人类营养食谱。所有能够促进健康老龄化，以及能够减轻急慢性氧化应激相关损害的食物都应列入该食谱。

参考文献

［1］Giacalone，M.，Di Sacco，F.，Traupe，I.，Topini，R.，Forfori，F. & Giunta，F.（2011）Antioxidant and neuroprotective properties of blueberry polyphenols：a critical review. Nutrition and Neuroscience，14，119-125.

［2］Giampieri，F.，Tulipani，S.，Alvarez-Suarez，J. M.，Quiles，J. L.，Mezzetti，B. & Battino，M.（2012）The strawberry：composition，nutritional quality，and impact on human health. Nutrition，28，9-19.

［3］Azzini, E., Vitaglione, P., Intorre, F., Napolitano, A., Durazzo, A., Foddal, M. S., Fumagalli, A., Catasta, G., Rossi, L., Venneria, E., Raguzzini, A., Palomba, L., Fogliano, V. &.Maiani, G. (2010) Bioavailability of strawberry antioxidants in human subjects. British Journal of Nutrition, 104, 1165－1173.

［4］Brown, J. (2011) Cranberries: this superfood is not just for thanksgiving. CDS Review, 104, 24.

［5］Cote, J., Caillet, S., Doyon, G., Sylvain, J. F. &. Lacroix, M. (2010) Bioactive compounds in cranberries and their biological properties. Critical Reviews in Food Science and Nutrition, 50, 666－679.

［6］Vinson, J. A. &. Cai, Y. (2011) Nuts, especially walnuts, have both antioxidant quantity and efficacy and exhibit significant potential health benefits. Food &. Function, 3, 134－140.

［7］Johanningsmeier, S. D. &.Harris, G. K. (2011) Pomegranate as a functional food and nutraceutical source. Annual Review of Food Science and Technology, 2, 181－201.

［8］McKay, D. L., Chen, C. Y., Yeum, K. J., Matthan, N. R., Lichtenstein, A. H. &. Blumberg, J. B. (2010) Chronic and acute effects of walnuts on antioxidant capacity and nutritional status in humans: a randomized, cross－over pilot study. Nutrition Journal, 9, 21.

［9］Basu, A., Betts, N. M., Ortiz, J., Simmons, B., Wu, M. &. Lyons, T. J. (2011) Low－energy cranberry juice decreases lipid oxidation and increases plasma antioxidant capacity in women with metabolic syndrome. Nutrition Research, 31, 190－196.

［10］Tousoulis, D., Kampoli, A. M., Papageorgiou, N., Androulakis, E., Antoniades, C., Toutouzas, K. &. Stefanadis, C. (2011) Pathophysiology of atherosclerosis: the role of inflammation. Current Pharmaceutical Design, 17, 4089－4110.

［11］Rull, A., Garcia, R., Fernandez－Sender, L., Garcia－Heredia, A., Aragones, G., Beltran－Debon, R., Marsillach, J., Alegret, J. M., Martin－Paredero, V., Mackness, B., Mackness, M., Joven, J. &. Camps, J. (2012) Serum paraoxonase－3 concentration is associated with insulin sensitivity in peripheral artery disease and with inflammation in coronary artery disease. Atherosclerosis, 220, 545－551.

［12］Steffen, B. T., Steffen, L. M., Tracy, R., Siscovick, D., Jacobs, D., Liu, K., He, K., Hanson, N. Q., Nettleton, J. A. &. Tsai, M. Y. (2012) Ethnicity, plasma phospholipid fatty acid composition and inflammatory/endothelial activation biomarkersin the Multi－Ethnic Study of Atherosclerosis (MESA). European Journal of Clinical Nutrition, 66, 600－605.

［13］Kalogeropoulos, A. P., Georgiopoulou, V. V. &. Butler, J. (2012) From risk factors to structural heart disease: the role of inflammation. Heart Failure Clinic, 8, 113 - 123.

[14] Raaz - Schrauder, D. , Klinghammer, L. , Baum, C. , Frank, T. , Lewczuk, P. , Achenbach, S. , Cicha, I. , Stumpf, C. , Wiltfang, J. , Kornuber, J. , Daniel, W. G. & Garlichs, C. D. (2012) Association of systemic inflammation markers with the presence and extent of coronary artery calcification. Cytokine, 57, 251 - 257.

[15] Androulakis, E. , Tousoulis, D. , Papageorgiou, N. , Latsios, G. , Siasos, G. , Tsioufis, C. , Giolis, A. & Stefanadis, C. (2011) Inflammation in hypertension: current therapeutic approaches. Current Pharmaceutical Design, 17, 4121 - 4131.

[16] Sfanos, K. S. & DeMarzo, A. M. (2012) Prostate cancer and inflammation: the evidence. Histopathology, 60, 199 - 215.

[17] Chow, M. T. , Moller, A. & Smyth, M. J. (2012) Inflammation and immune surveillance in cancer. Seminar in Cancer Biology, 22, 23 - 32.

[18] Prasad, S. , Sung, B. & Aggarwal, B. B. (2011) Age - associated chronic diseases require age - old medicine: role of chronic inflammation. Preventive Medicine, 54, S29 - S37.

[19] Drouet, M. , Dubuquoy, L. , Desreumaux, P. & Bertin, B. (2012) Visceral fat and gut inflammation. Nutrition, 28, 113 - 117.

[20] Maher, M. M. (2012) Inflammatory bowel disease: review and future view. Frontiers in Bioscience, 4, 1638 - 1647.

[21] Perrier, C. & Rutgeerts, P. (2011) Cytokine blockade in inflammatory bowel diseases. Immunotherapy, 3, 1341 - 1352.

[22] Marcuzzi, A. , Girardelli, M. , Bianco, A. M. , Martelossi, S. , Magnolato, A. , Tommasini, A. & Crovella, S. (2012) Inflammation profile of four early onset Crohn patients. Gene, 493, 282 - 285.

[23] Brooks - Worrell, B. & Palmer, J. P. (2012) Immunology in the clinic review series: focus on metabolic diseases: development of islet autoimmune disease in type 2 diabetes patients: potential sequelae of chronic inflammation. Clinical and Experimental Immunology, 167, 40 - 46.

[24] Hyun, E. , Ramachandran, R. , Hollenberg, M. D. & Vergnolle, N. (2011) Mechanisms behind the anti - inflammatory actions of insulin. Critical Reviews in Immunology, 31, 307 - 340.

[25] Turkmen, K. , Guney, I. , Yerlikaya, F. H. & Tonbul, H. Z. (2012) The relationship between neutrophil - tolympocyte ratio and inflammation in end - stage renal disease patients. Renal Failure, 34, 155 - 159.

[26] Saccucci, P. , Banci, M. , Amante, A. , Bottini, E. & Gloria - Bottini, F. (2011) Coronary artery disease: evidence of interaction between PTPN22 and p53 genetic polymorphisms. Cardiology, 120, 166 - 168.

[27] Schauss, A. G. (2011) Ac, ai: An Extraordinary Antioxidant – Rich Palm Fruit, 3rd edn. Biosocial Publications, Tacoma, WA.

[28] Heinrich, M., Dhanji, T. & Casselman, I. (2011) Ac, ai (Euterpe oleracea Mart.): a phytochemical and pharmacological assessment of the species' health claims. Phytochemistry Letters, 4, 10 – 21.

[29] USDA (2010) USDA Database for the Oxygen Radical Absorbance Capacity (ORAC of Selected Foods, Release 2.0. Published online at: http://www.ars.usda.gov/nutrientdata, last accessed March 9, 2011.

[30] Schauss, A. G., Wu, X., Prior, R. L., Ou, B., Huang, D., Owens, J., Agarwal, A., Jensen, G. S., Hart, A. N. & Shambrom, E. (2006) Antioxidant capacity and other bioactivities of the freeze – dried Amazonian palm berry, Euterpe oleraceae Mart. (Ac, ai). Journal of Agricultural and Food Chemistry, 54, 8604 – 8610.

[31] Schauss, A. G., Wu, X., Prior, R. L., Ou, B., Patel, D., Huang, D. & Kababick, J. P. (2006) Phytochemical and nutrient composition of the freeze – dried Amazonian palm berry, Euterpe oleraceae Mart. (Acai). Journal of Agricultural and Food Chemistry, 54, 8598 – 603.

[32] Ou, B., Hampsch – Woodhill, M., Flanagan, J., Deemer, E. K., Prior, R. L. & Huang, D. (2002) Novel fluorometric assay for hydroxyl radical prevention capacity using fluorescein as the probe. Journal of Agricultural and Food Chemistry, 50, 2772 – 777.

[33] Zhang, L., Huang, D., Kondo, M., Fan, E., Ji, H., Kou, Y. & Ou, B. (2009) Novel high – throughput assay for antioxidant capacity against superoxide anion. Journal of Agricultural and Food Chemistry, 57, 2661 – 667.

[34] Ozgen, M., Reese, R. N., Tulio, A. Z., Scheerens, J. C. & Miller, A. R. (2006) Modified 2, 2 – azino – bis – 3 – ethylbenzothiazoline – 6 – sulfonic acid (ABTS) method to measure antioxidant capacity of selected small fruits and comparison to ferric reducing antioxidant power (FRAP) and 2, 2 – diphenyl – 1 – picylhydrazyl (DPPH) methods. Journal of Agricultural and Food Chemistry, 54, 1151 – 157.

[35] Pacheco – Palencia, L. A., Duncan, C. E. & Talcott, S. T. (2009) Phytochemical composition and thermal stability of two commercial acai species, Euterpe oleracea and Euterpe precatoria. Food Chemistry, 115, 1199 – 1205.

[36] Xie, C., Kang, J., Li, Z., Schauss, A. G., Badger, T. M., Nagarajan, S., Wu, T. & Wu, X. (2012) The acai flavonoid velutin is a potent anti – inflammatory agent: blockade of LPS – mediated TNF – and IL – 6 production through inhibiting NF – B activation and MAPK pathway. Journal of Nutritional Biochemistry, 23, 1184 – 1191.

[37] Honzel, D., Carter, S. G., Redman, K. A., Schauss, A. G., Endres, J. R. & Jensen, G. S. (2008) Comparison of chemical and cell – based antioxidant methods

for evaluation of foods and natural products: generating multifaceted data by parallel testing using erythrocytes and polymorphonuclear cells. Journal of Agricultural and Food Chemistry, 56, 8319 - 8325.

[38] Kang, J., Thakali, K. M., Xie, C., Kondo, M., Tong, Y., Ou, B., Jensen, G., Medina, M. B., Schauss, A. G. & Wu, X. (2012) Bioactivities of acai (Euterpe precatoria Mart.) fruit pulp, superior antioxidant and anti - inflammatory properties to Euterpe oleracea Mart. Food Chemistry, 133, 671 - 677.

[39] Berger, J., Hauber, J., Hauber, R., Geiger, R. & Cullen, B. R. (1988) Secreted placental alkaline phosphatase: a powerful new quantitative indicator of gene expression in eukaryotic cells. Gene, 66, 1 - 10.

[40] Moon, K. Y., Hahn, B. S., Lee, J. & Kim, Y. S. (2001) Acell - based assay system for monitoring NF - kappaB activity in human HaCat transfectant cells. Analytical Biochemistry, 292, 17 - 21.

[41] Sun, X., Seeberger, J., Albericol, T., Schauss, A. G. & Zou, S. (2010) Acai palm fruit (Euterpe oleraceaMart.) pulp improves survival of flies on a high fat diet. Experimental Gerontology, 45, 243 - 251.

[42] Perez, V. I., Bokov, A., Remmen, H. V., Mele, J., Ran, Q., Ikeno, Y. & Richardson, A. (2009) Is the oxidative stress theory of aging dead? Biochimica Biophysica Acta, 1790, 1005 - 1014.

[43] De Souza, O., Silva, M., Silva., M. E., de Paula Oiveira, R. & Pedrosa, M. L. (2010) Diet supplementation with acai (Euterpe oleracea Mart.) pulp improves biomarkers of oxidative stress and the serum lipid profile in rats. Nutrition, 26, 804 - 810.

[44] Feio, C. A., Iaar, M. C., Ihara, S. S., Kasmas, S. H., Martins, C. M., Feio, M. N., Maués, L. A., Borges, N. C., Moreno, R. A., Pòvoa, R. M. & Fonseca, F. A. (2012) Euterpe oleracea (acai) modifies sterol metabolism and attenuates experimentally - induced atherosclerosis. Journal of Atherosclerosis and Thrombosis, 19, 237 - 245.

[45] Noratto, G. D., Angel - Morales, G., Talcott, S. T. & Mertens - Talcott, S. U. (2011) Polyphenolics from acai (Euterpe oleracea Mart.) and red muscadine grape (Vitis rotundifolia) protect human umbilical vascular endothelial cells (HUVEC) from glucose - and lipopolysaccharide (LPS) - induced inflammation and target microRNA - 126. Journal of Agricultural and Food Chemistry, 59, 7999 - 8012.

[46] Xie, C., Kang, J., Burris, R., Ferguson, M. E., Schauss, A. G., Nagarajan, S. & Wu, X. (2011) Acai juice attenuates atherosclerosis in ApoE deficient mice through antioxidant and anti - inflammatory activities. Atherosclerosis, 216, 327 - 333.

[47] Schauss, A. G., Clewell, A., Balogh, L., Szakonyl, I. P., Financsek, I., Horvath, J., Thuroczy, J., Beres, E., Vertesi, A. & Hirka, G. (2010) Safety eval-

uation of an acai – fortified fruit and berry functional juice beverage（MonaVie Active. 5 R）. Toxicology，278，46 – 54.

[48] Poulose，S. M.，Fischer，D. R.，Larson，J. A.，Bielinski，D. F.，Rimando，A. M.，Carey，A. N.，Schauss，A. G. &·Shuckitt – Hale，B. （2012）Anthocyanin – rich acai（Euterpe oleracea Mart. ）fruit pulp fractions attenuate inflammatory stress signaling in mouse brain BV – 2 microglial cells. Journal of Agricultural and Food Chemistry，60，1084 – 1093.

[49] Hogan，S.，Chung，G. H.，Zhang，L.，Li，J.，Lee，Y.，Dai，Y. & Zhou，K. （2010）Antiproliferative and antioxidant properties of anthocyanin – rich extract from ac，ai. Food Chemistry，118，208 – 214.

[50] De Moura，R. S.，Ferreira，T. S.，Lopes，A. A.，Pires，K. M.，Nesi，R. T.，Resende，A. C.，Souza，P. J.，da Silva，A. J.，Borges，R. M.，Porto，L. C. &· Valenca，S. S. （2012）Effects of Euterpe oleracea Mart. （Acai）extract in acute lung inflammation induced by cigarette smoke in the mouse. Phytomedicine，19，262 – 269.

[51] Valenca，S. S.，Pimenta，W. A.，Ruef – Barroso，C. R.，Ferreira，T. S.，Resende，A. C.，Moura，R. S. & Porto，L. C. （2009）Involvement of nitric oxide in acute lung inflammation induced by cigarette smoke in the mouse. Nitric Oxide，20，175 – 181.

[52] De Moura，R. S.，Pires，K. M.，Santos Ferreira，T.，Lopes，A. A.，Nesi，R. T.，Resende，A. C.，Sousa，P. J.，da Silva，A. J.，Porto，L. C. & Valenca，S. S. （2011）Addition of ac，ai（Euterpe oleracea）to cigarettes has a protective effect against emphysema in mice. Food and Chemical Toxicology，49，855 – 863.

[53] Bobbio，F. O.，Bibbio，P. A.，Oliveira，P. A. & Fadelli，S. （2002）Stability and stabilization of the anthocyanins from Euterpe oleracea Mart. Acta Alimentaria，31，371 – 377.

[54] Lichtenthaler，R.，Rodriques，R. B.，Maia，J. G.，Papgiannipoulos，M.，Fabricius，H. & Marx，F. （2005）Total oxidant scavenging capacities of Euterpe oleracea Mart. （ac，ai）fruit. International Journal of Food Sciences and Nutrition，56，53 –64.

[55] Gallori，S.，Bilia，A. R.，Bergonzi，M. C.，Barbosa，W. L. R. & Vincieri，F. F. （2004）Polyphenolic constituents of fruit pulp of Euterpe oleracea Mart. （Ac，ai palm）. Chromatographia，59，739 – 743.

[56] Del Pozo – Insfran，D.，Percival，S. S. &· Talcott，S. T. （2006）Ac，ai（Euterpe oleracea Mart. ）polyphenolics in their glycoside and aglycones forms induce apoptosis of HL – 60 leukemia cells. Journal of Agricultural and Food Chemistry，54，1222 –1229.

[57] Kang，J.，Li，Z.，Wu，T.，Jensen，G. S.，Schauss，A. G. &·Wu，X. （2010）Antioxidant capacities of flavonoid compounds isolated from ac，ai pulp

(Euterpe oleracea Mart.). Food Chemistry, 122, 610 – 617.

[58] Kang, J. , Xie, C. , Li, Z. , Wu, T. , Nagaraja, S. , Schauss, A. G. & Wu, X. (2011) Flavonoids from acai (Euterpe oleracea Mart.) pulp and their antioxidant and anti – inflammatory activities. Food Chemistry, 128, 152 – 157.

[59] Agawa, S. , Sakakibara, H. , Iwata, R. , Shimoi, K. , Hergesheimer, A. & Kumazawa, S. (2011) Anthocyanins in mesocarp/epicarp and endocarp of fresh ac, ai (Euterpe oleracea Mart.) and their antioxidant activities and bioavailability. Food Science and Technology Research, 17, 327 – 334.

[60] Lin, C. M. , Huang, S. T. , Liang, Y. C. , Lin, M. S. , Shih, C. M. , Chang, T. C. , Chen, T. Y. & Chen, C. T. (2005) Isovitexin suppresses lipopolysaccharide – mediated inducible nitric oxide synthase through inhibition of NF – kappa B in mouse macrophages. Planta Medica, 71, 748 – 753.

[61] De Winther, M. P. , Kanters, E. , Kraal, G. & Hofker, M. H. (2005) Nuclear factor kappa B signaling in atherogenesis. Arteriosclerosis and Thrombosis in Vascular Biology, 25, 904 – 914.

[62] Xanthoulea, S. , Curfs, M. D. , Hofker, M. H. & deWinther, M. P. (2005) Nuclear factor kappa B signaling in macrophage function and atherogenesis. Current Opinions in Lipidology, 16, 536 – 542.

[63] Pietta, P. G. (2000) Flavonoids as antioxidants. Journal of Natural Products, 63, 1035 – 1042.

[64] Schroeter, H. , Heiss, C. , Spencer, J. P. , Keen, C. L. , Lupton, J. R. & Schmitz, H. H. (2010) Recommending flavanols and procyanidins for cardiovascular health: current knowledge and future needs. Molecular Aspects of Medicine, 31, 546 – 557.

[65] Mertens – Talcott, S. U. , Rios, J. , Jilma – Stohlawetz, P. , Pachecho – Palencia, L. A. , Meibohm, B. , Talcott, S. T. & Derendorf, H. (2008) Pharmacokinetics of anthocyanins and antioxidant effects after the consumption of anthocyanin – rich ac, ai juice and pulp (Euterpe oleracea Mart.) in human healthy volunteers. Journal of Agricultural and Food Chemistry, 56, 7796 – 7802.

[66] Couee, I. , Sulmon, C. , Gouesbet, G. & El Amrani, A. (2005) Involvement of soluble sugars in reactive oxygen species balance and responses to oxidative stress in plants. Journal of Experimental Botany, 57, 449 – 459.

[67] Ruiz – Ramirez, A. , Chavez – Salgado, M. , Peneda – Flores, J. A. , Zapata, E. , Masso, F. & El – Hafidi, M. (2011) High – sucrose diet increases ROS generation, FFA accumulation, UCP2 level, and proton leak in liver mitochondria. American Journal of Physiology, Endocrinology and Metabolism, 301, E1198 – E1207.

[68] Jensen, G. S. , Wu, X. , Patterson, K. M. , Barnes, J. , Carter, S. G. , Scherwitz, L. , Beaman, R. , Endres, J. R. & Schauss, A. G. (2008) In vitro and in vivo

antioxidant and anti – inflammatory capacity of an antioxidantrich fruit and berry juice blend. Results of a pilot and randomized, double – blind, placebo – controlled, crossover study. Journal of Agricultural and Food Chemistry, 56, 8326 – 8333.

[69] Jensen, G. S. , Ager, D. M. , Redman, K. A. , Mitzner, M. A. , Benson, K. F. & Schauss, A. G. (2011) Pain reduction and improvement in range of motion after daily consumption of acai (Euterpe oleracea Mart.) pulp – fortified polyphenolic – rich fruit and berry juice blend. Journal of Medicinal Food, 14, 702 – 711.

[70] Aráujo, C. L. , Bezerra, I. W. L. , Dantas, I. C. , Lima, T. V. S. , Oliveira, A. S. , Miranda, M. R. A. , Leite, E. L. & Sales, M. P. (2004) Biological activity of proteins from pulps of tropical fruits. Food Chemistry, 85, 107 – 110.

[71] Reed, J. D. , Krueger, C. G. & Vestling, M. M. (2005) MALDI – TOF mass spectrometry of oligomeric food polyphenols. Phytochemistry, 66, 2248 – 2263.

[72] Krueger, C. G. , Vestling, M. M. & Reed, J. D. (2004) Matrix – assisted laser desorption/ionization timeof – flight mass spectrometry of anthocyanin – polyflavan – 3 – ol oligomers in cranberry fruit (Vaccinium macrocarpon Ait.) and spray dried cranberry juice. In: RedWine Color: Revealing the Mysteries (eds A. L. Waterhouse & J. A. Kenedy) . ACS Sympoiusm Series 886, American Chemical Society, Washington, DC, pp. 232 – 246.

[73] Balick, M. J. (1988) The palm, tree of life: biology, utilization and conservation. Advances in Economic Botany, 6, 224 – 253.

[74] Nindo, C. I. , Tang, J. , Powers, J. R. & Takhar, P. S. (2007) Rheological properties of blueberry puree for processing applications. Food Science and Technology, 40, 292 – 299.

[75] Tonon, R. V. , Alexandre, D. , Hubinger, M. D. & Cunha, R. L. (2009) Steady and dynamic shear rheological properties of ac, ai pulp. Journal of Food Engineering, 92, 425 – 431.

[76] Kim, J. Y. , Hong, J. H. , Jung, H. K. , Jeong, Y. S. & Cho, K. H. (2012). Grape skin and loquat leaf extracts and acai puree have potent anti – atherosclerotic and anti – diabetic activity in vitro and in vivo in hypercholesterolemic zebrafish. International Journal of Molecular Medicine, 30, 606 – 614.

第22章　香蕉及其产品的营养特性、植物化学成分及其保健作用

Arianna Carughi

22.1　简介

"香蕉"一词囊括了来自小果野蕉（Musa acuminata）和野蕉（Musa balbisiana）的许多品种及杂交品种，常被分为"甜品用"的甜香蕉（成熟后直接食用）及富含淀粉或"烹饪用"的香蕉和芭蕉（用于烹调或加工，熟透时也可食用）。香蕉为多年生大型草本植物、无籽、单性结实（无需授精或传粉即可繁殖）、终年结果[2]；原产于亚太地区，目前在全球潮湿的热带和亚热带地区普遍种植[1]。人工栽培的香蕉超过300种，但其品种间的营养成分差异、以及能否满足不同人群的饮食需求却鲜为人知。部分原因是市售品种非常有限，而出口品种则几乎全是卡文迪什香蕉（Cavendishbanana）。该品种的产量占全球香蕉和芭蕉总产量的13%以上，其余87%则由许多品种组成，且大多都是为了适应特定气候、特定生长条件、特定饮食需要、或特定烹饪要求而选定的品种[3]。本章综述了鲜香蕉、香蕉干和香蕉片的营养特性，重点介绍了鲜香蕉的特征性植物化学成分（香蕉干制品中植物化学成分的潜在来源）。

22.2　产量和消费量

香蕉和芭蕉是排在大米、小麦和玉米之后的世界第4大重要作物。全球130多个国家均有种植，面积超过1100万 hm^2，2009年总产量逾 $1.32 \times 10^8 t$ [4]。表22.1是香蕉和芭蕉的产量统计数据。该表的数据均为近似值，原因是许多产地都是小面积的家庭农场，其数据未必都被统计到。

表22.1　2009年香蕉和芭蕉生产国及其产量排名

排名	生产国	产量/t
香蕉		
1	印度	2647×10^4
2	菲律宾	901.3×10^4
3	中国	900.6×10^4
4	厄瓜多尔	763.7×10^4
5	巴西	678.3×10^4

表 22.1（续）

排名	生产国	产量/t
6	印度尼西亚	637.4×10^4
7	坦桑尼亚	321.9×10^4
8	危地马拉	254.4×10^4
9	墨西哥	223.2×10^4
10	哥伦比亚	202×10^4
芭蕉		
1	乌干达	951.2×10^4
2	加纳	356.3×10^4
3	哥伦比亚	301.2×10^4
4	卢旺达	299.3×10^4
5	尼日利亚	291.1×10^4
6	喀麦隆	245×10^4
7	秘鲁	186.7×10^4
8	科特迪瓦	149.7×10^4
9	民主刚果	120×10^4
10	肯尼亚	84.3×10^4

资料来源：FAO（国际粮农组织）。

几百年来，香蕉一直是非洲、亚洲、中美洲、南美洲和太平洋地区人们的一种主要食物，是数百万人饮食中最重要的热量来源。如今，香蕉不仅仍是一种主要的创汇作物，约85%以上的产量是为本国生产，且大多来自小农场，一部分自给，其余的则在当地市场销售。因此，香蕉对国民经济收入和粮食安全均有重要影响。在美国，香蕉是最受欢迎的鲜食水果，人均年消费量约 11kg[5]，略高于 2009 年欧洲 9kg 的平均水平[6]。

香蕉大量被用于鲜食或烹饪（烘、煮、烤、炸），只有极少量用于加工（5%的甜点香蕉和24%的芭蕉）或制干[7]。从乡村集市到国际贸易，交易的基本上都是"甜点"香蕉。香蕉的加工障碍包括：易酶促褐变、易变色、风味易劣变、缺乏加工动力（因新鲜香蕉可常年供应）[8]。不过，由于在采摘后损耗量大，加之还有大量香蕉因出口退货而转为内销，促使人们必须为其找到出路[9]。此外，当粮食匮乏时，香蕉干在很多地区发挥了重要作用[10]。

22.3　香蕉干或去皮香蕉干

去皮香蕉干即香蕉干或脱水香蕉，一般是整只香蕉，有时也纵向切片。香蕉干很甜，有类似无花果的粘性。日晒法是香蕉干最为普及的传统干制法，但目前隧道/柜式

461

热风循环干燥法更为流行。加工去皮香蕉干时，常选取各种熟透的、总固形物含量高、含糖量在 19.5% 左右的香蕉品种。将香蕉去皮、用亚硫酸溶液浸渍（或用燃烧的硫磺在密闭空间内熏蒸）、再于 50～80℃ 干制 5～24h（时间长短因整香蕉或切片香蕉而异），直到含水量达 20%～25%[8]。干制前还可以先用煮沸的糖液浸渍（即渗透脱水法），该法能耗较低且营养素损失最少，近来已被普及。该工艺是用等渗的糖溶液浸渍香蕉片，从而使产品更甜、水分含量更稳定（半干半潮）[11]。厄瓜多尔是去皮香蕉干的主要生产国，印度、巴西、菲律宾和哥斯达黎加也有很大产量，欧洲（尤其是法国和德国）是主要进口国[12]。

22.4　脱水香蕉片与油炸香蕉片（香蕉干脆片）

脱水香蕉片通常采用青香蕉（未成熟）来加工。切成薄片后用热水或蒸汽热烫，或用褐变抑制剂（SO_2 和柠檬酸）浸渍，然后用不同方法干燥，至极低的含水量（2.5%～9%）即可[8]。香蕉干脆片则是用 180～200℃ 的热油（不同地区习惯不同，如椰子油、棕榈油或棉籽油）炸透后撒上盐（偶尔添加抗氧化剂）[12]。油炸之前，有时会将香蕉片加工至半干，或用盐水或糖水浸泡。菲律宾人会将香蕉片炸至半干后醮上糖液继续炸[9]。香蕉片产品的变化很多，不同产品的热量和营养成分有所不同。菲律宾是香蕉片主要出口国[12]。

22.5　香蕉、香蕉干、香蕉片的营养素含量

表 22.2 和表 22.3 列出了新鲜香蕉、芭蕉、香蕉片和去皮香蕉干的成分与营养特性[13-17]。表 22.4 揭示了每食用一餐份上述产品，对满足人体每日基本营养需求的贡献大小，以其在每日营养需求量（DV）的占比来表示[18]。重要提示：表中所述产品在美国和欧洲都可以买到。也就是说，只有一小部分香蕉品种及其制品仅在热带和亚热带地区才能见到。不同品种或品系的香蕉在营养成分上有明显差异（尤其是维生素 A 活性），脂肪、铁、钙、锌的含量差异也很明显[19]。仅被当地人消费的去皮香蕉干或脱水香蕉片的营养素含量数据缺乏或不完整。

香蕉是全世界人民饮食中碳水化合物的一个主要来源。青香蕉含有 12～30g/100g 的淀粉，而有些品种的香蕉在熟透时，其淀粉含量甚至低到 1%[20]。成熟的矮香蕉中含有 5% 的淀粉及 12g/100g 的糖（葡萄糖、果糖和蔗糖）。香蕉和芭蕉都是特别好的纤维来源，一杯的量（约一支香蕉）就能分别达到饮食参考标准（DRV）的 16% 和 14%；它们还是钾的优质来源；还能提供镁（日参考摄入量的 10% 和 14%）和锰（日参考摄入量的 20%）；还含有丰富的维生素 C 和吡哆醇（维生素 B6）；还提供大量人体日常所需的叶酸、烟酸、核黄素（维生素 B_2）和铜。果肉呈黄色和橙色的香蕉中富含维生素 A（含量高达日需求量的 45%）[21]。香蕉与其他多数水果一样，都属于低钠低脂食品。

表 22.2　香蕉和芭蕉及其干蕉片的成分与营养特性（以每 100g 可食部分计）

营养素	单位	鲜香蕉	鲜芭蕉	香蕉片（零食）	芭蕉片（咸味零食）
常规理化成分					
水分	g	74.91	65.28	4.30	2.09
能量	kcal	89	122	519	531
蛋白质	g	1.09	1.30	2.30	2.28
脂质	g	0.33	0.37	33.60	29.59
灰分	g	0.82	1.19	1.4	2.19
碳水化合物	g	22.84	31.89	58.40	63.84
食用纤维	g	2.6	2.3	7.7	3.5
糖类	g	12.23	15.00	35.34	0.92
矿物质					
钙	mg	5	3	18	9
铜	mg	0.08	0.081	0.21	0.20
氟化物	μg	2.2	na	na	na
铁	mg	0.26	0.60	1.25	0.97
镁	mg	27	37	76	71
锰	mg	0.27	na	1.56	0.28
磷	mg	22	34	56	78
钾	mg	358	499	536	786
硒	μg	1.0	1.5	1.5	0.4
钠	mg	1.0	4	6	202
锌	mg	0.15	0.14	0.75	0.37
维生素					
胆碱	mg	9.8	13.5	21.3	na
叶酸	μg	20	22	14	35
烟酸	mg	0.67	0.69	0.71	0.80
泛酸	mg	0.33	0.26	0.62	1.1
吡哆醇（维生素 B_6）	mg	0.37	0.30	0.26	0.46
核黄素（维生素 B_2）	mg	0.07	0.05	0.02	0.04
硫胺素（维生素 B_1）	mg	0.03	0.05	0.09	0.07
维生素 A（RAE）	μg	3.0	56	4.0	69
维生素 C	mg	8.7	18.4	6.3	32.1

表 22.2（续）

营养素	单位	鲜香蕉	鲜芭蕉	香蕉片（零食）	芭蕉片（咸味零食）
维生素 E（ATE）	mg	0.10	0.14	0.24	5.1
维生素 K	μg	0.5	0.7	1.3	28.6
氨基酸					
丙氨酸	g	0.040	0.051	无效数据	无效数据
精氨酸	g	0.049	0.108	无效数据	无效数据
天冬氨酸	g	0.124	0.645	无效数据	无效数据
胱氨酸	g	0.009	0.108	无效数据	无效数据
谷氨酸	g	0.152	0.116	无效数据	无效数据
甘氨酸	g	0.038	0.045	无效数据	无效数据
组氨酸[a]	g	0.077	0.064	无效数据	无效数据
异亮氨酸[a]	g	0.028	0.036	无效数据	无效数据
亮氨酸[a]	g	0.068	0.059	无效数据	无效数据
赖氨酸[a]	g	0.050	0.060	无效数据	无效数据
蛋氨酸[a]	g	0.008	0.017	无效数据	无效数据
苯丙氨酸[a]	g	0.049	0.044	无效数据	无效数据
脯氨酸	g	0.028	0.050	无效数据	无效数据
丝氨酸	g	0.040	0.014	无效数据	无效数据
苏氨酸[a]	g	0.028	0.034	无效数据	无效数据
色氨酸[a]	g	0.009	0.015	无效数据	无效数据
酪氨酸[a]	g	0.009	0.032	无效数据	无效数据
缬氨酸[a]	g	0.047	0.046	无效数据	无效数据
脂类					
饱和脂肪酸（SFA）	g	0.11	0.14	28.97	8.34
单不饱和脂肪酸（MUFA）	g	0.03	0.03	1.95	5.63
多不饱和脂肪酸（PUFA）	g	0.07	0.07	0.63	11.74

资料来源：美国农业部[13]。

注：部分数据修约至小数点后两位；RAE＝维生素 A 活性当量；ATE＝α-生育酚当量；[a] 必需氨基酸。

去皮香蕉干的常规理化成分与其他干果相比毫不逊色。其糖含量（57～79g/100g）与纤维含量（2.1～3.0g/100g）均很高[14]。干制使矿物质被浓缩，故脱水香蕉/芭蕉片是钾、镁、锰、铜的优质来源，且铁含量也较高（表 22.3）。其维生素（吡哆醇、烟酸、硫胺素、维生素 C、维生素 A）含量也相当可观，尽管不同品种及不同干制方法的产品会有一定差异。它们可对缓解微量元素缺乏症发挥重要作用，在以香蕉为主食的热带和亚热带地区尤甚。

油炸香蕉片和芭蕉片的营养成分高于香蕉干，近似于炸薯片。其热量不仅来自高糖，50％以上更来自脂肪。正因为热量较高，使维生素与矿物质含量相对下降，并因而低于其鲜蕉。尽管如此，对可能缺乏微量元素的人群来说，香蕉片（若以富含 β-胡萝卜素的香蕉为原料加工）仍不失为矿物质与维生素 A 的一个重要来源[22]。研究人员正在研发既能减少香蕉片的吸油量、又能保持其营养特性的新技术[23]。维生素 C 极易因干制和煎炸而损失[24,25]。

表 22.3　香蕉干、芭蕉干、去皮香蕉干的成分和营养特性（以每 100g 可食部分计）

营养	单位	香蕉干（去皮）[14]	熏制/干制香蕉（去皮）[15]	夏威夷香蕉干[16]	a芭蕉干（生）[14]	香蕉干（熟）[17]
常规理化成分						
水分	g	19.5～27.7	2.1～3.0	29.2	9.0	4
热量	kcal	300	337	—	359	346
蛋白质	g	2.8～3.5	5.1	5.3	3.3	4
脂质	g	0.8～3.5	0.2	2.3	1.4	2
灰分	g	2.1～2.8	—	5.3	2.4	
碳水化合物	g	60～69	79	57.9	83.9	88
膳食纤维	g	2.1～3.0	—	—	1（4％）	10（40％）
其他营养素						
钙	mg				50（5％）	22（2％）
铜	mg				—	0.4（20％）
铁	mg				1.1（6％）	1.2（6％）
镁	mg				—	108（27％）
锰	mg					0.6（29％）
磷	mg				65（7％）	74（7％）
钾	mg				—	1491（43％）
维生素 C	mg				1（2％）	7（12％）
β-胡萝卜素	μg				45（2％）	91（5％）
烟酸	mg				1.9（10％）	2.8（14％）
维生素 B$_2$	mg				0.16（9％）	0.2（10％）
维生素 B$_1$	mg				0.10（7％）	0.2（8％）
叶酸	μg				—	143％）

　　a 维生素和矿物质含量（该含量占 RDI 的百分比）；或纤维和钾含量（该含量占 DRV 的百分比）。

表 22.4 每餐份新鲜香蕉和芭蕉及其蕉片所含纤维、维生素和矿物质对其 DV 值的占比

营养素	aDV[18]	单位	香蕉（鲜切片，1杯或150g）b	芭蕉（鲜切片，1杯或148g）c	油炸香蕉片（每份1oz，或28.5g）d	油炸芭蕉片（每份1oz，或28.5g）d
纤维	25g/d	g	16	14	8	4
维生素						
叶酸	400μg/d	μg	8	8	1	2
烟酸	20mg/d	mg	5	5	1	1
维生素 B₅	10mg/d	mg	5	4	2	3
维生素 B₆	2.0mg/d	mg	28	22	4	7
维生素 B₂	1.7mg/d	mg	6	5	0	1
维生素 B₁	1.5mg/d	mg	3	5	1	1
维生素 A（RAE）	1500μg/d	μg	2	33	0	8
维生素 C	60mg/d	mg	22	45	3	15
维生素 E（ATE）	20mg/d	mg	1	1	0	7
维生素 K	80μg/d	μg	0	1	0	10
矿物质						
钙	1000mg/d	mg	1	0	1	0
铜	2mg/d	mg	6	6	3	3
铁	18mg/d	mg	2	5	2	2
镁	400mg/d	mg	10	14	5	5
锰	2mg/d	mg	20	无效数据	22	4
磷	1000mg/d	mg	3	5	2	2
钾	3500mg/d	mg	15	21	4	5
硒	70μg/d	μg	2	3	1	0
钠	2500mg/d	mg	0	0	0	2
锌	15mg/d	mg	2	1	1	1

DV：日需求量；RAE：视黄醇活性当量；ATE：α-生育酚当量。a DV 值按成人及 4 岁以上儿童的 DRV 与 RDI 值计算，以 2000kcal 的总热量折算；b 分量相当于一支大个香蕉；c 分量相当于一支小个芭蕉；d 分量按美国农业部的规定。

22.6 香蕉与香蕉干制品的植物化学成分

植物化学物质是植物中具有生物活性的化合物，似乎对健康长寿发挥着重要作用，与一些主要的退行性慢性疾病发病风险下降有相关性。香蕉与其他水果一样，含有一系列特征性植物化学物质（见表 22.5）。新鲜香蕉中最受关注的植物化学物质是类胡萝

卜素、类黄酮和酚酸。植物甾醇（特别是 β-谷甾醇）在香蕉的果肉（530mg/kg，以干基计）和果皮中含量低，正被研究用于香蕉废弃物再利用的方式[26]。

22.6.1　新鲜香蕉与香蕉干的酚类成分

植物中普遍存在的酚类化合物，不仅为植物源性食品和饮料提供了味道和颜色，而且对多吃水果和蔬菜的人们具有保健作用。酚酸和类黄酮是主要的两类酚类化合物，是公认的强抗氧化剂，对许多生理指标都具有保健性。许多研究采用福林酚比色法测量了不同香蕉品种的总酚含量（表 22.5），结果介于 14～518mg（GAE）/100g 之间[27-32]。含量的巨大差异既有内因（如品种和成熟度不同）也有外因（如农艺和存储方式不同），并与提取方法有关。植物中的酚类化合物以结合态和游离态两种形式存在。受分析方法所限，结合态的酚类未被检测，故总酚含量常被低估。

有关香蕉中类黄酮的文献很少且相互矛盾。可查到的大部分资料都来自对一系列水果/蔬菜中类黄酮含量测定的研究（表 22.5）。香蕉中检出的类黄酮主要为黄烷-3-醇和黄酮类。有人在两种香蕉（产自特内里费和厄瓜多尔）中检出高含量的＋（-）儿茶素[33]。而在矮香蕉中则检出了表儿茶素、表没食子儿茶素、没食子儿茶素[34-36]，以及槲皮素、杨梅酮和山奈酚等黄酮醇[27,32]。香蕉中检出的花青素仅有花翠素一种，含量为 7.4（mg/100g，可食部分）[34]，分布于果肉细胞壁中[37]。

据报道，香蕉的总酚酸含量为 7（mg/100g，以鲜重计）[38]。酚酸主要与其他植物成分（如细胞壁中的多糖和木质素）以结合态存在。香蕉中的阿魏酸含量特别高，占其总酚酸含量的 69％[39]。香蕉中检出了阿魏酸、没食子酸、羟基苯甲酸、对-香豆酸、原儿茶酸、水杨酸、芥子酸、丁香酸和香草酸（表 22.5）。

未查到香蕉干中类黄酮和酚类含量的资料。据报道，日晒会使酚酸发生反应和损失，且损失率高达 90％，并使黄酮醇类损失近 60％[40]；但总酚含量却能保持相对稳定。这意味着尚有许多化合物有待鉴定，包括那些难以归类的低聚或多聚反应产物。亚硫酸盐预处理会使多酚氧化酶失活，并抑制非酶褐变。因此，预处理的香蕉干比新鲜香蕉更能有效保留酚类化合物[40]。

表 22.5　新鲜香蕉中检出的主要植物化学成分

	单位	新鲜香蕉	参考文献
总酚	mg（GAE）/100g，以鲜重计	155	[27]
	mg（GAE）/100g，以鲜重计	14	[27]
	mg（GAE）/100g，以鲜重计	51	[28]
	mg（GAE）/100g，以鲜重计	321～518	[29]
	mg（GAE）/100g，以鲜重计	68～263	[30]
	mg（GAE）/100g，以鲜重计	90.4	[31]
	mg（CAE）/100g，以鲜重计	475	[32]
黄烷-3-醇			

表 22.5（续）

	单位	新鲜香蕉	参考文献
＋（-）儿茶素	mg/100g，以鲜重计	6.23～6.30	[33]
	mg/100g，以鲜重计	未检出	[34]
	mg/100g，以鲜重计	10.29	[33]
表儿茶素	mg/100g，以鲜重计	0.03～0.2	[34，35]
表没食子儿茶素	mg/100g，以鲜重计	0.01	[35]
没食子儿茶素	mg/100g，以鲜重计	29.6	[36]
花青素	mg/100g，以鲜重计	未检出	[32]
花翠素	mg/100g，以鲜重计	7.4	[34]
黄酮醇（苷元）			
山萘酚	mg/100g，以鲜重计	0.012～0.11	[27，32]
槲皮素	mg/100g，以鲜重计	0.06～0.292	[27，32]
杨梅酮	mg/100g，以鲜重计	0.01～0.143	[27，32]
黄酮类	mg/100g，以鲜重计	未检出	[34]
黄烷醇类	mg/100g，以鲜重计	未检出	[34]
酚酸类	mg/100g，以鲜重计	7	[38]
没食子酸（苷元）	mg/100g，以鲜重计	0.87～1.06	[33]
结合态酚酸			
阿魏酸	mg/100g，以干重计	40.07	[39]
没食子酸	mg/100g，以干重计	3.22	[39]
羟基苯甲酸	mg/100g，以干重计	1.64	[39]
对-香豆酸	mg/100g，以干重计	3.47	[39]
水杨酸	mg/100g，以干重计	6.73	[39]
芥子酸	mg/100g，以干重计	0.27	[39]
丁香酸	mg/100g，以干重计	3.54	[39]
香草酸	mg/100g，以干重计	1.04	[39]
游离态酚酸			
原儿茶酸	mg/100g，以干重计	0.16	[39]
丁香酸	mg/100g，以干重计	0.21	[39]
香草酸	mg/100g，以干重计	0.30	[39]
果寡糖类	g/100g，以鲜重计	未检出～0.7	[42，43]

表 22.5（续）

	单位	新鲜香蕉	参考文献
果聚糖类（仅测了 1－蔗果三糖、蔗果四糖和 1－β－蔗果五糖）	g/100g，以鲜重计	0.02	[44]
	g/100g，以鲜重计	0.04～0.13	[46]
类胡萝卜素			
β-胡萝卜素	μg/100g，以鲜重计	25.2～58.8	[51]
	μg/100g，以鲜重计	26～457	[13]
	μg/100g，以鲜重计	50.6～61.6	[52]
	μg/100g，以鲜重计	42.8～131.4	[53]
α-胡萝卜素	μg/100g，以鲜重计	25～438	[13]
	μg/100g，以鲜重计	61～1055	[21]
	μg/100g，以鲜重计	67.9～155.6	[53]
叶黄素	μg/100g，以鲜重计	22～30	[13]
	μg/100g，以鲜重计	86.3～192.2	[53]
隐黄质	μg/100g，以鲜重计	未检出	[13，53]
番茄红素	μg/100g，以鲜重计	未检出	[51]

GAE：没食子酸当量；CAE：绿原酸当量。

22.6.2　果寡糖类（FOS）

果寡糖是短链果糖单元由 β 键（2－1）相联而成的低聚糖。在植物性食物中天然存在，或被以功能性成分添加到食品中。由于在人类小肠中不被消化，故被认为是膳食纤维。果寡糖有重要的生理作用。它们似乎能够促进肠道内有益菌的生长，并抑制潜在的致病菌增殖。还可提高大便量、促进矿物质吸收、维持肠粘膜屏障的完整性，并刺激胃肠道免疫系统[41]。香蕉是已检出果寡糖的少数水果之一（表 22.5），含量范围 0.02[42]～0.7mg/100g[43,44]。香蕉干的果寡糖含量未见报道，但很有可能存在，且被浓缩。葡萄干的果寡糖含量也相对较高，但在其原料葡萄中却未能检出[45]。可能的原因是，葡萄干中的果寡糖是在日晒过程中由葡萄中的糖聚合而成。香蕉片中未检出果寡糖[46]。

22.6.3　类胡萝卜素

许多类胡萝卜素不仅具有维生素 A 原活性，还对心脏病和某些癌症有预防作用。此外，流行病学研究表明，饮食中富含叶黄素和玉米黄质，可预防老年性黄斑病变和白内障[47]。一项对多种香蕉的调查表明，许多香蕉品种的维生素 A 原与总类胡萝卜素总量都非常高[21,48,49]。香蕉中 90% 以上的胡萝卜素均为全反式 β-胡萝卜素和 α-胡萝卜素，另有极少量（μg/100g）的 13-顺式-异构体[5,50-53]。β-胡萝卜素与 α-胡萝卜素在奶油色新鲜香蕉中的含量为 25mg/100g，而在深橙色或黄色新鲜香蕉中则超过 1000mg/100g（表 22.5）。其他类胡萝卜素中仅检出了叶黄素，含量为 22～192μg/100g[5,53]。香蕉中类胡萝卜素的占比因品种而不同[50]。

香蕉干、去皮香蕉干和香蕉片保留了新鲜香蕉中一定比例的类胡萝卜素，保留比例主要取决于干制工艺的持续时间与强度[22,54]。日晒法最为经济实用，但过程缓慢，且类胡萝卜素的损失相当大。而热风干燥法对类胡萝卜素的保留则明显较高。干制时，类胡萝卜素不仅会被氧化破坏，还会发生顺反异构（全反式异构化为顺式），从而影响其维生素 A 原活性、生物利用度和抗氧化活性[23]。预处理工艺（如用盐、抗坏血酸溶液浸渍）中，亚硫酸钠处理可减少类胡萝卜素在干制过程中的损耗[54]。传统的油炸工艺也会使类胡萝卜素损失明显（20%～50%的总类胡萝卜素、16%～60%的 β-胡萝卜素），损失率因油炸时间、温度、油的类型和新鲜度不同而有所不同[25,55]。芭蕉片的二次油炸工艺使更多的类胡萝卜素降解[24]。

22.7 香蕉干的潜在保健作用

香蕉干、去皮香蕉干和香蕉片（非油炸）属于低脂、低钠、高钾、高镁和高纤维含量食品，是完全符合心血管健康饮食规定的理想零食。增加膳食中钾的摄入可降低血压并削弱钠的不利影响，这一点已得到公认[56]。儿童和成人的钾摄入量不足已成为公共卫生问题[57]。推荐采用高纤维膳食，以降低心血管病发病风险，并可降低许多其他病症的风险（如便秘、肠憩室炎、糖尿病和结肠癌）。

香蕉干还富含碳水化合物，含量因干制工艺和香蕉品种而异；还能在很大程度上满足吡哆醇、烟酸、硫胺素、维生素 C 和维生素 A 等维生素的日摄入量需求；对缓解微量元素不足也有重要作用，特别是对该问题较为严重、以香蕉为主食的热带和亚热带地区。青香蕉中的淀粉因不被消化酶水解而具有较低的升糖指数（GI）[58]。实验发现，青香蕉对胃粘膜损伤具有保护作用[59]。用青香蕉加工的干香蕉片是否也具有同样作用还不清楚。

据报道，香蕉的总抗氧化能力（ORAC 法）为 879μmol TE/100g，在水果中属中等水平，但大于或等于大多数蔬菜[60]。其抗氧化性源于微量营养素（如维生素 C）和植物化学物质（如酚酸、类黄酮和类胡萝卜素）等具有强抗氧化活性的成分。科学界目前公认，氧化应激是导致许多慢性病（如心脏病、糖尿病、癌症、神经退行性疾病，如阿尔茨海默氏症、帕金森氏症）和衰老的重要因素。膳食中的抗氧化剂是人体抗氧化防御体系的组成部分。流行病学研究、病例对照研究和膳食干预研究均揭示，富含抗氧化剂的植物性食品对预防慢性病有重要作用。由于加工方法不同，香蕉干所保留的抗氧化能力可能与其他水果有所不同。

22.8 总结

新鲜香蕉极具营养价值，属于高纤维和高钾食品，并且是多种微量营养素和植物化学物质的重要来源。对香蕉干的营养成分及其潜在保健作用还需引起足够的重视，并有待开展更多研究。

参考文献

［1］Perrier，X.，De Langhe，E.，Donohue，M.，Lentfer，C.，Vrydaghs，L.，Bakry，F.，Carreel，F.，Hippolyte，I.，Lebot，V.，Risterucci，A.，Tomekpe，K.，Doutrelepont，H.，Ball，T.，Manwaring，J.，Maret，P. & Denham，T.（2011）Multi-disciplinary perspectives on banana（Musa spp.）domestication. Proceedings of the National Academy of Sciences，108，11311 - 11318.

［2］Helop - Harrison，J. S. & Schwarzacher，T.（2007）Domestication，genomics and the future for banana. Annals of Botany，100，1073 - 1084.

［3］FAO（2003）The World Banana Economy（1985 - 2005）. FAO Corporate Document Repository. Publishedonline at：http：//www. fao. org/docrep/007/y5102e/y5102e0a. htm♯bm10，last accessed March 5，2012.

［4］FAO（2012）FAOSTAT Agricultural Production Data. Published online at：http：//faostat. fao. org/site/339/default. aspx，last accessed March 5，2012.

［5］USDA/ERS（2011）Food Availability（per capita）Data System. Published online at：http：//www. ers. usda. gov/Data/Food Consumption/Food Avail Spreadsheets. htm♯fruitfr，last accessed March 5，2012.

［6］CBI（2011）Centre for the Promotion of Imports from Developing Countries，Netherlands Ministry of Foreign Affairs，Fresh Bananas in the United Kingdom. Published online at：http：//www. cbi. eu/? pag＝85&doc＝6102&typ＝mid _ document，last accessed March 5，2012.

［7］INIBAP（2006）International Network for the Improvement of Banana and Plantain Progress Report to the Rockefeller Foundation：Adding Value to Bananas. Published online at：http：//bananas. bioversityinternational. org/files/files/pdf/publications/addingvalue - june2006. pdf，last accessed March5，2012.

［8］Narayana，C. K. & Pillay，M.（2011）Postharvest products from bananas. In：Banana Breeding：Progressand Challenges（eds M. Pillay & A. Tenkouano）. CRC Press，Taylor & Francis Group，Boca Raton，FL，pp. 269 - 284.

［9］Ocena - Po，L. G.（2006）Banana，mango and passion fruit. In：Handbook of Fruit and Fruit Processing（ed. Y. H. Hui）. Wiley - Blackwell，Oxford，UK.

［10］Eyabe，G.，Salamang，P.，Ehabe，E. & Numfor，F. A.（2000）Chemical and organoleptic figs from selectedsweet bananas（Musa Spp.）. Journal of Food Technology Africa，5，70 - 72.

［11］Mohapatra，D.，Mishra，S.，Singh，C. B. & Jayas，D. S.（2011）Post - harvest processing of banana：opportunitiesand challenges. Food Bioprocess Technology，4，327 - 339.

［12］Sole，P.（2005）Bananas（processed）. In：Processing Fruits（eds D. M. Barrett，L. Somogyi & H. Ramaswamy）. CRC Press，Taylor and Francis Group，

Boca Raton, FL, pp. 657 - 678.

[13] USDA (2011) National Nutrient Database for Standard Reference, Release 24. Published online at: http://www.nal.usda.gov/fnic/foodcomp/search/, last accessed February 7, 2012.

[14] Morton, J. (1987) Banana. In: Fruits of Warm Climates (ed. J. F. Morton). Creative Resource Systems, Miami, FL, pp. 29 - 46.

[15] Zaidah, I. (2004) Snacks made from bananas. Paper given at the International Congress on Musa: Harnessing Research to Improve Livelihoods, Penang, Malaysia, 6 - 9 July 2004 (Abstract No. P - 85) .

[16] Aalbersberg, B (1990) Food preparation and preservation. In: Food and Nutrition in Fiji: Food Production, Composition and Intake (eds A. J. Jansen, S. Parkinson & A. F. S. Robertson) . The University of theSouth Pacific, Suva, Fiji, pp. 156 - 171.

[17] Dried Fruit Resources and Dried Bananas (2012) Nutritional Information. Published onlineat: http://www.triedtastedserved.com/dried - fruits/dried - bananas.php, last accessed February 20, 2012.

[18] Food and Drug Administration Guidance for Industry (2012) A Food Labelling Guide, Appendix 14. Published online at: http://www.fda.gov/Food/Guidance Compliance Regulatory Information/Guidance Documents/Food Labeling Nutrition/ Food Labeling Guide/ucm064928.htm, last accessed February 7, 2012.

[19] Stadlmayer, B., Nilsson, E., Mouille, B., Methammer, E., Burlingame, B. & Charrondiere, U. R. (2011) Nutrition indicator for biodiversity on food composition—a report on the progress of data availability. Journal of Food Composition and Analysis, 24, 692 - 696.

[20] Soares, C. A., Goncalves Peroni - Okita, F. H., Borba Cardoso, M., Shitakubo, R., Lajolo, F. M. & Cordenunsi, B. R. (2011) Plantain and banana starches: granule structural characteristics explain the differencesin their starch degradation patterns. Journal of Agricultural and Food Chemistry, 59, 6672 - 6681.

[21] Blades, B. L., Dufficy, L., Englberger, L., Daniells, J. W., Coyne, T., Hamill, S. & WillS, R. B. H. (2003) Bananas and plantains as a source of provitamin A. Asia Pacific Journal of Clinical Nutrition, 12, 36 - 43.

[22] Adeniji, T. A. & Tenkouano, A. (2007) Effect of processing on micronutrient content of chips producedfrom some plantain and banana hybrids. Fruits, 63, 345 - 352.

[23] Dueik, V., Robert, P. & Boudin, P. (2010) Vacuum frying reduces oil uptake and improves the qualityparameters or carrot crisps. Food Chemistry, 119, 114 - 1149.

[24] Avallone, S., Rojas - Gonzales, J. A., Trystam, G. & Bohuon, P. (2009)

Thermal sensitivity of someplantain micronutrients during deep‑fat frying. Journal of Food Chemistry, 74, C339 – C347.

[25] Rojas‑Gonzales, J. A. , Avallone, S. , Brat, P. , Trystam, G. & Bohuo, P. (2006) Effect of deep‑fat fryingon ascorbic acid, carotenoids and potassium content of plantain cylinders. International Journal of Food Science and Nutrition, 57, 123 – 136.

[26] Oliveira, L. , Freire, C. S. R. , Silvestre, A. J. & Cordero, N. (2008) Lipophilic extracts from bananafruit residues: a source of valuable phytosterols. Journal of Agricultural Food Chemistry, 56, 9520 – 9525.

[27] USDA (2011) USDA Database for the Flavonoid Content of Selected Foods, Release 3. Published onlineat: http: //www. ars. usda. gov/nutrientdata, last accessed January 9, 2012.

[28] Lim, Y. Y. , Lim, T. T. & Tee, J. J. (2007) Antioxidant properties of several tropical fruits: a comparativestudy. Food Chemistry, 103, 1003 – 1008.

[29] Shian, T. E. , Abdullah, A. , Musa, K. H. , Maskat, M. Y. & Ghani, M. A. (2012) Antioxidant properties ofthree banana cultivars (Musa acuminata 'Berangan,' 'Mas' and 'Raja') extracts. Sains Malaysiana, 41, 319 – 324.

[30] Sulaiman, S. F. , Yusoff, M. N. , Eldeen, I. M. , Seow, E. M. , Sajak, A. A. B. & Ooi, K. L (2011) Correlationbetween total phenolic and mineral content with antioxidant activity of eight Malaysian bananas (Musasp.). Journal of Food Composition and Analysis, 24, 1 – 10.

[31] Sun, J. , Chu, Y. ‑ F. & Liu, R. H. (2002) Antioxidant and antiproliferative activities of common fruits. Journal of Agricultural and Food Chemistry, 50, 7449 – 7454.

[32] Kevers, C. , Falkowski, M. , Tabart, J. , Defraigne, J. O. , Dommes, J. & Pincemail, J. (2007) Evolution ofantioxidant capacity during storage of selected fruits and vegetables. Journal of Agricultural and Food Chemistry, 55, 8596 – 8603.

[33] Mendez, C. M. V. , Foster, M. P. , Rodriguez‑Delgado, M. A. , Rodriguez‑Rodriguez, E. M. & Romero, C. D. (2003) Content of free phenolic compounds in bananas from Tenerife (Canary Island) and Ecuador. European Food Research and Technology, 217, 287 – 290.

[34] Harnly, J. , Doherty, R. F. , Beecher, G. R. , Holden, J. M. , Haytowitz, D. B. , Bhagwat, S. & Gephart, S. (2006) Flavonoid content of U. S. fruits, vegetables, and nuts. Journal of Agricultural and Food Chemistry, 54, 9966 – 9977.

[35] de Pascual‑Teresa, S. , Santos‑Buelgas, C. & Rives‑Gonzalo, J. C. (2000) Quantitative analysis of flavan‑3‑ols in Spanish foodstuff and beverages. Journal of Agricultural and Food Chemistry, 48, 5331 – 5337.

[36] Someya, S. , Yoshiki, Y. & Okubo, K. (2002) Antioxidant compounds from bananas. Food Chemistry, 79, 351 – 354.

［37］Bennett，R.，Shiga，T. M.，Hassimotto，N. M.，Rosa.，E. A.，Lajolo，F. M. & Cordenunsi，B. R.（2010）Phenolics and antioxidant properties of fruit pulp and cell wall fractions of postharvest banana（Musaacuminata Juss.）cultivars. Journal of Agricultural and Food Chemistry，58，7991 - 8003

［38］Matilla，P.，Hellstrom，J. & Torronen，R.（2006）Phenolic acid in berries，fruits，and beverages. Journalof Agricultural and Food Chemistry，54，7193 - 7199.

［39］Russell，W. R.，Labat，A.，Scobbie，L.，Duncan，G. J. & Duthie，G. G.（2009）Phenolic acid content offruits commonly consumed and locally produced in Scotland. Food Chemistry，115，100 - 104.

［40］Williamson，G. & Carughi，A.（2010）Polyphenol content and health benefits of raisins. Nutrition Research，30，511 - 519.

［41］Sabater - Molina，M.，Larque，E.，Torrella，F. & Zamora，S.（2009）Dietary fructooligosaccharides andpotential benefits on health. Journal of Physiological Biochemistry，65，315 - 328.

［42］Muir，J.，Shepherd，S. J.，Rosella，O.，Barrett，J. S. &Gibson，P. R.（2007）Fructan and free fructose contentof common Australian vegetables and fruit. Journal of Agricultural and Food Chemistry，55，6619 - 6627.

［43］Van Loo，J.，Coussement，P.，De Leenheer，L.，Hoebregs，H. & Smits，G.（1995）On the presence ofinulin and oligofructose as natural ingredients in the Western diet. Critical Reviews in Food Science and Nutrition，35，525 - 552.

［44］Campbell，J. M，Bauer，L. L.，Fahey，G. C.，Hogarth，A. J. C. L.，Wolf，B. W. & Hunter，D. E.（1997）Selectedfructooligosaccharide（1 - kestose，nystose，and 1F - b - fructofuranosylnystose）composition of foods andfeeds. Journal of Agricultural and Food Chemistry，45，3076 - 3082.

［45］Camire，M. E. & Dougherty，M. P.（2003）Raisin dietary fiber composition and in vitro bile acid binding. Journal of Agricultural and Food Chemistry，51，834 - 837.

［46］Hogarth，A. J. C. L.，Hunter，D. E.，Jacobs，W. A.，Garleb，K. A. &.Wolf，B. W.（2000）Ion chromatographicdetermination of three fructooligosaccharide oligomers in prepared and preserved foods. Journal of Agricultural and Food Chemistry，48，5326 - 5330.

［47］Rhone，M. & Basu，A.（2008）Phytochemicals and age related eye diseases. Nutrition Reviews，66，465 - 472.

［48］Englberger，L.（2003）Carotenoid - rich bananas in Micronesia. Info Musa，12，2 - 5.

［49］Englberger，L.，Wills，R. B.，Blades，B.，Dufficy，L.，Daniells，J. W. & Coyn，T.（2006）Carotenoid contentand flesh color of selected banana cultivars in Australia. Food and Nutrition Bulletin，27，281 - 291.

[50] Davey, M. W., Saeys, W., Hof, E., Ramon, H., Swennen, R. L. & Keulemans, J. (2009) Application of visible and near infrared reflectance spectroscopy (Vis/NIRS) to determine carotenoid content in banana (Musa spp.) fruit pulp. Journal of Agricultural and Food Chemistry, 57, 1742 – 1751.

[51] Kongkachuichai, R., Charoensiri, R. & Sungpuag, P. (2010) Carotenoid, flavonoid profiles and dietaryfiber contentsof fruits commonly consumed in Thailand. International Journal of Food Science and Nutrition, 61, 536 – 548.

[52] Fungo, R. & Pillay, M. (2011) Beta carotene content of selected banana genotypes from Uganda. African Journal of Biotechnology, 10, 5423 – 5430.

[53] Wall, M. (2006) Ascorbic acid, provitamin A and mineral composition of banana (Musa sp.) and papaya (Carica papaya) cultivars grown in Hawaii. Journal of Food Composition and Analysis, 19, 432 – 455.

[54] Bechoff, A. (2010) Investigating Carotenoid Loss After Drying and Storage of Orange – Fleshed SweetPotato. PhD thesis, University of Greenwhich, Greenwich, UK.

[55] Vimala, B., Thushara, R., Nambisan, B. & Sreekumar, J. (2011) Effect of processing on the retentionof carotenoids in yellow fleshed cassava (Manihot escueta Crantz) roots. International Journal of Food Science & Technology, 46, 166 – 169.

[56] Appel, L. J. (2003) Lifestyle modifications as a means to prevent and treat high blood pressure. Journalof the American Society of Nephrology, 14, S99 – S102.

[57] van Mierlo, L. A., Greylin, A., Zock, P. L., Kok, F. J. & Geleijmse, J. M. (2010) Suboptimal potassiumintake and potential impact on population blood pressure. Archives of Internal Medicine, 170, 1501 – 1502.

[58] Zhang, S., Whistler, R. L., BeMiller, J. N. & Hammaker, B. R. (2005) Banana starch: production, physicochemicalproperties and digestibility – a review. Carbohydrate Polymers, 50, 443 – 458.

[59] Dunjic, B. S., Svensson, I., Axelson, J., Adlercreutz, P., Ar' Rajab, A., Larsson, K. & Bengmark, S. (1993) Green banana protection of gastric mucosa against experimentally induced injuries in rats. Scandinavian Journal of Gastroenterology, 28, 894 – 898.

[60] Wu, X., Beecher, G. R., Holden, J. M., Haytowitz, D. B., Gebhardt, S. E. & Prior, R. L. (2004) Lipophilicand hydrophilic antioxidant capacities of common foods in the United States. Journal of Agriculturaland Food Chemistry, 52, 4026 – 4037.

第23章 枣的营养成分、植物化学成分及其保健作用

Cesarettin Alasalvar; Fereidoon Shahidi

23.1 简介

枣在中东和北非炎热的沙漠地区广泛种植，并作为一种高价值农作物销往世界各地。全球枣产量已从1994年的460万t增至2009年的732万t[1]。埃及占全球总产量的17.4%，排名第一；其次是伊朗（14.0%）、沙特阿拉伯（13.5%）、阿联酋（10.4%）和巴基斯坦（10.0%）；其他国家（阿尔及利亚、伊拉克、苏丹、阿曼、突尼斯、利比亚、中国、摩洛哥、也门、尼日尔、土耳其、以色列、美国和毛里塔尼亚）合计占34.7%[1]。枣的已知品种超过600种[2]。

日晒法是枣常用的干制方法。日间气温（30～50℃）和空气湿度（60%～85%）适宜时，7～10d即可晒干[3,4]。影响日晒法干枣质量的因素包括：虫害、微生物病害、酶促褐变与非酶褐变[5]。当雨季提前来临威胁到枣的安全时，也可采用人工加热的方式加工干枣，该工艺需要在温度、湿度和通风均可控的室内进行。干制速率与温度、相对湿度和风速存在函数关系。干制软枣时，建议温度为65℃（在保证基本品质的前提下可确保合理的干制速率），相对湿度保持在40%～60%，以免表皮过干，同时还能节省燃料[5]。

枣在中东和北非的日常饮食中占有重要地位。鲜枣在枣的总消费量中占30%～40%，干枣占60%～70%。干枣一年四季都有消费，由于用作开斋食品，故在斋月时消费量最大。据估算，枣在阿曼和阿联酋的人均日消费量分别为164g和114g[6,7]。经济社会不断发展、生活水平不断提高、饮食习惯逐渐转变、持续城镇化和家庭小型化趋势，使枣的消费量有所下降。常年供应的糖果及其他水果对枣形成的竞争，也降低了枣的消费量[4]。

枣的营养性和保健性使其成为极具开发潜力的具有防病功能的新兴食品[2]。本章综述了鲜枣和干枣的最新研究成果，内容涉及营养学、植物化学物质及其抗氧化作用，以及其他人体保健作用。此外，还讨论了在枣的干制过程中，影响其植物化学成分和抗氧化活性的因素。如需了解更多详情，并就枣的特定营养素、植物化学物质或其功能做更深入的探讨，可参考其他更全面的综述[2,3]。最近，一本名为《Dates：Production，Processing，Food，and Medicinal Values》的著作，在其最后一章详述了枣的潜在药用价值及其最新研究成果[8]。

23.2 鲜枣和干枣的成分与营养特征

数千年来，枣为全球数百万人提供了营养。无论作为常规食品，还是作为有益于

476

健康、或有防病作用的营养素来源，都有必要对枣的营养价值加以评估[2]。枣的营养成分很多，比苹果、葡萄、橙、蔓越橘和蓝莓等常见水果高 3～10 倍，且有可能是目前人类可食的营养价值最高水果之一[2]。Vinson 等人指出[9]，鲜枣的营养价值高于新鲜的杏、蔓越橘、无花果、绿葡萄和李。

23.2.1 常规理化成分

表 23.1 列出了鲜枣与干枣中常规理化成分的含量及热值。Al‑Farsi 和 Lee[4] 详述了 10 种鲜枣与 16 种干枣的营养素和功能特性。此外，本书第 1 章表 1.2 已对部分干果（苹果、杏、枣、无花果、桃、梨、西梅、葡萄干）的成分和营养特性做了对比。故本章主要比较鲜枣和干枣。碳水化合物是枣的主要成分，含量（g/100g）54.9（鲜枣）至 80.6（干枣）不等；其次为水分（g/100g），42.4（鲜枣）和 15.2（干枣）；此外，还含有少量蛋白质、脂肪和矿物质（表 23.1）。日晒可使枣的含水量大幅下降，因而成为其传统贮存方式。高糖份使鲜枣和干枣的热值（kcal/100g）分别可达 213 和 314。

23.2.2 膳食纤维

表 23.1 列出了鲜枣和干枣的膳食纤维含量。膳食纤维有水溶性膳食纤维（果胶和亲水胶体）和水不溶性膳食纤维（纤维素、半纤维素和木质素）之分。膳食纤维对人体健康有重要作用，工业化国家的某些疾病与膳食纤维摄入量不足有关[2]。鲜枣和干枣的平均总纤维含量为 7.5～8.0g/100g，原因之一是水分含量下降，其次是在熟化过程中，部分纤维被酶解为水溶性更强的化合物，从而使果实变软[10]。值得注意的是，富含膳食纤维使枣极易满足膳食纤维的日参考摄入量（每日每摄入热量为 1000 卡的食物中应含 14g 纤维）。对不同年龄和性别的人而言，相当于每天要摄入 25～38g 纤维[11]。若以餐份（40g）计算，则每份鲜枣和干枣所提供的纤维可达日参考摄入量的 7.9%～12.8%[12]。不溶性纤维含量高会引起饱腹感，并因增加了粪便量而具有通便作用。因此，膳食纤维可降低肠癌和肠憩室症恶化的风险[13,14]。与其他干果相比（见第 1 章表 1.2），干枣是膳食纤维的良好来源。

基于现有文献，枣的总纤维含量介于 1.7～11.4%（质量分数）之间，因品种或分析方法的不同而异[15]。最新研究表明[16]，两种干枣（*Deglet Noor* 和 *Allig*）的膳食纤维含量分别为 14.4% 和 18.4%。

表 23.1 鲜枣和干枣的成分与营养特征（每 100g 可食部分的平均值）

营养	单位	鲜枣	干枣
常规理化成分			
水	g	42.4	15.2
热量	kcal	213	314
蛋白质	g	1.5	2.14
脂肪	g	0.14	0.38

表 23.1（续）

营养	单位	鲜枣	干枣
灰分	g	1.16	1.67
碳水化合物	g	54.9	80.6
膳食纤维	g	7.5	8.00
可溶性膳食纤维	g	0.96	0.84
不溶性膳食纤维	g	5.89	5.76
糖类	g	43.4	64.1
果糖	g	19.4	29.4
葡萄糖	g	22.8	30.4
蔗糖	g	4.03	11.6
矿物质			
钙	mg	20.2	70.7
铜	mg	0.21	0.24
铁	mg	0.64	0.83
镁	mg	43.3	64.2
锰	mg	0.29	0.27
磷	mg	41.0	58.1
钾	mg	486	713
硒	mg	0.24	0.31
锌	mg	90.9	32.9
钠	mg	0.24	0.27
维生素			
叶酸	μg	无效数据	53.75
烟酸	μg	无效数据	1442
维生素 B_6	μg	无效数据	207
维生素 B_2	μg	无效数据	116.5
维生素 B_1	μg	数效数据	78.67
维生素 A（RAE）	μg	无效数据	23.85
维生素 C	μg	无效数据	3900
氨基酸			
丙氨酸	mg	50.0	93.2
精氨酸	mg	52.0	80.9
天冬氨酸	mg	118	152

表 23.1（续）

营养	单位	鲜枣	干枣
胱氨酸	mg	27.3	46.0
谷氨酸	mg	147	244
甘氨酸	mg	60.3	107
组氨酸[a]	mg	23.7	27.7
异亮氨酸[a]	mg	21.3	46.2
亮氨酸[a]	mg	68.0	98.7
赖氨酸[a]	mg	86.3	66.9
蛋氨酸[a]	mg	7.7	22.9
苯丙氨酸[a]	mg	37.0	53.2
脯氨酸	mg	54.0	105
丝氨酸	mg	48.7	67.4
苏氨酸[a]	mg	39.3	52.6
色氨酸[a]	mg	未检出	40.6
酪氨酸[a]	mg	26.3	41.2
缬氨酸[a]	mg	na	na

数据来源：经 Al-Farsi 和 Lee[4] 同意后编辑；平均值来自 3～10 个品种的枣；RAE：维生素 A 活性当量；[a] 表示必需氨基酸。

23.2.3 糖类

枣中的糖以简单的还原糖（如果糖和葡萄糖）为主，另有少量非还原糖（蔗糖），含量多少取决于枣的成熟度和品种[2]。鲜枣中果糖、葡萄糖、蔗糖和总糖含量（g/100g）均值分别为 19.4、22.8、4.03 和 43.4；干枣则分别增加至 29.4、30.4、11.6 和 64.1[4]。果糖和葡萄糖是多种枣中主要的糖类，且含量相当[3]。但 *Deglet Noor* 椰枣例外，其蔗糖在总碳水化合物的占比达 38%，原因可能是其蔗糖酶的活性低于其他品种[2,17]。

熟透的枣比其他常见水果（如苹果、葡萄、橙、蔓越橘和蓝莓）的果糖含量高两倍多。富含果糖为枣赋予了一些保健作用，并可延缓或阻止某些慢性病的恶化[2,18～20]。

23.2.4 矿物质

鲜枣和干枣均可作为铜、铁、镁、锰、磷和钾的不错来源（表 23.1）。表 1.3（见第 1 章）列出了成年男性和女性的矿物质日推荐膳食标准（RDA）或适宜摄入量（AI）。40g 干枣（以餐份计算）所提供的矿物质可达其成人 RDA 或 AI 值的比例如下：钙 1.6%、铜 9.3%、铁 2.3%～5.1%、镁 4.2%～5.5%、锰 4.5%～5.8%、磷 3.5%

和钾 5.6%[12,21~23]。而表 23.1 中相应元素的含量正好落在上述 RDA 或 AI 范围之内。枣的高钾低钠特点特别符合高血压患者的需要[24]。在 8 种干果中（表 1.2 和表 1.3，见第 1 章），枣的硒含量最高[12]。

23.2.5 维生素

干枣的维生素含量较低（表 23.1）。40g 干枣所提供的维生素占其 RDA 值或 AI 值的比例为：叶酸（5.4%）、烟酸（3.6%~4.1%）、维生素 B_6（6.4%）、维生素 B_2（3.6%~4.2%）、维生素 B_1（2.6%~2.9%）、维生素 A（1.1%~1.4%）、维生素 C（1.7%~2.1%）[4,22,25,26]。据美国农业部的数据（表 1.2 和表 1.4，见第 1 章），枣中叶酸和泛酸（维生素 B_5）含量在 8 种干果中最高[12]。

23.2.6 氨基酸

鲜枣和干枣几乎含有人体必需的所有氨基酸（例外：鲜枣无色氨酸、鲜枣和干枣中均无缬氨酸），但由于蛋白质含量较低（表 23.1），故并非氨基酸的良好来源。谷氨酸、天冬氨酸、赖氨酸、亮氨酸和甘氨酸是鲜枣中主要的氨基酸，而谷氨酸、天冬氨酸、甘氨酸、脯氨酸、亮氨酸则是干枣中主要的氨基酸[4,27]。在必需氨基酸中，只有赖氨酸因干制而有所损失。

23.3 鲜枣和干枣的植物化学成分

植物化学物质（无营养的生物活性成分）之所以倍受关注，是因为具有抗氧化、降胆固醇及其它潜在保健作用，如对肿瘤、糖尿病和心血管病的化学预防作用。枣以富含多种植物化学成分而著称，如酚类（酚酸类、单宁类与部分类黄酮，如黄酮醇类、黄酮类、花青素类及植物雌激素类）和类胡萝卜素[2,4,28,29]。这些成分与其他微量组分及某些能够抗氧化的维生素共同造就了枣的抗氧化性。但就不同品种、不同成熟期及不同干制工艺的枣而言，在植物化学成分的定量与定性分析方面的深入研究还很不足。下面探讨的是晒干法对枣的抗氧化性和植物化学成分的影响。

23.3.1 抗氧化性

研究人员用多种不同的体外方法评估了枣的抗氧化活性，如 ORAC 法、TEAC 法、FRAP 法和 DPPH 自由基清除试验法[10,30-38]。Vayalil 已对上述方法的测试结果进行了广泛探讨[2]。因而，此处仅讨论晒干法对抗氧化活性的影响。

有关枣的抗氧化性方面的文献报道中，最可靠的是 ORAC 法。不同品种的鲜枣与晒干枣的 ORAC 值间存在显著性差异（$P < 0.05$）（表 23.2）。表 1.5（见第 1 章）比较了部分干果（包括枣）的 ORAC 值。

表 23.2 鲜枣和干枣的抗氧化活性和酚类物质

	鲜枣	干枣	参考文献
ORAC 值/（μmol TE/100g）	11687~20604	2387~12543	［35，36］
总酚/（mg GAE/100g）	134~280	172~661	［35，36，66］
总花青素/（mg C3GE/100g）	0.24~1.52	未检出	［36］
总类胡萝卜素/（mg/100g）	1.31~3.03	0.92~2.91	［36］
植物雌激素/（μg/100g）	无效数据	329.5	［58］

注：上述数据为 3 种鲜枣与 8 种干枣的范围值（最小值~最大值）；ORAC：氧自由基吸收能力；TE：生育酚当量；GAE：没食子酸当量；C3GE：矢车菊素-3-葡萄糖苷当量。

Al-Farsi 等人[36]发现，晒干法使不同品种枣的抗氧化活性明显下降（29.7%~42.5%）（图 23.1）。原因可能是天然抗氧化剂成分在晒干时分解。其他水果也有类似报道。Larrauri 等人[39]报道，红葡萄皮渣干制后（100℃、140℃），抗氧化活性下降（28%、50%）。蓝莓在干制或加工成罐头后，抗氧化活性分别下降 52% 和 65%[40]。Al-Farsi 等人[36]观测到的鲜枣与晒干枣间的下降幅度与此相近。干制后抗氧化活性增强或不变的报道极少。Piga 等人[41]报道，李和西梅在 85℃ 干制 40h 后，其抗氧化活性增强，原因是干制时生成的美拉德反应产物所致。因此，干制时发生的化学反应和生化反应会对抗氧化活性产生影响。

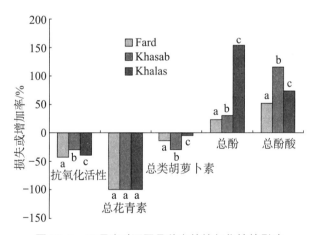

图 23.1 日晒法对不同品种枣的抗氧化性的影响

注：3 种枣（Fard，Khasab，Khalas）的同一组数据标以不同字母时，表示具有显著性差异（P＜0.05）。经 Al-Farsi 等人同意后编辑[36]。

23.3.2 总酚

3 种鲜枣的总酚含量（mg GAE/100g）平均值介于 134~280 之间，而 8 种干枣则为 172~661（见表 23.2）[35,36]。Vinson 等人[9]对比了鲜果与干果中酚类抗氧化剂的数量和质量。在 7 种鲜果（杏、蔓越橘、枣、无花果、绿葡萄、李）及其干果中，鲜枣和干枣的总酚含量均为最高。

Al-Farsi 等人[36]发现，晒干枣的总酚含量明显高于其鲜枣（$P < 0.05$），3 个品种（Fard、Khasab、Khalas）分别高出 22.5%、29.9%和 153%（图 23.1）。另据报道，干制后伊朗枣的总酚显著增加[34]，但加州枣则无统计学差异[9]。Shahidi 和 Naczk[42]报道，通常认为，干制对多酚不利。因为可能导致多酚化合物的酶促降解（多酚氧化酶或糖苷酶所致）或受热分解。然而，枣的总酚含量在晒干后反而上升。原因可能是在晒干时结合态的酚类物质被释放所致[43]。即，干制时的高温使对-香豆酸与木质素间及阿魏酸与阿拉伯木糖基木聚糖间的化学键断裂。

23.3.3　花青素

花青素是鲜枣中极少发现的一类酚类植物化学物质，只在红色和黑色鲜枣中有检出的报道。3 种鲜枣（Fard、Khasab、Khalas）的花青素含量（mg C3GE/100g）在 0.24～1.52 之间（表 23.2），含量差异可能与枣的颜色有关（Fard 枣和 Khasab 枣为红色，Khalas 枣因含类胡萝卜素而呈黄色）。

晒干枣的花青素少，原因可能是在晒干时遭到破坏（图 23.1）[36,42,44]。Alasalvar 等人[45]发现，在 pekmez（一种土耳其糖蜜特产）的生产过程中，花青素因热处理而损失严重（92.5%）。Raynal[46]发现，95℃干制 1h，李子中的花青素只剩 14.6%；而在 55℃下干制 1h，则剩 45.6%。研究表明，食品中的花青素易在加工时受热分解[44,47]。此外，在水果的干制和加工过程中，光照、温度、农艺和储存条件等诸多因素都是花青素降解的影响因素[42,47]。Wrolstad 称，花青素在干制和贮存期间的降解原因，是酶促褐变与非酶褐变反应[48]。现已发现多种参与花青素降解的酶，如糖苷酶和多酚氧化酶[42]。

23.3.4　类胡萝卜素

表 23.3　鲜枣和干枣中类胡萝卜素含量

类胡萝卜素	含量/（μg/100g）	
	鲜枣	干枣
α-胡萝卜素	3.0	未检出
β-胡萝卜素	34.4	59.8
玉米黄质	33.0	未检出
β-玉米黄质	9.0	未检出
叶黄素	244	289
新黄质	306	252
总计	913	973

数据来源：经 Al-Farsi 和 Lee[4]同意后改编；上述结果是 9 种枣的平均值。

在枣的脂溶性提取物中发现的植物化学成分主要是类胡萝卜素[2]。鲜枣和干枣中发现了含量各异的 6 种类胡萝卜素，即 α-胡萝卜素、β-胡萝卜素、玉米黄质、β-玉米黄质、叶黄素和新黄质（表 23.3）。鲜枣和干枣的总类胡萝卜素含量（μg/100g）均值分别为 913 和 973。9 种鲜枣和干枣中的类胡萝卜素均以叶黄素、新黄质和 β-胡萝卜素为主（图 23.2），其含量（μg/100g）分别为鲜枣（244、306、34.4）和干枣（289、252、59.8）[4]。黄色枣的类胡萝卜素含量高于红色枣。Al-Farsi 等人[36]测定了 3 种鲜枣和干枣（Fard、Khasab 和 Khalas）的类胡萝卜素总量（mg/100g，以鲜重计），鲜枣为 1.31～3.03，干枣为 0.92～2.91（表 23.2）。Khalas 枣的类胡萝卜素总量最高，因其为黄色，另两个品种则为红色。有人详细分析了几种阿尔及利亚枣的类胡萝卜素成分，发现主要为叶黄素（89%～94%）和 β-胡萝卜素（3%～10%），其余 2%～8% 未鉴别出[49]。Ben-Amotz 与 Fishier[50]分析了冻干枣的多种类胡萝卜素，其类胡萝卜素总量（μg/100g，以干重计）为 220，主要有顺式-紫黄质、玉米黄质、β-玉米胡萝卜素、α-胡萝卜素和 β-胡萝卜素，含量分别为 10、110、30、10 和 60，但未说明分析用枣的详细信息。干枣的类胡萝卜素含量在 8 种干果（苹果、杏、枣、无花果、桃、梨、西梅和葡萄干）中排名第 4，仅次于杏干、桃干和西梅干（见第 1 章图 1.2）。因此，枣可作为类胡萝卜素的一般来源。

枣的商业化晒干工艺不仅使花青素和抗氧化活性受到严重破坏，同时也使多种枣的类胡萝卜素含量显著下降（4%～29.8%，$P < 0.05$），但 Khalas 枣例外（$P > 0.05$，图 23.1）。多项研究证实，胡萝卜汁和橙汁的类胡萝卜素在加工和贮藏时损失[51,52]。Mahanom 等人[53]报道，用 8 种药用植物的叶子加工草药时（50℃，干制 9h），类胡萝卜素损失 64%。此外，在番茄酱加工过程中，番茄红素的损失达 9%～28%[54]。有关植物材料中类胡萝卜素的反应和分解机理已有多篇报道，包括酶促反应、自然氧化和热降解等[55-57]。

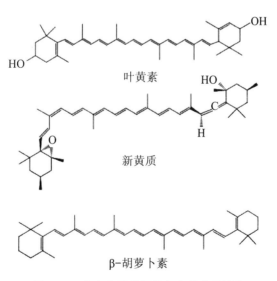

图 23.2 枣中主要类胡萝卜素的分子结构

23.3.5　植物雌激素

植物、水果及其副产品中主要有 3 类植物雌激素：异黄酮类、香豆素类和木脂素类。据报道，干枣的植物雌激素总量（μg/100g）为 329.5（见表 23.2），而落叶松脂醇是其中最主要的一种（图 23.3）[58]。该总量在 5 种干果（杏干、无核小葡萄干、干枣、西梅干、葡萄干）中排名第二，仅次于杏干（444.5）（见第 1 章表 1.7）。目前，就不同品种、不同成熟期、不同加工形式的枣中所含不同类型植物雌激素的定量分析研究还有待开展[2]。

23.3.6　酚酸

基于现有资料[3,28,59]，枣的酚酸含量高于多种水果和浆果[60]。Al-Farsi 等人[36]测定了鲜枣和干枣中 9 种酚酸的总量（咖啡酸、阿魏酸、没食子酸、邻-香豆酸、对-香豆酸、对-羟基苯甲酸、原儿茶酸、丁香酸、香草酸）（见表 23.4）。4 种游离酚酸（原儿茶酸、阿魏酸、丁香酸、香草酸）在鲜枣中的总量（mg/100g）为 2.61～12.27，在晒干枣中则为 6.06～14.77（表 23.4）。结合态酚酸在鲜枣中的总量为 6.84～30.25，在晒干枣中为 14.18～49.67。阿魏酸和对-香豆酸是干枣中主要的结合态酚酸（图 23.4）。日晒可显著提高（$P<0.05$）各种枣的结合态酚酸总量（图 23.1），原因可能是造成了复杂大分子聚合物（如单宁类）的降解[4,36]。

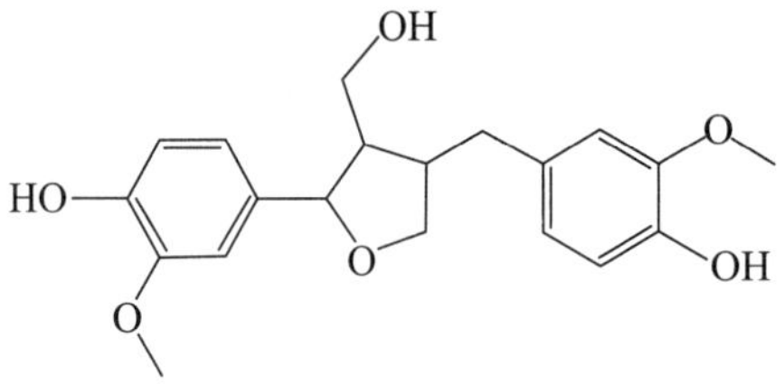

落叶松脂醇

图 23.3　枣中主要植物雌激素（木脂素）的分子结构

Regnault-Roger 等人[28]于 1980 年代末首次详述了枣中酚类物质的情况，从突尼斯干枣中鉴别出 8 种酚酸（咖啡酸、阿魏酸、没食子酸、对-香豆酸、对-羟基苯甲酸、原儿茶酸、丁香酸和香草酸）。此外，最新研究成果表明，7 种成熟的阿尔及利亚枣中检出了芥子酸和 5-O-咖啡酰莽草酸及其 3 种同分异构体（花椒素、二羟苯丙酸和香豆酰奎尼酸）[59]。

表 23.4　鲜枣和晒干枣中游离态和化合态的酚酸组成

酚酸类	酚酸组成/（mg/100g）			
	游离态		结合态	
	鲜枣	干枣	鲜枣	干枣
苯甲酸类				
没食子酸	未检出	未检出	未检出～0.48	未检出～3.09

表 23.4 （续）

酚酸类	酚酸组成/（mg/100g）			
	游离态		结合态	
	鲜枣	干枣	鲜枣	干枣
对-羟基苯甲酸	未检出	未检出	未检出~0.49	未检出
原儿茶酸	未检出	未检出~2.04	未检出~4.49	未检出~8.34
丁香酸	未检出~5.49	未检出~6.02	未检出~1.70	未检出~3.22
香草酸	1.45~2.13	2.18~4.14	未检出	未检出~2.26
肉桂酸类				
咖啡酸	未检出	未检出	未检出~10.10	未检出~7.57
邻-香豆酸	未检出	未检出	未检出~1.46	未检出~6.71
对-香豆酸	未检出	未检出	0.49~6.25	1.41~14.19
阿魏酸	1.16~4.71	1.84~5.08	2.06~12.27	6.08~13.28
总计	2.61~12.27	6.06~14.77	6.84~30.25	14.18~49.67

数据来源：经 Al-Farsi 等人[36]同意后编辑；上述数据为范围值（最小值~最大值），来自 3 种枣。

据报道，咖啡酸、芥子酸、阿魏酸和对-香豆酸的抗氧化活性强于原儿茶酸、丁香酸和香草酸[61]。由于枣中富含活性较强的酚酸，因而被认为是天然抗氧化剂的良好来源。此外，酚酸对枣的风味和颜色也有影响。

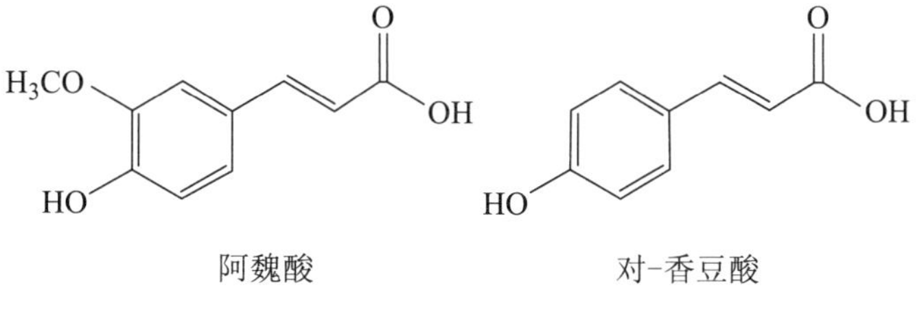

阿魏酸　　　　　　　　　　　　对-香豆酸

图 23.4 枣中主要酚酸类物质的分子结构

23.3.7 其他酚类成分

据报道，枣中还含有黄酮醇类和原花青素类（尤其是原花青素糖苷和黄酮苷）等类黄酮[29,37,59,62-64]。Gu 等人[37]证实，Deglet Noor 椰枣中含有完全由表儿茶素组成的 B 型原花青素，而 Medjool 椰枣中则未检出原花青素。Mansouri 等人指出[59]，多种阿尔及利亚枣中含有黄酮苷。Hong 等人[63]在枣中检出的原花青素均为 B 型低聚物（按 10 倍体检测）。也有相对分子质量更大的聚合物，主要为 11~17 倍体。此外，他们共检出包括木犀草素、槲皮素、芹黄素及其异构体在内的 19 种黄酮苷。枣中的木犀草素糖苷、槲皮素糖苷和芹黄素糖苷还以甲基化态和硫酸酯态等形式存在[2]。

23.4 枣的保健作用

Vayalil 最近发表了一篇名为'枣类水果：一种新兴药用食物'的综述[2]。文中详述了枣类的保健作用，故本节仅作摘要性描述。枣类被公认的几种保健作用来源于其成分与营养学特性，并与其非营养性植物化学成分有关。数百年来，枣类及其副产品在某些国家（如中东和北非）一直被用作民间偏方（如治疗糖尿病和高血压）[65]。虽然鲜枣和干枣的糖分都很高，但食用某些品种的枣并不会导致任何与代谢综合症及相关疾病有关的代谢物指标或炎症指标的不良变化，且效果堪比其他水果。Vayalil 详述了吃枣的益处[2]，包括：

（1）一种潜在的预防和控制糖尿病的营养疗法；

（2）一种潜在的心脑血管病营养疗法；

（3）一种潜在的防癌膳食；

（4）一种潜在的抗细菌和真菌感染的药用食物；

（5）其他潜在保健作用（通便、关节炎辅助消炎、抗化学品中毒、保护神经、抗溃疡，以及消除营养不良等）。

23.5 枣类食品、枣泥及其副产品

有关枣泥及其副产品（如滤渣饼和枣核）在成分和功能特性方面的资料极少[66]。表 23.5 列出了枣果肉、枣泥、枣滤渣饼和枣核的营养成分、总酚与抗氧化活性。枣核的蛋白含量（g/100g）相对较高（2.29～5.40），枣果肉、枣泥和枣滤渣饼分别为1.10～1.79、0.95～1.09 和 3.62～5.23。与枣果肉及其他副产品相比，枣核的膳食纤维含量（g/100g）、总酚含量（mg GAE/100g）和抗氧化活性（μmol TE/100g）均为最高，分别达 77.75～80.15、3102～4430 和 58000～92900（表 23.5）。

表 23.5 枣果肉、枣泥、枣滤渣饼、枣核的营养成分、总酚及抗氧化活性

指标	枣果肉	枣泥	副产品 枣滤渣饼	枣核
常规理化成分/（g/100g）				
蛋白质	1.10～1.79	0.95～1.09	3.62～5.23	2.29～5.40
脂肪	2.04～3.25	0.62～2.84	1.40～2.20	5.02～5.90
水分	9.73～17.52	20.56～34.33	8.30～10.59	3.14～5.19
灰分	1.41～1.99	1.23～1.76	1.68～2.46	0.89～1.16
碳水化物	77.34～84.45	62.73～74.24	81.86～83.33	83.14～86.89
膳食纤维	5.94～8.72	0.01～0.18	25.39～33.81	77.75～80.15
总酚含量/（mgGAE/100g）	172～246	96～162	165～435	3102～4430
总抗氧化活性/（μmol TE/100g）	14600～16200	8400～17400	13400～35700	58000～92900

经 Al-Farsi 等人[66]的同意后编辑；上述数据为 3 种干枣的范围值（最小值～最大值）；常规理化成分单位：g/100g；总酚单位：mg GAE/100g；抗氧化活性单位：μmol TE/100g。

　　枣核目前主要用作动物饲料，但大部分被废弃。对枣农而言，最好能将此类废物加以利用，并增加收入。枣类副产品（尤其是枣核）可用于多种食品和特色产品中，如功能性食品、营养保健品、药材和医药产品的配料。另外，枣核还可成为膳食纤维和天然抗氧化剂的廉价来源。枣核经烘烤后磨成粉，可做成类似咖啡的饮料，称为"枣咖啡"。枣泥是一种世界闻名的产品且有多种用法，如作为甜味剂加入茶饮与热巧克力、制作冰淇淋顶饰、用于面包烘焙、直接用来涂面包或混入凉/热牛奶等等。

23.6　总结

　　枣采摘后无需防腐剂就可存放数月之久。枣属于能量密集型食物，富含糖类（干枣可达 80%）、含多种必需营养素（矿物质、氨基酸和维生素）、富含对人体具有保健作用的植物化学成分（如酚酸类、单宁酸类、黄酮醇类、黄酮类、花青素类、植物雌激素和类胡萝卜素等）。枣可作为天然抗氧化剂的良好来源，并可用作功能性食品或作为功能性食品的配料。

　　对营养不良的婴幼儿和成人来说，枣是一种很好的营养替代品，完全能够满足其基本营养需求，并能治疗营养缺乏引起的疾病和感染（该病已成为贫穷国家的地方病）。因此，枣被认为是大自然对人类的恩赐，它不仅是对生活在炎热干旱地区人们的恩赐，同时作为营养品和新兴功能性食品也是对世界其他地区人类的恩赐[2]。

　　枣在晒干时，其抗氧化剂、花青素和类胡萝卜素含量明显下降（$P<0.05$），这是需要解决的重大问题。为使上述成分在干制过程中最大限度地得以保留，需要产生创新性的发明或替代技术。

参考文献

　　[1] FAO（2009）FAOSTAT – Date Production 2009. Published online at：http：//faostat. fao. org/site/339/default. aspx，last accessed January 9，2012.

　　[2] Vayalil，P. K.（2012）Date fruits（Phoenix dactylifera Linn）：an emerging medicinal food. Critical Reviews in Food Science and Nutrition，52，249 – 271.

　　[3] Al – Farsi，M.，Alasalvar，C.，Morris，A.，Barron，M. & Shahidi，F.（2005）Compositional and sensory characteristics of three native sun – dried date（Phoenix dactylifera L.）varieties grown in Oman. Journal of Agricultural and Food Chemistry，53，7586 – 7591.

　　[4] Al – Farsi，M. A. & Lee，C. H.（2008）Nutritional and functional properties of dates：a review. Critical Reviews in Food Science and Nutrition，48，877 – 887.

　　[5] Barreveld，W. H.（1993）Date Palm Products—Agricultural Services Bulletin No. 101. FAO，Rome，Italy.

　　[6] MAF（2005）Agricultural and Fisheries Research Report. Ministry of Agriculture and Fisheries，Muscat，Oman.

　　[7] Ismail，B.，Henry，J.，Haffar，I. & Baalbaki，R.（2006）Date consumption and dietary significance in the United Arab Emirates. Journal of the Science of Food and

Agriculture, 86, 1196 - 1201.

[8] Manickavasagan, A., Mohamed Essa, M. & Sukumar, E. (eds) (2012) Dates: The Genus Phoenix: Production, Processing, Food, and Medicinal Values. CRC Press, Taylor & Francis Group, Boca Raton, FL.

[9] Vinson, J. A., Zubik, L., Bose, P., Samman, N. & Proch, J. (2005) Dried fruits: excellent in vitro and in vivo antioxidants. Journal of the American College of Nutrition, 24, 44 - 50.

[10] Fennema, O. R. (1996) Food Chemistry, 3rd ed. Dekker, New York, NY.

[11] USDA (2005) Carbohydrates. Dietary Guidelines for Americans. US Department of Agriculture and US Department of Health and Human Services. Government Printing Office, Washington, DC.

[12] USDA (2010) National Nutrient Database for Standard Reference, Release 23. Published online at: http://www.nal.usda.gov/fnic/foodcomp/search/, last accessed March 7, 2011.

[13] Marlett, J. A., McBurney, M. I. & Slavin, J. L. (2002) Position of the American Dietetic Association: health implications of dietary fiber. Journal of the American Dietetic Association, 102, 993 - 1000.

[14] Cummings, J. H., Bingham, S., Heaton, K. W. & Eastwood, M. A. (1992) Fecal weight, colon cancer risk, and dietary intake of nonstarch polysaccharides (dietary fibre). Gastroenterology, 103, 1783 - 1789.

[15] Al - Shahib, W. & Marshall, R. J. (2003) The fruit of the date palm: its possible use as the best food for the future? International Journal of Food Sciences and Nutrition, 54, 247 - 259.

[16] Elleuch, M., Besbes, S., Roiseux, O., Blecker, C., Deroanne, C., Drira, N. E. & Attia, H. (2008) Date flesh: chemical composition and characteristics of the dietary fibre. Food Chemistry, 111, 676 - 682.

[17] USDA (2011) National Nutrient Database for Standard Reference, Release 24. Published online at: http://www.nal.usda.gov/fnic/foodcomp/search/, last accessed January 9, 2012.

[18] Watford, M. (2002) Small amounts of dietary fructose dramatically increase hepatic glucose uptake through a novel mechanism of glucokinase activation. Nutrition Reviews, 60, 253 - 257.

[19] Shiota, M., Moore, M. C., Galassetti, P., Monohan, M., Neal, D. W., Shulman, G. I. & Cherrington, A. D. (2002) Inclusion of low amounts of fructose with an intraduodenal glucose load markedly reduces postprandial hyperglycemia and hyperinsulinemia in the conscious dog. Diabetes, 51, 469 - 478.

[20] Ali, A., Al - Kindi, Y. S. M. & Al - Said, F. (2009) Chemical composition and glycemic index of three varieties of Omani dates. International Journal of Food Sci-

ences and Nutrition, 60, 51 – 62.

[21] DRIs (1997) Dietary Reference Intakes for Calcium, Phosphorus, Magnesium, Vitamin D, and Fluoride. The National Academies Press, Washington, DC.

[22] DRIs (2001) Dietary Reference Intakes for Vitamin A, Vitamin K, Arsenic, Boron, Chromium, Copper, Iodine, Iron, Manganese, Molybdenum, Nickel, Silicon, Vanadium, and Zinc. The National Academies Press, Washington, DC.

[23] DRIs (2004) Dietary Reference Intakes for Water, Potassium, Sodium, Chloride, and Sulfate. The National Academies Press, Washington, DC.

[24] Appel, L. J., Moore, T. J., Obarzanek, E., Vollmer, W. M., Svetkey, L. P., Sacks, F. M., Bray, G. A., Vogt, T. M., Cutler, J. A., Windhauser, M. M., Lin, P. H., Karanja, N., Simons – Morton, D., McCullough, M., Swain, J., Steele, P., Evans, M. A., Miller, E. R. & Harsha, D. W. (1997) A clinical trial of the effects of dietary patterns on blood pressure. New England Journal of Medicine, 336, 1117 – 1124.

[25] DRIs (1998) Dietary Reference Intakes for Thiamin, Riboflavin, Niacin, Vitamin B6, Folate, Vitamin B_{12}, Pantothenic Acid, Biotin, and Choline. The National Academies Press, Washington, DC.

[26] DRIs (2000) Dietary Reference Intakes for Vitamin C, Vitamin E, Selenium, and Carotenoids. The National Academies Press, Washington, DC.

[27] Ishurd, O., Zahid, M., Xiao, P. & Pan, Y. (2004) Protein and amino acid contents of Libyan dates at three stages of development. Journal of the Science of Food and Agriculture, 84, 481 – 484.

[28] Regnault – Roger, C., Hadidane, R., Biard, J. F. & Boukef, K. (1987) High performance liquid and thinlayer chromatographic determination of phenolic acids in palm (Phoenix dactilifera) products. Food Chemistry, 25, 61 – 67.

[29] USDA (2011) USDA Database for the Flavonoid Content of Selected Foods, Release 3. Published online at: http: //www. ars. usda. gov/nutrientdata, last accessed November 2, 2011.

[30] Chaira, N., Ferchichi, A., Mrabet, A. & Sghairoun, M. (2007) Chemical composition of the flesh and the pit of date palm fruit and radical scavenging activity of their extracts. Pakistan Journal of Biological Sciences, 10, 2202 – 2207.

[31] Ranilla, L. G., Kwon, Y. I., Genovese, M. I., Lajolo, F. M. & Shetty, K. (2008) Antidiabetes and antihypertension potential of commonly consumed carbohydrate sweeteners using in vitro models. Journal of Medicinal Food, 11, 337 – 348.

[32] Rock, W., Rosenblat, M., Borochov – Neori, H., Volkova, N., Judeinstein, S., Elias, M. & Aviram, M. (2009) Effects of date (Phoenix dactylifera L., Medjool or Hallawi Variety) consumption by healthy subjects on serum glucose and

lipid levels and on serum oxidative status: a pilot study. Journal of Agricultural and Food Chemistry, 57, 8010 – 8017.

[33] Cook, J. A., VanderJagt, D. J., Dasgupta, A., Mounkaila, G., Glew, R. S., Blackwell, W. & Glew, R. H. (1998) Use of the Trolox assay to estimate the antioxidant content of seventeen edible wild plants of Niger. Life Sciences, 63, 105 – 110.

[34] Biglari, F., AlKarkhi, A. F. M. & Easa, A. M. (2008) Antioxidant activity and phenolic content of various date palm (Phoenix dactylifera) fruits from Iran. Food Chemistry, 107, 1636 – 1641.

[35] Wu, X., Beecher, G. R., Holden, J. M., Haytowitz, D. B., Gebhardt, S. E. & Prior, R. L. (2004) Lipophilic and hydrophilic antioxidant capacities of common foods in the United States. Journal of Agricultural and Food Chemistry, 52, 4026 – 4037.

[36] Al – Farsi, M., Alasalvar, C., Morris, A., Barron, M. & Shahidi, F. (2005) Comparison of antioxidant activity, anthocyanins, carotenoids, and phenolics of three native fresh and sun – dried date (Phoenix dactylifera L.) varieties grown in O-man. Journal of Agricultural and Food Chemistry, 53, 7592 – 7599.

[37] Gu, L. W., Kelm, M. A., Hammerstone, J. F., Beecher, G., Holden, J., Haytowitz, D. & Prior, R. L. (2003) Screening of foods containing proanthocyanidines and their structural characterization using LC – MS/MS and thiolytic degradation. Journal of Agricultural and Food Chemistry, 51, 7513 – 7521.

[38] Abdul Ameer, A. A. (2008) Antioxidant activity of Bahraini date palm (Phoenix dactylifera L.) fruit of various cultivars. International Journal of Food Science & Technology, 43, 1033 – 1040.

[39] Larrauri, J. A., Rupérez, P. & Saura – Calixto, F. (1997) Effect of drying temperature on the stability of polyphenols and antioxidant activity of red grape pomace peels. Journal of Agricultural and Food Chemistry, 45, 1390 – 1393.

[40] Kalt, W., McDonald, J. E. & Donner, H. (2000) Anthocyanins, phenolics, and antioxidant capacity of processed lowbush blueberry products. Journal of Food Science, 65, 390 – 393.

[41] Piga, A., Del Caro, A. & Corda, G. (2003) From plums to prunes: influence of drying parameters on polyphenols and antioxidant activity. Journal of Agricultural and Food Chemistry, 51, 3675 – 3681.

[42] Shahidi, F. & Naczk, M. (2004) Phenolics in Food and Nutraceuticals. CRC Press, Boca Raton, FL.

[43] Maillard, M. – N. & Berset, C. (1995) Evolution of antioxidant activity during kilning: role of insoluble bound phenolic acids of barley and malt. Journal of Agricultural and Food Chemistry, 43, 1789 – 1793.

[44] Markakis, P. (1982) Anthocyanins as Food Colors. Academic Press, New York, NY.

[45] Alasalvar, C., Al-Farsi, M. & Shahidi, F. (2005) Compositional characteristics and antioxidant components of cherry laurel varieties and pekmez. Journal of Food Science, 70, S47-S52 [errata: 2005, 70 (5), pp. ix].

[46] Raynal, J. (1987) Modification Stucturales et Biochimiques de la Prune D'ente au Début du Séchage. Effets de Diverses Températures sur la Structure Cellulaire et Ses Incidences sur les Composés Pectiques et Phénoliques. DPhil Thesis (in French), University of Montpellier, Montpellier, France.

[47] Mazza, G. & Miniati, E. (1993) Anthocyanins in Fruits, Vegetables, and Grains. CRC Press, Boca Raton, FL.

[48] Wrolstad, R. E. (2004) Interaction of natural colors with other ingredients: anthocyanin pigmentsbioactivity and coloring properties. Journal of Food Science, 69, C419-C425.

[49] Boudries, H., Kefalas, P. & Hornero-Mendez, D. (2007) Carotenoid composition of Algerian date varieties (Phoenix dactylifera) at different edible maturation stages. Food Chemistry, 101, 1372-1377.

[50] Ben-Amotz, A. & Fishier, R. (1998) Analysis of carotenoids with emphasis on 9-cis [beta]-carotene in vegetables and fruits commonly consumed in Israel. Food Chemistry, 62, 515.

[51] Chen, B. H., Peng, H. Y. & Chen, H. E. (1995) Changes of carotenoids, color, and vitamin A contents during processing of carrot juice. Journal of Agricultural and Food Chemistry, 43, 1912-1918.

[52] Sánchez-Moreno, C., Plaza, L., De Ancos, B. & Cano, M. P. (2003) Vitamin C, provitamin A carotenoids, and other carotenoids in high-pressurized orange juice during refrigerated storage. Journal of Agricultural and Food Chemistry, 51, 647-653.

[53] Mahanom, H., Azizah, A. H. & Dzulkifly, M. H. (1999) Effect of different drying methods on concentrations of several phytochemicals in herbal preparation of 8 medicinal plants leaves. Malaysian Journal of Nutrition, 5, 47-54.

[54] Takeoka, G. R., Dao, L., Flessa, S., Gillespie, D. M., Jewell, W. T., Huebner, B., Bertow, D. & Ebeler, S. E. (2001) Processing effects on lycopene content and antioxidant activity of tomatoes. Journal of Agricultural and Food Chemistry, 49, 3713-3717.

[55] Talcott, S. T. & Howard, L. R. (1999) Phenolic autoxidation is responsible for color degradation in processed carrot puree. Journal of Agricultural and Food Chemistry, 47, 2109-2115.

[56] Kanasawud, P. & Crouzet, J. C. (1990) Mechanism of formation of volatile

compounds by thermal degradation of carotenoids in aqueous medium. 1. – carotene degradation. Journal of Agricultural and Food Chemistry, 83, 237 – 243.

[57] Bonnie, T. P. & Choo, Y. M. (1999) Oxidation and thermal degradation of carotenoids. Journal of Oil Palm Research, 2, 62 – 78.

[58] Thompson, L. U., Boucher, B. A., Liu, Z., Cotterchio, M. & Kreiger, N. (2006) Phytoestrogen content of foods consumed in Canada, including isoflavones, lignans, and coumestan. Nutrition and Cancer, 54, 184 – 201.

[59] Mansouri, A., Embarek, G., Kokkalou, E. & Kefalas, P. (2005) Phenolic profile and antioxidant activity of the Algerian ripe date palm fruit (Phoenix dactylifera). Food Chemistry, 89, 411 – 420.

[60] Mattila, P., Hellstrom, J. & Torronen, R. (2006) Phenolic acids in berries, fruits, and beverages. Journal of Agricultural and Food Chemistry, 54, 7193 – 7199.

[61] Cuvelier, M. E., Richard, H. & Berset, C. (1992) Comparison of the antioxidant activity of some acidphenols: structure – activity relationship. Bioscience, Biotechnology, and Biochemistry, 56, 324 – 325.

[62] Tomás Lorente, F. & Ferreres, F. (1988) Sulfatos de flavonoides en frutos de phoenix dactilifera. Revista de Agroqíimica y Tecnología de Alimentos, 28, 581 – 585.

[63] Hong, Y. J., Tomas – Barberan, F. A., Kader, A. A. & Mitchell, A. E. (2006) The flavonoid glycosides and procyanidine composition of Deglet Noor dates (Phoenix dactylifera). Journal of Agricultural and Food Chemistry, 54, 2405 – 2411.

[64] Harnly, J. M., Doherty, R. F, Beecher, G. R., Holden, J. M., Haytowitz, D. B., Bhagwat, S. & Gebhardt,

S. (2006) Flavonoid content ofU. S. fruits, vegetables, and nuts. Journal of Agricultural and Food Chemistry, 54, 9966 – 9977.

[65] Tahraoui, A., El – Hilaly, J., Israili, Z. H. & Lyoussi, B. (2007) Ethnopharmacological survey of plants used in the traditional treatment of hypertension and diabetes in south – eastern Morocco (Errachidia province). Journal of Ethnopharmacology, 110, 105 – 117.

[66] Al – Farsi, M., Alasalvar, C., Al – Abid, M., Al – Shoaily, K., Al – Amry, M. & Al – Rawahy, F. (2007) Compositional and functional characteristics of dates, syrups, and their by – products. Food Chemistry, 104, 943 – 947.

第 24 章 番石榴干与番木瓜干的保健性

K. Nagendra Prasad; Azrina Azlan; Barakatun Nisak Mohd Yusof

24.1 简介

水果和蔬菜的经济价值不断提高，得益于其"功能性食品"的保健性。果蔬除了能满足人体的基本营养需求之外，还含有一系列能够阻止或延缓慢性病的植物化学物质[1,2]。饮食中果蔬摄入量不足是全球公认的十大致病因素之一[3]。流行病学研究表明，多吃水果可降低心血管病、中风和癌症的发病风险[4]。

水果可大致分为温带水果、地中海-亚热带水果和热带水果。热带水果的原产地为气候温暖且全年气温相对恒定的热带。据预测，未来 10 年全球热带水果的产量将会上升。全球有 3000 多种热带水果，年总产量近 1.4×10^8 t[5]。其中，鳄梨、香蕉、芒果、番木瓜和凤梨的产量最高。过去 20 年，全球热带水果的人均消费量上升了 33%[6]。

热带水果大多具有含水量高（>80%）且货架期短的特点，容易腐败变质[7]。据估计，水果采摘后因管理不善而造成的浪费约为 40%[8,9]。对水果进行加工可延长货架期，并减少浪费。全球加工水果市场不断增长的原因就在于，加工技术使水果制品具有更好的品质、食用更方便，且摆脱了产季限制[10]。

干制是最常用且经济可行的加工方法。它既是对昂贵的保存方法（如冷藏）的替代，也是通过部分脱水而保存水果最古老的方法，可以有效防止因微生物腐败或不良生化反应而造成的变质[11]。干果是对干制方法的传统应用，并受益于其便利性和有效性[12]。干果在食品中的应用非常广泛，例如在用作袋装谷类早餐的配料时，不仅颜色诱人，且使早餐更具营养价值。此外，干果已被具有保健意识的消费者视为无脂零食的替代选择。较受欢迎的干果有葡萄干、无核小葡萄干、李子干、无花果干和西梅干等。干果浓缩了水果的营养成分、可常年保存，并保留了其天然食品的主要特征；在降低运输成本的同时，还易于加工和贮藏[10,11]。此外，干制还减少了水果的浪费与采后损耗，且整个果实均可用于食品加工。干果产业为消费者提供了可取代高度精制食品的天然食材，因而保持着为乡村造福的潜力[13]。

在干制过程中，脱水使固形物含量上升，局部糖分转化使酸含量升高。但脱水也使干果更具吸湿性（会因吸湿而使其质地、口感和外观发生改变）。还原糖与含氮化合物反应（美拉德反应）使干果呈褐色并带焦糖味。此外，由于损失了一些挥发性成分，使干果的风味与鲜果出现明显差异[10]。不过，现有文献对新鲜水果营养性与保健性的关注甚于对其相应干果的关注，故对某些干果的研究资料极少。本章以番石榴干和番木瓜干为侧重点，综述了热带干果的营养价值、生物活性成分和保健作用，并尽可能与新鲜水果做了对比。本章对研究人员、食品行业及营养学家都有一定的参考价值。

24.2 番石榴

番石榴（*Psidium guajava* L.）为桃金娘科植物。原产于中美洲、南美洲、墨西哥、印度和加勒比地区。番石榴果肉呈白色或深粉红色、味儿甜、多籽（数量不定，且质地因品种而异）[14,15]。番石榴的商业用途包括用于生产果汁、果酱、果泥、柑橘类果酱、冰淇淋、曲奇饼及其他烘焙食品等。

24.2.1 番石榴干的营养成分

表 24.1 列出了番石榴干的营养成分。Osorio 等人[16]分别用热风干燥法和冷冻干燥法各研发出一种番石榴粉。两种番石榴粉均富含果胶，并较好地保留了番石榴的香气。热风干燥法番石榴粉的水分与粗纤维含量分别为 5.3％ 和 47％；冷冻干燥法番石榴粉的含水量较低（2.75％），粗纤维含量则较高（54.5％）。Munhoz 等人[17]从番石榴果肉干和果皮干中提取了果胶，优化了提取条件（5％的柠檬酸于 97℃ 提取 60min），其果胶产率高达 11％ 以上。Tsai 等人[18]分析了番石榴干片中的果胶。番石榴干的总果胶含量丰富（6108×10^{-6}），冷水溶性果胶、热水溶性果胶和热酸溶性果胶的含量分别为 3384×10^{-6}、841×10^{-6} 和 111×10^{-6}。

表 24.1 番石榴干的营养成分

营养成分	产品	含量/（g/100g）	参考文献
水分	番石榴粉	2.7～5.3	[16]
	干果（番石榴）	6.9	[19]
	番石榴干	13.8	[21]
	冻干果肉	7.0	[10]
蛋白质	干果（番石榴）	9.7	[19]
碳水化合物	干果（番石榴）	33.0	[19]
脂肪	干果（番石榴）	4.5	[19]
粗纤维	番石榴粉	47.0～54.5	[16]
	干果（番石榴）	40.0	[19]
灰分	干果（番石榴）	5.6	[19]
果胶	果肉干和果皮干（番石榴）	11.0	[17]
	番石榴片	61.0	[18]
维生素 C	冻干果肉（番石榴）	3.0	[10]

El-Deek 等人[19]分析了晒干番石榴副产品（包括籽、果肉和果实）的营养成分。其含水量为 6.94％；粗蛋白、碳水化合物和脂肪含量分别为 9.78％、33％ 和 4.52％；粗纤维、灰分和钙含量分别为 40％、5.62％ 和 0.37％。Matias 等人[20]评估了用番石榴纤维强化的曲奇饼的化学性质，包括 pH、可溶性固形物、总酸、蛋白质、脂肪、纤

维、灰分、水分、总糖及还原糖。Marques 等人[10]估算了新鲜番石榴果肉与冻干番石榴果肉的部分营养成分含量（水分、维生素 C、磷和钙）。冻干番石榴果肉的营养素分析结果为：水分（7％）、维生素 C（30mg/100g）、磷（9.69mg/100g）、钙（12.49mg/100g）。Sanjinez-Argandona 等人[21]报道，番石榴干的水分含量为 13.8％、总糖为 16％、可滴定总酸为 5.7％。

Queiroz 等人[22]报道了番石榴干因脱水处理而损失的维生素 C 与部分矿物质（钠、钾、钙、镁、锌、锰），其矿物质含量下降 20％～64％，维生素 C 含量下降 32％～68％。冻干法对番石榴维生素 C 的保留量（63％）高于风干法（25％）和真空干燥法（58％）[23]。Sanjinez-Argandona 等人[21]研究了渗透脱水法番石榴干中抗坏血酸与类胡萝卜素的降解情况。结果表明，与渗透脱水前相比，番石榴干的类胡萝卜素降解率为 66％～70％，抗坏血酸降解率为 20％～35％。Chua 等人[24]评估了循环气流的温度对番石榴干水分与抗坏血酸含量的影响。

热烫过程中，番石榴干的颜色变化随温度的升高及浸泡时间的延长而加剧。80～95℃浸泡 90s，番石榴干的总色值上升 400％。渗透脱水法预处理后再风干时，番石榴的红色加深。真空干燥过程使番石榴干的 L 值和 a 值上升，但 b 值无明显变化。原因可能在于褐变反应和色素分解[14]。Queiroz 等人[25]比较了渗透脱水法番石榴干与新鲜番石榴的总可溶性固形物（TSS）、酸度、色差、pH、香气、外观、风味和质地等理化与感官性状。番石榴干与渗透脱水的番石榴相比，色差值有明显变化；且在感官性状上，渗透脱水的番石榴也优于风干的番石榴。Lee 等人报道，番石榴茶的持色性较强（L 值、a 值、b 值）[26]。

质地方面，渗透压实验表明，渗透脱水的番石榴所需的渗透压比风干番石榴高 109％。热烫后再做渗透脱水可使所需渗透压下降 15％，而抗坏血酸与乳酸钙可使渗透压分别上升 14.6％和 87.9％[14]。与对照组相比，用酚类化合物（如没食子酸、阿魏酸和咖啡酸）处理的番石榴干片保持了较强的硬度（达 1.25～1.60 倍）[18]。感官分析结果表明，消费者对渗透脱水番石榴的接受度高于风干番石榴。渗透脱水番石榴的品质等级（外观、风味和质地）比风干番石榴高两倍多[14]。

24.2.2　番石榴干的植物化学物质

对番石榴干植物化学成分的研究极为有限。据报道，番石榴茶的酚类物质（144.7mg/g）与类黄酮（3.02mg/g）含量最高[26]，且高于其干果。番石榴茶中主要的酚酸是没食子酸（见表 24.2）。

表 24.2　番石榴茶与番石榴干提取物中的总酚与酚酸含量

样品	总酚/（mg/g）		酚酸/（μg/g）	
	儿茶酸当量	没食子酸当量	没食子酸	阿魏酸
番石榴茶	177±9.2	279±14.0	1278±92.7	234±27.5
番石榴干	69.6±2.8	115±4.2	266±15.4	—
Tea polyphenon 60	643±8.5	985±12.8	—	—

资料来源：经 Chen 和 Yen 同意后编辑[28]；数据表示方式：（提取物的）平均值±标准差（$n=3$）。

表 24.3　番石榴茶与番石榴干提取物的抗氧化性（亚油酸法）

样品质量浓度 μg/mL	过氧化率/%[a]		
	番石榴茶	番石榴干	Tea polyphenon 60
50	17.8±2.6	49.9±2.7	17.8±1.8
100	4.7±0.2	11.6±0.8	10.1±1.1
150	3.7±0.2	7.3±0.3	11.3±0.4
200	4.5±0.1	4.8±0.2	13.1±0.4
500	6.2±0.2	0.7±0.1	19.5±1.2

资料来源：经 Chen 和 Yen 同意后编辑[28]；数据表示方式：（提取物的）平均值±标准差（$n=$3）；[a] 过氧化率越低则抗氧化性越强。

24.2.3　番石榴干的抗氧化活性

用番石榴干制作的番石榴茶，其抗氧化性弱于番石榴叶提取物[27,28]。尽管如此，其抗氧化性仍强于其他商用产品（以亚油酸法评价），浓度较高时则更强（表 24.3）。虽然其确切的抗氧化作用机制尚不明了，但可以确信的是，番石榴干具有很强的自由基清除能力[28]。表 24.4 概括性地比较了番石榴干、番石榴叶及商品化茶叶的自由基清除作用。番石榴干对过氧自由基的抑制作用随浓度的增加而增强，在较高浓度时可达 91%。

表 24.4　番石榴茶与番石榴干提取物的自由基清除作用（过氧自由基）

样品质量浓度 μg/mL	自由基清除作用/%		
	番石榴茶	番石榴干	Tea polyphenon 60
2.5	37.9±2.4	16.6±7.3	90.6±6.7
5	66.8±1.7	44.0±4.3	89.2±4.0
10	90.5±3.3	79.3±6.6	79.0±4.6
25	89.0±4.9	89.2±2.3	62.9±5.7
50	78.7±8.0	91.2±4.2	39.8±5.7

资料来源：经 Chen 和 Yen 同意后编辑[28]；数据表示方式：（提取物的）平均值±标准差（$n=$3）。

24.2.4　番石榴干的保健作用

番石榴因其保健性正逐渐受到关注，且在世界各地的传统医药中都有其应用。据称，番石榴有助于治疗高血压和糖尿病，还可用作消炎药、止痛药和伤口愈合剂，并有止泻和退烧作用[27]。针对番石榴植株其他部位的研究较为广泛，如干番石榴叶、番石榴根皮、成熟的番石榴鲜果、番石榴全果提取物或番石榴植株提取物等，但对番石榴干果成分的研究则很少[27]。

番石榴及其各种加工品的诸多保健作用均被认为得益于其植物化学成分，如具有强抗氧化活性的类黄酮和酚类物质[28]，但也与其含量有关。

体内自由基生成量上升所致的细胞内氧化反应是引发心血管病、癌症、白内障、衰老、炎性疾病以及多种神经系统失调症的关键因素[29]。番石榴干可通过阻止自由基形成、修复氧化损伤、清除受损分子、防止基因突变等潜在的抗氧化防御机制避免氧化损伤[30]。

一项用番石榴鲜果针对健康青年的试验研究[31]，以及一项用番石榴果泥饲喂动物模型的试验[32]，均证实了番石榴干具有抗氧化保护作用的假设。上述研究中，食用番石榴鲜果[31]或果泥[32]均导致血浆抗氧化剂含量显著增加，并降低了氧化应激反应，指标为谷胱甘肽过氧化物酶与谷胱甘肽还原酶的含量下降[31]。

除具有很多植物化学物质之外，番石榴的纤维含量也很高。番石榴鲜果中分离出的膳食纤维（尤其是果胶），已被证实对人体具有降胆固醇作用[33]。但番石榴干中的纤维是否具有降血脂作用还有待研究。

新鲜番石榴还是高钾水果，高血压患者食用有益[33]。但由于番石榴的干制工艺会加剧维生素和矿物质的损失[22]，故其潜在降血压作用还有待证实。

24.2.5　番石榴干商品

番石榴干果片在东南亚市场有售[5,14]。Osorio 等人[16]研发出用热风干燥法和冷冻干燥法加工的两种番石榴粉。二者均富含果胶且很好地保留了番石榴的香气，可用作高附加值食品和新鲜番石榴的替代品。干制番石榴所产生的副产品可用作家禽饲料，并同样属于高附加值产品[19]。Krasaekoop 与 Suthanwong[34]在半干的番石榴块中添加益生菌（干酪乳杆菌，$10^8 logCFU/g \sim 10^9 logCFU/g$），开发出一种益生菌食品。Sagar 和 Kumar[35]开发出多种即食脱水产品，如番石榴薄片和番石榴果旦皮。渗透脱水法可提高糖含量并降低酸度，同时还不会改变番石榴薄片的颜色、质地和天然风味。番石榴果旦皮的加工原料也是番石榴果肉[35]。

番石榴茶可用作安全饮料，并具有化学预防作用[26]。用番石榴纤维强化的曲奇饼因适应多种风味而不断出现新产品[20]。番石榴澄清果汁粉可用多种方法干制，如冷冻干燥法、喷雾干燥法和隧道干燥法。冷冻干燥的产品质量上乘，但喷雾干燥的产品稳定性较好，产业化时较为经济[36]。

24.3　番木瓜

番木瓜（*Carica papaya* L.）为番木瓜科植物（俗称木瓜、乳瓜、万寿果等，以下简称木瓜），是热带和亚热带地区的重要水果作物，其全球总产量位列芒果、香蕉、柑橘和菠萝之后[37]。其果实营养丰富（富含维生素和类胡萝卜素），色、香、味俱佳。木瓜常用于鲜食，也被加工成木瓜汁、木瓜果酱、木瓜果冻、木瓜沙拉、木瓜冰淇淋、木瓜罐头和冷冻木瓜[38-40]。

24.3.1　木瓜干的营养成分

Lemus-Mondaca 等人[41]研究了渗透脱水处理对木瓜的维生素 C、质地和颜色的影响。40%～50%的蔗糖溶液在提高维生素 C 保留率的同时还改善了木瓜干的颜色和质地。含成熟木瓜的干麦片的营养成分如下：水分（1.08%）、酸度（0.34）、总糖（60%）、还原糖（56%）、抗坏血酸（241mg/100g）和类胡萝卜素（7.3mg/100g）[42]。表24.5列出了鲜木瓜、鲜木瓜片和干木瓜片的营养成分[43]，干木瓜片的纤维含量高于鲜木瓜片。

表 24.5　鲜木瓜、鲜木瓜片和干木瓜片的营养成分（以 100g 可食部分计）

样品	单位	果汁	鲜木瓜片	干木瓜片
热量	kJ	836	867	163
脂肪	g	0.51	0.53	0.10
纤维	g	1.8	1.6	2.6
维生素 A（RAE）	μg	85.6	380	8.8

资料来源：经 Gouado 等人同意后编辑[43]；数据表示为：平均值（$n=3$），以鲜基计；RAE：维生素 A 活性当量。

据报道，用多种工艺干制的木瓜干，其维生素 C 含量均高于鲜木瓜，如冻干法（88%）、真空干燥法（86%）、二氧化碳干燥法（82%）和氮气干燥法（80%）等[23]。但冻干木瓜的营养价值低于鲜木瓜（表24.6）[10]。Kamaruzzman 等人[44]研究了木瓜皮干的营养成分，发现蛋白质（25.2%）和糖（65%）是其主要成分，天冬氨酸和甘氨酸是其主要氨基酸（表24.7）。Fouzder 等人[45]对木瓜皮干营养成分的评估也得到了近似结果。Mugula 等人[39]研究了干制工艺对木瓜干粉中维生素 A、维生素 C、总糖及含水量的影响。与鲜木瓜相比，木瓜干粉的上述成分损失严重，分别达到 97%、98%、86.8%和84.2%（表24.8）。

表 24.6　鲜木瓜与冻干木瓜果肉的营养特征

样品	营养成分		矿物质含量	
	水分/（g/100g）	维生素 C/（mg/100g）	磷/（mg/100g）	钙/（mg/100g）
鲜木瓜	89.8	87.2	9.3	13.8
冻干木瓜	0.8	66.1	6.6	13.9

资料来源：经 Marques 等人同意后编辑[10]；数据表示为：平均值（$n=3$），以鲜基计。

表 24.7　木瓜皮干的营养特征

营养成分	含量/（g/100g）
常规理化成分	
水分	91.0
粗蛋白质	25.2
粗纤维	6.7
脂类	2.1
灰分	1.0

表 24.7（续）

营养成分	含量/（g/100g）
无氮抽提物	65.0
氨基酸	
丙氨酸	0.62
精氨酸	0.48
天冬氨酸	2.60
谷氨基酸	1.50
甘氨酸	3.00
异亮氨酸[a]	0.41
亮氨酸[a]	0.77
赖氨酸[a]	0.79
苯丙氨酸[a]	0.39
丝氨酸	0.60
苏氨酸[a]	0.36
色氨酸[a]	0.02
酪氨酸	0.29
缬氨酸[a]	0.52

资料来源：经 Kamaruzzaman 等人同意后编辑[44]；数据表示为：平均值（$n=3$），以干基计；[a] 为必需氨基酸。

24.3.2　木瓜干的植物化学物质

干麦片中的木瓜干富含抗坏血酸（241mg/100g），但类胡萝卜素含量较低（7.3mg/100g）[42]。表 24.9 列出了鲜木瓜、鲜木瓜片和干木瓜片的类胡萝卜素成分。其中，番茄红素含量最高，其次为 β-胡萝卜素、隐黄质、α-胡萝卜素和玉米黄质[43]。Sian 和 Ishak[46] 研究发现，随着热烫温度的上升，木瓜干的类胡萝卜素含量（$\mu g/g$）由 99.4 降至 85.8（以干基计）；花青素含量（$\mu g/g$）由 9.2 降至 6.7。

表 24.8　干制工艺对鲜木瓜和木瓜干粉营养特征的影响

样品	单位	鲜木瓜	晒干木瓜	烘干木瓜
水分	g/100g	93.8	15.24（83.8）	14.85（84.2）
总糖	g/100g	171.7	22.7（86.8）	22.9（86.9）
维生素 A（RAE）	mg/100g	13.39	0.41（97）	0.93（92）
维生素 C	mg/100g	812.9	20.3（97.5）	5.1（98.1）

资料来源：经 Mugula 等人同意后编辑[39]；括号中的数字表示与鲜木瓜样品相比损失的百分比；数据表示为：平均值（$n=3$），以干基计；RAE：维生素 A 活性当量。

表 24.9　鲜木瓜、鲜木瓜片和干木瓜片的类胡萝卜素成分

样品	单位	鲜木瓜汁	鲜木瓜片	干木瓜片
α-胡萝卜素	μg/100g	368	83	未检出
β-胡萝卜素	μg/100g	3427	668	93.7
番茄红素	μg/100g	5081	581	188
隐黄质	μg/100g	1885	635	24
玉米黄质	μg/100g	83	99	痕量

资料来源：经 Gouado 等人同意后编辑[43]；数据表示为：平均值（$n=3$），以鲜基计。

24.3.3　木瓜干的抗氧化性

Mehdipour 等人[47]评估了木瓜干果粉的抗氧化性（体外与体内活性）。在一定剂量下，木瓜干果粉的 DPPH 自由基清除能力表现优异。浓度为 17.6mg/mL 时，其抑制率最高可达 80%。而在动物模型试验中，用不同日剂量（每天 100mg/kg、200mg/kg 和 400mg/kg）的木瓜干果粉饲喂，其脂质过氧化作用分别下降 35%、39% 和 40%。此外，其血中总抗氧化力比对照组和维生素 E 组（18%）显著提高了 11%～24%[47]。

24.3.4　木瓜干的保健作用

与番石榴类似，木瓜也在传统医药中应用广泛，如促消化、促伤口愈合，以及民间用于避孕和堕胎。Adebisi 和 Bello[48]调查发现，在尼日利亚西南部，木瓜干是传统的男性避孕用草药。

在多个动物模型试验中，木瓜干水提取物与乙醇提取物均有一定的保肝作用[49]。该提取物可抑制四氯化碳的毒害作用（如肝中毒）[49]。其保护作用机制可能是降低了血清胆红素及某些肝功能相关酶（如丙氨酸转氨酶、天冬氨酸转氨酶、碱性磷酸酶）的含量水平。有趣的是，对大鼠肝脏的组织病理学研究发现，与对照组相比，食用木瓜干提取物明显减少了肝细胞的坏死和恶化[49,50]。

有研究证实，木瓜干与干羽衣甘蓝（4∶6）混合物对结肠炎大鼠模型产生了积极的益生元效果与抗肠炎作用[51]。产生益生元效果的原因是造成了乳酸菌与双歧杆菌数量的上升，而抗肠炎活性则源于其对减少大鼠结肠细胞坏死的显著作用[51]。

此外，常吃木瓜或其产品（果汁或干果）可提高人体维生素 A 水平。Gouado 等人[43]证实，经常食用鲜木瓜、木瓜果汁和木瓜干，使喀麦隆人口的血清维生素 A 含量升高。但鲜木瓜和木瓜汁的作用强于木瓜干，可能是因为类胡萝卜素的生物利用度在鲜果中较高。

有人利用动物模型研究了木瓜干乙醇提取物的抗溃疡活性[52]。通过测量胃酸分泌量、游离酸、总酸和溃疡指数来评估溃疡的改善。结果表明，木瓜干提取物具有抗溃疡作用，实验组的胃酸分泌量、游离酸、总酸和溃疡指数均比对照组有所下降[52]。

24.3.5　木瓜干商品

有人用成熟木瓜研发了多种木瓜麦片[42]，其冷藏保质期达 60d，并能保持良好的

感官品质。Trongpanich 等人[53]研发了脆木瓜干。Fernandes 等人[54]研制了超声脱糖的脱水木瓜产品。Krasaekoopt 和 Suthanwong[34]对半干的木瓜片用益生菌（干酪乳杆菌，$10^8 \log$ CFU/g～$10^9 \log$ CFU/g）强化，开发了益生菌食品。Buenz 和 Fuatai[13]开发了用二氧化硫和甘油预处理的木瓜干，该方法有望提高农产品的附加值。在浓缩木瓜果浆中添加糖、海藻酸钠、果胶和甘油等成分，可加工出重组水果，然后切成圆柱状，脱水后裹上糖衣[55]。另外，还有人开发了木瓜方糖[56]和木瓜粉[39]产品。木瓜粉可调制出感官品质不错的饮品。木瓜皮干还可用作肉用仔鸡的饲料成分[45]。

24.4　总结

干果有助于减少水果的损耗，并延长其货架期。它们随处可得，且富含营养素（尤其是纤维和维生素 C），因而对克服营养不良一定作用。由于很多干果的外观都是皱巴巴的，且在干制时会损失一部分营养素。因而，有必要批准更多的研究项目，以确定最有效的食品加工方法，使得在最大限度地减少养分流失的同时，还能保留其植物化学成分。对番石榴干与木瓜干保健功效的记载十分广泛。但有关这两种干果与其鲜果的对比研究仍有待开展，如在预防和治疗慢性病方面的动物实验研究或临床研究。

致谢：

作者对 MOSTI 科学基金（5450555）、研究型大学资助计划（RUGS 9192600）及马来西亚博特拉大学研发中心项目（02 - 01 - 09 - 0703RU）的资助表示感谢！

参考文献

[1] Khoo，H. E.，Prasad，K. N.，Kong，K. W.，Jiang，Y. & Amin，I.（2011）Carotenoids and their isomers. Colorful pigments in fruits and vegetables. Molecules，16，1710 - 1738.

[2] Prasad，N. K.，Aradhya，S. M. & Shivamurthy，G. R.（2008）Ipomoea aquatica—an underutilized green leafy vegetable—review. International Journal of Botany，4，93 - 99.

[3] WHO（2002）Global Strategy on Diet，Physical Activity and Health；World Health Assembly，Resolution 55. 23. Published online at：http：//www. who. int/diet-physicalactivity/strategy/eb11344/strategy ＿ english ＿ web. pdf，last accessed November 11，2011.

[4] Steffen，L. M.，Jacobs，J. D. R.，Stevens，J.，Shahar，E.，Carithers，T. & Folsom，A. R.（2003）Associations of whole - grain，refined - grain，and fruit and vegetable consumption with risks of all - cause mortality and incident coronary artery disease and ischemic stroke：the atherosclerosis risk in communities（ARIC）study. American Journal of Clinical Nutrition，78，383 - 390.

[5] Strawn，L. K.，Schneider，K. R. & Danyluk，M.（2011）Microbial safety of tropical fruits. Critical Reviews in Food Science and Nutrition，51，132 - 145.

[6] FAO (2011) Global Food Losses and Food Waste: Extent, Causes, and Prevention. Published online at: http://www.fao.org/fileadmin/user_upload/ags/publications/GFL_web.pdf, last accessed November 11, 2011.

[7] Golan, R. B. (2001) Subtropical and tropical fruits. Postharvest Diseases of Fruits and Vegetables, 268 - 293.

[8] Karim, M. A. & Hawlader, M. N. A. (2005) Mathematical modeling and experimental investigation of tropical fruits drying. International Journal of Heat and Mass Transfer, 48, 4914 - 4925.

[9] FAO (2003) Medium - Term Prospects for Agricultural Commodities—Projections to the Year 2010. Published online at: http://www.fao.org/docrep/006/y5143e/y5143e00.htm, last accessed August 8, 2011.

[10] Marques, L. G., Silveira, A. M. & Freire, J. T. (2006) Freeze - drying characteristics of tropical fruits. Drying Technology, 24, 457 - 463.

[11] Marques, L. G., Prado, M. M. & Freire, J. T. (2009) Rehydration characteristics of freeze - dried tropical fruits. LWT—Food Science and Technology, 42, 1232 - 1237.

[12] Ganjyal, G. M., Hanna, H. M. & Devadattam, D. S. K. (2003) Processing of sapota (Sapodilla): drying. Journal of Food Science, 68, 517 - 520.

[13] Buenz, E. J. & Fuatai, L. (2007) A potential dried fruit market in independent Samoa. Journal of Sustainable Agriculture, 31, 17 - 51.

[14] Fernandes, F. A. N., Rodrigues, S., Law, C. H. & Majumdar, S. (2011) Drying of exotic tropical fruits: a comprehensive review. Food and Bioprocess Technology, 4, 163 - 185.

[15] Kong, K. K., Rajab, N. F., Prasad, K. N., Ismai, A., Markom, M. & Tan, C. P. (2010) Lycopene - rich fractions derived from pink guava by - product and their potential activity towards hydrogen peroxideinduced cellular and DNA damage. Food Chemistry, 123, 1142 - 1148.

[16] Osorio, C., Carriazo, J. G. & Barbosa, H. (2011) Thermal and structural study of guava (Psidium guajava L.) powders obtained by two dehydration methods. Quimica Nova, 34, 636 - 640.

[17] Munhoz, C. L., Sanjinez - Argando ña, E. J. & Soares - Júnior, M. S. (2010) Extraction of pectin from dehydrated guava. Ciencia e Tecnologia de Alimentos, 30, 1.

[18] Tsai, P. J., Sun, Y. F. & Hsiao, S. H. (2010) Strengthening the texture of dried guava slice by infiltration of phenolic compounds. Food Research International, 43, 825 - 830.

[19] El - Deek, A. A., Hamdy, S. F., Attia, Y. A. & El - Sahat, A. M. (2009) Guava by product meal processed in various ways and fed in differing amounts as a component in laying hen diets. International Journal of Poultry Science, 8, 866 - 874.

[20] Matias，M. D. F. O. ，Oliveira，D. ，Gertrudes，E. L. & Dos Anjos Magalh āes，M. M. （2005）Use of fibres obtained from the cashew （Anacardium occidentale L. ）and guava （Psidium guajava）fruits for enrichment of food products. Brazilian Archives of Biology and Technology，48，143 – 150.

[21] Sanjinez – Argandona，E. J. ，Cunha，R. L. ，Menegalli，F. C. & Hubinger，M. D. （2005）Evaluation of total carotenoids and ascorbic acid in osmotic pretreated guavas during convective drying，Italian Journal of Food Science，17，305 – 314.

[22] Queiroz，V. A. V. ，Berbert，P. A. ，De Molina，M. A. B. ，De Gravina，G. A. ，Queiroz，L. R. & Da Silva，J. A. （2008）Nutritional quality of osmo – convective dried guavas. Ciencia e Tecnologia de Alimentos，28，329 – 340.

[23] Hawleder，M. N. A. ，Perera，C. O. ，Tian，M. & Yeo，K. Y. （2006）Drying of guava and papaya：impact of different drying methods. Drying Technology，24，77 – 87.

[24] Chua，K. J. ，Chou，S. K. ，Ho，J. C. ，Mujumdar，A. S. & Hawlader，M. N. A. （2000）Cyclic air temperature drying of guava pieces：effects on moisture and ascorbic acid contents. Food and Bioproducts Processing：Transactions of the Institution of Chemical Engineers，Part C，78，72 – 78.

[25] Queiroz，V. A. V. ，Berbert，P. A. ，De Molina，M. A. B. ，Gravina，G. D. A. & Deliza，R. （2007）Osmotic dehydration and convective drying of guava. Pesquisa Agropecuaria Brasileira，42，1479 – 1486.

[26] Lee，B. H. ，Hsieh，M. C. ，Chiang，T. C. & Wu，S. C. （2007）The antioxidative and antimutagenic properties of guava tea treated by different drying processes. Taiwanese Journal of Agricultural Chemistry and Food Science，45，247 – 256.

[27] Gutierrez，R. M. P. ，Mitchell，S. & Solis，R. V. （2008）Psidium guajava：a review of its traditional uses，phytochemistry and pharmacology. Journal of Ethnopharmacology，117，1 – 27.

[28] Chen，H. Y. & Yen，G. C. （2007）Antioxidant activity and free radical scavenging capacity of extracts from guava （Psidium guajava L. ）leaves. Food Chemistry，101，686 – 694.

[29] Sarma，D. S. ，Mallick，A. R. & Ghosh，A. K. （2010）Free radicals and their role in different clinical conditions：an overview. International Journal of Pharma Sciences and Research，1，185 – 192.

[30] Norshazila，S. ，Syed Zahir，I. ，Mustapha，S. K. ，Aisyah，M. R. & Kamarul，R. K. （2010）Antioxidant levels and activities of selected seeds of Malaysian tropical fruits. Malaysian Journal of Nutrition，16，149 – 159.

[31] Rahmat，A. ，Bakar，M. F. A. & Hambali，Z. （2006）The effects of guava （Psidium guajava）consumption on total antioxidant and lipid profile in normal male youth. African Journal of Food Agriculture Nutrition and Development，6，1 – 12.

[32] Norazmir，M. N. & Ayub，M. Y. （2010）Beneficial lipid – lowering effects of

pink guava puree in high fat diet induced – obese rats. Malaysian Journal of Nutrition, 16, 171 – 185.

[33] Singh, R. B. , Rastogi, S. S. , Singh, R. , Ghosh, S. , Gupta, S. & Niaz, M. A. (1993) Can guava fruits decrease blood pressure and blood lipids? Journal of Human Hypertension, 7, 33 – 38.

[34] Krasaekoopt, W. & Suthanwong, B. (2008) Vacuum impregnation of probiotics in fruit pieces and their survival during refrigerated storage. Kasetsart Journal—Natural Science, 42, 723 – 731.

[35] Sagar, V. R. & Kumar, P. S. (2007) Processing of guava in the form of dehydrated slices and leather. Acta Horticulturae, 735, 579 – 589.

[36] Chopda, C. A. & Barrett, D. M. (2001) Optimization of guava juice and powder production. Journal of Food Processing and Preservation, 25, 411 – 430.

[37] Rajarathnam, S. (2010) Perspectives of processing papaya (Carica papaya) fruit: national and international strategies. Acta Horticulturae, 851, 547 – 554.

[38] Furtado, J. , Siles, X. & Campos, H. (2004) Carotenoid concentration in vegetables and fruits common to Costa Rican diet. International Journal of Food Science and Nutrition, 55, 101 – 113.

[39] Mugula, J. K. , Kessy, F. L. & Lyimo, M. H. (1994) Production and storage stability of non – alcoholic pawpaw beverage powder. Plant Foods for Human Nutrition, 46, 167 – 173.

[40] Wall, M. M. (2006) Ascorbic acid, vitamin A and mineral composition of banana (Musa sp.) and papaya (Carica papaya) cultivars grown in Hawaii. Journal of Food Composition and Analysis, 19, 434 – 445.

[41] Lemus – Mondaca, R. , Miranda, M. , Andres Grau, A. , Briones, V. , Villalobos, R. & Vega – Galvez, A. (2009) Effect of osmotic pretreatment on hot air drying kinetics and quality of Chilean papaya (Carica pubescens). Drying Technology, 27, 1105 – 1115.

[42] Rai, S. & Chauhan, A. S. (2008) Quality attributes of drum – dried papaya – cereal flakes developed from ripe papaya (Carica papaya L.). Electronic Journal of Environmental, Agricultural and Food Chemistry, 7, 2914 – 2931.

[43] Gouado, I. , Schweigert, F. J. , Ejoh, R. A. , Tchouanguep, M. F. & Camp, J. V. (2007) Systemic levels of carotenoids from mangoes and papaya consumed in three forms (juice, fresh and dry slice). European Journal of Clinical Nutrition, 61, 1180 – 1188.

[44] Kamaruzzaman, M. , Chowdhury, S. D. , Podder, C. K. & Pramanik. M. A. H. (2005) Dried papaya skin as a dietary ingredient for broiler chickens. British Poultry Science, 46, 390 – 393.

[45] Fouzder, S. K. , Chowdhury, S. D. , Howlider, M. A. R. & Podder, C. K.

(1999) Use of dried papaya skin in the diet of growing pullets. British Poultry Science, 40, 88 – 90.

[46] Sian, N. K. & Ishak, S. (1991) Carotenoid and anthocyanin contents of papayas and pineapple: influence of blanching and predrying treatments. Food Chemistry, 39, 175 – 185.

[47] Mehdipour, S. , Yasa, N. , Dehghan, G. , Khorasani, R. , Mohammadirad, A. , Rahimi, R. & Abdollahi, M. (2006) Antioxidant potentials of Iranian Carica papaya juice in vitro and in vivo are comparable to – tocopherol. Phytotherapy Research, 20, 591 – 594.

[48] Adebisi, I. M. & Bello, S. O. (2011) An ethnobotanical survey of herbal male contraceptives used in South – West Nigeria. African Journal of Pharmacy and Pharmacology, 5, 289 – 291.

[49] Sadeque, Z. & Begum, Z. A. (2010) Protective effect of dried fruits of Carica papaya on hepatotoxicity in rat. Bangladesh Journal of Pharmacology, 5, 48 – 50.

[50] Rajkapoor, B. , Jayakar, B. , Kavimani, S. & Murugesh, N. (2002) Effect of dried fruits of Carica papaya LINN on hepatotoxicity. Biological and Pharmaceutical Bulletin, 25, 1645 – 1646.

[51] Lima de Albuquerque, C. , Comalada, M. , Camuesco, D. , Rodriguez – Cabezas, M. E. , Luiz – Ferreira, A. , Nieto, A. , de Souza Brito, A. R. M. , Zarzuelo, A. & Gálvez, J. (2010) Effect of kale and papaya supplementation in colitis induced by trinitrobenzenesulfonic acid in the rat. e – SPEN, the European e – Journal of Clinical Nutrition and Metabolism, 5, e111 – e116.

[52] Rajkapoor, B. , Jayakar, B. , Anandan, R. & Murugesh, N. (2003) Antiulcer effect of dried fruits of Carica papaya L. in rats. Indian Journal of Pharmaceutical Sciences, 65, 638 – 639.

[53] Trongpanich, K. , Stonsaovapak, S. , Puminat, W. & Yunchalad, M. (2008) Quality determination of Thai dried pickled fruits and vegetables. Acta Horticulturae, 787, 363 – 371.

[54] Fernandes, F. A. N. , Oliveira, F. I. P. & Rodrigues, S. (2008) Use of ultrasound for dehydration of papayas. Food and Bioprocess Technology, 1, 339 – 345.

[55] Grizotto, R. K. , Berbari, S. A. G. , De Moura, S. C. S. R. & Claus, M. L. (2006) Shelf life studies of restructured and dried fruit made from concentrated papaya pulp. Ciencia e Tecnologia de Alimentos, 26, 709 – 714.

[56] Kaleemullah, S. , Kailappan, R. & Varadharaju, N. (2002) Studies on osmotic – air drying characteristics of papaya cubes. Journal of Food Science and Technology, 39, 82 – 84.

第25章 芒果干植物化学成分、抗氧化性及其保健作用

Fouad Abdulrahman Hassan, Sadeq Hasan Al–Sheraji, and Amin Ismail

25.1 简介

芒果（俗称芒果）是最受欢迎的热带水果之一。2009年，全球芒果产量为3350万吨，在主要水果作物中排名第5[1]，因能促进健康而位居超级水果清单前列[2]。印度是全球最大的芒果生产国，其次为中国、泰国、印度尼西亚、巴基斯坦、墨西哥和巴西。多数芒果均被用于鲜食，其余的则被加工成各种芒果制品，如芒果蜜、芒果汁干粉、芒果干、糖水芒果罐头、芒果酸辣酱、腌芒果等[3]。

芒果有大量尚未充分利用的土生品种，有一定的商业开发潜力。食用品种有芒果（M. indica）、蓝灰芒（M. caesia）、异味芒（M. foetida）、香芒（M. odorata）和巨果芒（M. pajang）等。消费者最常见的产品大多为芒果，其他未被充分利用的品种（如巨果芒），在马来西亚、文莱和印度尼西亚等地均有发现，个头比常见的芒果大3倍。各种芒果的物理性质几乎相同。有研究表明，芒果果实的各部位均富含膳食纤维和植物化学成分[4-8]，可作抗氧化剂之用[9,10]。

多吃水果（如芒果）可降低心血管病和某些癌症的患病风险，从而维持生命质量[11,12]，该观点已被广泛接受。一般而言，多数新鲜水果的含水量均在80%以上，故保质期有限，易腐烂。因此，宜采用干燥之类的保存技术脱去水果的部分水分。国内外市场上此类脱水产品层出不穷，原因就在于脱水后能够改善水果的品质，诸如保留天然保健成分、防止微生物滋生、降低储运成本等。本章综述了芒果干（果肉和果皮）的营养特性、抗氧化性及其保健作用。

25.2 芒果干的成分与营养特性

25.2.1 成分特点

表25.1比较了新鲜芒果与芒果干的成分特点。有报告显示，芒果纤维粉的平均含水量为1%[13]和4%[14]；用巨果芒纤维浆生产的纤维粉，含水量小于5%[7]；异味芒新鲜果肉（可食部分）的含水量为78g/100g[15]；巨果芒果皮粉的水含量相对较低（4%）[8]。上述含水量差异的原因可能是干燥方法不同、芒果品种不同、制粉工艺不同。

芒果纤维的灰分含量高于巨果芒纤维（2.8%和0.84%）[5,7]；巨果芒果汁粉（3.3%）比芒果果汁粉的灰分含量高3倍[13,16]。说明芒果干类食品是良好的矿物成分

来源。

　　鲜芒果可食部分的蛋白质含量约为2g/100g；巨果芒果汁粉为3.8%[16]，高于芒果果汁粉[13]；巨果芒纤维粉和巨果芒果肉粉分别为3.7%和4.6%[7,8]；异味芒果肉可食部分为0.8%[15]。

　　芒果是脂肪含量相对较少的低热量热带水果之一。巨果芒果肉、巨果芒果汁粉和巨果芒纤维浆干粉的脂肪含量分别为1.98%、1.75%、0.79%，巨果芒果皮粉的脂肪含量（2.9%)[8]与芒果果皮粉接近[4,5,9]。

　　芒果的糖类含量（32.6%，以干重计）[5]高于异味芒果肉（0.18%)[15]、巨果芒果肉（4.1%)[7]、巨果芒果皮粉（7.3%)[8]和印度芒果皮（29%)[9]。与葡萄皮（3%)[20]、柑橘皮纤维（27%）和番石榴纤维（28%)[21]相比，芒果在这些水果中糖类含量最高。

表 25.1　新鲜芒果与芒果干的化学成分　　　　　　　　　　　　%

常规组分	芒果（鲜）[17,18]	芒果（粉）[13]	巨果芒（鲜）[16]	巨果芒（粉）[16]	芒果（可食部分）[19]	巨果芒（果皮粉）[8]	巨果芒（纤维）[7]
水分	79.1	0.8	86.8	10.0	88.2	3.9	4.65
蛋白质	0.98	1.3	1.13	3.78	0.7	4.6	3.37
脂肪	0.32	0.1	1.98	1.75	0.1	2.9	0.79
灰分	0.5	0.7	0.43	3.3	未检出	2.7	0.84
糖类	15.6	95.8	21.0	76.1	11.6	7.3	4.02
水溶性膳食纤维	1.0	未检出	0.42	0.68	未检出	33.4	9.05
不溶性膳食纤维	1.0	未检出	4.84	0.12	未检出	33.4	78.5
热量/（kcal/100g）	未检出	389	429	0.12	未检出	未检出	未检出

　　无论芒果是否成熟，都是消费者和食品工业良好的膳食纤维来源。表25.2列出了芒果不同部位的膳食纤维含量及其有价值的发现。表25.3则列出了巨果芒纤维浆与果皮粉中所含的中性糖（单糖）、糖醛酸和硫酸木素等在膳食纤维中的占比。糖醛酸与单糖的同时存在，表明巨果芒纤维和果皮粉中存在与芒果细胞壁结构相关的半纤维素（阿拉伯木聚糖、葡糖醛酸木聚糖与木葡聚糖）和果胶类物质。

表 25.2　不同芒果品种的膳食纤维含量及其有价值的发现

品种	部位	有价值的发现	膳食纤维含量/（g/100g）	参考文献
芒果	果皮	富含DF	70.1	[4]
芒果	带肉果皮	自由基淬灭能力	28.1	[5]
芒果	果皮	增强抗氧化性	51.2	[6]
芒果	全果	SDF/IDF等比例	7.9	[22]

表 25.2（续）

品种	部位	有价值的发现	膳食纤维含量/（g/100g）	参考文献
芒果	全果	富含 SF	10.0	[18]
芒果	青果与熟果的果皮	成熟果皮的 DF 最高	45～78	[23]
巨果芒	果汁粉	富含 SDF	0.8	[16]
芒果	果汁粉	纤维含量高	1.4	[13]
巨果芒	纤维浆	富含 IDF	88.0	[7]
巨果芒	果皮	SDF/IDF 比例平衡		[8]
芒果	果肉	富含粗纤维	3.7	[24]
芒果	果皮	果胶含量高（SDF）	11～21	[25]
芒果	青果与熟果	青果富含纤维	10.7	[26]

SDF：水溶性膳食纤维；IDF：不溶性膳食纤维；DF：膳食纤维；SF：可溶性膳食纤维。

表 25.3　巨果芒干果制品 SDF、IDF 中的单糖成分

单糖	巨果芒纤维浆（以干基计）		巨果芒果皮粉（以干基计）	
	SDF 含量/%	IDF 含量/%	SDF 含量/%	IDF 含量/%
赤藓糖	0.14±0.01	未检出	未检出	未检出
葡萄糖	0.39±0.01	4.46±0.11	2.49±0.23	1.15±0.15
半乳糖	0.05±0.01	1.20±0.06	0.80±0.06	0.17±0.01
鼠李糖	0.16±0.01	1.65±0.04	0.44±0.02	0.20±0.02
阿拉伯糖	0.72±0.02	18.47±0.19	4.89±0.28	3.05±0.13
甘露糖	1.51±0.03	3.15±0.12	12.49±0.56	4.87±0.22
木糖	0.04±0.01	0.99±0.02	0.40±0.14	0.09±0.01
果糖	未检出	未检出	0.15±0.01	0.10±0.01
岩藻糖	0.01±0.01	0.26±0.02	未检出	未检出
中性糖类	3.02±0.11	30.18±0.56	21.66±0.32	9.63±0.53
糖醛酸类	5.83±0.13	30.18±0.56	11.75±0.23	9.63±0.53
硫酸木素	未检出	33.11±0.72	未检出	21.51±0.47
总 NSP 含量/%	8.85±0.24	78.80±0.96	33.41±0.32	17.26±0.52

数据来源：经 Al-sheraji 等人[7]与 Hassan 等人[8]同意后编辑；数据表示方式为：平均值（n=3，以干基计）；SDF：可溶性膳食纤维；IDF：不溶性膳食纤维；NSP：非淀粉多糖（中性糖＋糖醛酸）。

表 25.4 芒果中矿物质与维生素的含量（以每 100g 可食部分计）

营养成分	单位	鲜芒果[27]	芒果干[13,23]
矿物质			
钙	mg	11	48.4
铜	mg	0.11	0.3
铁	mg	0.16	2.2
镁	mg	10	16.7
锰	mg	0.06	未检出
磷	mg	14	未检出
钾	mg	168	486
硒	μg	0.6	未检出
钠	mg	1	732
锌	mg	0.09	0.12
维生素			
维生素 C	mg	36.4	31.5
维生素 E	mgATE	0.90	33.7

ATE：α-生育酚当量。

此外，芒果干中还含有相当多的甘露糖、阿拉伯糖和半乳糖，提示芒果干中还可能含有阿拉伯甘露聚糖、半乳甘露聚糖或其他果胶单糖。

25.2.2 营养学特性

表 25.4 列出了鲜芒果与芒果干的矿物质与维生素成分。芒果是钾、磷、钙、镁、钠、铜、铁、锌、锰和硒的良好来源。芒果干富含钠、钾、钙、镁、铜、铁和锌[13]。

芒果制品中，抗坏血酸含量（mg/100g）较高的是巨果芒果汁粉（132），巨果芒果肉为 46[16]、异味芒为 47[15]、芒果果肉为 18～65，芒果果肉粉为 63[14,28]。巨果芒果肉和巨果芒果汁粉的抗坏血酸含量与前述芒果果肉的含量相近[29]。在水果的干制过程中，对其抗坏血酸的降解有影响的因素包括 pH、温度、光照、氧、金属催化剂、酶及干制方法[30]，常规干制方法对抗坏血酸含量的影响大于冷冻干燥法[31]。

25.3 芒果干的植物化学成分与抗氧化活性

25.3.1 抗氧化活性

多酚、类胡萝卜素和抗坏血酸等抗氧化剂均具有生物活性。DPPH 法和 FRAP 法测定结果显示，巨果芒果皮粉的抗氧化活性与 BHT（二丁基羟基甲苯）及抗坏血酸相当。巨果芒果皮粉的抗氧化活性值（μg/mL）为 1248，而抗坏血酸为 1318[32]，其

DPPH 清除能力（IC_{50}）为 $44\mu g/mL$[8]。Gorinstein 等人[33]发现，芒果的抗氧化性强于其他水果。FRAP 法和 TEAC 法测量结果显示，异味芒鲜果的抗氧化活性强于异味芒纤维和异味芒粉[34]。冻干芒果的抗氧化活性低于其鲜果的果肉[35]。而 Soong 和 Barlow[36]报道则与此相反，冻干芒果肉比其新鲜果肉的抗氧化活性更强。测量结果的差异可能源于对抗氧化剂测试方法的应用程度不同、果实成熟度及制样差异等。如表 25.5 所示，Mohamad Shofian 等人[35]比较了鲜芒果与冻干芒果的抗氧化剂成分（总酚含量、抗坏血酸和 β-胡萝卜素），发现其抗坏血酸含量无显著差异（$P > 0.05$）。

表 25.5　鲜芒果与冻干芒果的抗氧化剂成分

品种	总酚含量 mgGAE/100g	抗坏血酸含量 mg/100g	β-胡萝卜素含量 μg/100g	参考文献
鲜芒果	99.7±8.7	8.36±2.33	660±61	[23]
冻干芒果	76.6±8.1	8.34±1.74	487±29	[35]

GAE：没食子酸当量。

芒果的强抗氧化性与总酚含量（mg GAE/g）有关。芒果的总酚含量（16.1）低于巨果芒纤维（30）[5]，也低于墨西哥酸橙（10.55 和 19.9）[37]和番石榴（58.7）[38]，但高于苹果（3）[4]。巴西产 Ubá、Palmer、Haden 和 Tommy Atkins 等芒果品种（果肉）的总酚含量各不相同，其中 Ubá 最高（220）、Palmer（130）、Haden（60）、Tommy Atkins（50）[28]。芒果中的总酚可能有助于提高日常饮食的抗氧化剂摄入量，据估计，多酚的日膳食摄入量为 0.15～1.0g[39,40]。巨果芒果汁粉的总酚含量（0.19）低于巨果芒果肉（0.26）[16]。与 Ribeiro 等人[28]的报道相比，巨果芒果肉的总酚含量仅为芒果总酚含量的 48%～87%。据更早的报道，巨果芒果皮与果核的总酚含量相对较高[10]。

巨果芒果皮粉的可提取多酚总量（TEP，单位 mg GAE/g）为 98[8]，高于 Haden 芒果皮纤维（70）[4]、墨西哥酸橙果皮（19）[37]、番石榴果皮（59）[38]、葡萄果皮（37.6～52.2）[20]和巨果芒果皮（24）[10]，与印度芒果皮（96.2）[9]相近。巨果芒果皮中的 TEP 明显较高，使其具有潜在的抗氧化活性。冻干芒果的 TEP 比鲜芒果低 23%[35]。

25.3.2　酚酸

植物性食物富含酚酸。Hassan 等人报道[32]，酚酸（如没食子酸和没食子酸甲酯）具有抗菌活性，可治疗龋齿和牙周疾病。另据报道，鞣花酸具有抗诱变、抗病毒、抗肿瘤和抗氧化性，同时还有肌肤美白作用[32]。芒果中已鉴别出的酚酸有没食子酸、苯甲酸、3,4-二羟基苯甲酸、没食子酸甲酯、没食子酸丙酯和苯甲酸丙酯[41]。芒果果肉中检出了没食子酸、间-双没食子酸、没食子单宁、芒果苷和一种未知的可水解单宁[42]。在芒果熟成的各期，果皮的酚酸总含量均高于果肉[43]。El-sissi 等人[44]从芒果各部位（果肉、果皮、籽、叶、茎皮提取物）鉴别出一些酚酸（可水解单宁），主要包括：没食子酸、没食子酸甲酯、双没食子酸、鞣花酸、β-葡萄糖没食子鞣苷和较低浓度的 α-没食子酸鞣质。

芒果富含多种酚酸[45]。芒果果肉中鉴别出的多酚主要有芒果苷、没食子酸（间-双没食子酸与间-三没食子酸）、鞣花酸及 β-葡萄糖没食子鞣苷衍生物[42]。没食子酸被确认为是芒果果肉中主要的多酚[46]。巨果芒果皮中含有多种酚酸，如没食子酸、鞣花酸、原儿茶酸、4-羟基苯甲酸、绿原酸、香草酸、对-香豆酸、阿魏酸、没食子酸甲酯及没食子酸乙酯[8]。没食子酸是芒果果实中主要的多酚[8,47]，成熟芒果的没食子酸含量高于其他水果[33]，图 25.1 是芒果中主要的酚酸。

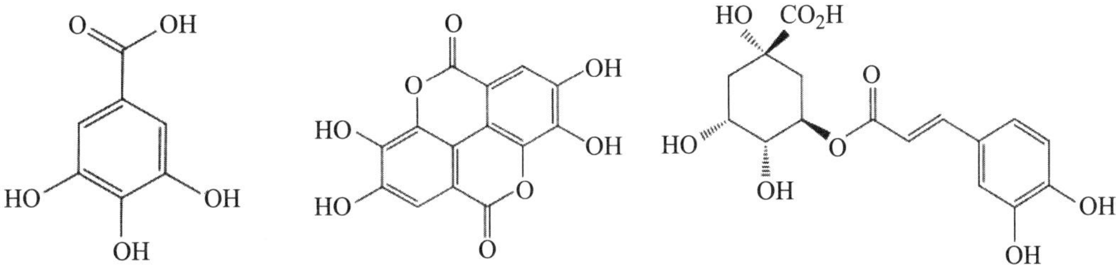

图 25.1　芒果中检出的主要酚酸的化学结构

25.3.3　类黄酮和氧蒽酮类

按含氧杂环的氧化程度可将类黄酮分为：黄酮类、黄烷酮类、黄酮醇类、黄烷醇类、异黄酮类、花青素类和原花青素类。Schieber 等人报道了芒果中鉴别出的类黄酮[42]，证实了芒果果肉中存在与槲皮素相关的糖苷，且以黄酮醇糖苷为主，即槲皮素-3-半乳糖苷（22.1mg/kg）；其次为槲皮素-3-葡萄糖苷（16.0mg/kg）和槲皮素-3-阿拉伯糖苷（5.0mg/kg）；槲皮素苷元的含量为 3.5mg/kg；还含有微量的其他黄酮醇糖苷，如山萘酚。

芒果富含类黄酮和氧蒽酮类成分，如芒果苷、儿茶素、槲皮素、山萘酚、鼠李素[45]、黄酮醇和氧蒽酮[48]。据报道，芒果果肉中含槲皮素和异槲皮素[42]；芒果果皮中含槲皮素、山萘酚、鼠李素、芒果苷、芒果苷酯、异芒果苷、异芒果苷酯[46]；巨果芒果皮中检出的类黄酮包括：（＋）-儿茶素、芸香苷、桑色素、大豆苷元、山萘酚和氧蒽酮芒果苷[8]。

Berardini 等人研究表明[48]，Tommy Atkins 芒果皮中含有大量黄酮醇-O-与氧蒽酮-C-糖苷，包括异芒果苷、芒果苷酯、异芒果苷酯、槲皮素-3-O-二糖苷、槲皮素-3-O-半乳糖苷、槲皮素-3-O-葡萄糖苷、槲皮素-3-O-木糖苷、槲皮素-3-O-吡喃阿拉伯糖苷、槲皮素-3-O-呋喃阿拉伯糖苷、槲皮素-3-O-鼠李糖苷、山萘酚-3-O-葡萄糖苷、鼠李素-3-O-半乳糖苷、鼠李素-3-O-葡萄糖苷、槲皮素（苷元）、芒果苷、异芒果苷、芒果苷酯和异芒果苷酯。Ribeiro 等人[49]在芒果中鉴别出的黄酮醇和氧蒽酮包括：芒果苷、异芒果苷、芒果苷酯、山萘酚、槲皮素及其有关的多种糖苷。图 25.2 是芒果中部分类黄酮的化学结构。

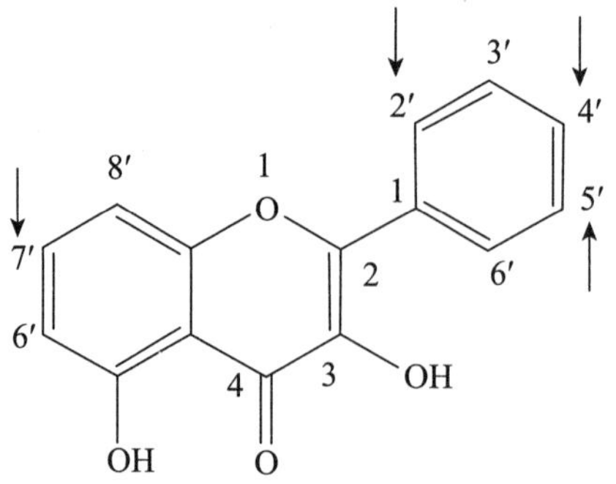

2=OH，4=OH，7=OH：桑色素

4=OH，5=OH，7=OH：芸香苷

4=OH，7=OH：山萘酚

图 25.2　芒果中部分类黄酮的化学结构

据报道，某些品种的芒果中还含有儿茶素，如（＋）-儿茶素、（－）-表儿茶素、（－）-表没食子儿茶素、（－）-表儿茶素没食子酸酯和（＋）-没食子儿茶素。芒果提取物则主要含儿茶素和表儿茶素[41,46,50]。

花青素类是表现最为出色的类黄酮，属于通用植物性着色剂，在许多食物中呈现红色、紫色和蓝色，已鉴定出的化学结构超过 600 种[51]。芒果皮中的花青素含量估计为 203～565mg/100g（以干基计），因品种或成熟期而异[52]。

25.3.4　类胡萝卜素

类胡萝卜素主要有两类：

（1）胡萝卜素类：仅由 C、H 原子组成的烃类化合物，包括 β-胡萝卜素和番茄红素[53]。

（2）叶黄素类：胡萝卜素类的氧合衍生物，包括叶黄素、玉米黄素、异玉米黄素、辣椒红素、辣椒玉红素、隐黄素、虾青素、3-表叶黄素和角黄素[53]。

芒果富含类胡萝卜素，故使成熟芒果的果肉呈黄色或橙黄色、且富含维生素 A 原，并具抗氧化活性。如表 25.6 所示，β-胡萝卜素通常为芒果果肉中主要的类胡萝卜素，占类胡萝卜素总量的 48%～84%[57]。芒果的所有类胡萝卜素中，以全反式紫黄质为主，其次为全反式 β-胡萝卜素[58]。Haden 芒的类胡萝卜素总量明显低于 Tommy Atkins 芒与 Palmer 芒[28]。Haden 芒与另一研究中报道的巴西产 Haden 芒的 β-胡萝卜素含量相近（494μg/100g）[57]，该结果高于其他芒果品种（49.8μg/100g）[59]。Tommy Atkins 芒与 Palmer 芒的总类胡萝卜素含量低于前述巴西实验田中栽培的相同芒果品种[60]。

表 25.6　芒果及其副产品中检出的类胡萝卜素

品种	胡萝卜素类型	部位	含量/（mg/100g）	参考文献
芒果	总类胡萝卜素	可食部分	0.13	[54]
芒果	总维生素原	可食部分	0.63	[54]
芒果	总类胡萝卜素	果皮粉	309	[6]
芒果	总类胡萝卜素	果皮粉	334	[9]
芒果	总类胡萝卜素	成熟果皮粉	395	[55]
芒果	总类胡萝卜素	未成熟果皮粉	140	[55]
异味芒	总类胡萝卜素	可食部分	0.26	[15]
巨果芒	β-胡萝卜素	果肉粉	42.21	[16]
巨果芒	β-胡萝卜素	果汁粉	35.60	[16]
巨果芒	α-胡萝卜素	果肉粉	8	[56]
巨果芒	β-胡萝卜素	果肉粉	20	[56]
巨果芒	α-胡萝卜素	果皮粉	4	[56]
巨果芒	β-胡萝卜素	果皮粉	13	[56]
芒果	β-胡萝卜素	果肉	0.66-2.29	[28]
芒果	总类胡萝卜素	果肉	1.91-2.63	[28]
芒果	β-胡萝卜素	果肉	0.49	[57]

由维生素 A 值（即 RAE 值）可知[61]，芒果可谓维生素 A 原的良好来源。Haden 芒、Tommy Atkins 芒、Palmer 芒及 Ubá 芒的 RAE 值分别为 $74\mu g/100g$、$51\mu g/100g$、$55\mu g/100g$ 和 $185\mu g/100g$。异味芒的胡萝卜素含量为 $255\mu g/100g$。巨果芒果肉、果汁和果皮粉的 β-胡萝卜素含量[16]相对高于 El-sissi 等人[44]所报道的芒果的同类产品。前述有研究表明，β-胡萝卜素较不稳定，在加工和贮藏过程中常发生降解[14]。巨果芒果肉中的 α-胡萝卜素与 β-胡萝卜素含量（mg/100g）分别为 8 和 20，其果皮中则分别为 4 和 13（见表 25.6）。对成年男性而言，每天食用一餐份（折合为 150g）芒果肉（Haden 芒、Tommy Atkins 芒、Palmer 芒及 Ubá 芒），它们所提供的维生素 A 可分别达到日推荐膳食标准（RDA）的 12％、6％、6％和 21％[61]。

25.4　芒果干的保健作用

芒果干的保存期通常为 1~18 个月[62,63]。食用水果和蔬菜与心脏病及某些癌症的罹患风险下降有关[64,65]。芒果富含膳食纤维[4,7-9]和抗氧化剂（如类胡萝卜素和酚类化合物）[32,42,56]。芒果中的膳食纤维因保健作用而对食品行业具有重要意义。研究表明，大量摄入膳食纤维与降低某些在发达国家常见的机体功能紊乱症和疾病有关，例如肠道慢性病、肥胖症、糖尿病、心血管病和癌症[64]。有多项研究报道，膳食纤维和从水果中自然获取的抗氧化剂是心血管病风险下降的饮食因素[66,67]。多酚也主要因其抗氧化性而成为对某些疾病（如冠心病、癌症和神经退行性疾病）具有预防作用的生物活性物质[68]。芒果中的芒果苷具有很多药理作用，如降血脂、治疗糖尿病、抗 HIV 病毒、抗肿瘤、免疫调节和抗氧化活性等[32]。芒果苷的化学结构见图 25.3。

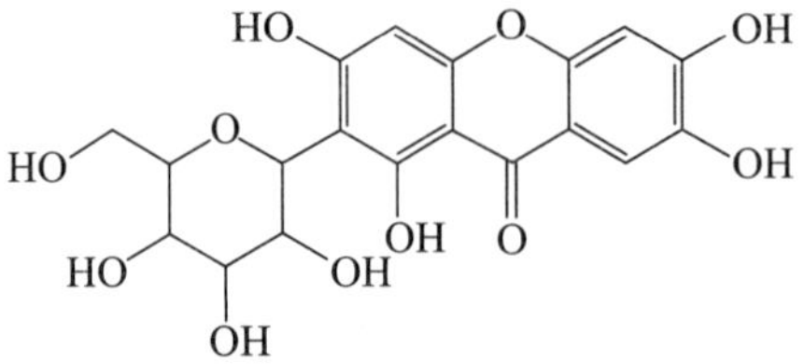

图 25.3　芒果干（果肉、果皮和籽）中检出的氧蒽酮（芒果苷）的化学结构

25.4.1　抗癌作用

芒果中的膳食纤维与很多保健作用有关。研究表明，可溶性膳食纤维与不溶性膳食纤维对减少胃肠道疾病和癌症的发生，并降低其严重程度均有积极作用[69]。研究资料表明，包括芒果在内的 25 种植物均有很强的抗诱变性[70]。芒果中的多酚、类胡萝卜素和抗诱变剂使其拥有了潜在的抗癌性。芒果原汁及其提取物抑制了永生癌细胞系的生长周期，证明其具有抗癌活性。50％的芒果甲醇提取物是唯一在 G0/G1 期具有明显抑制作用的馏分[65]。

25.4.2　心血管保护作用

芒果中的抗坏血酸对与氧化应激有关的疾病（如心血管病和呼吸道感染）具有预防作用[71]。与多种食物相比，芒果中的 β-胡萝卜素的维生素 A 活性最强[28]，该活性有助于预防自由基诱发的疾病。研究发现，β-胡萝卜素抑制了动脉粥样硬化与癌症的恶化[72]。芒果中的类黄酮成功地降低了诱导性高脂血症动物模型的血清与机体组织的血脂水平，同时也使其血浆卵磷脂-胆固醇酰基转移酶（LCAT）的水平上升[73]。用类黄酮治疗高胆固醇血症大鼠，其自由基清除酶的活性明显上升，而脂质氧化反应则明显下降[74]。

据报道，芒果（芒果总提取物）使细胞外超氧化物歧化酶的活性增强，并使血清总抗氧化剂含量增加。同时，还使血清 TBARS（硫代巴比妥酸反应物）含量下降。芒果提取物中的成分有可能被血细胞与内皮细胞所利用[75]。

芒果中提取的芒果苷使血浆总胆固醇 TAG（甘油三酯）和 LDL（低密度脂蛋白）胆固醇含量下降，而使 HDL（高密度脂蛋白）胆固醇含量上升[76]。芒果中分离出的芒果苷和 EGCG（表没食子儿茶素没食子酸酯）可使红细胞免受活性氧自由基（ROS）的伤害，并减少 TBARS 的产生[77]。该保护作用可能与芒果苷和 EGCG 强大的自由基清除能力有关。此外，芒果中的芒果苷使胆汁酸的粪排泄量上升，从而使总胆固醇与 LDL 水平下降[78]。

25.5　总结

芒果干的营养价值、抗氧化性和保健性堪比新鲜芒果。干制的芒果产品对食品行业的意义在于可充当保健食品，包括有望作为功能性食品的配料而用于曲奇饼、薄脆饼、糖果及低热量食品。与新鲜芒果一样，芒果干也富含营养素和抗氧化剂。芒果干中有益健康的化合物有助于控制和降低退行性疾病的罹患风险。

参考文献

［1］FAO（2011）Food and Agricultural Commodities Production. Published online at：http：//faostat. fao. org. /site/339/default. aspx, last accessed November 27, 2011.

［2］Gross, P.（2010）Supe rfruits, 1st edn. CRC Press, McGraw – Hill Comp. , New York, NY.

［3］Sahni, C. K. & Khurdiya, D. S.（1989）Effect of ripening and storage on the quality of mango nectar. Indian Food Packer, 43, 5 – 11.

［4］Larrauri, J. A. , Rupbrez, P. , Bravo, L. & Saura – Calixto, F.（1996）High dietary fibre peels：associatedpowders from orange and lime polyphenols and antioxidant capacity. Food Research International, 29, 757 – 762.

［5］Vergara – Valencia, N. , Granados – Pérez, E. , Agama – Acevedo, E. , Tovar, J. , Ruales, J. & Bello – Pérez, L. A.（2007）Fibre concentrate from mango fruit：characterization, associated antioxidant capacity and application as a bakery product ingredient. Lebensmittel – Wissenschaft und – Technologie, 40, 722 – 729.

［6］Ajila, C. M. , Leelavathi, K. & Rao, U. J. S. P.（2008）Improvement of dietary fibre content and antioxidant properties in soft dough biscuits with the incorporation of mango peel powder. Journal of Cereal Science, 48, 319 – 326.

［7］Al – sheraji, S. A, Ismail, A, Manap, M. Y. , Mustafa, S. , Yusof, R. M. & Hassan, F. A.（2011）Functional properties and characterization of dietary fiber from Mangifera pajang Kort. fruit pulp. Journal of Agricultural and Food Chemistry, 59, 3980 – 3985.

［8］Hassan, F. A. , Ismail, A. , Abdul Hamid, A. , Azlan, A. & Al – sheraji, S. H.（2011）Characterisation of fibre – rich powder and antioxidant capacity of Mangifera pajang K. fruit peels. Food Chemistry, 126, 283 – 288.

［9］Ajila, C. M. , Aalami, M. , Leelavathi, K. & Prasada Rao, U. J. S.（2010）Mango peel powder：a potential source of antioxidant and dietary fiber in macaroni preparations. Innovative Food Science and Emerging Technologies, 11, 219 – 224.

［10］Abu Bakar, M. F. , Mohamed, M. , Rahmat, A. & Fry, J.（2009）Phytochemicals and antioxidant activity of different parts of bambangan（Mangifera pajang）and tarap（Artocarpus odoratissimus）. Food Chemistry, 113, 479 – 483.

［11］Halvorsen, B. L. , Carlsen, M. H. , Phillips, K. M. , Bøhn, S. K. , Holte, K. , Jacobs, D. R. & Blomhoff, R.（2006）Content of redox – active compounds (i. e. antioxidants) in foods consumed in the United States. American Journal of Clinical Nutrition, 84, 95 – 135.

[12] Vasco, C. , Ruales, J. & Kamal - Eldin, A. (2008) Total phenolic compounds and antioxidant capacities of major fruits from Ecuador. Food Chemistry, 111, 816 - 823.

[13] Prasad, N. N. , Siddalingaswamy, M. , Parameswariah, P. M. , Radhakrishna, K. , Rao, R. V. , Viswanathan, K. R. & Santhanam, K. (2000) Proximate and mineral composition of some processed traditional and popular Indian dishes. Food Chemistry, 68, 87 - 94.

[14] Hymavathi, T. V. & Khader, V. (2005) Carotene, ascorbic acid and sugar content of vacuum dehydrated ripe mango powders stored in flexible packaging material. Journal of Food Composition and Analysis, 18, 181 - 192.

[15] Tee, E. S. , Mohd Ismail, N. , Mohd Nasir, A. & Khatijah, I. (1997) Nutrient Composition of Malaysian Foods. Institute Medical for Research, KL, Malaysia.

[16] Ibrahim, M. , Prasad, K. N. , Ismail, A. , Azlan, A. & Abd Hamid, A. (2010) Physiochemical composition and antioxidant activities of underutilized Mangifera pajang fruit. African Journal of Biotechnology, 9, 4392 - 4397.

[17] Mamiro, P. , Fweja, L, Chove, B. , Kinabo, J. , George, V. & Mtebe, K. (2007) Physical and chemical characteristics of off vine ripened mangoes (Mangifera indica L.) fruit (Dodo) . African Journal of Biotechnology, 7, 65 - 72.

[18] Ramulu, P. & Rao, P. U. (2003) Total, insoluble and soluble dietary fibre contents of Indian fruits. Journal of Food Composition and Analysis, 16, 677 - 685.

[19] Paul, D. K. & Shaha, R. K. (2004) Nutrients, vitamins and minerals in common citrus fruits in the northern region of Bangladesh. Pakistan Journal of Biological Sciences, 7, 238 - 242.

[20] Bravo, L. & Saura - Calixto, F. (1998) Characterization of dietary fiber and the in vitro indigestible fraction of grape pomace. American Journal of Enology and Viticulture, 49, 135 - 141.

[21] Chau, C. & Huang, Y. (2003) Comparison of the chemical composition and physicochemical properties of different fibres prepared from de peel of Citrus sinensis L. cv. Liucheng. Journal of Agricultural and Food Chemistry, 51, 2615 - 2618.

[22] Chang, S. , Lee, M. , Lin, C. & Chen, M. (1998) Dietary fiber content and composition of fruits in Taiwan. Asian Pacific Journal of Clinical Nutrition, 7, 206 - 210.

[23] Ajila, C. M. , Bhat, S. G. & Prasada Rao, U. J. S. (2007) Valuable components of raw and ripe peels from two Indian mango varieties. Food Chemistry, 102, 1006 - 1011.

[24] Peter, M. F. , Leonard, C. , Bernard, K. , Joyce, G. & Victor Kaswija, M. (2007) Physical and chemical characteristics of off vine ripened mango (Mangifera indica L.) fruit (Dodo) . African Journal of Biotechnology, 6, 2477 - 2483.

[25] Sirisakulwat, S. , Nagel, A. , Sruamsiri, P. , Carle, R. & Neidhart, S.

(2008) Yield and quality of pectins extractable from the peels of Thai mango cultivars depending on fruit ripeness. Journal of Agricultural and Food Chemistry，56，10727 - 10738.

［26］ Mahattanatawee，K.，Manthey，J. A.，Luzio，G.，Talcott，S. T.，Goodner，K. & Baldwin，E. A. (2006) Total antioxidant activity and fiber content of select Florida - grown tropical fruits. Journal of Agriculture and Food Chemistry，54，7355 - 7363.

［27］ USDA (2011) National Nutrient Database for Standard Reference，Release 24. Published online at：http：//www. nal. usda. gov/fnic/foodcomp/search/，last accessed December 1，2011.

［28］ Ribeiro，S. M. R.，De Queiroz，J. H.，Lopes，M. E.，De Queiroz，C. F. M. & Santana，H. M. P. (2007) Antioxidant in mango (Mangifera indica L.) pulp. Plant Foods for Human Nutrition，62，13 - 17.

［29］ FAO/WHO/UNU (1981) Energy and Protein Requirements. Technical Reports Series 724，Geneva，Switzerland.

［30］ Santos，P. H. S. & Silva，M. A. (2008) Retention of vitamin C in drying processes of fruits and vegetables—a review. Drying Technology，26，1421 - 1437.

［31］ Marques，L. G.，Silveria，A. M. & Freire，J. T. (2006) Freeze - drying characteristics of tropical fruits. Drying Technology，24，457 - 463.

［32］ Hassan，F. A.，Ismail，A.，Abdulhamid，A. & Azlan，A. (2011) Identification and quantification of phenolic compounds in bambangan (Mangifera pajang Kort.) peels and their free radical scavenging activity. Journal of Agricultural and Food Chemistry，59，9102 - 9111.

［33］ Gorinstein，S.，Zemser，M.，Haruenkit，R.，Chuthakorn，R.，Grauer，F.，Martin - Belloso，O. & Trakhtenberg，S. (1999) Comparative content of total polyphenols and dietary fiber in tropical fruits and persimmon. Journal of Nutritional Biochemistry，10，367 - 371.

［34］ Tyug，T. S.，Johar，M. H. & Ismail，A. (2010) Antioxidant properties of fresh，powder，and fiber products of mango (Mangifera foetida) fruit. International Journal of Food Properties，13，682 - 691.

［35］ Mohamad Shofian，N.，Abdul Hamid，A.，Osman，A.，Saari，N.，Anwar，F.，Pak Dek，M. S. & Hairuddin，M. R. (2011) Effect of freeze - drying on the antioxidant compounds and antioxidant activity of selected tropical fruits. International Journal of Molecular Sciences，12，4678 - 4692.

［36］ Soong，Y. Y. & Barlow，P. J. (2004) Antioxidant activity and phenolic content of selected fruit seeds. Food Chemistry，83，411 - 417.

［37］ Ubando - Rivera，J.，Navarro - Ocaña，A. & Valdivia - López，M. A. (2005) Mexican lime peel：comparative study on contents of dietary fibre and associated antioxidant activity. Food Chemistry, 89, 57 - 61.

[38] Jiménez - Escrig, A., Rincón, M., Pulido, R. & Saura - Calixto, F. (2001) Guava fruit (Psidium guajava L.) as a new source of antioxidant dietary fiber. Journal of Agricultural and Food Chemistry, 49, 5489 - 5493.

[39] Stahl, W., Van Den Berg, H., Arthur, J., Bast, A., Dainty, J., Faulks, R. M., Gärtner, C., Haenen, G., Hollman, P., Holst, B., Kelly, F. J., Polidori, M. C., Rice - Evans, C., Southon, S., van Vliet, T., Viña - Ribes, J., Williamson, G. & Astley, S. B. (2002) Bioavailability and metabolism. Molecular Aspects of Medicine, 23, 39 - 100.

[40] Scalbert, A. & Williamson, G. (2000) Dietary intake and bioavailability of polyphenols. Journal of Nutrition, 130, 2073S - 2085S.

[41] Rastraelli, L., Selles, A. J. N., Castro, H. T. V., Aguero - Aguero, J., Gonzalez - Gonzalez, J., Naddeo, F. & Simone, F. D. (2002) Isolation and quantitative analysis of phenolic antioxidants, free sugars, and polyols from mango (Mangifera indica L.) stem bark aqueous decoction used in Cuba as a nutritional supplement. Journal of Agricultural and Food Chemistry, 50, 762 - 766.

[42] Schieber, A., Ullrich, W. & Carle, R. (2000) Characterization of polyphenols in mango puree concentrate by HPLC with diode array and mass spectrometric detection. Innovative Food Science and Emerging Technologies, 1, 161 - 166.

[43] Lakshminarayana, S., Subhadra, N. V. & Subramanyam, H. (1970) Some aspects of developmental physiology of mango fruit. Journal of Horticultural Science, 45, 133 - 142.

[44] El - sissi, H., Ishak, S., Wahid, M. S. A. E. & El - Ansari, MA. (1971) The gallotannins of Rhus coriaria and Mangifera indica. Planta Medica, 19, 342 - 351.

[45] Berardini, N., Carle, R. & Schieber, A. (2004) Characterization of gallotannins and benzophenone derivatives from mango (Mangifera indica L. cv. "Tommy Atkins") peels, pulp and kernels by highperformance liquid chromatography/electrospray ionization mass spectrometry. Rapid Communication in Mass Spectrometry, 18, 2208 - 2216.

[46] Masibo, M. & He, Q. (2008) Major mango polyphenols and their potential significance to human health. Comprehensive Reviews in Food Science and Food Safety, 7, 309 - 319.

[47] Kim, Y., Brecht, J. K. & Talcott, S. T. (2007) Antioxidant phytochemical and fruit quality changes in mango (Mangifera indica L.) following hot water immersion and controlled atmosphere storage. Food Chemistry, 105, 1327 - 1334.

[48] Berardini, N., Knödler, M., Schieber, A. & Carle, R. (2005) Utilization of mango peels as a source of pectin and polyphenolics. Innovative Food Science and E- merging Technologies, 6, 443 - 453.

［49］ Ribeiro， S. M. R. ， Barbosa， L. C. A. ， Queiroz， J. H. ， Knodler， M. &. Schieber， A. （2008） Phenolic compounds and antioxidant capacity of Brazilian mango （Mangifera indica L. ） varieties. Food Chemistry，110，620 - 626.

［50］ Scartezzini， P. &. Speroni， E. （2000） Reviewon some plants of Indian traditional medicine with antioxidant activity. Journal of Ethnopharmacology，71，23 - 43.

［51］ Konczak， I. &. Zhang，W. （2004） Anthocyanins more than nature's colours. Journal of Biomedical Biotechnology，5，239 - 240.

［52］ Berardini， N. ， Schieber， A. ， Klaiber， I. ， Beifuss， U. ， Carle， R. &. Conrad， J. （2005） 7 - O - Methylcyanidi 3 - O—D - galactopyranoside，a novel anthocyanin from mango （Mangifera indica L. ） cv. 'Tommy Atkins' peels. Chemical Science，60，801 - 804.

［53］ Olivera， R. M. ， Monterrey， N. L. ， Quiroga， J. T. &. Garcia， G. （2008） Absorption and Bioavailability of Carotenoids，Formulation and Applications. United States Patent. P. N. US，7，435，846，B2.

［54］ Gouado， I. ， Schweigert， F. J. ， Ejoh， R. A. ， Tchouanguep， M. F. &. Camp， J. V. （2007） Systemic levels of carotenoids from mangoes and papaya consumed in three forms （juice，fresh and dry slice） . European Journal of Clinical Nutrition，61，1180 - 1188.

［55］ Davis， B. H. （1976） Carotenoids. In：Chemistry and Biochemistry of Plant Pigments （ed. T. W. ，Goodwin） . London Press， London， UK， pp. 38 - 166.

［56］ Khoo， H. - E. ， Prasad， K. N. ， Ismail， A. &. Mohd - Esa， N. （2010） Carotenoids from Mangifera pajang and their antioxidant capacity. Molecules，15，6699 - 6712.

［57］ Godoy， T. H. &. Rodriguez - Amaya， D. B. （1989） Carotenoid composition of commercial mangoes from Brazil. Lebensmittel - Wissenschaft und - Technologie，22，100 - 103.

［58］ Mercadante， A. Z. &. Rodriguez - Amaya， D. B. （1998） Effects of ripening，cultivar differences，and processing on the carotenoid composition of mango. Journal of Agricultural and Food Chemistry，46，128 - 130.

［59］ Burns， J. ， Fraser， P. D. &. Bramley， P. M. （2003） Identification and quantification of carotenoids，tocopherols and chlorophylls in commonly consumed fruits and vegetables. Phytochemistry，62，939 - 947.

［60］ Carvalho， C. R. L. ， Rosseto， C. J. ， Mantovani， D. M. B. ， Morgano， M. A. ， Castro， J. V. &. Botoletto， N. （2004） Evaluation of mango cultivars selected by "Instituto Agronomico de Campinas" compared to others of commercial importance. Revista Brasileira de Fruticultura，26，264 - 271.

［61］ Institute of Medicine （2000） Dietary Reference Intakes for Vitamin C，Vitamin E， Selenium， and Carotenoids. National Academy Press， Washington， DC.

［62］Kadzere，I．，Hove，L．，Gatsi，T．，Masarirambi，M. T.，Tapfumaneyi，L.，Maforimbo，E.，Magumise，I.，Sadi，J. & Makaya，P. R. （2001）Post – Harvest Fruit Handling Practices and Traditional Processing of Indigenous Fruits in Zimbabwe Annual Report. ICRAF，Harare，Zimbabwe.

［63］Saka，J. D. K.，Rapp，I.，Ndolo，V.，Mhango，J. & Akinnifesi，F. K. （2007）A comparative study of the physicochemical and organoleptic characteristics of Uapaca kirkiana，Strychnos cocculoides，Adansonia digitata and Mangifera indica products. International Journal of Food Science & Technology，42，836 – 841.

［64］Johnson，I. T. （2004）New approaches to the role of diet in the prevention of cancers of the alimentary tract. Mutation Research，551，9 – 28.

［65］Percival，S. S.，Talcott，S. T.，Chin，S. T.，Mallak，A. C.，Lounds – Singleton，A. & Pettit – Moore，J. （2006）Neoplastic transformation of BALB/3T3 cells and cell cycle of HL – 60 cells are inhibited by mango （Mangifera indica L. ）juice and mango juice extracts. Journal of Nutrition，136，1300 – 1304.

［66］Arts，I. C. & Hollman，P. C. （2005）Polyphenols and disease risk in epidemiologic studies. American Journal of Clinical Nutrition，78，559S – 569S.

［67］He，Z. & Xia，W. （2007）Analysis of phenolic compounds in Chinese olive （Canarium album L. ）fruit by RPHPLC – DAD – ESI – MS. Food Chemistry，105，1307 – 1311.

［68］Wan，Y.，Vinson，J. A.，Etherton，T. D.，Proch，J.，Lazarus，S. A. & Kris – Etherton，P. M. （2001）Effects of cocoa powder and dark chocolate on LDL oxidative susceptibility and prostaglandin concentrations in humans. American Journal of Clinical Nutrition，74，596 – 602.

［69］Rosamond，W. D. （2002）Dietary fiber and prevention of cardiovascular disease. Journal of the American College of Cardiology，39，57 – 59.

［70］Botting，K. J.，Young，M. M.，Pearson，A. E.，Harris，P. J. & Ferguson，L. R. （1999）Antimutagens in food plants eaten by Polynesians：micronutrients，phytochemicals and protection against bacterial mutagenicity of the heterocyclic amine 2 – amino –3 – methylimidazo ［4，5 – f］quinoline. Food and Chemical Toxicology，37，95 – 103.

［71］Khaw，K. &Woodhouse，P. （1995）Interrelation of vitamin C，infection，heamostatic factors and cardiovascular disease. British Medical Journal，310，1559 – 1562.

［72］Krinsky，N. I. & Johnson，E. J. （2005）Carotenoid actions and their relation to health and disease. Molecular Aspects of Medicine，26，459 – 516.

［73］Anila，L. & Vijayalakshmi，N. R. （2002）Flavonoids from Emblica officinalis and Mangifera indica effectiveness for dyslipidemia. Journal of Ethnopharmacology，79，81 – 87.

［74］Anila，L. & Vijayalakshmi，N. R. （2003）Antioxidant action of flavonoids from Mangifera indica and Emblica officinalis in hypercholesterolemic rats. Food Chemistry，83，569 – 574.

[75] Pardo – Andreu，G. L. ，Philip，S. J. ，Riaño，A. ，Sánchez，C. ，Carmen Viada，C. ，Núñez – Sellés，A. J. & Delgado，R. (2006) Mangifera indica L. (Vimang) protection against serum oxidative stress in elderly humans. Archives of Medical Research，37，158 – 164.

[76] Muruganandan，S. ，Srinivasan，K. ，Gupta，S. ，Gupta，P. K. & Lal，J. (2005) Effect of mangiferin on hyperglycemia and atherogenicity in streptozotocin diabetic rats. Journal of Ethnopharmacology，97，497 – 501.

[77] Rodríguez，J. ，Di Pierro，D. ，Gioia，M. ，Monaco，S. ，Delgado，R. ，Coletta，M. & Marini，S. (2006) Effects of a natural extract from Mangifera indica L. and its active compound，mangiferin，on energy state and lipid peroxidation of red blood cells. Biochimica et Biophysica Acta，1760，1333 – 1342.

[78] Akila，M. & Devaraj，H. (2008) Synergistic effect of tincture of Crataegus and Mangifera indica L. extract on hyperlipidemic and antioxidant status in atherogenic rats. Vascular Pharmacology，49，173 – 17

第 26 章　西番莲干与凤梨干植物化学成分及其保健作用

Jian Sun, Li Li, Xiangrong You, Changbao Li, Zhichun Li and Fen Liao

26.1　简介

西番莲（俗称百香果、鸡蛋果等）是西番莲科西番莲属藤本植物，原产于巴拉圭、巴西和阿根廷北部，目前在全球多数热带与亚热带地区及少数温带地区均有栽培[1]。8 个主产国（美国、澳大利亚、巴布亚新几内亚、斐济、南非、肯尼亚、哥伦比亚和斯里兰卡）的西番莲产量占全球总产量的 80%～90%[2]。成熟的西番莲果实呈圆形或椭圆形，大小如杏（4～6cm），果肉或软或硬、多汁、芳香、多籽[1,3,4]。西番莲有两个公认的品种：紫果西番莲（Passiflora edulis Sims.）和黄果西番莲（Passiflora edulis Sims. f. flavicarpa Degener）。西番莲常用于加工果泥和果汁，有时也加工成干果粉和干果条[5-12]。

凤梨（Ananas comosus（L.）Merr.，俗称菠萝、露兜子）是另一种热带及亚热带植物，原产于南美洲，现广泛种植于全球许多地区，包括夏威夷、菲律宾、泰国、马来西亚、墨西哥、南非和中国[13]。凤梨是迄今为止最具商业价值的凤梨科植物。其果实多汁、芳香、呈椭圆形或圆柱形，果肉由众多小果实融合而成（聚花果肉质）。凤梨可鲜食，但多数都用于加工。凤梨片罐头、凤梨汁、凤梨浓缩汁、凤梨沙拉和凤梨酱等商品在许多国家都很常见[15,16]。市场上还有不少干果形式的凤梨产品，如干凤梨块（凤梨条或凤梨粒）[17,18]。凤梨的营养价值和保健性已广为人知[14]。

本章综述了西番莲干和凤梨干的成分与营养特点、植物化学成分、保健性、商品类型及其工业化产品。

26.2　西番莲干和凤梨干的成分与营养特点

西番莲干在市场上不如凤梨干常见，但其实也极有营养。研究人员检测了西番莲的基本营养成分（见表 26.1）。Elmadfa 等人测定了西班牙产冻干西番莲的蛋白质、脂肪、总糖、纤维、维生素 C、部分矿物质（铁、钾、钠）与磷酸盐含量[19]。Romero - Rodriguez 等人全面分析了西班牙西北部生产的冻干西番莲的营养成分[4]。报告称，冻干西番莲含蛋白质、脂肪、糖类（蔗糖、葡萄糖和果糖）、纤维、有机酸、维生素 C、矿物质（钙、铜、铁、钾、镁、锰、钠、锌）和磷酸盐。其研究结果还显示，西番莲的膳食纤维（保健作用众所周知）含量较高，且籽中的含量特别高[20]。Wang 等人[21]用电感耦合等离子发射光谱法（ICP - ES）测定了烘干法加工的西番莲干（产自中国东北）中 20 种矿物质，其中 7 种元素含量（单位：μg/g）较多：钠（100）、钾（10810）、钙（1410）、镁（3160）、锌（37.65）、铁（93.96）、Ge（82.12）；5 种常见的有害元素（镉、汞、砷、铬和铅）则未检出。

表 26.1　冻干西番莲的营养成分[a]

成分	单位	参考文献	
		[19]	[4][a]
蛋白质	％	2.80	3.0
脂肪	％	0.40	0.12
总糖	％	13.4	—
葡萄糖	％	—	2.1
果糖	％	—	2.1
蔗糖	％	—	2.9
纤维	％	1.50	12.8
灰分	％	—	0.5
有机酸			
柠檬酸	％	—	3.0
苹果酸	％	—	0.3
维生素 C	mg/100g	20.0	23.3
磷酸盐	mg/100g	54.0	63.8
矿物质			
钠	mg/100g	28.0	8.0
钾	mg/100g	350	208
钙	mg/100g	—	6.8
镁	mg/100g	—	27.9
铁	mg/100g	1.1	0.6
铜	mg/100g	—	0.2
锌	mg/100g	—	0.5
锰	mg/100g	—	0.2

[a] 该值为 6 个平行样品测定结果的平均值。

　　渗透脱水法（OD）是凤梨干的常见干制方法，因为日晒法、热风干燥法及机械干燥法等其他方法往往会影响凤梨的感官性状（如颜色、风味和质地），甚至破坏产品的营养成分[22-24]。该法广泛应用于需要从植物组织中脱去部分水分的操作，方法是用脱水液（渗透液）浸泡。在脱水液的高渗透压作用下，植物组织中的水分向脱水液扩散，与此同时，脱水液中的溶质也反向渗透到植物组织中[22,25-27]。最常用的脱水液为蔗糖糖浆。Zheng 报道[28]，鲜凤梨含糖 13%、蛋白质 0.6%、有机酸 0.6%、纤维 0.3%、钙 0.02%、铁 0.9% 和磷 0.01%。西番莲的维生素 A（60IU）、维生素 B_2（120mg/100g）、维生素 C（63mg/100g）、钙、铁和磷的含量相对较高[28]。此外，凤梨还富含一种商业价值很高的酶（即凤梨蛋白酶），该酶具有强抗癌作用[29,30]。用 OD 法干制后，凤梨中的部分营养物质会有损失。Peiró-Mena 等人研究了凤梨经 15 次连续渗透脱水后的成分变化[31]，发现柠檬酸、大部分矿物质（钙、镁、钾、磷、钠）和半乳糖醛酸（AGU）（与果胶相关）在每次脱水后的含量都有下降（见表 26.2）。凤梨蛋白酶是一种半胱氨酸内肽酶，不稳定，干制处理后易失活[29]。

表 26.2　新鲜凤梨（FP）与渗透脱水凤梨（ODP）中有机酸和矿物质含量对比

样品	含量/（mg/100g）						
	柠檬酸	半乳糖醛酸	钙	镁	钾	磷	钠
FP_1	1016±144	746±5	26±2	17±1	167±5	8.1±0.4	3.4±0.3
ODP_1	698±28	542±35	5±1	11±1	111±14	5.4±0.3	1.6±0.2
ODP_1	790±32	614±40	6±1	13±1	126±16	6.1±0.4	1.8±0.2
$Loss_1$	30±13	27±5	81±6	32±10	33±8	33±5	51±8
FP_3	994±50	857±53	28±2	19.5±0.4	168±7	6.8±0.1	3.2±0.5
ODP_3	674±94	618±66	18±4	14.8±0.2	71±7	5.1±0.3	2.4±0.2
ODP_3	741±103	699±75	20±5	16.3±0.2	78±8	5.6±0.4	2.7±0.2
$Loss_3$	32±9	26±3	36±15	24±1	58±3	24±5	23±16
FP_5	1342±59	751±19	35±3	20±1	198±5	9.8±0.3	3.7±0.5
ODP_5	884±38	655±45	6±1	11.7±0.3	93±13	6.2±0.2	1.9±0.1
ODP_5	988±42	741±51	7±1	13.4±0.4	107±15	7.1±0.3	2.2±0.1
$Loss_5$	34±3	14±7	82±3	42±3	53±7	37±3	48±8
FP_7	1043±148	804±39	22.4±0.2	18.5±0.4	184±11	6.1±0.2	2.8±0.4
ODP_7	684±108	679±49	9±2	15±1	142±1	5.4±0.4	1.8±0.2
ODP_7	770±118	768±56	10±2	17±1	156±2	5.9±0.4	2.0±0.2
$Loss_7$	34±8	13±10	61±8	18±3	23±4	12±9	36±5
FP_9	942±33	888±62	29±3	18±1	195±2	9.9±0.3	3.0±0.4
ODP_9	638±39	662±50	12±1	12.8±0.3	98±9	5.9±0.4	1.9±0.1
ODP_9	729±45	749±57	13±1	14.5±0.3	112±10	6.7±0.4	2.2±0.2
$Loss_9$	32±2	26±3	60±9	29±3	47±3	40±3	35±13
FP_{12}	970±27	932±35	23±1	17.3±0.4	161±2	7±1	3.2±0.2
ODP_{12}	660±64	722±37	16±1	13±2	92±6	5.7±0.3	1.9±0.2
ODP_{12}	750±73	817±42	18±1	14±2	105±7	6.4±0.4	2.1±0.2

表 26.2（续）

样品	含量/（mg/100g）						
	柠檬酸	半乳糖醛酸	钙	镁	钾	磷	钠
$Loss_{12}$	32±9	23±1	28±4	28±10	43±3	15±6	41±5
FP_{15}	994±133	630±50	25±1	17±1	151±4	7.4±0.3	3±1
ODP_{15}	559±44	571±65	13±3	15±1	61±8	4.3±0.2	1.4±0.1
ODP_{15}	634±50	646±73	15±3	17±1	69±9	4.9±0.3	1.5±0.1
$Loss_{15}$	44±4	10±4	46±12	11±3	60±4	42±6	57±11
平均 FP	1043±158	780±112	27±4	18±1	174±17	8±1	3.2±0.2
平均 ODP	685±112	615±83	11±5	13±2	96±25	5±1	1.9±0.3
平均 ODP	772±112	696±93	12±5	16±2	108±27	6±1	2.1±0.3
平均 Loss	34±8	21±9	59±21	26±10	44±13	30±12	41±13

数据来源：经 Peiro‑Mena 等人[31]允许后编辑；数据表示方式：平均值±标准偏差（$n=3$）。

26.3　西番莲干与凤梨干的植物化学成分

目前尚无有关西番莲干与凤梨干中植物化学物质的文献资料，但其新鲜水果中的一些重要的化学成分（如碳水化合物、类胡萝卜素、酚类化合物及其他植物化学物质）在分离、鉴定和定量分析等方面已有报道，西番莲干和凤梨干中也可能含有同样的成分。

碳水化合物是西番莲中主要的营养物质。据 Pruthi 和 Lal 报道[32]，葡萄糖、果糖和蔗糖这 3 种糖约占西番莲总碳水化合物的 86.3%，其余为淀粉。Cillie 和 Joubert 研究确定[33]，西番莲淀粉属于蜡质淀粉，除仅含 1%～2% 的直链淀粉外，几乎完全是支链淀粉，其支链平均长度为 17 个葡萄糖残基。这一点非同寻常。果胶主要存在于西番莲的外果皮中，化学成分主要包括 D‑半乳糖醛酸、L‑阿拉伯糖和 D‑半乳糖等[34]。西番莲果汁为橙黄色，因为它是含有多种类胡萝卜素的色素混合物[35]。Pruthi 和 Lal[36]报道了紫果西番莲中主要的类胡萝卜素在其总类胡萝卜素中的质量百分比：游离叶黄素 10.3%～21.5%、叶黄素酯 11.1%～34.6%、表相性非皂化类胡萝卜素（主要是胡萝卜素）为 45.7%～76.3%。黄果西番莲与紫果西番莲的类胡萝卜素组成无实质性差异，只是前者的总类胡萝卜素和叶黄素酯含量通常较高[37]。Mercadante 等人[38]鉴别了黄果西番莲的 13 种类胡萝卜素（八氢番茄红素、六氢番茄红素、ζ‑胡萝卜素、链孢红素、β‑胡萝卜素、番茄红素、番茄红素原、环氧‑β‑胡萝卜素、β‑玉米黄质、β‑橙色素、环氧玉米黄质、紫黄质和新黄质），其化学结构如图 26.1 所示。前述报道显示[39]，类黄酮（主要为黄酮碳苷类）是西番莲的重要成分之一。西番莲中已鉴别出的类黄酮有：夏佛塔苷、异夏佛塔苷、异荭草苷、荭草苷、异牧荆苷、木犀草素‑6‑C‑吡喃‑鸡纳糖苷和木犀草素‑6‑C‑吡喃‑岩藻糖苷（图 26.2）。多酚类（图 26.3）主要存在于西番莲的外皮和籽中，紫果西番莲外皮中的花青素有：矢车菊素‑3‑葡萄糖苷、槲皮

素-3-葡萄糖苷、天竺葵素-3，5-二葡萄糖苷、矢车菊素-3-6″-丙二酰基葡萄糖苷、
矢车菊素-3-O-β-吡喃葡萄糖苷、矢车菊素-3-O-β-半乳糖苷；籽中的花青素则
有：白皮杉醇和三棱素 B[40,41]。西番莲果肉中仅含少量的多酚，主要是鞣酸[34]。除上
述化学成分外，西番莲中还含有其他重要的植物化学物质。如，西番莲中已分离出紫
罗酮Ⅰ和紫罗酮Ⅱ（图 26.4)[41]；Winterhalter 在紫果西番莲中鉴定出大量萜类化合物
（图 26.5)[42]，包括芳樟醇、4-羟基-β-紫罗兰醇、4-氧代-β-紫罗兰醇、4-羟基-7，
8-二氢-β-紫罗兰醇、4-氧代-7，8-二氢-β-紫罗兰醇、3-氧代-α-紫罗兰醇、异构
化 3-氧代（反）-α-紫罗兰醇、3-氧代-7，8-二氢-α-紫罗兰醇、3-羟基-1，1，6-
三甲基-1，2，3，4-四氢化萘、吐叶醇、去氢吐叶醇及单萜类成分。

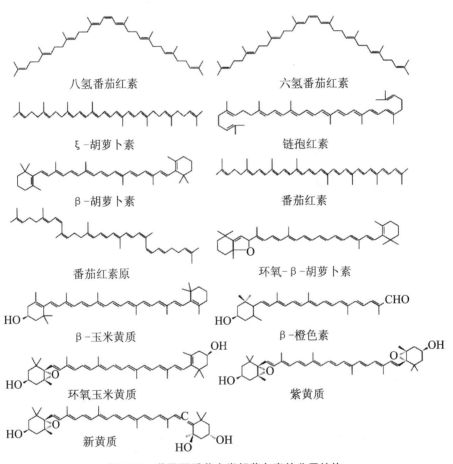

图 26.1　黄果西番莲中类胡萝卜素的分子结构

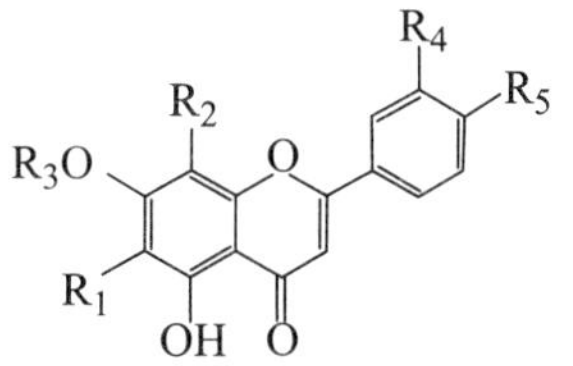

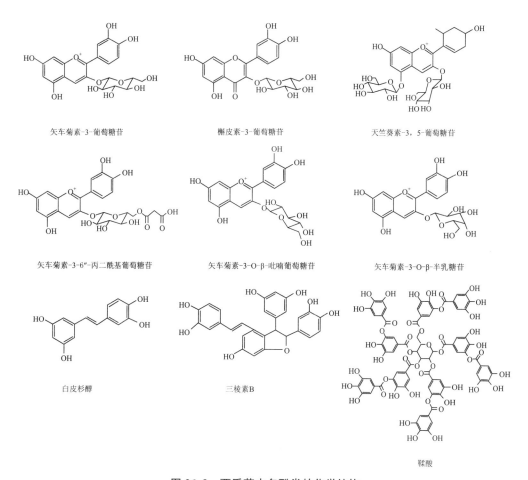

	R_1	R_2	R_3	R_4	R_5
夏佛塔苷	glc	ara	H	H	OH
异夏佛塔苷	ara	glc	H	H	OH
异荭草苷	glc	H	H	OH	OH
荭草苷	glc	H	H	OH	OH
异牡荆苷	glc	H	H	H	OH
木犀草素-6-C-吡喃-鸡纳糖苷	chinovose	H	H	OH	OH
木犀草素-6-C-吡喃-岩藻糖苷	fucose	H	H	OH	OH

glc为β-D-吡喃葡萄糖苷；　ara为α-L-吡喃阿拉伯糖苷；

Chinovose为奎诺糖；fucose为岩藻糖

图 26.2　西番莲中鉴别出的类黄酮

矢车菊素-3-葡萄糖苷　　　　槲皮素-3-葡萄糖苷　　　　天竺葵素-3，5-葡萄糖苷

矢车菊素-3-6″-丙二酰基葡萄糖苷　　矢车菊素-3-O-β-吡喃葡萄糖苷　　矢车菊素-3-O-β-半乳糖苷

白皮杉醇　　　　三棱素B　　　　鞣酸

图 26.3　西番莲中多酚类的化学结构

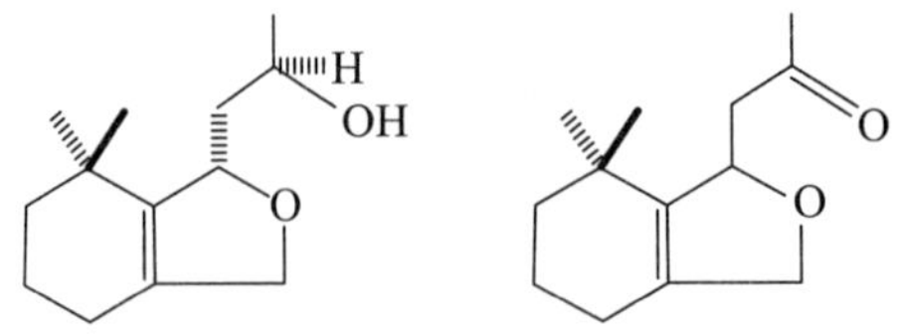

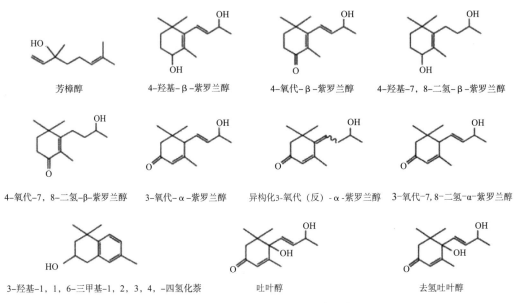

紫罗酮Ⅰ　　　　　　紫罗酮Ⅱ

图 26.4　西番莲中紫罗酮Ⅰ与紫罗酮Ⅱ的化学结构

芳樟醇　　　　4-羟基-β-紫罗兰醇　　　　4-氧代-β-紫罗兰醇　　　4-羟基-7，8-二氢-β-紫罗兰醇

4-氧代-7，8-二氢-β-紫罗兰醇　　3-氧代-α-紫罗兰醇　　异构化3-氧代（反）-α-紫罗兰醇　　3-氧代-7，8-二氢-α-紫罗兰醇

3-羟基-1，1，6-三甲基-1，2，3，4，-四氢化萘　　　吐叶醇　　　　　去氢吐叶醇

图 26.5　紫果西番莲中萜类化合物的化学结构

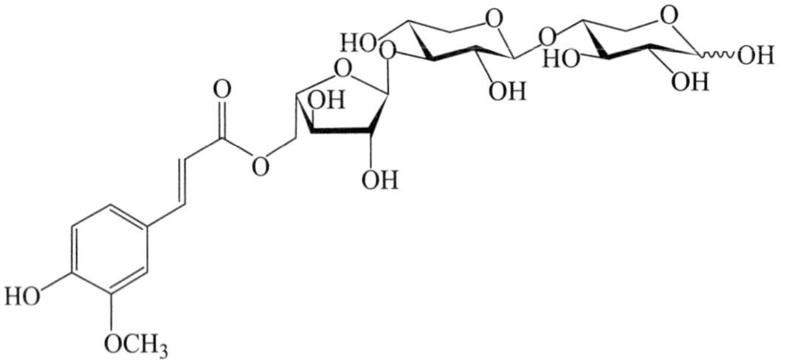

图 26.6　凤梨中 FAXX 的化学结构

凤梨含有特殊的具有特定生理功能的纤维成分。Vidal－Valverde 等人报道[43]，凤梨中含膳食纤维、纤维素、半纤维素、木质素和果胶类物质，其半纤维素含量（41.8%）非常丰富。Smith 和 Harris 分析了凤梨果肉中分离出的多糖[44]。葡糖酸阿木聚糖是凤梨中主要的非纤维素多糖，此外还有木葡聚糖与少量果胶多糖和葡甘露聚糖（或半乳葡甘露聚糖）。阿魏酸与葡糖酸阿木聚糖以酯键相连，释放量最大的阿魏酰基

低聚糖为 O－［5－O－（E-阿魏酰基）-α－L-阿拉伯呋喃糖］（1→3）－O－α－D-吡喃木糖基-（1→4）－D-吡喃木糖（FAXX）（图 26.6）[45]。Bartolomé 和 Rupérez 从凤梨中分离出"中性"多糖和"酸性"多糖[46]。其"中性"多糖包括木糖、阿拉伯糖、葡萄糖、半乳糖与极少量的甘露糖。Yapo 报道[47]，凤梨果肉中的果胶多糖包括同聚半乳糖醛酸、Ⅰ型和Ⅱ型阿拉伯半乳聚糖（含鼠李糖半乳糖醛酸聚糖Ⅰ侧链）。Zheng 等人[13]在凤梨中分离鉴定出多种酚类化合物（图 26.7），包括：（S）－2－氨基－5－（（R）－1－羧基－2－（（E）－3－（4-羟基-3-甲氧基苯基）硫代丙烯基）乙胺基）－5－氧代戊酸（化合物 1）、（S）－2－氨基－5－（（R）－1－（羧基甲基氨）－3－（（E）－3－（4-羟苯基）硫代丙烯基）－1－氧代丙酰-2－氨基）－5－氧代戊酸（化合物 2）、N－［N－L－γ-谷氨酰-S－［3－（4-羟基-3-甲氧基苯基）-2-丙烯基］-L-半胱氨酰基］-甘氨酸（化合物 3）、N－L－γ-谷氨酰-S-芥子基-L-半胱氨酸（化合物 4）、S-芥子基谷胱甘肽（化合物 5）、S-芥子基-L-半胱氨酸（化合物 6）、芥子酰基葡萄糖（化合物 7）、3－（4β－D-吡喃葡糖氧基）-3，5-二甲氧基）-苯基-2E-丙烯醇（化合物 8）、灯盏花苷 C（化合物 9）、对香豆醇 β－D-吡喃葡糖苷（化合物 10）、咖啡酰葡萄糖（化合物 11）、1－O-阿魏酰基-β－D-葡萄糖（化合物 12）、银槭醛（化合物 13）、triandrin（化合物 14）、枸橼苦素 D（化合物 15）、淫羊藿次苷 H1（化合物 16）、凤梨酰酯（化合物 17）以及 1H-吡咯-2-羧酸衍生物，6－（3－（1H-吡咯-2-羰氧基）-2-羟丙氧基）-3，4，5-三羟基-四氢化-2H-吡喃-2-羧酸（化合物 18）等。此外，凤梨蛋白酶纯品是许多保健品必需的生产原料，Li 和 Lee 等人从凤梨粗蛋白酶中分离并纯化出 α－D-吡喃甘露糖苷酶和 β－D-吡喃甘露糖苷酶[48]。

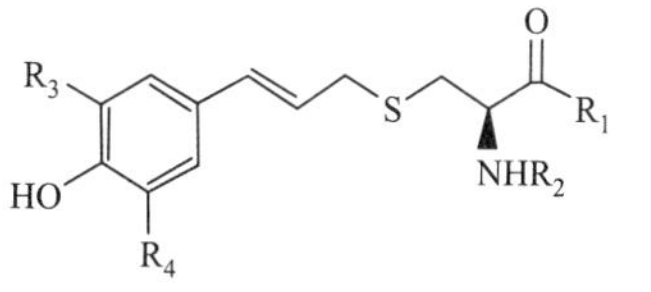

化合物	R_1	R_2	R_3	R_4
1	OH	—C(=O)—CH$_2$—CH$_2$—CH(NH$_2$)—COOH	OMe	H
2	—NH—CH$_2$—COOH	—C(=O)—CH$_2$—CH$_2$—CH(NH$_2$)—COOH	H	H
3	—NH—CH$_2$—COOH	—C(=O)—CH$_2$—CH$_2$—CH(NH$_2$)—COOH	OMe	H
4	OH	—C(=O)—CH$_2$—CH$_2$—CH(NH$_2$)—COOH	OMe	OMe
5	—NH—CH$_2$—COOH	—C(=O)—CH$_2$—CH$_2$—CH(NH$_2$)—COOH	OMe	OMe
6	OH		OMe	OMe

图 26.7　凤梨中酚类化合物的化学结构

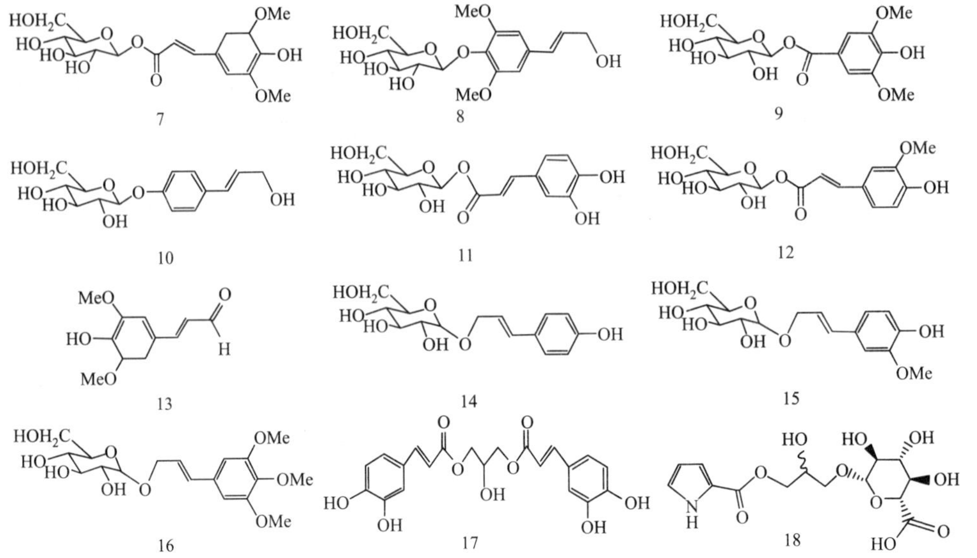

图 26.7（续）

26.4 西番莲干与凤梨干的保健作用

西番莲干和凤梨干均为有益于人体健康的天然食材。流行病学与医学研究成果表明，它们对许多疾病的预防或治疗都有良好效果。

西番莲有许多知名的民族药属性。Dhawan 等人综述了西番莲属植物的研究成果后指出[41]，马德拉群岛的居民将西番莲用作助消化和治疗胃癌的药物，印度那加兰邦的居民则用西番莲来缓解便秘。Bezerra 等人报道[49]，黄果西番莲的果肉通常用作镇静剂、止痛药和消炎药，也用于创面治疗与结肠吻合术的康复治疗。Puricellia 等人发现[50]，紫果西番莲汤剂可抑制明胶基质金属蛋白酶-2（MMP-2）与基质金属蛋白酶-9（MMP-9）的活性，这两种金属蛋白酶均参与肿瘤侵袭、转移和血管再生。此外，一系列研究显示，口服紫果西番莲果皮提取物（生物类黄酮、酚酸与花青素的混合物）可降低高血压患者的血压[51]，减少成年哮喘病人的哮鸣与咳嗽，改善呼吸急促[52]；为成年膝关节炎患者缓解疼痛和关节僵硬症状，提高关节活动能力[53]。另外，Rebello 等人[54]综论了黄果西番莲果皮提取物（含果胶、色氨酸、grax 酸和氨基酸）的保健作用，报告称"人体试验研究表明，果胶在胃排空、消化道内的蛋白质代谢、降胆固醇、降血糖以及葡萄糖的肠内吸收等方面均有作用"。Wen 等人发现[55]，西番莲果皮提取物具有强抗氧化活性，能有效清除 1，1-二苯基-2-苦基苯肼（DPPH）自由基与羟基自由基。除果肉与果皮之外，西番莲干的籽也表现出良好的生物活性。Lam 和 Ng[56]从西番莲籽中分离出一种抗真菌蛋白"passiflin"，可阻碍立枯丝核菌（Rhizoctonia solani）菌丝的生长，并对 MCF-7 人乳腺癌细胞的增殖有很强的抑制作用。Pelegrini 等人[57]也从西番莲籽中提取出一种抗真菌肽 PE-AFP1（西番莲抗真菌肽-1）。体外研究表明，PE-AFP1 能够抑制丝状真菌（哈茨木霉、尖孢镰刀菌、烟曲霉菌）的生长。

多糖、酚类物质和凤梨蛋白酶是凤梨干中主要的生物活性成分。Guo 研究发现[58]，凤梨多糖是良好的天然抗氧化剂，能够清除羟自由基与超氧阴离子。此外，在研究凤梨多糖对双歧杆菌增殖的影响时发现，此类多糖可调节肠道菌群并改善肠道环境。凤梨干所含膳食纤维具有一定的医疗作用，如预防肠道疾病、预防冠心病、调节血糖、降胆固醇等[59]。与胆汁酸结合并增加其粪排泄量，被认为是膳食纤维降低胆固醇的可能机制。Kahlon 和 Smith 指出[60]，凤梨有很强的胆汁酸结合能力，因而具有保健潜力。凤梨中的酚类物质因抗氧化活性而具有保健作用。Mhatre 等人[61]利用 DPPH 自由基清除试验、氧自由基吸收能力（ORAC）试验和脂质过氧化试验，发现凤梨的果心与果肉提取物具有强抗氧化活性。Hossain 和 Rahman[62]也报道称，凤梨中的类黄酮及其他酚类物质具有很强的自由基清除活性。表 26.3 显示了西番莲与凤梨的总酚含量和抗氧化活性。凤梨中的凤梨蛋白酶是一种特别重要的生物活性成分，具有独特的生物学性质。凤梨蛋白酶有多种医疗作用，如预防腹泻、助消化、抗血栓形成、治疗水肿、治疗骨关节炎、促进抗菌素药物的吸收，还能激活各种免疫细胞、并调节其细胞因子的分泌[68,69]。现有证据表明，凤梨蛋白酶有望开发成为未来用于治疗的肿瘤的口服酶制剂[70]。

表 26.3　西番莲和凤梨的总酚含量与抗氧化活性

样品	总酚含量	DPPH 自由基/%	参考文献
西番莲[a]			
外皮	28.11±0.22	91.62±1.60	[55]
果肉	41.20±4.20	89.51±5.00	[63，64]
凤梨[b]			
外皮	0.95±0.01	87.60±6.90	[65，66]
果肉	0.42±0.00	93.70±0.58	[65，67]

注：DPPH 表示 1，1 -二苯基- 2 -苦基肼；[a] 总酚含量单位为 mg（GAE）/g；[b] 总酚含量单位为 mg（TAE）/g。

26.5　西番莲干和凤梨干的商品类型与工业化产品

美国、巴西、印度、中国、泰国、哥伦比亚和南非等国的市场上已有不少西番莲干的商品出售，如冻干西番莲、脱水西番莲、西番莲干果粉和西番莲干果条。这些产品均可用作食品加工原料，用于生产功能性食品、饮料、零食、运动饮料；也可作为食品添加剂或调味剂，用于果冻、酱汁、糖果、甜点、谷物早餐和酸奶等食品的生产。国际市场上常见的凤梨干商品有：干凤梨片（长凤梨块或凤梨粒）、干凤梨圈、凤梨干果粉、干凤梨片蜜饯、冻干凤梨、加糖凤梨果珍、凤梨芯巧克力等。此类凤梨干产品主要当作有益于健康的零食，以及谷物早餐、什锦干果、饮料、煎饼和面包的添加物，也常被列入菜谱。制作蔬叶沙拉或烘焙时也会用到。此外，由于西番莲干和凤梨干的植物化学成分具有保健价值，所以制药行业目前对它们越来越感兴趣。

26.6　总结

热带干果的消费量不断上升，原因不仅在于其良好的口感和香味，还在于其生物活性成分具有保健作用。营养成分和植物化学成分的研究表明，西番莲干和凤梨干含有的某些营养成分与生物活性成分对人体健康极为有利。从这两种水果中已分离鉴定出多种化合物。流行病学和药理学评价已证实，它们对预防或治疗某些疾病具有积极作用。两种干果的多种商品在市场上已有销售，且已作为添加剂和调味剂用于食品工业。此外，两种干果在制药行业也有良好的应用潜力。

鸣谢：

作者感谢中国国家自然科学基金（批准号：31000927、31160407）、广西科学研究与技术开发项目（批准号：10100009-2）、广西自然科学基金（批准号：2010GXNSFC013010、2011GXNSFB018049）和广西农业科学院基础研究基金（2011YZ24）的资助。

参考文献

［1］Sale，P. R. （1988）Passion Fruit Culture. Ministry of Agriculture and Fisheries，Wellington，New Zealand.

［2］Okoth，M. W.，Kaáhwa，A. R. & Imungi，J. K. （2000）The effect of homogenisation，stabiliser and amylase on cloudiness of passion fruit juice. Food Control，11，305-311.

［3］Genders，R. （1988）Plantas Silvestres Comestibles. Editorial Blume，Barcelona，Spain.

［4］Romero-Rodriguez，M. A.，Vazquez-Oderiz，M. L.，Lopez-Hernandez，J. & Simal-Lozano，J. （1994）Composition of babaco，feijoa，passionfruit and tamarillo produced in Galicia（North-west Spain）. Food Chemistry，49，23-27.

［5］Mouquet，C.，Aymard，C.，Guilbert，S.，Cuvelier，G. & Launay，B. （1997）Influence of initial pH on gelation kinetics of texturized passion fruit pulp. Lebensmittel-Wissenschaft und-Technologie，30，129-134.

［6］Calle，E. V.，Ruales，J.，Dornier，M.，Sandeaux，J.，Sandeaux，R. & Pourcelly，G. （2002）Deacidification of the clarified passion fruit juice（P. edulis f. flavicarpa）. Desalination，149，357-361.

［7］Vera，E.，Dornier，M.，Ruales，J.，Vaillant，F. & Reynes，M. （2003）Comparison between different ion exchange resins for the deacidification of passion fruit juice. Journal of Food Engineering，57，199-207.

［8］Vera，E.，Ruales，J.，Dornier，M.，Sandeaux，J.，Persin，F.，Pourcelly，G.，Vaillant，F. & Reynes，M. （2003）Comparison of different methods for deacidification of clarified passion fruit juice. Journal of Food Engineering，59，361-367.

［9］Sandi，D.，Chaves，J. B. P.，De Souza，A. C. G.，Parreiras，J. F. M.，Da Silva，M. T. C. & Constant，P. B. L. （2004）Hunter color dimensions，sugar content and volatile compounds in pasteurized yellow passion fruit juice（Passiflora edulis var. flavicarpa）during storage. Brazilian Archives of Biology and Technology，47，233-245.

［10］Laboissière，L. H. E. S.，Deliza，R.，Barros-Marcellini，A. M.，

Rosenthal, A., Camargo, L. M. A. Q. & Junqueira, R. G. (2007) Effects of high hydrostatic pressure (HHP) on sensory characteristics of yellow passion fruit juice. Innovative Food Science and Emerging Technologies, 8, 469 – 477.

[11] Cal – Vidal, J. & Falcone, M. (1985) Processing conditions affecting the hygroscopic behavior of freezedried passion fruit juice. Journal of Food Science, 50, 1238 – 1241.

[12] Reqinatto, F. H., De – Paris, F., Petry, R. D., Quevedo, J., Ortega, G. G., Gosmann, G. & Schenkel, E. P. (2006) Evaluation of anxiolytic activity of spray dried powders of two South Brazilian Passiflora species. Phytotherapy Research, 20, 348 – 351.

[13] Zheng, Z. – P., Ma, J., Cheng, K. – W., Chao, J., Zhu, Q., Chang, R. C. – C., Zhao, M., Lin, Z. – X. & Wang, M. (2010) Sulfur – containing constituents and one 1H – pyrrole – 2 – carboxylic acid derivative from pineapple [Ananas comosus (L.) Merr.] fruit. Phytochemistry, 71, 2046 – 2051.

[14] Mortan, J. F. (1987) Pineapple. In: Fruits of Warm Climates (ed. J. F. Mortan). Florida Flair Books, Miami, FL, pp. 18 – 28.

[15] Elkins, E. R., Lyon, R., Huang, C. J. & Matthys, A. (1997) Characterization of commercially produced pineapple juice concentrate. Journal of Food Composition and Analysis, 10, 285 – 298.

[16] Nigam, J. N. (1999) Continuous ethanol production from pineapple cannery waste. Journal of Biotechnology, 72, 197 – 202.

[17] Lombard, G. E., Oliveira, J. C., Fito, P. & Andrés, A. (2008) Osmotic dehydration of pineapple as a pre – treatment for further drying. Journal of Food Engineering, 85, 277 – 284.

[18] Saxena, S., Mishra, B. B., Chander, R. & Sharma, A. (2009) Shelf stable intermediate moisture pineapple (Ananas comosus) slices using hurdle technology. LWT – Food Science and Technology, 42, 1681 – 1687.

[19] Elmadfa, I., Aign, W., Muskat, E., Fritzsch, D. & Cremer, H. D. (1989) La Gran Guia de la Composicion de los Alimentos. Oassis, Barcelona, Spain.

[20] Chau, C. F. & Huang, Y. L. (2004) Characterization of passion fruit seed fibres—a potential fibre source. Food Chemistry, 85, 189 – 194.

[21] Wang, Y., Liu, Z., Kang, W., Wu, Y., Zhao, D. & Zhang, J. (2009) Analysis of mineral elements in Passiflora fruits. Food Science, 30, 328 – 330.

[22] Rastogi, N. K. & Raghavarao, K. S. M. S. (2004) Mass transfer during osmotic dehydration of pineapple: considering Fickian diffusion in cubical configuration. LWT – Food Science and Technology, 37, 43 – 47.

[23] Rahman, M. S. & Lamb, J. (1991) Air drying behaviour of fresh and osmotically dehydrated pineapple. Journal of Food Process Engineering, 14, 163 – 171.

[24] Silveira, E. T. F., Rahman, M. S. & Buckle, K. A. (1996) Osmotic dehy-

dration of pineapple: kinetics and product quality. Food Research International, 29, 227 – 233.

[25] Dixon, G. M. & Jen, J. J. (1977) Changes of sugar and acid in osmovac dried apple slices. Journal of Food Science, 42, 1126 – 1131.

[26] Lerici, C. L. , Pinnavaia, G. , Dalla Rosa, M. & Bartolucci, L. (1985) Osmotic dehydration of fruit: influence of osmotic agents on drying behaviour and product quality. Journal of Food Science, 50, 1217 – 1219.

[27] Giangiacomo, R. , Torreggiani, D. & Abbo, E. (1987) Osmotic dehydration of fruit. Part I: sugar exchange between fruit and extracting syrup. Journal of Food Processing and Preservation, 11, 183 – 195.

[28] Zheng, Z. Q. (1986) Nutritional compositions and applications of pineapple. Fujian Science & Technology of Tropical Crops, 4, 25 (in Chinese) .

[29] Rowan, A. D. & Buttle, D. J. (1994) Pineapple cysteine endopeptidases. Methods in Enzymology, 244, 555 – 568.

[30] Bhui, K. , Tyagi, S. , Prakash, B. & Shukla, Y. (2010) Pineapple bromelain induces autophagy, facilitating apoptotic response in mammary carcinoma cells. Biofactors, 36, 474 – 482.

[31] Peirò – Mena, R. , Camacho, M. M. & Martínez – Navarrete, N. (2007) Compositional and physicochemical changes associated to successive osmodehydration cycles of pineapple (Ananas comosus) . Journal of Food Engineering, 79, 842 – 849.

[32] Pruthi, J. S. & Lal, G. (1960) Carbohydrates in passion fruit juice. Indian Journal of Horticulture, 17, 133.

[33] Cillie, C. G. & Joubert, F. J. (1950) Occurrence of an amylopectin in fruit of the grenadilla (Passiflora edulis) . Journal of the Science of Food and Agriculture, 1, 355.

[34] Pruthi, J. S. (1963) Physiology, chemistry, and technology of passion fruit. Advances in Food Research, 12, 203 – 282.

[35] Pruthi, J. S. & Lal, G. (1958) Carotenoids in passion fruit juice (Passiflora edulis) . Food Research, 23, 505.

[36] Pruthi, J. S. & Lal, G. (1958) Fortification of passion fruit squash with l – ascorbic acid. Indian Food Packer, 12, 9.

[37] Pruthi, J. S. (1959) Physico – chemical composition of passion fruit (P. edulis) . Effect of degree of maturity. Indian Journal of Horticulture, 16, 110.

[38] Mercadante, A. Z. , Britton, G. & Rodriguez – Amaya, D. B. (1998) Carotenoids from yellow passion fruit (Passiflora edulis) . Journal of Agricultural and Food Chemistry, 46, 4102 – 4106.

[39] Zeraik, M. L. & Yariwake, J. H. (2010) Quantification of isoorientin and total flavonoids in Passiflora edulis fruit pulp by HPLC – UV/DAD. Microchemical

Journal，96，86 – 91.

[40] Sano, S., Sugiyama, K., Ito, T., Katano, Y. & Ishihata, A. (2011) Identification of the strong vasorelaxing substance scirpusin B, a dimer of piceatannol, from passion fruit (Passiflora edulis) seeds. Journal of Agricultural and Food Chemistry, 59, 6209 – 6213.

[41] Dhawan, K., Dhawan, S. & Sharma, A. (2004) Passiflora: a review update. Journal of Ethnopharmacology, 94, 1 – 23.

[42] Winterhalter, P. (1990) Bound terpenoids in the juice of the purple passion fruit (P. edulis Sims). Journal of Agriculture and Food Chemistry, 38, 452 – 455.

[43] Vidal – Valverde, C., Herranz, J., Blanco, I. & Rojas – Hidalgo, E. (1982) Dietary fiber in Spanish fruits. Journal of Food Science, 47, 1840 – 1845.

[44] Smith, B. G. & Harris, P. J. (1995) Polysaccharide composition of unlignified cell walls of pineapple [Ananas comosus (L.) Merr.] fruit. Plant Physiology, 107, 1399 – 1409.

[45] Smith, B. G. & Harris, P. J. (2001) Ferulic acid is esterified to glucurono-arabinoxylans in pineapple cell walls. Phytochemistry, 56, 513 – 519.

[46] Bartolomé, A. P. & Rupérez, P. (1995) Polysaccharides from the cell walls of pineapple fruit. Journal of Agriculture and Food Chemistry, 43, 608 – 612.

[47] Yapo, B. M. (2009) Pineapple and banana pectins comprise fewer homogalacturonan building blocks with a smaller degree of polymerization as compared with yellow passion fruit and lemon pectins: implication for gelling properties. Biomacromolecules, 10, 717 – 721.

[48] Li, Y. – T. & Lee, Y. C. (1972) Pineapple – and – d – mannopyranosidases and their action on core glycopeptides. Journal of Biological Chemistry, 247, 3677 – 3683.

[49] Bezerra, J. A., Campos, A. C., Vaconcelos, P. R., Nicareta, J. R., Ribeiro, E. R., Sebasti ao, A. P., Urdiales, A. I., Moreira, M. & Borges, A. M. (2006) Extract of Passiflora edulis in the healing of colonic anastomosis in rats: a tensiometric and morphologic study. Acta Cirúrgica Brasileira, 21 (Suppl. 3), 16 – 25.

[50] Puricellia, L., Dell' Aica, I., Sartor, L., Garbisa, S. & Caniato, R. (2003) Preliminary evaluation of inhibition of matrix – metalloprotease MMP – 2 and MMP – 9 by Passiflora edulis and P. foetida aqueous extracts. Fitoterapia, 74, 302 – 304.

[51] Zibadi, S., Farid, R., Moriguchi, S., Foo, L. Y., Tehrani, P. M., Ulreich, J. B. & Watson, R. R. (2007) Oral administration of purple passion fruit peel extract attenuates blood pressure in female spontaneously hypertensive rats and humans. Nutrition Research, 27, 408 – 416.

[52] Watson, R. R., Zibadi, S., Rafatpanah, H., Jabbari, F., Ghasemi, R., Ghafari, J., Afrasiabi, H., Foo, L. Y. & Faridhosseini, R. (2008) Oral administration of the purple passion fruit peel extract reduces wheeze and cough and im-

proves shortness of breath in adults with asthma. Nutrition Research, 28, 166 – 171.

[53] Farid, R. , Rezaieyazdi, Z. , Mirfeizi, Z. , Hatef, M. R. , Mirheidari, M. , Mansouri, H. , Esmaelli, H. , Bentley, G. , Lu, Y. , Foo, Y. & Watson, R. R. (2010) Oral intake of purple passion fruit peel extract reduces pain and stiffness and improves physical function in adult patients with knee osteoarthritis. Nutrition Research, 30, 601 – 606.

[54] Rebello, B. M. , Moreno, S. R. F. & Godinho, C. R. (2008) Effects of Passiflora edulis flavicarpa on the radiolabeling of blood constituents, morphology of red blood cells and on the biodistribution of sodium pertechnetate in rats. Applied Radiation and Isotopes, 66, 1788 – 1792.

[55] Wen, L. , Mao, H. , Zhang, Y. & Li, Y. (2008) Study on compositions and antioxidant activity of Passiflora edulis rind. Food Science, 29, 54 – 58 (in Chinese) .

[56] Lam, S. K. & Ng, T. B. (2009) Passiflin, a novel dimeric antifungal protein from seeds of the passion fruit. Phytomedicine, 16, 172 – 180.

[57] Pelegrini, P. B. , Noronha, E. F. , Muniz, M. A. , Vasconcelos, I. M. , Chiarello, M. D. , Oliveira, J. T. & Franco, O. L. (2006) An antifungal peptide from passion fruit (Passiflora edulis) seeds with similarities to 2S albumin proteins. Biochimica et Biophysica Acta, 1764, 1141 – 1146.

[58] Guo, Q. (2010) Study on the Extraction of Pineapple Polysaccharide and Its Biological Activity. MSc Thesis, Fujian Agriculture and Forestry University, Foochow, Fujian, China.

[59] Shi, J. (2010) Study on Dietary Fiber and Other Functional Components in Pineapple Fruit. MSc Thesis, Hainan University, Haikou, Hainan, China.

[60] Kahlon, T. S. & Smith, G. E. (2007) In vitro binding of bile acids by bananas, peaches, pineapple, grapes, pears, apricots and nectarines. Food Chemistry, 101, 1046 – 1051.

[61] Mhatre, M. , Tilak – Jain, J. , De, S. & Devasagayam, T. P. A. (2009) Evaluation of the antioxidant activity of non – transformed and transformed pineapple: a comparative study. Food and Chemical Toxicology, 47, 2696 – 2702.

[62] Hossain, M. A. & Rahman, S. M. M. (2011) Total phenolics, flavonoids and antioxidant activity of tropical fruit pineapple. Food Research International, 44, 672 – 676.

[63] de Oliveira, A. C. , Valentim, L. B. , Silva, C. A. , Bechara, E. J. H. , de Barros, M. P. , Mano, C. M. & Goulart, M. O. F. (2009) Total phenolic content and free radical scavenging activities of methanolic extract powders of tropical fruit residues. Food Chemistry, 115, 469 – 475.

[64] Zeraik, M. L. , Serteyn, D. , Deby – Dupont, G. , Wauters, J. – N. , Tits, M. , Yariwake, J. H. , Angenot, L. & Franck, T. (2011) Evaluation of the antioxidant activity of

passion fruit (Passiflora edulis and Passiflora alata) extracts on stimulated neutrophils and my-eloperoxidase activity assays. Food Chemistry, 128, 259 - 265.

[65] Wang, Z. , Li, Q. , Yang, C. , Yao, W. , He, N. , Wang, Y. & Sun, D. (2007) Polyphenol contents in eight fruits and their antioxidant activities. Natural Product Research and Development, 19, 1040 - 1043 (in Chinese) .

[66] Wen, L. , Wang, W. & Mai, Q. (2008) Study on microwave extraction and its antioxidant activities of antioxidant components from pineapple peel. Food Science, 29, 210 - 214 (in Chinese) .

[67] Alothman, M. , Bhat, R. & Karim, A. A. (2009) Antioxidant capacity and phenolic content of selected tropical fruits from Malaysia, extracted with different solvents. Food Chemistry, 115, 785 - 788.

[68] Maurer, H. R. (2001) Bromelain: biochemistry pharmacology and medical use. Cellular & Molecular Life Science, 58, 1234 - 1245.

[69] Brien, S. , Lewith, G. , Walker, A. , Hicks, S. M. & Middleton, D. (2004) Bromelain as a treatment for osteoarthritis: a review of clinical studies. Evidence - Based Complementary and Alternative Medicine, 1, 251 - 257.

[70] Chobotova, K. , Vernallis, A. B. & Majid, F. A. A. (2010) Bromelain's activity and potential as an anticancer agent: current evidence and perspectives. Cancer Letters, 290, 148 - 156.